CB082892

PLANTAS MEDICINAIS NO BRASIL

Nativas e Exóticas

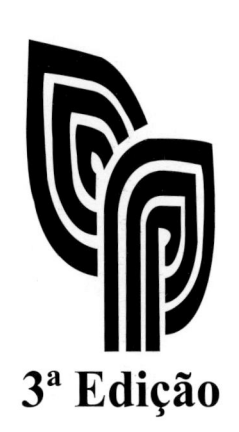

3ª Edição

Copyright 2021, by Instituto Plantarum de Estudos da Flora Ltda

1ª Edição - 2002
2ª Edição - 2008
3ª Edição - 2021

Capa: Canteiro de *Echinacea purpurea* (L.) Moench (cometa-roxo).

Dados Internacionais de Catalogação na Publicação (CIP)
(Câmara Brasileira do Livro, SP, Brasil)

Lorenzi, Harri
  Plantas medicinais no Brasil / Harri Lorenzi, Francisco José de Abreu Matos. -- 3. ed. -- Nova Odessa, SP : Jardim Botânico Plantarium, 2021.

  ISBN 978-65-87655-03-1

  1. Plantas medicinais - Brasil I. Matos, Francisco José de Abreu. II. Título.

21-72032   CDD-581.634

Índices para catálogo sistemático:

1. Plantas medicinais : Botânica 581.634

TODOS OS DIREITOS RESERVADOS. É PROIBIDA A REPRODUÇÃO TOTAL OU PARCIAL DESTE LIVRO.
Printed in Brazil: Gráfica IPSIS

Harri Lorenzi
Engenheiro Agrônomo MSc. - Instituto Plantarum

Francisco José de Abreu Matos
Farmacêutico Prof. Dr. - Univ. Federal do Ceará

Equipe Técnica:
Coordenação Geral: Harri Lorenzi
Produção Gráfica: Angélica de Souza Cavalleiro
Revisão Técnica: Harri Lorenzi
Revisão Ortográfica: Vanessa F. G. Brochini
Revisão Botânico-nomenclatural: Vinicius Castro Souza

PLANTAS MEDICINAIS NO BRASIL
Nativas e Exóticas

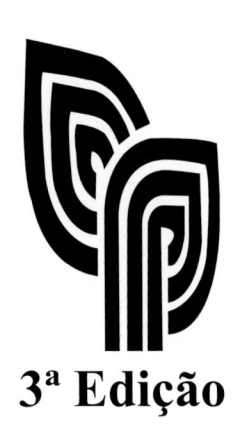

3ª Edição

JARDIM BOTÂNICO PLANTARUM
Avenida Brasil, 2000
CEP 13.380-410 - Nova Odessa - SP - BRASIL
Fone: (0xx19) 3466-5587
e-mail: **plantarum@plantarum.com.br** - home page: **www.plantarum.com.br**

AGRADECIMENTOS

Agradecemos às seguintes pessoas ou instituições que colaboraram voluntariamente na realização desta obra:

Afrânio G. Fernandes - UFC - Fortaleza - CE
Alexandre C. Sampaio - Crato - CE
Arnildo e Vali Pott - EMBRAPA - Campo Grande - MS
Dieter Wasshausen - Smithsonian Institution - Washington DC - USA
Domingos Folli - Linhares - ES
Domingos Tabajara O. Martins - UFMT - Cuiabá - MT
Douglas C. Daly - New York Botanical Garden - New York - USA
Eduardo G. Gonçalves - Universidade Católica de Brasília - Brasília - DF
ESALQ - Depto. de Botânica - Piracicaba - SP
Haroldo Palo Jr. - São Carlos - SP
Ilio Montanari - UNICAMP/CPQBA - Paulínia - SP
Inês Cordeiro - Instituto de Botânica - São Paulo - SP
Ingrid Koch - UNICAMP - Campinas - SP
Issao Ishimura - Estação Experimental IAC - São Roque - SP
Jomar Jardim - Itabuna - BA
José Maria de Albuquerque - FCAP - Belém - PA
Juliana de Paula Souza - ESALQ - Piracicaba - SP
Lindolfo Capellari Jr. - ESALQ - Piracicaba - SP
Lucia Garcez Lohmann - USP - SP
Lucia Rossi - Instituto de Botânica - São Paulo - SP
Luis Benedito Bacher - Limeira - SP
Luis Carlos Bernacci - IAC - Campinas - SP
Manoel Andrade - UFC - Fortaleza - CE
Maria Cândida Mamede - Instituto de Botânica - São Paulo - SP
Marianne Christina Scheffer - Curitiba - PR
Moacir Biondo - UFAM - Manaus - AM
Nelson Ivo Matzenbacher - PUC - Porto Alegre - RS
Pedro Melillo Magalhães - UNICAMP/CPQBA - Paulínia - SP
Ray Harley - Kew Gardens - Inglaterra
Renata C. Martins - UNB - Brasília - DF
Rosana Moreno Senna - UFRGS - Porto Alegre - RS
Yoichi Shiomi - Sítio Yoichi - São Roque - SP
UNICAMP/CPQBA - Paulínia - SP
Valdely F. Kinupp - INPA - Manaus - AM
Vera Lúcia Gomes Klein - UFG - Goiânia - GO
Vinicius Castro Souza - ESALQ - Piracicaba - SP
Volker Bittrich - UNICAMP - Campinas - SP

ATENÇÃO:
As informações fitoterápicas, fitoquímicas e farmacológicas apresentadas neste livro para cada planta são de inteira responsabilidade do autor Dr. F.J. de Abreu Matos - CRF-CE nº 5, farmacêutico químico e professor da Universidade Federal do Ceará.
Este livro não pretende substituir o receituário médico, eximindo o editor e seus autores de responsabilidade jurídica por eventual uso incorreto das informações nele contidas.

APRESENTAÇÃO

Esta é a terceira edição desta obra lançada inicialmente em 2002 com grande sucesso; trata-se de uma atualização principalmente taxonômica das plantas introduzidas nas duas edições anteriores e agora organizadas segundo o sistema APG IV. O falecimento do co-autor Prof. Dr. F.J. de Abreu Matos não nos permitiu atualizações fitoterápicas nesta oportunidade.

Esta obra é o resultado da compilação e levantamento em todo o território brasileiro das espécies vegetais mais utilizadas na medicina popular, também denominada "caseira" ou "tradicional". O trabalho constituiu-se numa pesquisa etnobotânica junto às populações rurais das principais regiões do país, seguido de documentação fotográfica, coleta de material botânico e a posterior identificação taxonômica. Para muitas espécies também foram coletados materiais vivos visando sua multiplicação e cultivo no Jardim Botânico Plantarum de Nova Odessa - SP. O trabalho botânico de campo foi completado com a participação do Prof. Dr. F.J. de Abreu Matos da Universidade Federal do Ceará, que deu a forma final à obra, com informações técnico-científicas de natureza química, fitoterápica e etnofarmacológica de cada uma das espécies apresentadas.

A ordem de apresentação das plantas continua sendo a alfabética de família, gênero e espécie, dentro de cada ordem evolucionária: Pteridophyta, Gymnospermae e Angiospermae, contudo, estas foram alteradas segundo o APG IV (Angiosperm Phylogeny Group IV), que é o sistema de classificação e organização que rege hoje o reino vegetal. Neste sistema, baseado em estudos filogenéticos até o nível molecular, algumas famílias botânicas desapareceram (ex.: CHENOPODIACEAE, FLACOURTIACEAE, STERCULIACEAE, etc) e outras foram criadas (ex.: ACHARIACEAE, ASPHODELACEAE, SIPARUNACEAE, etc); por conseguinte, alguns gêneros foram transferidos de uma família para outra (ex.: as espécies do gênero *Guazuma*, *Theobroma* e *Waltheria*, que pertenciam à família STERCULIACEAE agora estão em MALVACEAE porque se constatou, a nível molecular, a grande proximidade de parentesco dessas famílias e, pela regra de Nomenclatura Botânica prevaleceu o nome da família mais antiga, no caso MALVACEAE; neste caso particular, a família Sterculiaceae não existe mais, porque todos os seus gêneros e espécies ficam melhor posicionados em MALVACEAE. Os nomes das famílias considerados "alternativos" pela regra de Nomenclatura Botânica, como é o caso de Compositae, Gramineae, Labiatae, Umbelliferae, Guttiferae, etc. são apresentados ao lado do nome atual entre parênteses. Já outros gêneros e espécies, como por exemplo a espécie *Aloe vera* (L.) Burm. f. que pertencia à família LILIACEAE, está agora na família ASPHODELACEAE, contudo, aquela família continua existindo porque outros gêneros e espécies se posicionam melhor nela. Alguns gêneros, pelos mesmos estudos filogenéticos, foram divididos em outros ou fundidos, como por exemplo o gênero *Cordia* que dividiu-se em dois: *Cordia* e *Varronia* e fundiu-se com os gêneros *Auxemma*, *Patagonula* e *Saccellium*: por exemplo, agora *Cordia leucocephala* Moric. é *Varronia leucocephala* (Moric.) J.S. Mill. e *Patagonula americana* L. é *Cordia americana* (L.) Gottschling & J.S. Mill.; nestes casos, o epíteto específico continua o mesmo e o nome antigo é apresentado nas sinonímias botânicas (Sin.:) = (sinonímia científica). A Botânica Sistemática, ciência que estuda os nomes das plantas, está passando por uma das suas épocas mais produtivas, devido à geração de novos conhecimentos advindos dos trabalhos de filogenia. Para maiores informações sobre o APG IV sugerimos uma consulta ao livro "Botânica Sistemática - Guia ilustrado para identificação das famílias de Fanerógamas nativas e exóticas no Brasil, baseado em APG IV - 4a. edição", de V. Souza e H. Lorenzi - 2019.

Alguns nomes científicos foram também alterados em relação à edição anterior, devido à revisões botânicas recentes; neste caso, o nome anterior é apresentado sob o item "Sin.:"

As espécies são relacionadas pelas famílias a que pertencem, com seus respectivos nomes botânicos e um ou vários nomes populares. Descreve-se sumariamente as características morfológicas, origem e modo de propagação, evitando-se o emprego de palavras técnicas pouco conhecidas. Deixou-se que as fotografias revelassem os aspectos visuais mais incisivos de cada espécie.

Os nomes botânicos das plantas são de extrema importância para caracterizá-las e defini-las, tanto para o profissional como para o amador, visto que os nomes populares são os mais variados, imprecisos e, às vezes, extravagantes. Visando dirimir dúvidas futuras sobre a identificação das espécies, para cada planta apresentada foram coletadas material botânico (exsicatas) e procurou-se referir no texto, o número de um voucher depositado no Herbário Plantarum (HPL) do Jardim Botânico Plantarum de Nova Odessa - SP, designado pelo número e nome do coletor, sob o tópico "Planta estudada". Estas foram submetidas a botânicos taxonomistas de várias instituições de pesquisa do país e do exterior para identificação ou confirmação das identificações já existentes. São, portanto, nomes baseados em revisões modernas, passando à condição de sinonímia botânica muitos destes já consagrados pela tradição e uso. É o preço, às vezes causando grande estranheza, que se paga pela evolução da ciência. Os nomes dos autores, escritos em seguida ao nome botânico, foram abreviados segundo sugestões do livro "Authors of Plant Names" de Brummitt & Powell.

A ilustração fotográfica adequada e a identificação precisa das plantas apresentadas constituíram-se nas prioridades deste livro, sendo cada espécie ilustrada com pelo menos uma fotografia, quer de seu ramo florífero em fundo preto, quer de seus frutos sobre escala centimetrada, quer de seu hábito. Para algumas espécies até cinco fotografias são apresentadas. Entendemos que a identificação precisa da espécie é muito importante no caso das plantas medicinais, porque o uso terapêutico de uma planta errada pode causar acidentes graves e até fatais. Consideramos que a comparação visual através de fotografias de boa qualidade das plantas é o método mais seguro para a sua identificação precisa quando não se dispõe de conhecimentos botânicos mais aprofundados. Todas as fotografias foram efetuadas pelo próprio autor-coordenador, exceto quando indicadas na legenda lateral.

As informações fitoterápicas e fitoquímicas apresentadas para cada espécie são de inteira responsabilidade do autor e farmacêutico Dr. F.J. de Abreu Matos; foram compiladas da literatura especializada, levantadas através da pesquisa etnobotânica realizada ou derivadas de sua própria experiência profissional de mais de 50 anos de pesquisa em fitoterapia e etnofarmacologia. As informações compiladas da literatura especializada estão referenciadas no texto por um número sobrescrito entre parênteses no final do parágrafo que contém a informação, que corresponde ao número da bibliografia estudada e listada no final da apresentação escrita de cada espécie sob o tópico "Literatura citada". Cada espécie é apresentada em uma, duas ou até três páginas de texto e fotografias. As fotografias apresentadas na primeira página não possuem legenda porque correspondem à espécie apresentada, salvo quando indicadas no texto. As fotos apresentadas na segunda e terceira páginas de uma determinada espécie possuem legenda porque se referem geralmente a espécies afins desta, as quais possuem características e propriedades semelhantes.

Para complementar o livro descrito, a parte inicial da obra, por sua vez, apresenta uma lista de espécies sob o título "Conteúdo" e uma introdução geral à ciência da fitoterapia, incluindo um índice remissivo de propriedades e doenças. A partir da página 545 são apresentados: um glossário de termos botânicos e médicos e dois índices, um de nomes populares e outro de nomes científicos, este último contemplando também as sinonímias botânicas, distinguíveis dos nomes válidos por não estarem em negrito.

agosto de 2021
Harri Lorenzi - autor coordenador

CONTEÚDO

PLANTAS MEDICINAIS 11
ÍNDICE DE DOENÇAS 26
EQUISETACEAE
Equisetum giganteum L. 33
POLYPODIACEAE
Phlebodium decumanum (Willd.) J. Sm. 35
GINKGOACEAE
Ginkgo biloba L. 36
ACANTHACEAE
Justicia pectoralis var. *stenophylla* Leonard 37
ACHARIACEAE
Carpotroche brasiliensis (Raddi) Endl. 39
ADOXACEAE
Sambucus australis Cham. & Schltdl. 40
ALISMATACEAE
Echinodorus grandiflorus (Cham. & Schltdl.) Micheli 42
AMARANTHACEAE
Alternanthera brasiliana (L.) Kuntze 44
Amaranthus viridis L. 46
Dysphania ambrosioides (L.) Mosyakin & Clemants 47
Gomphrena arborescens L. f. 49
Hebanthe erianthos (Poir.) Pedersen 50
AMARYLLIDACEAE
Allium sativum L. 52
Hippeastrum puniceum (Lam.) Urb. 54
ANACARDIACEAE
Anacardium occidentale L. 56
Anacardium humile A.St.-Hil. 58
Astronium urundeuva (M. Allemão) Engl. 59
Schinus molle L. 61
Schinus terebinthifolia Raddi 63
Spondias mombin L. 65
ANNONACEAE
Annona muricata L. 67
Annona squamosa L. 69
Xylopia aromatica (Lam.) Mart. 71
APIACEAE
Apium graveolens L. 72
Centella asiatica (L.) Urb. 73
Coriandrum sativum L. 74
Daucus carota L. 75
Eryngium foetidum L. 77
Foeniculum vulgare Mill. 78
Petroselinum crispum (Mill.) Fuss 79
Pimpinella anisum L. 81
APOCYNACEAE
Allamanda cathartica L. 82
Calotropis procera (Aiton) W.T. Aiton 83
Catharanthus roseus (L.) G. Don 85
Himatanthus drasticus (Mart.) M.M. Plumel 87
Nerium oleander L. 89
AQUIFOLIACEAE
Ilex paraguariensis A. St.-Hil. 90
ARACEAE
Dracontium longipes Engl. 92
Pistia stratiotes L. 94
Thaumatophyllum bipinnatifidum (Schott ex Endl.) Sakur., Calazans & Mayo 95
ARALIACEAE
Hydrocotyle bonariensis Lam. 96
ARECACEAE
Attalea speciosa Mart. ex Spreng. 97
Cocos nucifera L. 99
Oenocarpus bacaba Mart. 101
ARISTOLOCHIACEAE
Aristolochia cymbifera Mart. & Zucc. 102
ASPHODELACEAE
Aloe vera (L.) Burm. f. 105
ASTERACEAE
Acanthospermum australe (Loefl.) Kuntze 107
Achillea millefolium L. 109
Achyrocline satureioides (Lam.) DC. 111
Acmella oleracea (L.) R.K. Jansen 113
Acmella uliginosa (Sw.) Cass. 114
Ageratum conyzoides L. 115
Arctium minus (Hill) Bernh. 117
Artemisia absinthium L. 118
Artemisia annua L. 120
Artemisia vulgaris L. 121
Baccharis crispa Spreng. 122
Bidens pilosa L. 124
Calendula officinalis L. 126
Chamomilla recutita (L.) Rauschert 127
Cichorium intybus L. 129
Cnicus benedictus L. 130
Cynara scolymus L. 131
Echinacea purpurea (L.) Moench 133
Eclipta prostrata (L.) L. 135
Egletes viscosa (L.) Less. 137
Elephantopus mollis Kunth 139
Emilia fosbergii Nicolson 140
Eremanthus arboreus (Gardner) MacLeish 141
Galinsoga parviflora Cav. 143
Helianthus annuus L. 144
Lactuca sativa L. 146
Mikania cordifolia (L. f.) Willd. 147
Mikania glomerata Spreng. 148
Mikania hirsutissima DC. 150
Pectis brevipedunculata Sch. Bip. 151
Pluchea sagittalis (Lam.) Cabrera 153
Silybum marianum (L.) Gaertn. 154
Solidago chilensis Meyen 155
Sonchus oleraceus L. 157
Stevia rebaudiana (Bertoni) Bertoni 158
Tagetes minuta L. 159
Tanacetum cinerariifolium (Trevir.) Sch. Bip. 160
Tanacetum parthenium (L.) Sch. Bip. 161
Tanacetum vulgare L. 162
Taraxacum officinale F.H. Wigg. 163
Trixis antimenorrhoea (Schrank) Kuntze 164
Vernonanthura condensata (Baker) H. Rob. 165
Vernonanthura phosphorica (Vell.) H. Rob. 166

BERBERIDACEAE
Berberis laurina Billb. 167
BIGNONIACEAE
Anemopaegma arvense (Vell.) Stellf. ex de Souza .168
Crescentia cujete L. 170
Dolichandra unguis-cati (L.) L.G. Lohmann 172
Fridericia chica (Humb. & Bonpl.) L.G. Lohmann 174
Handroanthus impetiginosus (Mart. ex DC.) Mattos 175
Mansoa alliacea (Lam.) A.H. Gentry 177
Tabebuia caraiba (Mart.) Bureau 178
BIXACEAE
Bixa orellana L. 180
BORAGINACEAE
Borago officinalis L. 182
Cordia ecalyculata Vell. 183
Heliotropium indicum L. 184
Symphytum officinale L. 185
Varronia leucocephala (Moric.) J.S. Mill. 189
BRASSICACEAE
Brassica rapa L. 190
Coronopus didymus (L.) Sm. 192
Nasturtium officinale R. Br. 194
BROMELIACEAE
Ananas comosus (L.) Merr. 195
Bromelia antiacantha Bertol. 196
BURSERACEAE
Protium heptaphyllum (Aubl.) Marchand 197
CACTACEAE
Cereus jamacaru DC. 199
CALOPHYLLACEAE
Calophyllum brasiliense Cambess. 200
Mammea americana L. 202
CAPPARACEAE
Crataeva tapia L. 203
CAPRIFOLIACEAE
Lonicera japonica Thunb. ex Murray 205
CARYCACEAE
Carica papaya L. 206
CARYOCARACEAE
Caryocar brasiliense Cambess. 208
Caryocar coriaceum Wittm. 210
CARYOPHYLLACEAE
Saponaria officinalis L. 212
CELASTRACEAE
Monteverdia ilicifolia (Mart. ex Reissek) Biral 213
CHRYSOBALANACEAE
Chrysobalanus icaco L. 215
Microdesmia rigida (Benth.) Sothers & Prance 216
COMBRETACEAE
Combretum leprosum Mart. 217
CONVOLVULACEAE
Ipomoea batatas (L.) Lam..218
Ipomoea pes-caprae (L.) R. Br. 219
Operculina macrocarpa (L.) Urb. 220
COSTACEAE
Costus spiralis (Jacq.) Roscoe...................................222

CRASSULACEAE
Kalanchoe pinnata (Lam.) Pers. 223
CUCURBITACEAE
Cayaponia tayuya (Vell.) Cogn. 225
Cucurbita pepo L. 227
Luffa operculata (L.) Cogn. 229
Momordica charantia L. 231
Sechium edule (Jacq.) Sw. 233
CYPERACEAE
Cyperus esculentus L. 234
Cyperus rotundus L. 236
Cyperus rotundus L. 237
ERYTHROXYLACEAE
Erythroxylum vacciniifolium Mart. 238
EUPHORBIACEAE
Cnidoscolus quercifolius Pohl 240
Croton cajucara Benth. 241
Croton grewioides Baill. 242
Croton jacobinensis Baill. 243
Croton urucurana Baill. 244
Euphorbia tirucalli L. 246
Jatropha gossypiifolia L. 248
Ricinus communis L. 250
FABACEAE-CAESALPINIOIDEAE
Anadenanthera colubrina (Vell.) Brenan 252
Cassia fistula L. 253
Dimorphandra gardneriana Tul. 254
Libidibia ferrea (Mart. ex Tul.) L.P. Queiroz var.
ferrea..256
Mimosa pudica L. 258
Parkinsonia aculeata L. 259
Senna alata (L.) Roxb. 260
Senna corymbosa (Lam.) H.S. Irwin & Barneby 261
Senna obtusifolia (L.) H.S. Irwin & Barneby 263
Senna occidentalis (L.) Link 265
Senna spectabilis var. *excelsa* (Schrad.) H.S. Irwin &
Barneby 267
Stryphnodendron adstringens (Mart.) Coville 268
Tamarindus indica L. 269
FABACEAE-CERCIDOIDEAE
Bauhinia cheilantha (Bong.) Steud. 271
Bauhinia forficata Link 273
FABACEAE-DETARIODIDEAE
Copaifera langsdorffii Desf. 275
Hymenaea courbaril L. 277
FABACEAE-PAPILIONOIDEAE
Abrus precatorius L. 279
Amburana cearensis (Allemão) A.C. Sm. 280
Andira inermis (W. Wright) Kunth ex DC. 282
Cajanus cajan (L.) Millsp. 283
Desmodium adscendens (Sw.) DC. 284
Dipteryx odorata (Aubl.) Willd. 285
Erythrina mulungu Mart. 286
Erythrina velutina Willd. 288
Medicago sativa L. 289
Myroxylon peruiferum L. f. 290
Pterodon emarginatus Vogel 292
Vataireopsis araroba (Aguiar) Ducke 294

HUMIRIACEAE
Humiria balsamifera Aubl. 296
HYPERICACEAE
Hypericum perforatum L. 297
Vismia guianensis (Aubl.) Pers. 299
IRIDACEAE
Eleutherine bulbosa (Mill.) Urb. 300
LAMIACEAE
Lavandula angustifolia Mill. 302
Leonotis nepetifolia (L.) R. Br. 303
Leonurus sibiricus L. 305
Leucas martinicensis (Jacq.) R. Br. 307
Marrubium vulgare L. 308
Marsypianthes chamaedrys (Vahl) Kuntze 309
Melissa officinalis L. 310
Mentha arvensis L. 311
Mentha x piperita var. *citrata* (Ehrh.) Briq. 313
Mentha pulegium L. 314
Mentha x villosa Huds. 315
Mesosphaerum suaveolens (L.) Kuntze...................317
Ocimum basilicum L. 319
Ocimum gratissimum L. 320
Ocimum carnosum (Spreng.) Link & Otto ex Benth. 321
Ocimum tenuiflorum L. 322
Origanum vulgare L. 324
Hyptis radicans (Pohl) Harley & J.F.B.Pastore........325
Plectranthus amboinicus (Lour.) Spreng. 326
Plectranthus barbatus Andrews 328
Rosmarinus officinalis L. 330
Salvia officinalis L. 332
Tetradenia riparia (Hochst.) Codd 333
Thymus vulgaris L. 335
Vitex agnus-castus L. 336
LAURACEAE
Aniba canelilla (Kunth) Mez 337
Cinnamomum verum J. Presl 338
Laurus nobilis L. 339
Ocotea odorifera (Vell.) Rohwer 340
Persea americana Mill. 342
LECYTHIDACEAE
Bertholletia excelsa Bonpl. 344
LOGANIACEAE
Spigelia anthelmia L. 346
Strychnos pseudoquina A. St.-Hil. 347
LYTHRACEAE
Cuphea carthagenensis (Jacq.) J.F. Macbr. 348
Punica granatum L. 350
MALPIGHIACEAE
Banisteriopsis caapi (Spruce ex Griseb.) C.V. Morton 352
Byrsonima intermedia A. Juss. 353
Malpighia emarginata DC. 354
MALVACEAE
Gossypium herbaceum L. 355
Gossypium herbaceum L. 356
Guazuma ulmifolia Lam. 357
Hibiscus sabdariffa L. 359
Malva sylvestris L. 360
Sida rhombifolia L. 361

Theobroma cacao L. 363
Theobroma grandiflorum (Willd. ex Spreng.) K. Schum. 365
Waltheria communis A. St.-Hil..................366
MELIACEAE
Azadirachta indica A. Juss. 368
Carapa guianensis Aubl. 370
Cedrela odorata L. 371
Guarea guidonia (L.) Sleumer 372
MENISPERMACEAE
Cissampelos pareira L. 374
MORACEAE
Brosimum gaudichaudii Trécul 376
Dorstenia cayapia Vell. 377
Ficus carica L. 378
Ficus insipida Willd. 379
MORINGACEAE
Moringa ovalifolia Dinter & Berger 381
MYRISTICACEAE
Virola surinamensis (Rol. ex Rottb.) Warb. 383
MYRTACEAE
Eucalyptus globulus Labill. 385
Eugenia uniflora L. 387
Myrciaria dubia (Kunth) McVaugh 389
Psidium guajava L. 390
Syzygium aromaticum (L.) Merr. & L.M. Perry 392
Syzygium cumini (L.) Skeels 394
NYCTAGINACEAE
Boerhavia diffusa L. 395
Mirabilis jalapa L. 397
OLACACEAE
Ptychopetalum uncinatum Anselmino 398
Ximenia americana L................................399
OXALIDACEAE
Averrhoa carambola L. 401
PAPAVERACEAE
Argemone mexicana L. 402
Chelidonium majus L. 404
Fumaria officinalis L. 406
Papaver rhoeas L. 407
PASSIFLORACEAE
Passiflora edulis Sims 409
Passiflora incarnata L. 411
PEDALIACEAE
Sesamum orientale L. 413
PHYLLANTHACEAE
Phyllanthus niruri L. 414
Petiveria alliacea L. 416
PIPERACEAE
Peperomia pellucida (L.) Kunth 418
Piper aduncum L. 419
Piper nigrum L. 421
Piper umbellatum L. 423
PLANTAGINACEAE
Digitalis purpurea L. 425
Plantago major L. 427
Scoparia dulcis L. 429

PLUMBAGINACEAE
Plumbago scandens L. 431
POACEAE
Coix lacryma-jobi L. 432
Cymbopogon citratus (DC.) Stapf 433
Cymbopogon winterianus Jowitt ex Bor 435
Zea mays L. 436
POLYGALACEAE
Bredemeyera floribunda Willd. 437
Bredemeyera brevifolia (Benth.) A.W. Benn. 437
Caamembeca spectabilis (DC.) J.F.B.Pastore 439
Polygala paniculata L. 440
POLYGONACEAE
Polygonum hydropiperoides Michx. 441
PORTULACACEAE
Portulaca oleracea L. 443
RHAMNACEAE
Sarcomphalus joazeiro (Mart.)Hauenshild 445
Sarcomphalus joazeiro (Mart.)Hauenshild..............446
ROSACEAE
Prunus domestica L. 447
Rubus sellowii Cham. & Schltdl. 448
RUBIACEAE
Borreria verticillata (L.) G.Mey. 450
Carapichea ipecacuanha (Brot.) L. Andersson 452
Chiococca alba (L.) Hitchc. 454
Cinchona officinalis L. 455
Coffea arabica L. 457
Coutarea hexandra (Jacq.) K. Schum. 459
Genipa americana L. 461
Hamelia patens Jacq. 463
Uncaria guianensis (Aubl.) J.F. Gmel. 464
RUTACEAE
Citrus aurantium L. 466
Citrus limon (L.) Burm. f. 468
Ertela trifolia (L.) Kuntze 470
Pilocarpus microphyllus Stapf ex Wardleworth 471
Pilocarpus pennatifolius Lem. 473
Ruta graveolens L. 475
SALICACEAE
Casearia sylvestris Sw. 477
SANTALACEAE
Jodina rhombifolia (Hook. & Arn.) Reissek 479
SAPINDACEAE
Dodonaea viscosa Jacq..480
Paullinia cupana Kunth 481
SAPOTACEAE
Sideroxylon obtusifolium (Humb. ex Roem. & Schult.) T.D. Penn..483
SCROPHULARIACEAE
Buddleja stachyoides Cham. & Schltdl....................485
Capraria biflora L. 486
SIMAROUBACEAE
Quassia amara L. 488
Homalolepis ferruginea (A.St.-Hil.) Devecchi & Pirani..489
Simarouba amara Aubl. 490

Simarouba versicolor A. St.-Hil. 491
SIPARUNACEAE
Siparuna guianensis Aubl. 492
SMILACACEAE
Smilax japicanga Griseb..493
SOLANACEAE
Brunfelsia uniflora (Pohl) D. Don............................495
Capsicum frutescens L. 497
Datura stramonium L. 500
Lycopersicon esculentum Mill. 502
Nicotiana tabacum L. 504
Physalis angulata L. 506
Solanum americanum Mill. 508
Solanum cernuum Vell. 510
Solanum lycocarpum A. St.-Hil.................................511
Solanum paniculatum L. 513
TALINACEAE
Talinum paniculatum (Jacq.) Gaertn. 515
THEACEAE
Camellia sinensis (L.) Kuntze 517
TROPAEOLACEAE
Tropaeolum majus L. 519
URTICACEAE
Cecropia pachystachya Trécul 520
Urtica dioica L. 522
VERBENACEAE
Aloysia citrodora Palau 523
Lantana camara L. 524
Lippia alba (Mill.) N.E. Br. 525
Lippia grata Schauer 527
Lippia origanoides Kunth...529
Lippia origanoides Kunth fo. sidoides 530
Lippia origanoides Kunth fo. sidoides 531
Stachytarpheta cayennensis (Rich.)Vahl 532
VIOLACEAE
Pombalia calceolaria (L.) Paula-Souza 534
Viola odorata L. 535
VITACEAE
Cissus verticillata (L.) Nicolson & C.E. Jarvis 536
Vitis vinifera L..537
WINTERACEAE
Drimys brasiliensis Miers...538
ZINGIBERACEAE
Alpinia zerumbet (Pers.) B.L. Burtt. & R.M. Sm.....539
Curcuma longa L. 541
Curcuma zedoaria (Christm.) Roscoe 543
Zingiber officinale Roscoe 544

NOMES POPULARES..545
NOMES CIENTÍFICOS 557
GLOSSÁRIO DE TERMOS MÉDICO-BOTÂNICOS...574

Plantas Medicinais

Introdução

O emprego de plantas medicinais na recuperação da saúde tem evoluído ao longo dos tempos desde as formas mais simples de tratamento local, provavelmente utilizadas pelo homem das cavernas, até as formas tecnologicamente sofisticadas da fabricação industrial utilizada pelo homem moderno. Mas, apesar das enormes diferenças entre as duas maneiras de uso, há um fato comum entre elas: em ambos os casos o homem percebeu, de alguma forma, a presença nas plantas da existência de algo que, administrado sob a forma de mistura complexa como nos chás, garrafadas, tinturas, pós, etc, num caso, ou como substância pura isolada, noutro caso e transformado em comprimidos, gotas, pomadas ou cápsulas, tem a propriedade de provocar reações benéficas no organismo, capazes de resultar na recuperação da saúde. Este algo atuante é o que se chama de princípio ativo, seja ele constituído de uma única substância existente na planta ou de um conjunto de substâncias que atuam sinergicamente, chamado de complexo fitoterápico. Essas substâncias podem ser empregadas tanto dentro da própria planta na forma de preparações caseiras, como chá, tinturas e pós, ou na forma de composto puro isolado da planta e transformado em cápsulas, comprimidos e pomadas, pela indústria farmacêutica. Por isso a planta medicinal, quando bem escolhida e usada corretamente, só difere do medicamento industrial feito com a substância isolada por sua embalagem e pelas substâncias corantes, aromatizantes, flavorizantes, encorpantes e conservantes que acompanham o princípio ativo nesse tipo de medicamento. Com base em tal conceito, a Organização Mundial da Saúde (OMS), visando diminuir o número de excluídos dos sistemas governamentais de saúde, recomenda aos órgãos responsáveis pela saúde pública de cada país que: a) procedam levantamentos regionais das plantas usadas na medicina popular tradicional e identifique-as botanicamente; b) estimulem e recomendem o uso daquelas que tiverem comprovadas sua eficácia e segurança terapêuticas; c) desaconselhem o emprego das práticas da medicina popular consideradas inúteis ou prejudiciais; d) desenvolvam programas que permitam cultivar e utilizar as plantas selecionadas na forma de preparações dotadas de eficácia, segurança e qualidade.

Para atender a estas recomendações é preciso conhecer bem as plantas medicinais de cada região, o que significa decidir ingressar em um novo universo vasto e variado para descobrir que as plantas podem, realmente, ajudar a recuperação e a manutenção do bem estar de nossos semelhantes, o que nos levará a repensar os conceitos de saúde, de doença e dos tratamentos secularmente estabelecidos e, através do contato com a riqueza e a diversidade da cultura popular, exigir de nós mesmos uma maior abertura em nossas mentes, deixando de lado o tipo de estrutura de pensamento linear, onde só cabe uma verdade*.

Histórico do uso de plantas medicinais

1- Os primórdios:

Desde os tempos imemoráveis, os homens buscam na natureza recursos para melhorar suas próprias condições de vida, aumentando suas chances de sobrevivência. O uso das plantas como alimento sempre existiu e a este se incorporou a busca de matéria-prima para a confecção de roupas e ferramentas, além de combustível para o fogo. A simples observação das variações sazonais mostradas pelas plantas, certamente deslumbrou os primeiros observadores da natureza, que provavelmente viam nos vegetais grande sabedoria em antecipar as estações do ano, assim como uma força admirável em ressurgir do lodo ou do solo após as vicissitudes climáticas. Tal admiração deve ter criado um respeito místico, que certamente contribuiu para o uso ritual das plantas nos primeiros períodos. Similaridades superficiais peculiares, como o aspecto fortemente antropomórfico das raízes da mandrágora, também acabaram por incluir tais plantas em mitos e subsequentemente em rituais.

(*) Adaptado de Ingrid Kosman, 1994, Consideraciones metodológicas com plantas medicinales en la atención primaria de la salud, CETAAR, Monografia, Buenos Aires, por F.J.A. Matos.

O efeito causado por algumas plantas inadvertidamente ingeridas também contribuiu para elevar as plantas à categoria de entidades divinas. Plantas com propriedades alucinógenas foram rapidamente incluídas em rituais religiosos e a elas foi atribuída a propriedade mágica de colocar os homens em contato direto com os seus deuses. Populações indígenas de norte a sul nas Américas incluíam o tabaco em seus rituais, por seus efeitos narcóticos, hábito este rapidamente transferido aos colonizadores europeus. Muitas vezes os efeitos estupefacientes de determinadas plantas foram extrapolados para aliviar a dor em doentes agonizantes. Em todas as épocas e em todas as culturas, o homem aprendeu a tirar proveito dos recursos naturais locais. Ao longo dos anos, argutos observadores perceberam que uma erva capaz de induzir sonolência seria também capaz de acalmar, se usada em dosagens menores. Plantas cujos frutos usualmente tinham efeito laxante poderiam ser usados com parcimônia para regular um intestino preguiçoso. Todo este conhecimento foi passado oralmente ao longo de gerações, que juntamente com mitos e rituais, formavam parte importante das culturas locais.

2- As plantas medicinais e a botânica:

A própria história da botânica se confunde, em sua aurora, com a busca de plantas com interesse medicinal. Muitos dos primeiros trabalhos que buscavam nomear e categorizar os vegetais tinham como primeiro propósito oferecer um catálogo conciso de plantas com importância medicinal. Uma destas obras foi "De Materia Medica" – do grego Dioscórides –, que mostrava um incrível esforço de catalogar e ilustrar cerca de 600 diferentes plantas usadas para fins medicinais, sendo muitos dos nomes por ele apresentados ainda hoje usados na botânica. Tal obra manteve-se como a principal referência ocidental para a área de plantas medicinais até o Renascimento, o que mostra a penetração deste trabalho.

A influência das plantas medicinais na botânica foi tão forte que os primeiros autores da botânica são denominados "Herbalistas", uma clara alusão às compilações sobre o uso de ervas. Não é nada fácil separar estas primeiras obras em essencialmente botânicas ou essencialmente medicinais, já que os interesses se mesclavam intimamente nessa época.

Ao longo dos anos, a busca por novas plantas medicinais acabou levando a descobertas botânicas – e vice-versa. Os benefícios mútuos eram óbvios para ambas as áreas, em uma época onde tanto a botânica quanto as farmacopeias ainda engatinhavam. Desta forma, muitas plantas foram batizadas considerando seus usos medicinais ou propriedades empiricamente descobertas por populações nativas. Assim surgiram nomes como *Justicia pectoralis*, *Spigelia anthelmia* e *Allamanda cathartica*, por suas propriedades balsâmica, vermífuga e catártica, respectivamente. Inúmeros outros nomes poderiam ser citados, mostrando a preocupação que os botânicos sempre tiveram em registrar usos medicinais dos vegetais com os quais trabalhavam, até mesmo para salientar sua relevância e justificar as próprias pesquisas. Muitas espécies foram descritas depois de já fazerem parte das Farmacopeias oficiais e, em função disso, ao serem posteriormente descritas pela botânica, passaram a receber o epíteto específico *officinale*, sendo conhecidas até hoje com este nome, por exemplo: *Symphytum officinale*, *Taraxacum officinale*, *Borago officinalis*, etc. A preocupação dos fitoterapeutas com a botânica também se justifica, já que uma caracterização empobrecida da planta usada pode levar a enganos letais.

3- Plantas medicinais no Brasil:

Os primeiros europeus que no Brasil chegaram logo se depararam com uma grande quantidade de plantas medicinais em uso pelas inúmeras tribos que aqui viviam. Por intermédio dos pajés, o conhecimento das ervas locais e seus usos eram transmitidos e aprimorados de geração em geração. Tais conhecimentos foram prontamente absorvidos pelos europeus que passaram a viver no país, principalmente através daqueles que faziam incursões mais prolongadas no interior ("sertões"), geralmente com o intuito de apresar índios ou buscar pedras e metais preciosos. A necessidade de viver do que a natureza tinha a oferecer localmente, assim como o contato com índios usualmente usados como "guias", terminou por ampliar esse contato com a flora medicinal brasileira.

Os novos conhecimentos sobre a flora local acabaram-se fundidos àqueles trazidos da Europa, muitas vezes de uso popular bastante difundido. Além disso, muitas plantas conhecidas no velho mundo por suas propriedades medicinais induziram os europeus a testarem usos similares para as espécies nativas proximamente relacionadas. Muitas vezes, o mesmo princípio podia ser encontrado nas espécies nativas, ocasionalmente em maior quantidade ou qualidade.

Os escravos africanos deram sua contribuição com o uso de plantas trazidas da África, muitas delas originalmente utilizadas em rituais religiosos, mas também utilizadas por suas propriedades farmacológicas empiricamente descobertas. Com essa contribuição africana os principais alicerces de toda a tradição no uso de plantas medicinais no Brasil estavam estabelecidos.

4- O período de decadência:

Até o século XX, o Brasil era um país essencialmente rural, com amplo uso da flora medicinal, tanto a nativa quanto a introduzida. Com o início da industrialização e subsequente urbanização do país, o conhecimento tradicional passou a ser posto em segundo plano. O acesso a medicamentos sintéticos e o pouco cuidado com a comprovação das propriedades farmacológicas das plantas tornou o conhecimento da flora medicinal sinônimo de atraso tecnológico e, muitas vezes, charlatanismo. Essa tendência seguiu o que já acontecera em outros países em processo de urbanização.

Um segundo aspecto que certamente contribuiu para o afastamento do estudo das plantas medicinais e o restante da ciência foi a ampla resistência do primeiro às profundas alterações que tanto a sistemática vegetal quanto a medicina experimentaram ao final do século XIX e ao longo de todo o século XX. Fortemente baseado em trabalhos mais clássicos, o estudo das plantas medicinais mostrou uma resistência inicial a acompanhar as grandes revoluções científicas ocorridas neste período. Essa inadequação inicial manteve a fitoterapia em um período de obscurantismo, onde esteve mais próxima do misticismo que da ciência.

5- As primeiras publicações:

O frei Velloso (José Mariano da Conceição Velloso) (1742-1811), autor da "Flora Fluminensis" foi um dos primeiros a relatar informações sobre nossas plantas medicinais, seguido de Francisco Cysneiros Freire Allemão (1797-1874), naturalista do Museu Nacional do Rio de Janeiro e professor da Faculdade de Medicina. O trabalho mais significativo dessa época, contudo, é atribuído a Karl Friedrich Philipp von Martius (1794-1868) – editor da "Flora Brasiliensis", a mais completa obra da botânica jamais publicada no país – com o livro "Systema Materiae Medicae Vegetabilis Brasiliensis" publicado em 1843, relatando as virtudes medicinais das plantas. Esta pode ser considerada a primeira publicação sobre este assunto no Brasil.

O conhecimento sobre as plantas medicinais brasileiras foi posteriormente sistematizado em vários trabalhos realizados por outros cientistas, destacando-se: Manuel Freire Allemão de Cysneiros (sobrinho de Francisco Cysneiros) com a publicação de uma série de artigos sob o título "Materia Medica Brasileira" entre os anos de 1862 e 1864; Joaquim Monteiro Caminhoá que publicou em 1877 "Elementos de Botânica Geral e Médica"; José Ricardo Pires de Almeida reuniu a contribuição de vários especialistas para a publicação em 1887 de uma coleção de quatro volumes intitulado "Formulario Official e Magistral". No século XX a maioria das publicações surgidas constituía-se de compilações de trabalhos antigos, a maioria de caráter regional. Cabe, contudo, ressaltar o trabalho gigantesco de compilação realizado por Pio Corrêa "Dicionário das Plantas Úteis do Brasil e das Exóticas Cultivadas" – uma coleção de 6 volumes, de caráter nacional, lançada de 1926 até 1975. Como trabalho específico sobre o assunto, deve ser destacado a "Farmacopeia Brasileira" publicada inicialmente em 1929 por Rodolpho Albino Dias da Silva, apresentando informações sobre cem espécies de plantas.

6- A volta à Fitoterapia:

As novas tendências globais de uma preocupação com a biodiversidade e as ideias de desenvolvimento sustentável trouxeram novos ares ao estudo das plantas medicinais brasileiras, que acabaram despertando novamente um interesse geral na fitoterapia. Novas linhas de pesquisa foram estabelecidas em universidades brasileiras, algumas delas buscando bases mais sólidas para a validação científica do uso de plantas medicinais.

A busca por novos fitoterápicos também acabou retroalimentando a pesquisa botânica no Brasil, que vislumbrou na prospecção de potenciais produtos naturais de uso farmacológico uma ótima justificativa para intensificar seus trabalhos. Como já ocorrera nos primórdios das duas ciências, a fitoterapia e a botânica voltaram a ser vistas como aliadas e a cooperar para a melhoria da qualidade de vida do povo brasileiro.

Escolha da planta certa

O emprego correto de plantas para fins terapêuticos pela população em geral, requer o uso de plantas medicinais selecionadas por sua eficácia e segurança terapêuticas, baseadas na tradição popular ou cientificamente validadas como medicinais. No caso do uso por programas de fitoterapia em saúde pública, é fundamental que as espécies usadas sejam cientificamente validadas e, ainda, a escolha das formas corretas de preparação e administração de seus produtos, destinados para uso ambulatorial, hospitalar ou caseiro.

Considera-se validada a planta que respondeu, positivamente, à aplicação do conjunto de ensaios capazes de comprovar a existência da propriedade terapêutica que lhe é atribuída, bem como seu grau de toxicidade nas doses compatíveis com emprego medicinal. Isto significa, essencialmente, um estudo farmacológico pré-clínico com a avaliação da toxicidade, seguido de um ensaio clínico.

A validação de novas drogas vegetais através da pesquisa é, assim, o caminho para que se possa fazer o correto aproveitamento das plantas medicinais e seus derivados aplicados à fitoterapia. Complementarmente forma a base experimental para elaboração da monografia necessária a sua inclusão na Farmacopeia e à produção industrial de medicamentos.

Embora a elaboração da monografia de uma planta medicinal seja uma etapa de difícil execução por exigir numerosas operações experimentais, é possível, entretanto, validar muitas de nossas plantas medicinais por outra via, de modo rápido e satisfatório. Bastaria partir do estudo da já numerosa bibliografia existente, dispersa em inúmeras teses e dissertações, nos trabalhos publicados e em centenas de comunicações apresentadas em reuniões científicas, cujo teor poderia ser levantado, analisado e harmonizado por especialistas reunidos em grupos de trabalho contratados para tal fim.

Aspectos botânicos

Um dos aspectos mais delicados na fitoterapia concerne à identidade das plantas. Por ser fortemente baseada em nomes vernaculares, a verdadeira identidade de uma planta recomendada pode variar enormemente de região para região. O termo "catuaba" pode referir-se a uma planta das famílias: eritroxilácea, bignoniácea, burserácea ou meliácea, dependendo da região escolhida, ou mesmo da opinião de dois "raizeiros" em uma mesma região. Assim como plantas completamente distintas podem ter o mesmo nome popular, algumas plantas acumulam um grande número deles para a mesma espécie. A espécie formalmente reconhecida como *Chenopodium ambrosioides* L. conta com 26 nomes populares aqui catalogados! A uniformização da nomenclatura botânica se faz necessária para evitar ambiguidades, que podem até trazer riscos ao usuário. Um exemplo é a "jararaca", nome vulgar dado a diversas aráceas tuberosas. Na região amazônica várias espécies de *Dracontium* são usadas com este nome, sendo reputadas como anti-inflamatórias. Provavelmente por causa do mesmo nome popular, utilizou-se o nome *Dracontium asperum* em inúmeras publicações sobre as plantas do Ceará. Por fim, descobriu-se que a "jararaca" no Ceará tratava-se da espécie *Taccarum ulei* Engl. & K. Krause, uma planta bastante diferente e certamente venenosa (da mesma tribo taxonômica de "comigo-ninguém-pode"). Tais interpretações taxonômicas erróneas podem não só induzir o usuário a utilizar uma planta sem o princípio ativo desejado, mas também induzí-lo a fazer uso de uma planta perigosa.

Uma das principais vantagens da nomenclatura

botânica definida por Carolus Linnaeus (ou simplesmente Lineu) ainda em 1753 é que cada espécie tem apenas um nome botânico. Não importa se a planta esteja sendo estudada por cientistas japoneses, árabes ou brasileiros. Caso a aplicação do nome esteja correta, o nome científico será sempre o mesmo e espera-se que apresente as mesmas propriedades (a não ser que existam quimiótipos regionais). O nome científico – ou binômio – consiste em um nome genérico (p. ex. *Equisetum*) seguido de um epíteto específico (*giganteum*). O autor da planta faz parte do seu nome, e deve ser incluído pelo menos uma vez na publicação ou no texto que a ela se refere. O nome do gênero é sempre iniciado em letra maiúscula e o epíteto específico em letra minúscula, ambos grafados em itálico ou sublinhados. O nome do autor deve ser grafado normalmente. Abreviaturas são permitidas, mas cada autor tem geralmente uma só abreviatura aceita, publicada por um índice internacional. O nome completo da planta seria *Equisetum giganteum* L., sendo esta última a abreviatura do próprio Linnaeus. Em trabalhos onde o mesmo nome é citado várias vezes, pode-se abreviar o nome do gênero, por exemplo, *E. giganteum*. Usando a forma abreviada de gênero, assume-se que não exista outro gênero começando pela mesma letra no texto.

Qualquer estudo envolvendo plantas medicinais deve ser iniciado pela amostragem botânica. Para tanto, um material testemunho (exsicata ou "voucher") deve ser preparado. Este material consiste em um ramo da planta, de preferência fértil (ou seja, com flores e/ou frutos), que é prensado, seco e acondicionado em uma coleção científica denominada "herbário". O herbário é uma coleção botânica reconhecida – um museu de plantas – que armazena e cataloga inúmeros espécimes secos montados (colados ou costurados) em folhas de cartolina. Esses espécimes servem de comparação para a determinação taxonômica de outros espécimes, ou como documentação da existência de uma planta em um determinado lugar. Assim como uma biblioteca especializada, o herbário está aberto tanto a especialistas botânicos quanto a todo e qualquer tipo de usuário. Ao depositar um material testemunha ou exsicata no herbário, o pesquisador de plantas medicinais permite que especialistas possam conferir se o nome botânico aplicado está correto. Além da própria planta, deve-se incluir um rótulo ou etiqueta listando o local de coleta, características da planta que não seriam possíveis de serem vistas na planta seca (como coloração, por exemplo), ambiente onde foi coletada e data de coleta, além do nome do(s) coletor (es) e o número de coleta.

A todo material testemunha (exsicata) é referido um coletor e um número de coleta. O coletor pode ser especificamente um indivíduo ou um grupo de coletores. Em todo caso, apenas o primeiro coletor é geralmente citado, muitas vezes seguido do termo *et allii* ou *et al.*, que significa "e outros" em latim. O número de coleta deve ser sequencial, iniciando do número 1 para a primeira coleta e assim sucessivamente. No caso de existir mais de um coletor, a numeração é aplicada a somente um deles, ainda que os outros também tenham sua própria sequência numérica. Cada coleção deve ter somente UM ÚNICO número de coleta, independente do número de duplicatas coletadas e a numeração deve manter-se sequencialmente por toda a vida do coletor. Em hipótese alguma a numeração deve ser reiniciada. O coletor e o número de coleta devem ser citados em todo trabalho técnico publicado a respeito daquela planta. A citação deste material deve ser sempre seguida de uma indicação do herbário onde o material foi depositado. Todo herbário é representado por uma sigla, de forma que a citação "H. Lorenzi 1.113 (HPL)" refere-se a uma planta coletada por Harri Lorenzi, sob o número 1.113 e que se encontra depositada no herbário do Instituto Plantarum de Nova Odessa - SP, cuja sigla registrada no Index Herbariorum é "HPL". Todos esses cuidados acrescentam credibilidade aos estudos fitoterápicos, tornando-os verdadeiramente científicos e solidamente embasados.

Em alguns casos, muitos materiais – de origem silvestre ou não – são mantidos em cultivo, de forma a obter matéria prima para estudos ou mesmo de forma a propagar plantas já usadas em programas fitoterápicos. Nestes casos, um material testemunho deve ser também feito, caso ainda não tenha sido. O nome do coletor, assim como o número da coleta, deve ser mantido nesse material, ou de alguma forma associado a ele e a "mudas" dele proveniente. Tal esforço mantém uma origem documentada do material utilizado, evitando confusões.

A validação de novas drogas e plantas medicinais

Planta medicinal é medicamento somente quando usada corretamente, portanto, a recomendação do seu uso como verdadeiramente medicinal ou, em outras palavras, como planta medicinal validada e incluída na Farmacopeia requer, numa condição ideal, ter identificado seu princípio ativo ou tê-lo evidenciado farmacologicamente. Para isso os estudos podem ser subdivididos em duas etapas. Na primeira, são desenvolvidos os estudos farmacológicos, pré-clínicos e toxicológicos, complementados pelos ensaios clínicos e estudos de toxicologia humana, aguda, subaguda e crônica. Na segunda, faz-se o estudo químico com vista ao isolamento e caracterização do princípio ativo por processo de separação monitorado farmacologicamente.

Logo na etapa inicial acima referida devem ser condenadas para o consumo da população, aquelas plantas que se tenham mostrado perigosas para a saúde ou para a vida dos possíveis usuários. Por exemplo, plantas com alto teor de alcaloides pirrolizidínicos, comuns em algumas borragináceas, como as raízes de "confrei" (*Symphytum officinale*) e algumas espécies de leguminosas conhecidas como "cascaveleira"(*Crotalaria* spp). Todas elas devem ter seu uso proibido para consumo caseiro, especialmente quanto à ingestão de suas partes e extratos. Estes alcaloides sendo ingeridos, mesmo aos poucos, porém frequentemente podem provocar lesões no fígado que resultam, após alguns anos, em disfunção hepática progressiva fatal.

A realização de ensaios pré-clínicos é privativa dos médicos especialistas em farmacologia clínica. Nesta etapa é possível verificar se a planta é dotada, realmente, da atividade terapêutica em humanos que lhe é atribuída. Quando a resposta é afirmativa, deve ser determinado em que dose e sob que forma pode ser empregada. Esta é uma etapa de difícil realização porque, infelizmente, o número de farmacologistas clínicos em atividade no Brasil é insuficiente para o estudo do grande número de nossas plantas medicinais, na velocidade desejável. É provável que esta seja a razão pela qual a maioria dos estudos de plantas tem sido interrompidos ao término dos ensaios pré-clínicos e da descrição de uns poucos constituintes químicos. Vale ressaltar, entretanto, que algum sucesso foi alcançado com base nas avaliações realizadas sob os auspícios da CEME (Central de Medicamentos do Ministério da Saúde) que incluíram dezenas de plantas brasileiras mais usadas popularmente. Entre elas estão a "espinheira-santa" (*Maytenus ilicifolia*) do sul do Brasil, o "capim-santo" (*Cymbopogon citratus*), o "quebra-pedra" (*Phyllanthus niruri* e outras espécies do mesmo gênero), o "mastruço" (*Chenopodium ambrosioides*), o "mentrasto" (*Ageratum conyzoides*), a "embaúva" (*Cecropia glaziovi*), a "colônia" (*Alpinia zerumbet*) e várias outras muito usadas no país.

É recomendável que os resultados alcançados com a aplicação dessa metodologia de seleção de plantas por via clínica, sejam tornados públicos tanto para possibilitar o uso orientado da planta diretamente pelas comunidades, como para orientar o trabalho de criação pela comunidade de suas hortas medicinais e oficinas farmacêuticas, e ainda, para servirem de base ou ponto de partida para estudos posteriores destinados ao desenvolvimento das técnicas de controle de qualidade das preparações farmacêuticas fitoterápicas feitas com essas plantas, além de outros, mais avançados, no campo da química e da farmacologia de produtos naturais com vistas à determinação das propriedades químicas e farmacológicas dos princípios ativos.

O uso imediato de plantas frescas

O emprego da planta medicinal fresca, recém-colhida ou elaborada extemporaneamente, mesmo empiricamente, é o recurso mais frequente utilizado pela maior parte da população brasileira, especialmente no Nordeste e região amazônica. Cabe, no entanto, às autoridades de saúde do país proverem os meios que garantam o uso correto de plantas medicinais seguras e eficazes através de medidas complementares à atual legislação farmacêutica, dedicada à regulamentação do registro, produção e comercialização de fitoterápicos pela indústria, acrescendo-lhe normas aplicadas à seleção das plantas em âmbito regional, a seu cultivo, uso correto e ao desenvolvimento de técnicas de controle de qualidade. A adoção deste tipo de fitoterapia cientificamente orientada para produção de plantas para uso imediato pode contribuir muito para a melhoria do nível de saúde pública local, regional ou nacional, mas requer, no entanto, um planejamento adequado que permita a instalação, em cada centro de saúde, de uma oficina farmacêutica para elaboração dos fitoterápicos e outras fórmulas oficinais, e de um horto principal, matriz, cuja estrutura deve atender a tríplice finalidade, isto é, promover seu próprio crescimento através do cultivo e adaptação de novas plantas; garantir a conservação do germoplasma das plantas medicinais regionais e fornecer mudas genuínas para os hortos secundários padronizados instalados nas diversas comunidades sob orientação centralizada. Para isso, cada horto-matriz regional deve ser localizado preferencialmente junto a uma escola de saúde pública ou a setores de assistência farmacêutica ou, opcionalmente, ser instalado nos centros de ciências de saúde de universidades que mantenham elos de ligação com os serviços locais de saúde pública.

Controle de qualidade das plantas medicinais e seus produtos

O hábito de empregar plantas no restabelecimento da saúde pelos próprios membros da comunidade, comum a todos o povos e quase esquecido por décadas, vem, nos últimos anos, se tornando a cada dia mais intenso em todo o mundo civilizado, inclusive no Brasil. Entretanto os meios de produção e de controle dessas plantas usadas como parte deste arsenal terapêutico auxiliar de saúde pública ainda não tem recebido dos órgãos responsáveis pelo assunto, os cuidados necessários ao seu desenvolvimento. Há, inclusive, falta de profissionais capazes de garantir ao consumidor o acesso as ervas de boa qualidade, a exemplo dos famosos "Chijiao yisheng", os doutores de pés descalços da China continental. O sistema adotado no exercício do trabalho desses auxiliares de saúde, que deveria nos servir de exemplo a ser imitado, é orientado por dois grandes centros de estudo de plantas medicinais, o de Pequim e o de Tientsin, onde centenas de pesquisadores estão dedicados ao trabalho de avaliação das propriedades terapêuticas das plantas reputadas como medicinais, à formação de pessoal habilitado a reconhecê-las, cultivá-las e a aplicá-las. Paralelamente são desenvolvidos estudos químicos com vista ao isolamento e determinação das propriedades farmacológicas de princípios ativos que tem levado à descoberta de importantes agentes medicamentosos como a artemisinina, um novo e eficiente antimalárico natural recentemente introduzido na terapêutica.

No Brasil, especialmente no Nordeste e região amazônica, embora existam inúmeros fitoterápicos produzidos industrialmente, a maioria das plantas medicinais é utilizada na forma de planta fresca colhida pelo próprio consumidor, ou como plantas secas empacotadas ou, ainda, adquiridas a granel no comércio. No caso das plantas frescas seu controle de qualidade depende de consegui-las em pequenos cultivos caseiros ou comunitários enquanto as plantas secas, que são usadas em maior escala, podem ser conseguidas em pequenos pacotes produzidos pela indústria de chás, embora, em sua maioria, sejam adquiridas pelo povo nos populares raizeiros que as comercializam em feiras e mercados. Neste caso a qualidade do material só pode ser garantida com base no conhecimento do vendedor que varia desde o que se espera de um simples homem do campo até o repositório acumulado ao longo do tempo por um raizeiro verdadeiramente tradicional. Neste último caso, sua formação representa a cultura repassada de geração a geração, mas no primeiro caso, na maioria das vezes não passa de uma mera forma de garantir a sobrevivência, sem base na experiência tradicional. Por outro lado, a intensificação do uso correto da fitoterapia é necessária, como uma forma de atender às recomendações da Organização Mundial da Saúde (OMS), relativas ao aproveitamento das plantas medicinais nos programas da saúde pública, feitas com o objetivo de se alcançar saúde para todos como a grande meta das nações do terceiro mundo. Para alcançar o desenvolvimento necessário a fim de atingir a citada meta, será preciso desenvolver no país metodologia apropriada pois, a falta de uma política oficial de adequação do uso de plantas medicinais, sujeita o consumidor a riscos cujas consequências podem ser muito graves, como se mostra no capítulo seguinte, onde se chama a atenção para o perigo do seu emprego inadequado.

A melhor forma para efetuar o controle de qualidade dos produtos usados pela população, sejam partes de plantas frescas ou secas para chás, sejam preparações fitoterápicas artesanais ou farmacotécnicas, é assegurar uma correta sequência de operações desde o plantio, coleta e preparação preliminar, da planta certa até o produto final que chega ao usuário, conforme se explica a seguir:

1- Controle do plantio:

Só deveriam ser plantadas em hortas caseiras ou comunitárias espécies de plantas devidamente identificadas e que tenham respaldo científico, mesmo que sejam recomendadas por terapeutas práticos, leigos ou familiares.

2- Controle da coleta:

Só deverão ser colhidas partes das plantas, tanto das cultivadas como das silvestres, que estejam bem desenvolvidas sem marcas de pragas, doenças ou deficiências nutricionais. Nunca coletar quantidade maior do que a que pode ser usada dentro de um período de coleta (dia ou semana).

3- Controle da preparação preliminar:

Cuidar para que a coleta, separação das partes da planta e, quando necessário, sua secagem, sejam feitas sob cuidados higiênicos e corretamente, evitando sempre a ação direta do sol – não deixar a planta em ambiente úmido para evitar o crescimento de mofo, não deixar a planta em contato com chão ou sob poeira ou chuva. Não deixar as plantas frescas na geladeira por mais de uma semana dentro de sacos plásticos, nem as plantas secas guardadas por mais de três meses.

4- Controle do produto final:

Mesmo no caso de plantas frescas o produto final que é recebido pelo consumidor deve estar mantido antes da entrega ao abrigo do sol, do calor e da poeira. Deve ser identificado por um rótulo no qual deve constar a data da preparação e outras informações pertinentes, indicadas pelo farmacêutico.

Preparação de plantas secas e formas de sua utilização nas práticas caseiras

Este capítulo é dedicado à descrição das técnicas de coleta, dessecação, armazenamento e preparação das partes vegetais com vista a sua utilização correta como fitoterápico. Inclui a lista dos termos que designam as diversas preparações artesanais e descrições sucintas das respectivas técnicas.

A secagem das plantas medicinais é uma etapa da preparação de plantas normalmente feita para atender às necessidades da indústria farmacêutica de fitoterápicos, que não tem meios para usar plantas frescas nas quantidades exigidas para produção industrial. Mesmo quando coletada em horta caseira ou comunitária, onde a regra é o uso de plantas frescas, é preciso, muitas vezes, conservar e usar partes secas das plantas (as chamadas drogas vegetais), o que se consegue empregando processos adequados a esta operação.

O material a ser submetido à secagem pode ser constituído de folhas (ex.: eucalipto), flores (ex.: macela), botões florais (ex.: cravo-da-índia), frutos (ex.: sucupira-branca), casca (ex.: aroeira), raízes (ex.: ipecacuanha) e tubérculos (ex.: batata-de-purga). A maneira de secá-los e guardá-los é deveras importante para que suas qualidades medicinais não se percam durante a secagem e armazenagem.

Alguns princípios gerais para secagem de plantas medicinais são descritos a seguir, item por item, referentes aos casos mais comuns

1- Folhas:

As folhas devem ser colhidas quando apresentarem aspecto sadio e bom desenvolvimento, sem sinais de envelhecimento, doenças e pragas. A secagem deve ser feita à sombra, em área coberta, limpa e ventilada, colocando-se as folhas em camadas finas que devem ser remexidas periodicamente, para evitar que somente as de cima fiquem bem secas, o que, geralmente, nestas condições, demora 3 a 5 dias. Quando não se dispõem de condições naturais de calor e vento, a secagem pode ser feita em estufa ou, para pequenas quantidades, em forno de microondas. Um bom secador pode ser feito, improvisando-se com um secador de roupas comum no qual são colocados telas, deixando-o a 50 cm de um teto de telha de cimento-amianto. Brotos ou gomos foliares, como os da goiabeira, devem ser usados ainda frescos não havendo necessidade de secá-los.

2- Cascas:

As cascas devem ser colhidas de plantas adultas e sadias sendo recomendável retirá-las em pequenos pedaços, apenas de um dos lados da planta, de cada vez. A retirada de grandes pedaços, principalmente circundando o caule, provocará a morte da planta. Antes de retirá-las deve-se proceder uma leve raspagem para eliminar a superfície impregnada de líquens, poeira ou insetos. As cascas devem ser, em seguida, lavadas rapidamente em água corrente e depois secas ao sol ou em estufa. Quando for necessário pode-se fazer uma estabilização, mantendo-as por cerca de 3 minutos em etapas sucessivas por três vezes, em forno de microondas ou, se isto não for viável, usando-se uma estufa pré-aquecida a 110°C para dar um choque térmico no material e deixando-se, logo em seguida, a temperatura estabilizar entre 50° a 60°C por 24 a 48 horas. As cascas depois de secas devem ser guardadas em local sem umidade e ventilado, verificando-se, frequentemente, a ausência de desenvolvimento de mofo ou de fermentação, que, quando ocorrem, as tornam imprestáveis.

3- Raízes:

As raízes, logo que arrancadas do solo, devem ser rapidamente lavadas em água corrente para retirada do solo que ficam aderidas e, imediatamente, examinadas para se avaliar sua sanidade. Raízes com partes atacadas por fungos ou vermes, apresentando nódulos ou particularidades diferentes das consideradas normais, não devem ser usadas. As de boa qualidade devem ser dessecadas e guardadas da mesma maneira recomendada no caso das cascas. No caso de raízes muito grossas e tubérculos, batata-de-purga, por exemplo, a secagem será mais rápida cortando-se a peça em rodelas ou pedaços menores com a espessura de um dedo, depois da lavagem para, em seguida, secá-las usando a mesma técnica descrita para secagem das cascas.

4- Leite (látex) e sumo:

Estas partes vegetais devem ser usadas imediatamente após sua coleta ou mantidas sob refrigeração, logo após a sua obtenção. Pode também ser processado como no caso do látex de mamão conforme a técnica usada para obtenção da papaína.

5- Frutos:

No caso de frutos carnosos ou suculentos, o seu uso deve ser quase sempre fresco após serem bem lavados. No caso de secos, devem ser colhidos quando maduros e sadios, lavados e secos a sombra, guardando-se ao abrigo da luz, umidade e de insetos e roedores.

6- Sementes:

As sementes são partes vegetais que apresentam maior durabilidade. Devem ser colhidas de frutos maduros e sadios, limpas por peneiração, ventilação ou lavagem, conforme o caso, secas ao sol e guardadas ao abrigo da umidade, de insetos e de roedores.

Formas de utilização de plantas medicinais

As plantas medicinais podem ser usadas, conforme o caso, em preparações diversas para serem ingeridas, ditas de uso interno (chá, infuso, cozimentos ou decoctos, maceração etc.) e em outras preparações para uso na pele ou nas mucosas das cavidades naturais, ditas de uso externo. Essas preparações são denominadas mais tecnicamente de formas farmacêuticas e a maneira de fazê-las requer obediência a normas adequadas a cada caso. O primeiro cuidado geral é a limpeza, especialmente no caso das preparações caseiras e nas pequenas oficinas farmacêuticas, tudo, papeiros, colheres, copos, xícaras e coadores deverão estar limpos como se fossem novos.

As formas mais comumente usadas nos tratamentos caseiros com plantas medicinais são as seguintes:

1- Aluá:

Bebida parcialmente fermentada feita com raízes amiláceas, especialmente com as de "pega-pinto" (*Boerhavia diffusa* L.). É preparado triturando-se, inicialmente, 50-100 g da raiz bem limpa que deve ser colocada junto com meio litro de água em um recipiente que possa ser fechado (uma garrafa, por exemplo). Após um dia completo em repouso, coa-se em um pano fino ou em filtro de papel e toma-se adoçado e gelado. Não deve ser usado por mais de um dia, depois de já ter-se iniciado a fermentação, o que pode ser reconhecido pelo sabor levemente azedo da bebida.

2- Cataplasma:

A preparação feita com farinha e água, geralmente a quente e adicionada ou não da planta triturada, às vezes usando o cozimento da planta ao invés da água. É aplicada sobre a pele da região afetada entre dois panos finos. Usa-se bem quente como resolutiva de tumores, furúnculos e panarícios e, morna nas inflamações dolorosas resultantes de contusões e entorses.

3- Chás:

As várias maneiras de se preparar um chá estão descritas a seguir:

- por infusão: neste processo, os chás ou infusos são preparados juntando-se água fervente sobre os pedacinhos de erva na proporção de 150 cc (uma xícara das de chá) para 8-10 g da droga fresca ou 4-5 g da droga seca. Mistura-se tudo por um instante, cobre-se e deixa-se em repouso por 5 a 10 minutos até chegar à temperatura apropriada para ser bebido. Os chás usados para o tratamento do resfriado, gripe, bronquite e febre devem ser adoçados e tomados ainda bem quentes. Os indicados para males do aparelho digestivo, indigestão, mal estar do estômago, diarreia, etc., devem ser tomados frios ou gelados. No caso de chás contra diarreia, o de goiabeira por exemplo, deve-se juntar um pouco de açúcar e uma pitada de sal comum ou do sal rehidratante a cada xícara das de chá (uma dose) que deve ser tomada de 2 em 2 horas ou a intervalos mais curtos. Os chás devem ser preparados, de preferência, em doses individuais para serem usados logo em seguida. Quando, porém, as doses são muito frequentes, podem ser preparados em quantidade maior, para consumo no mesmo dia. Neste caso, além do cuidado de usar todo o material muito bem limpo, deve-se manter o recipiente com o chá bem fechado e guardado de preferência na geladeira e não usá-lo mais no dia seguinte, quando se prepara nova quantidade, uma vez necessário.

- por decocção ou cozimento: colocar a planta na água fria e levar a fervura. O tempo de fervura pode variar de 10 a 20 minutos, dependendo da consistência da parte da planta. Após o cozimento, deixar em repouso de 10 a 15 minutos e coar em seguida. Este método é indicado quando são utilizadas partes duras como cascas, raízes e sementes.

- por maceração: colocar a planta, amassada ou picada, depois de bem limpa, mergulhada em água fria, durante 10 a 24 horas, dependendo da parte utilizada. Folhas, sementes e partes tenras ficam de 10 a 12 horas. Talos, cascas e raízes duras, de 22 a 24 horas. Após o tempo determinado, coa-se.

4- Inalação:

É uma preparação que aproveita a ação combinada de vapor de água quente com o aroma das drogas voláteis, como o "eucalipto", o "bamburral" e o "alecrim-de-tabuleiro" (geralmente do tipo antigripal). Sua preparação e uso exigem rigoroso cuidado, principalmente quando se trata de crianças, por causa do risco de queimaduras.

- adultos: coloca-se água fervente sobre porções

da droga contidas em uma pequena panela de até ½ litro, usada como gerador de vapor. Aspira-se os vapores ritmicamente (pode-se contar até 3 quando se aspira e até 3 quando se expele o ar) durante 15 minutos. Repete-se a adição da droga e da água fervente quando os vapores perderem o aroma. Por isso deve-se manter a chaleira ao fogo. O uso de um pequeno funil de papel rígido para a aspiração ou de uma cobertura sobre os ombros, a cabeça e a panela aumentam a eficiência do tratamento.

CUIDADO: no caso de crianças, usar um umificador elétrico ou o mesmo sistema gerador de vapor descrito no item anterior, colocando-se cuidadosamente ao lado do berço, da cama ou da rede, preferencialmente depois que a criança conseguir dormir. Mantêm-se a geração de vapores durante duas a três horas. O sono da criança deve ser atentamente observado, suspendendo-se a adição da droga, no caso de se notar surgimento ou aumento da inquietação.

5- Infuso: (ver chá, por infusão).

6- Lambedor ou xarope:

É uma preparação espessada com açúcar e usada geralmente para o tratamento de dores de garganta, tosse e bronquite. Junta-se parte do chá por infusão ou do cozimento, conforme o caso, com uma parte de açúcar do tipo cristalizado. Obtém-se o xarope frio filtrando-se a mistura após 3 dias de contato com 3 a 4 agitações fortes por dia. O xarope à quente é obtido fervendo-se a mistura até desmanchar o açúcar. Deixa-se esfriar e filtra-se da mesma maneira. O lambedor deve ser conservado em frasco limpo, escaldado e lavado depois de bem fechado, para evitar fermentação e o ataque de mofo e formigas. Embora possa ser usado por vários dias pois se conserva bem, seu uso deve ser suspenso se aparecerem grumos brancos (mofo), aparência de coalhado ou cheiro azedo. Geralmente, é feito a partir de plantas usadas para problemas respiratórios, como tosse, bronquite, etc. Quando se prepara com plantas que têm muita água (por exemplo: malvariço, mamão verde e outras), basta misturar apenas o açúcar com a planta sem colocar água.

7- Maceração: (ver chá, por maceração)

8- Pós:

O pó é uma preparação farmacotécnica de fácil preparo e de uso muito cômodo tanto internamente, ou seja, por via oral, como externamente, isto é, por via tópica. Sua preparação é feita secando-se a planta suficientemente para que fique bem quebradiça abaixo de 60º. Isto pode ser conseguido deixando-se o material no forno depois de apagado o fogo, ou mesmo sobre a chapa do fogão ainda quente mas que permite ser tocada com a mão. Depois de seca a planta, especialmente as folhas podem ser trituradas até mesmo com as mãos e em seguida peneiradas através de uma peneira ou mesmo num pano fino. Cascas e raízes devem ser moídas, raladas ou pisadas e passadas em peneira fina. O pó obtido deve ser conservado em frasco bem fechado com tampa e sobretampa rosqueada para evitar que mofe ou fique aglomerado por absorção de umidade, devendo em seguida ser rotulado e datado. Quando bem seco, conserva-se bem pelo prazo de até três meses. Para uso oral pode ser misturado ao leite doce ou a mel de abelhas.

Para uso tópico usa-se puro cobrindo-se o ferimento com uma camada fina do pó.

Um caso especial é o pó conhecido no Nordeste como "goma-de-batata", obtido da "batata-de-purga" (*Operculina macrocarpa* e *Operculina hamiltonii*), cuja descrição pode ser vista na respectiva monografia.

9- Sinapismo:

É um tipo especial de cataplasma à qual se adicionou mostarda, pimenta malagueta, gengibre ou outras plantas que provocam rubefação ou tornam a pele bem vermelha. É usado como derivativo nos casos de inflamações internas.

10- Tintura:

É uma preparação por maceração ou percolação com álcool de cereais ao invés de água. O processo mais prático é o da maceração. Exige-se, de modo geral, uma proporção específica entre as quantidades de planta e álcool a serem utilizadas no preparo das tinturas. Em geral deixam-se as partes vegetais frescas ou secas, grosseiramente trituradas, mergulhadas em álcool durante oito a dez dias. Quando é feita a partir do material fresco esta preparação é denominada de alcoolatura. Em qualquer dos dois casos coa-se a mistura que deve ser, em seguida, filtrada e guardada em recipiente protegido contra a ação da luz e do ar. No caso de plantas frescas usam-se 500g de planta para 100 cc de álcool a 92 GL ou 42 Baumé para uso farmacêutico. Para plantas secas usam-se 125g da planta para uma mistura de 700 cc de álcool 92 GEL com 300 cc de água. Em ambos os casos o volume final do filtrado deve ser ajustado para 1000 cc com o mesmo líquido extrativo. Para o preparo da tintura de algumas plantas (aroeira, alecrim-pimenta, macela) pode-se usar álcool mais diluído a 20% com água.

11- Tisana:

É o nome genérico usado desde a antiguidade, dado às preparações líquidas de uso interno mais conhecidas pela denominação de chá, infuso, decocto simples ou, principalmente, composto.

12- Vinho medicinal:

É uma preparação geralmente estimulante feita com vinho tinto no qual se deixa em maceração durante oito dias uma ou mais plantas conforme o caso, como se faz na prática caseira com as sementes de "sucupira-branca" (*Pterodon* spp.).

Principais grupos de substâncias tóxicas ocorrentes em plantas medicinais

Muitas plantas medicinais de uso popular renomado apresentam propriedades tóxicas, que justificam muito cuidado com suas dosagens. Ainda que a simples presença destas substâncias não desqualifiquem o uso medicinal, é importante que se saiba se os efeitos são acumulativos ou se a planta é definitivamente imprópria para uso interno. Serão aqui descritas os principais grupos de substâncias tóxicas encontradas em plantas medicinais, assim como seus efeitos.

1- Alcaloides Pirrolizidínicos:

Estes alcaloides são considerados cancerígenos e hepatotóxicos, podendo causar a chamada doença veno-oclusiva, que pode evoluir para uma cirrose tardia. Estes alcaloides estão presentes no "fedegoso" (*Heliotropium indicum* L.) e no "confrei" (*Symphytum officinale* L.).

2- Alcaloides Tropânicos:

Os alcaloides desse grupo, notadamente os atropínicos e os escopolamínicos, têm seus efeitos conhecidos desde a antiguidade. Seus efeitos incluem confusão mental e alta irritabilidade, mas também podendo causar delírios e alucinações. Outros efeitos somáticos evidenciados seriam: boca seca, dilatação da pupila, retenção urinária, taquicardia e febre, esta última algumas vezes tão alta que pode causar sérios danos cerebrais. Entre as plantas que os produzem, as mais conhecidas são aquelas dos gêneros *Datura* e *Brugmansia*, ambas solanáceas.

Apesar do perigo representado pelo uso indiscriminado, os efeitos causado pelas dosagens mais baixas compreendem exatamente seu uso medicinal, de forma que preparações feitas por técnicos qualificados são preferíveis ao uso da própria planta.

3- Glico-alcaloides Esterólicos:

Esta classe de alcaloides, em seu estado normal, compreende estruturas apenas pobremente absorvidas pelo organismo humano. Entretanto, sob a ação dos ácidos digestivos, as respectivas alcaminas destes alcaloides são produzidas e prontamente absorvidas pelo corpo, desencadeando os sintomas da intoxicação. Entre estes sintomas, incluem-se uma desensibilização progressiva, estupor e ocasionalmente morte por parada respiratória.

Os alcaloides deste grupo são frequentes em plantas do gênero *Solanum*, popularmente conhecidas como juás ou joás, erva-moura e jurubebas. Felizmente, a concentração dos glico-alcaloides esterólicos em *Solanum* é baixa, o que explica a baixa frequência da intoxicação registrada, apesar do amplo uso destas plantas.

4- Alcaloides Piperínicos e Piperidínicos:

Nestes grupos incluem-se certo número de alcaloides, mas o mais conhecido entre eles é a nicotina, encontrada em plantas de tabaco (*Nicotiana*). A peletierina também se inclui nesse grupo, e é responsável pelo efeito tenífugo da "romã" (*Punica granatum* L.). As intoxicações resultantes destes alcaloides envolvem náuseas, salivação excessiva, vômitos, dor abdominal, diarreia, confusão mental e, nas formas mais agudas, hipotensão seguida de colapso e morte. Além dos exemplos citados (*Nicotiana* e *Punica*), alcaloides deste grupo não são tão frequentes nas plantas usadas no Brasil.

5- Glicosídeos Cardioativos:

São moléculas compostas por uma unidade glicídica e uma aglicona, que é o princípio ativo propriamente dito. Neste caso, a aglicona é composta de um anel tetracíclico ligado a um anel lactônico. A ação dos glicosídeos cardioativos é essencialmente cumulativa, e a intoxicação por estes compostos caracteriza-se pela ocorrência de mal-estar, vômitos, suores frios, convulsões, perda dos sentidos e mesmo morte por parada cardíaca. Entre as plantas produtoras de glicosídeos cardioativos podemos enumerar a "dedaleira" (*Digitalis purpurea* L.), a "espirradeira" (*Nerium oleander* L.) e a "ciumeira" (*Calotropis procera* (Aiton) W.T. Aiton). O glicosídeo cardioativo da dedaleira é a digitoxina, capaz de matar um homem de 70 kg com uma dose abaixo de 10 mg, mas usado em doses muito pequenas para tratar insuficiência do coração.

6- Glicosídeos Cianogênicos:

Define-se por cianogênese a produção de ácido cianídrico por organismos vivos. A intoxicação cianídrica causada por plantas é usualmente crônica, causando distúrbios no sistema nervoso central, alterações degenerativas do nervo óptico e um estado de hipoxemia crônica não letal, no entanto de consequências graves na infância.

A cianogênese é um fenômeno relativamente comum nas plantas, mas usualmente sua intensidade é muito menos que o necessário para uma intoxicação aguda. Uma das exceções é a "mandioca" (*Manihot esculenta* Kranz), na qual algumas variedades podem produzir uma grande quantidade de ácido cianídrico. O consumo inadvertido dessas variedades pode induzir à intoxicação aguda, caracterizada por tonturas, dor de cabeça, aumento da frequência respiratória e cianose, algumas vezes seguidas da perda de consciência e morte.

7- Glicosídeos Antraquinônicos e suas Agliconas:

Tais compostos podem causar severa intoxicação renal, que pode até levar à morte caso não seja tratada imediatamente. Podem causar também diarreia, anúria por nefrite aguda, edema generalizado e prostração seguida de morte. Glicosídeos antraquinônicos ocorrem comumente nas "babosas" (*Aloe* spp.). O ato de cozinhar o material vegetal pode aumentar o teor de glicosídeos antraquinônicos na preparação.

8- Outras categorias:

Além das categorias supracitadas, outras contribuem para a toxicidade de plantas. Muitas cumarinas são sabidamente hemorrágicas, podendo causar também hipersensibilidade à luz. Muitas sementes apresentam toxalbuminas, que causam diarreias violentas. Substâncias histaminoides ou alergênicas estão presentes em várias aráceas, podendo causar edema de glote e morte por asfixia se ingeridas. Outras substâncias, em grande número, são apontadas como tóxicas e estão presentes em plantas medicinais.

Algumas vezes, os agentes causais de acidentes com plantas medicinais não são exatamente as plantas, mas fungos crescendo sobre o material vegetal mal conservado. Várias substâncias que podem ser encontradas em fungos sabidamente podem causar intoxicação. Entre elas, destaca-se a aflatoxina, capaz de induzir câncer no fígado. Esta toxina é produzida pelo fungo *Aspergillus flavus*, frequentemente encontrado no amendoim. Outra toxina – na verdade uma mistura complexa de várias toxinas – genericamente denominada fusariotoxina pode ser produzida por vários fungos (*Aspergillus*, *Penicillium*, *Rhizopus*, *Fusarium*, *Cladosporium*). Os efeitos de sua ingestão usualmente incluem náuseas, vômitos, diarreias, prostração, dano hepático, dor de cabeça, convulsões, eritema, anemia, gangrena, e até mesmo morte.

9- Considerações finais:

O potencial risco de intoxicação justifica cuidados especiais na preparação e consumo de plantas medicinais. O conceito errôneo de que as plantas são remédios naturais e, portanto, livre de riscos e efeitos colaterais deve ser reavaliado. Assim como as plantas podem representar remédios poderosos e eficazes, o risco de intoxicação causada pelo uso indevido deve ser sempre levado em consideração. A obediência às dosagens prescritas e o cuidado na identificação precisa do material utilizado pode evitar uma série de acidentes.

Precauções contra o mau uso das plantas medicinais

De forma a usufruir plenamente da potencialidade das plantas medicinais, alguns passos básicos devem ser observados. Um resumo destes passos é aqui apresentado:

1. Lembrar-se sempre que plantas medicinais só podem ser consideradas medicamento quando usadas corretamente, e que seu uso incorreto pode ser perigoso.

2. Usar preferencialmente a planta fresca para a preparação de chás, cozimentos ou outras formas de uso. Isso exige obviamente que se tenha acesso fácil aos locais de cultivo, ou que o próprio usuário conheça-as e cultive-as. As técnicas para o cultivo de plantas medicinais não diferem muito das técnicas de cultivo de hortaliças, podendo ser facilmente encontradas em literatura acessível.

3. Plantas secas somente devem ser utilizadas quando for possível adquiri-las de fonte especializada e segura. Na dúvida, procure o auxílio do médico, do farmacêutico ou outro profissional idôneo, que seja especialista em plantas medicinais, isto é, em fitoterapia ou farmacognosia.

4. Nunca utilizar uma planta medicinal seca que apresente sinais de preparação mal feita, ou que esteja mofada ou apresente aspecto diferente do normal.

Hortas medicinais comunitárias

A necessidade de suprimento de plantas medicinais para áreas urbanas de periferia de grandes cidades, bem como de comunidades rurais isoladas, pode ser satisfeita com a implantação pelo poder público ou por associações comunitárias das chamadas hortas medicinais comunitárias. A grande vantagem da sua implantação e uso pelas populações de baixa renda é o suprimento em quantidades suficientes de plantas cientificamente validadas com assistência farmacológica adequada sobre seu uso terápico. Várias experiências deste tipo já se espalham pelo território brasileiro, tanto a nível local como municipal e até estadual. Entre as experiências bem sucedidas vale a pena mencionar o programa "Farmácias Vivas" da Universidade Federal do Ceará e dirigido pelo autor Dr. F.J. Abreu Matos.

1- Seleção das plantas medicinais:

O processo de seleção de plantas medicinais validadas é feito aliando-se um trabalho de revisão bibliográfica com a determinação de quais espécies existem na região ou são agronomicamente compatíveis com as condições ecológicas da região. É um trabalho que pode ser terceirizado ou, se não, deverá ser desenvolvido pela própria instituição, A primeira etapa deste trabalho é dedicada a um trabalho de pré-seleção, quando a escolha deve recair sobre os dois principais tipos de plantas, classificadas pela natureza de seu emprego, como é explicitado a seguir:

a) Plantas de uso tradicional em medicina popular, regional, e cujas informações sobre seu emprego possam ser definidas como antigas, frequentes e coerentes, isto é, além de serem usadas frequentemente desde muito tempo, este uso deve ser coerente, ou seja, as diversas expressões usada como indicações de emprego medicinal, devem ter significado análogo.

b) Plantas oficialmente aceitas como medicinais, incluídas portanto na Farmacopeia brasileira e códigos farmacêuticos análogos, e que tenham conhecidas sua atividade farmacológica, seus efeitos tóxicos e, sempre que possível, seus constituintes ativos e as técnicas de controle de sua qualidade.

Para atender às características dos programas de fitoterapia as plantas selecionadas devem ser, de preferência, as cultivadas, embora possam ser utilizadas também plantas silvestres existentes na região, que devem ser submetidas, progressivamente, a um trabalho de domesticação para torná-las cultiváveis em futuro próximo.

Quanto à maneira pela qual deverão ser administradas como medicamento, é possível optar por uma das formas de atendimento aos usuários, descritas a seguir:

a) recomendação de uso de plantas frescas, selecionadas, produzidas em hortas caseiras ou comunitárias, bem administradas, montadas a partir de um horto-matriz pré-instalado;

b) distribuição de plantas secas empacotadas, para preparação de chás;

c) distribuição de fitoterápicos sob diversas formas de dispensação farmacêuticas, especialmente, pós-encapsulados, xarope, etc., preparados a partir das plantas cultivadas *in locum* pelos postos de saúde.

O planejamento para implantação da fitoterapia nos programas de saúde requer, também, o cumprimento de uma etapa preliminar dedicada à preparação do pessoal envolvido no processo. Essa preparação compreende, obviamente, desde a reciclagem do conhecimento de fitoterapia e atividades correlatas, para o todo pessoal envolvido, inclusive os de nível superior, até o treinamento de pessoal auxiliar.

Compreende ainda a instalação de um horto principal, ou horto matriz, devidamente organizado para produção de massa verde e a preparação de mudas de plantas medicinais selecionadas, complementado, quando necessário, com o equipamento para secagem, moagem e embalagem das plantas secas, da instalação de oficinas farmacêuticas, isso é, laboratórios de farmacotécnica, de montagem simples, destinados à preparação dos produtos fitoterápicos com a matéria-prima produzida no próprio horto.

As plantas medicinais selecionadas por qualquer dos processos descritos, seja por terem sido aprovadas nos testes pré-clínicos e clínicos, seja por possuírem princípios ativos conhecidos, já bem estudados, devem ser cultivadas em áreas adequadas à sua produção, com a finalidade de se conseguir a seleção de variedades ou de clones mais adequados a seu uso terapêutico e à produção de material destinado a novos estudos ou a sua multiplicação.

O horto matriz, criado e mantido pelo Estado ou pelas universidades, através, entre outros, de seus cursos de farmácia e de agronomia, além de garantir a instalação e manutenção das hortas caseiras e comunitárias, através da produção e distribuição de mudas genuínas, serve, também, como meio de preservação das espécies medicinais nativas ou cultivadas na região e para garantir a continuidade do processo de recuperação da informação popular sobre plantas medicinais. Seu funcionamento pleno oferece aos serviços de saúde e à universidade, especialmente aos cursos de farmácia, medicina, biologia e agronomia, uma base sólida para revitalização e desenvolvimento do ensino, da pesquisa e da extensão vinculados ao estudo das plantas medicinais, e da fitoterapia, permitindo, ainda, o fornecimento de material autêntico para o posterior desenvolvimento de estudos químico, farmacológico, farmacognóstico e clínico das plantas medicinais regionais.

Relação de propriedades farmacológicas das plantas e de doenças que podem ser tratadas

A partir da página 33 são apresentadas as monografias de cerca de 340 espécies com citação e ilustração fotográfica de outras tantas, onde são expostas as propriedades apresentadas por cada espécie, bem como as doenças que podem ser tratadas. Para facilitar a localização de plantas com determinada propriedade ou que sejam indicadas para uma determinada doença, apresentamos a seguir um índice remissivo em ordem alfabética com entrada para estes dois fatores, seguido das páginas onde podem ser encontradas as plantas correspondentes. Na maioria dos casos existem muitas plantas para cada uma destas entradas, cabendo ao leitor localizar a monografia de cada uma destas e, ler com atenção para decidir sobre qual delas é a mais adequada:

A

abcessos 283, 358
abortifaciente 427
abortiva 116, 160, 370, 474, 493
acidente vascular cerebral(AVC) 413
acnes 57, 117, 126, 194, 195, 225, 337, 461, 463, 469, 471, 474, 476
adstringente 33, 45, 56, 61, 65, 67, 155, 167,174, 175, 182, 200, 205, 215, 222, 236, 252, 253, 277, 280, 283, 289, 297, 335, 371, 372, 399, 407, 441, 468, 479, 480, 481, 483
afecções 194
afecções da bexiga 33
afecções bucais 196, 360, 418, 502
afecções catarrais 485
afecções cutâneas (da pele) 58, 59, 76, 117, 163, 166, 195, 202, 216, 260, 266, 510, 516
afecções da garganta 42, 56, 360
afecções da pele do rosto 163
afecções das vias respiratórias 195,207,423
afecções das vias urinárias 157, 441
afecções da vesícula 419
afecções do aparelho urinário 486
afecções do baço 102, 419
afecções do couro cabeludo 471, 474
afecções do fígado 419, 513
afecções dos brônquios 144
afecções dos pulmões 366
afecções dos rins 33
afecções escorbúticas 194
afecções estomacais 122
afecções febris 107
afecções gástricas 117, 192
afecções hepáticas 102, 122, 126
afecções intestinais 122
afecções parasitárias 202
afecções pulmonares 194, 366, 519
afecções renais 42, 102
afecções respiratórias 170, 177
afecções reumáticas 258
afecções uretrais 510
afecções vaginais 350
afrodisíaca 37, 50, 71, 72, 168, 181, 217, 237, 279, 379 398, 422, 522
aftas 66, 184, 194, 196, 297, 298, 332
aerofagia 337
aftosa 124
agitação psicomotora 286
alcoolismo 229, 453
amenorréia 92, 102, 314, 336, 355, 374
amigdalite 42, 140, 427
antegripal 466

anafrodisíaca 508
analgésica 38, 55, 84, 111, 115, 121, 122, 147, 161,, 165, 177, 187, 225, 237, 278, 281, 297, 309, 324, 377, 404, 407, 414, 416, 422, 429, 441, 477, 495, 508
ancilostomomíase 196
anemia 34, 50, 72, 79, 92, 113, 121, 122, 170, 174, 194, 259, 309, 456, 462, 488, 490, 492, 513, 536
anemia carencial 157
anestésica 113, 288, 377, 402, 416, 431, 495
anexite 223
angina 122, 124
angina do peito 333
angina herpética 66
angústia 146
anorexia 79, 102, 130
anoto 180
ansiedade 146, 168, 310, 388
antiácida 122, 406
antialbuminúrica 150
antialérgica 133, 223, 267, 279, 437
antialgésica 95
antiamébica 490
antianafilática 284
antianêmica 343, 377, 491, 522 537
antiartrítica 177, 187
antiasmática 54, 56, 140, 147, 217, 284, 321, 454, 495, 502
antibacteriana 36, 52, 65, 134, 133, 207, 278, 313, 397, 422, 443
antibiótica 125, 133
antiblenorrágica 46, 107, 276, 283, 440, 495
anticancerígena 78,179, 495, 517, 535
anticárie 531
anticatarral 314, 385
anticoagulante 176
anticolestática 251
anticonvulsiva 121
anticonvulsivante 501
antidepressiva 297
antidesintérica 468
antidesintérico 94
antidiabética 56, 67, 74, 215, 253, 483
antidiabéticas 94, 273, 274
antidiarréica 45, 49, 56, 67, 107,137,180, 241, 427, 461, 439, 448, 482
antidiarréico 157, 227, 343, 390, 534
antidisentérica 387
antidisentérica 124, 157, 387, 283, 303, 336, 367, 401, 489

antidispéptica 243, 311, 492
antiedematogênico 148
antiepilépitca 327, 423. 511
antiescorbútica 72, 143, 192, 359, 401, 406, 468, 519, 538
antiespasmódica 109, 110, 121, 137, 205, 254, 259, 281, 284, 302, 303, 307, 308, 309, 311, 313, 315, 321, 404, 416, 419, 449, 466, 511
antiespasmódico 111, 337, 411, 419, 509
antiespasmódico gástrico 319
antifebril 180, 237, 260, 299, 445, 506
antifúngica 36, 52, 55, 81, 175, 278, 313, 335, 463,
antigonorréica 441, 461
antigripais 311, 317, 386
anti-helmíntica 47, 69, 82, 99, 118, 162, 202, 207, 216, 221, 279, 282, 313, 315, 317, 351, 379, 476, 491, 532
anti-hemorrágica 244, 283, 537
anti-hemorroidal 94, 361, 485
anti-hepatotóxica 541
anti-hidrópica 454
anti-hiperlipidêmica 541
anti-hipertensiva 55, 248, 322, 428, 520, 539
anti-histamínica 236, 284, 322, 503
antiinfecciosa 175, 343, 354
antiinflamatória 38, 40, 56, 57,59, 60, 63, 64, 72, 73, 84, 92, 97,109, 111, 115, 122, 125, 134, 135, 141, 142, 147, 161, 164, 174, 176, 182, 186, 187, 188, 195, 198, 204, 205, 207, 225, 236, 237, 241, 244, 245, 257, 259, 276, 279, 281, 284, 307, 309, 313, 315, 322, 327, 336, 361, 370, 373, 429, 437, 441, 443, 453, 454, 459, 463, 464, 465, 469, 477, 478, 483, 495, 502, 503
antiinflamatório dos rins 227
antiinflamatório intestinal 330
antiirritante 186
antileucêmica 85, 213, 249
antiluética 348
antimalárica 77, 107, 333, 371, 423
antimicótica 117, 299, 397
antimicrobiana 64, 133, 174, 176, 218, 237, 253, 269, 270, 276, 278, 279, 302, 304, 322, 361, 381, 397, 399, 421, 433, 462, 487
antimuscarínica 288
antineoplásica 82, 176, 184, 453
antinevrálgica 307
antiofídica 297, 511
antioftálmica 140, 164
antioxidante 52, 91, 209, 211, 245,

255, 269, 354, 322, 502
antiparasitária 79, 147, 202
antipirética 38, 40, 170, 177, 206, 236, 259, 299, 423, 443, 524
antiprurido 313, 315, 418
anti-reumática 35, 47, 69, 83, 95, 96, 115, 139, 147, 150, 166, 177, 200, 248, 299, 307, 319, 322, 340, 341, 343, 371, 387, 432, 463, 468, 477, 495, 522, 544
anti-séptica 40, 56, 57, 61, 75, 102, 117, 133, 139, 205, 244, 243, 308, 315, 317, 333, 335, 339, 393, 495, 497, 130, 519, 522, 527, 529, 530, 535
anti-séptica pulmonar 320
anti-séptico bucal 327
anti-séptico íntimo 530
anti-sifilítica 58, 139, 169, 179, 340, 491, 225,
antitérmica 49, 205, 202, 130, 227, 463
antitrombose 52, 97, 281, 482, 306, 544
antitumoral 44, 52, 55, 89, 176, 213, 232, 249, 317, 462, 489, 257
antitussígeno 148
anti-úlcera 122, 223, 313, 517
anti-úlceras gástricas 478
antiulcerogênico 59, 187, 214, 322
antiviral 52, 55, 65, 81, 92, 127, 133, 244, 313, 368, 373, 392, 397, 415, 506, 544
antivomitiva 205, 311, 313, 315, 506, 544
aperiente 96
aperitiva 488
arteriosclerose 42, 52, 348, 482
artrite 40, 50, 79, 97, 189, 278, 307, 324, 404, 416, 441, 493, 485, 495
artrite reumatóide 187
asma 36, 92, 102, 111, 135, 140, 148, 168, 196, 206, 220, 302, 308, 280, 286, 297, 462, 304, 310, 440, 325, 485, 278, 290, 290
asma brônquica 79, 303, 535
astenia 109, 121, 157, 168, 303, 305, 332, 163
astenia cardíaca 398
astenia sexual 422
ativador da circulação sanguínea 348, 536
atonia 213
atonia digestiva 377
atonia gástrica 513
atonia gastrointestinal 74
atonia intestinal 194

B

baço 227
bactericida 522
batimentos cardíacos irregulares 36
bexiga 33, 241
biliar 163
blenorragia 124, 150, 215, 284, 366, 367, 419
brocha 140
broncodilatadora 281, 284
broncopulmonares 143, 194
bronquite 35, 47, 81, 107, 134, 135, 148, 153, 159, 166, 181, 185, 192, 193, 195, 196, 199, 207, 209, 252, 257, 277, 278, 280, 285, 286, 288, 290, 297, 302, 305, 308, 310, 312, 304, 307, 310, 312, 314, 321, 324, 327, 336, 358, 374, 376, 378, 453, 473, 485
bronquite asmática 140, 314
bronquite catarral 533, 543
bronquite catarral crônica 314
bronquite crônica 79, 168, 303, 332, 427, 440, 535

C

calafrios 312
calcificação de fraturas 34
cálculo biliar 126, 165, 404, 541, 459
cálculo renal 40, 42, 72, 75, 109, 139, 166, 199, 436
calmante 50, 151, 217, 286, 302, 288, 307, 310, 312, 361, 409, 411, 510, 242, 512, 511
calmante de tosses 288
calmante do estômago 146
calmativas 206
calos 404
câncer 83, 87, 175, 455, 464
câncer de cólon 52
câncer de pele 246, 404
cansaço físico 50, 516
cansaçomental 516
cansaço muscular 177
cansaço psíquico 50
carcinomas 479
cardíaca 308
cardioprotetora 52
cardiotônica 158, 314, 358, 367, 544
cárie dentária 57, 517, 527, 530
carminativa 49, 69, 71, 74, 75, 78, 118, 134, 153, 195, 222, 236, 277, 303, 307, 309, 313, 314, 315, 321, 330, 342, 343, 419, 466, 468, 492, 494
carminativo nas cólicas flatulentas

544
caspa 39, 102, 531
cataplasma 265
catapora 40
catarata 350
catarro 40, 159, 302, 304, 278, 290
catarro-brônquico 192, 366
catarro crônico 337
catarro da bexiga 215
catarro na bexiga 46
catarro pulmonar 139
catártica 346, 397, 461
cefaléia 37, 69, 297, 310, 317
celulite 73
cervicite 60, 64, 176, 326
cervicovaginite 176
chagas 140, 157, 195, 519
ciática 225
cicatrização 187, 244, 296, 297, 301, 443, 515
cicatrização da pele 127
cicatrização de feridas 265
cicatrização de ferimentos 489
cicatrizante 40, 59, 60, 63, 64, 73, 133, 101, 109, 155, 157, 158, 198, 244, 243, 508, 105, 276, 355, 399, 478
cirrose 154
cistite 75, 79, 150, 273, 302, 366, 367, 395, 443
cistite crônica 278
clorose 102
coceira na pele 311
coceiras 139, 397, 463, 516
colagoga 118, 258, 395, 330, 419
cólera 236
colerético 212, 251, 330
colesterol 50, 52, 57, 241, 289
cólica renais 109
cólicas 79, 81, 111, 137, 222, 377, 470, 509, 538
cólicas abdominais 37, 511
cólicas de bebês 466
cólicas flatulentas 130
cólicas gastro-intestinais 74
cólicas intestinais 111, 151, 285, 383, 433
cólicas menstruais 109, 116, 285, 324
cólicas renais 111, 443, 511
cólicas uterinas 151, 433
colite 49, 97, 360
colite crônica 72
combater cólicas 78, 81, 127
comedões 195
congestão brônquica 212

congestão nasal 529
conjuntivite 126, 164, 397, 427, 486, 487
constipação intestinal 360
contra afecções gástricas 102
contra anemia 107
contraceptivo 429
contra diarréia 101
contusões 47, 109, 126, 143, 155, 209, 187, 313, 315, 339, 343, 485, 416, 487, 193
convulsões 102
coqueluche 180, 314, 252, 257, 453
corrimento vaginal 227, 284, 268
cortes 463
cravos 195
crises de asma 180
crises de hemorróidas 260
cumarinas 489
curarizante 288

D

dartro 39, 454
debilidade orgânica 516
decocção contra bronquite 139
dengue 333
depilatório 39, 83
depressão 146, 302, 332
depressora do SNC 288
depurativa 42, 45, 56, 72, 73, 117, 182, 212, 220, 222, 284, 281, 348, 404, 427, 477, 508, 510, 512, 225, 252
depurativa do sangue 192, 341, 443
depurativo do organismo 42
depurativo do sangue 376, 477
dermatite 35, 76, 219, 337
dermatite alérgica 64
dermatoses 39, 41, 202, 225, 240, 263, 299
dermatoses úmidas 117
derrames 536
descongestionante 278
descongestionante nasal 311
desintoxicação do sangue 482
desintoxicante do corpo 225, 284
desobstruente 135
desobstruente do fígado 258, 510
diabetes 50, 117, 122, 124, 163, 194, 200, 206, 214, 216, 222, 241, 271, 273, 332, 394, 416, 511
diaforética 102, 107, 117, 122, 222, 232, 236, 268, 321, 348, 391, 353, 358, 439, 488, 493, 495, 504
diarréia 33, 58, 107, 109, 111, 130, 135, 137, 150, 151, 161, 171, 172, 176, 236, 277, 278,

281, 284, 300, 441, 461, 463, 466, 490
diarréia alimentar 165
diarréia crônica 215, 350, 481
diarréia infantil 338, 391, 450
diarréia pesada 102
diarréia sanguinolenta 174, 448
digestiva 45, 75, 122, 143, 206, 302, 337, 377, 466, 543
digestivo estomacal 111
digestivo hepático 111
digestivo intestinal 111
disenteria 111, 124, 185, 222, 278, 290, 355, 357, 366 439, 490, 492
disenteria amebiana 350
disenterias disfunção intestinal 537
disfunções estomacais 122
disfunções hepáticas 541
disfunções hormonais 50
dismenorréia 49, 97, 290, 314
dispepsia 49, 79, 102, 107, 109, 113, 121, 130, 151, 159, 225, 278, 303, 305, 310, 328, 332, 454, 456, 482, 489, 490
dispepsias nervosas 153
distúrbios da menopausa , 355
distúrbios estomacais 324
distúrbios gastrointestinais 456
distúrbios hepáticos 241
distúrbios renais 150, 241
distúrbios uterinos 510
diurese 172
diurética 33, 40, 42, 45, 46, 61, 72, 73, 75, 79, 85, 96, 102, 109, 117, 118, 124, 130, 139, 140, 144, 150, 154, 157, 158, 159, 163, 166, 171, 175, 182, 183, 184, 194, 195, 203, 205, 206, 209, 212, 219, 222, 248, 273, 276, 279, 283, 284, 289, 303, 308, 305, 310, 321, 330, 336, 340, 342, 343, 366, 348, 364, 366, 367, 374, 377, 395, 397, 404, 406, 416, 418, 423, 425, 432 , 436, 440, 448, 449, 454, 462,
466, 468, 492, 493, 494, 495, 497, 506, 508, 510, 511
diurético-depurativo 522
doenças cardíacas 425
doenças da pele 42, 109, 212, 276, 445, 506, 510
doenças do fígado 475
doenças do sistema urinário 107
doenças gastrointestinais 185
doenças hepática 357
doenças infecciosas 354
doenças renais 357, 473
doenças reumáticas 376, 432
dor ciática 229, 297

dor de cabeça 81, 101, 161, 225, 290, 309, 311, 313, 330, 333, 343, 417, 423
dor de dente 113, 162, 171, 429, 431, 462, 475, 502
dor de estômago 102
dor de garganta 209, 421, 468
dores abdominais 365
dores de ouvido 55, 475
dores do corpo 140, 284
dores intestinais 538
dores lombares 107, 159, 416
dores musculares 109, 111, 126, 187, 193, 206, 209, 210, 441, 497
dores nas articulações 111, 361, 508, 524
dores nas costas 190, 497
dores nevrálgicas 42
dores nos membros 107
dores nos ossos 464
dores renais 107
dores reumáticas 121, 148, 210, 280, 277, 310, 343, 416, 489, 497, 163, 491, 417, 498
dores duodenais 213

E

eczema 39, 41, 46, 57, 73, 76, 102, 117, 126, 140, 146, 157, 163, 167, 194, 225, 468, 508, 510, 516, 533
edema 52, 75, 79, 157, 515
elefantíase 83, 273
eliminação de gases 127
eliminar calos 206
eliminar sardas 206
eliminar verrugas 206
emagrecedor 67
embaraços gástricos 153
emenagoga 61, 75, 79, 102, 111, 118, 124, 139, 162, 164, 199, 206, 222, 260,
265, 314, 316, 325, 343, 374, 377, 454, 476, 495, 522
emética 55, 135, 276, 225, 258, 279, 366, 367, , 495, 504, 509
emoliente 46, 79, 139, 182, 288, 359, 361, 402, 418, 443, 485, 508, 510, 515, 532
energético 278
energético estimulante 168
enfermidades febris 234
enterite aguda 443
enterite membranosa 170
enterites 49
enterocolite 174, 473
enxaqueca 69, 137, 161, 302, 310, 456, 458, 482

epilepsia 83, 102, 111, 121, 259, 301, 511
erisipela 39, 41, 94, 95, 107, 225, 227, 336, 383, 397, 419, 423, 441, 450, 516
erupções cutâneas 41, 404
escabiose 236
escamações 146, 163
escaras 121, 140, 157, 543
esclerodermias 195
escorbuto 113, 167, 199, 289
escoriações 297
escrófula 258, 493, 495
escrofulose 192, 194
esfoladuras 524
espasmogênica 317
espasmolítica 67, 78, 81, 154, 315, 317, 313, 324, 330, 433, 495
espasmos 67, 77, 308, 335, 432, 511
espasmos da bexiga 508
espasmos intestinais 174
espinhas 195, 427, 469
esplênicas 286
esquistosomose 150
esquistossomose 420, 527, 530
estancar sangramento 244
estimulante da lactação 130
estimulante 90, 91, 113, 150, 162, 236, 302, 303, 314, 316, 325, 366, 367, 377, 419, 422, 458, 470, 481, 482, 492, 494
estimulante circulatório 522
estimulante cutâneo 73
estimulante da digestão 324, 407
estimulante das funções digestivas 78
estimulante das funções do baço 423
estimulante das funções estomacais 423
estimulante das funções gastrointestinais 532
estimulante das funções hepáticas 126, 212, 423
estimulante das funções pancreáticas 423
estimulante da sudorese 40
estimulante digestivo 319, 532, 544
estimulante do aparelho genito-urinário 506
estimulante do apetite 165, 339, 456
estimulante do músculo esquelético 259
estimulante do peristaltismo 471
estimulante do sistema imunológico celular 134
estimulante do sistema linfático 134
estimulante do SNC 364
estimulante hepatobiliar 314
estimulante respiratório 55
estimulantes da memória 379
estimulante uterino 358
estimulante da lactação 81
estimulante do apetite 162, 289

estimulante estomacal 153, 163, 242, 486, 488
estomáquica 47, 61, 69, 102, 155, 203, 236, 243, 315, 361, 377, 397, 419, 488, 538
estomáquico 117, 122, 195, 203, 206, 227, 313, 343, 359, 462, 522
estomática 456
estomatite 42, 69, 184, 297, 427, 473
estress 50
estrogênica 317
eupéptica 71, 107, 337, 489, 523
excesso de muco 130
excitante 49, 54, 71, 72, 146, 159, 337, 387
expectorante 35, 37, 72, 81, 83, 144, 148, 170, 192, 276, 279, 308, 310, 320, 324, 335, 336, 374, 407, 427, 508, 510
expectorante na bronquite crônica 538
extrasístole 286

F

fadiga 238, 278, 456, 458, 516
fadiga muscular 91
falta de apetite 102
falta de memória 355
falta de menstruação 102
faringite 42, 134, 140, 181, 184, 350, 427, 461
febres 35, 37, 77, 81, 83, 87, 102, 109, 120, 121, 124, 130, 172, 177, 229, 236, 269, 299, 312, 314, 317, 321, 333, 337, 358, 359, 371, 388, 429, 432, 455, 456, 463, 466, 473, 475, 480, 488, 489, 490, 493, 495, 523, 532, 533, 538
febre-amarela 495
febre intermitentes 49, 286, 404, 459, 513
febres infantis 387
febre tifóide 308, 377
febrífuga 49, 72, 77, 82, 85, 107, 122, 139, 147, 203, 279, 283, 303, 308, 309, 322, 347, 361, 371, 372, 374, 377, 387, 401, 436, 454, 456, 468, 471, 476, 480, 482, 486, 489, 492
feridas 56, 63, 76, 83, 87, 107, 109, 121, 126, 139, 143, 157, 195, 184, 197, 459, 509, 457, 193, 516
feridas expostas 61
feridas externas 290
ferimentos 69, 125, 134, 256, 313, 315, 337, 479
ferimentos na pele 64, 105
fígado 227
filariose 57, 423

fissuras 76
fissuras anais 109
flatulência 72, 75, 102, 109, 153, 324, 482
fluidificante 422
fortificante 209
fotodermatites 76
fraqueza 259, 330
fraqueza pulmonar 278
fraqueza sexual 238
fratura 33, 47, 61
funções digestivas 78
funções gastrintestinais 310
funções glandulares 50
funções hepáticas 447
funções nervosas 50
furúnculos 69, 219, 469, 509, 225, 510

G

galactógeno 319
garganta 268
garganta inflamada 122
gases intestinais 74, 109, 165, 321, 339
gastralgia 139, 305, 336, 508
gastrite 60, 64, 126, 213, 321, 223, 328, 369, 477, 498
gastrite crônica 213, 513
gastrointestinais 398, 488
gastrointestinal 398
gengiva 332
gengivite 42, 126, 194, 286, 418, 427
gonorréia 33, 222, 252, 493, 510
gota 40, 75, 83, 102, 117, 129, 159, 187, 212, 225, 303, 307, 309, 314, 316, 317, 332, 369, 372, 480
gota reumática 42
gripe 35, 52, 134, 139, 179, 180, 234, 267, 269, 280, 302, 304, 317, 324, 335, 336, 338, 354, 376, 466, 468, 469, 473, 485, 492, 494

H

hanseníase 39
hematúria 278
hemoptise 166, 278, 443, 485
hemorragias 256, 268, 278, 284
hemorragias nasais 34
hemorragia uterina 63, 243, 303, 355, 374
hemorróidas 60, 64, 109, 129, 243, 288, 285, 336, 383, 399, 400, 439, 440. 441, 450, 468, 450, 511
hemorróidas inflamadas 105
hemostática 74, 198, 217, 244, 248, 252, 276, 279, 477, 510, 522

hepática 117, 122, 157, 163, 532
hepatite 124, 154, 286, 395, 488, 513, 532
hepatopancreatite 422
hepatoprotetora 52, 251
hérnias 42, 470
herpes 52, 117, 126, 139, 174, 225, 245, 260
herpes genital 66, 100
herpes labial 65, 430, 507
hidragoga 454
hidratante 186
hidroperi-cardite 473
hidropisia 46, 77, 102, 124, 170, 196, 229, 333, 337, 372, 416, 425, 462, 473, 489, 513, 536
hiperacidez gástrica 213
hiperglicemiante 257
hipertensão 50, 158, 330, 348, 388, 428, 429, 493, 502
hipertensiva 314, 495
hipocolesterêmiante 273
hipocondria 168, 238
hipoglicemiante 50, 52, 75, 85, 158, 200, 317, 457, 483
hipoglicêmica 436, 495, 522
hipoli-pemiante 322
hipotensiva 395, 495, 522
hipotensora 52, 55, 158, 205, 233, 236, 259, 302, 317, 366, 367, 418, 466
hipotermiante 259
hipotérmica 495
hipotonia 458
histeria 83, 153, 535

I

icterícia 75, 124, 154, 174, 196, 212, 229, 269, 462, 513
impingens 39
impotência sexual 50, 77, 238, 355, 398
imunoestimulante 97, 134, 257
imunomodulador 322
imunossupressiva 223
inapetência 163, 165
indigestão 72, 79, 102, 189, 324, 332, 455
indigestão flatulenta 75, 466, 480
indisposição 109, 441
indisposições renais 35
indutora do sono 242
infecção da próstata 278
infecção das vias respiratórias 109, 245
infecções 211, 244, 383
infecções da bexiga 278

infecções da garganta 69
infecções da mucosa 52
infecções da pele 52, 69
infecções das vias respiratórias superiores 427
infecções das vias urinárias 509
infecções de pele 199, 332
infecções do aparelho disgestivo 377
infecções dos rins 33
infecções do trato urinário 134, 150
infecções fúngicas 278
infecções intestinais 353, 516
infecções pulmonares 283
infecções urinárias 124
infecções urinárias e vaginais 124
infecções vaginais 124
infertilidade 50
infertilidade feminina 87
inflamação 284, 308, 406, 517
inflamação do baço 513
inflamação do fígado 241
inflamação do útero 153
inflamação dos rins 153
inflamação da bexiga 42, 153, 366, 402, 436
inflamacão da boca 34, 65, 81, 148, 205, 313, 351, 378
inflamação da faringe 312
inflamação da garganta 60, 64, 65, 81, 148, 378, 544
inflamação da vesícula 165
inflamação intestinal 172
inflamação urinária 303
nflamações articulares 159
inflamações em geral 97, 125, 185, 198, 216, 219, 240, 297, 360, 383, 428, 429, 459, 503, 516
inflamações da pele 176, 475
inflamações das gengivas 60, 421
inflamações das pernas 423
inflamações hepáticas 286
inflamações oculares 402
inflamações ovarianas 240
inflamações pulmonares 37
inflamações purulentas 126
inflamações reumáticas 95, 532
insônia 146, 238, 286, 302, 310, 348, 407, 535
insuficiência cerebral 36
insuficiência congestiva 425
insuficiência hepática 165, 343, 513
insulina 536
insulina-vegetal 536
intestinais 159, 163
intestino preso 278, 332, 447
intestino reto 489
intoxicações 154, 473

intoxicações crônicas 376
intranqüilidade 525
irregularidades menstruais 185
irritação da pele 404
irritação das vias respiratórias 348
irritação de ovário 284
irritação dos olhos 41, 146
irritações da pele 186
irritações oculares 427
irritações vaginais 222

L

lactação 332
lactação insuficiente 130
laringite 124, 278, 290, 473
laxante 106, 203, 205, 206, 221, 253, 254, 261, 269, 270
laxante suave 537
laxativa 46, 117, 182, 212, 267, 279, 283, 284, 309, 348, 360, 378, 404, 448, 495, 497
leishmaniose 223
leishmaniose cutânea 326
lêndias 121
lepra 39, 57, 83, 493
lesões cutâneas 477
leucemia 174
leucorréia 124, 215, 222, 252, 258, 284, 290, 314, 316, 350
linfatismo 454
litíase pulmonar 113
lombriga 47, 397
luxação 497

M

machucaduras 440, 485
má digestão 81, 137, 330, 407, 422, 466
malária 107, 122, 167, 172, 259, 305, 307, 333, 347, 455, 456, 459, 488, 490, 492
males da boca 455
males da garganta 455
males do coração 337
males do estômago 101, 383, 429
males do fígado 344
males dos pulmões 485
mal-estar gástrico 161
manchas 194
mastite 443
mau hálito 332
mau-hálito 338
memória fraca 238, 330, 416
menopausa 50, 336
menorragia 374
menstruação dolorosa 126

micoses 107, 174, 294, 463
micoses cutâneas 126, 139
miíase 87
miorelaxante 205
miótica 471
moléstias do fígado 42
moluscicida 65, 150
moluscicidas 278
mononucleose 50
mordedura de cobra 225, 309, 395, 477, 495
mordedura de insetos 202
mordidas de insetos 332, 360, 370
mordidas de mosquitos 309
muco 207
mucosas 176

N

narcótica 495, 504, 508
narcótico-sedativa 501
náuseas 162, 337
nefrite 40, 222
nervosismo 74, 168, 238
neuralgia 52, 225
neurastenia 168, 195, 238
neuro-sedativa 501
neuroses 473
nevralgias 69, 111, 148, 159, 187, 225, 303, 509
nevralgias dentárias 418

O

obesidade 97, 482, 510
obstruções da vesícula 122
odontalgias 83, 422
oftalmia crônica 229
orquite 95, 102
oxiuros 99, 397

P

palpitação do coração 102, 146, 308, 348
paludismo 459
paralisia 190
parasiticida 39, 489
parasitas intestinais 441, 490, 532
parasitoses intestinais 52, 273
Parkinson 175
pedra na vesícula 395
pedra nos rins 79, 196, 269, 395
peitoral 35, 54, 169, 184, 288, 337
perda de apetite 81, 330, 338
picada de cobra 83, 172, 229, 253, 377, 419, 438, 440, 454, 470,
485, 509
picadas de insetos 184, 222, 276, 429, 463, 468
piolhos 82, 121, 368, 543
pneumonia 236, 358, 473
pressão alta 536
prevenção de estrias 537
prisão de ventre 100, 102, 163, 447
prisão-de-ventre 97, 488
problema respiratório 63
problemas biliares 157
problemas cardíacos 436
problemas circulatórios 36
problemas da pele 517
problemas de menopausa 332
problemas de pele 184, 463
problemas digestivos 78, 111, 330, 513
problemas do aparelho urinário 59
problemas do baço 462
problemas do fígado 124, 462
problemas estomacais 111, 479
problemas gástricos 111, 338, 445
problemas gastrointestinais 111, 357
problemas hepáticos 157, 286, 358, 488, 513
problemas intestinais 171
problemas menstruais 61, 75, 79, 336, 463
problemas neuromusculares 398
problemas no pâncrea 35
problemas renais 506
problemas respiratórios 40, 252, 302, 317
problemas urinários 63, 395
propriedades inseticidas 39
prostalite 109, 278
prostatite 65, 79, 187
proteção gástrica 165
protetora do estômago 544
prurido 39, 41, 73, 102, 117, 126, 140, 146, 148, 157, 163, 313, 516
psicomotora 286
psoríase 35, 57, 174, 175, 263, 508
psoríases 195
purgativa 54, 61, 82, 135, 225, 258, 260, 279, 282, 372, 397, 440, 454, 480
purgativo 82, 171, 219, 221, 258, 261, 265, 267, 454, 461 495
purgativo drástico 248
purificador do sangue 225
pústulas 236

Q

queda de cabelos 471, 474
queimadeira 240
queimaduras 76, 105, 134, 135, 167, 181, 227, 297, 400, 423, 427, 431, 450, 463, 502, 509
queimaduras leves 41

R

rádio-protetor 322
raquitismo 194, 289
raquitismo infantil 189
reações alérgicas 41
redutor de apetite 183
redutor de inflamações 432
refrigerante 279
regeneradora das células hepáticas 154
regulador metabólico geral 225
re-hidratante 391
rejuvenescedor 50
relaxante da musculatura esquelética 443
relaxante muscular 111, 358, 432
remineralizante 233
removedor de verrugas 240
resfriado 81, 321, 336, 376, 435, 458, 479, 502
resfriados 40, 134, 139, 140, 153, 159, 177, 179, 267, 280, 308, 314, 316, 324, 337, 466, 469, 479
resolutiva 139, 339
ressaca 328
retenção urinária 77, 429
reumática 203, 209, 370, 441
reumatismo 35, 37, 40, 42, 72, 79, 95, 111, 117, 126, 129, 153, 159, 161, 166, 172, 182, 187, 188, 189, 193, 225, 253, 254, 290, 303, 305, 330, 336, 339, 440, 361, 466, 468, 480, 485, 493, 495, 502, 506, 510
reumatismo gotoso 415
rinite alérgica crônica 522
rouquidão 209

S

sarampo 40, 234, 269
sardas 96, 194
sarna 39, 82, 92, 260, 290
sarna infectada 531
seborréia 471, 474
seborréia da face 117
seborréia do couro cabeludo 117
sedativa 79, 102, 277, 279, 504, 508
sedativo 72, 111, 206, 288, 411, 506
sífilis 42, 135, 222, 229, 337, 461, 493, 495
sifiliso 165
síndrome da fadiga crônica 50
sinusite 40, 229, 302, 529
sonífero 146

sonolência 458
sudorese 332
sudorífica 35, 37, 69, 85, 139, 182, 205, 212, 217, 288, 303, 307, 324, 340, 367, 416, 443, 466, 470, 471, 480, 510, 512, 524, 535
sudorífico 74, 83, 205, 259, 307, 366, 377, 486

T

taquicardia 466, 536
tendência a infecções 134
tênia 227
tensão nervosa 337
tensão pré-menstrual 102
tinha 229
tônica 35, 42, 49, 50, 56, 61, 92, 107, 122, 135, 139, 154, 187, 212, 222, 225, 253, 258, 299, 302, 303, 307, 314, 316, 347, 359, 361, 377, 397, 398, 406, 419, 456, 470, 477, 483, 488, 489, 490, 491, 492, 493, 523, 524, 537
tônico capilar 445
tônico cardíaco 183
tônico da vesícula 432
tônico dos nervos 75, 411
tônico estomacal 532
tônico para o coração 158
torceduras 440
torcicolo 290, 497
tosse 35, 36, 37, 58, 81, 107, 134, 135, 139, 148, 159, 166, 185, 192, 196, 199, 207, 209, 252, 257, 278, 297, 302, 303, 304, 305, 307, 308, 310, 312, 314, 321, 325, 327, 333, 335, 337, 358, 366, 378, 388, 407, 423, 447, 485, 493
tosse catarral 195
tosse-comprida 35, 92
tosse dos cardíacos 348
tosse irritante 404
tosses intermitentes 466
tosses nervosas 286
tosses rebeldes 146
tranqüilizante 83, 539
traqueíte 427
traumatismos 155, 193
tremores 536
trombose 52, 392
tuberculose 47, 88, 101, 113, 194, 236, 290
tumores 44, 97, 219, 258, 478, 480
tumores mamários 186
tumores uterinos 513

U

ulcerações da garganta 184
úlcera gástrica 60, 87, 100, 213, 244, 369
úlcera do intestino 244
úlceras 50, 63, 69, 73, 76, 95, 107, 122, 126, 139, 184, 195, 199, 200, 213, 214, 222, 225, 290, 303, 305, 379, 383, 390, 404, 461, 464, 479, 508, 509
úlceras da boca 41, 56, 285
úlceras da pele 282, 441, 510
úlceras externas 193
úlceras gangrenosas 198
úlceras internas 477
úlceras pépticas 427
úlceras purulentas 532
úlceras varicosas 157, 186
uretrite 150
urticárias 146, 397, 510

V

vaginites 60
varizes 441, 450
vasoconstritora 537
vasodilatadora 91, 317, 364, 522
ventosidade 151
vermelhidão 146, 163
vermes 532
vermes intestinais 101, 122
vermicida 57, 441
vermífuga 75, 194, 206, 276, 279 346, 371, 397, 491, 504
vermífugo 47, 122, 161, 203, 206, 508, 510, 522
vermífugos 196
verminose 52, 124, 206, 232, 288, 338, 387, 388, 475
verrugas 404, 431, 511
vertigens 302
vesicatória 95
vomitiva 67, 96, 282, 440
vômito 321, 338
vulnerária 155, 174, 244, 283, 284, 515

W

whitlow 203

X

xeroftalmia 209

Equisetum giganteum L.

Sin.: *Equisetum martii* Milde, *Equisetum ramosissimum* Kunth, *Equisetum xylochaetum* Mett.

Pteridophyta - Equisetaceae. **Planta estudada:** H. Lorenzi 1.113 (HPL).

cavalinha, cavalinha-gigante, cauda-de-cavalo, cauda-de-raposa (SC), cauda-equina, pinheirinho, árvore-de-natal, rabo-de-cavalo, cola-de-cavalo, milho-de-cobra, rabo-de-raposa, rabo-de-cobra, rabo-de-rato, erva-canudo, erva-carnuda, lixa-vegetal, cana-de-jacaré

Características gerais - subarbusto ereto, perene, rizomatoso, com haste de cor verde, oca e monopodial, com numerosos ramos que partem dos nós dos verticilos, de textura áspera ao tato pela presença de silício em sua epiderme, de 80-160 cm de altura. As folhas são verticiladas e reduzidas a pecíolos soldados que formam uma bainha membranácea. A haste fértil tem no ápice uma espiga oblonga e escura que contém grande quantidade de esporos. Multiplica-se tanto por rizomas (foto ao lado) como por esporos. É nativo de áreas pantanosas de quase todo o Brasil, sendo frequentemente cultivado com fins ornamentais em lagos decorativos e áreas brejosas, mas por ser agressivo e persistente, deve ser contido para evitar que escape e se transforme numa planta daninha. É considerado tóxico ao gado vacum, devido a presença de grande quantidade de sílica em seus tecidos (até 13%), o que causa diarreias sanguinolentas, aborto e fraqueza nos animais e justifica o nome de lixa-vegetal[1]. Já os cavalos não são afetados[3]. Outras espécies americanas – *Equisetum martii* e *Equisetum hyemale* (fotos apresentadas na página seguinte) e a espécie europeia *Equisetum arvensis*[6], têm características e usos semelhantes.

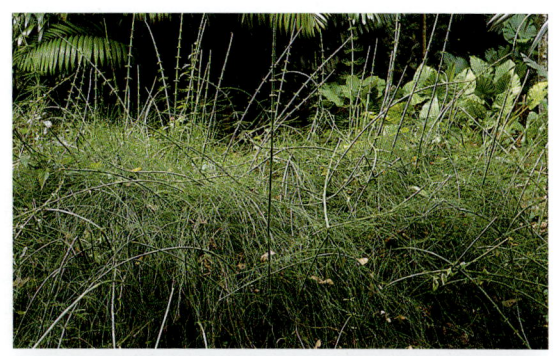

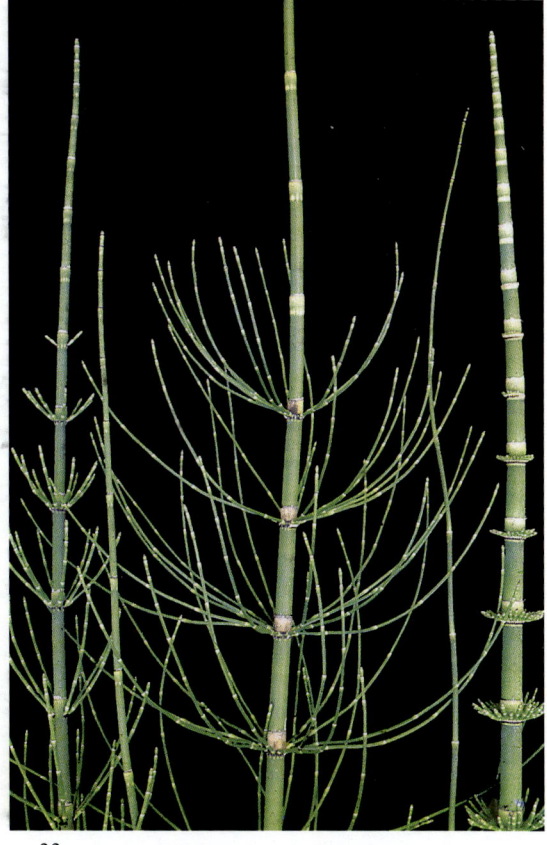

Usos - esta espécie é amplamente utilizada na medicina caseira de longa data em toda a América do Sul, inclusive Brasil, especialmente nas regiões Sul e Sudeste, sendo praticamente desconhecida do Nordeste[7]. As hastes estéreis são usadas na forma de chá como adstringentes, diuréticas e estípticas, sendo empregadas também para o tratamento da gonorreia, diarreias e infecções dos rins e bexiga e, na forma de tintura em uso interno e externo, para estimular a consolidação de fraturas ósseas[4]. As hastes férteis não são utilizadas. Para uso como diurético, e tratamento das afecções dos rins e da bexiga, contra hemorragias nasais, anemia, para calcificação de fraturas, bem como para eliminar o ácido úrico, a literatura etnofarmacológica recomenda o uso do chá preparado por fervura, de uma colher das de sopa de pedacinhos de suas hastes picadas em água suficiente para dar uma xícara das médias, para ser bebido na dose de uma xícara das médias duas vezes ao dia[5]. Na composição química dessa espécie e das outras citadas tem sido registrada a presença dos alcaloides piridínicos, nicotina e palustrina, dos flavonoides glicosilados da apigenina, quercetina e do campferol, e de derivados dos ácido clorogênico, cafeico e tartárico[7]. Também se constatou a presença da tiaminase, uma enzima que acelera a destruição da tiamina, também chamada de vitamina B1 ou aneurina[2]. O amplo emprego dessa planta nas práticas caseiras da medicina popular e na indústria de fitoterápicos é motivo suficiente para sua escolha como tema de estudos químicos, farmacológicos e clínicos, inclusive teses, visando completar sua validação como medicamento eficaz e seguro.

Equisetum hyemale L.
Planta estudada: H. Lorenzi 3.412 (HPL).
Com os mesmos nomes populares e nativa da América tropical, é a espécie de *Equisetum* mais cultivada no Brasil com fins ornamentais (nas fotos abaixo seu hábito e detalhe de suas hastes reprodutivas).

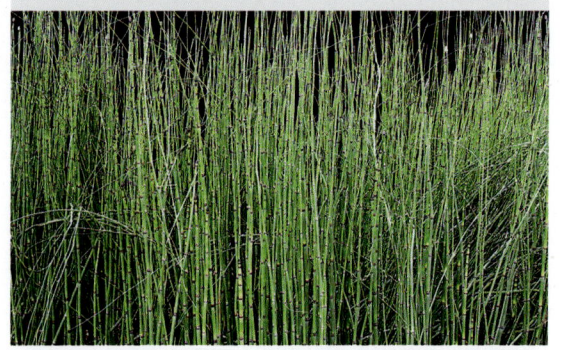

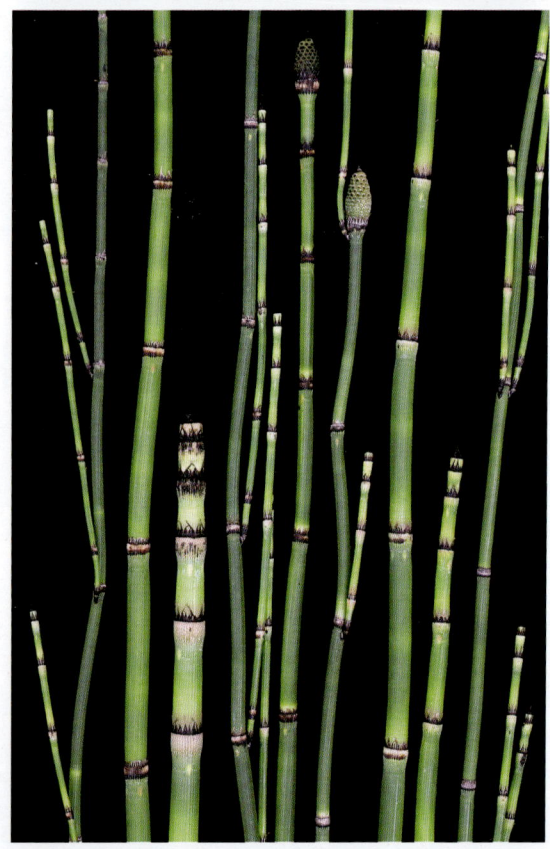

Literatura citada:
1- Lorenzi, H. & Souza, H.M. 2008. *Plantas Ornamentais no Brasil: arbustivas, herbáceas e trepadeiras*. 4ª edição. Instituto Plantarum, Nova Odessa-SP, 1120 p.
2- Soraru, S.B. & Bandoni, A.L. 1978. *Plantas de la Medicina Popular Argentina.* 1. ed. Ed. Albatros, 153 p.
3- Hieronymus, G. 1882. *Plantae Diaphoriacae Florae Argentinae*. Ed. Draft, p. 330-404.
4- Mors, W.B.; Rizzini, C.T. & Pereira, N.A. 2000. *Medicinal Plants of Brazil.* Reference Publications, Inc., Algonac, Michigan, 501 p.
5- Panizza, S. 1998. *Plantas que Curam (Cheiro de Mato)*. 3. ed. IBRASA, São Paulo, 280 p.
6- Braga, R.A. 1960. *Plantas do Nordeste, especialmente do Ceará*. 2. ed. Imprensa Oficial, Fortaleza, 540 p.
7- Gruenwald, J.; Brendler, T. & Jaenickke, C. (eds.). 2000. *Physicians Desk References (PDR) for herbal medicines*. Med. Econ. Co, New Jersey, 858 p.

Phlebodium decumanum (Willd.) J. Sm.

Sin.: *Polypodium decumanum* Willd., *Chrysopteris decumana* (Willd.) Fée, *Chrysopteris dictyocallis* Fée, *Phlebodium multiseriale* Moore & Houlston

Pteridophyta - Polypodiaceae. **Planta estudada**: G. Árbocz 1.261 (HPL).

guaririnha, cipó-cabeludo, erva-de-macaco, rabo-de-caxinguelê, samambaia, samambaia--de-mato-grosso, samambaia-do-amazonas

Características gerais - samambaia herbácea, acaule, que vive sobre árvores e palmeiras (epífita), com muitos rizomas grossos, rastejantes, tortuosos e escamosos. Folhas compostas (frondes) de até 1,5 m de comprimento, com as estruturas reprodutivas (soros) localizadas na parte inferior das folhas. Habita grande parte do Brasil tropical, como epífita sobre palmeiras e árvores[1].

Usos - é amplamente cultivada como samambaia de vasos para interiores, bem como na forma epífita sobre árvores e estruturas apropriadas a meia-sombra. Seus rizomas e raízes são utilizados na medicina caseira na maioria das regiões tropicais do país, embora a eficácia e a segurança do uso na maioria das preparações feitas com esta planta não tenham sido, ainda, comprovadas cientificamente, tendo sua utilização baseada apenas na tradição popular. Assim, indígenas do Peru usam suas raízes e folhas para o tratamento da tosse e de problemas no pâncreas[3,4]. Na região Amazônica, seus rizomas macerados são empregados contra febres, enquanto as raízes picadas frescas ou transformadas em chá são usadas contra indisposições renais e tosse-comprida[6]. Na medicina tradicional brasileira esta planta (principalmente rizomas) é considerada sudorífica, antirreumática, tônica, peitoral e expectorante, sendo utilizada contra tosses, bronquites, gripes e outros problemas do trato respiratório superior, bem como para reumatismo, dermatites e psoríase[5,6,9]. Os principais tipos de constituintes químicos desta planta são ácidos graxos essenciais, flavonoides, polifenóis, triterpenos e alcaloides[7]. As aplicações desta planta para o tratamento da psoríase, doença crônica da pele, tem eficácia comprovada através de várias observações clínicas, registradas na literatura entre os anos 1974 a 1987[8].

Literatura citada:
1- Lorenzi, H. & Souza, H.M. 2008. *Plantas Ornamentais no Brasil: arbustivas, herbáceas e trepadeiras*. 4ª edição. Instituto Plantarum, Nova Odessa-SP, 1120 p.
2- Grieve, M. 1971. *A Modern Herbal*. Dover Publications, New York.
3- Duke, J. & Vasquez, R. 1994. *Amazonian Ethnobotanical Dictionary*. CRC Press, Inc., Boca Raton, FL.
4- Denevan, W.M. & Padoch, C. 1988. Swidden--Fallow Agroforestry in the Peruvian Amazon. *Advances in Econ. Bot.* 5: 8-46. New York, NYBG.
5- Cruz, G.L. 1995. *Dicionário das Plantas Úteis do Brasil*. 5. ed. Editora Bertrand, Rio de Janeiro.
6- Coimbra, R. 1994. *Manual de Fitoterapia*. 2. ed. Editora Cejup, Belém.
7- Hostettmann, K. et al. 1995. *Phytochemistry of Plants Used in Traditional Medicine*. In: Proceedings of the Phytochemical Society of Europe. Oxford.
8- Arai, Y.; Masuda, K. & Ageta, H. 1984. *Shoyakugaku Sasshi* 38(101): 1673.
9- Mors, W.B.; Rizzini, C.T. & Pereira, N.A. 2000. *Medicinal Plants of Brazil*. Reference Publications, Inc., Algonac, Michigan, 501 p.

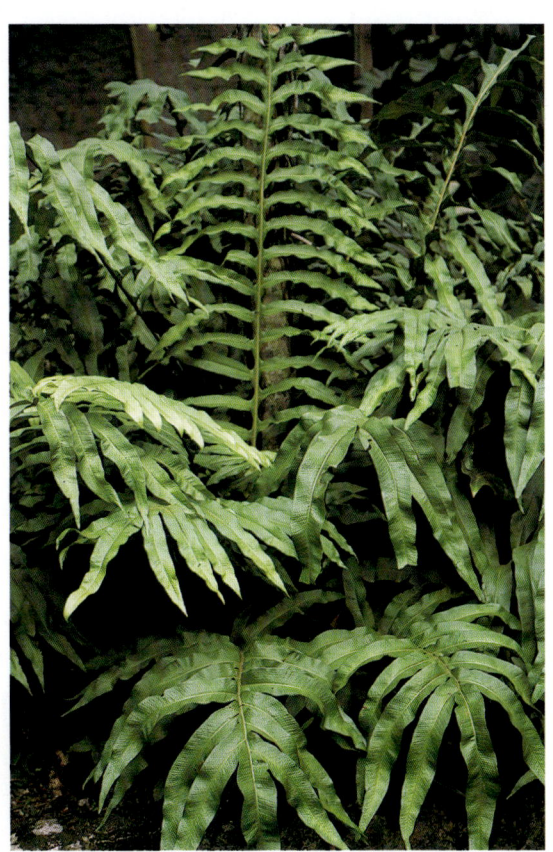

Ginkgo biloba L.
Sin.: *Salisburia adiantifolia* Sm., *Salisburia biloba* Hoffmanns.
Gimnospermae - Ginkgoaceae. **Planta estudada:** H. Lorenzi 3.408 (HPL).

árvore-avenca, árvore-folha-de-avenca, ginkgo

Características gerais - árvore primitiva, decídua, de 6-10 m de altura. Folhas semelhantes às da avenca, de consistência coriácea, de 4-7 cm de comprimento, irregularmente lobadas e com nervuras lineares saindo do ponto de fixação com o pecíolo e daí irradiando como um leque. É referida como fóssil vivo porque é quase idêntica às encontradas nos fósseis. É classificada no mesmo grupo das coníferas e cicadáceas, porém é distinta de ambos os grupos. Floresce e frutifica apenas nas regiões de altitude do Sul do Brasil, onde é mais cultivada. É nativa da China e Japão[1].
Usos - é cultivada como ornamental no Sul do país e em todas as regiões temperadas do globo. É empregada na medicina tradicional da China há séculos e mais recentemente também na Europa. Os chineses usavam as suas sementes, enquanto no Ocidente são mais empregadas as folhas. Estas são amargas, adstringentes, possuindo a capacidade de dilatar os brônquios pulmonares e os vasos sanguíneos, controlar as respostas alérgicas e estimular a circulação. Possui também propriedades antifúngicas e antibacterianas[1]. Internamente é empregada no tratamento da asma, para respostas inflamatórias alérgicas, insuficiência cerebral em idosos, problemas circulatórios, batimentos cardíacos irregulares, asma e tosse. No Brasil o seu uso é recente e principalmente para problemas circulatórios, sendo inclusive amplamente comercializada na forma de comprimidos. É hábito entre as pessoas que usam essa planta, ingerir um comprimido ou uma colher (sobremesa) de suas folhas secas e moídas todos os dias, visando manter os vasos periféricos do cérebro sempre dilatados e assim evitando o seu entupimento e os consequentes problemas de irrigação dessa área tão importante da memória[1]. Os seus principais constituintes químicos são substâncias não encontradas em nenhuma outra planta, como os ginkgolídeos A, B e C (trilactonas diterpênicas), os bilabolídeos (trilactonas sesquiterpênicas), os flavonoides glicosilados da rutina e da isoramnetina acoplados ao ácido cumárico, e os bioflavonoides ginkgonetina, iso-ginkgonetina, amentoflavona e bilobetina, que juntos formam o complexo fitoterápico que promove maior circulação sanguínea no cérebro, o que torna a planta indicada para tratar sintomas de disfunção cerebral, melhorando a concentração e a memória, claudicação intermitente no ato de andar, vertigem e zumbido no ouvido.

Literatura citada:
1- Bown, D. 1995. *The Herb Society of America - Encyclopedia of Herbs & Their Uses*. Dorling Kindersley Publishing, Inc., New York.
2- Gruenwald, J.; Brendler, T. & Jaenickke, C. (eds.). 2000. *Physicians Desk References (PDR) for herbal medicines*. Med. Econ. Co, New Jersey, 858 p.

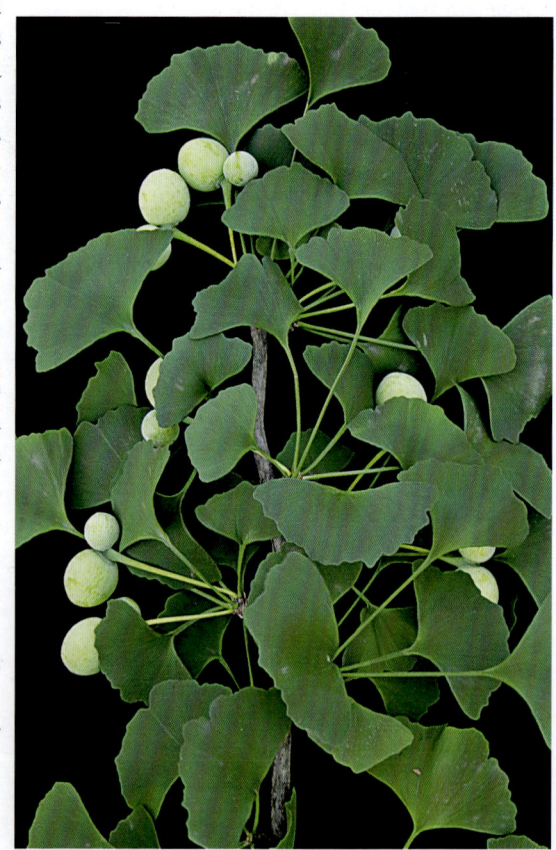

Justicia pectoralis var. *stenophylla* Leonard
Angiospermae - Acanthaceae. **Planta estudada:** H. Lorenzi 1.702 (HPL).

chambá, chachambá, anador, trevo-do-pará, trevo-cumaru

Características gerais - pequena erva sempre verde, perene, subereta, com até 40 cm de altura. Folhas simples, membranáceas, estreitas e longas, medindo 3 a 10 cm de comprimento. Flores de coloração mariscada, muito pequenas. Fruto do tipo cápsula deiscente. Toda a planta desprende um forte cheiro de cumaru algum tempo depois de coletada. Multiplica-se facilmente por estacas ou pequenas porções dos ramos já enraizadas; cresce bem em canteiros semissombreados, formando conjuntos aglomerados globoides, com até 40 cm de altura. Esta forma de crescimento serve para distinguir esta erva de outras que recebem o mesmo nome popular, mas que crescem como grama[1,6]. Ocorre na região Amazônica e também cultivada e utilizada para os mesmos fins uma outra forma ou variedade botânica desta espécie, cuja foto é apresentada na página seguinte, conhecida pelo nome popular de "chambá-falso".

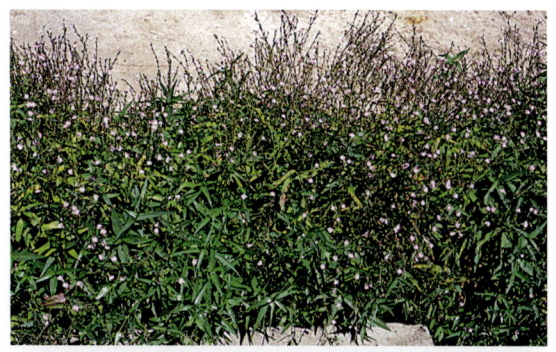

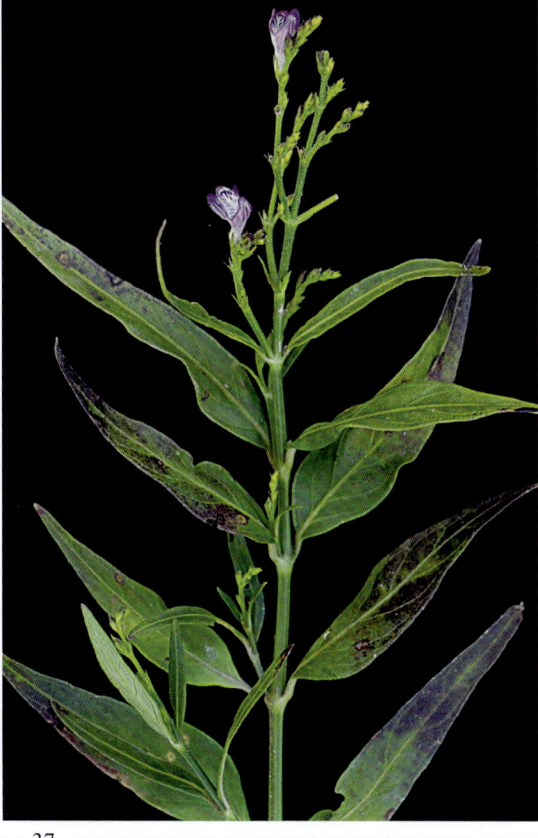

Usos - na região Amazônica as folhas de chambá são usadas em rituais pelos indígenas, como ingrediente e aromatizante de misturas alucinogênicas usadas em inalações (rapés)[1]. Na literatura etnofarmacológica tem sido reportada como medicação contra reumatismo, cefaleia, febre, cólicas abdominais, inflamações pulmonares, tosse e também como expectorante, sudorífica e afrodisíaca[1], porém a eficácia e a segurança de seu uso para a maioria destas indicações ainda não foi comprovada cientificamente. Sua análise fitoquímica registra como principais componentes a cumarina e a umbeliferona, acompanhadas de menores quantidades de diidroxicumarina, ácido orto-hidroxi-transcinâmico acetilado, beta-sitosterol, C-glicosilflavonas-0-metoxiladas eswertisina, eswertiajaponina, 2"-0-ramnosil-eswertisina e 2"-0-ramnosileswertiajaponina, betaína e a lignana justicidina B[1]. A justicidina B mostrou-se antileucêmica em ensaio com células P-388 em camundongos[1,5]. Várias experiências realizadas com o extrato hidroalcoólico de folhas desta planta cultivada em hortas medicinais no Nordeste do Brasil comprovaram suas atividades antipirética, analgésica, espasmolítica e, especialmente anti-inflamatória e broncodilatadora[1]. Outros ensaios executados paralelamente usando cumarina e umbeliferona desta planta e extratos de duas outras plantas cumarínicas – *Amburana cearensis* e *Mikania glomerata,* sugerem que estas substâncias são, em grande parte, responsáveis pelo conjunto de ações, especialmente as atividades analgésica e anti-inflamatória, embora haja indicações da participação de outros constituintes ativos que justifiquem o potencial demonstrado pelo uso de seu extrato bruto[4]. O emprego medicamentoso desta planta deve ser feito com o cuidado de evitar o uso das folhas secas quando mal conservadas por causa do risco de modificação química da cumarina, provocada por fungos, que podem transformá-la em dicumarol, substância altamente hemorrágica, usada em venenos para extermínio de ratos[5]. O nome popular "anador" que também lhe é aplicado, designa, na realidade, um produto farmacêutico analgésico e antipirético a base de dipirona, e foi dado pelo povo provavelmente por causa de sua potente atividade anti-inflamatória que ao diminuir a inflamação faz passar a dor, de maneira a confundir o usuário. O amplo emprego desta planta nas práticas caseiras da medicina popular e nos serviços de saúde pública que usam a fitoterapia nos programas de atenção primária de saúde, bem como os diversos trabalhos científicos que comprovam suas atividades, se constituem em motivo suficiente para sua escolha como tema de estudos químicos, farmacológicos e clínicos mais aprofundados, visando sua validação como um medicamento eficaz e seguro derivado de nossa flora medicinal.

Justicia pectoralis Jacq.
Planta estudada: E.R. Salviani 1.423 (HPL).
É uma outra forma ou variedade desta espécie, também empregada para os mesmos fins e conhecida pelo nome popular de "chambá-falso" (nas fotos, hábito e detalhe).

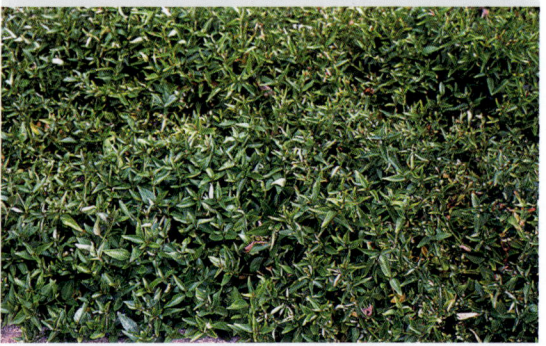

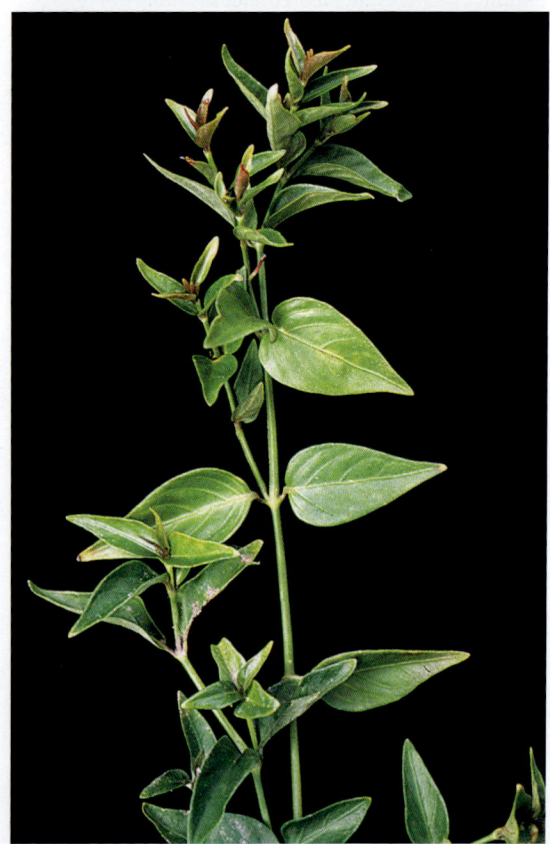

Literatura citada:
1- Sousa, M.P.; Matos, M.E.O.; Matos, F.J.A. et al. 1991. *Constituintes químicos de plantas medicinais brasileiras*. Imprensa Universitária/UFC, Fortaleza, 416 p.
2- Robineau, L.G. (ed.). 1995. *Hacia uma farmacopea caribeña / TRAMIL 7*. Enda-Caribe UAG & Universidad de Antioquia, Santo Domingo, 696 p.
3- Gruenwald, J.; Brendler, T. & Jaenickke, C. (eds.). 2000. *Physicians Desk References (PDR) for herbal medicines*. Med. Econ. Co, New Jersey, 858 p.
4- Leite M.G.R.; Souza, C.L.; Silva, A.M. et al. 1993. Estudo farmacológico comparativo de *Mikania glomerata* Spreng (guaco), *Justicia pectoralis* Jacq (anador) e *Torresea cearensis* Fr. All. (cumarú). *Rev. Bras. Farm.* 74(1): 12-15,
5- Matos, F.J.A. 2000. *Plantas Medicinais - guia de seleção e emprego de plantas usadas em fitoterapia no nordeste do Brasil*. Imprensa Universitaria/Edições UFC, Fortaleza, 344 p.
6- Lorenzi, H. & Souza, H.M. 2008. *Plantas Ornamentais no Brasil: arbustivas, herbáceas e trepadeiras*. 4ª ed. Instituto Plantarum, Nova Odessa-SP, 1120 p.

Carpotroche brasiliensis (Raddi) Endl.
Angiospermae - Achariaceae. **Planta estudada:** H. Lorenzi 3.460 (HPL).

sapucainha, canudeiro, canudo-de-pito, fruta-de-babado, fruta-de-comona, fruta-de-cotia, fruta-de-lepra, fruta-de-macaco, mata-piolho, óleo-sapucainha, papo-de-anjo, pau-de-anjo, pau-de-cachimbo, pau-de-cotia, pau-de-lepra, ruchuchu

Características gerais - árvore perenifólia, de 10-20 m de altura, nativa da mata Atlântica de MG, BA, ES, RJ e SP. Folhas glabras, de 14-18 cm de comprimento. Flores unissexuais, solitárias, axilares, de cor inicialmente branca passando a creme após a fecundação. Os frutos são bagas de cor verde, revestidas por escamas cartáceas, de polpa carnosa com 50-80 sementes[5].

Usos - suas sementes encerram 41-69% de um óleo de sabor acre denominado "óleo-de-sapucainha". Este óleo é medicinal, porém só deve ser usado externamente devido a sua toxicidade. A literatura etnobotânica atruibui a este óleo propriedades inseticida, parasiticida, depilatório e como medicação para debelar várias dermatoses, inclusive crônicas e rebeldes, como dartro, eczema, erisipela, sarna, impingens, pruridos e caspa[1,6]. No caso de dermatoses, é recomendado friccionar o óleo sobre a área afetada pela manhã e à noite, prolongando-se o tratamento até o desaparecimento da afecção[1]. O óleo de sapucainha e o óleo chaulmoogra, seu análogo obtido de plantas desta família da Índia, eram os únicos medicamentos conhecidos para o tratamento da hanseníase (lepra) até 1940, quando as sulfonas foram descobertas como quimioterápico contra esta doença. Os seus componentes são glicerídeos característicos de ácidos graxos: principalmente os ácidos chaulmóogrico, hidnocárpico e górlico, todos presentes, também, no óleo de sapucainha[2,3,4,7]. Contém ainda glicosídeos cianogênicos, tanto na semente como no pericarpo[8].

Literatura citada:
1- Alzugaray, D. & Alzugaray, C. 1996. *Plantas que Curam*. Editora Três, São Paulo, 2 vols.
2- Dias da Silva, R.A. 1926. Sapucainha. *Rev. Bras. Med. Pharm*. 2: 627-643.
3- Cole, H.I. & Cardoso, H.T. 1938. Analysis of chaulmoogra oils. I. *Carpotroche brasiliensis* (sapucainha) oil. *J. Am. Chem. Soc. 60*: 614-617.
4- Karyone, T. & Hasegawa, Y. 1934. On the components of sapucainha oil. *J. Pharm. Soc. Japan 54:* 28-29.
5- Lorenzi, H. 2002. *Árvores Brasileiras*. 4ª edição. Vol. I. Instituto Plantarum, Nova Odessa-SP, 384 p.
6- Mors, W.B.; Rizzini, C.T. & Pereira, N.A. 2000. *Medicinal Plants of Brazil*. Reference Publications, Inc., Algonac, Michigan, 501 p.
7- Rothe, O. & Surerus, D. 1931. Identificação do ácido chaulmoogrico no óleo de *Carpotroche brasiliensis. Rev. Soc. Bras. Quím. 2*: 358-365.
8- Spencer, K.C. et al. 1982. Gynocardin and tetraphyllin B from *Carpotroche brasiliensis* (seeds and pericarp). *Planta Medica 44*: 289.

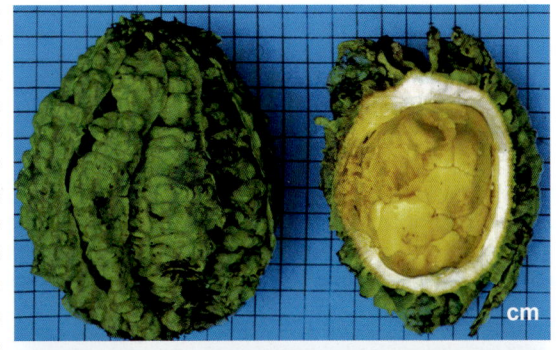

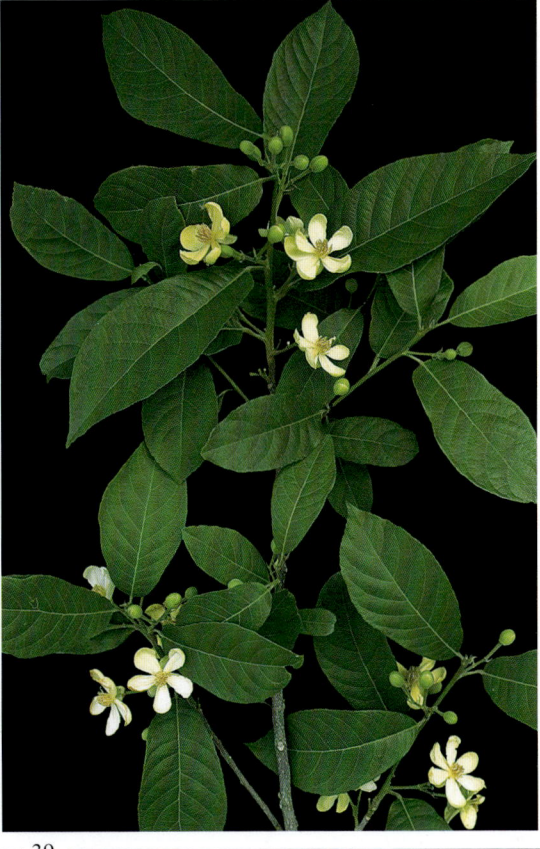

Sambucus australis Cham. & Schltdl.

Angiospermae - Adoxaceae. **Planta estudada:** H. Lorenzi 1.182 (HPL).

sabugueiro, acapora, sabugo-negro, sabugueirinho, sabugueiro-do-brasil, sabugueiro--do-rio-grande

Características gerais - arbusto grande ou arvoreta de 3-4 m de altura, de copa irregular e bastante ramificada, com tronco tortuoso e casca fissurada, nativa do sul da América do Sul, incluindo o Brasil. Folhas compostas imparipinadas, com 5-7 folíolos membranáceos, de superfície brilhante, com nervuras salientes, exalando forte odor desagradável quando amassadas. Flores pequenas, de cor branca, odoríferas, reunidas em inflorescências corimbosas terminais. Os frutos são drupas globosas, de cor roxo-escura quando maduros, contendo 3-5 sementes. Multiplica-se facilmente tanto por sementes como por estacas[2,4]. Existe no hemisfério norte e ocasionalmente cultivada no Sul do Brasil a espécie *Sambucus nigra* L., com propriedades muito semelhantes e que se diferencia da espécie brasileira por apresentar menor número de folíolos em suas folhas (5-7 enquanto a espécie nativa tem 7-13), folíolos com margens menos serreadas e gineceu com apenas três lóculos, contra cinco na espécie nativa[6].

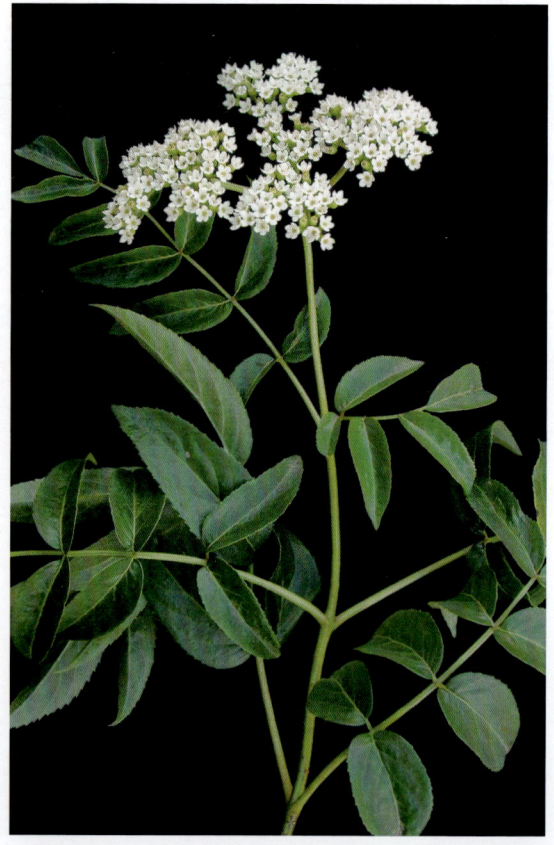

Usos - a planta é ocasionalmente cultivada para fins ornamentais. Suas flores são empregadas na culinária e usadas para aromatizar geleias, o mesmo ocorrendo com os seus frutos. A história de uso do sabugueiro europeu (espécie afim *Sambucus nigra* L.) é tão antiga como a do próprio homem, havendo registros de seu uso desde a Idade da Pedra. Tanto os gregos como os romanos já o utilizavam na Antiguidade e até hoje é cultivado em todos os quintais da Europa[5]. As folhas são consideradas inseticidas e ocasionalmente empregadas para o preparo de inseticida caseiro (orgânico). Todas as partes desta planta têm sido empregadas na medicina natural em várias partes do mundo há séculos, contudo, nos dias atuais há uma tendência de maior uso de suas flores secas[1,2]. No Sul e Sudeste do país, onde esta planta é nativa e mais cultivada, emprega-se principalmente as flores e a entrecasca. É considerada o "remédio do peito" pela eficiência contra problemas respiratórios, possuindo propriedades diurética, antipirética, antisséptica, cicatrizante e anti--inflamatória[2]. As flores e frutos são usados contra, resfriados, sinusite e para eliminação de catarro e, a casca, para artrite[1,2,4]. Contra o reumatismo (artrite e gota), nefrite, cálculos renais e como diurética é recomendada na forma de chá, preparado com 1 colher (chá) de sua entrecasca picada em 1 xícara (chá) de água em fervura durante 5 minutos, administrando-o na dose de 1 xícara (chá) 3-4 vezes ao dia até as 17 horas[3]. Contra febres, como analgésico para dores em geral, como estimulante da sudorese, sarampo e catapora, é indicado o chá de suas flores secas, preparado adicionando-se água fervente em 1 xícara (chá) contendo 1 colher (sobremesa) de flores picadas, na dose de 1 xícara (chá) 1-2 vezes ao dia e permanecendo em repouso[3]. Suas flores são também usadas externamente contra irritação dos olhos, dermatoses (erisipela, erupções cutâneas, pruridos, eczemas e reações alérgicas), queimaduras leves, úlceras bucais e pequenas injúrias, na forma de gargarejos, compressas e cataplasmas, aplicados diretamente sobre a área afetada[2,3]. Na sua composição são encontrados flavonoides, terpenos, esteroides, glicosídeos, alcaloides e ácidos graxos[1,2,3,4]. As folhas contém um glicosídeo cianogênico tóxico, não devendo ser utilizadas oralmente[2].

Literatura citada:
1- Corrêa, A.D.; Siqueira-Batista, R. & Quintas, L.E.M. 1998. *Plantas Medicinais - do cultivo à terapêutica*. 2. ed. Editora Vozes, Petrópolis.
2- Bown, D. 1995. *The Herb Society of America - Encyclopedia of Herbs & Their Uses*. Dorling Kindersley Publishing Inc., New York.
3- Panizza, S. 1998. *Plantas que Curam (Cheiro de Mato)*. 3. ed. IBRASA, São Paulo, 280 p.
4- Vieira, L.S. 1992. *Fitoterapia da Amazônia - Manual de Plantas Medicinais*. 2. ed. Editora Agronômica Ceres, São Paulo, 350 p.
5- Boorhem, R.L. et al. 1999. *Reader's Digest - Segredos e Virtudes das Plantas Medicinais*. Reader's Digest Brasil Ltda., Rio de Janeiro, 416 p.
6- Simões, C.M.O. et al. 1998. *Plantas da Medicina Popular no Rio Grande do Sul*. 4. ed. Editora da Unversidade/UFRGS, Porto Alegre, 174 p.

Sambucus canadensis L.
Espécie americana raramente cultivada no Brasil, possui características semelhantes à espécie brasileira e é empregada para os mesmos fins.

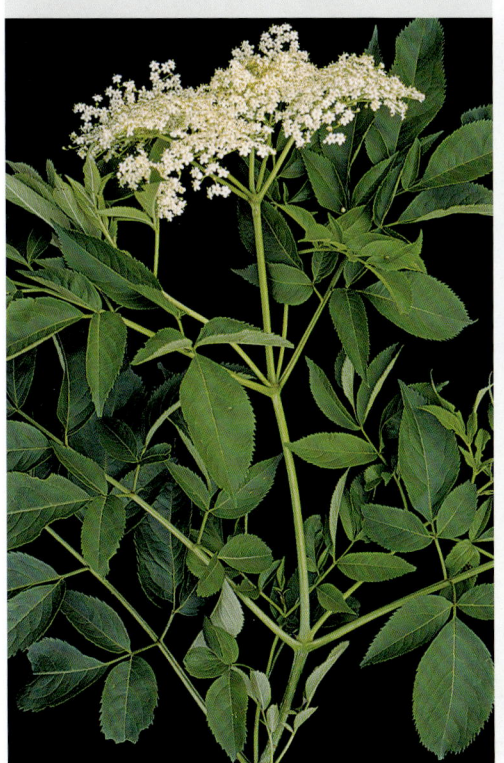

Sambucus nigra L.
Espécie europeia e também cultivada no Sul do Brasil, possui características semelhantes à espécie brasileira e é empregada para os mesmos fins.

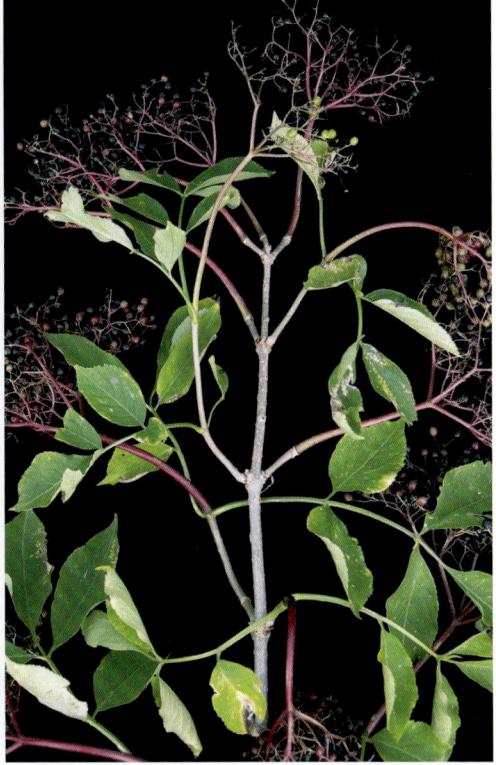

Echinodorus grandiflorus (Cham. & Schltdl.) Micheli

Sin.: *Alisma grandiflorum* Cham. & Schlecht., *Alisma floribundum* Seub., *Echinodorus argentinensis* Rataj, *Echinodorus sellowianus* Buchenau, *Echinodorus floribundus* (Seub.) Seub., *Echinodorus grandiflorus* var. *aureus* Fassett, *Echinodorus muricatus* Griseb.

Angiospermae - Alismataceae. **Planta estudada:** H. Lorenzi 2.137 (HPL).

chapéu-de-couro, chá-de-campanha, chá-do-brejo, chá-mineiro, congonha-do-brejo, erva--do-brejo, aguapé, erva-do-pântano, chá-de-pobre

Características gerais - herbácea ou subarbusto aquático, perene, acaule, rizomatoso, de 1-2 m de altura, nativo de terrenos brejosos e ácidos de todo o continente Americano, inclusive o Brasil, onde é muito comum em beira de lagoas e terrenos brejosos. Folhas simples, coriáceas, com nervuras proeminentes, de 20-30 cm de comprimento, com pecíolo rígido de até 1,3 m de comprimento. Flores brancas, reunidas em inflorescências paniculadas amplas, dispostas acima da folhagem no ápice de longos pedúnculos originados diretamente dos rizomas. Ocorre nas regiões Sudeste e Nordeste do país a espécie *Echinodorus macrophyllus* (Kunth) Micheli, que apresenta características, propriedades e nomes populares muito semelhantes, sendo inclusive utilizada para os mesmos fins medicinais[1] (veja sua foto na próxima página).

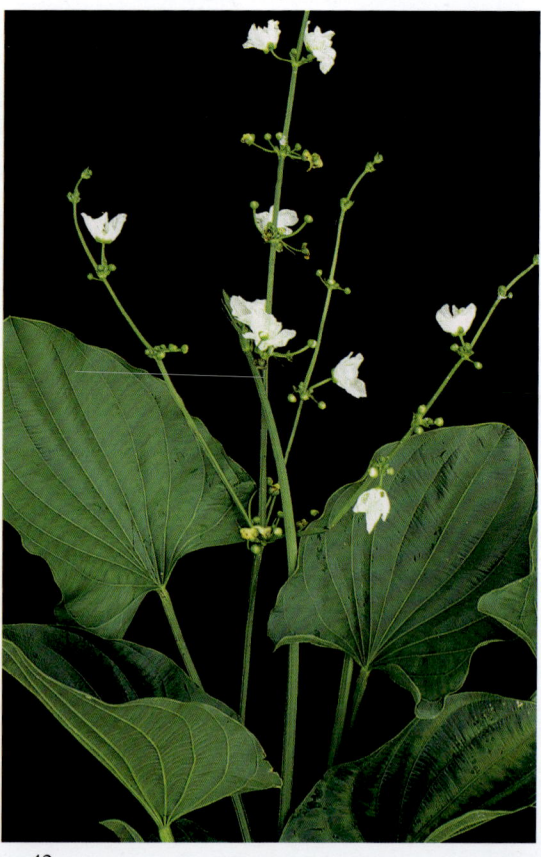

Usos - é considerada "planta daninha" em mananciais aquáticos e ocasionalmente cultivada como ornamental em lagos decorativos ou para fins farmacêuticos[1,2]. É bem conhecida e utilizada na medicina tradicional há séculos, sendo todas as suas partes empregadas, em todo país, na cura de várias moléstias, tanto na forma de chás caseiros como em preparações da indústria farmacêutica de fitoterápicos, embora a eficácia e a segurança dessas preparações ainda não tenham sido comprovadas cientificamente. O chá de suas folhas é um dos mais populares como diurético e depurativo do organismo em uso no interior do país[6]. Seus rizomas são empregados na forma de cataplasma para hérnias[2], enquanto a parte aérea ou somente as folhas são usadas como diurética e tônica, indicadas como depurativa no tratamento da sífilis, doenças da pele, moléstias do fígado e afecções renais (inflamação da bexiga e cálculos renais)[2,5]. Atribui-se ainda à esta planta a capacidade de interromper o progresso da arteriosclerose[3]. O seu chá é preparado juntando-se água fervente sobre uma colher das de sobremesa do pó das folhas secas e moídas em uma xícara das médias, o qual deve ser bebido na dose de uma xícara, duas vezes ao dia. Indicado também para tratar os incômodos do reumatismo, ou usado como gargarejo ou bochecho para afecções da garganta (amigdalite e faringite), estomatite e gengivite. Nos casos de gota reumática e dores nevrálgicas, a recomendação é aplicar compressas bem quentes do mesmo tipo de chá, preparado em quantidade maior, um litro ou mais, que serve também para ser usado em banhos-de-assento duas ou três vezes ao dia, para tratamento da prostatite (inflamação da próstata)[4]. A presença de alcaloides, glicosídeos, saponinas, taninos, flavonoides, terpenos e sais minerais é citada em sua composição química[4,5], embora sem confirmação segura[2].

Literatura citada:
1- Lorenzi, H. 2008. *Plantas Daninhas do Brasil: terrestres, aquáticas, parasitas e tóxicas*. 4ª edição. Instituto Plantarum, Nova Odessa-SP, 672 p.
2- Correa, C.; Ming, L. & Scheffer, M.C. 2001. *Cultivo de Plantas Medicinais, condimentares e aromáticas*. EMATER, Curitiba, 230 p.
3- Mors, W.B.; Rizzini, C.T. & Pereira, N.A. 2000. *Medicinal Plants of Brazil*. Reference Publications, Inc., Algonac, Michigan, 501 p.
4- Panizza, S. 1998. *Plantas que Curam (Cheiro de Mato)*. 3. ed. IBRASA, São Paulo, 280 p.
5- Corrêa, A.D.; Siqueira-Batista, R. & Quintas, L.E.M. 1998. *Plantas Medicinais - do cultivo à terapêutica*. 2. ed. Editora Vozes, Petrópolis.
6- Boorhem, R.L. et al. 1999. *Reader's Digest - Segredos e Virtudes das Plantas Medicinais*. Reader's Digest Brasil Ltda., Rio de Janeiro, 416 p.

Echinodorus macrophyllus (Kunth) Mitcheli
Planta estudada: H. Lorenzi 5426 (HPL).
Planta aquática rizomatosa, também comum em áreas alagadas e igualmente utilizada na medicina caseira, tendo inclusive os mesmos nomes populares.

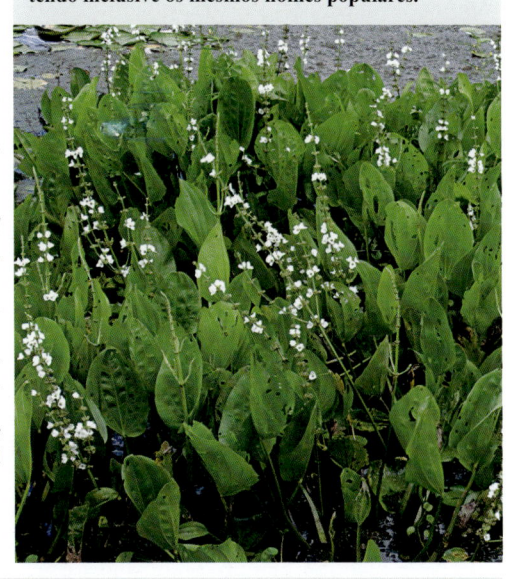

Echinodorus grandiflorus (Cham. & Schltdl.) Micheli
Planta estudada: H. Lorenzi 2.137 (HPL).
Vista geral de uma população natural desta espécie em região pantanosa do litoral de São Paulo.

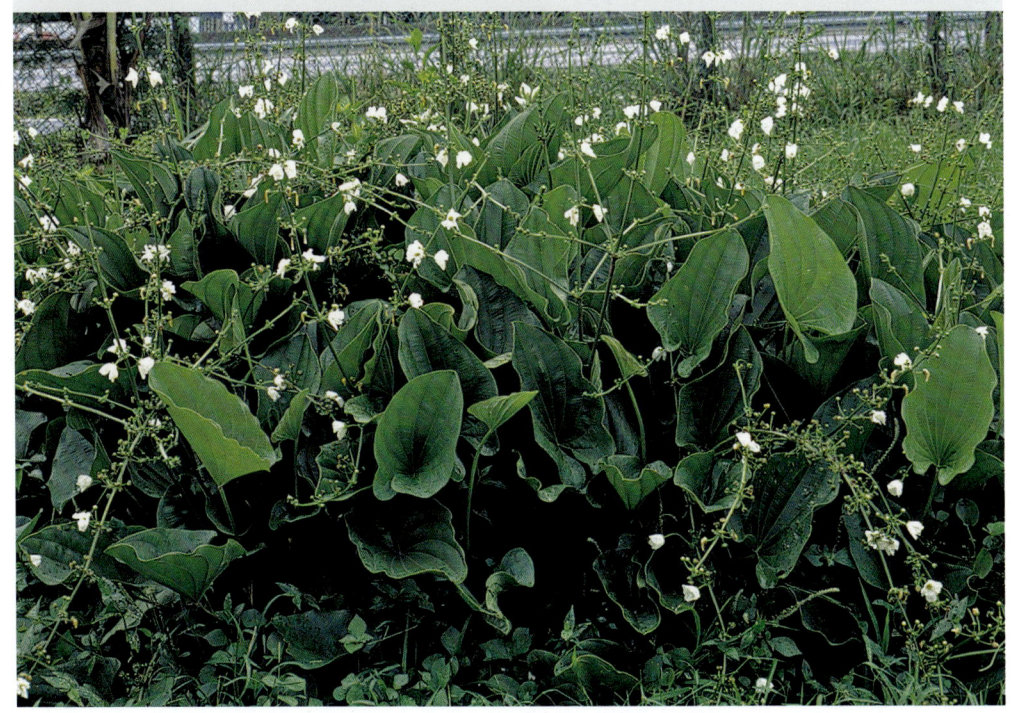

Alternanthera brasiliana (L.) Kuntze

Sin.: *Gomphrena brasiliana* L., *Achyranthes bettzickiana* (Regel) Standl., *Achyranthes capituliflora* Bertero, *Achyranthes geniculata* Pav. ex Moq., *Telanthera brasiliana* (L.) Moq., *Achyranthes brasiliana* (L.) Standl.

Angiospermae - Amaranthaceae. **Planta estudada:** H. Lorenzi 728 (HPL).

sempre-viva, caaponga, carrapichinho, carrapichinho-do-mato, perpétua-do-brasil, perpétua-do-mato, quebra-panela, cabeça-branca, acônito-do-mato, ervanço, nateira, terramicina, infalível, doril

Características gerais - herbácea perene, de base lenhosa, com ramos decumbentes ou semieretos, de 60-120 cm de altura, nativa de áreas abertas de quase todo o Brasil, principalmente da região litorânea e Amazônia. Folhas simples, as superiores subsésseis e as inferiores pecioladas, algumas vezes de tons arroxeados, de 4-8 cm de comprimento. Flores muito pequenas, reunidas em densos glomérulos no ápice dos ramos, que por sua vez formam uma panícula aberta. Ocorre também uma forma de folhas e ramos arroxeados, considerada erroneamente na edição anterior como pertencente à espécie *Alternanthera dentata* (Moench) Stuchlik ex R.E. Fr., cujas fotos são apresentadas nesta página, com características, propriedades e nomes populares mais ou menos semelhantes à forma típica de folhas e ramos verdes, cuja foto é apresentada na página seguinte. A coloração geralmente arroxeada das folhas e ramos, a presença de brácteas mais longas que as tépalas e as margens das folhas lacerado-denteadas, são as únicas diferenças citadas entre esta e a forma típica[1,4,6]. A espécie *Alternanthera tenella* Colla, cuja foto também é apresentada na página seguinte, com características semelhantes e possivelmente com as mesmas propriedades medicinais, é amplamente encontrada em lavouras agrícolas de todo o país onde é considerada planta daninha.

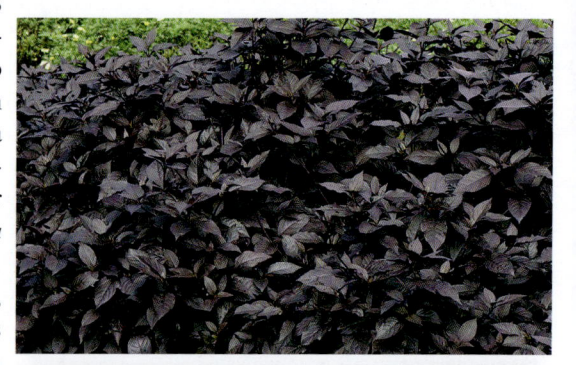

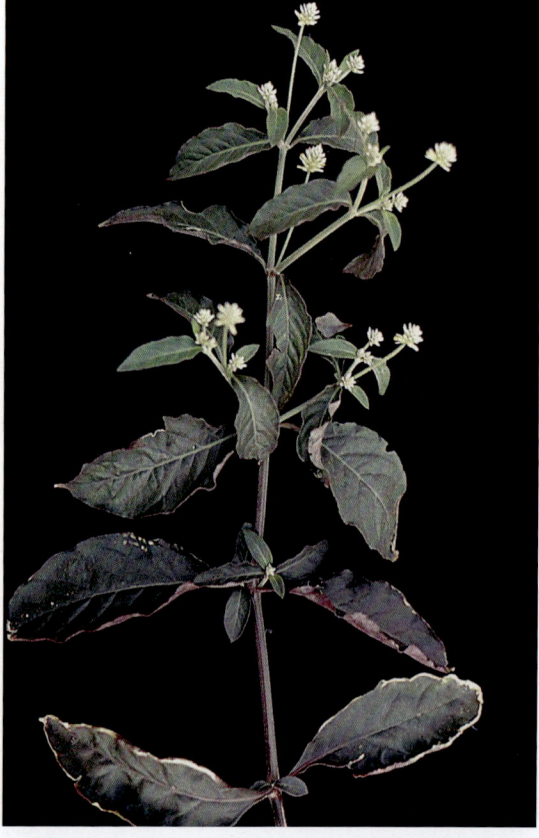

Usos - esta espécie, além de cultivada como ornamental pelo colorido arroxeado de suas folhas e ramos, é amplamente utilizada na medicina popular em quase todo o Brasil. Suas flores ingeridas na forma de infusão ou decocto são consideradas béquicas[3]. Num estudo farmacológico *in vitro* com extrato desta planta, obtido com solventes orgânicos, apresentou uma significativa citotoxicidade em tumores e considerável atividade antitumoral[3]. A infusão de suas folhas é considerada diurética, digestiva, depurativa, sendo empregada para moléstias do fígado e da bexiga[2]. Já a infusão de suas inflorescências, preparada com 1 colher (sobremesa) desse material picado para um litro de água, é considerada béquica, devendo ser ingerido na dose de 3-4 xícaras (chá) ao dia[7]. As populações nativas e indígenas das Guianas usam suas folhas como adstringente e antidiarreica, enquanto que a planta inteira é macerada e usada contra prisão de ventre[5].

Literatura citada:
1- Lorenzi, H. 2008. *Plantas Daninhas do Brasil: terrestres, aquáticas, parasitas e tóxicas*. 4ª edição. Instituto Plantarum, Nova Odessa-SP, 672 p.
2- Mors, W.B.; Rizzini, C.T. & Pereira, N.A. 2000. *Medicinal Plants of Brazil*. Reference Publications, Inc., Algonac, Michigan, 501 p.
3- Nihei, J.S., D.A. Dias & P.S. Pereira. 2001. *Avaliação da atividade anti-tumoral in vitro de extratos vegetais de plantas da família Amaranthaceae*. Trabalho de Conclusão de Curso, USP.
4- Kissmann, K.G. & D. Groth. 1999. *Plantas Infestantes e Nocivas - Tomo II*. 2. ed. BASF, São Paulo, 978 p.
5- Grenand, P.; Moretti, C. & Jacquemin, H. 1987. *Pharmacopées Traditionnelles en Guyane: Créoles, Palikur, Wayãpi*. Editorial l'ORSTOM, Paris, France, Coll. Mem. No. 108.
6- Lorenzi, H. & Souza, H.M. 2008. *Plantas Ornamentais no Brasil: arbustivas, herbáceas e trepadeiras*. 4ª edição. Instituto Plantarum, Nova Odessa-SP, 1120 p.
7- Rodrigues, V.E.G. & Carvalho, D.A. 2001. *Plantas Medicinais no Domínio dos Cerrados*. Editora UFLA, Lavras-MG, 180 p.

Alternanthera brasiliana (L.) Kuntze
Planta estudada: H. Lorenzi 2.323 (HPL).
Forma típica desta espécie, é nativa de quase todo o território brasileiro e frequentemente considerada como planta daninha de lavouras perenes.

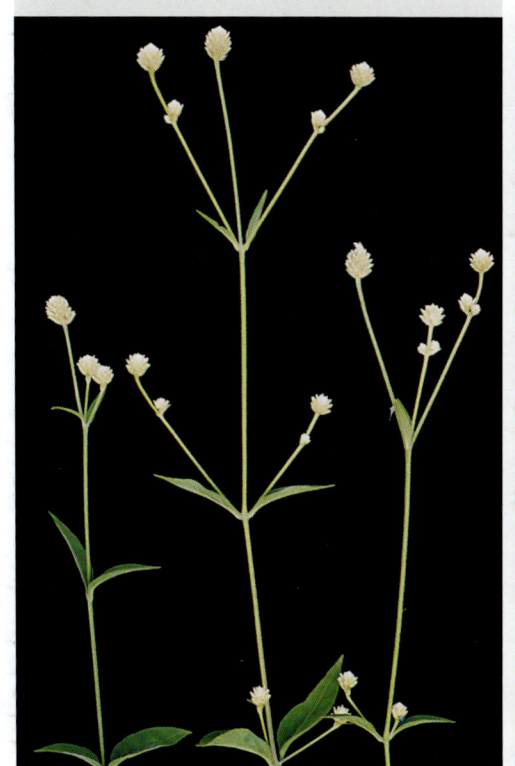

Alternanthera tenella Colla
Planta estudada: H. Lorenzi 17 (HPL).
Espécie amplamente espalhada pelo país em lavouras agrícolas e terrenos baldios, possui menor porte e considerada planta daninha, sendo também usada na medicina caseira.

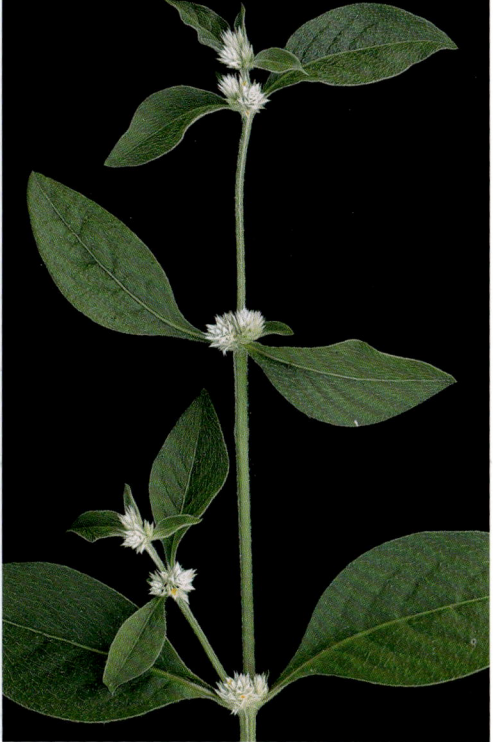

Amaranthus viridis L.

Sin.: *Amaranthus gracilis* Desf.

Angiospermae - Amaranthaceae. **Planta estudada:** H. Lorenzi 3.421(HPL).

caruru-de-mancha, caruru, caruru-verde, bredo, bredo-verdadeiro, caruru-de-porco, caruru-de-soldado, amaranto-verde, caruru-bravo, caruru-miúdo, caruru-verdadeiro

Características gerais - herbácea anual, ereta, pouco ramificada, variavelmente pigmentada, com hastes grossas e um tanto carnosas, de 40 -100 cm de altura, nativa do Caribe e amplamente disseminada em áreas abertas e lavouras agrícolas de todo o Brasil. Folhas simples, inteiras, alternas, longo-pecioladas, membranáceas, glabras, de 6-13 cm de comprimento, com uma mancha violácea no centro da folha. Flores muito pequenas, de cor esverdeada, reunidas em panículas racemosas axilares e terminais. As espécies *Amaranthus spinosus* L. e *Amaranthus retroflexus* L. possuem propriedades e características semelhantes, exceto pela presença de espinhos longos nas axilas das folhas de *A. spinosous* e pelo maior porte de *A. retroflexus*, tendo inclusive os mesmos nomes populares[2,6,7].

Usos - erva prolífica e muito vigorosa, é considerada uma "planta daninha" em lavouras agrícolas, principalmente anuais, de quase todo o Brasil. É também considerada alimento de suínos. A planta inteira é empregada na medicina caseira em todo o Brasil e no exterior. As folhas e raízes são consideradas emolientes e antiblenorrágicas. As folhas são mucilaginosas, diuréticas, resolutivas e laxativas, sendo indicadas contra hidropisia e catarro na bexiga[3]. Acredita-se que sua administração aumente a lactação[3]. Em algumas regiões suas raízes são empregadas em uso externo como medicamento valioso contra eczemas e como antiblenorrágico[1]. Um estudo fitoquímico com plantas de *Amaranthus spinosus* encontrou em suas folhas espinasterol e uma saponina derivada do ácido oleanólico[4].

Literatura citada:

1- Corrêa, M.P. 1926. *Dicionário das Plantas Úteis do Brasil e das Exóticas Cultivadas*. Vol. I. Ministério da Agricultura, Rio de Janeiro.

2- Lorenzi, H. 2008. *Plantas Daninhas do Brasil: terrestres, aquáticas, parasitas e tóxicas*. 4ª edição. Instituto Plantarum, Nova Odessa-SP, 672 p.

3- Mors, W.B.; Rizzini, C.T. & Pereira, N.A. 2000. *Medicinal Plants of Brazil*. Reference Publications, Inc., Algonac, Michigan, 501 p.

4- Banerji, N. 1979. Chemical constituents of Amaranthus spinosus. *Indian J. Chem. 17*(b): 180-181.

5- Kissmann, K.G. & D. Groth. 1999. *Plantas Infestantes e Nocivas - Tomo II*. 2. ed. BASF, São Paulo, 978 p.

6- Braga, R.A. 1976. *Plantas do Nordeste, especialmente do Ceará*. 3. ed. Vol. XLII. Coleção Mossoroense, Mossoró, 540 p.

7- Leitão Filho, H.F.; Aranha, C. & Bacchi, O. 1975. *Plantas Invasoras de Culturas do Estado de São Paulo*. Vol. I. Hucitec, Campinas.

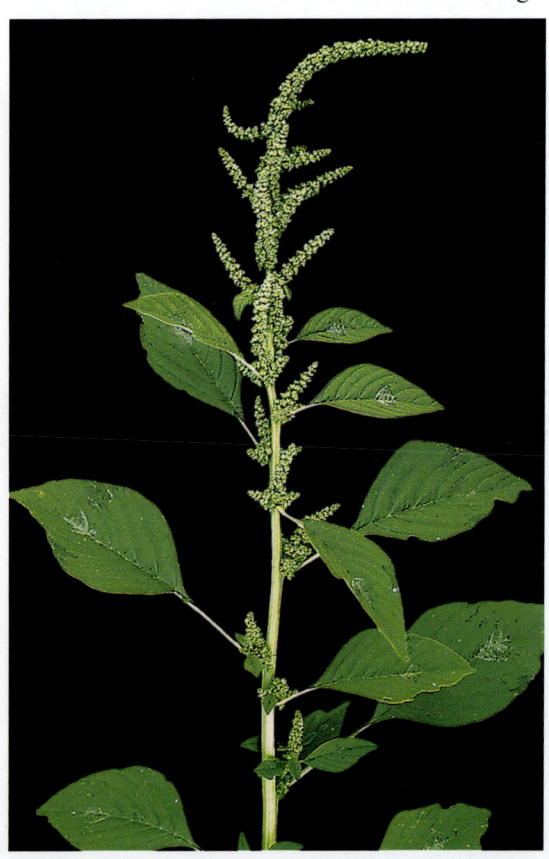

Dysphania ambrosioides (L.) Mosyakin & Clemants

Sin.: *Chenopodium ambrosioides* L., *Ambrina ambrosioides* (L.) Spach, *Blitum ambrosioides* (L.) Beck, *Ambrina spathulata* Moq., *Chenopodium integrifolium* Vorosch., *Chenopodium spathulatum* Sieber, *Chenopodium fruticosum* Willd., *Chenopodium ambrosioides* var. *angustifolium* Moq., *Chenopodium ambrosioides* var. *anthelminticum* (L.) A. Gray, *Ambrina parvula* Phil., *Chenopodium ambrosioides* var. *dentata* Fenzl, *Chenopodium anthelminticum* L.

Angiospermae - Amaranthaceae. **Planta estudada:** H. Lorenzi 2.991 (HPL).

erva-de-santa-maria, ambrisina, ambrósia-do-méxico, apazote, caácica, cambrósia, canudo, chá-do-méxico, chá-dos-jesuítas, cravinho-do-mato, erva-das-cobras, erva-do-formigueiro, erva-embrósia, erva-formigueira, erva-pomba-rota, erva-santa, lombrigueira, mastruço, mastruz, mata-cobra, mentrei, mentruço, mentrusto, mentruz, pacote, quenopódio

Características gerais - erva perene ou anual muito ramificada, com até 1m de altura. Folhas simples, alternas, pecioladas, de tamanhos diferentes, sendo menores e mais finas na parte superior da planta. Flores pequenas, verdes, dispostas em espigas axilares densas. Frutos muito pequenos do tipo aquênio, esféricos, pretos, ricos em óleo e muito numerosos, geralmente confundidos com sementes. Toda a planta tem cheiro forte, desagradável e característico[1]. É originária da América Central e do Sul e espontânea no Sul e Sudeste do Brasil, onde é considerada planta daninha. Seu cultivo no Brasil para fins medicinais está restrito às hortas caseiras.

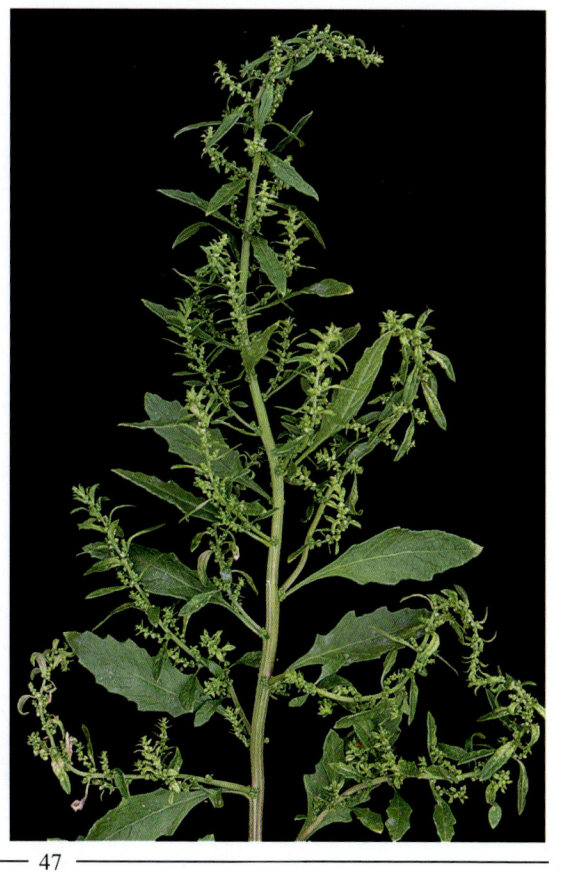

Usos - esta planta está relacionada nos levantamentos da Organização Mundial da Saúde como uma das mais utilizadas entre os remédios tradicionais no mundo inteiro. Na medicina popular brasileira é tida como estomáquica, antirreumática e anti-helmíntica. O sumo extraído de suas folhas, associado a um pouco de leite, é famoso nas práticas caseiras como remédio para tratar , bronquite e tuberculose. A planta triturada é usada no tratamento de contusões e fraturas, por meio de compressas ou ataduras. O óleo-de-quenopódio, como era conhecido o óleo essencial obtido por hidrodestilação desta planta em fase de produção de sementes, foi muito usado, durante décadas, pelas famílias brasileiras para eliminar vermes intestinais, especialmente *Ascaris lumbricoides* em mistura com óleo-de-rícino. Esta prática médica do começo do século passado, deixou de ser usada por causa de sua toxicidade e substituída pelos vermífugos de alta eficácia, produzidos pela indústria farmacêutica a partir de novas substâncias de síntese química[2]. As folhas fornecem, por arraste de vapor, até 9,2% de óleo essencial com até 60% de ascaridol, enquanto dos frutos se obtém até 20% deste óleo com 80 a 90% de ascaridol, que é o princípio ativo vermífugo da planta. O rendimento e a composição destes óleos essenciais têm mostrado variações com as condições climáticas, maturidade da planta e método de destilação[3,4]. Entre seus constituintes químicos fixos são citados proteína, ácidos palmítico, oleico e linoleico, além de compostos flavônicos (alguns glicosilados), vitamina C e carotenoides[5,6,7,8]. Investigações sobre uma possível atividade antifúngica em extratos metanólico desta planta, conduziram ao isolamento de ascaridol e *cis*-p-menta-1(7),8-dien-2-ol que comprovaram ser ativos contra *Sclerotium rolfsii* – fungo que ataca alguns vegetais. O ascaridol, constituinte majoritário no extrato, mostrou-se nesta experência duas vezes mais ativo, *in vitro,* sendo sua atividade maior ou igual que alguns fungicidas comerciais[9]. O tratamento experimental desta planta em ratos por via oral em condições consideradas análogas ao uso em humanos, não pareceu causar efeitos colaterais, apesar da toxicidade do ascaridol[9]. Experimento realizado com porcos recém-nascidos, para avaliação da atividade vermífuga da conhecida mistura desta planta com leite da medicina popular, não conseguiu demonstrar a existência de atividade vermífuga nas doses utilizadas, mostrando, contudo uma ação pro-helmíntica nas condições da experiência[2].

Literatura citada:
1- Costa, A.F. 1975. *Farmacognosia*. 3.ed. Vol. I. Fundação Calouste Gulbenkian, Lisboa, 1031p., 3 vols.
2- Matos, F.J.A. 2000. *Plantas Medicinais*. 2. ed. Imprensa Universitária/Edições UFC, Fortaleza, 344 p.
3- De-Pascual, T.; Bellido, I.S.; Torres, C. et al. 1980. Essential oil from *Chenopodium ambrosioides*. *Riv. Ital. Essenze, Profumi, Piante Off., Aromat., Syndets, Saponi, Cosmet., Aerosols*., v.62, n.3, p.123-5.
4- Sagrero-Nieves, L. & Bartley, J.P. 1995. Volatile constituents from the leaves of *Chenopodium ambrosioides* L. *J. Essent. Oil Res*., v.7, n.2, p.221-3.
5- Jain, N.; Alam, M.S.; Kamil, M. et al. 1990. Two flavonol glycosides from *Chenopodium ambrosioides*. *Phytochemistry 29*(12): 3988-91.
6- Kamil, M.; Jain, N. & Ilyas, M.A. 1992. A novel flavone glycoside from *Chenopodium ambrosioides*. *Fitoterapia 63*(3): 230-1.
8- Robineau, L.G. (ed.). 1995. *Hacia uma farmacopea caribeña / TRAMIL 7*. Enda-Caribe UAG & Universidad de Antioquia, Santo Domingo, 696 p.
9- Sousa, M.P.; Matos, M.E.O.; Matos, F.J.A. et al. 1991. *Constituintes químicos de plantas medicinais brasileiras*. Imprensa Universitária/UFC, Fortaleza, 416 p.

Dysphania ambrosioides (L.) Mosyakin & Clemants - **Vista geral de um plantio em horta caseira.**

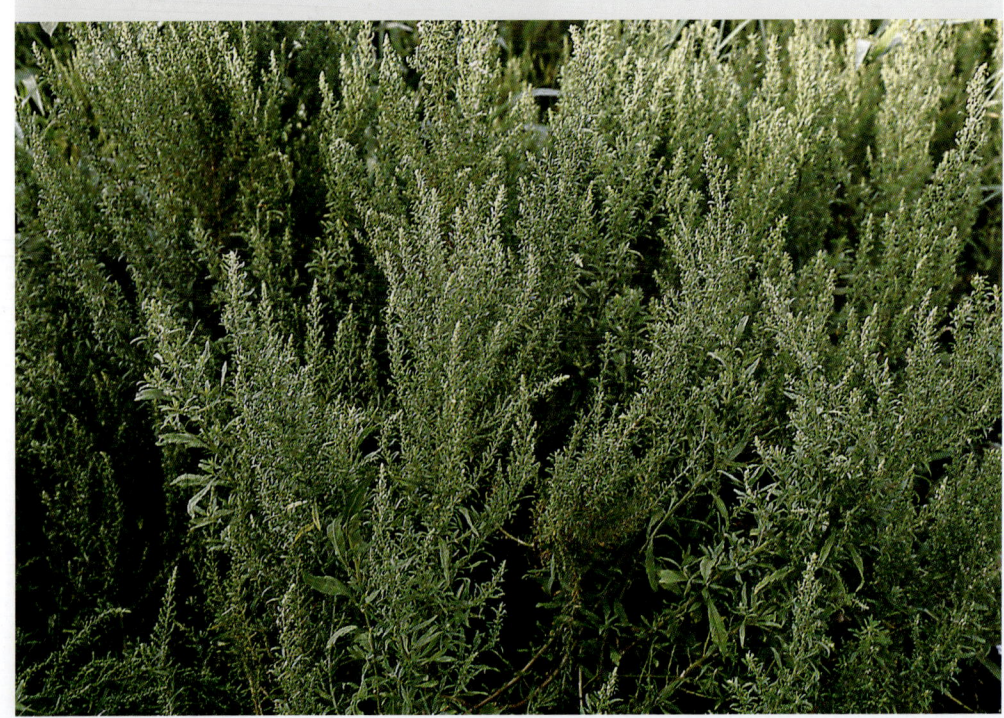

Gomphrena arborescens L. f.
Angiospermae - Amaranthaceae. **Planta estudada:** H. Lorenzi 3.166 (HPL).

**paratudinho, paratudo, panaceia, perpétua, perpétua-do-mato, raiz-do-padre, raiz-do-
-padre-sabino, raiz-do-padre-salerma**

Características gerais - herbácea ou subarbustiva, ereta, pouco ramificada, com xilopódio basal (grossa raiz lenhosa ou tuberosa), de 20 a 40 cm de altura, nativa dos campos cerrados e campos rupestres do Brasil Central, Minas Gerais e São Paulo, principalmente em regiões de altitude. Folhas simples, inteiras, opostas, densamente revestidas por pelos longos, rígidos e amarelados, de 4 a 7 cm de comprimento. Flores pequenas, de cor alaranjada, dispostas em inflorescências globosas, grandes, terminais, semelhantes a capítulos[1,6]. Ocorre nos campos de altitude do Sul do Brasil a espécie *Gomphrena macrocephala* A.St.-Hil., denominada popularmente de "paratudo-
-do-campo", com características e propriedades mais ou menos semelhantes, distinguindo-se desta principalmente pela coloração rósea de sua inflorescência, em contraste com a coloração intensamente alaranjada de *Gomphrena arborescens* L. f.[5,6].

Usos - planta de florescimento ornamental, é ocasionalmente cultivada para esse fim. Suas folhas, flores e raízes tuberosas (xilopódio) são empregadas na medicina caseira, principalmente em Minas Gerais, Nordeste e Centro-Oeste do país, onde é considerado um remédio universal, capaz de curar todos os males. É antitérmica, antidiarreica, febrífuga, tônica, amarga, aromática, eupéptica e emenagoga, sendo empregada contra dispepsia e envenenamentos diversos, bem como nos casos de colite e enterites, fraqueza geral e febres intermitentes[1,2,3]. Sua raiz tuberosa (xilopódio) é indicada em uso interno, na forma de chá por decocção, como amargo tônico, aromático, excitante, febrífugo e carminativo[1,2]. As inflorescências, na forma de chá por infusão, são empregadas internamente para dismenorreia[2]. Na composição química de suas raízes tuberosas (xilopódios) é registrada a presença de saponinas e de ecdisterona[4], uma importante substância encontrada também em *Pffafia* spp. que correspondem ao ginseng do Brasil.

Literatura citada:
1- Alzugaray, D. & Alzugaray, C. 1996. *Plantas que Curam*. Editora Três, São Paulo, 2 v.
2- Caribé, J. & Campos, J.M. 1977. *Plantas que Ajudam o Homem*. 5. ed. Cultrix/Pensamento, São Paulo.
3- Mors, W.B.; Rizzini, C.T. & Pereira, N.A. 2000. *Medicinal Plants of Brazil*. Reference Publications, Inc., Algonac, Michigan, 501 p.
4- Young, M.C.M. et al. 1991. Ecdysterone and saponins from tuberous roots of *Gomphrena officinalis* Mart. (Amaranthaceae). *Rev. Lat. Am. de Química* 23(1): 41-44.
5- Durigan, G.; Baitello, J.B.; Franco, G.A.D.C. & Siqueira, M.F. 2004. *Plantas do Cerrado Paulista: Imagens de uma paisagem ameaçada*. Instituto Florestal, São Paulo, 475 p.
6- Siqueira, J.C. 1992. O Gênero *Gomphrena* L. (Amaranthaceae) no Brasil. *Pesquisas, Bot.* 43: 1-193.

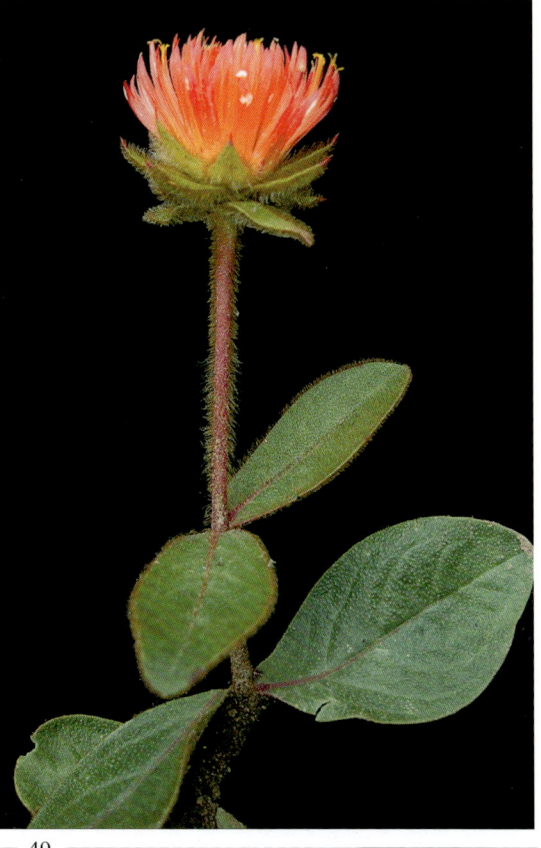

Hebanthe erianthos (Poir.) Pedersen

Sin.: *Pfaffia paniculata* (Mart.) Kuntze, *Hebanthe paniculata* Mart., *Gomphrena eriantha* (Poir.) Moq., *Gomphrena paniculata* (Mart.) Moq., *Iresine erianthos* Poir., *Iresine tenuis* Suess., *Pfaffia eriantha* (Poir.) Kuntze, *Xeraea paniculata* (Mart.) Kuntze

Angiospermae - Amaranthaceae. **Planta estudada:** H. Lorenzi 753 (HPL).

ginseng-brasileiro, fáfia, paratudo, suma

Características gerais - subarbusto de ramos escandentes, de 2-3 m de comprimento, com raízes tuberosas, e outras longas e grossas (ver foto abaixo); é nativa das regiões de clima tropical no Brasil. Folhas simples, membranáceas, glabras, de cor verde mais clara na face inferior, de 4-7 cm de comprimento. Flores esbranquiçadas muito pequenas, dispostas em panículas abertas. Existem pelo menos mais duas espécies do gênero *Pfaffia* no Brasil com características, composição química, usos e nomes populares semelhantes: *Pfaffia glomerata* (Spreng.) Pedersen (foto apresentada na próxima página) e *Pfaffia iresinoides* (Kunth) Spreng., frequente na região Norte do país.

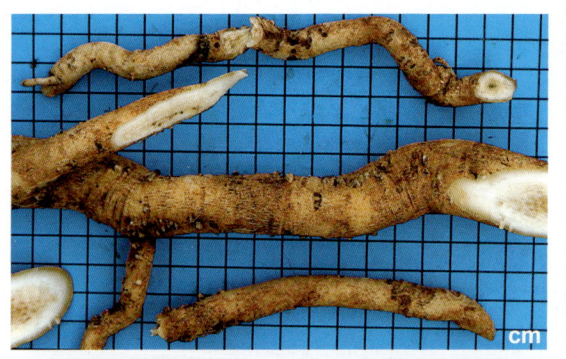

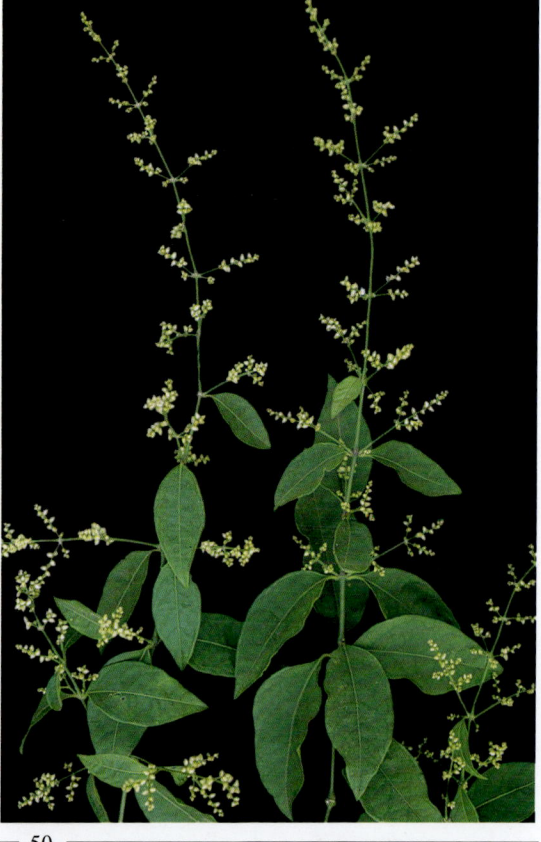

Usos - as populações indígenas da Amazônia, que denominam essa planta de paratudo, usam suas raízes há séculos para a cura de uma ampla variedade de males e como tônico geral e rejuvenescedor[1]. Tem sido usado como tônico, afrodisíaco, calmante e contra úlceras pelo menos durante mais de 300 anos pelas populações indígenas da América. Na medicina herbária europeia essa planta é usada para restaurar funções nervosas e glandulares, para balancear o sistema endócrino, para fortalecer o sistema imunológico, contra infertilidade, para problemas menstruais e de menopausa, para minimizar os efeitos colaterais de remédios anticoncepcionais, contra teor alto de colesterol no sangue, para neutralizar toxinas e como tônico geral para situações de convalescença[2]. Nas Américas, a medicina herbária recomenda suas raízes como tônico regenerativo visando regular vários sistemas do corpo, como um imunoestimulante e para tratar a síndrome da fadiga crônica, hipoglicemia, impotência, artrites, anemia, diabetes, alguns tipos de tumores, mononucleose, hipertensão, menopausa, disfunções hormonais e de estresses de diferentes origens[1,4,5,11]. Seu chá é recomendado contra o cansaço físico e psíquico e, como ativador da formação de leucócitos e hemácias do sangue, preparado adicionando-se água fervente em uma xícara média contendo uma colher das de sobremesa da raiz fatiada, para ser bebida duas vezes ao dia[10]. Recentemente essa planta foi chamada de "segredo russo" porque foi utilizada pelos atletas olímpicos russos para aumentar a massa muscular e resistência física promovida pela beta-ecdisterona, substância de propriedade anabólica sem os efeitos colaterais dos esteroides sintéticos[11]. Sua raiz, extremamente rica em substâncias nutritivas, contém 19 tipos diferentes de aminoácidos, um grande número de eletrólitos, traços de minerais como ferro, magnésio, cobalto, sílica, zinco e vitaminas A, B-1, B-2, E, K e ácido pantotênico (vitamina P)[7]. Contém ainda 11% de saponinas, glicosídeos e nortriterpenos[3]. As saponinas do grupo pfaffosídeos e o ácido pfáffico, ambos encontrados nas raízes desta planta foram patenteadas pelos japoneses por ter sido provado clinicamente sua eficácia na inibição de culturas de células com tumores de melanoma e na regulagem do nível de açúcar no sangue. Várias outras patentes já foram também registradas por empresas americanas sobre outros compostos extraídos de suas raízes[6,9,12].

Pfaffia glomerata (Spreng.) Pedersen
Planta estudada: H. Lorenzi 784 (HPL).
É uma planta ereta e rizomatosa, com propriedades e usos mais ou menos semelhantes a *Pfaffia paniculata* (Mart.) Kuntze.

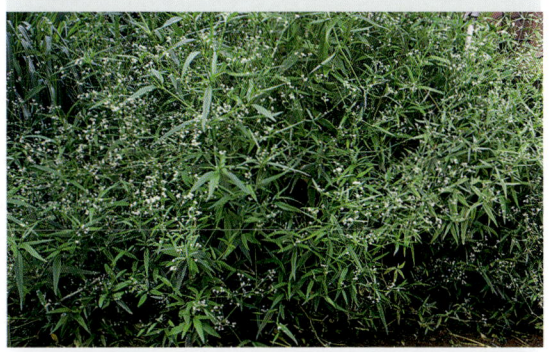

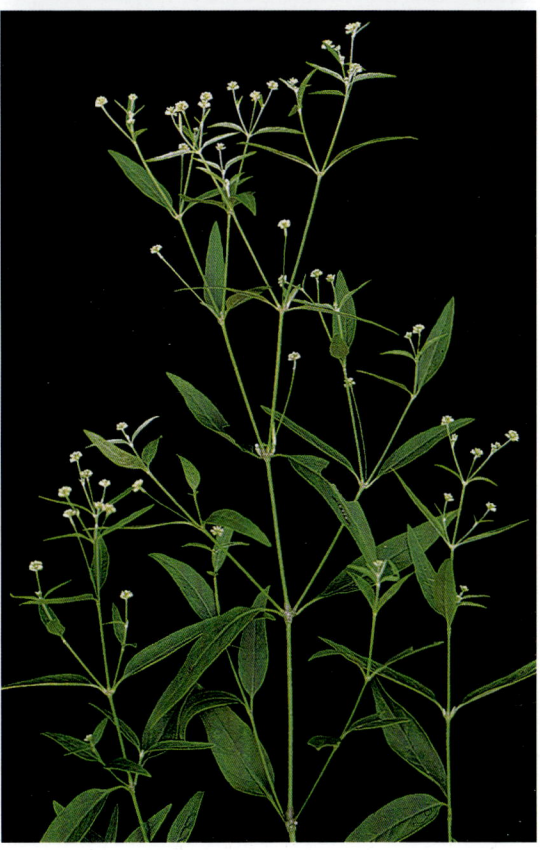

Literatura citada:

1- Balch, J.F. & Balch, P.A. 1990. *Prescription for Nutritional Healing.* Avery Publishing Group, USA.
2- Bartram, T. 1995. *Encyclopedia of Herbal Medicine.* Ed. Grace Publishers, Dorset, England.
3- Beta-Ecdysone from *Pfaffia paniculata,* Japanese patent number (84 10,600) Jan. 20, 1984 by Wakunaga Pharmaceutical Co. Ltda.
4- Flynn, R. & Roest, M. 1995. *Your Guide do Standardized Herbal Products.* One World Press, Prescott, AZ.
5- Heinerman, J. 1996. *Heinerman's Encyclopedia of Healing Herbs & Spices.* Parker Publishing Co, USA.
6- Nakai, S., et al. 1984. Pfaffosides and nortriterpenoid saponins from *Pfaffia paniculata. Phytochemistry, 23*(8): 17-35.
7- Nishimoto, N., et al. 1988. Constituents of "Brazilian ginseng" in some *Pfaffia* species. *Tennen Yuki Kagobustsu Toronkai Keon Yoshishu 10:* 17-24.
8- Oliveira, F. de. 1986. *Pfaffia paniculata* (Mart.) Kuntze - Brazilian ginseng. *Rev. Bras. Farmacog. 1*(!): 86-92.
9- Oliveira, F.G. de. 1980. Contribution to the pharmacognstic study of Brazilian ginseng *Pfaffia paniculata. An. Farm.Chim. 20*(1-2): 361-277.
10- Panizza, S. 1998. *Plantas que Curam (Cheiro de Mato).* 3. ed. IBRASA, São Paulo, 280 p.
11- Taylor, L. 1998. *Herbal secrets of the Rainforest.* Prima Health Publishing, Rocklin, CA, 315 p.
12- Takemoto, T. et al. 1983. Pfaffic acid, a novel nortriterpene from *Pfaffia paniculata* Kuntze. *Tetrahedron Lett. 24*(10): 1057-1060.

Allium sativum L.

Sin.: *Allium pekinense* Prokg.

Angiospermae - Amaryllidaceae. **Planta estudada:** H. Lorenzi 3.442 (HPL).

alho, alho-bravo, alho-comum, alho-hortense, alho-manso, alho-ordinário, alho-do-reino

Características gerais - erva bulbosa, pequena, de cheiro forte e característico, perene, com bulbo formado de 8-12 bulbilhos (dentes) (foto menor abaixo). Folhas lineares e longas. Flores brancas ou avermelhadas, dispostas em umbela longo-penduculada. O fruto é uma cápsula loculicida com 1 a 2 sementes em cada loja. Originária provavelmente da Europa, é largamente cultivada em todo o mundo para uso como condimento de alimentos, desde a mais remota antiguidade. Outras espécies do mesmo gênero, como alho-da-terra (*Allium schoenoprasum* L.), cebolinha-de--cheiro (*Allium fistulosum* L.), cujas fotos estão apresentadas na próxima página, e o alho-porro (*Allium porrum* L.) (foto maior apresentada ao lado), são também utilizadas, porém em menor escala[1,2,3].

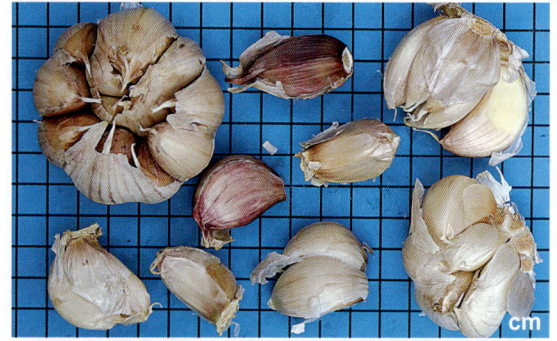

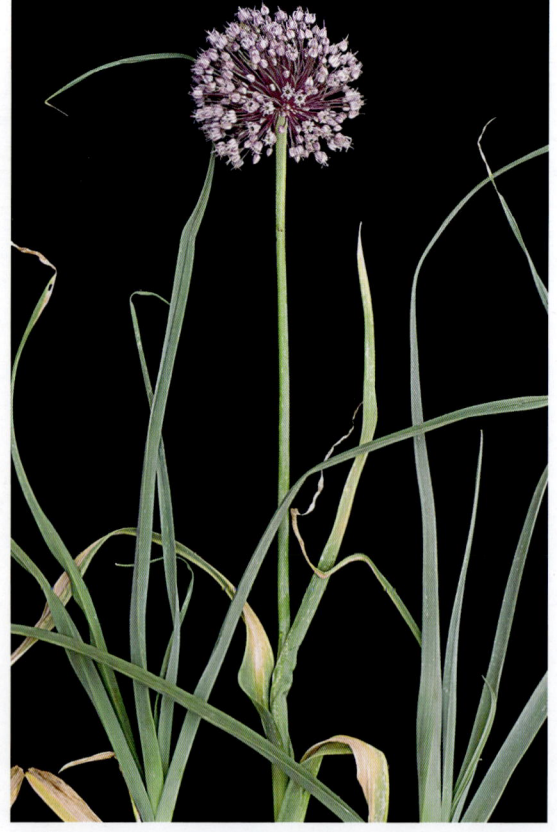

Usos - o alho vem sendo usado na medicina tradicional desde a mais remota antiguidade, para evitar ou curar numerosos males, desde perturbações do aparelho digestivo, verminoses e parasitoses intestinais, edema, gripe, trombose, arteriosclerose, até infecções da pele e das mucosas [1,2,3,4] na forma de macerado, chá, xarope e tintura ou mesmo por ingestão dos dentes recentemente cortados. O óleo essencial obtido do bulbo (0,1 a 0,2%), contém cerca de 53 constituintes voláteis instáveis, quase todos derivados orgânicos do enxofre, principalmente ajoeno, alicina e aliina[2], que se degradam mais lentamente em meio ácido, o que explica o melhor efeito do alho quando associado a sucos de frutas ácidas, como o limão e outras. Numerosas pesquisas farmacológicas tem mostrado a existência no alho de propriedades antitrombótica, antifúngica, antibacteriana, antioxidante, hipotensora, hepatoprotetora, cardioprotetora, hipoglicemiante, antitumoral, particularmente em casos de câncer de cólon[2,4,5]; também tem registrado atividade analgésica nos casos de neuralgias[20] e antiviral, contra herpes simples tipos 1 e 2[16]; alguns estudos tem mostrado também propriedade hipolipemiante no controle dos níveis de colesterol e triglicérides, assim como na inibição da agregação plaquetária, mostrando uma provável proteção contra a trombose coronariana ou devida a arteriosclerose. A administração diária de doses entre 600 e 900 mg de pó de alho, ou de 4 a 6 g de alho fresco, durante cerca de 61 dias, reduz em 15% o nível de triglicérides no sangue e em 12% o de colesterol de pessoas com níveis altos[2,3,6,7].

Literatura citada:
1- Costa, A.F. 1978. *Farmacognosia*. 2. ed. Vol II. Fundação Calouste Gulbenkian, Lisboa, 3 vols. Cap. 11: Fármacos não incluídos nos grupos anteriores - alho.
2- Bruneton, J. 1995. *Pharmacognosy, Phytochemistry, Medicinal Plants*. TEC & DOC, Paris, Part 1 - Compounds of primary metabolism-garlic.
3- Matos, F.J.A. 2000. *Plantas Medicinais - guia de seleção e emprego de plantas usadas em fitoterapia no nordeste do Brasil*. 2. ed. Imprensa Universitaria/Edições UFC, Fortaleza, 344 p.
4- Block,E. & Ahmad, S. 1984. (E,Z)-ajoene: a potent antithrombotic agent from garlic. *J. Am. Chem. Soc.*, v.106, p.8295-6.
5- Sheela,C.G.; Kumud, K. & Augusti, K.T. 1995. Anti-diabetic effects of onion and garlic sulfoxide amino acids in rats. *Planta Med.*, v.61, n.4, p.356-357.
6- Reuter, H. D. 1993/94. Garlic (*Allium sativum* L.) in the prevention and treatment of atherosclerosis. *Britsh Journal Phytotherapy*, v.3, n.1, p.3-9.
7- Sendl, A.; Schliack, M.; Loeser, R. et al. 1992. Inhibition of cholesterol synthesis *in vitro* by extracts and isolated compounds prepared from garlic and wild garlic. *Atherosclerosis*, v.94, n.1, p.79-85.

Allium fistulosum L.
Espécie afim do alho-comum, usada mais ou menos para os mesmos fins medicinais.

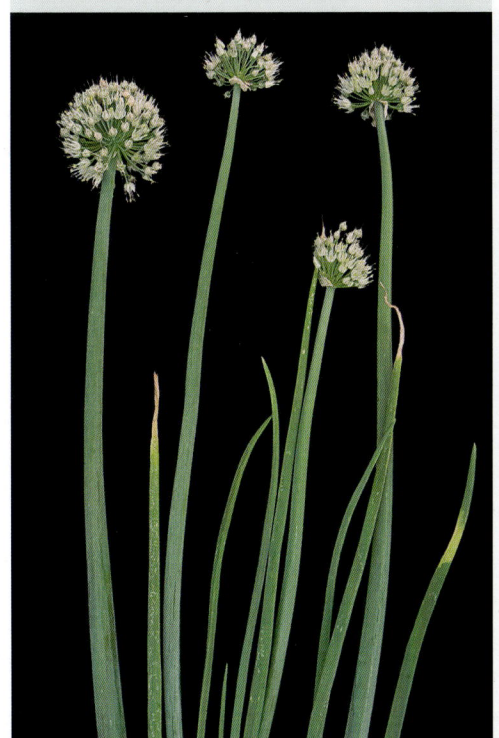

Allium schoenoprasum L.
Espécie afim do alho-comum, usada mais ou menos para os mesmos fins medicinais.

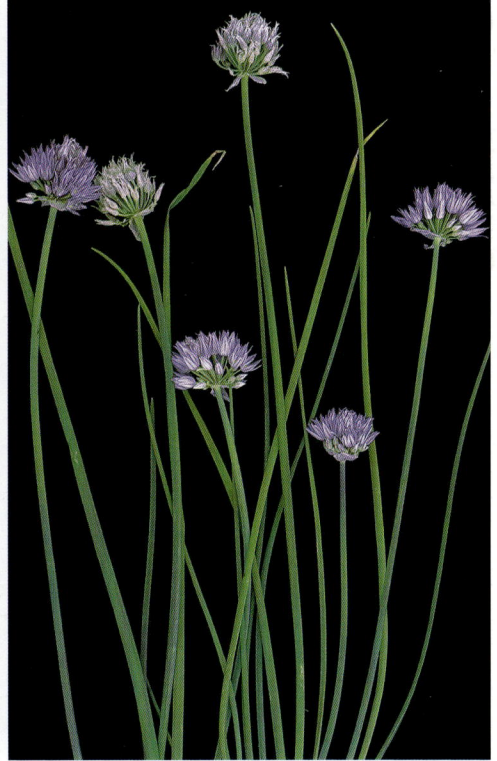

Hippeastrum puniceum (Lam.) Urb.

Sin.: *Amaryllis punicea* Lam., *Amaryllis equestris* Aiton, *Hippeastrum equestre* (Aiton) Herb.

Angiospermae - Amaryllidaceae. **Planta estudada:** H. Lorenzi 1.781 (HPL).

açucena, açucena-laranja, amarílis, cebola-berrante

Características gerais - planta herbácea bulbosa, decídua durante o inverno, acaule, de 30-40 cm de altura, nativa de quase todo o Brasil. Folhas rosuladas basais, lanceoladas e canaliculadas, de cerca de 40 cm de comprimento, que desaparecem completamente durante o inverno. Flores grandes, vermelho-alaranjadas com a garganta branca em forma de estrela, reunidas em grupos de 2-4 na extremidade de uma haste floral oca de cerca 30-40 cm de comprimento, surgida diretamente do bulbo, geralmente antes do aparecimento das novas folhas no final do inverno. Os bulbos são semelhantes a uma cebola, cujo tamanho varia de menos de 2 cm de diâmetro quando jovens até 10 cm quando bem velhos[1,6,7]. Ocorrem no país outras espécies deste gênero com características e propriedades similares, possuindo inclusive os mesmos nomes populares. As principais são *Hippeastrum psittacinum* Herb. e *Hippeastrum morelianum* Lem [6,7]. É importante ressaltar que todas são espécies ameaçadas de extinção e raramente cultivadas, devendo-se utilizá-las com muito critério e sempre de plantas cultivadas, o que não é difícil de fazer.

Usos - planta de florescimento muito vistoso, ocasionalmente é cultivada como ornamental em jardins domésticos. Florescem no final do inverno antes do aparecimento das novas folhas. Pela semelhança de comportamento com as "tulipas" europeias, são também denominadas de "tulipas-tropicais". Seus bulbos são empregados em várias regiões do país para fins medicinais no tratamento de algumas moléstias, embora a segurança e a eficácia de seu uso não tenham sido, ainda, comprovadas cientificamente. São atribuídas ao suco dos bulbos propriedades emética, catártica, purgativa, excitante, antiasmática e peitoral[2]. Na República Dominicana a seiva e a folha desta planta são usadas nos casos de dor de ouvido[5]. Análises fitoquímicas de plantas deste gênero revelaram a presença em seus tecidos da hipagina ou pancracina um alcaloide fenantridínico[2,3]. Nos seus bulbos foram encontrados os alcaloides licorina e vittarina, o que explicaria a sua toxicidade ocasionalmente observada[4].

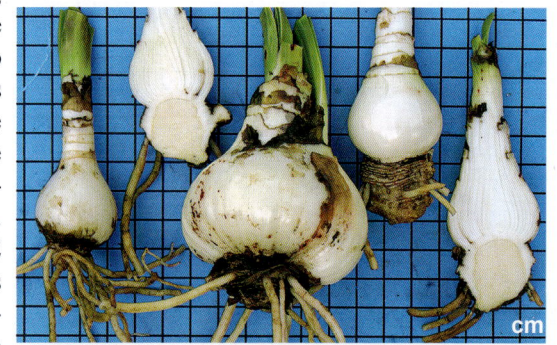

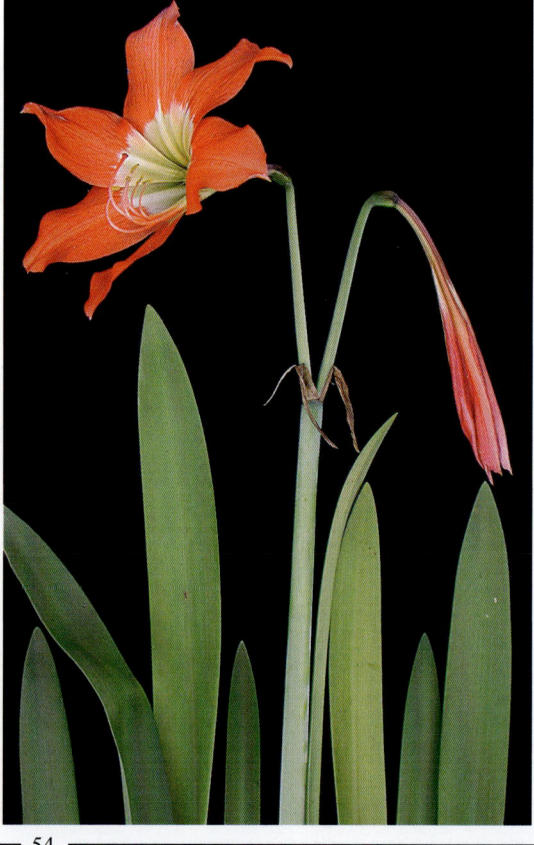

A licorina é analgésica, antitumoral, antifúngica, antiviral, emética, hipotensora e estimulante respiratório[5]. Nas folhas foram encontrados flavonoides representados, principalmente, pelo heterosídio do campferol com a xilose, substância muito ativa em baixíssima concentração com atividade anti-hipertensiva[5]. Quanto ao uso do sumo das folhas nas dores de ouvido, será necessário, como critério de segurança, uma prova prévia de não irritabilidade da membrana timpânica[5].

Literatura citada:
1- Lorenzi, H. & Souza, H.M. 2008. *Plantas Ornamentais no Brasil: arbustivas, herbáceas e trepadeiras*. 4ª edição. Instituto Plantarum, Nova Odessa-SP, 1120 p.
2- Mors, W.B.; Rizzini, C.T. & Pereira, N.A. 2000. *Medicinal Plants of Brazil*. Reference Publications, Inc., Algonac, Michigan, 501 p.
3- Ali, A.A.; Mesbah, M.K. & Frahm, A.W. 1984. Phytochemical investigation of *Hippeastrum vittatum*. Part IV: Stereochemistry of pancracine, the first 5,11-methanomorphanthridine alkaloid from *Hippeastrum* - structure of "hippagine". *Planta Medica 50*: 188-189.
4- Fondeur, E.J.M. 1992. *Las Plantas Venenosas en la Medicina Popular*. Naturaleza Dominicana - Conferência. Internet
5- Robineau, L.G. (ed.). 1995. *Hacia una farmacopea caribeña / TRAMIL 7*. Enda-Caribe UAG & Universidad de Antioquia, Santo Domingo, 696 p.
6- Traub, H.P. & Moldenke, H.N. 1949. *Amaryllidaceae: Tribe amarylleae*. The American Plant Life Society, California.
7- Ravenna, P.F. 1975. Latin American Amaryllids. *Plant Life 31*: 50-55.

Hippeastrum psittacinum (Ker Gawl.) Herb.
Planta estudada: H. Lorenzi 2.895 (HPL).
É uma planta também bulbosa e rara, encontrada em afloramentos rochosos de altitude do Sudeste, com as mesmas aplicações terapêuticas de *Hippeastrum puniceum*.

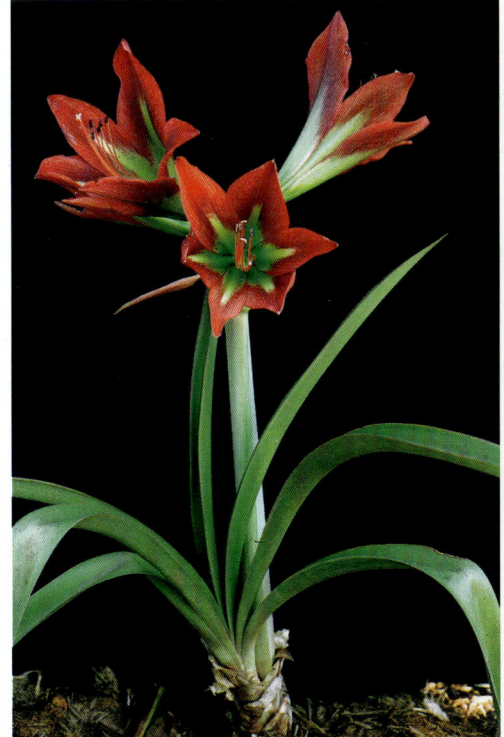

Hippeastrum morelianum Lem.
Planta estudada: H. Lorenzi 2.803 (HPL).
Planta bulbosa e rara, encontrada em regiões montanhosas de altitude do Sudeste, tem também seus bulbos ocasionalmente utilizados na medicina caseira.

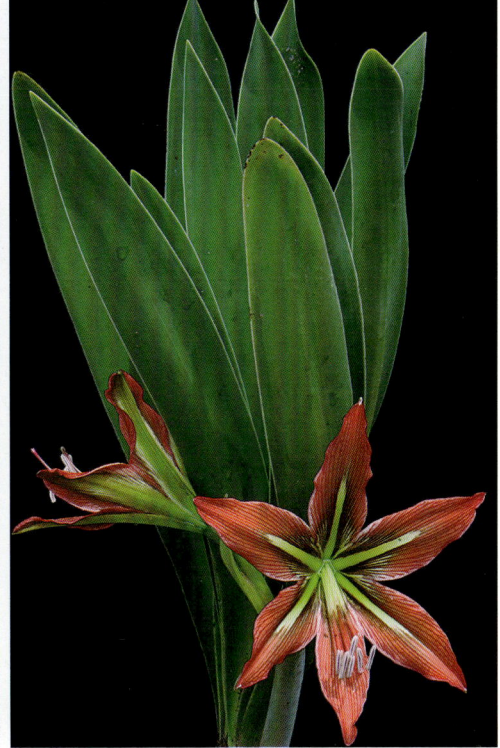

Anacardium occidentale L.
Sin.: *Acajuba occidentalis* (L.) Gaertn.

Angiospermae - Anacardiaceae. **Planta estudada:** H. Lorenzi 3.445 (HPL).

acajaíba, acaju, acaju-açu, acajuba, acajuíba, acaju-pakoba, acaju-piranga, cacaju, caju, caju-banana, caju-da-praia, caju-de-casa, cajueiro, caju-manso, caju-manteiga, casca-antidiabética, salsaparrilha-dos-pobres

Características gerais - árvore com copa baixa, de 5-10 m de altura. Folhas simples, de 8-14 cm de comprimento. Flores pequenas, perfumadas, vermelhas a púrpura, dispostas em panículas terminais. Fruto reniforme do tipo aquênio, vulgarmente conhecido como castanha, cujo mesocarpo contém um óleo-resina cáustica, conhecido como LCC (líquido da castanha do caju); no seu interior se encontra uma amêndoa oleaginosa, comestível. O caju é o pedúnculo floral que se desenvolveu formando um pseudofruto carnoso. Seu tronco exsuda uma secreção gomosa, que fica sólida depois de seca, denominada resina-de-cajueiro. Ocorre no estado nativo nos campos e dunas da costa norte do Brasil, especialmente nos estados do Maranhão, Piauí e Ceará[1, 2].

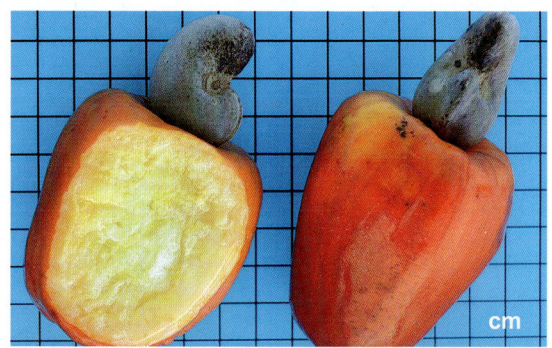

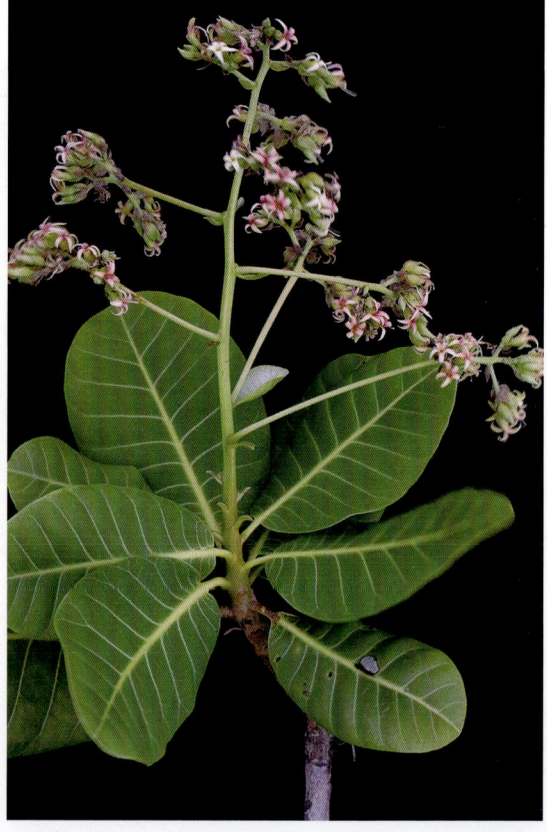

Usos - o cajueiro era usado pelos índios do Nordeste do Brasil desde a época pré-colombiana. Na época da safra ocupavam as praias para beber o mocororó que é o suco da fruta fermentado, faziam e armazenavam a farinha de caju preparada com as amêndoas assadas ao fogo e moídas junto com a polpa da fruta depois de espremida e dessecada ao sol[1]. Ainda hoje, o caju é usado como alimento *in natura* ou na preparação de doces caseiros, sucos e sorvetes, bem como da popular cajuína, que é o suco puro de caju destanificado e esterilizado. Apenas uma pequena parte da sua grande safra é aproveitada pela indústria de processamento do caju[3]. A goma purificada é usada pela indústria farmacêutica como agregante em comprimidos no lugar da goma-arábica produzida na África. Nas práticas da medicina caseira são usados preparações de uso oral, feitas com a entrecasca, a goma, e o LCC, de acordo com a tradição e tidas como antidiabética, adstringente, antidiarreica, depurativa, tônica e antiasmática. Para uso externo é recomendado o uso do cozimento da entrecasca, em bochechos e gargarejos, como antisséptico e anti-inflamatório nos casos de feridas e úlceras da boca e afecções da garganta, embora sua eficácia e segurança terapêutica ainda não tenham sido comprovadas cientificamente[4]. A água do cozimento das cascas é usada pelos jangadeiros nordestinos para tingir suas roupas de trabalho no mar. O LCC causa forte irritação na pele, deixando cicatrizes quase indeléveis que os jovens usam para fazer um tipo primitivo de tatuagens[3]. Ensaios farmacológicos em laboratório demonstraram que o LCC tem propriedade antisséptica com atividade sobre os microorganismos responsáveis, respectivamente pela cárie dental (*Streptococcus nutans*) e pela acne (*Propionibacterium acnes*). Demonstraram também atividade vermicida e moluscida, além de relativa eficiência no tratamento da lepra, eczema, psoríase e filariose, mas se mostrou tóxico para os animais da experiência[3]. Na casca desta planta foram detectados esteroides, flavonoides, tanino, catequinas e outros fenóis; nas folhas jovens é mencionada a presença de vários flavonoides, galatos de metila e etila[3,4]. O aroma do caju é dado pela presença de hexanal, car-3-eno e limoneno. No suco do caju foram detectados ainda Vitamina C, tanino, açúcares, carotenoides e pequenas quantidades de ácidos orgânicos e proteínas[4,5]. Dentre os vários subprodutos do cajueiro, destaca-se, do ponto de vista econômico, a amêndoa da castanha como complemento alimentar e aperitivo, o LCC pelo seu uso na indústria de polímeros usados para fabricação de móveis e lonas de freio de veículos automotivos. A casca da castanha contém além do LCC, flavonoides, ácidos gálico e siríngico e (+)-galocatequina[3,4], enquanto o tegumento, isto é, a película que envolve a amêndoa, encerra beta-sitosterol e a (-)-epicatequina, substância com forte propriedade anti-inflamatória[5]. Na composição química do LCC estão, principalmente, o ácido anacárdico[3,4], o cardol (11,31%), e seus derivados. A amêndoa contém 45% de óleo fixo de alta qualidade, proteínas, esteroides, triterpenoides e tocoferóis, sendo empregada em pequenas doses (5-6 amêndoas) diárias para fazer baixar o colesterol e os triglicerídios do sangue. As cascas da castanha, apesar de conterem flavonoides, ácidos gálico e siríngico e (+)-galocatequina, são usadas como combustível nas fábricas de processamento, depois da extração do LCC[3].

Anacardium occidentale L.
Exemplar adulto de 4 m de altura, fotografado em seu habitat natural no Piauí.

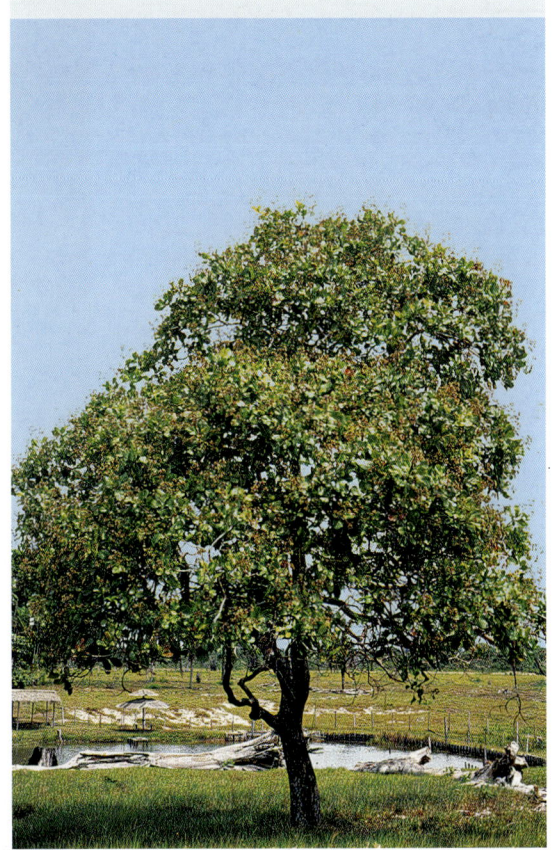

Literatura citada:
1- Braga, R.A. 1960. *Plantas do Nordeste, especialmente do Ceará*. 2. ed. Imprensa Oficial, Fortaleza, 540 p.
2- Lorenzi, H. 2002. *Árvores Brasileiras: manual de identificação e cultivo de plantas arbóreas nativas do Brasil*. 4ª edição. Vol. I. Instituto Plantarum, Nova Odessa-SP, 384 p.
3- Sousa, M.P.; Matos, M.E.O.; Matos, F.J.A. et al. 1991. *Constituintes químicos de plantas medicinais brasileiras*. Imprensa Universitária/UFC, Fortaleza, 416 p.
4- Robineau, L.G. (ed.). 1995. *Hacia uma farmacopea caribeña / TRAMIL 7*. Enda-Caribe UAG & Universidad de Antioquia, Santo Domingo, 696 p.
5- Matos, F.J.A. 2000. *Plantas Medicinais - guia de seleção e emprego de plantas usadas em fitoterapia no nordeste do Brasil*. 2. ed. Imprensa Universitária/ Edições UFC, Fortaleza, 344 p.

Anacardium humile A.St.-Hil.
Angiospermae - Anacardiaceae. **Planta estudada:** E.R. Salviani 449 (HPL).

cajueiro-do-campo, cajuzinho, cajueiro-anão, cajuí, caju-do-cerrado, cajuzinho-do-campo

Características gerais - subarbusto lenhoso, de pouco mais de 25 cm de altura, provido de grosso xilopódio (caule subterrâneo) rasteiro e tortuoso que emite ramos aéreos formando verdadeiras colônias; nativo em áreas de cerrados arenosos, campos cerrados e campos rupestres de todo o Brasil. Folhas simples, coriáceas, geralmente em tufos, com nervuras salientes e de cor mais clara na face inferior, de 10-20 cm de comprimento. Flores róseas, dispostas em panículas terminais. Os frutos (pseudofrutos) são oblongos, vermelhos ou amarelos, de 3 a 5 cm de comprimento, com polpa carnosa e doce. O verdadeiro fruto (castanha) é do tipo aquênio[1].

Usos - seus frutos (pseudofrutos) são doces e comestíveis, sendo muito procurados para consumo tanto *in natura* como na forma de doces, sucos e geleias. A castanha tem os mesmos usos do caju-verdadeiro[3]. A planta toda é empregada na medicina caseira em várias regiões do país com indicações baseadas na tradição. O óleo do pericarpo do fruto verdadeiro (castanha) é vesicante e usado como cautério para afecções da pele[1]. A infusão, tanto de suas folhas como da casca do caule subterrâneo (xilopódio), é indicada contra diarreia, administrada na dose de 3 xícaras das médias por dia e preparada por adição de 1 litro de água fervente em um recipiente contendo 1 xícara das pequenas cheia com a parte da planta escolhida, bem picada[2]. O suco dos pseudofrutos (cajuzinho) é referido na literatura etnofarmacológica como antissifilítico[1]. A infusão, adoçada ou ao natural, feita na proporção de 1 colher das de sopa das inflorescências para um litro d'água, é empregada para combater a tosse (béquica), na dose de 3 xícaras das médias por dia[2]. O decocto feito por fervura em 1 litro de água, durante 5-10 minutos, de uma xícara das médias destas partes pisadas (inflorescências) é usado para fazer baixar o teor de glicose nos diabéticos, na dose de 3 xícaras das médias por dia[2].

Literatura citada:
1- Mors, W.B.; Rizzini, C.T. & Pereira, N.A. 2000. *Medicinal Plants of Brazil*. Reference Publications, Inc., Algonac, Michigan, 501 p.
2- Rodrigues, V.E.G. & Carvalho, D.A. 2001. *Plantas Medicinais no Domínio dos Cerrados*. Editora UFLA, Lavras-MG, 180 p.
3- Matos, F.J.A. 2002. *Farmácias Vivas - sistema de utilização de plantas medicinais projetado para pequenas comunidades*. 4 ed. Edições UFC, Fortaleza, 267 p.

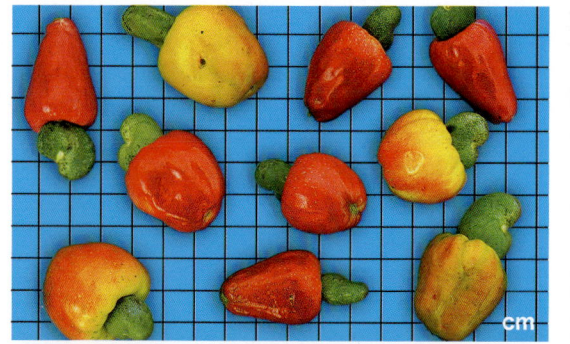

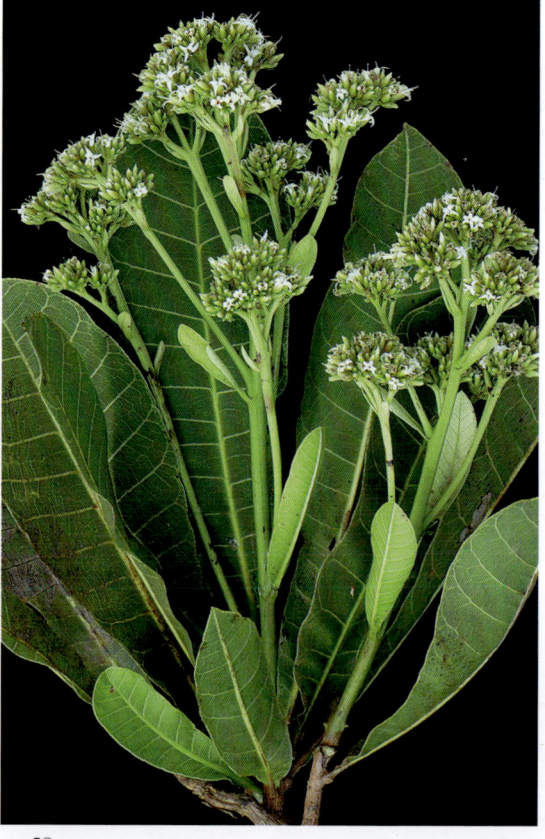

Astronium urundeuva (M. Allemão) Engl.

Sin.: *Myracrodruon urundeuva* M. Allemão, *Astronium gardneri* Mattick

Angiospermae - Anacardiaceae. **Planta estudada:** H. Lorenzi 3.452 (HPL).

arendiúva, arindeúva, aroeira, aroeira-da-serra, aroeira-verdadeira, aroeira-do-campo, aroeira-do-sertão, aroeira-preta, caracuramira, urindeúva, urundeúva

Características gerais - árvore de 5-10 m de altura na caatinga ou até 24 m na mata decídua, com tronco que pode atingir 1 m de diâmetro. Copa ampla, com folhas compostas imparipinadas, com 5-7 pares de folíolos ovado-obtusos, pubescentes em ambas as faces quando jovens, com até 5 cm de comprimento. As flores masculinas e femininas são pequenas e dispostas em grandes panículas pendentes, pardacentas e purpúreas, dispostas em pés separados; frutos drupáceos, globoso-ovais, pequenos, com restos do cálice em forma de estrela. Nativa do Nordeste até São Paulo e Mato Grosso do Sul, ocorre largamente na caatinga e nas matas secas e subúmidas, de preferência nas encostas de serras, nas formações calcárias e afloramentos rochosos bem drenados[1,2,7].

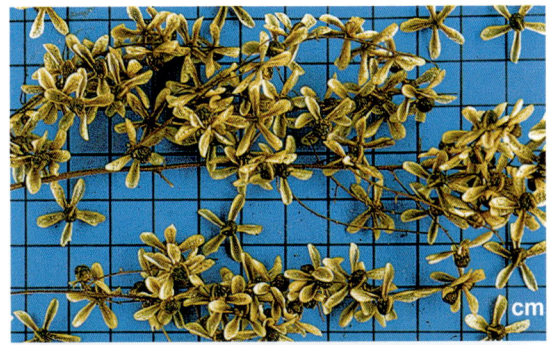

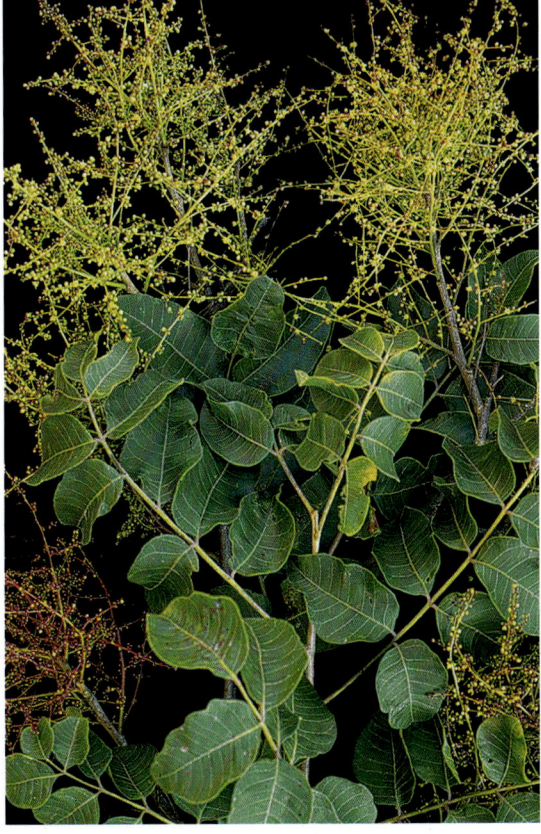

Usos - é uma das principais plantas da medicina tradicional nordestina, conhecida pelo seu uso secular na forma de semicúpio (banho-de-assento) após o parto, em que se emprega o cozimento da entrecasca[7]. Esta mesma preparação é indicada também para o tratamento caseiro de afecções cutâneas e problemas do aparelho urinário e das vias respiratórias: através de estudos químicos foram encontrados diversos compostos fenólicos dentre eles taninos dos tipos catéquico e pirogálico, chalconas diméricas e outros flavonoides que se mostraram biologicamente ativos. O óleo essencial obtido das folhas apresenta cerca de 16 constituintes, sendo majoritários o alfa-pineno, gama-terpineno e o beta cariofileno[3,4]. O estudo farmacológico pré-clínico do extrato aquoso da entrecasca bem como o extrato hidroalcoólico e, especialmente o extrato obtido com acetato de etila a partir da entrecasca, mostraram significante efeito anti-inflamatório, antiulcerogênica e cicatrizante; o extrato aquoso mostrou nível baixo de toxicidade em ratos por via oral, exceto em ratas prenhas quando administrado durante longo tempo[2]. Embora até o momento não tenham sido identificados separadamente todos os constituintes terapeuticamente ativos da aroeira, os resultados destes estudos e de observações clínicas permitem recomendar seu uso oral como anti-inflamatório e cicatrizante, indicado no tratamento de ferimentos, infeccionados ou não, na pele, nas gastrites, úlcera gástrica, cervicite, vaginites e hemorroidas. Para o tratamento dessas manifestações, o cozimento feito com 100 g da entrecasca seca quebrada em pequenos pedaços, deve ser extraído duas vezes cada vez, com meio litro de água, de modo a perfazer, no final um litro[5]. Esta preparação pode ser bebida ou aplicada localmente. Nas gastrites e úlcera gástrica, toma-se duas colheres das de sopa 1 a 3 vezes ao dia; nos casos de cervicite e cervicovaginite aplica-se diariamente compressa intravaginal antes de deitar para dormir colocando-se um absorvente interno (tipo "O.B.") e, em seguida cinco a dez ml do cozimento com o auxílio de uma seringa. Nas inflamações das gengivas e da garganta faz-se o gargarejo ou bochechos com o cozimento diluído com 1 a 2 partes de água duas ou mais vezes ao dia; para hemorroidas, o uso é local na forma de compressas, lavagens ou de micro-clister de retenção, feito ao deitar depois de defecar e higienizar o local. Não se encontrou nenhum registro de reação tóxica com a aplicação dos tratamentos na forma recomendada, embora seja possível ocorrer alguma reação em pessoas sensibilizadas pelo líquido da castanha de caju que é rico em alquilfenois, agente sensibilizante comum em anacardiáceas[6]. A denominação aroeira, seguida ou não de adjetivo, é aplicada, pelo menos, as oito seguintes espécies de Anacardiaceae: *Schinus terebinthifolius* Raddi (aroeira-da-praia), *Schinus molle* L. (aroeira-falsa), *Lithraea molleoides* (Vell.) Engl. (aroeira- branca), *Lithraea brasiliensis* March. (aroeira-de-bugre), *Schinus weinmaniaefolius* Mart. (aroeira-do-campo), *Schinus lentiscifolius* (L.) March. (aroeira-do-rio-grande), *Astronium graveolens* Jacq. (aroeirão) e *Apterocarpus gardneri* Rizz. (aroeira-mole)[1-6].

Astronium urundeuva M. Allemão
Exemplar adulto com mais de 14 m de altura, encontrado em solo pedregoso no interior do estado de São Paulo, ambiente este onde sua ocorrência é mais comum.

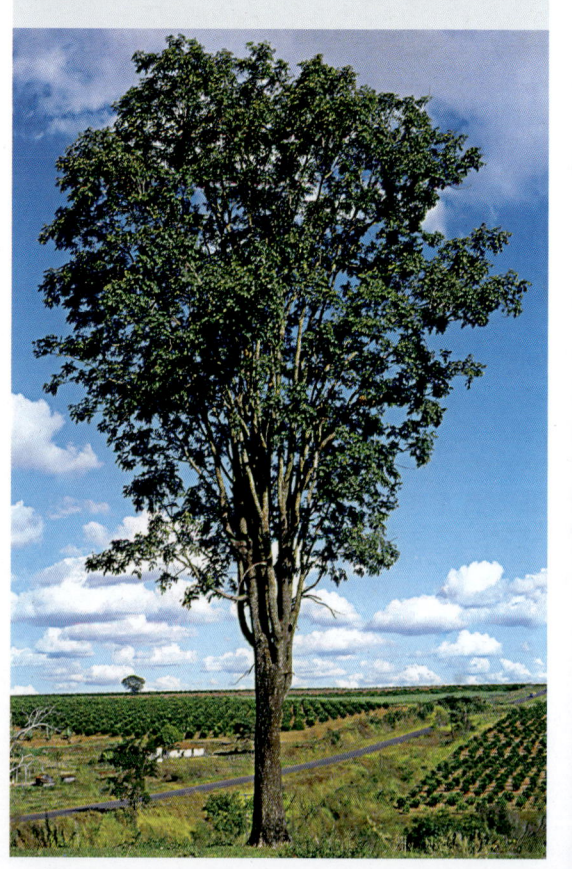

Literatura citada:

1- Lorenzi, H. 2002. *Árvores Brasileiras: manual de identificação e cultivo de plantas arbóreas nativas do Brasil*. 4ª edição. Vol. I. Instituto Plantarum, Nova Odessa-SP, 384 p.

2- Bandeira, M.A.M. 2002. *Myracrodruon urundeuva allemão (aroeira do sertão): constituintes químicos ativos da planta em desenvolvimento e adulta*. Tese (Doutorado) - DQOI-CC-PG-Q.Orgânica, Universidade Federal do Ceará, Fortaleza, 180 p.

3- Sousa, M.P.; Matos, M.E.O.; Matos, F.J.A. et al. 1991. *Constituintes químicos de plantas medicinais brasileiras*. Imprensa Universitária/UFC, Fortaleza, 416 p.

4- Mors, W.B.; Rizzini, C.T. & Pereira, N.A. 2000. *Medicinal Plants of Brazil*. Reference Publications, Inc., Algonac, Michigan, 501 p.

5- Matos, F.J.A. 1998. *Farmácias Vivas - sistema de utilização de plantas medicinais projetado para pequenas comunidades*. 3. ed. Edições UFC, Fortaleza, 220p.

6 - Gruenwald, J.; Brendler, T. & Jaenickke, C. (eds.). 2000. *Physicians Desk References (PDR) for herbal medicines*. Med. Econ. Co, New Jersey, 858 p.

7- Maia, G.N. 2004. *Caatinga - Árvores e arbustos e suas utilidades*. Leitura e Arte Editora, São Paulo, 414 p.

Schinus molle L.

Sin.: *Schinus areira* L., *Schinus molle* var. *areira* (L.) DC., *Schinus angustifolia* Sessé & Moc., *Schinus bituminosus* Salisb., *Schinus huigan* Molina, *Schinus molle* var. *argentifolius* Marchand, *Schinus occidentalis* Sessé & Moc.

Angiospermae - Anacardiaceae. **Planta estudada:** H. Lorenzi 3.415 (HPL).

anacauita, araguaraíba, aroeira, aroeira-da-praia, aroeira-folha-de-salso, aroeira-mansa, aroeira-mole, aroeira-periquita, aroeira-salsa, aroeira-salso, aroeira-vermelha, bálsamo, cambu, corneíba, corneita, fruto-de-sabiá, pimenteiro, terebinto

Características gerais - árvore semidecídua de 5-8 m de altura, de copa globosa com ramos e folhas pêndulas e aromáticas, de tronco cilíndrico com 25-35 cm de diâmetro, nativa do Sul do Brasil. Flores pequenas e amareladas, dispostas em inflorescências paniculadas pendentes, com frutos esféricos de cor marrom. Ocorre na mesma região geográfica a espécie *Schinus lentiscifolius* Marchand, cuja foto é apresentada na próxima página, com características e usos mais ou menos semelhantes [5, 14].

Usos - é uma árvore muito cultivada na arborização urbana e no paisagismo em geral no Sul e Sudeste do país. Seus frutos, com aroma de pimenta, são usados nas regiões Andinas, onde a planta também é nativa, no preparo de xaropes, vinagres e bebidas (vinhos), além de serem utilizados na adulteração ou como substituto da pimenta-do-reino[14]. Possui também uma longa história de usos na medicina tradicional em toda a América do Sul, dos quais, muitos já consubstanciados por pesquisas científicas realizadas em vários países. Virtualmente todas as suas partes (folhas, casca, frutos, sementes e óleo-resinoso) são usadas para este fim, as quais possuem um alto conteúdo de óleo essencial responsável pelo aroma característico[1]. Atribui-se às várias partes desta planta propriedades adstringente, balsâmica, diurética, emenagoga, purgativa, estomáquica, tônica e vulnerária. Assim, no Peru a sua seiva é usada como purgativa e diurética e a planta inteira é empregada externamente como antisséptico no caso de fraturas ou feridas expostas[2,3]. O óleo-resinoso extraído de seu tronco é usado externamente nesse mesmo país como cicatrizante e para dor de dente, e internamente para reumatismo e como purgativo[4]. Na Argentina, o decocto de suas folhas secas é usado para problemas menstruais, bem como contra desordens dos tratos urinário e respiratório[6,7]. No

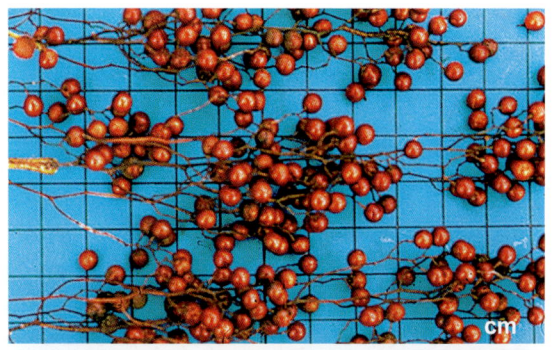

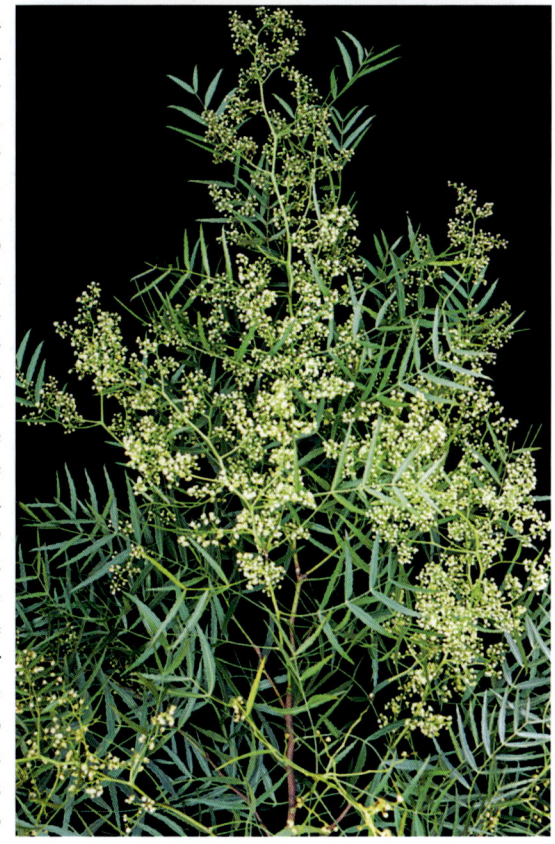

Brasil são usadas a casca e folhas secas contra febres, problemas do trato urinário, contra cistites, uretrite, blenorragia, tosse e bronquite, problemas menstruais com excesso de sangramento, além de gripe, diarreia e inflamações em geral[8,9]. Os resultados de sua análise fitoquímica registram óleo essencial rico em mono e sesquiterpenos, em teor de até 1% para as folhas e até 5% para os frutos; registra ainda a presença de taninos, resina, alcaloides, flavonoides, saponinas esteroidais, esteroides e triterpenos[14]. Para as sementes é citado um teor de óleo fixo da ordem de 14%[14]. O óleo essencial é o principal responsável por várias atividades desta planta, especialmente à ação antimicrobiana contra vários tipos de bactérias e fungos e contra vírus de plantas, bem como atividade repelente contra a mosca doméstica[11,12,13].

Schinus lentiscifolius Marchand
Planta estudada: H. Lorenzi 2.434 (HPL).
É uma espécie também arbórea encontrada no Sul do país (RS), com porte e aplicações medicinais mais ou menos semelhantes.

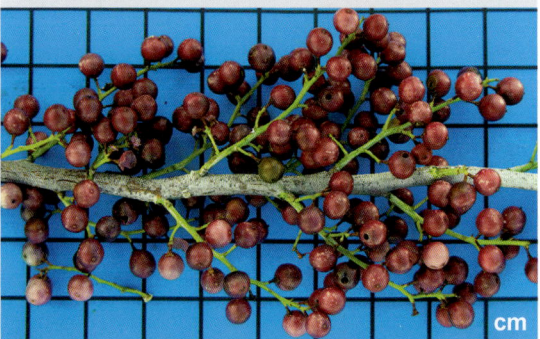

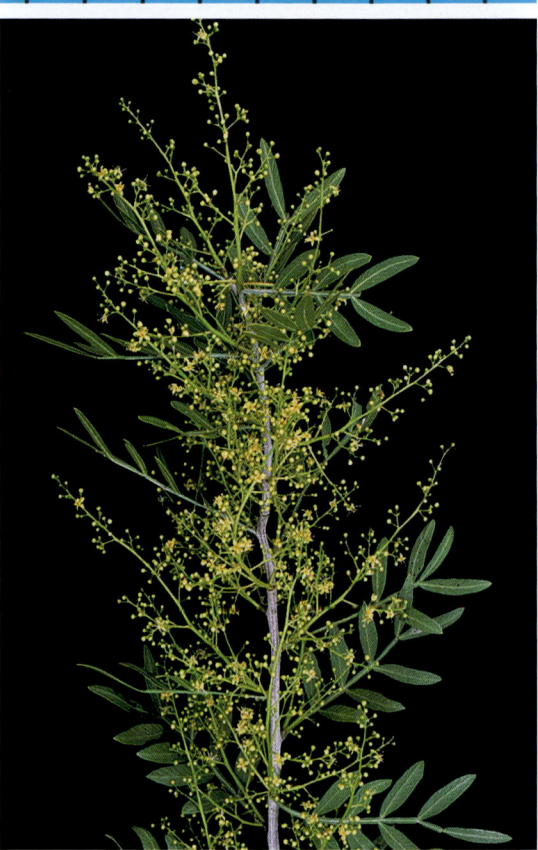

Literatura citada:
1- Duke, J.A. 1985. *Handbook of Medicinal Herbs.* Ed. CRC Press, Boca Raton, FL.
2- Kramer, F.L. 1957. The Pepper Tree *Schinus molle. Econ. Bot. 11*: 322-3226.
3- Yelasco-Negueruela, A. 1995. Medicinal Plants from Pampallakta: an Andean Community in Cuzco (Peru). *Fitoterapia 66*(5): 447-462.
4- Ramirez, V.A. et al. 1988. *Vegetales Empleados en Medicina Tradicional Norperuano.* Banco Agrário Del Peru & Nacional Univ. Trujillo, Trujillo, 54 p.
5- Lorenzi, H. 2002. *Árvores Brasileiras*. 4ª edição. Vol. I. Instituto Plantarum, Nova Odessa-SP, 384 p.
6- Gonzalez, F., et al.1987. A Survey of Plants with Antifertility Properties Described in the South American Folk Medicine. *Abstr.* Princess Congress I. Bangkok. 10-30.
7- Perez, C., et al. 1994. Inhibition of *Pseudomonas Aerguinosa* by Argentinean Medicinal Plants. *Fitoterapia 65*(2): 169-172.
8- Cruz, G.L. 1995. *Dicionário das Plantas Úteis do Brasil.* 5. ed. Editora Bertrand, Rio de Janeiro.
9- Coimbra, R. 1994. *Manual de Fitoterapia.* 2. ed. Editora Cejup, Belém.
10- Taylor, L. 2001. Brazilian Peppertree (*Schinus molle).* Raintree technical report on the Internet.
11- Gundidza, M. 1993. Antimicrobial activity of essential oil from *Schinus molle* Linn. *Cent. Afr. Journal Med. 39*(11): 231-234.
12- Dikshit, A.; Naqvi, A.A. & Husain, A. 1986. *Schinus molle:* a new source of natural fungitoxicant. *Applied Environ. Microbiology 51*(5): 1085-1088.
13- Wimalaratne, P. et al. 1996. Isolation and Identification of House Fly - *Musca domestica* L., Repellents from Pepper Tree - *Schinus mole* L. *J. Chem. Ecol. 22*(1): 49-59.
14- Backes, P. & Irgang, B. 2002. *Árvores do Sul - Guia de Identificação & Interesse Ecológico.* Clube da Árvore/Instituto Souza Cruz, Porto Alegre, 326 p.

Schinus terebinthifolia Raddi

Sin.: *Sacortheca bahiensis* Turcz., *Schinus mellisii* Engl., *Schinus mucronulata* Mart., *Schinus terebinthifolia* var. *damaziana* Beauverd, *Schinus terebinthifolia* var. *raddiana* Engl.

Angiospermae - Anacardiaceae. **Planta estudada:** H. Lorenzi 1.300 (HPL).

aguaraíba, aroeira, aroeira-branca, aroeira-da-praia, aroeira-do-brejo, aroeira-do-campo, aroeira-do-paraná, aroeira-mansa, aroeira-negra, aroeira-pimenteira, aroeira-precoce, aroeira- -vermelha, bálsamo, cabuí, cambuí, coração-de-bugre, corneíba, fruto-de-raposa, fruto-de-sabiá

Características gerais - árvore mediana com 5-10 m de altura, perenifólia, dioica, de copa larga e tronco com 30-60 cm de diâmetro, revestido de casca grossa. Folhas compostas imparipinadas, com 3 a 10 pares de folíolos aromáticos, medindo de 3 a 5 cm de comprimento por 2 a 3 de largura. Flores masculinas e femininas muito pequenas, dispostas em panículas piramidais. Fruto do tipo drupa, globoide, com cerca de 5 cm de diâmetro, aromático e adocicado, brilhante e de cor vermelha, conferindo às plantas, na época da frutificação, um aspecto festivo. Ocorre ao longo da mata atlântica desde o Rio Grande do Norte até o Rio Grande do Sul. Pode ser cultivada a partir de sementes ou por estaquia[1,2].

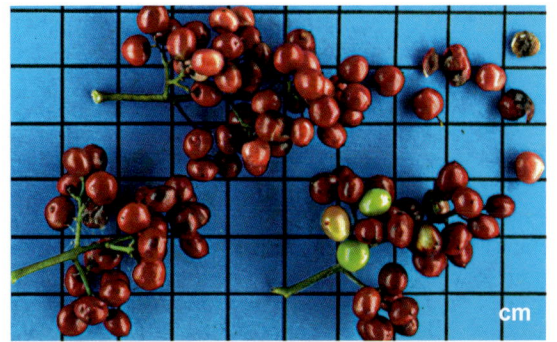

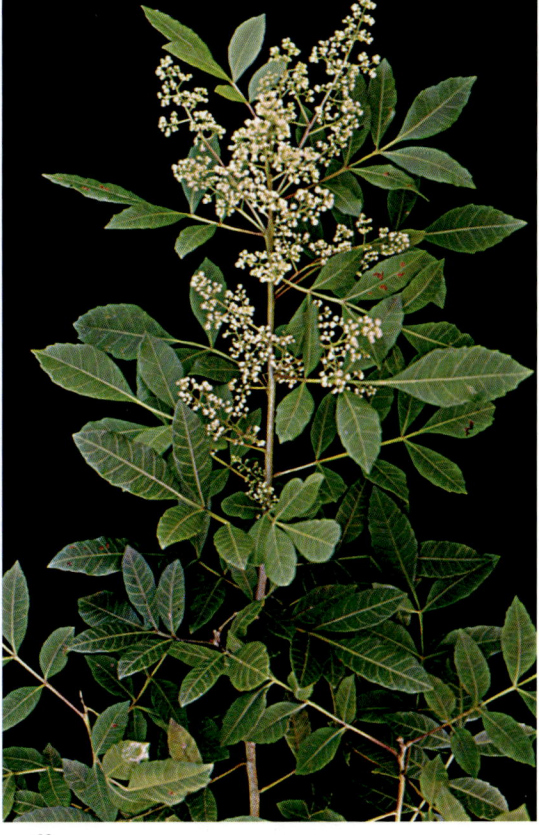

Usos - fornece madeira para mourões, lenha e carvão. É amplamente cultivada na arborização de ruas e praças. A literatura etnobotânica cita o uso das cascas, com base na tradição popular, na forma de cozimento (decocto), especialmente pelas mulheres, durante vários dias, em banhos de assento após o parto como anti-inflamatório e cicatrizante, ou como medicação caseira para o tratamento de doenças do sistema urinário e do aparelho respiratório, bem como nos casos de hemoptise e hemorragia uterina. As folhas e frutos são adicionados à água de lavagem de feridas e úlceras, embora a eficácia e a segurança do uso destas preparações não tenham sido, ainda, comprovadas cientificamente[1,2,3]. Os resultados de sua análise fitoquímica registram a presença de alto teor de tanino, biflavonoides e ácidos triterpênicos nas cascas e de até 5% de óleo essencial formado por mono e sequiterpenos nos frutos e nas folhas. Em todas as partes da planta foi identificada a segurança do uso destas preparações não tenham sido, ainda, comprovadas cientificamente[1,2,3]. Os resultados de sua análise fitoquímica registram a presença de alto teor de tanino, biflavonoides e ácidos triterpênicos nas cascas e de até 5% de óleo essencial formado por mono e sequiterpenos nos frutos e nas folhas. Em todas as partes da planta foi identificada a presença de pequena quantidade de alquil-fenóis, substâncias causadoras de dermatite alérgica em pessoas sensíveis[3,4]. Os resultados dos ensaios farmacológicos registraram a existência nesta planta de propriedades anti-inflamatória, cicatrizante e antimicrobiana para fungos e bactérias incluindo nesta ação *Monilia*, *Staphylococcus* e *Pseudomonas*. Um ensaio clínico feito com extrato aquoso das cascas na concentração de 10% aplicado na forma de compressas intravaginais em 100 mulheres portadoras de cervicite e cervicovaginites promoveu 100% de cura num período de uma a três semanas de tratamento[5]. Com base no uso tradicional desta planta e nos resultados de estudos químicos farmacológico e clínico, as preparações feitas com suas cascas podem ser usados no tratamento tópico de ferimentos na pele ou, especialmente, nas mucosas em geral, infectados ou não, nos casos de cervicite (ferida no colo do útero) e de hemorroidas inflamadas, bem como nas inflamações das gengivas e da garganta na forma de gargarejos, bochechos e compressas feitas com o cozimento; um litro do cozimento pode ser preparado com 100 g da entrecasca limpa e seca, quebrada em pequenos pedaços ou dos frutos, cozinhados de 2 vezes, cada vez com ½ litro d'água; esta preparação pode ser bebida em doses de 30 ml duas vezes ao dia para combater a azia e a gastrite[6]. O amplo emprego desta planta na medicina popular é motivo suficiente para sua escolha como tema de estudos farmacológicos e clínicos visando sua validação como medicamento eficaz e seguro. O uso das preparações de aroeira deve ser revestido de cautela por causa da possibilidade do aparecimento de fenômenos alérgicos na pele e nas mucosas. Caso isto aconteça, suspenda o tratamento e procure o médico o mais cedo possível. As mesmas propriedades são encontradas também em outra Anacardiaceae – a aroeira-do-sertão (*Myracrodruom urundeuva*), que pode, assim, ser usada da mesma maneira, para as mesmas indicações em sua região de ocorrência mais para o interior do país, enquanto a espécie descrita é mais acessível às populações do litoral.

Schinus terebinthifolia Raddi
Árvore amplamente disseminada de norte a sul do Brasil, principalmente na orla litorânea e em regiões de altitude, onde chega a constituir-se em planta indesejável quando prolifera em áreas de pastagem.

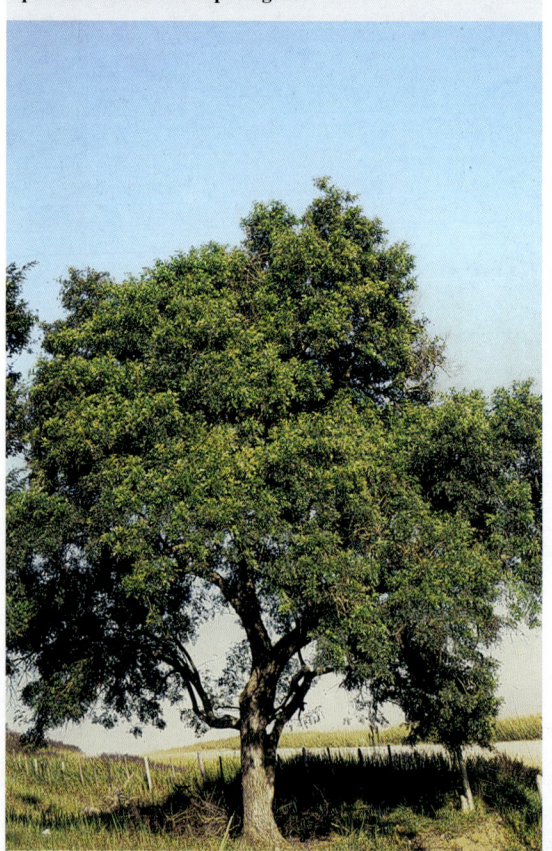

Literatura citada:
1- Lorenzi, H. 2002. *Árvores Brasileiras: manual de identificação e cultivo de plantas arbóreas nativas do Brasil*. 4ª edição. Vol. I. Instituto Plantarum, Nova Odessa-SP, 384 p.
2- Braga, R.A. 1960. *Plantas do Nordeste, especialmente do Ceará*. 2. ed. Imprensa Oficial, Fortaleza, 540 p.
3- Gruenwald, J.; Brendler, T. & Jaenickke, C. (eds.). 2000. *Physicians Desk References (PDR) for herbal medicines*. Med. Econ. Co., New Jersey, 858 p.
4- Reichert, B., Frerichs et al. 1945. *Tratado de farmácia practica*. Trad. Espanhol de Pio Font Quer. Vol. IX. Editorial Labor, Barcelona, 772 p., 5 vols.
5- Bandeira, J.A. & Wanick, M.C. 1974. Ação anti-inflamatória e cicatrizante de *Schinus aroeira* Vell., em pacientes com cervicite e cervicovaginite. *Rev. Inst. Antibióticos*, Recife, p.105-106.
6- Matos, F.J.A. 2002. *Farmácias Vivas - sistema de utilização de plantas medicinais projetado para pequenas comunidades*. 4 ed. Edições UFC, Fortaleza, 267 p.

Spondias mombin L.

Sin.: *Spondias lutea* var. *glabra* Engl., *Spondias radlkoferi* Donn. Sm., *Spondias nigrescens* Pittier, *Spondias aurantiaca* Schumach. & Thonn., *Spondias axillaris* Roxb., *Spondias dubia* A. Rich., *Spondias graveolens* Macfad.

Angiospermae - Anacardiaceae. **Planta estudada:** E.R. Salviani 1.734 (HPL).

acaíba, acajá, acajaíba, cajá-mirim, cajá-pequeno, cajazeira, cajazeiro, cajazeiro-miúdo, imbuzeiro, seriguela, taperebá, taperibá

Características gerais - árvore de até 25 m de altura, frutífera silvestre no Norte e no Nordeste do Brasil, com folhas compostas de 3 a 8 pares de folíolos de forma oval-lanceolada com margens serradas quando bem jovens, fruto do tipo drupa, de cor amarelo-alaranjada e sabor ácido, com cerca de 1 polegada de tamanho. As mudas são comumente produzidas por estaquia (galhos), pois frutificam logo após um ano de seu plantio[1, 2, 3]. Ocorre na mata Atlântica de tabuleiro nos estados do RJ, ES e sul da BA a espécie *Spondias macrocarpa* Engl., cuja foto é apresentada na página seguinte, com características similares e mesma aplicação na medicina caseira.

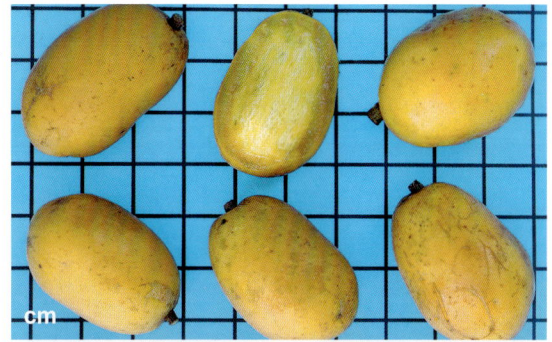

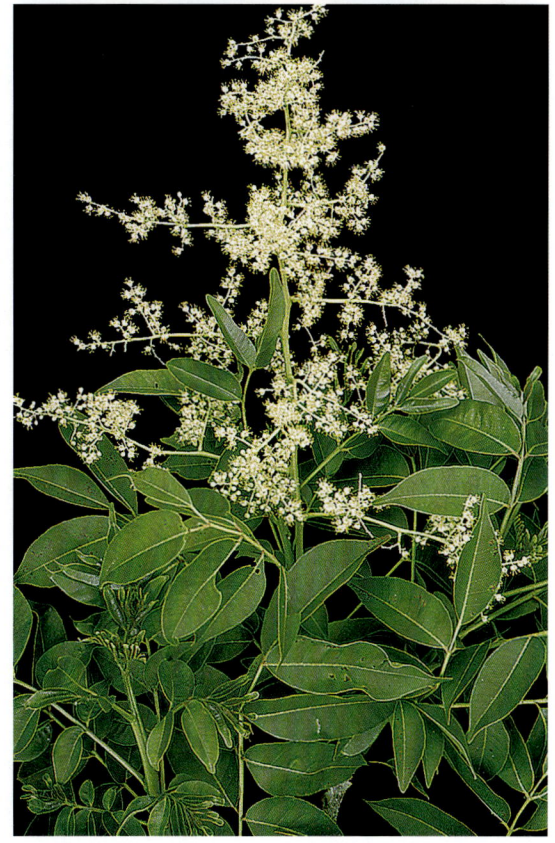

Usos - são usados principalmente os frutos na preparação de deliciosos refrescos e sorvetes. Da casca do tronco se destacam pedaços grossos de súber, conhecidos pelo nome de caraça-de-cajazeira, que são usados na preparação de pequenas esculturas e carimbos por artesãos locais[3]. Nas práticas caseiras da medicina popular o cozimento das folhas é usado como gargarejo adstringente nas inflamações da boca e da garganta e, em massagens locais, para aumentar o tamanho dos seios; por via oral se administra essa mesma preparação para tratamento caseiro da prostatite[3,4]. Os resultados de análises fitoquímicas das folhas e ramos verdes registram como seus principais componentes a presença de taninos elágicos e seus precursores como a geraniina, galoilgeraniina, além de ésteres do ácido cafeico; os ensaios farmaco-lógicos mostraram que estas substâncias e o extrato bruto da planta têm propriedades adstringente, antibacteriana, moluscicida e antiviral, agindo sobre o vírus da herpes labial, da angina herpética e contra o vírus Cocksaquii responsável pelos surtos periódicos de aftas dolorosas, especialmente em crianças[4,5]. Para o tratamento caseiro da herpes labial pode-se usar, na região de ocorrência da planta, seis a oito folhas frescas por dia, mastigando-as lentamente, ou então preparar o cozimento por fervura de 50 g das folhas e ramos finos em um copo d'água que, depois de passado através de um pano fino, deve ser renovado a cada 2 dias e, durante o uso mantido na geladeira; usa-se em bochechos e compressas locais por 5 a 10 minutos, uma ou mais vezes ao dia, durante as crises, mantendo-se o tratamento por mais dois dias depois de passada a crise[3]. Para o tratamento de aftas e da angina herpética pode-se usar as folhas da mesma maneira acima e o cozimento em bochechos e gargarejos três ou quatro vezes ao dia. Nos casos de herpes genital, coloca-se diariamente, ao deitar, um absorvente interno (tipo "O.B.") e, em seguida, com auxílio de uma pra ou uma seringa, introduz-se cinco a dez ml do cozimento, de preferência preparado juntamente com casca de romã (fruto) que é mais ativo contra o vírus Herpes Simplex II[3]. A literatura cita uma ação anticonceptiva para outra espécie desse gênero, *Spondias dulcis,* conhecida como cajarana no Nordeste e cajamanga no Sudeste[5], cujos frutos também são comestíveis (foto abaixo).

Literatura citada:
1- Lorenzi, H. 2002. *Árvores Brasileiras: manual de identificação e cultivo de plantas arbóreas nativas do Brasil.* 2ª edição. Vol. II. Instituto Plantarum, Nova Odessa-SP, 384 p.
2- Braga, R.A. 1960. *Plantas do Nordeste, especialmente do Ceará.* 2. ed. Imprensa Oficial, Fortaleza, 540 p.
3- Matos, F.J.A. 2002. *Plantas Medicinais - guia de seleção e emprego de plantas usadas em fitoterapia no nordeste do Brasil.* Imprensa Universitária/Edições UFC, Fortaleza, 344 p.
4- Dias-da-Rocha, F. 1945. *Formulário therapeutico de plantas medicinaes cearenses, nativas e cultivadas.* Tipografia Progresso, Fortaleza, 258 p.
5- Robineau, L.G. (ed.). 1995. *Hacia uma farmacopea caribeña / TRAMIL 7.* Enda-Caribe UAG & Universidad de Antioquia, Santo Domingo, 696 p.

Spondias macrocarpa Engl.
Planta estudada: H. Lorenzi 997 (HPL).
Árvore encontrada no ES, BA e região Amazônica, possui características semelhantes e mesmas aplicações de *Spondias mombin*.

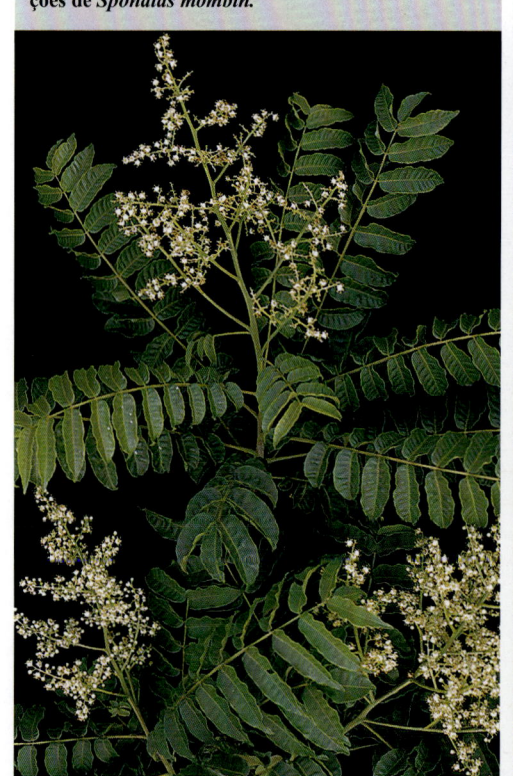

Spondias dulcis Parkinson
Planta estudada: H. Lorenzi 5810 (HPL).
Espécie arbórea originária das ilhas da Polinésia e amplamente cultivada no Brasil, possui propriedades conceptivas.

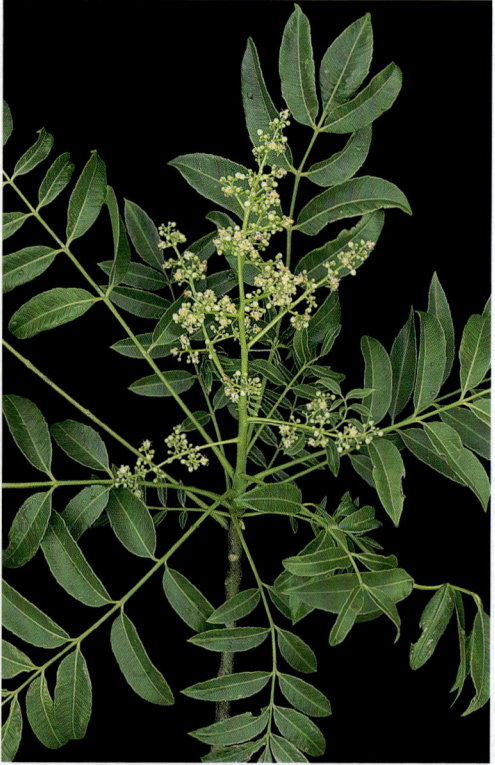

Annona muricata L.

Sin.: *Annona bonplandiana* Kunth, *Annona cearensis* Barb. Rodr., *Annona macrocarpa* Wercklé, *Annona muricata* var. *borinquensis* Morales, *Guanabanus muricatus* M. Gómez

Angiospermae - Annonaceae. **Planta estudada:** H. Lorenzi 639 (HPL).

araticum, araticum-de-comer, araticum-do-grande, araticum-manso, areticum, coração- -de-rainha, corossol, fruta-do-conde, graviola, graviola-do-norte, guanaba, guanababo, jaca-de-pobre, jaca-do-pará, jaqueira-mole, pinha

Características gerais - árvore de até 8 m de altura, dotada de copa piramidal, com folhas obovado- oblongas, brilhantes, medindo 8-15 cm de comprimento. Flores solitárias, com cálice de sépalas triangulares e pétalas externas grossas de cor amarelada. Os frutos, do tipo baga, têm superfície ouriçada, de 25-35 cm de comprimento, com polpa mucilaginosa e levemente ácida. Originária da América tropical, principalmente Antilhas e América Central, é amplamente cultivada em todos os países de clima tropical, inclusive no Brasil, principalmente nos estados do Nordeste[1,2,6]. A espécie afim *Annona montana* Macfad. possui propriedades similares.

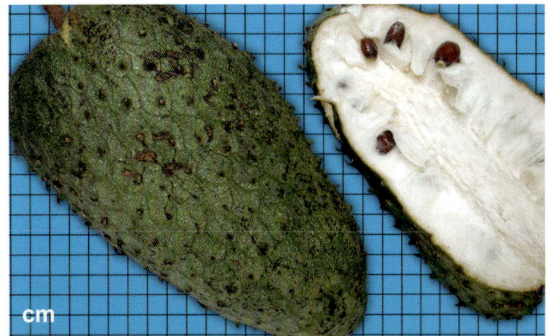

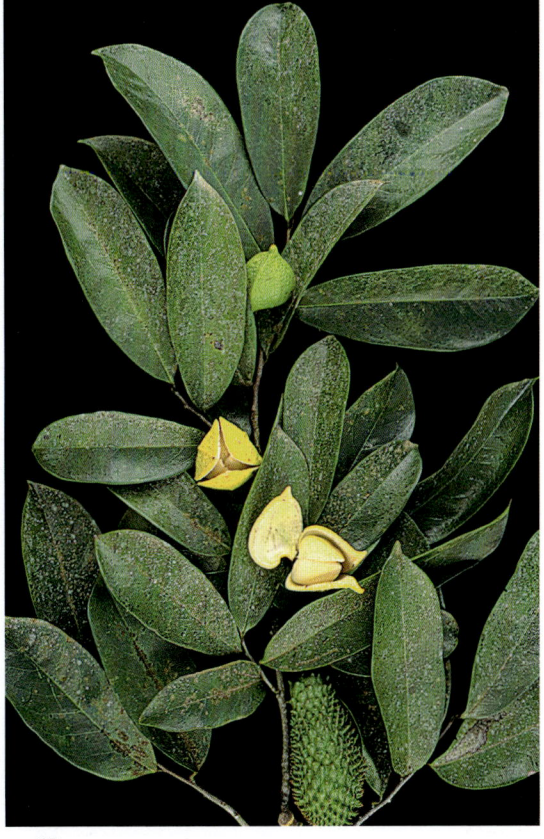

Usos - seu principal uso está na indústria de polpas alimentícias para refrescos e sorvetes. A literatura etnofarmacológica registra vários usos medicinais, todos baseados na tradição popular que lhe atribui várias propriedades, embora a eficácia e a segurança de suas preparações não tenham sido, ainda, comprovadas cientificamente, apesar da planta, mas não a fruta, ser considerada potencialmente tóxica para o homem. Assim, o cozimento ou decoto das folhas bem amassadas em pilão caseiro têm uso como antidiarreica e contra espasmos; as sementes são consideradas adstringentes e vomitivas, enquanto se atribui às cascas, ação antidiabética e espasmolítica[2,3]. Mais recentemente tem crescido muito o uso do chá das folhas, preparado por fervura do modo habitual, como agente emagrecedor e medicação contra alguns tipos de câncer[2,5]. Seu estudo fitoquímico mostrou que as folhas contêm até 1,8% de óleo essencial rico em beta-cariofileno, gama-cadineno e alfa-elemeno, enquanto que o obtido do fruto tem ésteres e compostos nitrogenados como substâncias responsáveis pelo seu aroma[2,4]. Na composição química do fruto estão presentes açúcares, tanino, ácido ascórbico, pectinas e vitaminas A (beta-caroteno), C e do complexo B[4], enquanto nas folhas, casca e raiz desta planta foram identificados vários alcaloides descritos como reticulina, coreximina, coclarina e anomurina[4]. Nas sementes foram registrados o ciclopeptídio anomuricatina A e várias acetogeninas, que são encontradas também, nas folhas, casca e raízes desta planta[2,3,4,5]. As acetogeninas formam uma nova classe de compostos naturais de natureza policetídica de grande interesse para farmacologistas e químicos de produtos naturais em todo o mundo, por serem farmacologicamente muito ativas como antitumoral e inseticida, sendo a mais ativa delas a anonacina; outra substância desta classe mostrou intensa atividade contra o adenocarcinoma do cólon (intestino grosso), numa concentração 10.000 vezes menor do que a adriamycina, quimioterápico usado para tratamento deste tipo de tumor[5]. Descobertas como estas têm provocado uma grande procura por folhas de graviola, cuja negociação pelas empresas de cultivo com os laboratórios de pesquisa e de produção de fitoterápicos especialmente do exterior, alcança quantidades da ordem de toneladas. O amplo emprego desta planta nas práticas caseiras da medicina popular e seus resultados positivos, além da grande disponibilidade de material no Brasil, são motivos suficientes para sua escolha como tema de estudos químicos, farmacológicos e clínicos mais aprofundados, visando sua validação como medicamento antitumoral.

Annona montana Macfad.
Planta estudada: H. Lorenzi 3.506 (HPL).
Espécie muito similar a *A. muricata*, é raramente cultivada no Brasil e também empregada para os mesmos fins.

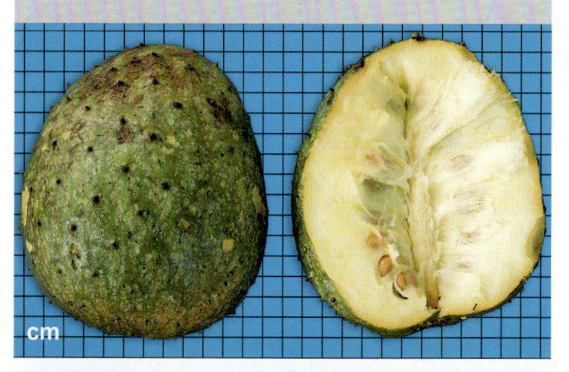

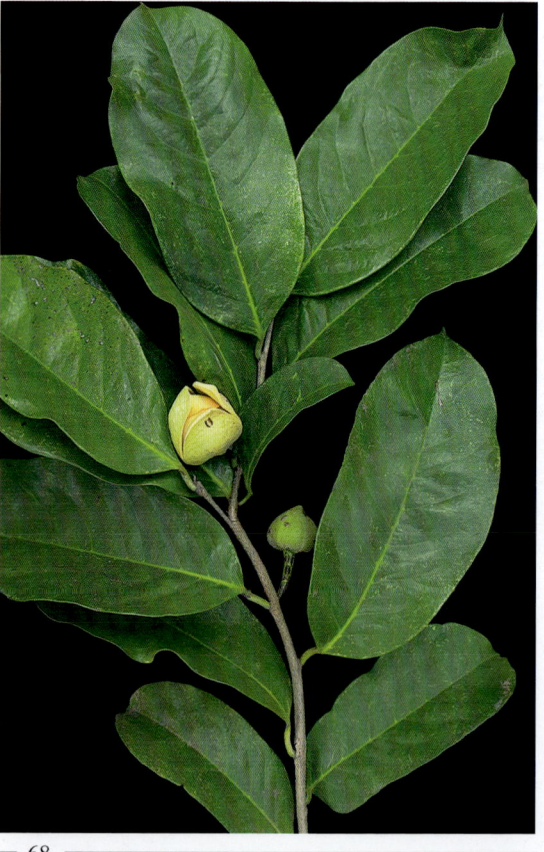

Literatura citada:
1- Corrêa, M.P. 1984. *Dicionário de plantas medicinais do Brasil e das exóticas cultivadas*. Vol. III. Instituto Brasileiro de Desenvolvimento Florestal, Rio de Janeiro, 646 p., 6 vols.
2- Sousa, M.P.; Matos, M.E.O.; Matos, F.J.A. et al. 1991. *Constituintes químicos de plantas medicinais brasileiras*. Imprensa Universitária/UFC, Fortaleza, 416 p.
3- Mors, W.B.; Rizzini, C.T. & Pereira, N.A. 2000. *Medicinal Plants of Brazil*. Reference Publications, Inc., Algonac, Michigan, 501 p.
4- Robineau, L.G. (ed.). 1995. *Hacia uma farmacopea caribeña / TRAMIL 7*. Enda-Caribe UAG & Universidad de Antioquia, Santo Domingo, 696 p.
5- Taylor, L. 1998. Herbal secrets of the Rainforest. Prima Health Publishing, Rocklin, CA, 315 p.
6- Lorenzi, H.; Bacher, L.; Lacerda, M. & Sartori, S. 2006. *Frutas Brasileiras e Exóticas Cultivadas: (de consumo in natura)*. Instituto Plantarum, Nova Odessa-SP. 672 p.

Annona squamosa L.

Sin.: *Annona asiatica* L., *Annona cinerea* Dunal, *Guanabanus squamosus* M. Gómez, *Xylopia glabra* L.

Angiospermae - Annonaceae. **Planta estudada:** H. Lorenzi 3.388 (HPL).

anona, araticum, fruta-do-conde, pinha, ata, condessa, ateira, pinheira

Características gerais - árvore de copa irregular e aberta, de 4-8 m de altura. Folhas simples, de 8-12 cm de comprimento. Flores solitárias, de cor esverdeada. Fruto do tipo baga composta, esverdeada e de superfície papilada, com polpa branca, mucilaginosa e doce. É originária das Antilhas e disseminada no Brasil pelo cultivo, principalmente no Nordeste[1,2]. As espécies nativas do cerrado *Annona coriacea* Mart. e *Annona crassiflora* Mart., cujas fotos são apresentadas na próxima página, possuem propriedades e usos medicinais mais ou menos semelhantes, além de igualmente comestíveis.

Usos - seus frutos são usados na alimentação, inteiros (*in natura*) ou na forma de sucos e sorvetes, embora a crença popular considere que este fruto favorece o desenvolvimento de infecções, especialmente na pele e na garganta. A literatura etnofarmacológica registra, além disto, várias propriedades medicinais de suas folhas como medicação sudorífica, carminativa, estomáquica, antirreumática e anti-helmíntica por via oral e, externamente, em compressas e bochechos, no tratamento de estomatite, nevralgias e cefaleias, bem como, na forma de cataplasma em furúnculos e úlceras para induzir a supuração[3]. Uma folha umedecida ou folhas machucadas, colocadas na testa e nas fontes, são usadas para provocar o sono e aliviar a enxaqueca[1]. São aplicadas também, sobre ferimentos e úlceras, para evitar o ataque de insetos e suas larvas. As sementes trituradas são tóxicas e reputadas como eficiente meio para eliminação de piolhos e outros ectoparasitas, devendo-se evitar seu contato com os olhos pelo risco de causar cegueira. Suas raízes são consideradas purgativas, mas só raramente são utilizadas. O estudo fitoquímico das várias partes desta planta permitiu determinar a presença de um óleo essencial contendo beta-cariofileno, germacreno e delta-elemeno como principais componentes e, entre os constituintes fixos, o alcaloide anonaína, a anonosilina II de atividade pesticida, saponina e acetogeninas, que cujo estudo farmacológico demonstrou a existência de várias propriedades biológicas, incluindo ação citotóxica, antimalárica e antimicrobiana. Dos frutos foram isolados açúcares, aminoácidos e derivados caurânicos[4,5].

Literatura citada:
1- Braga, R.A. 1960. *Plantas do Nordeste, especial-*

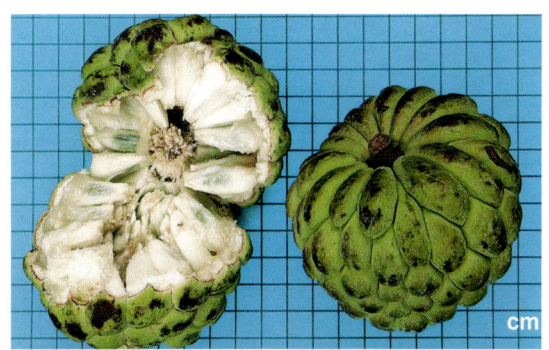

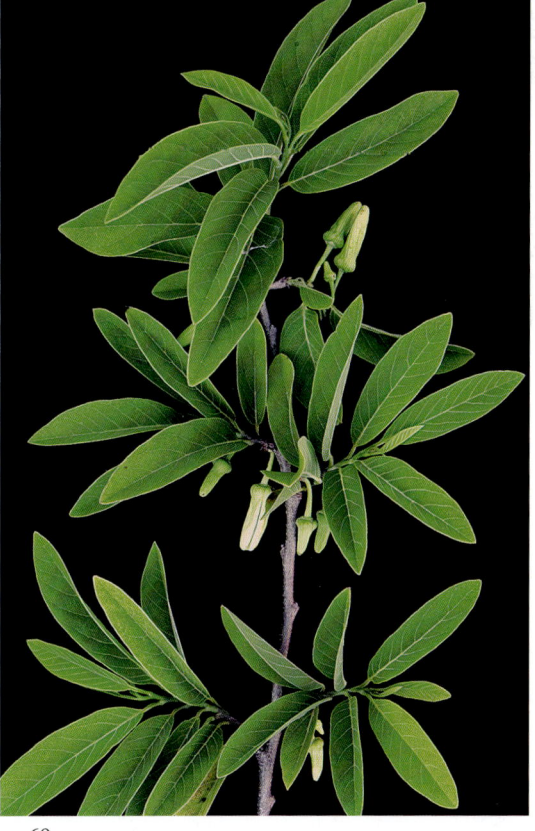

mente do Ceará. 2. ed. Imprensa Oficial, Fortaleza, 540 p.
2- Corrêa, M.P. 1926. *Dicionário das Plantas Úteis do Brasil e das Exóticas Cultivadas*. Vol. I. Ministério da Agricultura, Rio de Janeiro.
3- Robineau, L.G. (ed.). 1995. *Hacia uma farmacopea caribeña / TRAMIL 7*. Enda-Caribe UAG & Universidad de Antioquia, Santo Domingo, 696 p.
4- Mors, W.B.; Rizzini, C.T. & Pereira, N.A. 2000. *Medicinal Plants of Brazil*. Reference Publications, Inc., Algonac, Michigan, 501 p.
5- Sousa, M.P.; Matos, M.E.O.; Matos, F.J.A. et al. 1991. *Constituintes químicos de plantas medicinais brasileiras*. Imprensa Universitária/UFC, Fortaleza, 416 p.

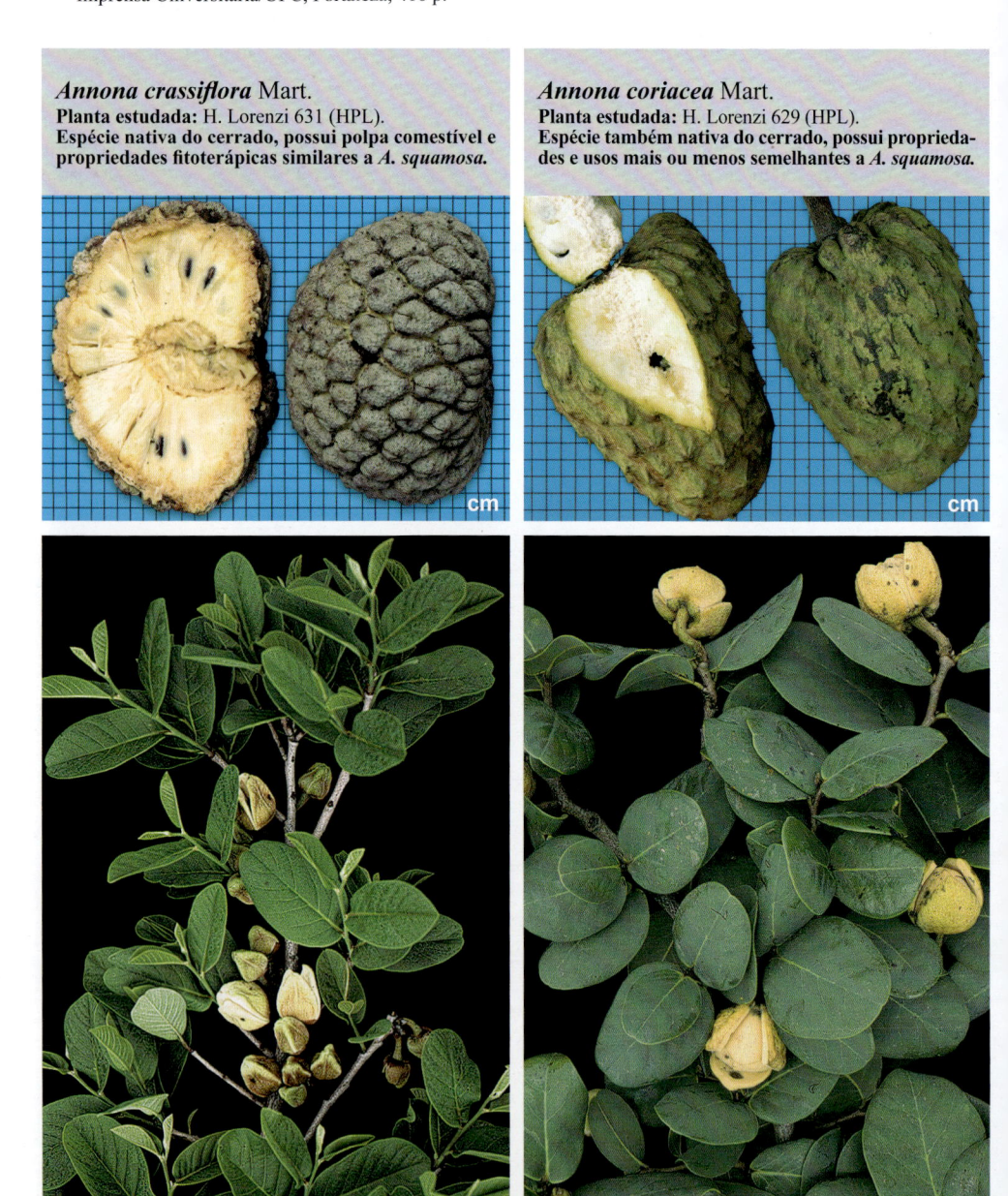

Annona crassiflora Mart.
Planta estudada: H. Lorenzi 631 (HPL).
Espécie nativa do cerrado, possui polpa comestível e propriedades fitoterápicas similares a *A. squamosa*.

Annona coriacea Mart.
Planta estudada: H. Lorenzi 629 (HPL).
Espécie também nativa do cerrado, possui propriedades e usos mais ou menos semelhantes a *A. squamosa*.

Xylopia aromatica (Lam.) Mart.
Sin.: *Xylopia grandiflora* A. St.-Hil., *Uvaria aromatica* Lam.

Angiospermae - Annonaceae. **Planta estudada:** A. Amaral Jr. 551 (HPL).

envira, embira, envireira, jejerecu, esfola-bainha, pacovi, pachinhos, pimenta-de-macaco, pimenta-de-negro, pimenta-de-gentio, pachinhos, pimenta-de-bugre, pimenta-de-árvore, pimenta-de-folha-grande, pimenta-do-campo, pimenta-da-costa, pimenta-do-sertão

Características gerais - árvore de copa aberta e piramidal, de 4-6 m de altura, com tronco ereto e revestido por casca quase lisa de cor acinzentada, nativa dos cerrados brasileiros. Folhas simples, coriáceas, lanceoladas, aromáticas, de margens inteiras, glabras na face ventral e pilosa na face dorsal, de 7-15 cm de comprimento. Flores grandes, de pétalas brancas, dispostas de maneira solitária ou em pequenos grupos nas axilas das folhas. Os frutos são carpídios quase cilíndricos, deiscentes, de cor verde por fora e vermelhos por dentro quando maduros, de 2-3 cm de comprimento, contendo 3-9 sementes pretas e brilhantes. Multiplica-se por sementes que, no entanto, possuem baixa germinabilidade[1,5,6]. As espécies *Xylopia frutescens* Aubl. e *Xylopia sericea* A. St.-Hil. possuem características e propriedades semelhantes a esta, embora os frutos de *X. sericea*, conhecida na região Nordeste como embiriba, tenham o sabor muito menos picante.

Usos - fornece madeira de baixa qualidade para caixotaria e lenha. As sementes são aromáticas e reminescentes da pimenta-do-reino (*Piper nigrum*), usadas como condimento. As sementes e a casca do caule são empregadas na medicina caseira em muitas regiões do país, principalmente nas áreas de ocorrência natural da espécie, onde são comercializadas pelos vendedores de ervas em mercados e feiras livres. As sementes são consideradas carminativa, eupéptica e afrodisíaca[3]. As sementes torradas e moídas e a tintura da casca do caule são também empregadas como excitante, carminativa e afrodisíaca[5]. Seu estudo fitoquímico registra a presença no óleo essencial dos frutos das substâncias cujos componentes são alfa e beta-pineno, mirceno, limoneno, ocimeno, citronelol e carvona[4]. Entre os constituintes não voláteis destacam-se alguns diterpenos.

Literatura citada:

1- Lorenzi, H. 2002. *Árvores Brasileiras: manual de identificação e cultivo de plantas arbóreas nativas do Brasil*. 4ª edição. Vol. I. Instituto Plantarum, Nova Odessa-SP, 384 p.

2- Moraes, M.P.L. & Roque, N.F. 1988. Diterpenes from the fruits of *Xylopia romatica*. *Phytochemistry 27*: 3205-3208.

3- Mors, W.B.; Rizzini, C.T. & Pereira, N.A. 2000. *Medicinal Plants of Brazil*. Reference Publications, Inc., Algonac, Michigan, 501 p.

4- Silva, J.B. & Rocha, A.B. 1981. Oleorresina do fruto de *Xylopia aromatica* (Lam.) Mart. *Rev. Ciênc. Farm.* (São Paulo) *3*: 33-40.

5- Van den Berg, M.E. 1993. *Plantas Medicinais na Amazônia - Contribuição ao seu conhecimento sistemático*. Museo Paraense Emílio Goeldi, Belém, 206 p.

6- Durigan, G. et al. 2004. *Plantas do Cerrado Paulista: Imagens de uma paisagem ameaçada*. Instituto Florestal, São Paulo, 475 p.

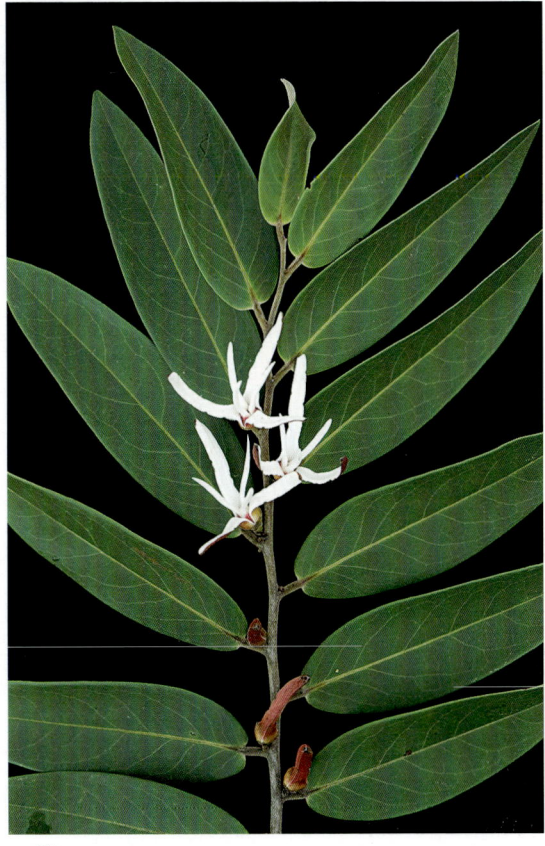

Apium graveolens L.

Sin.: *Apium integrilobum* Hayata, *Apium vulgare* Bubani, *Carum graveolens* Koso-Pol., *Celeri graveolens* Britton, *Selinum graveolens* Krause, *Seseli graveolens* Scop., *Sium apium* Roth, *Sium graveolens* Vest

Angiospermae - Apiaceae (Umbelliferae). **Planta estudada:** H. Lorenzi 3.513 (HPL).

aipo, aipo-bravo, aipo-d'água, aipo-cultivado, aipo-doce, aipo-hortense, aipo-dos-pântanos, aipo-rebano, aipo-silvestre, celeri, sabão, sabão-doce, salsão

Características gerais - herbácea bienal, ereta, aromática, de hastes (talos) estriadas e verde--claras, de 30-60 cm de altura, nativa do sul da Europa e amplamente cultivada no Sul e Sudeste do Brasil. Folhas compostas pinadas, com 3-5 folíolos irregulares, cartáceos, de margens serreadas, com pecíolos achatados de cor verde muito viva. Flores pequenas, brancas, dispostas em umbelas terminais. Existem basicamente duas variedades, sendo uma de raiz comum (var. *dulce*) e outra com raiz tuberosa bem desenvolvida (var. *rapaceum*) – a mais cultivada entre nós[1,2,6].

Usos - a planta é amplamente cultivada em todo o mundo, principalmente para produção de suas raízes tuberosas – muito apreciadas na culinária de vários países há séculos, no preparo de sopas, molhos e caldos ou mesmo para consumo cozida como batata. Os talos e folhas são também consumidos tanto cozidos como crus. O óleo das sementes tem uso na culinária e na medicina. Todas as partes desta planta são também largamente utilizadas na medicina tradicional em todo o mundo e, desde tempos remotos tem sido considerado remédio útil contra flatulência e reumatismo[2]. É considerada uma planta aromática, amarga e tônica, que reduz a pressão sanguínea, alivia a indigestão, estimula a atividade uterina e tem efeitos diuréticos e anti-inflamatórios. Também é atribuído a ela efeito sedativo e afrodisíaco[3]. É realmente comprovada sua atividade na eliminação de gases decorrentes de problemas digestivos e suas sementes podem também apresentar efeitos sedativos[2]. É também considerada depurativa, excitante, expectorante, febrífuga e antiescorbútica, além de combater cálculos renais[4,5]. Contra colite crônica e anemia (deficiência de ferro) é indicado 1 xícara do chá por decocção de suas folhas três vezes ao dia[4].

Literatura citada:
1- Alzugaray, D. & Alzugaray, C. 1996. *Plantas que Curam*. Editora Três, São Paulo, 2 vols.
2- Boorhem, R.L. et al. 1999. *Reader's Digest - Segredos e Virtudes das Plantas Medicinais*. Reader's Digest Brasil Ltda., Rio de Janeiro, 416 p.
3- Bown, D. 1995. T*he Herb Society of America - Encyclopedia of Herbs & Their Uses*. Dorling Kindersley Publishing Inc., New York.
4- Caribé, J. & Campos, J.M. 1977. *Plantas que Ajudam o Homem*. 5. ed. Cultrix/Pensamento, São Paulo.
5- Vieira, L.S. 1992. *Fitoterapia da Amazônia - Manual de Plantas Medicinais*. 2. ed. Editora Agronômica Ceres, São Paulo, 350 p.
6- Braga, R.A. 1976. *Plantas do Nordeste, especialmente do Ceará*. 3. ed. Vol. XLII. Coleção Mossoroense, Mossoró, 540 p.

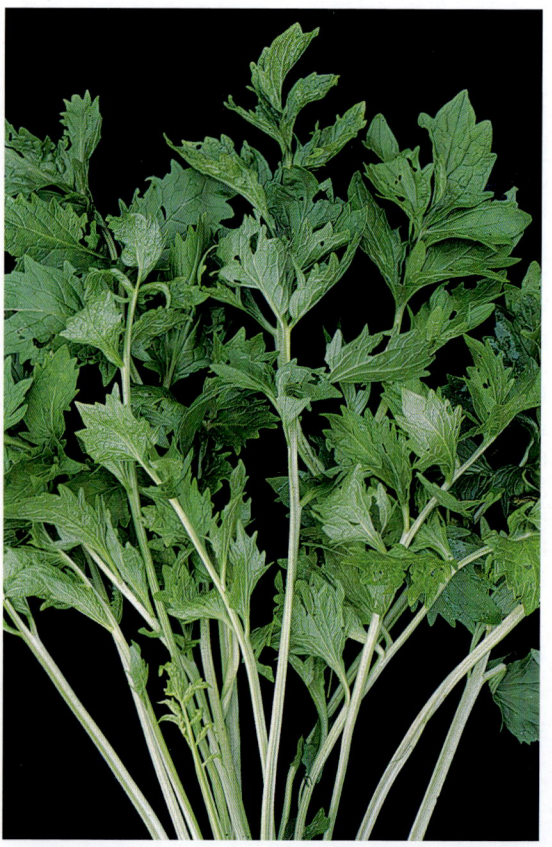

Centella asiatica (L.) Urb.

Sin.: *Centella biflora* (P. Vell.) Nannf., *Centella coriacea* Nannf., *Centella dusenii* Nannf., *Centella ereta* (L. f.) Fernald, *Centella floridana* (J.M. Coult. & Rose) Nannf., *Centella hirtella* Nannf., *Centella repanda* (Pers.) Small, *Centella triflora* (Ruiz & Pav.) Nannf., *Glyceria repanda* Nutt., *Hydrocotyle asiatica* L., *Hydrocotyle biflora* P. Vell., *Hydrocotyle brasiliensis* Scheidw. ex Otto & F. Dietr., *Hydrocotyle brevipedata* St. Lag., *Hydrocotyle ereta* L.f., *Hydrocotyle ficarifolia* Stokes, *Hydrocotyle ficarioides* Lam., *Hydrocotyle inaequipes* DC., *Hydrocotyle reniformis* Walter, *Hydrocotyle repanda* Pers.

Angiospermae - Apiaceae (Umbelliferae). **Planta estudada:** G.F. Árbocz 528 (HPL).

centela, dinheiro-em-penca, pata-de-cavalo, corcel, pata-de-mula, pata-de-burro, cairuçu-asiático

Características gerais - erva perene, rasteira, acaule, estolonífera, rizomatosa, com estolões de até 30 cm de comprimento e confundido com ramos, que formam sobre o solo um tapete semelhante a um gramado, nativa da Ásia. Folhas simples, longo-pecioladas, surgidas diretamente dos nós dos rizomas, de 4-6 cm de diâmetro. Flores pequenas, de cor esbranquiçada, reunidas em pequenas umbelas curto-pedunculadas que surgem na base da folha. Multiplica-se em nossas condições principalmente por rizomas e estolões[1].

Usos - planta amplamente disseminada no Brasil, principalmente na planície litorânea, em áreas abertas (pastagens, terrenos baldios e beira de estradas), onde é considerada "planta daninha". Suas folhas são empregadas na medicina caseira em várias regiões do Brasil, sendo indicada para a ativação da circulação sanguínea como coadjuvante no tratamento das doenças vasculares periféricas[2]. Em uso externo possui propriedade anti-inflamatória e cicatrizante. Contudo, em altas doses poderá causar fotossensibilidade, sonolência, fraqueza e dor de cabeça[2]. É recomendada como depurativo, cicatrizante (eczemas, úlceras e pruridos) e para o metabolismo da gordura, na forma de chá por infusão, preparado pela adição de água fervente a uma xícara (chá) contendo 1 colher (sobremesa) de folhas secas moídas, na dose de 1 xícara 2 vezes ao dia[3]. Recomenda-se também o seu extrato alcoólico, preparado com 1 colher (sopa) de folhas secas moídas em 1 xícara (chá) de álcool de cereais a 70% e repousada por 5 dias e coada, como diurético e como digestivo (estomacal e intestinal), devendo-se tomar 1 colher (café) diluído em água antes das principais refeições[3]. Em uso externo, o seu infuso, preparado com 3 colheres (sopa) de folhas picadas em ½ litro de água fervente, em aplicações localizadas ou em banhos de assento, é indicado para eliminação da celulite, como estimulante cutâneo e da irrigação sanguínea e para irritação vaginal[3]. Os seus tecidos encerram alcaloides, saponinas, óleos essências, flavonoides, quercetina, aminoácidos, sais minerais e açúcares[3].

Literatura citada:

1- Lorenzi, H. 2008. *Plantas Daninhas do Brasil: terrestres, aquáticas, parasitas e tóxicas*. 4ª edição. Instituto Plantarum, Nova Odessa-SP, 672 p.

2- Corrêa, A.D.; Siqueira-Batista, R. & Quintas, L.E.M. 1998. *Plantas Medicinais - do cultivo à terapêutica*. 2. ed. Editora Vozes, Petrópolis.

3- Panizza, S. 1998. *Plantas que Curam (Cheiro de Mato)*. 3. ed. IBRASA, São Paulo, 280 p.

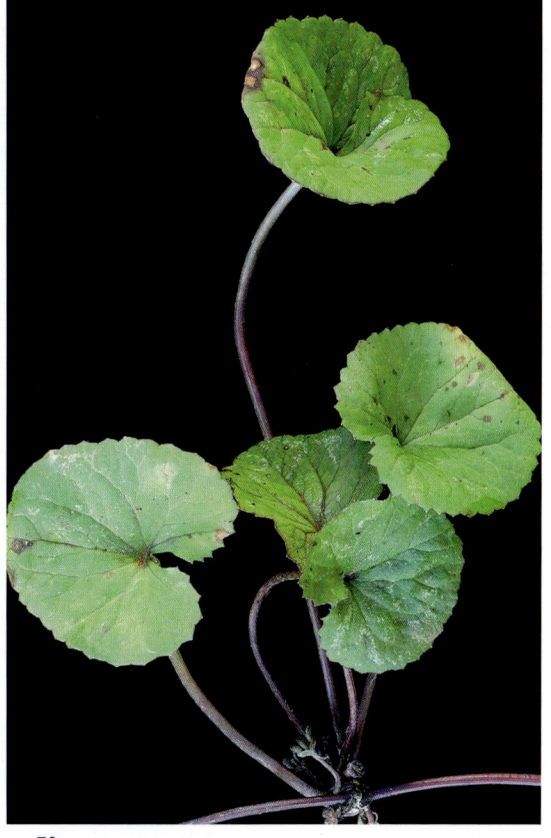

Coriandrum sativum L.
Sin.: *Selinum coriandrum* Krause

Angiospermae - Apiaceae (Umbelliferae). **Planta estudada:** H. Lorenzi 2.992 (HPL).

coentro, coendro, coentro-das-hortas, coandro, caopunga, coriandro, xendro, coendro

Características gerais - herbácea ereta, anual, ramificada, aromática, de 30-50 cm de altura, nativa da região Mediterrânea (Europa meridional e Oriente Próximo). Folhas compostas bipinadas, de segmentos irregulares, as inferiores menos divididas. Flores pequenas, brancas, dispostas em umbelas terminais acima da folhagem. Os frutos são aquênios estriados. Multiplica-se apenas por sementes[1,2,5,6].

Usos - a planta é cultivada em hortas e jardins domésticos de quase todo o Brasil, principalmente das regiões Norte, Nordeste e Centro-Oeste. Suas folhas são amplamente utilizadas como condimento na culinária brasileira, principalmente nos pratos preparados com peixe na região Nordeste, onde é considerado o condimento mais importante. É também usado como aromatizante de pães, licores, cervejas e na indústria de perfumes[2]. Suas folhas, frutos e sementes são utilizados na medicina caseira de algumas regiões do país, sendo considerados: sudorífico, hemostático e carminativo, empregado principalmente para atonia gastrointestinal, contra ansiedade, nervosismo e como moderador do apetite[1,2,3,4]. É recomendada para digestão difícil e atonia gastrointestinal o seu chá por infusão, preparado adicionando-se água fervente a uma xícara (chá) contendo 1 colher (sobremesa) de folhas, frutos e sementes, na dose de 1 xícara (chá) ½ hora antes das principais refeições[2]. Recomenda-se também, contra gases intestinais, fermentação excessiva e cólicas gastrointestinais, o seu extrato alcoólico, preparado com 1 colher (sopa) de frutos e sementes secas e 1 xícara (chá) de álcool de cereais a 60%, na dose de 15 gotas diluídas em um pouco de água 15 minutos antes das principais refeições[2]. Na sua composição química destacam-se: óleo essencial, pectinas, taninos, mucilagem, flavonoides, ácidos acético e oxálico, coriandrol, limoneno, terpineno e linalol[1,2,3,4].

Literatura citada:
1- Albuquerque, J.M. 1989. *Plantas Medicinais de Uso Popular*. ABEAS, Brasília, 100 p.
2- Panizza, S. 1998. *Plantas que Curam (Cheiro de Mato)*. 3. ed. IBRASA, São Paulo, 280 p.
3- Vieira, L.S. 1992. *Fitoterapia da Amazônia - Manual de Plantas Medicinais*. 2. ed. Editora Agronômica Ceres, São Paulo, 350 p.
4- Anderson, D.C.; Siqueira-Batista, R. & Quintas, L.E.M. 1998. *Plantas Medicinais - do cultivo à terapêutica*. 2. ed. Editora Vozes, Petrópolis.
5- Braga, R.A. 1976. *Plantas do Nordeste, especialmente do Ceará*. 3. ed. Vol. XLII. Coleção Mossoroense, Mossoró, 540 p.
6- Stary, F. 1996. *The natural guide to Medicinal Herbs and Plants*. Barnes & Noble Books, New York, 223 p.

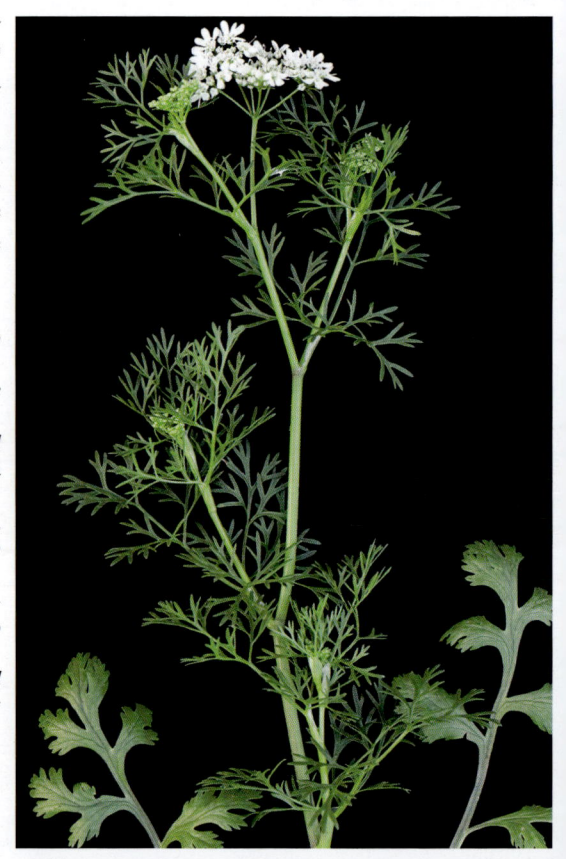

Daucus carota L.

Sin.: *Carota sativa* Rupr., *Caucalis carota* Crantz, *Caucalis daucus* Crantz

Angiospermae - Apiaceae (Umbelliferae). **Planta estudada:** H. Lorenzi 3.514 (HPL).

cenoura, cenoura-brava, cenoura-selvagem

Características gerais - herbácea anual ou bienal, ereta, ramificada, com raiz principal tuberosa de cor alaranjada, de 30-60 cm de altura, nativa da Europa e cultivada em quase todo o Brasil. Folhas compostas, irregularmente pinadas, formando uma roseta na base, de 10-25 cm de comprimento. Flores brancas e arroxeadas, reunidas em umbelas terminais grandes e muito características, formadas apenas no segundo ano do seu desenvolvimento. Como nas plantas cultivadas para produção hortícola são colhidas antes do final do primeiro ano de vegetação, raramente são vistas as inflorescências. Apenas nas formas selvagens que crescem espontaneamente no hemisfério norte e nas regiões de altitude do Sul do Brasil pode-se ver abundante florescimento. Multiplica-se apenas por sementes[2,4].

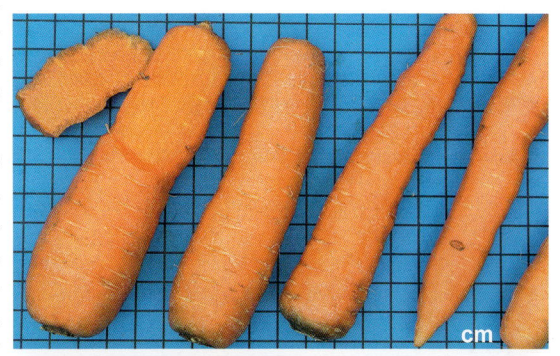

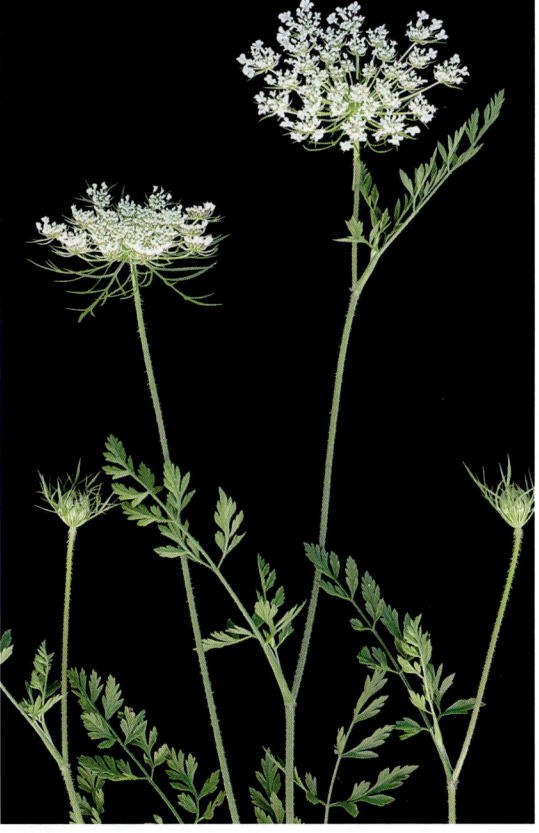

Usos - desde a Idade Média a planta é amplamente cultivada em todo o mundo, inclusive no Sul e Sudeste do Brasil, para produção de sua raiz tuberosa – a cenoura, consumida *in natura* e em diversas formas industrializadas. Uma espécie aparentada com a cenoura, de nome *Daucus pusillus* Michx., ocorre de maneira subespontânea no Sul do país[7] (foto na próxima página), que tem raízes tuberosas menores e de cores mais claras que a cenoura, possuindo, porém algumas propriedades semelhantes. Já a raiz da cenoura, de cor vermelho-alaranjada, é muito rica em beta-caroteno, substância de cor vermelha, que se transforma em vitamina A depois de ingerida, sendo por isso, alimento muito nutritivo e com propriedades medicinais. Os antigos gregos e romanos já a consideravam como carminativa, emenagoga e eficaz contra icterícia[5]. Todas as partes da planta são empregadas atualmente na medicina tradicional, acreditando-se que as formas selvagens são mais eficazes, principalmente como diurético poderoso, remineralizante e hipoglicemiante[2]. É empregada, também, contra cistite, cálculos renais, gota, edema, indigestão flatulenta e problemas menstruais[3], bem como antisséptica, vermífuga, digestiva, refrescante e tônico dos nervos[1,5]. Contra flatulência (acúmulo de gases no tubo digestivo) tem sido recomendado o suco de sua raiz tuberosa antes das principais refeições[4]. Como diurético, recomenda-se a ingestão de seu chá por decocção na dose de 1 xícara após o desjejum e das principais refeições, preparado fervendo-se por 5 minutos uma raiz picada em ½ litro de água[4]. Também empregada em uso externo contra afecções cutâneas (dermatites, inclusive fotodermatites, eczemas, úlceras, fissuras e feridas) e queimaduras, na forma de cataplasma aplicada sobre a área afetada e preparada com 1 raiz ralada e 2 colheres de folhas frescas e picadas[4,5]. Como fornecedora de vitamina A para o organismo, ela tem um efeito especial na melhoria da acuidade visual. Na sua composição são encontrados além do beta-caroteno, as formas alfa e zeta deste pigmento, além de licopeno, ácidos orgânicos, lecitina, glutamina, asparagina, pectina, sacarose, glicose, albumina, vitaminas, sais minerais e óleo essencial ativo contra vermes intestinais, especialmente os oxiúros[4,5,6].

Literatura citada:
1- Alzugaray, D. & Alzugaray, C. 1996. *Plantas que Curam*. Editora Três, São Paulo, 2 v.
2- Boorhem, R.L. et al. 1999. *Reader's Digest - Segredos e Virtudes das Plantas Medicinais*. Reader's Digest Brasil Ltda., Rio de Janeiro, 416 p.
3- Bown, D. 1995. *The Herb Society of America - Encyclopedia of Herbs & Their Uses*. Dorling Kindersley Publising Inc., New York.
4- Panizza, S. 1998. *Plantas que Curam (Cheiro de Mato)*. 3. ed. IBRASA, São Paulo, 280 p.
5- Vieira, L.S. & Albuquerque, J.M. 1998. *Fitoterapia Tropical - Manual de Plantas Medicinais*. FCAP - Serviço e Documentação e Informação, Belém.
6- Gruenwald, J.; Brendler, T. & Jaenickke, C. (eds.). 2000. *Physicians Desk References (PDR) for herbal medicines*. Med. Econ. Co., New Jersey, 858 p.
7- Lorenzi, H. 2008. *Plantas Daninhas do Brasil: terrestres, aquáticas, parasitas e tóxicas*. 4ª edição. Instituto Plantarum, Nova Odessa-SP, 672 p.

Daucus carota L.
Planta estudada: H. Lorenzi 631 (HPL).
Vista geral de uma plantação comercial da cenoura no Sul do país, onde há grandes lavouras de produção destinadas aos mercados do Sudeste.

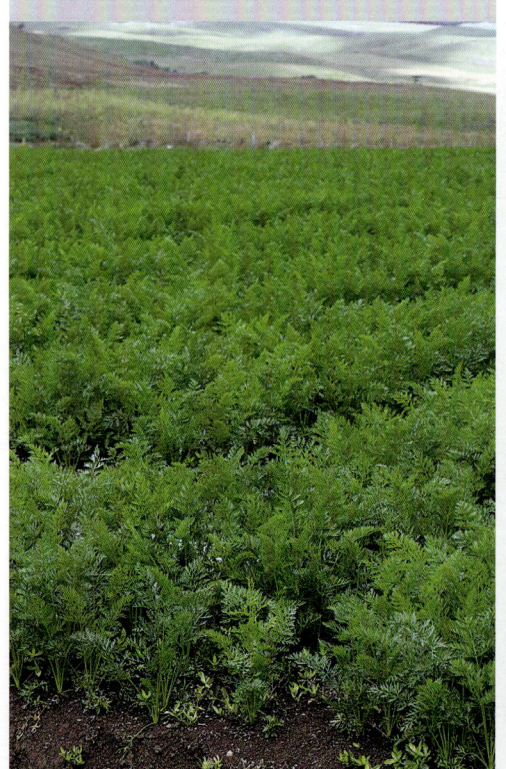

Daucus pusillus Michx.
Planta estudada: H. Lorenzi 5.960 (HPL).
Vista de uma população de um parente próximo da cenoura cultivada no Sul do país, onde ocorre como daninha em beiras de estradas e terrenos baldios.

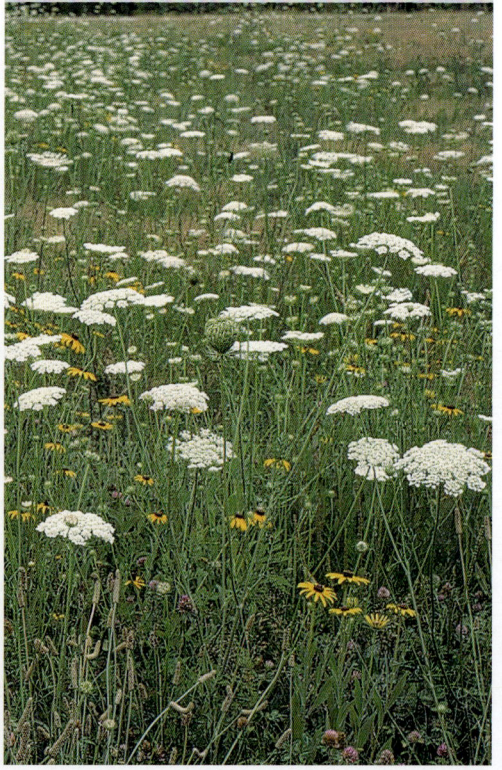

Eryngium foetidum L.

Sin.: *Eryngium antihystericum* Rottb., *Eryngium molleri* Gand.

Angiospermae - Apiaceae (Umbelliferae). **Planta estudada:** H. Lorenzi 1.045 (HPL).

coentro-bravo, coentro-da-colônia, coentro-de-caboclo

Características gerais - herbácea ou subarbusto perene, aromático, muito ramificado, com ramos quadrangulados e um tanto prostrados ou decumbentes, de 20 a 30 cm de altura, nativa da região Amazônica. Folhas simples, opostas, membranáceas, glabras em ambas as faces, de 6 a 10 cm de comprimento. Flores esverdeadas, muito pequenas, reunidas em capítulos terminais e axilares, com brácteas rígidas e espinescentes. Multiplica-se principalmente por sementes.

Usos - a planta é empregada ocasionalmente como condimento alimentar em substituição ao coentro e como medicinal em algumas regiões do país, principalmente na Amazônia. É considerada abortiva e emenagoga, sendo indicada para combater espasmos, impotência sexual, hidropisia e retenção urinária[4]. A população nativa das Guianas a consome na forma de saladas, sopas e condimento e a utiliza na forma de chá contra gripes e resfriados, bem como na forma de massagem ou aplicação localizada sobre todo o corpo para baixar a febre. Já os indígenas dessa região utilizam o decocto de suas folhas na forma de banho como febrífugo[2]. A propriedade antimalárica desta planta já foi confirmada em estudo farmacológico antigo[5]. Num estudo farmacológico preliminar concluiu-se pela ausência de toxicidade desta planta quando ingerida via oral, com uma DLO mg/kg > 1000. A análise de seu óleo essencial revelou a presença do aldeído dodecênico, como principal componente e responsável pelo odor forte desta planta[3].

Literatura citada:

1- Forgacs, P.; Jacquemin, H.; Moretti, C.; Provost, J. & Touché, A. 1983. Études phytochimiques et activités biologiques de 18 plantes de la Guyane Française. *Plantes Médicinales et Phytothérapie 17*(1): 22-32.

2- Grenand, P.; Moretti, C. & Jacquemin, H. 1987. *Pharmacopées Traditionnelles en Guyane: Créoles, Palikur, Wayãpi.* Editorial l'ORSTOM, Paris, France, Coll. Mem. No. 108.

3- Koolhaas, D.R. 1932. Das aetherische Oel aus *Eryngium foetidum* L. Ueber das Vorkommen vom Dodecen-(2)-al-1. *Rec. Trav. Chim. Pays-Bas 51*:460-468.

4- Mors, W.B.; Rizzini, C.T. & Pereira, N.A. 2000. *Medicinal Plants of Brazil.* Reference Publications, Inc., Algonac, Michigan, 501 p.

5- Spencer, C.F. et al. 1947. Survey of plants for antimalarial activity. *Journal of the Natural Products 10*: 145-174.

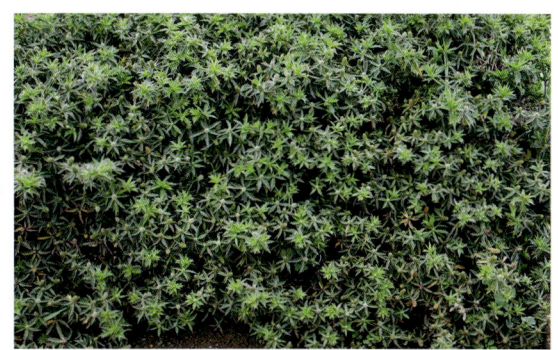

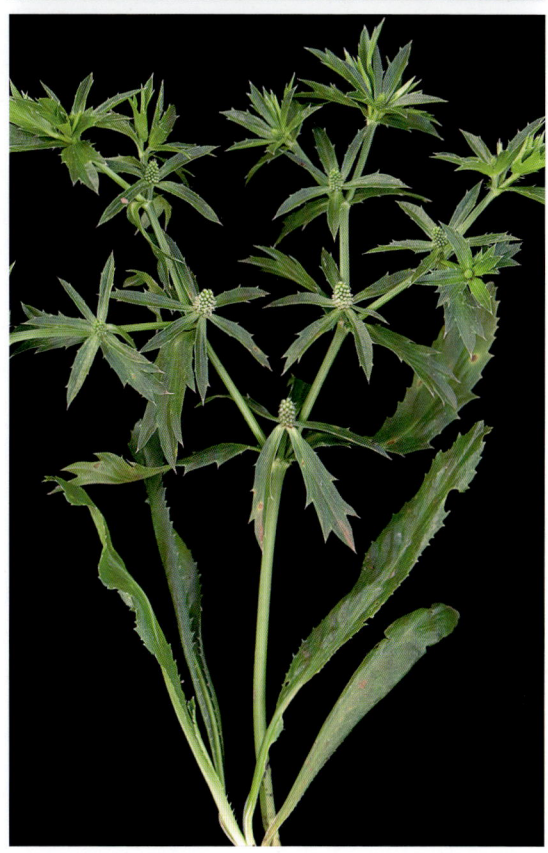

Foeniculum vulgare Mill.

Sin.: *Foeniculum officinale* All., *Ligusticum foeniculum* (L.) Crantz, *Foeniculum pannorium* (Roxb.) DC., *Anethum foeniculum* L., *Anethum pannorium* Roxb., *Meum foeniculum* (L.) Spreng.

Angiospermae - Apiaceae (Umbelliferae). **Planta estudada:** H. Lorenzi 529 (HPL).

erva-doce, erva-doce-brasileira, erva-doce-de-cabeça, falsa-erva-doce, falso-anis, fiolho, fiolho-de-florena, fiolho-doce, funcho, funcho-bastardo, funcho-comum, funcho-doce, funcho--italiano, funcho-vulgar, pinochio

Características gerais - erva perene ou bienal, entouceirada, aromática, de 40-90 cm de altura, nativa da Europa e amplamente cultivada em todo o Brasil. Folhas inferiores alargadas de até 30 cm de comprimento e superiores mais estreitas, com pecíolo alargado como bainha que envolve o caule, compostas pinadas, com folíolos reduzidos a filamentos. Flores pequenas, hermafroditas, de cor amarela, dispostas em umbelas compostas por 10-20 umbelas menores. Os frutos são oblongos, compostos por dois aquênios de cerca de 4 mm de comprimento[1,2].

Usos - a base da haste é empregada na culinária como legume, enquanto os frutos, vulgarmente chamados de sementes, têm sido empregados desde a mais remota antiguidade na forma de chá medicamentoso nos casos de problemas digestivos, como estimulante das funções digestivas, para eliminar gases, combater cólicas e estimular a lactação[3]. Em sua composição química destaca-se o óleo essencial constituído principalmente de anetol (90-95%), o que lhe confere o sabor e odor característicos do anis, acompanhado de menores quantidades de metilchavicol, anisaldeído, linalol e outros derivados terpênicos oxigenados[1,2,4]. Ocorre também óleo fixo, proteínas, carboidratos, ácidos málico, cafeico e clorogênico, além de cumarinas, flavonoides e esteroides[2]. Suas propriedades determinadas através de ensaios de laboratório mostraram atividade inseticida e antifúngica semelhante ao anetol, além de ser estimulante das funções digestivas, carminativo e espasmolítico; em uso concomitante com substâncias anticancerígenas evitou o aparecimento das reações secundárias próprias da quimioterapia[3]. A luz solar provoca a transformação do *trans*-anetol, não tóxico, em *cis*-anetol que é tóxico, com formação de dianetol e fotoanetol, que têm atividade estrogênica o que, de certo modo, explica a utilização desta planta nos casos de distúrbios menstruais e como galactagogo. O óleo essencial é empregado em farmácia para conferir sabor e odor agradáveis a medicamentos e em confeitaria na fabricação de licores e guloseimas[3].

Literatura citada:
1- Guenther, E. 1974. *The essential oils*. Vol. IV. Robert E. Krieger Publishing, Huntington, New York. 6 vols.
2- Costa, A.F. 1978. *Farmacognosia*. 3. ed. Vol I. Fundação Calouste Gulbenkian, Lisboa, 1031 p.
3- Simões, C.M.O. et al. 1998. *Plantas da Medicina Popular no Rio Grande do Sul*. 4. ed. Editora da Unversidade/UFRGS, Porto Alegre, 174 p.
4- Craveiro, A.A.; Fernandes, G.F.; Andrade, C.H.S. et al. 1981. *Óleos essenciais de plantas do Nordeste*. Edições UFC, Fortaleza, 209 p.

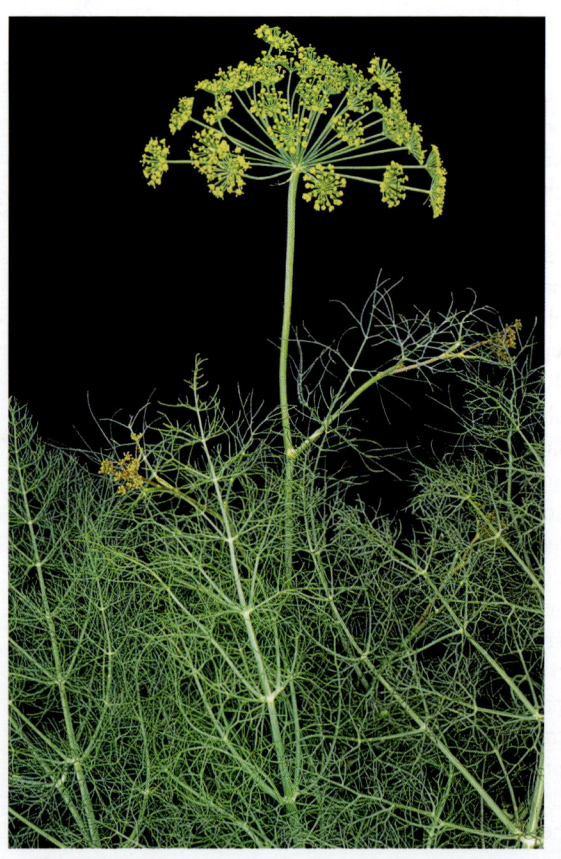

Petroselinum crispum (Mill.) Fuss

Sin.: *Apium crispum* Mill., *Apium petroselinum* L., *Carum petroselinum* (L.) Benth. & Hook. f., *Petroselinum hortense* var. *crispum* L.H. Bailey, *Petroselinum vulgare* Lag., *Selinum petroselinum* (L.) E.H.L. Krause

Angiospermae - Apiaceae (Umbelliferae). **Planta estudada:** H. Lorenzi 3.518 (HPL).

salsa, salsa-de-cheiro, salsa-das-hortas, cheiro, salsa-cultivada, salsinha, cheiro-verde

Características gerais - erva anual ou bienal, ereta, perenifólia, fortemente aromática, levemente entouceirada, de 15-30 cm de altura, nativa do sul da Europa. Folhas compostas pinadas, de formas variadas dependendo da cultivar ou variedade, de 3-10 cm de comprimento. Flores pequenas, de cor amarelo-esverdeada, reunidas em umbelas terminais dispostas acima da folhagem. Os frutos são aquênios, que para efeito de uso são considerados como as próprias sementes[3]. Originária da região do Mediterrâneo e cultivada em todo o mundo. Multiplica-se por sementes.

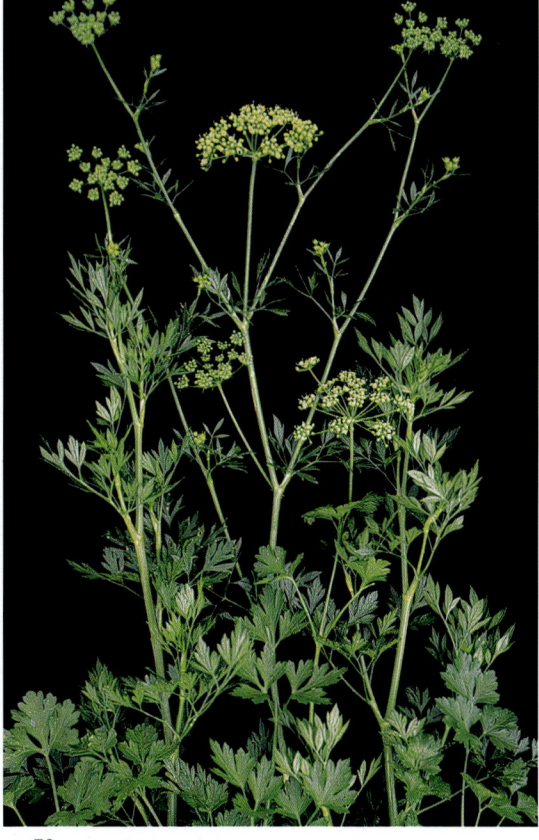

Usos - esta planta é possivelmente a mais universal de todas as ervas condimentares usadas na culinária em todo o mundo, havendo hoje dezenas de cultivares e variedades em cultivo com as mais diferentes formas e tamanhos de folhas. Das sementes é extraído um óleo essencial usado para aromatizar alimentos e em perfumaria. É também amplamente empregada na medicina tradicional em todo o mundo, para a qual são utilizadas todas as suas partes. Na medicina tradicional é considerada diurética, emenagoga, sedativa, emoliente e antiparasitária, sendo empregada nos casos de bronquite crônica, asma brônquica, dispepsia (digestão difícil)[1,3,5]. Suas raízes e sementes (frutos) são indicados para uso interno nos casos de problemas menstruais, cistite, edemas, pedras nos rins, prostatite, cólicas, indigestão, anorexia, anemia, artrites e reumatismo[2]. Embora não existam dados científicos que comprovem as propriedades que lhe são atribuídas, há um grande número de receitas usadas popularmente. Assim, para eliminar cálculos renais e tratar inchaços (edemas), reumatismo, gota, e como diurético, deve-se tomar uma xícara pela manhã em jejum e outra à tarde, do chá preparado adicionando-se água fervente a uma xícara das médias contendo uma colher das de chá de suas raízes picadas[4]. Para regularizar o fluxo menstrual é recomendado tomar um cálice duas vezes ao dia do vinho de salsa, preparado juntando-se duas colheres das de chá dos frutos (sementes) a uma garrafa de vinho branco, deixando-se maceração por 10 dias[4]. Contra abcessos, feridas, úlceras, chagas, picadas de insetos e para aumentar a lactação emprega-se a cataplasma, preparado amassando-se em pilão três colheres das de sopa de folhas e hastes frescas picadas, juntamente com uma colher das de chá de mel de abelhas, até formar uma pasta, que deve ser espalhada sobre gaze e colocado sobre a área afetada, três vezes ao dia[2,4]. No Nordeste o chá do tipo abafado (infusão), feito com a parte verde da planta é recomendado para tratamento de varizes[6]. O uso em excesso das preparações bebidas pode causar inflamação dos nervos, aborto, danos ao fígado e rins e hemorragia intestinal. As sementes não devem ser ministradas à mulheres grávidas e à pacientes com doenças renais [2]. Na composição das sementes destacam-se óleo essencial contendo principalmente apiol e miriscitina (90%) e um pouco de pineno, felandreno, dilapiol, algumas flavonas, os flavonoides apiina e apigenina e as vitaminas A e C[1,2]. A parte verde contém, além de óleo essencial responsável pelo seu aroma característico, elevado teor de vitaminas do complexo B[7]. Contém também as furanocumarinas bergapteno, xanthotoxina e psoraleno, substâncias de ação fotossensibilizante, isto é, torna a pessoa muito sensível à exposição ao sol após o uso mais ou menos intenso de suas preparações, por via oral ou local, o que pode resultar em severas queimaduras, principalmente nas mãos e braços dos coletores da planta no campo. Seu uso deve ser evitado durante a gravidez pelo risco de provocar aborto[8].

Literatura citada:
1- Anderson, D.C.; Siqueira-Batista, R. & Quintas, L.E.M. 1998. *Plantas Medicinais - do cultivo à terapêutica*. 2. ed. Editora Vozes, Petrópolis.
2- Bown, D. 1995. *The Herb Society of America - Encyclopedia of Herbs & Their Uses*. Dorling Kindersley Publishing Inc., New York.
3- McHoy, P. & Westland, P. 1994. The Herb Bible. Barnes & Noble Inc., New York, 224 p.
4- Panizza, S. 1998. *Plantas que Curam (Cheiro de Mato)*. 3. ed. IBRASA, São Paulo, 280 p.
5- Vieira, L.S. 1992. *Fitoterapia da Amazônia - Manual de Plantas Medicinais*. 2. ed. Editora Agronômica Ceres, São Paulo, 350 p.
6- Matos, F.J.A. 2000. *Plantas Medicinais - guia de seleção e emprego de plantas usadas em fitoterapia no nordeste do Brasil*. 2. ed. Imprensa Universitária/Edições UFC, Fortaleza, 344 p.
7. Matos, F.J.A. 1997. *O formulário fitoterápico do professor Dias da Rocha*. 2. ed. Edições UFC, Fortaleza, 258 p.
8- Gruenwald, J.; Brendler, T. & Jaenickke, C. (eds.). 2000. *Physicians Desk References (PDR) for herbal medicines*. Med. Econ. Co., New Jersey, 858 p.

Petroselinum crispum (Mill.) Fuss
Vista geral de uma plantação comercial desta espécie no interior do estado de São Paulo, onde sua produção é destinada ao consumo fresco como tempero na culinária, bem como para desidratação visando o uso medicinal ou para chás e temperos industrializados.

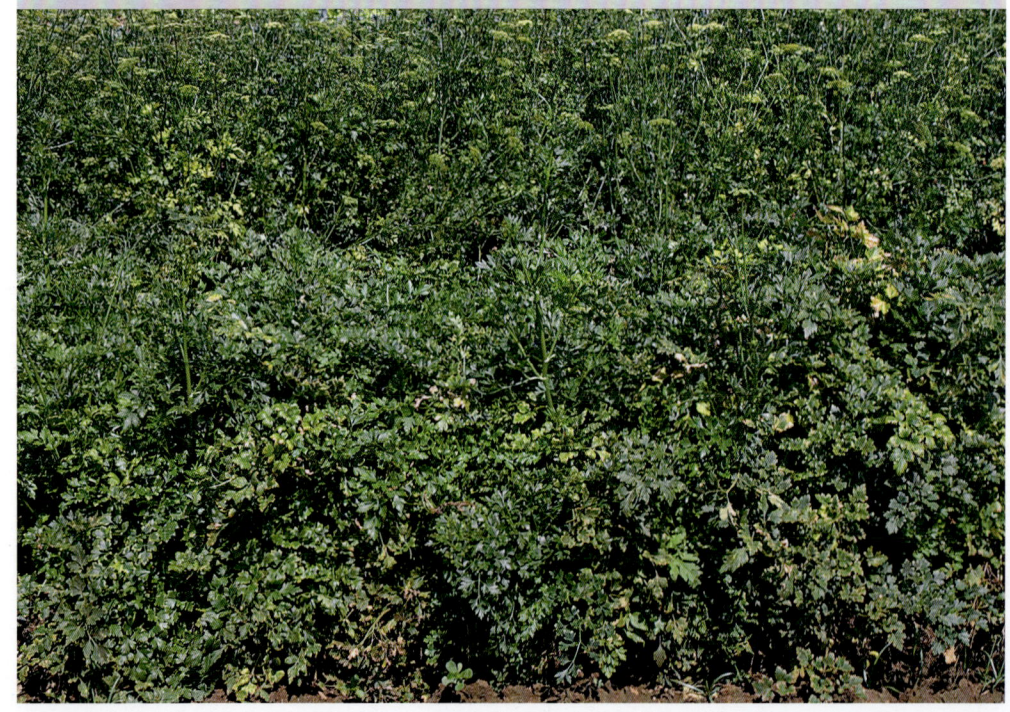

Pimpinella anisum L.

Sin.: *Anisum vulgare* Gaertn., *Apium anisum* (L.) Crantz, *Carum anisum* (L.) Baill., *Sison anisum* (L.) Spreng.

Angiospermae - Apiaceae (Umbelliferae). **Planta estudada:** H. Lorenzi 1.619 (HPL).

anis, aniz, anis-verde, erva-doce, pimpinela-branca

Características gerais - erva aromática anual, ereta, de até 50 cm de altura. Folhas compostas de várias formas, fendidas. Flores brancas, dispostas em umbelas. Os frutos são aquênios, de sabor adocicado e cheiro forte. É natural da Ásia e cultivada no Brasil, especialmente no Sul[1,2].

Usos - os frutos maduros e secos (mericarpos) têm emprego, desde a mais remota antiguidade, como estimulante das funções digestivas, para eliminar gases, combater cólicas, fazer passar a dor de cabeça, estimular a lactação, geralmente na forma de infuso, assumido pela medicina popular brasileira com base na tradição europeia, conforme registra a literatura etnofarmacológica[1,2,3]. Seus frutos são também usados industrialmente para a produção do óleo essencial, tintura, extrato fluido, alcoolato e hidrolato, empregados em farmácia principalmente, por suas propriedades de conferir sabor e odor agradáveis noutras preparações farmacêuticas, licores e guloseimas[4]. Sua análise fitoquímica encontrou como principal constituinte 2 a 6 % de óleo essencial com 90-95% de anetol, substância responsável pelo seu sabor e odor característicos de anis. Contém ainda pequenas quantidades de álcoois, cetonas e hidrocarbonetos terpênicos[1,2,4,5]. Foram identificados entre os extrativos fixos, 30% de óleo fixo, proteínas, carboidratos, glicosídeos, ácidos málico, cafeico e clorogênico, cumarinas, flavonoides e esteroides, além de considerável quantidade de acetilcolina e de seu precursor, a colina[1,5]. Ensaios farmacológicos demonstraram que o extrato dos frutos e o óleo essencial são dotados de propriedades antifúngica, antiviral, repelente de insetos, expectorante, espasmolítica e, após exposição do óleo à luz solar, aparecem uma ação estrogênica pela formação do dianetol, cuja estrutura é semelhante a do estilbestrol, e uma ação tóxica devido à formação do isoanetol[4,6].

O uso do chá é internacionalmente aprovado como medicação simples contra o resfriado, tosse e bronquite, febre e cólicas, inflamação na boca e na garganta, má digestão e perda de apetite. O chá, do tipo abafado, é preparado colocando-se água fervente em uma xícara das médias contendo uma colher (café) de seus frutos; pode-se beber até 2 xícaras ao dia, de manhã e, à noite nos casos de tosse e bronquite, ou meia hora antes das refeições para problemas digestivos e cólicas[1,3].

Literatura citada:
1- Gruenwald, J.; Brendler, T. & Jaenickke, C. (eds.). 2000. *Physicians Desk References (PDR) for herbal medicines*. Med. Econ. Co., New Jersey, 858 p.
2- Robineau, L.G. (ed.). 1995. *Hacia uma farmacopea caribeña / TRAMIL 7*. Enda-Caribe UAG & Universidad de Antioquia, Santo Domingo, 696 p.
3- Matos, F.J.A. 2002. *Plantas Medicinais - guia de seleção e emprego de plantas usadas em fitoterapia no nordeste do Brasil*. Imprensa Universitária/Edições UFC, Fortaleza, 344 p.
4- Sousa, M.P.; Matos, M.E.O.; Matos, F.J.A. et al. 1991. *Constituintes químicos de plantas medicinais brasileiras*. Impr. Univers./UFC, Fortaleza.
5- Craveiro, A.A.; Fernandes, G.F.; Andrade, C.H.S. et al. 1981. *Óleos essenciais de plantas do Nordeste*. Edições UFC, Fortaleza, 209 p.
6- Simões, C.M.O. et al. 2001. *Farmacognosia - da planta ao medicamento*. Editora da Universidade/UFRGS/UFSC, Porto Alegre/Florianópolis, 833 p.

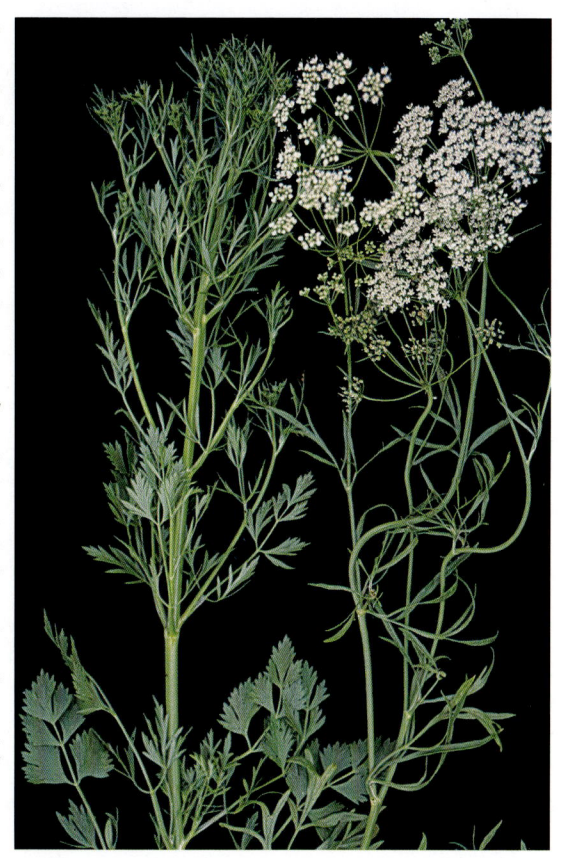

Allamanda cathartica L.

Sin.: *Allamanda hendersonii* W. Bull. ex Dombrain, *Allamanda cathartica* var. *hendersonii* (W. Bull. ex Dombrain) L.H.Bailey & Raffill

Angiospermae - Apocynaceae. **Planta estudada:** H. Lorenzi 1.786 (HPL).

alamanda, alamanda-amarela, alamanda-de-flor-grande, buiussu, carolina, cipó-de-leite, comandara, comandau, buiuçu, dedal-de-dama, orélia, purga-de-quatro-pataca, quatro-patacas, quatro-pataca-amarela, santa-maria, sete-pataca

Características gerais - subarbusto lactescente, perene, trepador ou de ramos escandentes, de 2 a 3 m de altura ou de comprimento, nativa do litoral norte, nordeste e leste do Brasil. Folhas simples, subcoriáceas, glabras em ambas as faces, dispostas em verticilos de 3 folhas por nó. Flores grandes, reunidas em pequenos fascículos terminais. Multiplica-se por sementes e estacas[5].

Usos - planta muito cultivada em todo o país como ornamental em jardins domésticos e públicos. A literatura etnofarmacológica cita o seu emprego inteiro, ou o seu látex na medicina caseira em algumas regiões do país. O látex é esfregado na pele para a eliminação de sarna e piolhos; a infusão das folhas é considerada purgativa e anti-helmíntica em doses mínimas e, violentamente emética se ingerida em doses maiores[1,7]. Os indígenas das Guianas utilizam o decocto de sua casca deixado algum tempo ao sol, como febrífugo em aplicação externa, esfregando-o ao corpo[3]. Sua propriedade catártica foi confirmada em estudos farmacológicos utilizando o chá das folhas tendo se mostrado purgativo, sem provocar, porém, reação vomitiva até a dose de 10/1000; o látex mostrou-se também purgativo, porém em doses maiores, é, porém, tóxico se ingerido[3]. Na sua composição química destaca-se a presença das lactonas iridoides plumericina, isoplumericina[6,8] e a allamandina substância dotada de interessante propriedade antineoplásica[4]. São registradas, também, uma cumarina e seu éter metílico[2].

Literatura citada:
1- Alzugaray, D. & Alzugaray, C. 1996. *Plantas que Curam*. Editora Três, São Paulo, 2 vols.
2- Bhattacharya, J. & Moraes, M.S.Q. de. 1986. 5,6-Dimethoxy-7-hydroxycoumarin (umckalin) from *Allamanda blanchetii*: isolation and 13C-NMR characteristics. *J. Nat. Prod. 49*: 354-355.
3- Grenand, P.; Moretti, C. & Jacquemin, H. 1987. *Pharmacopées Traditionnelles en Guyane: Créoles, Palikur, Wayãpi*. Editorial l'ORSTOM, Paris, France, Coll. Mem. No. 108.
4- Kupchan, S.M.; Desserine, A.L.; Blaylock, B.T. & Bryan, R.F. 1974. Isolation and structural elucidation of allamandine, na antileukemic iridoid lactone from *Allamanda cathartica*. *J. Org. Chem. 39*: 2477-2482.
5- Lorenzi, H. & Souza, H.M. 2008. *Plantas Ornamentais no Brasil: arbustivas, herbáceas e trepadeiras*. 4ª edição. Instituto Plantarum, Nova Odessa-SP, 1120 p.
6- Moraes e Souza, M.A.; Cavalcanti, M.S.B.; Maciel, G.M.; Araújo, M.C.M. & Mello, F.F. de. 1980/81. Isolamento e caracterização dos constituintes ativos de *Allamanda blanchetii* A.DC. *Rev. Inst. Antibióticos 20*: 29-34.
7- Mors, W.B.; Rizzini, C.T. & Pereira, N.A. 2000. *Medicinal Plants of Brazil*. Reference Publications, Inc., Algonac, Michigan, 501 p.
8- Pai, B.R.; Subramanian, P.S. & Ramdas, U.K. 1970. Isolation of plumericin and isoplumericin from *Allamanda cathartica*. *India J. Chem. 8*: 851.

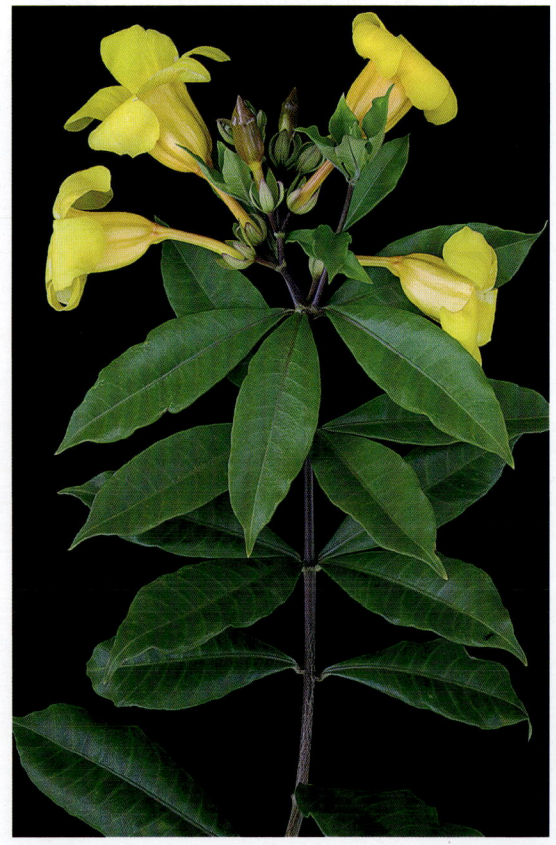

Calotropis procera (Aiton) W.T. Aiton

Sin.: *Asclepias procera* Aiton, *Calotropis busseana* K. Schum., *Calotropis hamiltonii* Wight, *Calotropis inflexa* Chiov., *Calotropis persica* Gand., *Calotropis procera* subsp. *hamiltoni* (Wight) Ali, *Calotropis syriaca* (S.G. Gmel.) Woodson, *Calotropis wallichii* Wight, *Madorius procerus* (Aiton) Kuntze

Angiospermae - Apocynaceae (antiga Asclepiadaceae). **Planta estudada:** E.R. Salviani 131 (HPL).

algodão-de-seda, seda (PE), hortênsia, ciúme, flor-de-seda (CE), ciumeira (CE), leiteiro (SP, MG), paininha-de-seda (SP), queimadeira (Nordeste), janaúba

Características gerais - arbusto perene, ereto, pouco ramificado, fortemente lactescente, com casca esponjosa, alcançando 1,5 a 3,5 m de altura, provavelmente nativa da Índia e naturalizada em todas as regiões tropicais semiáridas da América inclusive no Brasil desde o Nordeste até o norte de Minas Gerais. É particularmente frequente no Vale do São Francisco na Bahia e Minas Gerais. Folhas grandes, subcoriáceas, com tomento esbranquiçado na face inferior e glabra na superior, medindo 15 a 30 cm de comprimento. Flores arroxeadas, dispostas em inflorescências fasciculadas terminais. Os frutos são cápsulas infladas, globosas, grandes, deiscentes, de cor verde, com sementes envolvidas em painas sedosas brancas. Multiplica-se apenas por sementes sendo amplamente disseminada pelo vento[6].

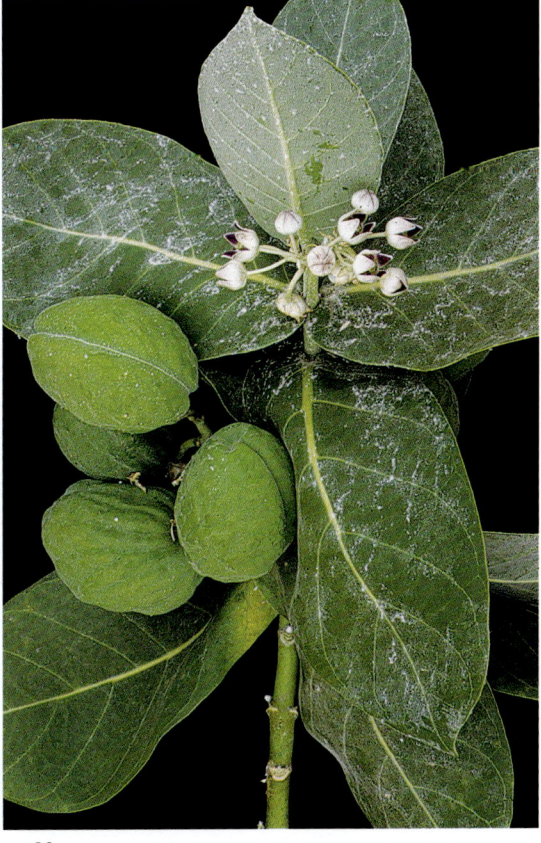

Usos - planta extremamente prolífica e bastante frequente em áreas de pastagens e beira de estradas, principalmente na região semiárida do vale do São Francisco, onde é considerada séria planta daninha. O seu látex pode ser transformado em borracha. A literatura etnofarmacológica registra o emprego de suas folhas, raízes e látex na medicina caseira, em algumas regiões do país. Embora seja uma planta tóxica e ainda não tenham sido comprovadas cientificamente a eficácia e a segurança de suas preparações, sua utilização é feita com base na tradição popular. São atribuídas à decocção de suas folhas propriedades antirreumáticas e tranquilizante[7]. O látex exsudado pelas folhas e pecíolos é considerado eficiente depilatório e odontálgico[7]. Preparações feitas com a casca das raízes mais grossas são consideradas tônicas e estimulantes[7]. Estudos farmacológicos e químicos feitos com extratos obtidos de plantas do velho mundo (Índia e África tropical) indicaram que o seu látex contém glicosídeos cardioativos, sendo o principal deles a calotropina[5,4,8], enquanto que nos extratos de plantas crescidas no Brasil parece que estes compostos cardioativos estão ausentes[3]. Seu uso em medicina popular na África compreende uma vasta lista de indicações que incluem epilepsia, histeria, câimbra, câncer, feridas, lepra, elefantíase, febre, gota e picada de cobra. Como expectorante e sudorífico usam o pó das raízes na dose de uma colher das de café por dia e, para provocar o vômito uma colher das de sopa[9]. Estudos farmacológicos adicionais com esta planta mostraram que o seu látex tem forte atividade proteolítica[1] e que o extrato das raízes possui atividade anti-inflamatória e ação analgésica segundo ensaio realizados com animais de laboratório[2].

Literatura citada:

1- Atal, C.K. & Sethi, P.D. 1962. Proteolytic activity of some Indian plants. II. Isolation, properties and kinetic studies of calotropin. *Planta Medica 10*: 77-90.

2- Basu, A. & Chaudhuri, A.K.N. 1991. Preliminary studies on the anti-inflammatory and analgesic atcivities of *Calotropis procera* root extract. *J. Ethnopharmacol 31*: 319-324.

3- Canella, C.F.C.; Tokarnia, C.H. & Döbereiner, J. 1966. Experimentos com plantas tidas como tóxicas realizados em bovinos do nordeste do Brasil, com resultados negativos. *Pesquisa Agropecuária Brasileira 1*: 345-352.

4- Chen, K.K.; Bliss, C.I. & Robbins, E.B. 1942. The digitalis-like principles of *Calotropis* compared with other cardiac substances. *J. Pharmacol. Exp. Therap. 74*: 223-234.

5- Crout, D.H.G.; Hassalt, C.H. & Jones, T.L. 1964. Cardenolides. Part IV. Uscharidin, calotropin, and calotoxin. *J. Chem. Soc.*: 2187-2194.

6- Lorenzi, H. 2008. *Plantas Daninhas do Brasil: terrestres, aquáticas, parasitas e tóxicas*. 4ª edição. Instituto Plantarum, Nova Odessa-SP, 672 p.

7- Mors, W.B.; Rizzini, C.T. & Pereira, N.A. 2000. *Medicinal Plants of Brazil*. Reference Publications, Inc., Algonac, Michigan, 501 p.

8- Patel, M.B. & Rowson, M. 1964. Investigations of certain Nigerian medicinal plants. Part I. Preliminary pharmacological and phytochemical screenings for cardiac activity. *Planta Medica 12*: 34-42.

9- Gruenwald, J.; Brendler, T. & Jaenickke, C. (eds.). 2000. *Physicians Desk References (PDR) for herbal medicines*. Med. Econ. Co., New Jersey, 858 p.

Calotropis procera (Aiton) W.T. Aiton
Vista geral de uma população densa no vale do São Francisco (norte de Minas Gerais), onde é considerada séria planta daninha de pastagens.

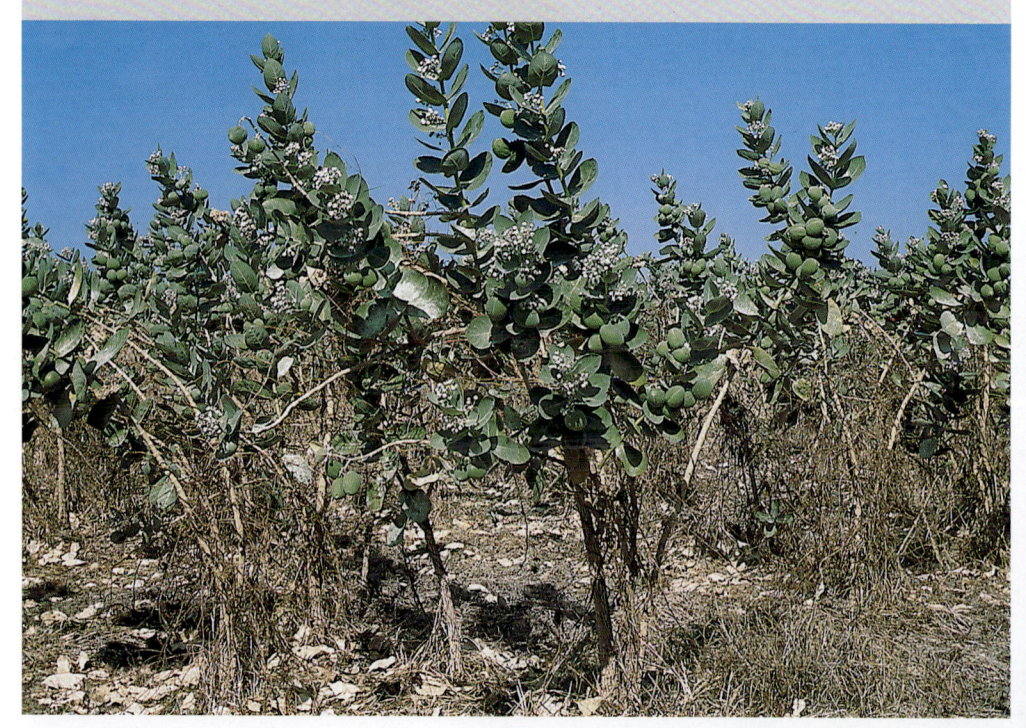

Catharanthus roseus (L.) G. Don

Sin.: *Vinca rosea* L., *Vinca rosea* var. *alba* (G. Don) Sweet, *Ammocallis rosea* (L.) Small, *Catharanthus roseus* var. *albus* G. Don, *Catharanthus roseus* var. *angustus* Bakh. f., *Catharanthus roseus* var. *nanus* Markgr., *Hottonia littoralis* Lour., *Lachnea rosea* (L.) Rchb., *Lochnera rosea* (L.) Rchb. ex Endl., *Lochnera rosea* var. *alba* (G. Don) Hubbard, *Lochnera rosea* var. *flava* Tsiang, *Pervinca rosea* (L.) Moench, *Vinca guilelmi-waldemarii* Klotzsch

Angiospermae - Apocynaceae. **Planta estudada:** H. Lorenzi 3.438 (HPL).

boa-noite, boa-tarde, flor-de-todo-o-ano, lavadeira, vinca, vinca-de-gato, vinca-de-madagascar, vinca-rósea

Características gerais - subarbusto perene, mas de vida curta, de até 80 cm de altura. Folhas opostas, inteiras, ovais, luzidias e de ápice arredondado, de 5-9 cm de comprimento. Flores solitárias ou geminadas, axilares, de corola hipocrateriforme, com pétalas de cor rósea mais ou menos escura, ou branca com ou sem ocelo vermelho, presentes o ano inteiro. Fruto composto de dois folículos deiscentes de até 3 cm de comprimento, com muitas sementes pequenas. Frequentemente e de modo incorreto, é referida sob a denominação de *Vinca rosea* L. É originária, provavelmente de Madagascar e de ocorrência pantropical[1,5,6]. No Nordeste e em outras regiões do Brasil cresce espontaneamente em toda parte como planta ruderal, sendo cultivada em jardins e praças como planta ornamental em todo o país, ou para exploração industrial em vários países, principalmente em Madagascar, Austrália, África do Sul, Índia, Israel, sul dos Estados Unidos, Antilhas e mais recentemente no Brasil.

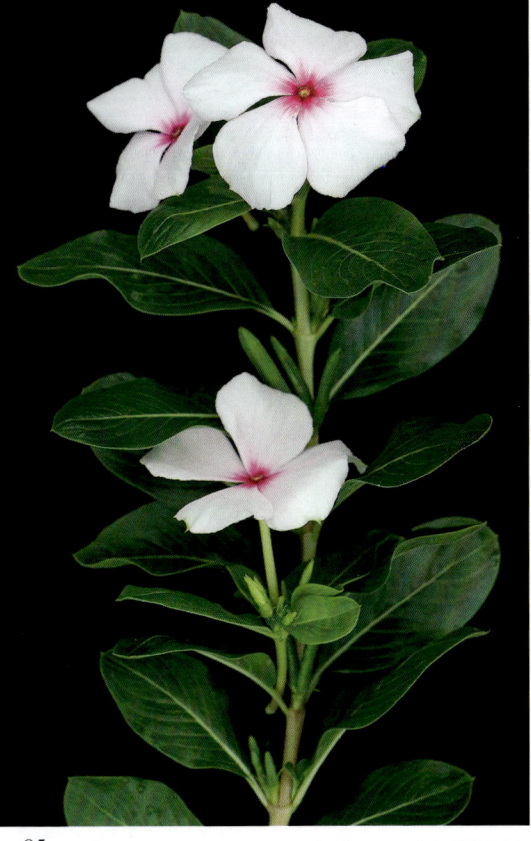

Usos - na medicina popular todas as partes da planta, com exceção das raízes que são consideradas tóxicas, são utilizadas empiricamente como sudorífica, diurética, hipoglicemiante, febrífuga e como antileucêmica, embora neste último caso por influência de má interpretação das informações científicas[2,3,4,5,6]. Estas indicações baseadas na tradição popular não encontram apoio nos estudos já desenvolvidos sobre esta planta. Seu estudo fitoquímico, iniciado há 30 anos com vista a avaliação das atividades que lhes são atribuídas, registra a presença de 95 tipos de alcaloides distribuídos nas folhas, raízes e sementes. Vários constituintes se mostraram ativos: os alcaloides binários vimblastina e a vincristina, por sua atividade citostática, passaram a ser produzidos industrialmente para preparação de medicamentos antileucêmicos que, ainda hoje 30 anos depois de sua descoberta, continuam insubstituíveis no tratamento da leucemia em jovens, apesar de sua toxicidade[4]. Além destes são importantes a ajmalicina, um vasodilatador e anti-hipertensivo, a vindesina, um potente antimitótico indicado no tratamento da leucemia linfoblástica e de alguns tumores sólidos, a tetraidroalstonina e a ajmalicina usados externamente no tratamento da hipersseborreia[3,4]. Apesar do grande esforço das grandes indústrias para conseguir a síntese destes alcaloides a fim de centralizar sua produção, eles continuam sendo obtidos a partir do cultivo da planta em grandes áreas espalhadas por todos os países tropicais, inclusive o Brasil[4]. Os plantadores aprendem a cultivá-la tecnicamente e a preparar o extrato bruto enriquecido de alcaloides, que é todo exportado para as fábricas americanas sem limite de quantidade, pois são necessários 500 kg da planta seca, ou seja quatro toneladas da planta fresca, para obtenção de apenas uma grama do alcaloide antileucêmico.

Literatura citada:

1- Lorenzi, H. & Souza, H.M. 2008. *Plantas Ornamentais no Brasil: arbustivas, herbáceas e trepadeiras*. 4ª edição. Instituto Plantarum, Nova Odessa-SP, 1120 p.
2- Braga, R.A. 1960. *Plantas do Nordeste, especialmente do Ceará*. 2. ed. Imprensa Oficial, Fortaleza, 540 p.
3- Simões, C.M.O. et al. 2001. *Farmacognosia - da planta ao medicamento*. Editora da Universidade/UFRGS/UFSC, Porto Alegre/Florianópolis, 833 p.
4- Sousa, M.P.; Matos, M.E.O.; Matos, F.J.A. et al. 1991. *Constituintes químicos de plantas medicinais brasileiras*. Imprensa Universitária/UFC, Fortaleza, 416 p.
5- Boorhem, R.L. et al. 1999. *Reader's Digest - Segredos e Virtudes das Plantas Medicinais*. Reader's Digest Brasil Ltda., Rio de Janeiro, 416 p.
6- Bown, D. 1995. *The Herb Society of America - Encyclopedia of Herbs & Their Uses*. Dorling Kindersley Publishing Inc., New York.

Catharanthus roseus (L.) G. Don
Vista geral de um canteiro em plena floração, plantado em jardim residencial com fins ornamentais no interior do estado de São Paulo.

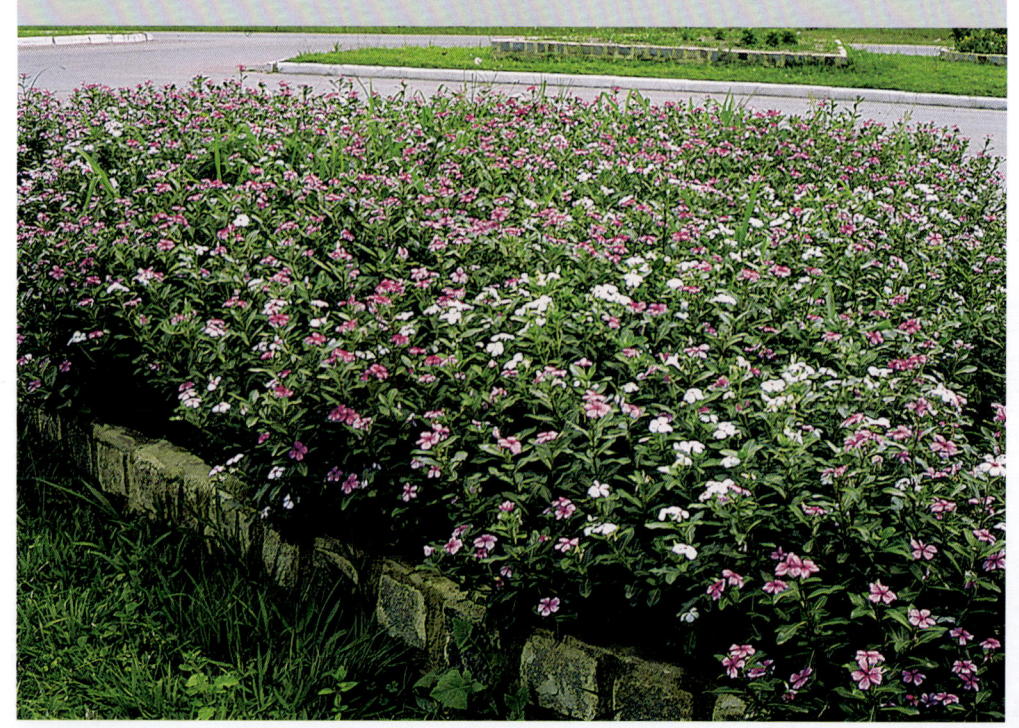

Himatanthus drasticus (Mart.) M.M. Plumel
Sin.: *Plumeria drastica* Mart.

Angiospermae - Apocynaceae. **Planta estudada:** H. Lorenzi 2.666 (HPL).

janaguba, janaúba, dona-joana, raivosa, jasmim-manga, sabeúna, tiborna, sucuuba

Características gerais - árvore de pequeno porte, até 7 m de altura, densamente enfolhada na extremidade dos ramos, de tronco linheiro, leitoso. Tem folhas obovais, semicoriáceas, também leitosas, flores brancacentas reunidas em inflorescências terminais cimosas, simples ou múltiplas. Frutos com dois folículos levemente curvados, de extremidades finas em forma de banana com 15 a 20 cm de comprimento por 2,5 cm de diâmetro, contendo numerosas sementes achatadas, arredondadas e aladas com 2,5 a 3 cm de diâmetro. Nativa desde as Guianas até a Bahia, com maior frequência na Floresta Nacional do Araripe, no Ceará. Ocorrem no Brasil outras espécies deste gênero, sendo mais referidas como medicinais além desta espécie, *Himatanthus articulatus* (Vahl) Woodson, a "sucuuba" da Amazônia e *H. bracteatus* (A. DC.) Woodson, a "agoniada" do Sudeste brasileiro, cujas fotos são apresentadas na próxima página, além de *Plumeria rubra* L., cultivada em todo mundo tropical e conhecida por *frangipane* no Havaí e jasmim-de-caiena no Brasil[1,2,3].

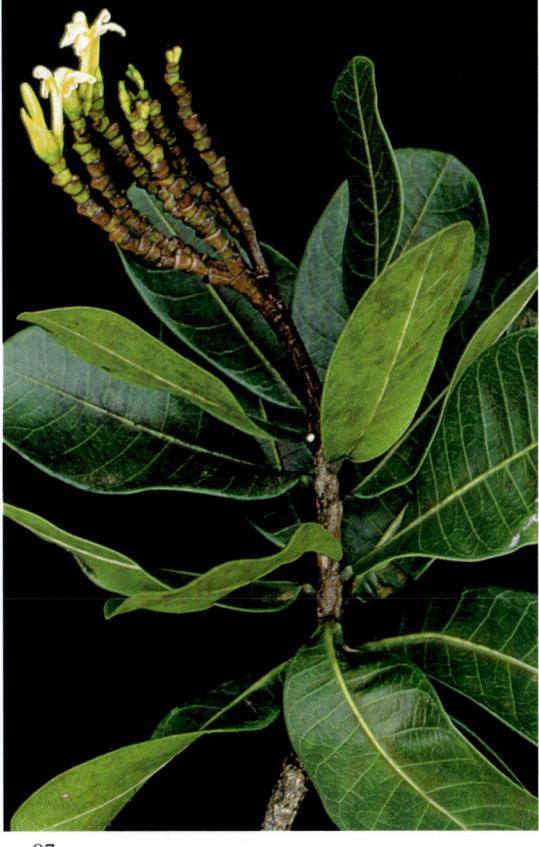

Usos - vários usos são registrados na literatura etnofarmacológica para esta planta que refere o emprego de seu látex ou de sua casca, no tratamento por via oral contra vermes intestinais, febre, regras irregulares, infertilidade feminina, úlcera gástrica e câncer e, por meio de compressas locais, nos casos de luxação de qualquer articulação, machucaduras e herpes[4,5]. A sucuuba (*H. sucuuba*) é mais usada pelos aborígenes amazônicos, das tribos Karijonas, Tikunas e Waoranis que empregam o pó do látex dessecado ou o látex fresco como curativo de feridas ou, no caso de miíase (bicheira na linguagem popular) para sufocar as larvas[6]. A janaguba (*H. drasticus*) tem uma longa história de emprego na cura do câncer no Nordeste, infelizmente, porém, quase sem registro na literatura. Seu início se deu nos idos dos anos 70, com a divulgação indiscreta de registros de curas sob observação médica, inclusive em casos inoperáveis de câncer de pulmão e câncer linfático, resultando numa correria em busca do "milagroso" leite-de-janaguba, para atender doentes de todo o país, ou por pesquisadores estrangeiros, especialmente alemães e japoneses, cujos estudos nunca foram divulgados. A essa época, cerca de 5.000 l do leite-de-janaguba chegaram a ser exportados da cidade de Crato, através de um serviço organizado para seu preparo e exportação, pela diocese da cidade, com coleta controlada pelo IBAMA, que ainda hoje atende a programas de pesquisas desenvolvidos em alguns centros nacionais de estudo do câncer. A obtenção do "leite" é feita de maneira artesanal, por retirada parcial da casca do tronco, numa faixa de 10 x 30 cm, retirando-se o látex com auxílio de uma colher e água. A operação estará concluída quando a mistura "leite" + água, colocada em uma garrafa das de um litro, deixar sedimentar um depósito esbranquiçado com cerca de 1/4 a 1/3 da garrafa cheia, com um sobrenadante levemente róseo. Segundo uma receita que circula entre os usuários, a mistura deve ser mantida em ambiente bem frio e bebida na dose de uma xícara das médias três vezes ao dia. Apesar das inúmeras notícias de curas, não há conhecimento público da realização de ensaios clínicos para comprovação ou negação da eficácia e segurança terapêutica desta preparação. Os resultados de alguns estudos fitoquímicos destas espécies registram a presença do glicosídeo iridoide plumieride, alguns açucares e triterpenoides[2,8]. Embora sem garantia de genuinidade, as garrafas do leite-de-janaguba são vendidas nas bancas de raizeiros de mercados e feiras-livres de várias cidades nordestinas, onde se tem observado sua troca pelo leite de mangabeira (*Hancornia speciosa* Gomes), outra preparação de uso tradicional na região, empregada como medicação popular contra tuberculose[3].

Himatanthus articulatus (Vahl) Woodson
Planta estudada: H. Lorenzi 2.004 (HPL).
Espécie amazônica arbórea, tem amplo uso na medicina popular daquela região, com aplicações mais ou menos semelhantes a *Himatanthus drasticus*.

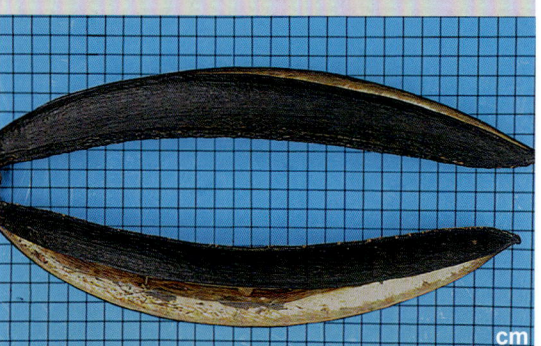

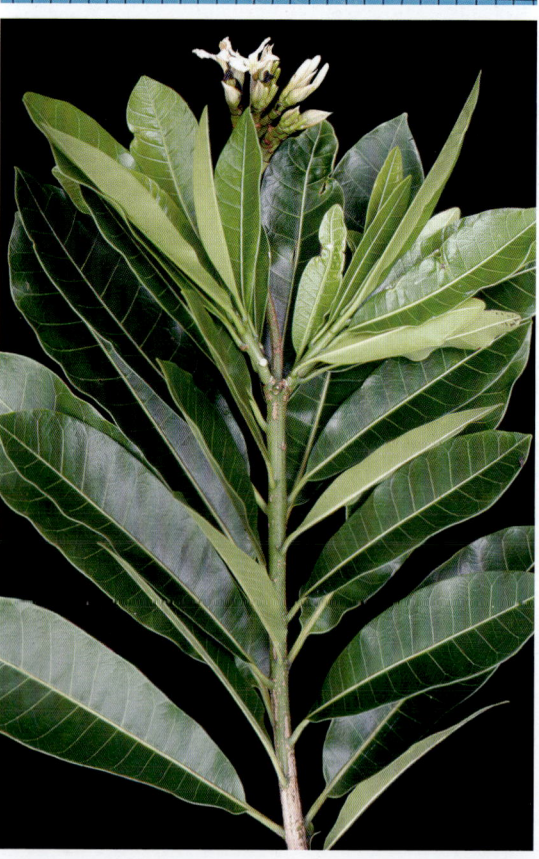

Literatura citada:

1- Plumel, M.M. 1991. Le genre *Himatanthus* (Apocynaceae) - Revision taxonomic. *Bradea - Boletim do Herbarium Bradeanum,* Rio de Janeiro, v. 5 (Suplemento), 1-118.
2- Mors, W.B.; Rizzini, C.T. & Pereira, N.A. 2000. *Medicinal Plants of Brazil.* Reference Publications, Inc., Algonac, Michigan, 501 p.
3- Braga, R.A. 1960. *Plantas do Nordeste, especialmente do Ceará.* 2. ed. Imprensa Oficial, Fortaleza, 540 p.
4- Dias-da-Rocha, F. 1945. *Formulário therapeutico de plantas medicinaes cearenses, nativas e cultivadas.* Tipografia Progresso, Fortaleza, 258 p.
5- Van den Berg, M.E. 1982. *Plantas Medicinais da Amazônia.* CNPq / PTU, 223 p.
6- Schultes, R.E. & Raffauf, R. F. 1990. *The healing forest - medicinal and toxic plants of the Northwest Amazonia.* Dioscorides Press, Portland, OR, 484 p.
7- Matos, F.J.A. 1999. *Plantas da medicina popular do Nordeste - propriedades atribuídas e propriedades confirmada*s. EDUFC, Fortaleza, 79 p.
8- Fonteles, M.C.; Matos, F.J.A.; Craveiro, A.A. et al. 1977. Ensaio químico-farmacológico do látex de *Plumeria* aff. *bracteata* (Janaguba). *In*: Reunião Anual da SBPC, Ciência e Cultura, São Paulo, 29(7) Suplemento. *Resumos...* p. 519.

Nerium oleander L.

Sin.: *Nerium indicum* Mill., *Nerium odoratum* Lam., *Nerium odorum* Sol., *Nerium verecundum* Salisb.

Angiospermae - Apocynaceae. **Planta estudada:** H. Lorenzi 1.444 (HPL).

espirradeira, oleandro, louro-rosa, rododendro

Características gerais - arbusto ou arvoreta de 2-4 metros de altura, com folhas lactescentes, longas e estreitas, acuminadas e de bordos lisos, de 6-14 cm de comprimento. Flores simples ou dobradas, odoríferas, de coloração variada conforme a variedade de cultivo, reunidas em panículas terminais. Os frutos são cápsulas deiscentes e alongadas como vagens. É originária do Mediterrâneo, muito cultivada para fins ornamentais em países tropicais e subtropicais[1,2,4].

Usos - as folhas desta planta foram utilizadas no passado nas formas de infuso, tintura e pó, para tratar a insuficiência cardíaca, mas hoje seu uso se restringe ao preparo do chá usado, perigosamente, com a finalidade de provocar aborto ou, em uso externo, para tratar a escabiose e, mais raramente, para acelerar a maturação de abcessos e tumores por meio de compressas locais com a folha machucada. Seu emprego como abortivo tem provocado inúmeros acidentes tóxicos, alguns deles fatais, mãe e feto morrem juntos[2,3]. A análise fitoquímica desta planta mostrou que as folhas, cascas do caule, raízes, sementes e flores, contêm vários glicosídeos cardioativos, sendo o principal deles a oleandrina, considerada seu princípio ativo, bem como flavonoides e outros compostos comuns a diversas plantas, sem atividade apreciável, como o ácido betulínico e outros de estrutura triterpenoide livre ou combinado com o ácido cumárico, dos quais o cis e o trans-carenino têm atividade citotóxica[2]. Uma galactana extraída das folhas mostrou apreciável atividade antitumoral, o que pode ser útil para futura exploração desta propriedade. As sementes fornecem 21% de óleo fixo não aproveitável por falta de produção e do oneroso processo de detoxificação. Ensaios farmacológicos em órgãos isolados de animais de laboratório, usando o extrato das folhas, detectaram atividade espasmolítica, depressora do sistema nervoso central, depressora do coração em alta concentração e estimulante em baixa. Em outro experimento verificou-se em ratas grávidas, que o extrato aquoso das folhas provoca a expulsão ou a reabsorção do feto no prazo de 24 horas[3].

Literatura citada:
1- Gruenwald, J.; Brendler, T. & Jaenickke, C. (eds.). 2000. *Physicians Desk References (PDR) for herbal medicines*. Med. Econ. Co., New Jersey, 858 p.
2- Simões, C.M.O. et al. 2001. *Farmacognosia - da planta ao medicamento*. Ed. da Universidade/UFRGS/UFSC, Porto Alegre/Florianópolis, 833 p.
3- Sousa, M.P.; Matos, M.E.O.; Matos, F.J.A. et al. 1991. *Constituintes químicos de plantas medicinais brasileiras*. Imprensa Universitária/UFC, Fortaleza, 416 p.
4- Lorenzi, H. & Souza, H.M. 2008. *Plantas Ornamentais no Brasil: arbustivas, herbáceas e trepadeiras*. 4ª edição. Instituto Plantarum, Nova Odessa-SP, 1120 p.

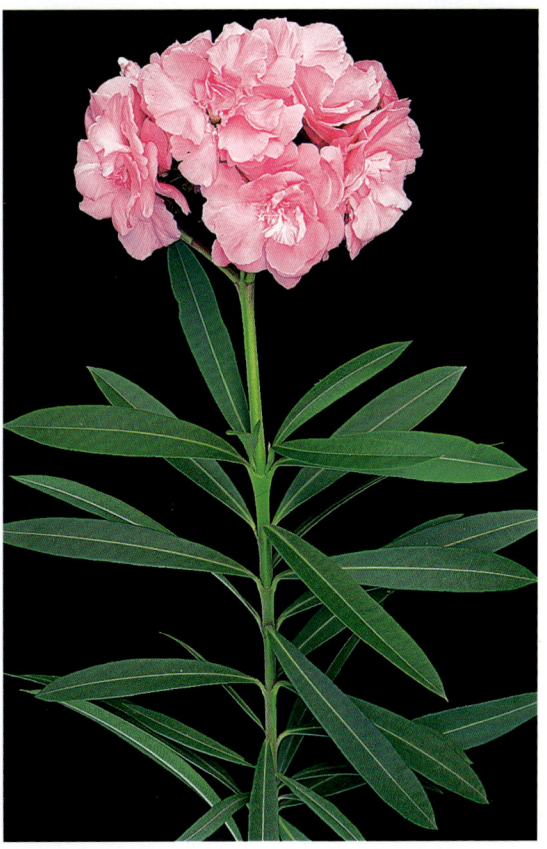

Ilex paraguariensis A. St.-Hil.
Angiospermae - Aquifoliaceae. **Planta estudada:** H. Lorenzi 1.725 (HPL).

congonha, erva, erva-congonha, erva-mate, erva-verdadeira, erveira, mate, chá-mate

Características gerais - árvore de até 20 m de altura, dotada de copa densa e muito ramificada. Folhas de cor verde escura, simples, alternas, oblongas ou obovadas, curto-pecioladas, com margens crenadas ou serreadas, de 6-20 cm de comprimento. Flores unissexuais, brancas, em fascículos axilares, tendo, frequentemente as masculinas e femininas na mesma inflorescência. Fruto do tipo drupa, avermelhado, globoso, de polpa carnosa, com 5 a 8 sementes. Esta espécie é nativa do sul da América do Sul (Paraguai, Argentina, Uruguai, Chile e no Brasil desde o Mato Grosso do Sul até o Rio Grande do Sul), principalmente em regiões altas[1,2,7,10]. Ocorre nas mesmas regiões a espécie afim *Ilex brevicuspis* Reissek, também citada com usos um tanto semelhantes.

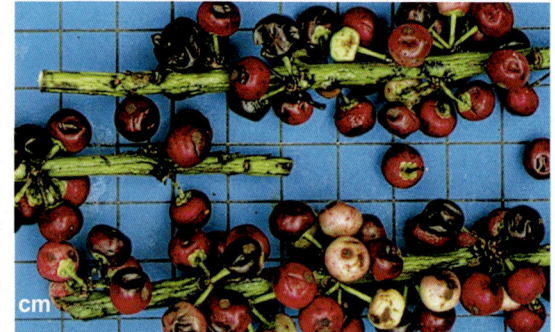

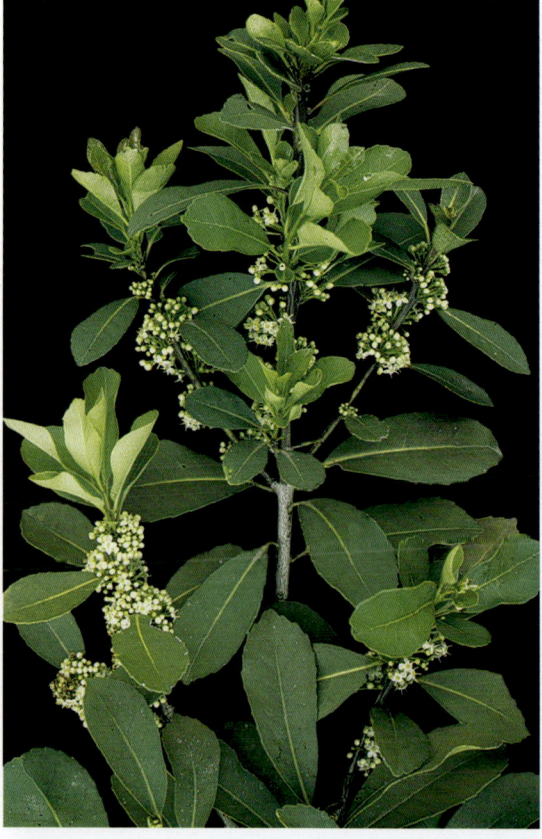

Usos - as folhas são usadas para fins medicinais e, principalmente, alimentício acessório, na forma de chá mesmo antes da descoberta da América. A sua exploração representa hoje importante atividade econômica na região norte de Santa Catarina, onde grande parte da produção de folhas ainda é de origem extrativa, porém já vem sendo cultivada em média escala, tanto nesta região como em outras dos três estados sulinos. No Sul do Brasil, no Uruguai, Argentina e Paraguai é consumida sob a forma de uma bebida típica, muito amarga, tomada muito quente e sem adoçante em recipientes especiais, o chimarrão, mas no restante do país é usado na forma de chá, ou como bebida refrescante gelada e, as vezes, adicionada de algumas gotas de limão que têm emprego como estimulante. Externamente, é usado sob a forma de cataplasma, no tratamento caseiro de feridas e úlceras[3]. O chá é preparado por infusão, colocando-se água fervente sobre uma colher das de chá das folhas trituradas (2 g) em uma xícara das médias e deixando-se por 5 a 10 minutos. Para se conseguir um chá com melhor aroma e sabor, as folhas devem, primeiramente, ser secas a 100º C e, em seguida rapidamente, lavadas com o mínimo de água fria e deixadas em recipiente fechado durante 3 a 4 dias. Seu uso reduz a fadiga, melhora o apetite e ajuda a digestão[2,8,9]. Sua análise fitoquímica mostrou que o aroma característico das folhas deve-se a uma mistura complexa de cerca de 250 substâncias voláteis e registra como seus principais constituintes fixos os alcaloides cafeína, teobromina e teofilina, taninos e alguns compostos orgânicos derivados do ácido clorogênico, bem como flavonoides e várias saponinas triterpenoides derivadas dos ácidos ursólico e oleanólico[3,4,5,6]. O teor de cafeína é maior nas folhas novas, aonde alcança até 2,2%, valor este semelhante ao do café e do chá-preto. Nos ensaios farmacológicos aplicados ao extrato aquoso das folhas, com vista à elucidação científica de suas propriedades, foram observados efeito vasodilatador sobre preparações vasculares isoladas, atividade antioxidante, ação estimulante sobre o sistema nervoso central[6]. O sabor adstringente do chimarrão e do chá de mate é conferido pelas substâncias tânicas, enquanto que a cafeína é a substância responsável pela ação estimulante destas bebidas. Seu uso como medicação caseira contra fadiga muscular e mental é aprovado internacionalmente[2].

Ilex paraguariensis A. St.-Hil.
Sementes e exemplar adulto desta espécie encontrado na região norte de Santa Catarina (município de Canoinhas), onde a espécie ocorre em estado nativo, sendo também a maior região produtora de "erva-mate" do mundo.

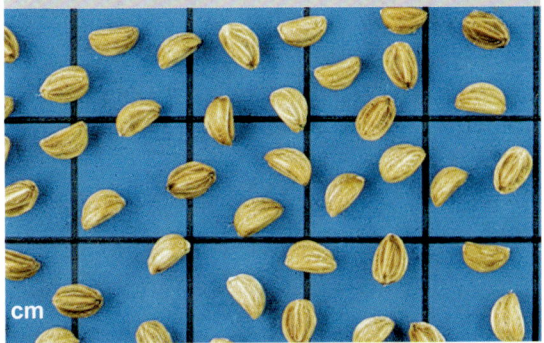

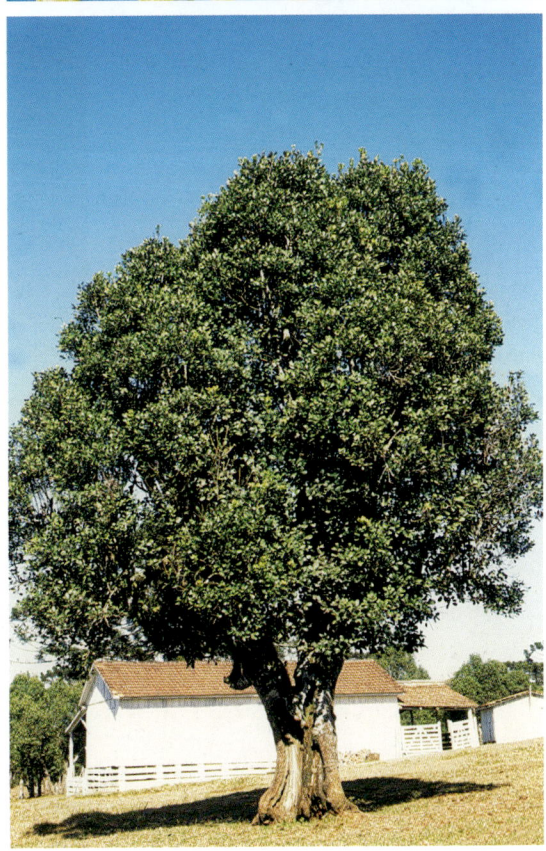

Literatura citada:
1 - Simões, C.M.O. et al. 1998. *Plantas da Medicina Popular no Rio Grande do Sul.* 4. ed. Editora da Unversidade/UFRGS, Porto Alegre, 174 p.
2 - Gruenwald, J.; Brendler, T. & Jaenickke, C. (eds.). 2000. *Physicians Desk References (PDR) for herbal medicines.* Med. Econ. Co., New Jersey, 858 p.
3 - Sousa, M.P.; Matos, M.E.O.; Matos, F.J.A. et al. 1991. *Constituintes químicos de plantas medicinais brasileiras.* Imprensa Universitária/UFC, Fortaleza, 416 p.
4 - Bruneton, J. 1995. *Pharmacognosy, Phytochemistry, Medicinal Plants.* TEC & DOC, Paris, Part 4 - Alkaloids: Purine bases-maté.
5 - Mors, W.B.; Rizzini, C.T. & Pereira, N.A. 2000. *Medicinal Plants of Brazil.* Reference Publications, Inc., Algonac, Michigan, 501 p.
6 - Simões, C.M.O. et al. 2001. *Farmacognosia - da planta ao medicamento.* Editora da Universidade/UFRGS/UFSC, Porto Alegre/Florianópolis, 833 p.
7- Lorenzi, H. 2002. *Árvores Brasileiras.* 4ª edição. Vol. I. Instituto Plantarum, Nova Odessa-SP, 384 p.
8- Bown, D. 1995. *The Herb Society of America - Encyclopedia of Herbs & Their Uses.* Dorling Kindersley Publishing Inc., New York.
9- Taylor, L. 1998. *Herbal secrets of the Rainforest.* Prima Health Publishing, Rocklin, CA, 315 p.
10- Backes, P. & Irgang, B. 2002. *Árvores do Sul - Guia de Identificação & Interesse Ecológico.* Clube da Árvore - Instituto Souza Cruz, Porto Alegre, 326 p.

Dracontium longipes Engl.
Angiospermae - Araceae. **Planta estudada:** E.G. Gonçalves 951 (HPL).

erva-jararaca, jararaca, jiraraca, jararaca-tajá, jararaca-taiá, milho-de-cobra, tajá-de-cobra

Características gerais - planta herbácea tuberosa, acaule, geralmente com uma única folha, cujo pecíolo ereto e disposto verticalmente de até 2 m de altura é confundido com caule. Seu tubérculo subterrâneo de forma arredondada e de até 0,5 kg (foto menor abaixo) rebrota na primavera, formando o pecíolo da única folha, com desenho semelhante à pele da cobra jararaca, daí a razão de seu nome popular. A folha, completamente dividida até a base em segmentos irregulares, pode alcançar até 1,3 m de diâmetro. A inflorescência surge também diretamente do tubérculo no final do verão na forma de espádice com pedúnculo de até 70 cm de comprimento. É nativa na região Amazônica onde cresce nas florestas de terra firme, vegetando apenas durante a primavera-verão (período chuvoso) e desaparecendo completamente no inverno. Outras espécies deste gênero, com características e propriedades similares, ocorrem também na região Amazônica, dentre as quais destacamos: *Dracontium polyphyllum* L., *Dracontium asperum* K. Koch e *Dracontium spruceanum* (Schott) G.H. Zhu (Sin.: *D. loretense* K. Krause). Na região Nordeste existe a espécie *Taccarum ulei* Engl. & K. Krause, identificada erroneamente como *Dracontium asperum* e também empregada para o mesmo fim[4].

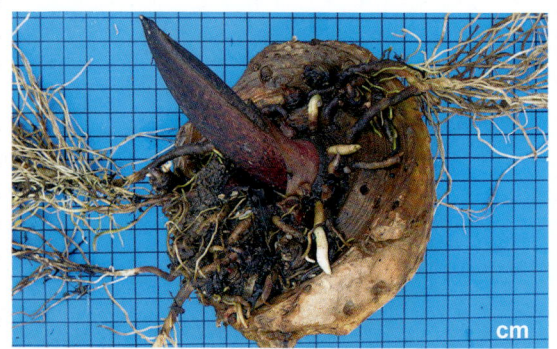

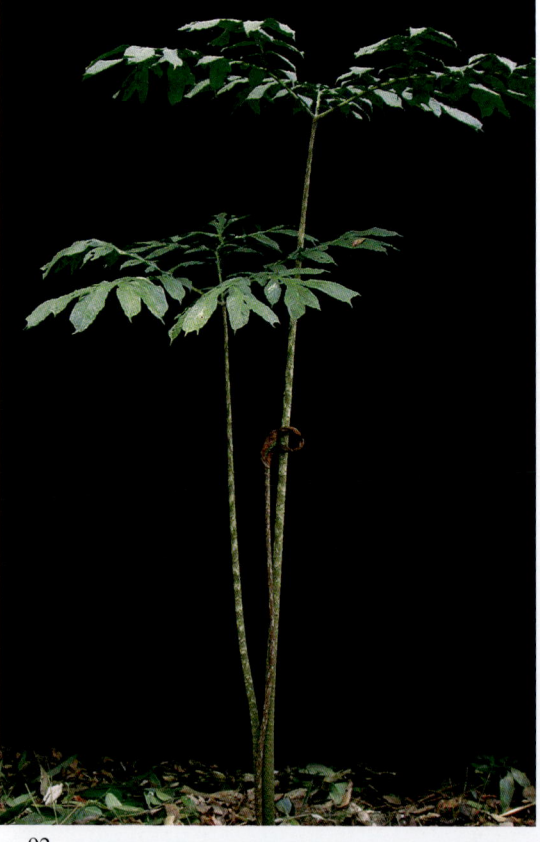

Usos - é uma planta ocasionalmente cultivada como ornamental em algumas regiões da América tropical e empregada na medicina caseira na região Amazônica. Seus tubérculos são utilizados secos e em pó contra mordida de cobra, principalmente pelos indígenas desta região. É hábito entre eles esfregar suas pernas e pés com o tubérculo para afugentar e prevenir mordidas de cobra. O pó preparado com seus tubérculos é também utilizado no tratamento caseiro das crises de asma, da amenorreia (suspensão do fluxo menstrual), tosse-comprida, sarna e anemia[1]. É reputada como antiviral, tônica e anti-inflamatória[3]. O suco dos tubérculos é empregado para amenizar dores causadas pela agressão por borrachudos. Já o suco das raízes e do pecíolo é utilizado também contra picadas de cobra e o banho do decocto da planta inteira é usado no tratamento da gota[1]. Contra mordedura de cobras, os indígenas do noroeste da Amazônia usam levar ao fogo uma colher de chá de suas folhas picadas com um pouco de água por dois minutos e em seguida aplicam-na sobre o ferimento três vezes ao dia[2]. Em doses elevadas, esta e as demais espécies de *Dracontium,* podem causar intoxicação[1]. Na sua composição química foram determinados os seguintes grupos de substância naturais: alcaloides, flavonoides, fenóis, saponinas, esteróis e triterpenos[3]. O emprego desta planta nas práticas terapêuticas descritas acima, é motivo suficiente para sua escolha como tema de estudos químicos, farmacológicos e clínicos futuros, visando sua validação como um importante medicamento preventivo e curativo.

Literatura citada:
1- Mors, W.B.; Rizzini, C.T. & Pereira, N.A. 2000. *Medicinal Plants of Brazil*. Reference Publications, Inc., Algonac, Michigan, 501 p.
2- Schultes, R.E. & Raffauf, R. F. 1990. *The healing forest - medicinal and toxic plants of the Northwest Amazonia*. Dioscorides Press, Portland, OR, 484 p.
3- Taylor, L. 1969. Jergón Sacha (*Dracontium longipes, loterense, peruvianum Technical Report)*. Raintree Nutrition, Inc. Database on the Internet.
4- Mayo, S.J.; Bogner, J. & Boyce, P.C. 1997. *The Genera of Araceae*. Royal Botanic Gardens Kew, London, 370 p.

Taccarum ulei Engl. & K. Krause
Espécie nativa do Nordeste, tem sido erroneamente identificada como *Dracontium asperum*. A foto mostra seus tubérculos e a planta adulta.

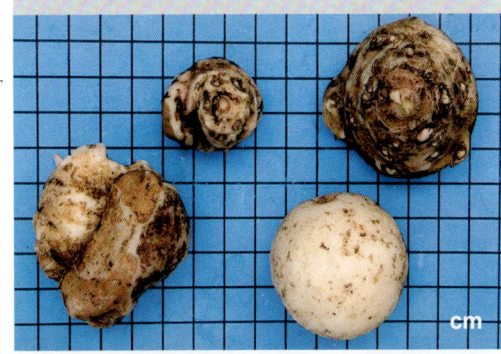

Dracontium asperum K. Koch
Planta estudada: E.R. Salviani 682 (HPL).
Espécie nativa da Amazônia, tem aplicações semelhantes a outras espécies de *Dracontium* e a *Taccarum ulei*.

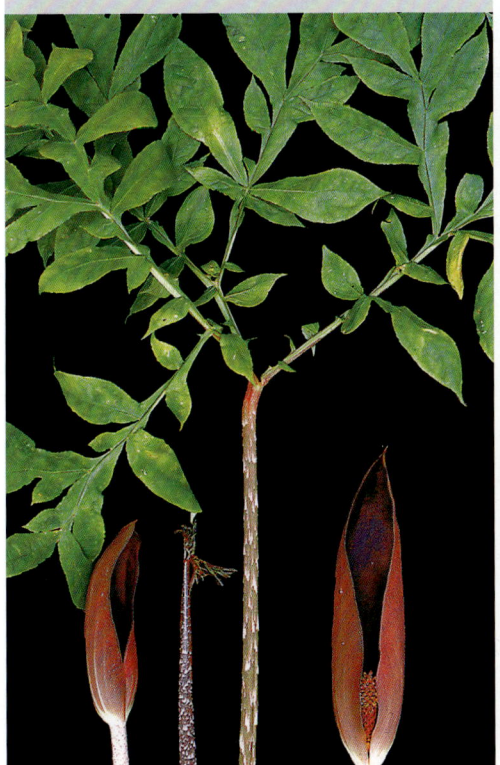

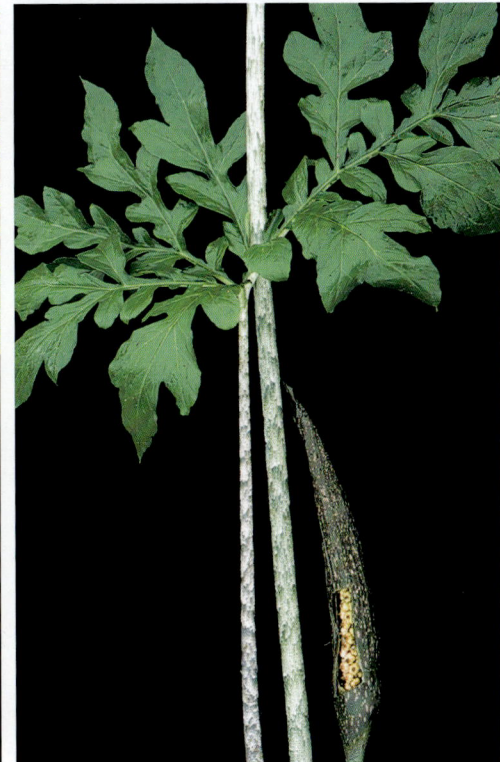

Pistia stratiotes L.

Sin.: *Apiospermum obcordatum* Klotzsch, *Limnonesis commutata* Klotzsch, *Limnonesis friedrichsthaliana* Klotzsch, *Pistia aegyptiaca* Schleid., *Pistia aethiopica* Fenzl ex Klotzsch, *Pistia africana* C. Presl., *Pistia amazônica* C. Presl., *Pistia brasiliensis* Klotzsch, *Pistia commutata* Schleid., *Pistia crispata* Blume, *Pistia cumingii* Klotzsch, *Pistia gardneri* Klotzsch, *Pistia horkeliana* Miq., *Pistia leprieuri* Blume, *Pistia linguiformis* Blume, *Pistia minor* Blume, *Pistia natalensis* Klotzsch, *Pistia obcordata* Schleid., *Pistia occidentalis* Blume, *Pistia schleideniana* Klotzsch, *Pistia spathulata* Michx., *Pistia stratiotes* var. *cuneata* Engl., *Pistia stratiotes* var. *linguiformis* (Blume) Engl., *Pistia stratiotes* var. *obcordata* (Schleid.) Engl., *Pistia stratiotes* var. *spathulata* (Michx.) Engl., *Pistia texensis* Klotzsch, *Pistia turpini* Blume, *Pistia weigeltiana* C. Presl., *Zala asiatica* Lour.

Angiospermae - Araceae. Planta estudada: H. Lorenzi 3.420 (HPL).

aguapé, santa-luzia, alface-d'água, erva-de-santa-luzia, erva-santa-dos-olhos, flor-d'água (RS), mururé, mururé-pagé (AM), pasta (CE), repolho-d'água, lentilha-d'água (BA), golfo, pagé

Características gerais - herbácea aquática flutuante, acaule, estolonífera, de até 25 cm de diâmetro, nativa da América tropical e amplamente distribuída por todo o Brasil. Folhas dispostas em roseta, simples, esponjosas, pubescentes, de 8 a 16 cm de comprimento. Flores discretas, dispostas entre as folhas em espádices amarelados. Multiplica-se tanto por sementes como por estolões[3].

Usos - planta de crescimento vigoroso em reservatórios de água doce parada (represas), principalmente de água poluída, sendo considerada séria planta daninha aquática[4]. É ocasionalmente cultivada em lagos decorativos com fins ornamentais. Suas folhas são empregadas na medicina popular, principalmente na região Amazônica. O chá de suas folhas é considerado diurético, empregado contra hematúria (presença de sangue na urina), como expectorante, antidisintérico, anti-hemorroidal e antidiabético[1,6]. Em aplicação externa na forma de banho, o seu chá é indicado para aliviar a inflamação causada pela erisipela (doença infecciosa séria causada por bactérias do gênero *Streptococcus,* de localização frequente na face e nos membros inferiores)[1,6]. Algumas tribos amazônicas, principalmente os Tikunas, usam suas folhas moídas em mistura com sal para aplicação localizada em cataplasma na eliminação de verrugas[5]. Na sua composição química foi registrada a presença de nitrato de potássio, sais de cálcio e fósforo, além de polifenóis[1,2,6].

Literatura citada:
1- Albuquerque, J.M. 1989. *Plantas Medicinais de Uso Popular*. ABEAS, Brasília, 100 p.
2- Howard-Williams, C. & Junk, J.W. 1977. *Arch. Hydrobiol.* 79:446.
3- Lorenzi, H. & Souza, H.M. 2008. *Plantas Ornamentais no Brasil: arbustivas, herbáceas e trepadeiras*. 4ª edição. Instituto Plantarum, Nova Odessa-SP, 1120 p.
4- Lorenzi, H. 2008. *Plantas Daninhas do Brasil: terrestres, aquáticas, parasitas e tóxicas*. 4ª edição. Instituto Plantarum, Nova Odessa-SP, 672 p.
5- Schultes, R.E. & Raffauf, R. F. 1990. *The healing forest - medicinal and toxic plants of the Northwest Amazonia*. Dioscorides Press, Portland, OR, 484 p.
6- Vieira, L.S. 1992. *Fitoterapia da Amazônia - Manual das Plantas Medicinais*. Editora Agronômica Ceres, São Paulo, 350 p.

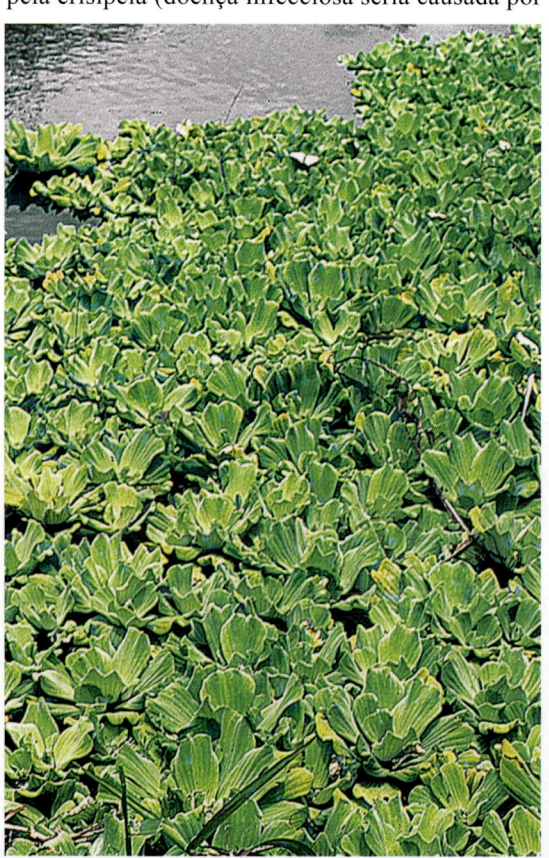

Thaumatophyllum bipinnatifidum (Schott ex Endl.) Sakur., Calazans & Mayo
Sin.: *Philodendron bipinnatifidum* Schott, *Philodendron selloum* K. Koch, *Arum pinnatifidum* Jacq.

Angiospermae - Araceae. **Planta estudada:** E.R. Salviani 1.010 (HPL).

guaimbê, flor-da-noite, banana-de-macaco, banana-de-morcego, imbê, cipó-imbé, bananeira-imbé

Características gerais - arbusto epífito ou terrestre quando se desprende das árvores, de textura semilenhosa, escandente, de 2-3 m de altura, pouco ramificado, nativo do Sudeste do Brasil. Cresce inicialmente como arbusto ereto, depois se inclina até encostar o chão, enraizando-se e voltando a crescer verticalmente, até formar uma grande colônia. Folhas compostas bipinatífidas de mais de 1,5 m de comprimento. Inflorescências em espádice axilar, ereto e grosso, de cor verde por fora e branco por dentro da espata. Apesar de epífita, suas raízes com aspecto de cipó atingem o solo, ou a planta inteira pode viver inteiramente no solo. Multiplica-se principalmente por sementes[3]. Existem outras espécies desse gênero também com propriedades semelhantes: *Philodendron imbe* Schott, *Philodendron hederaceum* (Jacq.) Schott e *Philodendron speciosum* Schott.

Usos - a planta é amplamente cultivada como ornamental em quase todo o Brasil, tanto em vasos a meia-sombra, como epífita de árvores ou no solo a pleno sol. É também empregada na medicina caseira em algumas regiões do país, onde a literatura etnobotânica registra informações considerando-a antirreumática, antialgésica, vesicatória e vulnerária. As folhas e caules produzem um suco cáustico usado contra orquite, reumatismo e úlceras[2]. O pó das raízes é drástico. As sementes são usadas contra parasitos intestinais[2,4]. O decocto das folhas frescas e cascas é indicado contra hidropisia e externamente na forma de banhos contra erisipela e inflamações reumáticas e orquite[1,2]. Externamente é usado na forma de cataplasma das flores frescas e amassadas contra úlceras[1].

Literatura citada:
1- Alzugaray, D. & Alzugaray, C. 1996. *Plantas que Curam*. Editora Três, São Paulo, 2 vols.
2- Crisci, J.V. & Gancedo, O.A. 1971. Sistematica y Etnobotanica del guembe (*Philodendron bipinnatifidum*) una importante arácea sudamericana. *Rev. Mus. La Plata. Bot.11*(65): 285-302.
3- Lorenzi, H. & Mello-Filho, L.E. de. 2001. *As Plantas Tropicais de R. Burle Marx*. Instituto Plantarum, Nova Odessa-SP, 504 p.
4- Mors, W.B.; Rizzini, C.T. & Pereira, N.A. 2000. *Medicinal Plants of Brazil*. Reference Publications, Inc., Algonac, Michigan, 501 p.

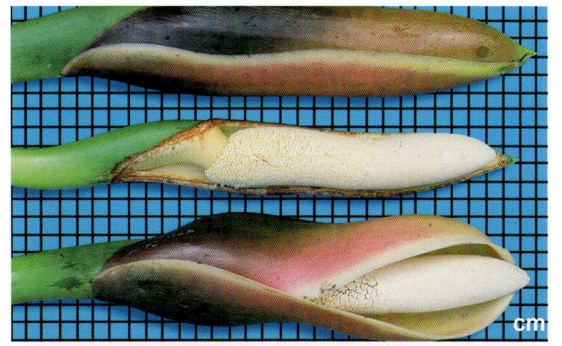

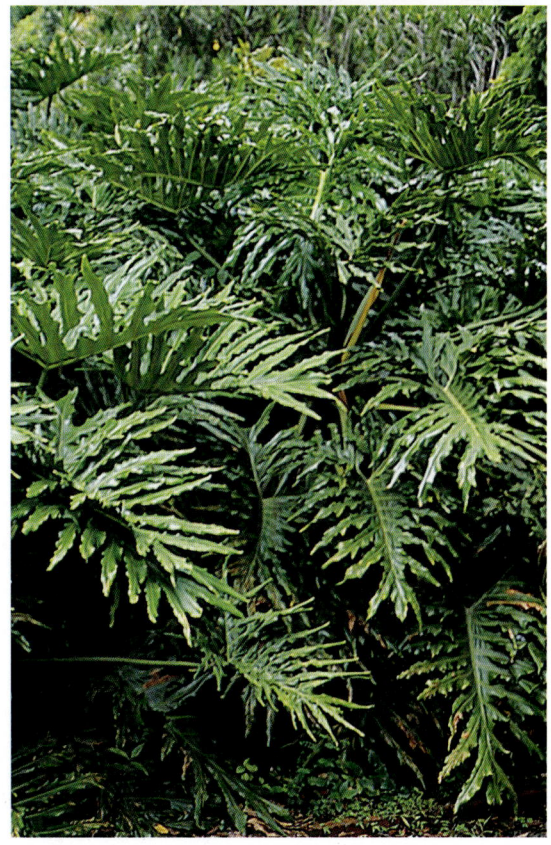

Hydrocotyle bonariensis Lam.

Sin.: *Hydrocotyle bonariensis* var. *multiflora* Don, *Hydrocotyle multiflora* Ruiz & Pav., *Hydrocotyle umbellata* var. *bonariensis* (Lam.) Spreng., *Hydrocotyle yucatanensis* Millsp., *Hydrocotyle petiolaris* DC., *Hydrocotyle polystachya* var. *quinqueradiata* Thouars ex A. Rich., *Hydrocotyle bonariensis* var. *texana* J.M. Coult. & Rose

Angiospermae - Araliaceae. **Planta estudada:** H. Lorenzi 3.516 (HPL).

acariçoba, erva-capitão, erva-de-capitão, pára-sol, barbarosa, acaricaba, acariroba, lodagem, capitão, poncaga, cicuta-falsa

Características gerais - planta herbácea perene, prostrada, acaule, rizomatosa, nativa de terrenos brejosos ou arenosos, de restingas litorâneas em todo o território brasileiro. Folhas simples, coriáceas, peltadas, longo-pedunculadas, totalmente glabras em ambas as faces, brilhantes, de 5 a 8 cm de diâmetro. Flores discretas, de cor verde-amarelada, dispostas em panículas de umbelas no ápice de longa haste floral que as dispõem acima da folhagem[2].

Usos - planta ruderal de crescimento espontâneo e vigoroso em gramados, jardins e pomares, onde é considerada planta daninha. A planta inteira é empregada na medicina caseira em muitas regiões do país. O suco de suas folhas e pecíolos é empregada para remoção de pintas ou sardas[3]. Os rizomas são considerados: diurético, vomitivo, aperiente e antirreumático, constituindo-se em medicação útil contra os males do fígado e rins[3]. As folhas são consideradas tóxicas[3]. Os indígenas das Guianas empregam o decocto da planta inteira na forma de banho contra ferroada de um peixe venenoso (*Hoplias macrophtalamus*), cujo ataque é caracterizado por inchaço e dores fortes[1]. A análise do óleo essencial desta planta revelou a presença de isotiocianatos como um dos componentes principais[4].

Literatura citada:
1- Grenand, P.; Moretti, C. & Jacquemin, H. 1987. *Pharmacopées Traditionnelles en Guyane: Créoles, Palikur, Wayãpi*. Editorial l'ORSTOM, Paris, France, Coll. Mem. No. 108.
2- Lorenzi, H. 2008. *Plantas Daninhas do Brasil: terrestres, aquáticas, parasitas e tóxicas*. 4ª edição. Instituto Plantarum, Nova Odessa-SP, 672 p.
3- Mors, W.B.; Rizzini, C.T. & Pereira, N.A. 2000. *Medicinal Plants of Brazil*. Reference Publications, Inc., Algonac, Michigan, 501 p.
4- Salgues, R. 1963. Analysis of the essential oil of *Hydrocotyle bonariensis*. *Qual. Plant. Mat. Veget.* 9: 230-256.
5- Gruenwald, J.; Brendler, T. & Jaenickke, C. (eds.). 2000. *Physicians Desk References (PDR) for herbal medicines*. Med. Econ. Co., New Jersey, 858 p.

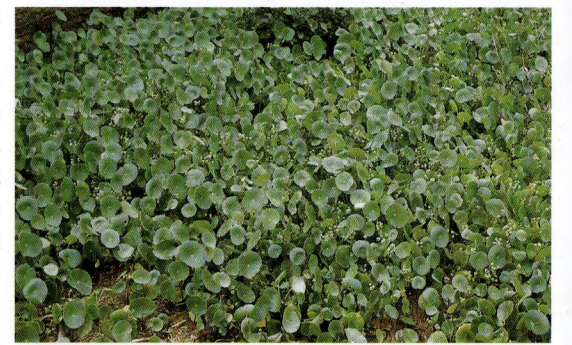

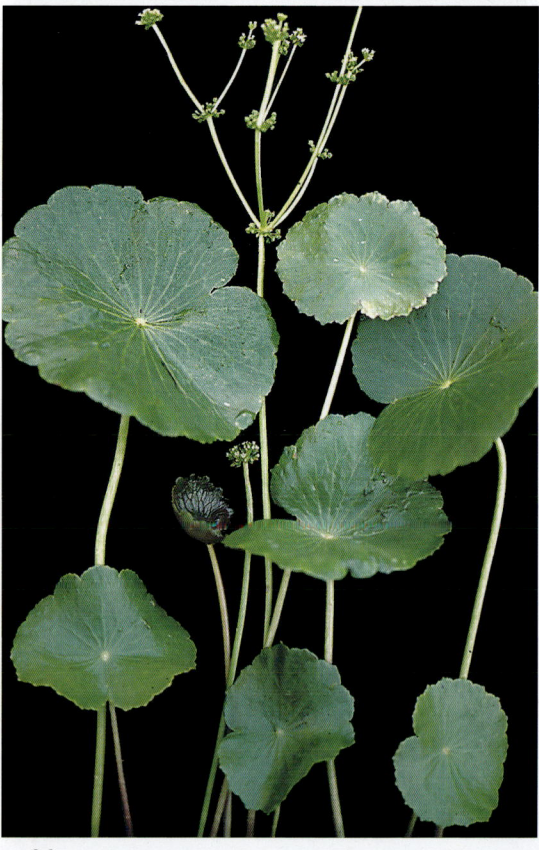

Attalea speciosa Mart. ex Spreng.

Sin.: *Orbignya phalerata* Mart., *Orbignya speciosa* (Mart. ex Spreng.) Barb. Rodr., *Orbignya martiana* Barb. Rodr., *Orbignya barbosiana* Burret, *Orbignya lydiae* Drude, *Attalea lydiae* (Drude) Barb. Rodr.

Angiospermae - Arecaceae (Palmae).

babaçu, babassu, uauassu, baguaçu, guaguaçu

Características gerais - o babaçu é uma palmeira de caule solitário, colunar, com 10-30 m de altura e 30-60 cm de diâmetro, de grandes folhas pinadas, as superiores eretas e divergentes, com 175-260 pares de pinas estreitas regularmente distribuídas sobre toda a extensão da raque. Inflorescências pistiladas e andróginas dispostas na mesma planta. As flores estaminadas estão distribuídas em duas fileiras, com 3 sépalas de 1-2 mm de comprimento e 2 pequenas pétalas, raramente mais. Os frutos são pequenos cocos fusiformes, pesados, com 10 a 12 cm de comprimento por 5 a 10 cm de diâmetro. O epicarpo é delgado, escuro; o mesocarpo é fibroso, seco e farináceo, de coloração esbranquiçada, forma 22% do fruto. O endocarpo é espesso, lenhoso, muito duro, representando 50% do peso do fruto. Tem 1 a 3 cavidades que abrigam amêndoas oleaginosas, fusiformes, alongadas, com 3 a 7 cm de comprimento por 1,0 a 1,8 cm de espessura e contém 60% de óleo fixo comestível. Ocorre em grandes aglomerados espalhados no Norte do Brasil, especialmente no estado do Maranhão[1,2,8,9].

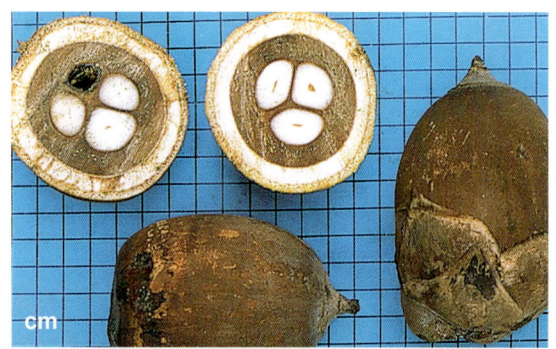

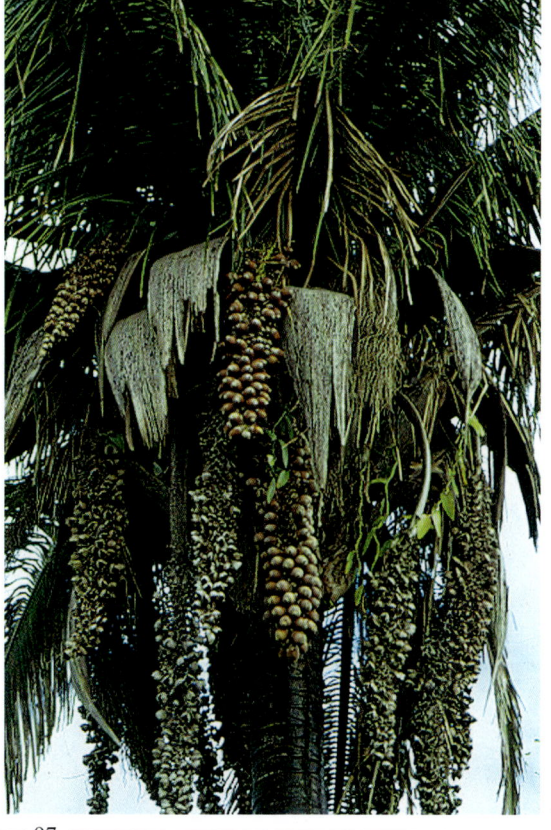

Usos - todas as partes da planta são aproveitadas pelas comunidades rurais situadas em sua área de ocorrência, especialmente as folhas e os frutos. Com as folhas fazem paredes e cobertas de casas, com o endocarpo um carvão do tipo siderúrgico e com as amêndoas trituradas com água um "leite" usado na alimentação e para a obtenção do óleo por meio de fervura até eliminação da água, como se faz artesanalmente com o leite de coco[3]. O mesocarpo triturado fornece um pó largamente consumido como preparação medicinal de múltiplos usos. A literatura etnofarmacológica registra o uso do mesocarpo pulverizado para o tratamento caseiro, por via oral, da dismenorreia, prisão de ventre, colite, obesidade, artrite, tumores e inflamações[4]. O mesocarpo contém como componentes mais importantes 60% de amido e um tipo de mucilagem responsável pelas atividades anti-inflamatória, imunoestimulante e antitrombótica do pó-de-babaçu[5]. Ensaios farmacológicos revelaram que as doses altas podem elevar o teor de açúcar no sangue, promover o desenvolvimento de bócio, por isso a dose diária não deve ultrapassar de uma colherinha das de chá por dia[6]. A amêndoa contém cerca de 60% de óleo fixo constituído, principalmente do mono e triglicerídio do ácido láurico e um pouco dos ácidos caprílico e cáprico que conferem ao óleo, como probiótico, uma ação protetora contra vírus e bactérias no intestino. Na fração insaponificável são encontrados análogos da vitamina E, fortemente ativos como antioxidante[7].

Literatura citada:
1- Lorenzi, H. et al. 2004. *Palmeiras Brasileiras e Exóticas Cultivadas*. Instituto Plantarum, Nova Odessa-SP, 432 p.
2- Matos, F.J.A.; Alencar, J.W.; Craveiro, A.A. & Machado, M.I.L. 1992. Ácidos graxos de algumas oleaginosas tropicais em ocorrência no nordeste do Brasil. *Quim. Nova. 15*(3): 181-195.
3- Matos, F.J.A. 2007. *Plantas Medicinais - guia de seleção e emprego de plantas usadas em fitoterapia no nordeste do Brasil*. 3. ed. Imprensa Universitária/Edições UFC, Fortaleza.
4- Correa, M.P. 1984. *Dicionário das plantas úteis do Brasil e das exóticas cultivadas*. IBDF, Ministério da Agricultura, Brasília.
5- Silva, B.P. & Parente, J.P. 2001. An anti-inflammatory and immunomodulatory polysaccharide from *Orbignya phalerata*. *Fitoterapia 72*(8): 887-93.
6- Gaitan, E. et al. 1994. Antithyroid effects *in vivo* and *in vitro* of babassu and mandioca: a staple food in goiter areas of Brazil. *Eur J. Endocrinol. 1*(2): 138-44.
7- Theriault, A.; Chao, J.-T.; Wang, Q.I.; Gapor, A. & Adeli, K. 1999. Tocotrienol: a review of its therapeutic potential. *Clinical Biochemistry 32*(5): 309-319.
8- Lorenzi, H. 2008. *Plantas Daninhas do Brasil: terrestres, aquáticas, parasitas e tóxicas*. 4ª edição. Instituto Plantarum, Nova Odessa-SP, 672 p.
9- Lorenzi, H., L. Bacher, M. Lacerda & S. Sartori. 2006. *Frutas Brasileiras e Exóticas Cultivadas: (de consumo in natura)*. Instituto Plantarum. Nova Odessa. 672 p.

Attalea speciosa Mart. ex Spreng.
População natural no estado do Maranhão, onde esta palmeira ocupa grandes extensões de áreas já desbravadas, constituindo-se, ao mesmo tempo, séria infestante de pastagens e fonte de sobrevivência para as populações locais que extraem a amêndoa de seus frutos para a indústria de óleo.

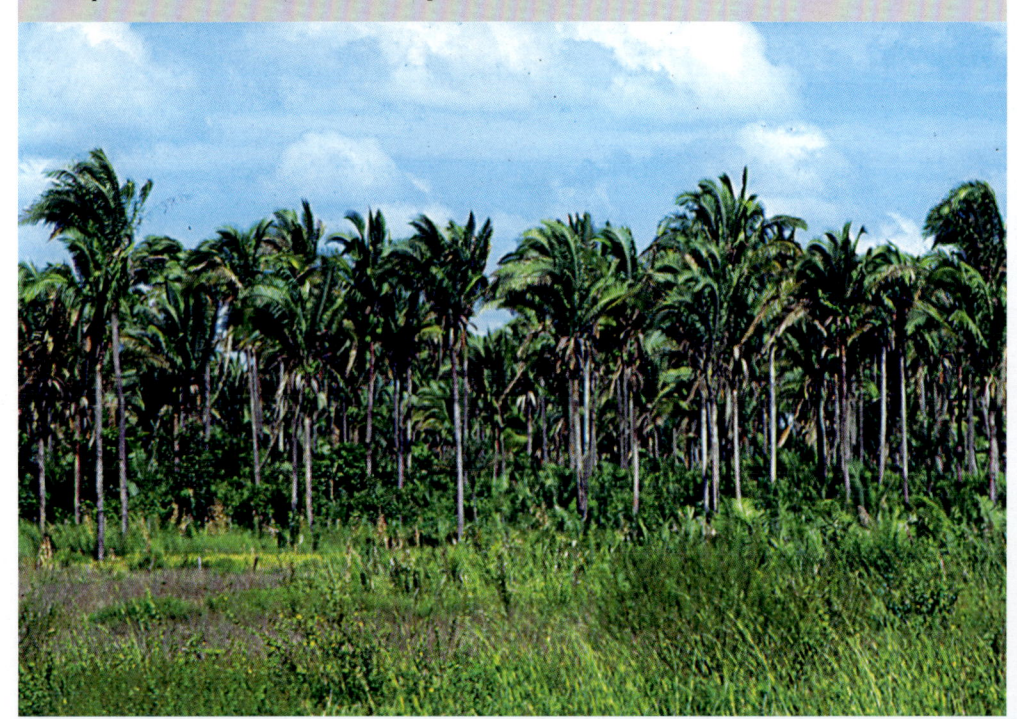

Cocos nucifera L.
Sin.: *Palma cocos* Mill.

Angiospermae - Arecaceae (Palmae). **Planta estudada:** H. Lorenzi 5049 (HPL).

coco, coco-da-bahia, coqueiro, coqueiro-da-bahia, coqueiro-da-praia

Características gerais - palmeira muito comum na costa Atlântica do Nordeste do Brasil com até 30 m de altura por 20-40 cm de diâmetro, geralmente muito menos, coroada por um penacho de grandes folhas pinadas que medem 2-5 m de comprimento. A inflorescência, formada por um conjunto ramificado contém numerosas flores pequenas, estando as masculinas na parte superior e as femininas nas ramificações inferiores, protegida por uma espata lenhosa em forma de canoa virada. Seu fruto, o coco, é uma grande drupa ovoide ou elipsoide, atingindo às vezes 30 cm de diâmetro, com cinco camadas distintas, por fora o epicarpo liso, fino e impermeável à água, seguida do mesocarpo fibroso com 2-4 cm de espessura, chamado "bucha" ou "capemba", no dizer vulgar. Depois vem o endocarpo lenhoso e duro, com cerca de 5 mm de espessura, de cor parda, cuja metade o povo denomina de "quenga". Mais internamente está uma camada fina, pardacenta denominada de "tegumento" aderido à amêndoa oca com 1-3 cm de espessura, de cor branca, carnosa e de sabor agradável; é o "miolo" ou "carne" do coco que guarda em seu interior 100 a 250 ml da água de coco, um líquido aquoso, claro, levemente ou adocicado no fruto verde e um pouco ácido no coco maduro. A amêndoa verde, muito saborosa, é chamada "ramela" do coco, que quando madura e separada do coco, é comercializada com o nome de "copra". É originária da costa oriental da América do Sul incluindo a costa norte e nordeste do Brasil, conforme comprova um estudo filogenético recentemente realizado nos EUA[9]. Existem numerosas cultivares[1, 2].

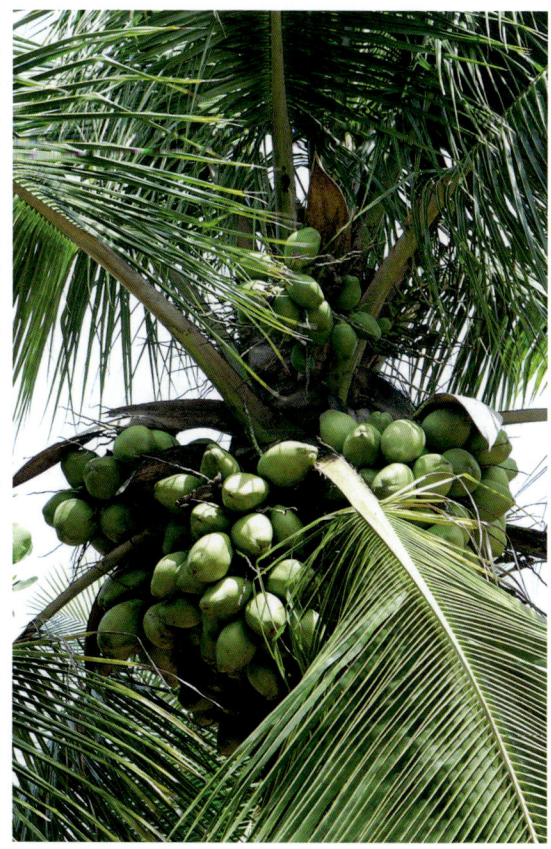

Usos - O endocarpo lenhoso (quenga) é usado na fabricação artesanal de artefatos decorativos e o mesocarpo fibroso serve de matéria-prima muito explorada industrialmente; enquanto as suas folhas entram na confecção de telhados e cercas de palha no meio rural[7]. Por seu conteúdo de 34,5% de óleo acompanhados de 46,9% de água, 3,4% de proteínas, 14,0% de carboidratos e 1,0% de sais, a copra (carne do coco maduro) é utilizada principalmente para obtenção do óleo-de-coco. Por trituração com um pouco de água fornece o leite-de-coco que, por suas propriedades pode substituir com vantagem o leite comum nas receitas culinárias, especialmente na alimentação de pessoas com intolerância a lactose, embora tenha um maior teor de gordura. Recentemente preparado e administrado por via oral, e provavelmente tópica como líquido de higiene, mostra atividade anti-helmíntica contra oxiúros, propriedade essa inexistente no leite do tipo comercial[4]. No meio rural, o leite de coco é usado artesanalmente para a preparação caseira do óleo de coco, por cuidadoso aquecimento até eliminação da água[4]. O óleo de coco é constituído por uma mistura de mono e triglicerídeos do ácido láurico como principal componente e quantidades bem menores dos ácidos caproico, caprílico, cáprico, mirístico, palmítico, esteárico, araquídico, oleico e linoleico[6]. Os monoglicerídeos dos ácidos cáprico e láurico são dotados de atividade antimicrobiana e antiviral e conferem ao óleo a capacidade de agir contra o *Helicobacter pylori,* o que permite seu uso como medicação auxiliar no tratamento da úlcera gástrica e, também contra o vírus do herpes genital[6]. Apesar de sua composição com ácidos saturados, não contribui para elevar o teor do colesterol no sangue ou nos tecidos, ao contrário do que ocorre com os ácidos trans que são hiperlipemiantes[6]. O óleo industrial ou o preparado artesanalmente a partir do leite-de-coco, por eliminação da água à quente, é utilizado no preparo de frituras e do sabão de coco e, no meio rural é usado como cosmético para o cabelo, para amaciar a pele e, também e na dose de uma a duas colheres das de sopa duas a três vezes ao dia, como medicação energética e no tratamento da prisão de ventre[8]. Do coco ainda verde é obtida a conhecida água-de-coco-verde, apreciada como bebida refrescante, reidratante, atóxica, tida como diurética e recomendada para uso habitual de pessoas doentes ou convalescentes, nas doses de um copo quatro vezes ao dia ou mais[3]. Em sua composição estão presentes 50-55 g por litro de açúcares redutores (glucose, levulose), além de outras substâncias que lhe conferem viscosidade e grande poder nutriente que, por ser estéril, permite seu uso mesmo por via intravenosa para reposição do volume sanguíneo, bem como aminoácidos com teor semelhante ao do leite comum, porém com maior porcentagem de arginina, alanina, cistina e serina, o que permite o seu uso como suplemento alimentar nos casos de deficiência nutricional e, por sua composição rica em potássio, embora pobre em sódio é usada como reidratante de atletas pós jogos e nos casos de desidratação por diarreia[8]. A água-de-coco vem sendo utilizada, também, através de processo patenteado, como meio de conservação do sêmen de animais domésticos e do homem, no processo de inseminação artificial, substituindo vantajosamente outros meios muito mais caros[8,9].

Literatura citada:
1- Lorenzi, H. et al. 2004. *Palmeiras Brasileiras e Exóticas Cultivadas*. Instituto Plantarum, Nova Odessa-SP, 432 p.
2- Braga, R.A. 1976. *Plantas do Nordeste, especialmente do Ceará*. 3. ed. Vol. XLII. Coleção Mossoroense, Mossoró, 540 p.
3- Amorim, A. & Borba, H.R. 1994. Ação anti-helmíntica de plantas X - Testes *in vivo* com extrato bruto de *Cocos nucifera* L. (Palmae). *Rev. Bras. Farm. 70*(5): 91-92.
4- Matos, F.J.A. Observação de campo, inédita.
5- Bergsson, G.; Steingrimsson, O. & Thormar, H. 2002. Bactericidal effects of fatty acids and monoglycerides on *Helicobacter pylori*. *Int. J. Antimicrob. Agents 20*(4): 258-62.
6- Carvalho, J.M.; Maia, G.A.; Sousa, P.H.M. & Maia Jr, G.A. 2006. Água-de-coco: Propriedades nutricionais, funcionais e processamento. *Semina: Ciências Agrárias 27*(3): 437-452.
7- Collares, E.F. & Souza, N.M. 1985. Soluções alternativas para hidratação oral em pediatria: I. Composição de refrigerantes, de infusões e de água de coco / Alternative solutions for oral rehydration in pediatrics: I. Soda drinks infusions and coconut water composition. *Rev. Paul. Pediatr. 3*(9): 46-9.
8- Nunes, J.F. 1998. Utilização da água de coco como diluidor do sêmen de animais domésticos e do homem. *Rev. Bras. Reprod. Anim. 22*: 109-112.
9- Cordeiro, M.S.; Silva, E.H.S.; Miranda, M.S.; Biondi, F.C.; Santos, S.S.D. & Ohashi, O.M. 2006. The use of coconut water solution (*Cocos nucifera*) as a holding medium for immature bovine oocytes for *in vitro* embryo production. *Anim. Reprod. 3*(3): 376-379.

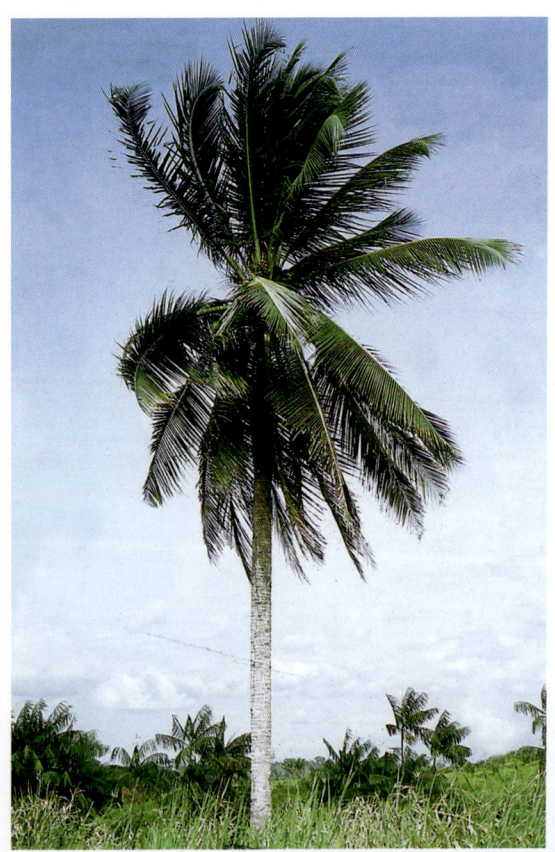

Oenocarpus bacaba Mart.

Sin.: *Oenocarpus bacaba* var. *grandis* (Burret) Wess. Boer, *Oenocarpus bacaba* var. *xanthocarpa* Trail, *Oenocarpus grandis* Burret, *Oenocarpus hoppi* Burret, *Oenocarpus baccata* Cuervo Marquez

Angiospermae - Arecaceae (Palmae). **Planta estudada:** H. Lorenzi 3.490 (HPL).

bacaba, bacaba-assu, bacaba-verdadeira, bacabaçu, bacaba-açu, bacabão, bacaba-do-azeite

Características gerais - palmeira de tronco simples (solitário), de hábito gregário, de 7-22 m de altura, de estipe ereto e cilíndrico, de superfície levemente anelada, de 12-25 cm de diâmetro, nativa de toda a região Amazônica, em áreas de baixa altitude e de terra firme (até 700 m). Folhas compostas pinadas, em número de 8-17 contemporâneas, de 2,5-3,5 m de comprimento. Inflorescências infrafoliares, ramificadas, com mais de 100 raquilas. Frutos globoso-elipsoides, de cor roxo-escura, medindo 1,3-1,5 cm de diâmetro. Multiplica-se apenas por sementes[3]. Ocorrem na Amazônia outras espécie deste gênero com características semelhantes e utilizadas para os mesmos fins, principalmente *Oenocarpus distichus* Mart. e *Oenocarpus bataua* Mart.

Usos - os frutos são amplamente utilizados na região Amazônica para a extração de sua polpa e preparo da bebida "vinho-de-bacaba", consumido com farinha de mandioca e açúcar, de alto valor calórico e nutritivo. Da polpa se extrai também óleo comestível e utilizado na culinária e para a confecção de sabão. Seu óleo possui características similares ao óleo de oliva, o teor proteico de sua polpa é equivalente ao da carne e a composição proteica, lipídica e glicídica de seu suco é comparável ao leite materno[1]. Seu tronco fornece madeira dura utilizada apenas para construções rurais. Os frutos desta planta são empregados no tratamento de vários males na região Amazônica. A polpa (mesocarpo) gordurosa dos frutos, ou o seu óleo é utilizado como emoliente[4]. Os indígenas e a população das Guianas usam sua polpa triturada e escaldada com água e posteriormente filtrada para o preparo de uma bebida muito apreciada, contudo o seu consumo é contra indicado para pessoas hipertensas devido ao seu alto conteúdo calórico; já o seu palmito é empregado em aplicação externa na forma de emplastro como cicatrizante[2]. As populações indígenas da Amazônia utilizam o óleo dos frutos de *Oenocarpus bataua* como medicamento contra a tuberculose e algumas tribos utilizam suas raízes adventícias para eliminar vermes intestinais, e contra diarreia, dor de cabeça e males do estômago[5].

Literatura citada:

1- Balick, M.J. & Gershoff, S.N. 1982. Nutritional evaluation of the *Jessenia bataua* palm: source of high quality protein and oil from tropical America. *Economic Botany 35*(3): 261-291.

2- Grenand, P.; Moretti, C. & Jacquemin, H. 1987. *Pharmacopées Traditionnelles en Guyane: Créoles, Palikur, Wayãpi*. Editorial l'ORSTOM, Paris, France, Coll. Mem. No. 108.

3- Lorenzi, H. et al. 2004. *Palmeiras Brasileiras e Exóticas Cultivadas*. Instituto Plantarum, Nova Odessa-SP, 432 p.

4- Mors, W.B.; Rizzini, C.T. & Pereira, N.A. 2000. *Medicinal Plants of Brazil*. Reference Publications, Inc., Algonac, Michigan, 501 p.

5- Schultes, R.E. & Raffauf, R. F. 1990. *The healing forest - medicinal and toxic plants of the Northwest Amazonia*. Dioscorides Press, Portland, OR, 484 p.

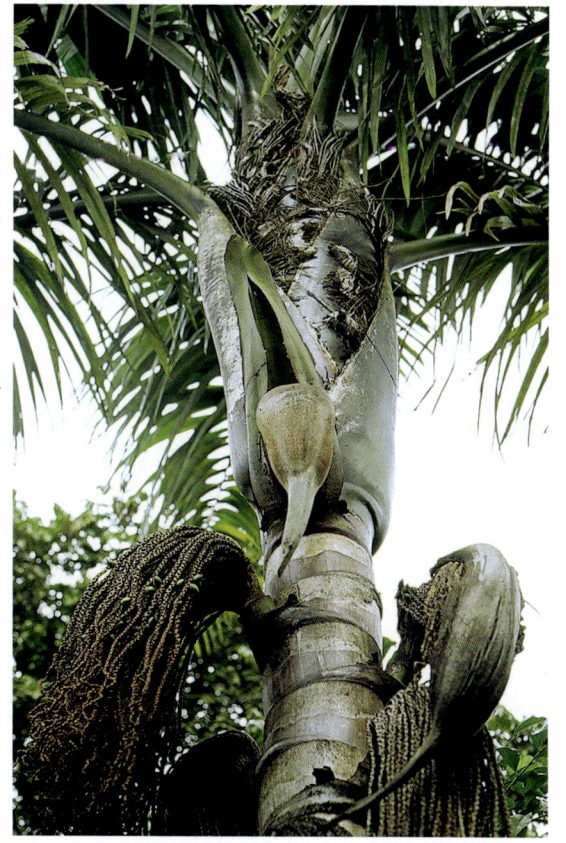

Aristolochia cymbifera Mart. & Zucc.
Angiospermae - Aristolochiaceae. **Planta estudada:** H. Lorenzi 2.115 (HPL).

angelicó, aristolóquia, caçaú, calunga, capa-homem, cassau, cassiu, chaleira-de-judeu, cipó-mata-cobra, cipó-mil-homens, contra-erva, erva-de-urubu, erva-bicha, jiboinha, guaco, jarrinha, mata-porco, mil-homem, papo-de-galo, papo-de-peru, patinho, urubu-caá, bastarda

Características gerais - trepadeira herbácea, vigorosa, de ramos finos e flexuosos, porém com a base (caule) engrossada com casca corticosa fissurada, nativa do Brasil, principalmente nas regiões Sul e Sudeste até a Bahia, em florestas e capoeiras. Folhas simples, de consistência membranácea, pecioladas, glabras, de 12-20 cm de comprimento. Flores solitárias, com a forma de urna muito característica. Os frutos são cápsulas elipsoides deiscentes. Existem no Brasil várias espécies de *Aristolochia* com características e de propriedades semelhantes e também conhecidas pelos mesmos nomes populares. As mais importantes no uso medicinal, cujas fotos são apresentadas nas duas próximas páginas são: *Aristolochia triangularis* Cham. (encontrada principalmente no RS), *Aristolochia esperanzae* Kuntze (do MT e MS), *Aristolochia ridicula* N.E. Br. (de SP, PR, MG, RJ e MS), *Aristolochia brasiliensis* Mart. & Zucc. (do Nordeste), *Aristolochia arcuata* Mast.(de SP, MG e MS) e *Aristolochia gigantea* Mart. & Zucc. (da caatinga), esta a mais cultivada para fins ornamentais [1,9].

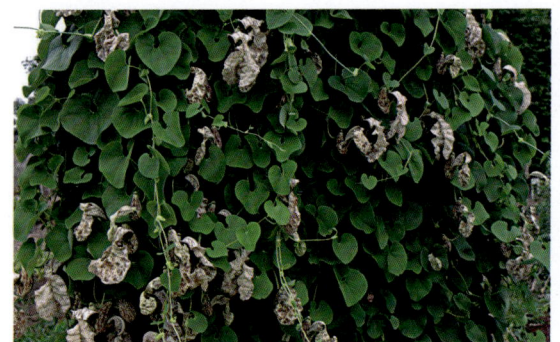

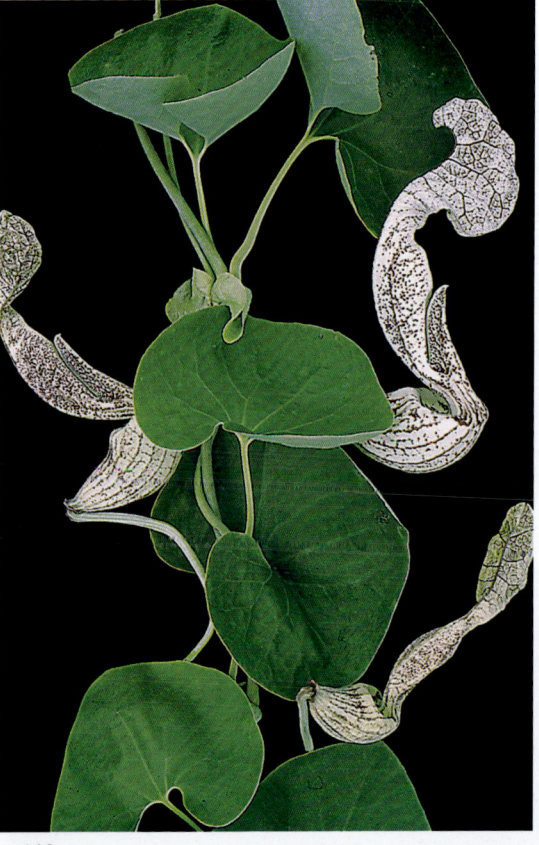

Usos - amplamente utilizada na medicina tradicional brasileira e de vários países da América do Sul, sendo considerada diurética, sedativa, estomáquica, antisséptica, diaforética e emenagoga[3]. É empregada principalmente para asma, febres, dispepsia, diarreia pesada, gota, hidropsia, convulsões, epilepsia, palpitações, flatulência, prurido e eczemas[7]. Em algumas regiões é empregada também com bons resultados contra a falta de apetite (anorexia) e contra os males do estômago em geral (dispepsia), prisão de ventre, indigestão e dor de estômago[8]. Externamente é empregada para caspa e orquite (inflamação dos testículos) na forma de banho. É usada também no tratamento da falta de menstruação (amenorreia) e nos casos de clorose (tipo de anemia peculiar a mulher devido a deficiência de ferro por excesso de sangramento durante a menstruação)[2]. Contra afecções gástricas, hepáticas, renais e do baço e para tensão pré-menstrual, é recomendada na forma de chá, preparado com 1 colher (sobremesa) de ramos secos em 1 xícara (chá) de água em fervura, o qual deve ser ingerido duas vezes ao dia antes das principais refeições[7]. Análises fitoquímicas de suas raízes e caule tem identificado a presença de diterpenos[4] e sesquiterpenoides nas folhas[5]. Num outro estudo com caule de *Aristolochia ridicula,* isolou-se duas biflavonas, quatro chalcona-flavonas pouco comuns e um tetraflavonoide[6].

Literatura citada:
1- Lorenzi, H. 2008. *Plantas Daninhas do Brasil: terrestres, aquáticas, parasitas e tóxicas*. 4ª edição. Instituto Plantarum, Nova Odessa-SP, 672 p.
2- Mors, W.B.; Rizzini, C.T. & Pereira, N.A. 2000. *Medicinal Plants of Brazil*. Reference Publications, Inc., Algonac, Michigan, 501 p.
3- Taylor, L. 1969. Jarrinha (*Aristolochia cymbifera* Technical Report*)*. Raintree Nutrition, Inc. Database on the Internet.
4- Lopes, L.M.X.; Bolzani, V.S. & Trevisan, L.M.V. 1987. Clerodane diterpenes from *Aristolochia* species. *Phytochemistry* 26: 2781-2784.
5- Lopes, L.M.X. & Bolzani, V.S. 1968. Lignans and diterpenes of three *Aristolochia* species. *Phytochemistry 27*: 2265-2268.
6- Carneiro, F.J. et al. 2000. Bi-and tetraflavonoids from *Aristolochia ridicula*. *Phytochemistry* 55(7): 823-832.
7- Panizza, S. 1998. *Plantas que Curam (Cheiro de Mato)*. 3. ed. IBRASA, São Paulo, 280 p.
8- Simões, C.M.O. et al. 1998. *Plantas da Medicina Popular no Rio Grande do Sul*. 4. ed. Editora da Unversidade/ UFRGS, Porto Alegre, 174 p.
9- Lorenzi, H. & Souza, H.M. 2008. *Plantas Ornamentais no Brasil: arbustivas, herbáceas e trepadeiras*. 4ª edição. Instituto Plantarum, Nova Odessa-SP, 1120 p.

Aristolochia triangularis Cham.
Planta estudada: H. Lorenzi 3.018 (HPL).
Planta de crescimento vigoroso e típica do Sul do Brasil, é a espécie de *Aristolochia* mais usada no Rio Grande do Sul para fins medicinais.

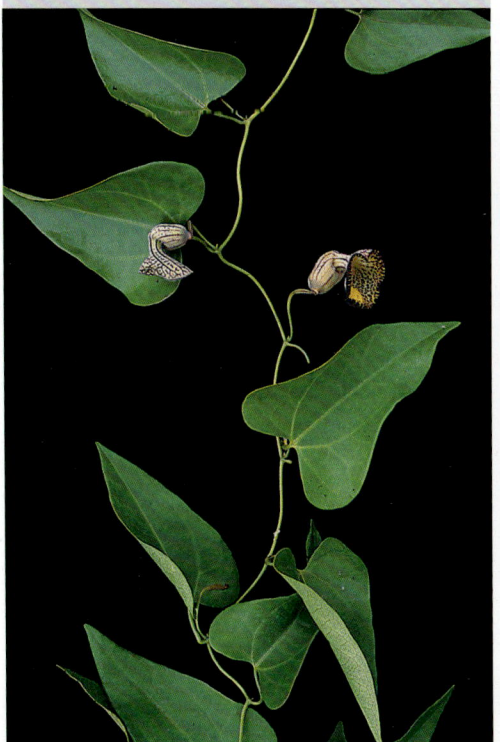

Aristolochia esperanzae Kuntze
Planta estudada: E.R. Salviani 1.125 (HPL).
Frequente no Centro-Oeste em áreas de cerrados e matas ciliares, é a espécie de *Aristolochia* mais empregada naquela região.

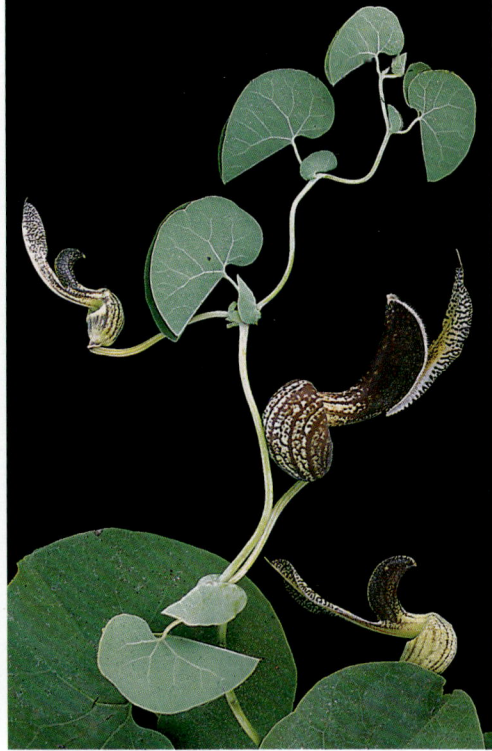

Aristolochia gigantea Mart. & Zucc.
Planta estudada: H. Lorenzi 2.797 (HPL).
Planta típica da caatinga do Nordeste e do Vale do São Francisco, é também empregada na medicina caseira e a mais cultivada para fins ornamentais.

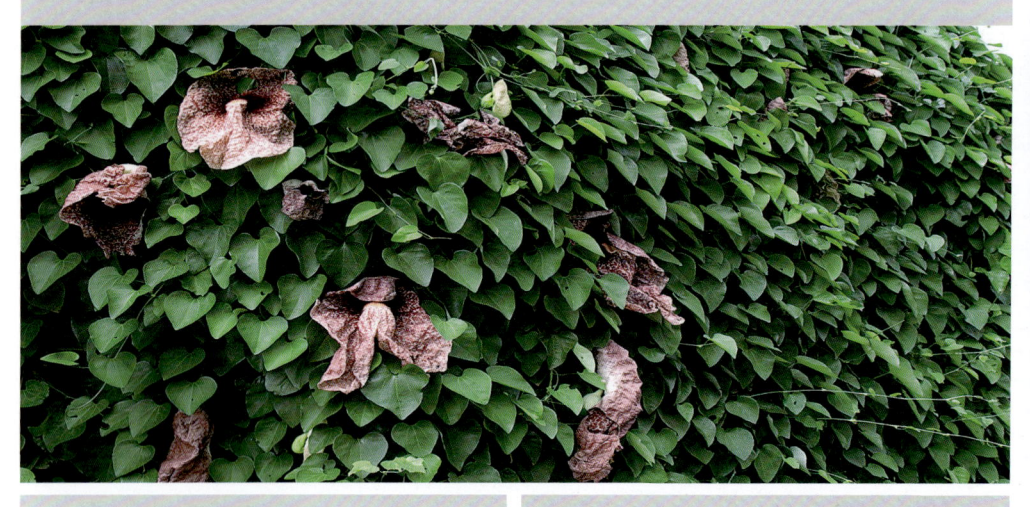

Aristolochia labiata Willd. (Sin.: *A. brasiliensis* Mart. & Zucc.)
Planta estudada: H. Lorenzi 3.443 (HPL).
Espécie rara e típica do Nordeste, é a *Aristolochia* mais empregada na medicina tradicional dessa região.

Aristolochia arcuata Mast.
Planta estudada: H. Lorenzi 2.113 (HPL).
Espécie amplamente disseminada no Sudeste, é considerada planta daninha e uma das mais empregadas na medicina popular dessa região.

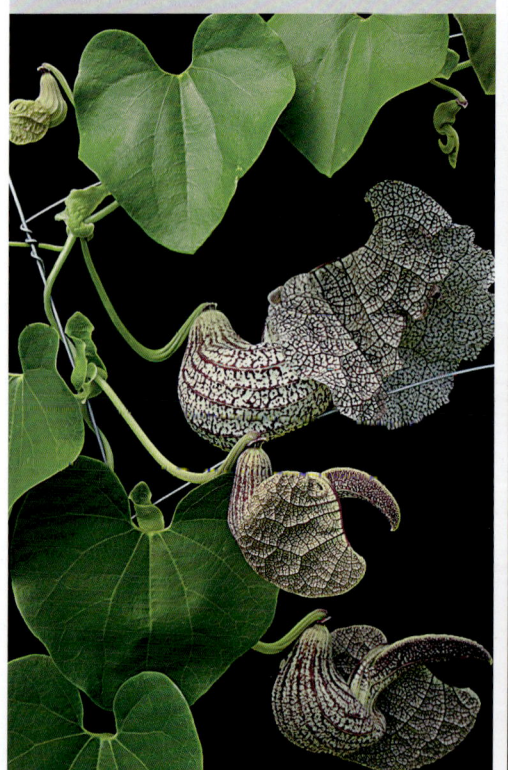

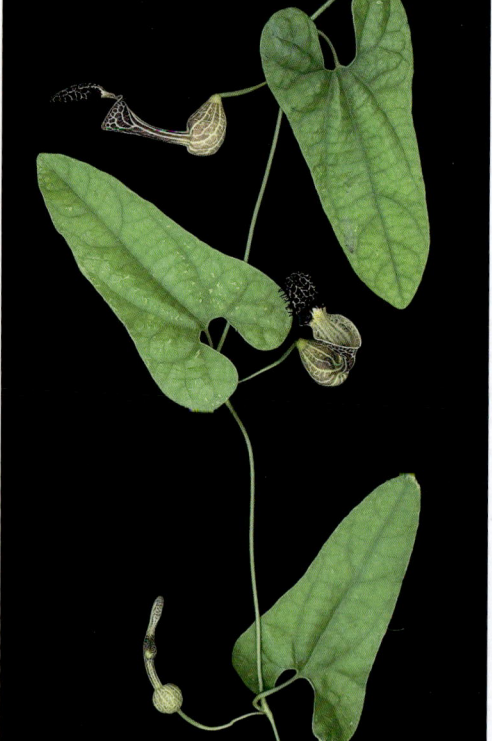

Aloe vera (L.) Burm. f.

Sin.: *Aloe barbadensis* Mill., *Aloe barbadensis* var. *chinensis* Haw., *Aloe perfoliata* var. *vera* L., *Aloe chinensis* (Haw.) Baker, *Aloe vera* var. *chinensis* (Haw.) A. Berger

Angiospermae - Asphodelaceae. **Planta estudada:** H. Lorenzi 3.429 (HPL).

aloé, babosa, babosa-grande, babosa-medicinal, erva-de-azebre, caraguatá, caraguatá-de--jardim, erva-babosa, aloé-do-cabo

Características gerais - planta herbácea, suculenta, de até 1 m de altura, de origem provavelmente africana. Tem folhas grossas, carnosas e suculentas, dispostas em rosetas e presas a um caule muito curto, que quando cortadas deixam escoar um suco viscoso, amarelado e muito amargo. Além de cultivada para fins medicinais e cosméticos, cresce de forma subespontânea em toda a região Nordeste. Prefere solo arenoso e não exige muita água. Multiplica-se bem por separação de brotos laterais (filhação)[1]. Outras espécies deste gênero são igualmente cultivadas e utilizadas no Brasil para os mesmos fins, das quais as duas mais importantes são *Aloe arborescens* Mill. e *Aloe ferox* Mill.[6], cujas fotos são apresentadas na página seguinte.

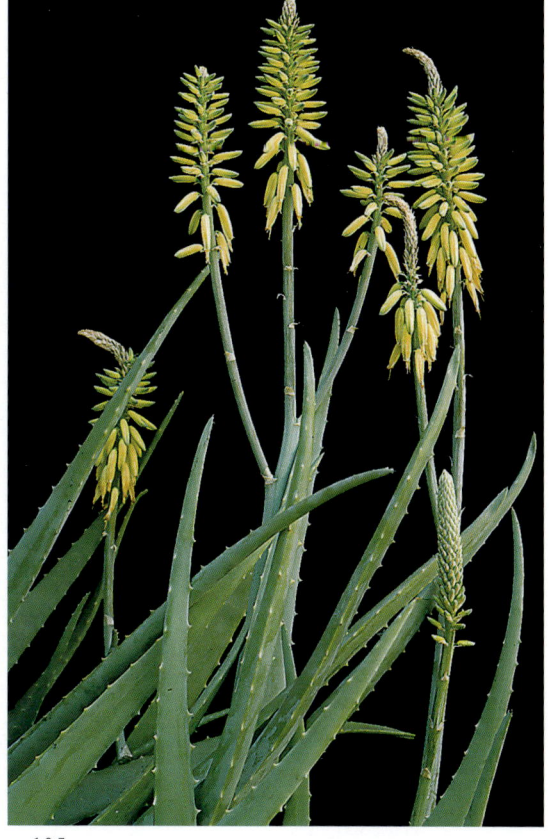

Usos - esta é uma das plantas de uso tradicional mais antigo que se conhece, inclusive pelos judeus que costumavam envolver os mortos em lençol embebido no sumo de aloé, para retardar a putrefação e extrato de mirra, para encobrir o cheiro da morte, como ocorreu com Jesus Cristo ao ser retirado da cruz. Na medicina popular ocidental seu uso mais comum é feito pelas mulheres para o trato dos cabelos. A análise fitoquímica de suas folhas revelou a presença de compostos de natureza antraquinônica, as aloínas e uma mucilagem constituída de um polissacarídeo de natureza complexa, o aloeferon, semelhante a arabinogalactana[2,3,4]. O sumo mucilaginoso de suas folhas possui atividade fortemente cicatrizante que é devida ao polissacarídeo e uma boa ação antimicrobiana sobre bactérias e fungos, resultante do complexo fitoterápico formado pelo aloeferon e as antraquinonas. É indicada como cicatrizante nos casos: de queimaduras e ferimentos superficiais da pele, pela aplicação local do sumo fresco, diretamente ou cortando-se uma folha, depois de bem limpa, de modo a deixar o gel exposto para servir como um delicado pincel; no caso de hemorroidas inflamadas, são usados pedaços, cortados de maneira apropriada, como supositórios. Estes pedaços podem ser facilmente preparados com auxílio de um aplicador vaginal ou de uma seringa descartável cortada; nas contusões, entorses e dores reumáticas: emprega-se a alcoolatura preparada pela mistura de pequenos pedaços das folhas (50 g) com meio litro de uma mistura de álcool e água e passada através de um pano. Esta mistura pode ser aplicada na forma de compressas e massagens nas partes doloridas. Os compostos antra quinônicos são tóxicos quando ingeridos em dose alta. Assim, lambedores, xaropes e outros remédios preparados com esta planta, podem causar grave crise de nefrite aguda quando tomados em doses mais altas que as recomendadas, provocando, especialmente em crianças, intensa retenção de água no corpo, que pode ser fatal[1]. Além do uso tradicional descrito, a mucilagem obtida das folhas cortadas e deixadas escoar por 1 a 2 dias, encontra duas aplicações: é aproveitada pela indústria de cosméticos ou é posta a secar ao sol ou ao fogo até a perda quase total da água, a fim de formar a resina (aloés) que é a forma mais usada pela indústria farmacêutica de fitoterápicos, e apresenta propriedade laxante [5].

Literatura citada:
1- Matos, F.J.A. 2000. *Plantas Medicinais - guia de seleção e emprego de plantas usadas em fitoterapia no nordeste do Brasil*. 2. ed. Imprensa Universitária/Edições UFC, Fortaleza, 344 p.
2- Robineau, L.G. (ed.). 1995. *Hacia uma farmacopea caribeña / TRAMIL 7*. Enda-Caribe UAG & Universidad de Antioquia, Santo Domingo, 696 p.
3- Madhab, C. 1984. *Ann. Biochem. Exp. Medic*. *3*: 55.
4- Madis, H.V., Omar, M. & Madis, V. 1984. *Abstracts* of 25th Meeting of Amer. Soc. Pharmacognosy, Texas, USA.
5- Simões, C.M.O. & Mentz, L.A et al. 1998. *Plantas da Medicina Popular no Rio Grande do Sul*. 4. ed. Editora da Unversidade/UFRGS, Porto Alegre, 174 p.
6- Lorenzi, H. & Souza, H.M. 2008. *Plantas Ornamentais no Brasil: arbustivas, herbáceas e trepadeiras*. 4ª edição. Instituto Plantarum, Nova Odessa-SP, 1120 p.

Aloe ferox Mill.
Planta estudada: H. Lorenzi 3.459 (HPL).
Espécie afim de *Aloe vera*, nativa da África do Sul, é empregada para os mesmos fins na medicina popular.

Aloe arborescens Mill.
Planta estudada: H. Lorenzi 3.446 (HPL).
Muito semelhante a *Aloe vera*, é a mais empregada nas preparações da medicina popular depois desta espécie.

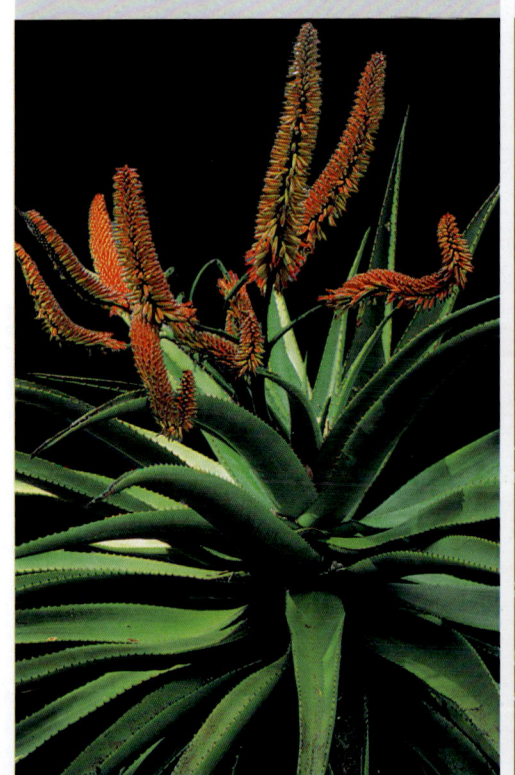

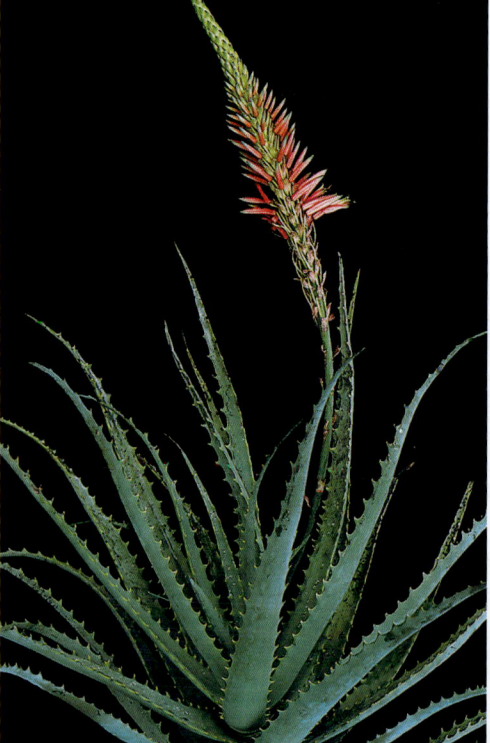

Acanthospermum australe (Loefl.) Kuntze

Sin.: *Melampodium australe* Loefl., *Acanthospermum brasilum* Schrank, *Centrospermum xanthioides* Kunth, *Echinodium prostatum* Poit., *Acanthospermum xanthioides* (Kunth) DC.

Angiospermae - Asteraceae (Compositae). **Planta estudada:** E.R. Salviani 938 (HPL).

amor-de-negro, mata-pasto, picão-da-praia, picão-da-prata, maroto, cordão-de-sapo, carrapicho-miúdo, chifrinho, carrapicho-rasteiro, carrapichinho, carrapicho-de-carneiro

Características gerais - planta herbácea, anual, prostrada ou decumbente, ramificada, de caules arroxeados e pubescentes, de 20-40 cm de comprimento, nativa da América tropical. Folhas simples, inteiras ou de margens irregularmente serreadas, cartáceas, de 1,5-3,5 cm de comprimento. Capítulos terminais e axilares, com poucas flores de cor amarelada. Fruto do tipo aquênio provido de projeções rígidas. Multiplica-se apenas por sementes.

Ocorre também no país a espécie *Acanthospermum hispidum* DC., possivelmente com propriedades semelhantes[6]. Esta planta é amplamente dispersa pelo país, onde cresce com grande vigor em solos agrícolas, principalmente os novos originados de campos e cerrados e de textura mais arenosa, em pastagens e terrenos baldios, sendo considerada uma planta daninha pelos agricultores.

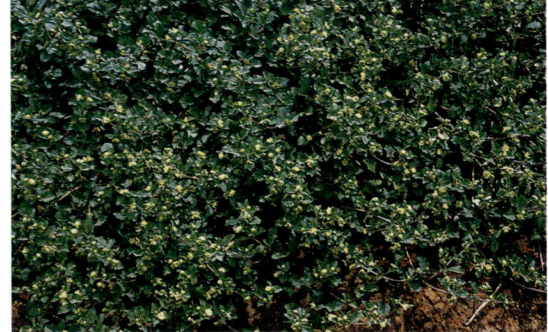

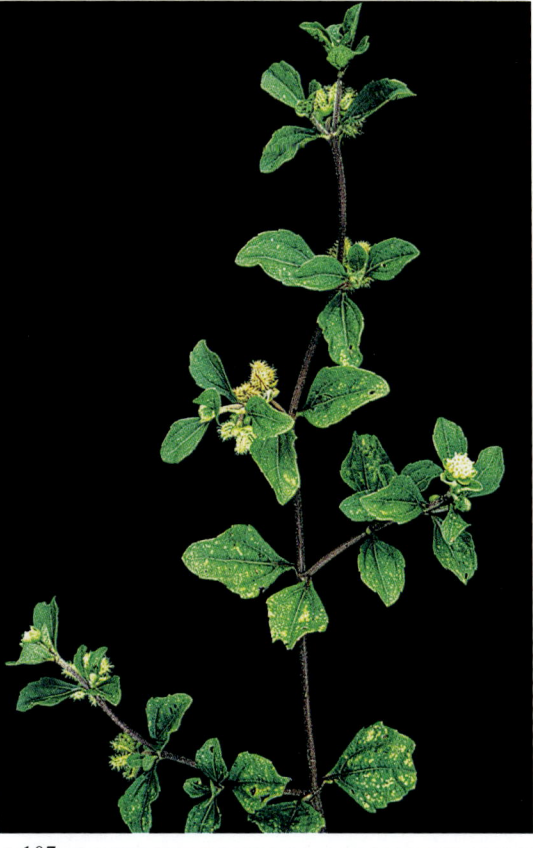

Usos - suas folhas e raízes são amplamente empregadas na medicina tradicional em muitas regiões do país, onde são consideradas tônica, diaforética, eupéptica, antidiarreica, mucilaginosa, antimalárica, aromática, antiblenorrágica e febrífuga[3,7] embora não haja comprovação destas propriedades quanto a eficácia e segurança terapêuticas de suas preparações. Assim, suas folhas e raízes são empregadas na forma de chá, por infusão ou decocção, contra anemia, erisipela e doenças do sistema urinário[7], bem como para tosses, afecções febris, bronquite, dispepsia e diarreia[3]. Em uso externo, na forma de banho, é indicado contra dores lombares, renais ou nos membros, úlceras, feridas e micoses[3]. Estudos químicos e farmacológicos visando validar as propriedades atribuídas pela medicina tradicional, levaram ao isolamento de flavonoides e do acanthostral, um germacranolídio com atividade inibitória de tumores cancerosos[8] e constataram que seu extrato cru foi parcialmente ativo contra *Plasmodium falciparum*, agente causador da malária sobre ratos infectados[4,9]. Análises fitoquímicas de sua parte aérea (folhas e ramos) constataram a presença de muitas lactonas sesquiterpênicas e diterpênicas[1,2,5] e de óleo essencial rico em elemeno, cariofileno, cadineno e germavreno A[9]. O amplo emprego desta planta nas práticas caseiras da medicina tradicional – aliado ao conhecimento preliminar de suas propriedades químicas e farmacológicas, constitui-se em motivo suficiente para sua seleção como tema de estudos mais aprofundados, tendo em vista a elaboração de um medicamento seguro e eficaz.

Literatura citada:

1- Bohlmann, F.; Jakupovic, J.; Dhar, A.K.; King, R.M. & Robinson, H. 1981. Two sesquiterpene and three diterpene lactones from *Acanthospermum australe*. *Phytochemistry 20*: 1081-1083.
2- Bohlmann, F.; Schmeda-Hirschmann, H.G. & Jakupovic, J. 1984. Neue Melampolide aus *Acanthospermum australe*. *Planta Medica 50*: 37-39.
3- Caribé, J. & Campos, J.M. 1977. *Plantas que Ajudam o Homem*. 5. ed. Cultrix/Pensamento, São Paulo.
4- Carvalho, L.H.; Brandão, M.G.L.; Santos-Filho, D.; Lopes, J.C.C. & Krettli, A.U. 1991. Antimalarial activity of crude extracts from Brazilian plants studied "in vivo" in *Plasmodium berghei*-infected mice and "in vitro" against *Plasmodium falciparum* in culture. *Braz. J. Med. Biol. Res. 24*: 1113-1123.
5- Herz, W. & Kalyanaraman, P.S. 1975. Acanthospermal-A and Acanthospermal-B, two new melampolides from *Acanthospermum* species. *J. Org. Chem. 40*: 3486-3491.
6- Lorenzi, H. 2008. *Plantas Daninhas do Brasil: terrestres, aquáticas, parasitas e tóxicas*. 4ª edição. Instituto Plantarum, Nova Odessa-SP, 672 p.
7- Mors, W.B.; Rizzini, C.T. & Pereira, N.A. 2000. *Medicinal Plants of Brazil*. Reference Publications, Inc., Algonac, Michigan, 501 p.
8- Matsunaga, K.; Saitoh, M. & Ohizumi, Y. 1996. Acanthostral, a novel antineoplasic *cis-cis-cis*-germacranolide from *Acanthospermum australe*. *Tetrahedron Liett. 37*(9): 1455-1456.
9- Morais, S.M. et al. 1997. Essential oil of *Acanthospermum austrrale* DC. *J. Ess. Oil Reseasrch 9*: 601-602.

Acanthospermum australe (Loefl.) Kuntze
Planta estudada: E.R. Salviani 1.255 (HPL).
Forma atípica desta espécie, mais encontrada nos campos de altitude do Sul do país, é também empregada para os mesmos fins.

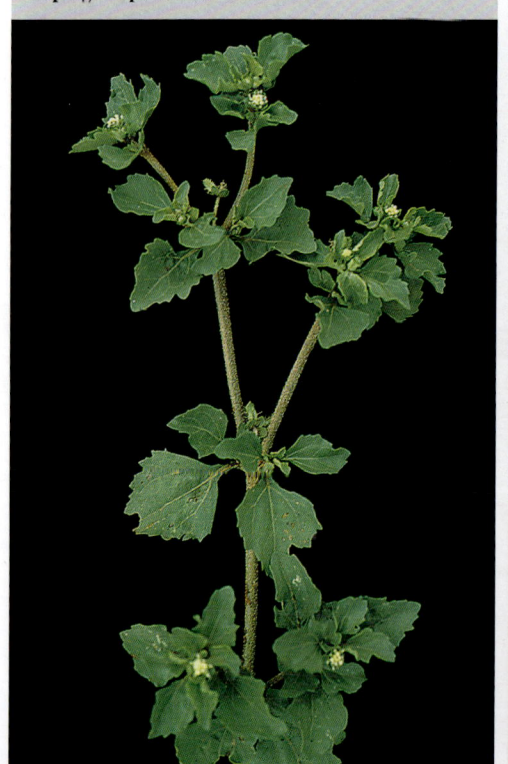

Acanthospermum hispidum DC.
Planta estudada: E.R. Salviani 934 (HPL).
Espécie afim, encontrada nas mesmas condições edafoclimáticas, é também empregada para as mesmas aplicações.

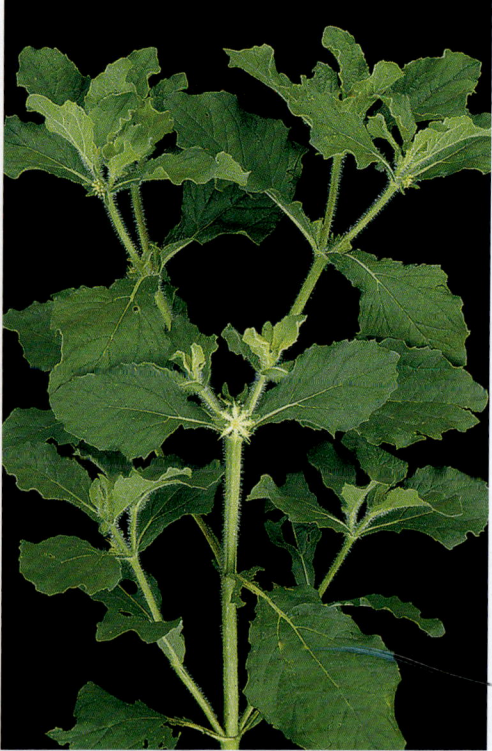

Achillea millefolium L.

Sin.: *Achillea alpicola* (Rydb.) Rydb., *Achillea arenicola* A. Heller, *Achillea borealis* subsp. *arenicola* (A. Heller) D.D. Keck, *Achillea californica* Pollard, *Achillea borealis* subsp. *californica* (Pollard) D.D. Keck, *Achillea lanulosa* Nutt., *Achillea lanulosa* subsp. *alpicola* (Rydb.) D.D. Keck, *Achillea millefolium* var. *lanulosa* (Nutt.) Piper, *Achillea millefolium* var. *alpicola* (Rydb.) Garrett, *Achillea millefolium* var. *arenicola* (A. Heller) Nobs, *Achillea millefolium* var. *californica* (Pollard) Jeps., *Achillea millefolium* var. *gigantea* (Pollard) Nobs, *Achillea millefolium* var. *litoralis* Ehrend. ex Nobs, *Achillea millefolium* var. *pacifica* (Rydb.) G.N. Jones, *Achillea millefolium* var. *puberula* (Rydb.) Nobs, *Achillea laxiflora* Pollard & Cockerell

Angiospermae - Asteraceae (Compositae). **Planta estudada:** H. Lorenzi 1.702 (HPL).

mil-folhas, aquileia, atroveran, erva-de-carpinteiro, erva-de-cortaduras, erva-dos-carreteiros, macelão, milefólio, milefólio-em-ramas, mil-em-rama, mil-folhada, nariz-sangrento, novalgina, pronto-alívio, sanguinária

Características gerais - herbácea perene, rizomatosa, ereta, aromática, entouceirada, de 30-50 cm de altura, nativa da Europa e amplamente cultivada em hortas domésticas em quase todo o Brasil. Folhas compostas finamente pinadas, de 5-8 cm de comprimento. Flores brancas, em capítulos reunidos em uma panícula terminal. Existem variedades cultivadas com fins ornamentais com capítulos de cores variadas. Multiplica-se por estacas e por divisão da touceira[2,8,9,10]. O nome latino do gênero deriva do herói grego Aquiles que a utilizou em uma de suas batalhas para curar seu rei e, o epiteto específico *millefolium* que significa "mil folhas" é alusivo ao grande número de minúsculas folhas (folíolos) que possui[6].

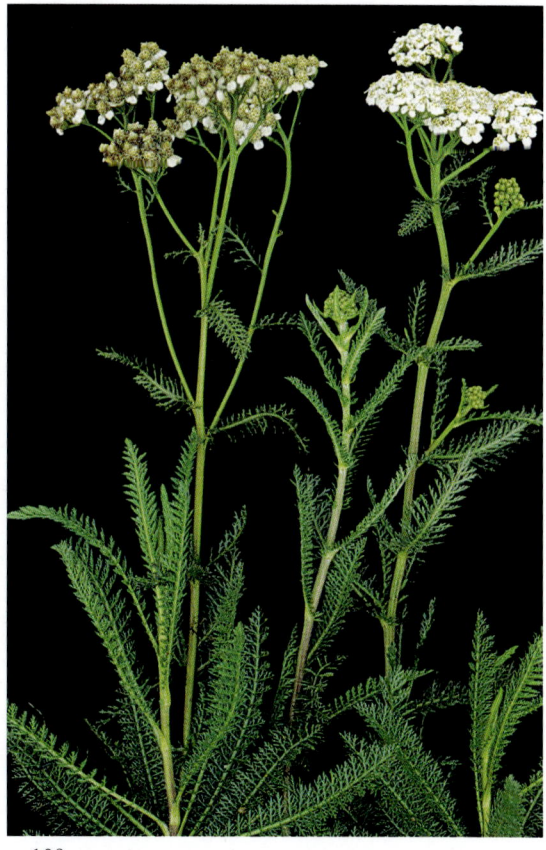

Usos - além de seu uso ornamental é empregada na medicina tradicional, cuja origem remonta à Idade Média na Europa, de onde foi trazida ao país por nossos colonizadores. É considerada diurética, anti-inflamatória, antiespasmódica e cicatrizante, sendo empregada internamente contra infecção das vias respiratórias superiores, indisposição, astenia, flatulência, dispepsia, diarreia, febres e como auxiliar no tratamento da gota. Em uso externo é empregada contra hemorroidas, contusões, doenças de pele, feridas e dores musculares[1,6,7]. Como estimulante das funções digestivas, contra gases intestinais e cálculo renal, é recomendada na forma de chá, preparado adicionando-se água fervente a 1 xícara (chá) contendo 1 colher (sobremesa) de suas inflorescências picadas, na dose de 1 xícara (chá) duas vezes ao dia[3]. Recomenda-se também em uso externo contra prostalite, hemorroidas e fissuras anais, na forma de banho de assento de seu chá em exposição mínima de 15 minutos[3]. Contra dores reumáticas, cólicas menstruais e renais, recomenda-se o cataplasma de suas inflorescências em aplicação sobre a área afetada durante 15 minutos três vezes ao dia[3]. O suco da planta fresca em contato com a pele pode desenvolver fotossensibilização. Na sua composição química destacam-se a presença de óleo essencial com terpenos (cineol, borneol, pinenos, cânfora, azuleno), derivados terpênicos e sesquiterpênicos, taninos, mucilagens, cumarinas, resinas, saponinas, esteroides, ácidos graxos, alcaloides e princípio amargo[1,3,4]. Foram também detectados compostos do tipo lactonas e flavonoides[4]. Os flavonoides e seus heterosídeos estão relacionados com a atividade antiespasmódica[5].

Literatura citada:
1- Corrêa, A.D.; Siqueira-Batista, R. & Quintas, L.E.M. 1998. *Plantas Medicinais - do cultivo à terapêutica.* 2. ed. Editora Vozes, Petrópolis.
2- Lorenzi, H. & Souza, H.M. 2008. *Plantas Ornamentais no Brasil: arbustivas, herbáceas e trepadeiras.* 4ª edição. Instituto Plantarum, Nova Odessa-SP, 1120 p.
3- Panizza, S. 1998. *Plantas que Curam (Cheiro de Mato).* 3. ed. IBRASA, São Paulo, 280 p.
4- Simões, C.M.O. et al. 1998. *Plantas da Medicina Popular no Rio Grande do Sul.* 4. ed. Editora da Unversidade/UFRGS, Porto Alegre, 174 p.
5- Leung, A.Y. 1980. *Encyclopedia of common natural ingredients used in food, drugs and cosmetics.* John Wiley, New York, 409 p.
6- Boorhem, R.L. et al. 1999. *Reader's Digest - Segredos e Virtudes das Plantas Medicinais.* Reader's Digest Brasil Ltda., Rio de Janeiro, 416 p.
7- Bown, D. 1995. *The Herb Society of America - Encyclopedia of Herbs & Their Uses.* Dorling Kindersley Publising Inc., New York.
8- Corrêa Jr., C.; Ming, L.C. & Scheffer, M.C. 1994. *Cultivo de Plantas Medicinais, Condimentares e Aromáticas.* FUNEP, Jaboticabal. 151 p.
9- Stary, F. 1996. *The natural guide to Medicinal Herbs and Plants.* Barnes & Noble Books, New York. 223 p.
10- Castro, L.O & Chemale, V.M. 1995. *Plantas Medicinais Condimentares e Aromáticas - Descrição e Cultivo.* Livraria e Editora Agropecuária Ltda, Guaíba, 195 p.

Achillea millefolium L.
Vista geral de um plantio comercial para produção de folhas no interior do estado do Paraná.

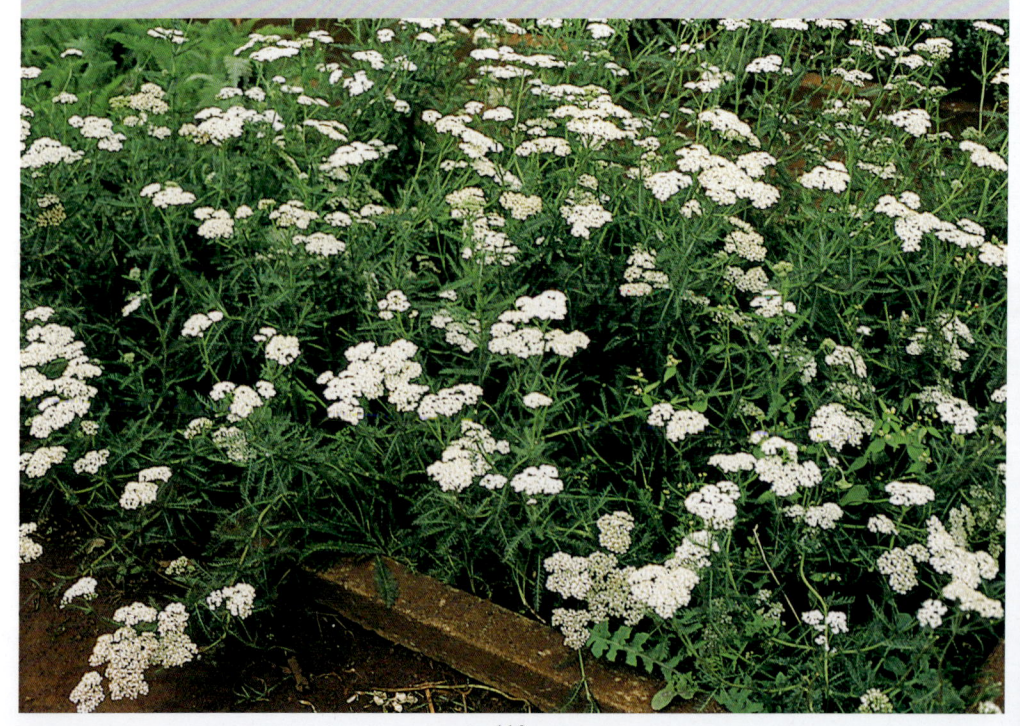

Achyrocline satureioides (Lam.) DC.

Sin.: *Achyrocline candicans* (Kunth) DC., *Gnaphalium satureioides* Lam., *Gnaphalium candicans* Kunth

Angiospermae - Asteraceae (Compositae). **Planta estudada:** E.R. Salviani 1.228 (HPL).

macela, alecrim-de-parede, camomila-nacional, carrapichinho-de-agulha, chá-de-lagoa, losna-do-mato, macela-amarela, macela-da-terra, macela-do-campo, macela-do-sertão, macelinha, marcela-do-campo, paina

Características gerais - herbácea perene, ereta ou de ramos decumbentes, muito ramificada, de 60-120 cm de altura, nativa de campos e áreas abertas do Sul e Sudeste do Brasil. Folhas simples, com revestimento alvo-tomentoso na face inferior. Inflorescências axilares e terminais, com capítulos amarelados. Ocorre nas regiões Sul e Sudeste a espécie *Achyrochline alata* (Kunth) DC., (foto apresentada na página seguinte), conhecida pelos mesmos nomes populares e com propriedades e características semelhantes. Multiplica-se exclusivamente por sementes[1].

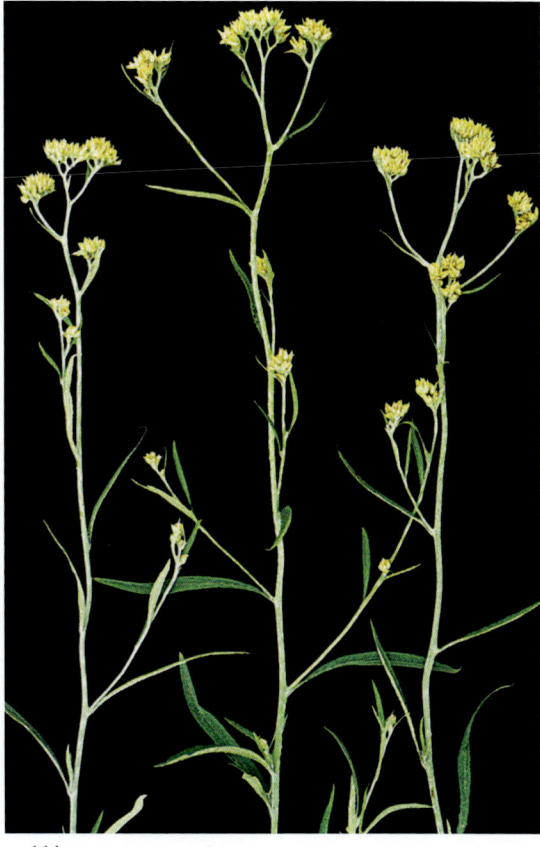

Usos - cresce espontaneamente em pastagens e beira de estradas, sendo considerada pelos agricultores como "planta daninha". Suas inflorescências secas são utilizadas em muitas regiões para o preenchimento de travesseiros e acolchoados. É na medicina caseira, entretanto, onde o seu uso é maior, tanto no Brasil como em outros países da América do Sul. O chá de suas flores, folhas e ramos secos, na proporção de 5 gramas por litro de água fervente, é usado no Brasil no tratamento de problemas gástricos, epilepsia e cólicas de origem nervosa[2]. Também é empregado como anti-inflamatório, antiespasmódico e analgésico, para diarreia e disenteria, como sedativo e emenagogo[3,4]. Contra diarreias, disenterias e como digestivo (estomacal, hepático e intestinal) é recomendada na forma de chá, preparado adicionando-se água fervente em 1 xícara (chá) contendo 1 colher (chá) de suas inflorescências picadas, na dose de 1 xícara (chá) em jejum e outra ½ hora antes das principais refeições[13]. Em uso externo contra reumatismo, nevralgias, cólicas (intestinais e renais), menstruações dolorosas, dores articulares e musculares, é recomendada na forma de cataplasma e de banho de imersão, preparados com 5 colheres (sopa) da planta inteira picada em 1 litro de água em fervura[13]. Na Argentina, a infusão de 20 gramas de flores por litro de água quente é ingerida para ajudar a regulação do ciclo menstrual e para o tratamento da asma[5]. No Uruguai o seu chá tem a mesma aplicação, além do emprego para problemas estomacais, digestivos e gastrointestinais, como emenagogo, sedativo e antiespasmódico[6]. Esta planta tem sido objeto de estudos farmacológicos e clínicos desde os anos 80 visando a sua validação. Em experiências com animais, tem sido provado suas propriedades analgésica, anti-inflamatória, relaxante muscular externo e interno (músculos gastrointestinais), sem nenhum efeito tóxico colateral[7,8]. Estudos *in vitro* realizados no Japão mostraram que extratos das flores desta planta inibiram em 67% o desenvolvimento de células cancerosas[9]. Pesquisadores americanos demonstraram *in vitro* propriedades antiviróticas do extrato aquoso quente de suas flores secas contra células T-Linfoblastoideas infectadas com o vírus HIV[10]. Análises químicas mostraram que esta planta é rica em flavonoides, incluindo alguns totalmente novos, sesquiterpenos e monoterpenos, sendo que muitas destas substâncias são responsáveis por suas propriedades ativas[11,12].

Literatura citada:
1- Lorenzi, H. 2008. *Plantas Daninhas do Brasil: terrestres, aquáticas, parasitas e tóxicas*. 4ª edição. Instituto Plantarum, Nova Odessa-SP, 672 p.
2- Almeida, E.R. 1993. *Plantas Medicinais Brasileiras, Conhecimentos Populares e Científicos*. Hemus Editora Ltda, São Paulo, 341 p
3- Vargas, V. et al. 1991. Genotoxicity of plant extracts. *Mem. Inst. Oswaldo Cruz 86*(Suppl 2): 67-70.
4- Rocha, M. et al. 1994. Effects of Hydroalcoholic Extracts of *Portulaca pilosa* and *Achyrocline satureioides* on Urinary Sodium and Potassium Excretion. *J. Ethnopharmacol. 43*(3): 179-183.
5- Saggese, D. 1959. *Medicinal Herbs of Argentina*. 10th ed. Antognazzi & Co., Rosario, 189 p.
6- Gonzalez, A. et al. 1993. Biological Screening of Uruguayan Medicinal Plants. *J. Ethnopharmacol. 39*(3): 217-220.
7- Simões, C.M. 1988. Antiinflammatory Action of *Achyrocline satureioides* Extracts Aplied Topically. *Fitoterapia 59*(5): 419-421.
8- Simões, C.M. et al. 1988. Pharmacological Investigations on *Achyrocline satureioides* (Lam.) DC., Compositae. *J. Ethnopharmacol. 22*(3): 281-293.
9- Arisawa, M. 1994. Cell Growth Inhibition of KB Cells by Plant Extracts. *Nat. Med. 48*(4): 338-347.
10- Abdel-Malek, S. et al. 1996. Drug Leads from the Kallawaya Herbalists of Bolivia. I. Background, Rationale, Protocol and Anti-HIV Activity. *J. Ethnopharmacol. 50*: 157-166.
11- Hirschmann, G.S. 1984. The Constituents of *Achyrocline satureioides* DC. *Rev. Latinoamer. Quim. 15*(3): 134-135.
12- Mesquita, A. et al. 1986. Flavonoids from Four Compositae Species. *Phytochemistry 25*(5):1255-1256.
13- Panizza, S. 1998. Plantas que Curam (Cheiro de Mato). 3. ed. IBRASA, São Paulo, 280 p.

Achyrocline satureioides (Lam.) DC.
Densa população em seu habitat natural no Planalto Meridional, onde é considerada planta daninha de pastagens.

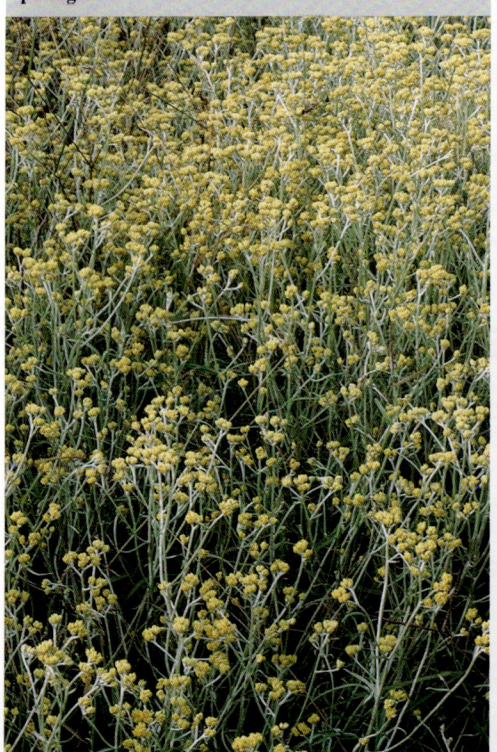

Achyrochline alata (Kunth) DC.
Planta estudada: H. Lorenzi 6.088 (HPL).
Planta menos comum, ocorrendo preferencialmente em locais de solos úmidos.

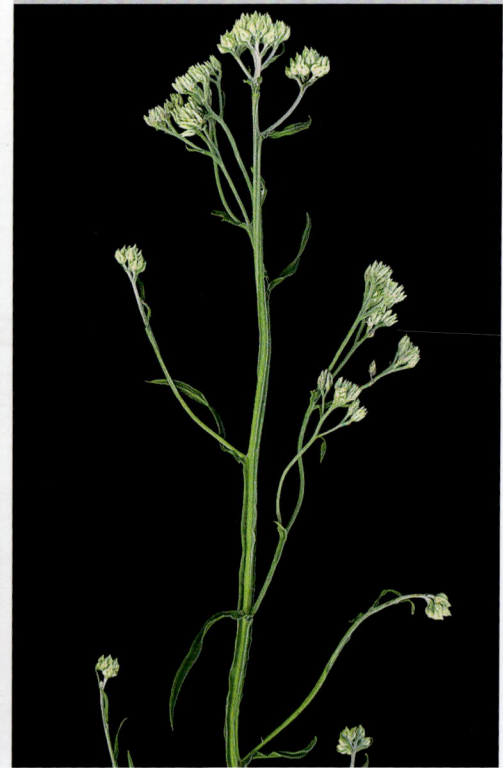

Acmella oleracea (L.) R.K. Jansen

Sin.: *Spilanthes oleracea* var. *fusca* (Lam.) DC., *Bidens fusca* Lam., *Cotula pyretharia* L., *Pyrethrum spilanthus* Medik., *Spilanthes acmella* var. *oleracea* (L.) C.B. Clarke ex Hook. f., *Spilanthes fusca* Lam., *Isocarpa pyrethraria* (L.) Cass., *Bidens fervida* Lam.

Angiospermae - Asteraceae (Compositae). **Planta estudada:** H. Lorenzi 3.449 (HPL).

agrião-do-pará, jambu

Características gerais - herbácea perene, semiereta de ramos decumbentes, ramificada, de 30-40 cm de altura ou de comprimento, nativa da região Amazônica, principalmente do estado do Pará. Folhas membranáceas, de 3-6 cm de comprimento. Flores amarelas, dispostas em capítulos terminais. Multiplica-se por sementes e por hastes enraizadas[1,7].

Usos - planta cultivada na região Norte do país, onde é utilizada como condimento na culinária amazônica, principalmente para o preparo do famoso "molho-de-tucupi". As folhas e inflorescências (capítulos) são empregadas na medicina caseira na região Norte do país, para tratamento de males da boca e garganta, além de tuberculose e litíase pulmonar[1,6,7]. As folhas e flores quando mastigadas dão uma sensação de formigamento nos lábios e na língua devido a sua ação anestésica local, sendo por isso usadas para dor de dente como anestésico e como estimulante do apetite[6]. O chá das folhas e inflorescências é empregado também, contra anemia, escorbuto, dispepsia e como estimulante da atividade estomáquica[1,7]. Contra anemia e dispepsia é utilizado nas práticas caseiras o seu xarope, preparado fervendo-se em um pouco de água, 100 g de suas folhas frescas juntas com 900 g de açúcar; ingere-se três a quatro colheres das de sopa por dia[7]. A substância responsável pela ação anestésica na mucosa bucal é uma isobutilamida denominada espilantol[4]. A administração desta substância em ratos, num ensaio farmacológico provocou o aparecimento de arritmia cardíaca nos animais, indicando que a planta pode ser útil em pesquisas médicas nas quais se necessite deste efeito em pacientes[2,3]. Em outro ensaio, a injeção intraperitonial de seu extrato hexânico induziu convulsões nos ratos, sugerindo seu uso como ferramenta para novos modelos de estudos de epilepsia[5]. Na sua composição química, além de espilantol, são citados a espilantina, afinina, colina e fitosterina[1,7].

Literatura citada:
1- Albuquerque, J.M. 1989. *Plantas Medicinais de Uso Popular*. ABEAS, Brasília, 100 p.
2- Herdy, G.V.H. & Paes de Carvalho, A. 1984. Ação do espilantol (extraído do jambu) sobre a atividade elétrica do coração do coelho. Eletrocardiograma experimental. *Arq. Bras. Cardiol.* 43: 315-320.
3- Herdy, G.V.H. & Paes de Carvalho, A. 1984. Ação do espilantol (extraído do jambu) sobre o potencial de ação. Registros elétricos em tira atrial. *Arq. Bras. Cardiol.* 43: 423-428.
4- Jacobson, M. 1957. The structure of spilanthol. *Chem. & Ind.* : 50-51.
5- Moreira, V.M.T.S. et al. 1989. Characterization of convulsions induced by a hexane extract of *Spilanthes acmella* var. *oleracea* in rats. *Braz. J. Med. Biol. Res.* 22: 65-67.
6- Mors, W.B.; Rizzini, C.T. & Pereira, N.A. 2000. *Medicinal Plants of Brazil*. Reference Publications, Inc., Algonac, Michigan, 501 p.
7- Vieira, L.S. 1992. *Fitoterapia da Amazônia - Manual de Plantas Medicinais*. 2. ed. Editora Agronômica Ceres, São Paulo, 350 p.

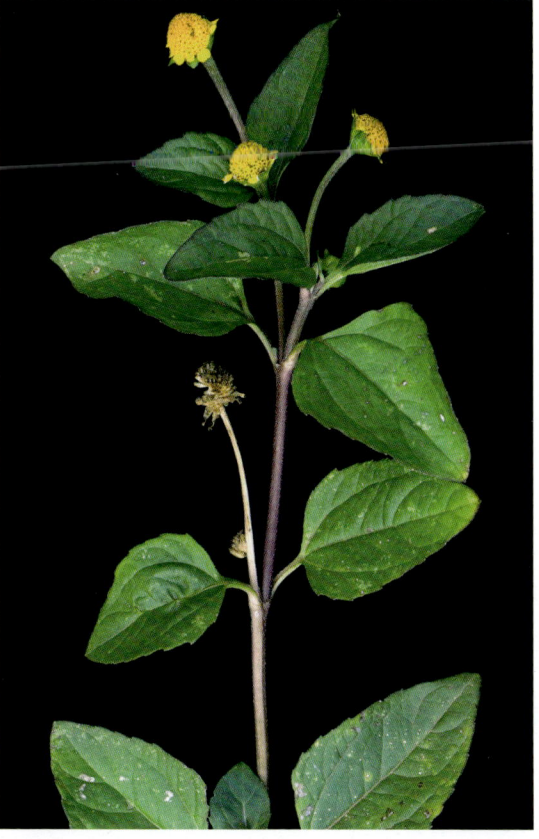

Acmella uliginosa (Sw.) Cass.

Sin.: *Spilanthes acmella* var. *uliginosa* (Sw.) Baker, *Spilanthes uliginosa* Sw., *Spilanthes salzmanni* DC.

Angiospermae - Asteraceae (Compositae). **Planta estudada:** E.R. Salviani 1.424 (HPL).

agrião-bravo, jambu-pequeno

Características gerais - erva subereta, anual, quase rasteira, aromática, de até 30 cm de altura, nativa da América tropical em locais úmidos e sombreados. Folhas simples, cartáceas, opostas, de cor mais clara na face inferior, de 2,5-6,0 cm de comprimento. Flores muito pequenas, amarelas, reunidas em capítulos cônicos (cabecinhas ou "sementes"), axilares e terminais, de cerca de 1 cm x 1 cm., com sabor levemente picante deixando na boca uma sensação de formigamento. É mais frequente no Nordeste onde cresce especialmente nas serras frescas[1].

Usos - como remédio popular, tradicional, é usada contra dor de dentes ou de ferimentos na boca, para isto mastiga-se um pequeno pedaço da "flor". Toda a planta, mas principalmente os capítulos, contêm um princípio ativo de ação anestésica local, o espilantol e até 0,7% de óleo essencial responsável pelo cheiro próprio da planta[2,3,4]. Seu contato com a garganta deve ser evitado por causa do risco de provocar paralisia da glote que, embora transitória, pode ser perigosa. Pode ser usada como anestésico local em ferimentos da boca, colocando-se em contato com a lesão (aftas, cáries doloridas, etc.)[5], durante 1 ou 2 minutos, um pouco de algodão embebido na sua tintura à 10 ou 20%, preparada por maceração num pequeno frasco contendo as flores até a metade e completado com a mistura de 1 parte de álcool para 3 de água. Repete-se este tratamento até passar a dor. Alguns dentistas usam o mesmo tipo de preparação para aplicar previamente na gengiva, a fim de minimizar a dor da picada da agulha, na anestesia dental. Este tipo de uso está tão difundido que alguns herboristas norte-americanos a denominam de *tooth--ache herb* (erva-para-dor-de-dente). É usada também como tempero de peixes, crustáceos e aves do mesmo modo que a outra espécie do mesmo gênero, *Acmella oleracea* (L.) R.K. Jansen, comum no Norte do país. O amplo emprego desta planta nas práticas caseiras da medicina popular é motivo suficiente para sua escolha como tema de estudos químicos, farmacológicos e clínicos visando sua validação como medicamento seguro e eficaz.

Literatura citada:

1- Matos, F.J.A. 2000. *Plantas Medicinais - guia de seleção e emprego de plantas usadas em fitoterapia no nordeste do Brasil*. 2. ed. Imprensa Universitária/Edições UFC, Fortaleza, 344 p.

2- Ramsewak, R.S.; Andrew, J.E. & Muraleedharan, G.N. 1998. Bioactive N-isobutyla-mides from the flower buds of *Spilanthes acmella*. *Phytochemistry 51*: 729-732.

3- Lemos, T.L.G.; Pessoa, O.D.L.; Matos, F.J.A. et al. 1991. The Essential Oil of *Spilanthes acmella* Murr. *J. Ess. Oil Res*. *3*(5): 369-370.

4- Molinatorres, J.; Salgado-Garciglia, R.; Chavez, E.R. & del Rio, R.E. 1996. Purely Olefinic Alkamides in *Heliopsis longipes* and *Acmella (Spilanthes) oppositifolia*. *Biochemical Systematics and Ecology 24*(1): 43-47.

5- Dias-da-Rocha, F. 1945. *Formulário therapeutico de plantas medicinaes cearenses, nativas e cultivadas*. Tipografia Progresso, Fortaleza, 258 p.

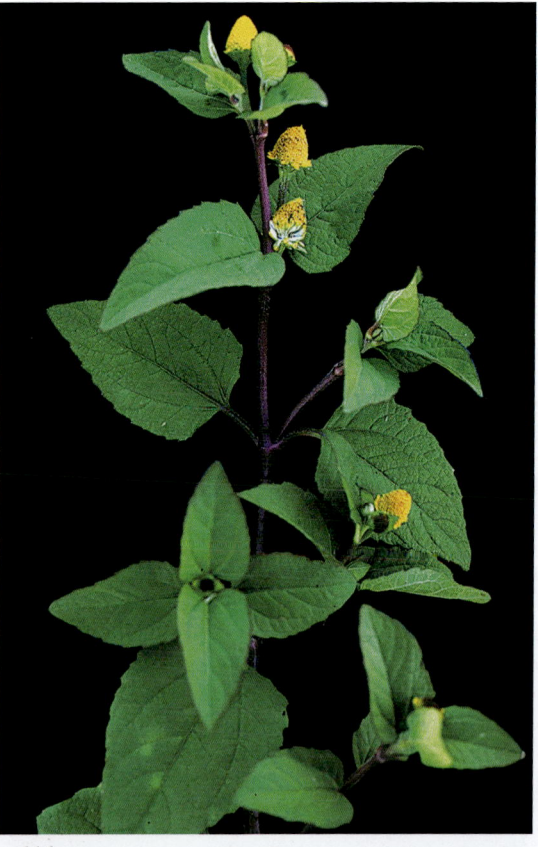

Ageratum conyzoides L.

Sin.: *Ageratum conyzoides* var. *inaequipaleaceum* Hieron., *Ageratum hirsutum* Poir., *Ageratum hirtum* Lam., *Ageratum latifolium* Cav., *Ageratum latifolium* var. *galapageium* B.L. Rob., *Ageratum microcarpum* (Benth.) Hemsl., *Alomia microcarpa* (Benth.) B.L. Rob., *Carelia conyzoides* (L.) Kuntze, *Caelestina microcarpa* Benth.

Angiospermae - Asteraceae (Compositae). **Planta estudada:** H. Lorenzi 450 (HPL).

cacália-mentrasto, camará-opela, catinga-de-barão (MA), catinga-de-bode (RS, RJ), cúria, erva-de-santa-lúcia, erva-de-são-joão, erva-de-são-josé, maria-preta (MA), mentraste, mentrasto, picão-branco, picão-roxo

Características gerais - erva anual, ereta, pilosa e aromática, com até 1 metro de altura. Folhas opostas, longo pecioladas, ovoides e ásperas, de 3-5 cm de comprimento. Inflorescência em capítulos com cerca de 30-50 flores de cor lilás a branca. Fruto do tipo aquênio, pequeníssimo, preto, anemófilo. É muito comum nas áreas úmidas de todo o Nordeste do Brasil, especialmente de serras[1,2]. Planta cosmopolita tropical, invasora de culturas e áreas não cultivadas. Exemplares cultivados no Horto de Plantas Medicinais da Universidade Federal do Ceará, em Fortaleza, desenvolveram dois tipos morfológicos distintos: um caracterizado pela abundância de ramos floríferos a partir de duas semanas de crescimento, mais próximo do tipo silvestre, o outro produtor de abundante massa foliar, apresentando floração normal já no fim de seu ciclo vital.

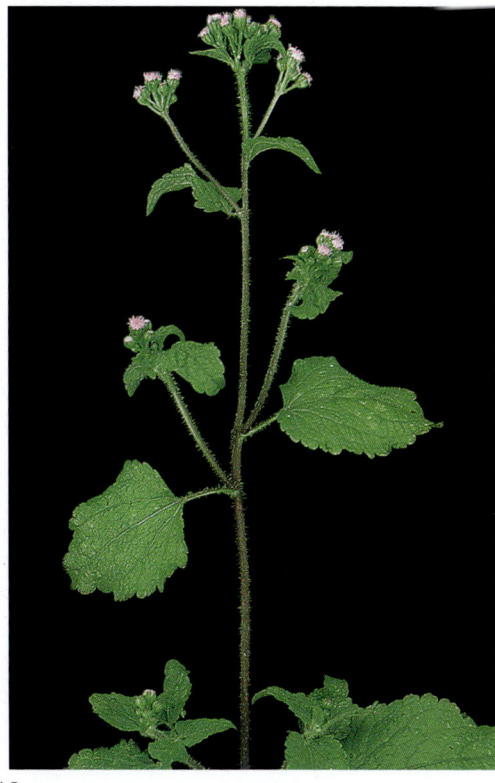

Usos - nos levantamentos etnofarmacológicos são atribuídas a esta planta propriedades hemostática e cicatrizante de ferimentos[3]. As folhas contêm óleo essencial rico em beta-cariofileno e os precocenos I e II[5-9]. As sementes fornecem 14% de óleo fixo que contém ácidos graxos livres, mono, di, e triglicerídios, ceras e hidrocarbonetos[10]. Entre os constituintes fixos encontrados nesta planta foram identificados esteróis, quercetina, campferol, glicosídeos do campferol, ácidos cafeico, fumárico e várias flavonas polimetoxiladas[3,11,12,13], além de várias flavonas polioxigenadas como as geconiflavonas A, B e C, eupalestina, nobiletina, 5'-metoxinobiletina, lindero-flavona, sinensetina, vários cromenos e a lignana (+)-sesamina. Foram também isolados os alcaloides pirrolizidínicos licopsamina e equinatina[3,14-20] concentrado nas flores e que atuam como atraente para hemípteros polinizadores, que os absorvem e utilizam como defesa contra seus predadores nos ramos floríferos. Nos ensaios farmacológicos com órgãos isolados, seus extratos inibiram contrações intestinais e exerceram um efeito depressor cardíaco[22] bem como leve inibição de tumores tipo Walker 256, ao nível de 43%[23]. Experimentos clínicos comprovaram a atividade analgésica do mentrasto nas dores crônicas de pacientes acometidos por artrose, efeitos com alguns dias de uso acompanhado de anti-inflamatório. Apesar dos resultados pré-clínicos e clínicos favoráveis ao uso desta planta como fitoterápico, seus princípios ativos medicinais ainda não estão quimicamente determinados, enquanto os preciocentos tenham sido reconhecidos como seus princípios ativos de ação inseticida. Considerando a ação hepatóxica dos alcaloides é recomendável que sejam usados para fins medicinais, somente os espécimes desta planta que estejam em estado vegetativo (sem flores). Sua administração, preparação analgésica e anti-inflamatória, como antirreumática e para alívio das cólicas menstruais, pode ser feita com as folhas ou toda a parte aérea da planta recentemente colhida, ou ainda, com a planta triturada depois de seca e estabilizada. Emprega-se o cozimento (decocto) feito com 30-40 g da planta fresca em meio litro de água ou 15-20 g da planta seca, que deve ser tomada em três doses diárias de uma xícara de cada vez. Pode-se usar também o pó das folhas na dose de uma colherinha das de café três vezes ao dia misturado com mel, leite ou água. Externamente, pode-se usar o extrato alcoólico a 20% ou unguento de uso local, em compressas e fricções, nos casos de dores articulares de origem reumática ou consequente a traumatismos.

Literatura citada:
1- Ming, L.C. 1999. *Ageratum conyzoides*: A tropical source of medicinal and agricultural products. : 469-473. In: J. Janick (ed.), *Perspectives on new crops and new uses*. ASHS Press, Alexandria, VA.
2- Matos, F.J.A. 2000. *Plantas Medicinais - guia de seleção e emprego de plantas usadas em fitoterapia no nordeste do Brasil*. 2. ed. Imprensa Universitária/Edições UFC, Fortaleza, 344 p.
3- Mors, W.B. et al. 2000. *Medicinal Plants of Brazil*. Reference Publications, Inc., Algonac, Michigan, 501 p.
4- Sousa, M.P. et al. 1991. *Constituintes químicos de plantas medicinais brasileiras*. Imp. Universitária/UFC, Fortaleza, 416 p.
5- Borthakur, N. 1987. Search for precocenes in *Ageratum conyzoides* Linn. of North-east India. *J. Indian Chem. Soc.* 64(9): 580-581.
6- Tho, F.T.T. & Dan, N.V. 1976. Contribution to the study of *Ageratum conyzoides* L. *Tap Chi Hoa Hoc* 14(2): 29-32. In:*Chem. Abstr.* 86: 2364w.
7- Wandji, J., Bissangou, M.F. et al. 1996. L'huile essentielle de *Ageratum conyzoides*. *Fitoterapia* 67(5): 427-430.
8- Riaz, M. et al. 1995. Essential oil composition of Pakistani *Ageratum conyzoides* L. *J. Essential Oil Res.* 7(5): 551-553.
9- Menut, C. et al. 1993. Aromatic plants of tropical Central Africa. Part X. Chemical composition of the essential oils of *Ageratum houstonianum* Mill. and *A. conyzoides* L. from Cameron. *Fragrance J.* 8(1): 1-4. In: *Chem. Abstr.* 119: 24612c.
10- Riaz, M. et al. 1991. Fatty Acid Composition of Seeds of the *Ageratum conyzoides* Linn. *Pak. J. Sci. Res.* 34(10): 399.
11- Dubey, S. et al. 1989. Sterols of *Ageratum conyzoides* L. *Herba Hung.* 28(1-2): 71-73. In: *Chem. Abstr. 111*: 228971p.
12- Nair, A.G.R.; Kotiyal, J.P. & Subramanian, S. 1977. Chemical constituents of the leaves of *Ageratum conyzoides*. *Indian J. Pharm.* 39(5): 108-109. In: *Chem. Abstr.* 88: 60134y.
13- Gill, S.; Mionskowski, H.; Janczewska, D. et al. 1978. Flavonoid compounds in *Ageratum conyzoides* herb. *Acta Pol. Pharm.* 35(2): 241-3. In: *Chem. Abstr.* 89: 176387h.
14- T Horie, H. et al. 1993. Revised structure of a natural flavone from *Ageratum conyzoides*. *Phytochem.* 32(4): 1076-7.
15- Gonzáles, A.G.; Aguiar, Z.E. et al. 1991. Methoxyflavones from *Ageratum conyzoides*. *Phytochem.* 30(4): 1269-71.
16- Vyas, A.V. & Mulchandani, N.B. 1986. Polyoxygenated flavones from *Ageratum conyzoides*. *Phytochem.* 25(11): 2625-7.
17- Adesogan, E.K. & Okunade, A.L. 1978. Structure of conyzorigum, a new chromone from *Ageratum conyzoides*. *J. Chem. Soc. Chem. Commun.*, n.3, p.152. In: *Chem Abstr. 89*: 108940h.
18- Gonzáles, A.G.; Z.E.Aguiar; Grillo, T.A. et al. 1991. Chromenes from *Ageratum conyzoides*. *Phytochem.* 30(4): 1137-9.
19- Trigo, J.R.; Barata, L.E.S. & Brown Jr, K.S. 1988. Presença de alcaloides pirrolizidínicos em *Ageratum conyzoides* L. (Asteraceae). In: Simpósio de Plantas Medicinais, 10, São Paulo. Resumos...São Paulo:EPM, 1988. Resumo p. 7-9, n.13.
20- H. Wiedenfeld & Roeder, E. 1991. Pyrrolizidine alkaloids from *Ageratum conyzoides*. *Planta Med.*, v.57, n.6, p.578-9, 1991. In: *Chem. Abstr. 116*: 124926q.
21- Tyagi, S.; Sarraf, S.; Ojha, A.C. et al. 1995. Chemical investigation of some medicinal plants of Shiwalik Hills. *Asian J. Chem.* 7(1): 165-7. In: *Chem. Abstr. 122*: 128670y.
22- Achola, K.J.; Munenge, R.W. & Mwaura, A.M. 1994. Pharmacological properties of root and aerial part extracts of *Ageratum conyzoides* on isolated ileum and heart. *Fitoterapia* 65(4): 322-5.
23- Pessoa, C.; Machado, M.I.L.; Matos, F.J.A. et al. 1994. Plantas do Nordeste Brasileiro com atividade antitumoral. In: Simpósio de Plantas Medicinais, 13, Fortaleza. Resumos...Fortaleza:UFC. Resumo n. 301.
24- Marques-Neto, J.F. et al. 1988. Efeitos do *Ageratum conyzoides* L. no tratamento da artrose. *Rev. Bras. Reumatol.* 28(4): 109-14.
25- Viana, C.F.G. et al. 1994. Efeito do extrato hidrossoluvel de *Ageratum conyzoides* na incapacitação articular e migração neutrofilica induzida por carragenina. In: Simpósio de Plantas Medicinais, 13. Fortaleza.UFC. Resumos... n.256
26- Aragão Jr., A.G.M. et al. 1994. Avaliação da atividade analgésica/anti-inflamatória do *Ageratum conyzoides* em modelos inflamatórios induzidos pelo zymozan. In: Simpósio de Plantas Medicinais, 13. Fortaleza. UFC. Resumos... n. 255.
27- Maia, M.B.S.; Afiatpour, P.; Lahlou, S. et al. 1996. Influência do extrato hidroalcoólico de *Ageratum conizoydes* (Mentrasto) sobre os níveis séricos das transaminases hepáticas em ratos portadores de inflamação subaguda. In: Simpósio de Plantas Medicinais, 14, Florianópolis. Resumos. Florianópolis:UFPR. *Resumos*... F-027.
28- Marques-Neto, J.E. et al. 1991. Efeitos do *Ageratum conyzoides*, Linée no tratamento da artrose. *Rev. Fcm/Unicamp 3*.
29- Fagoonee, I. & G. Umrit. 1980. UMRIT,G. Biology of *Dysdercus flavidus* Sign. and its control by *Ageratum conyzoides*. *Rev. Agric. Sucr.* 59(3): 122-8. In: *Chem. Abstr.* 95: 112222s.
30- Fagoonee, I. & Umrit, G. 1981. Antigonadotropic hormones from the goatweed, *Ageratum conyzoides*. *Insect Sci. Its Appl.* 1(4): 373-6. In: *Chem. Abstr.* 95: 147186k.
31- Lu, R. 1982. Study of insect antijuvenile hormones. Chemical composition of *Ageratum conyzoides* L. and its effect on insects. *Kunchong Zhishi* 19(4): 22-5. In: *Chem. Abstr.* 98: 121342v.
32- Budavaris, S. (ed.). 1989. *The Merck Index*. 11.ed. Rahway, New Jersey: Merck & Co. Monograph number 7716: Precocenes.

Arctium minus (Hill) Bernh.
Sin.: *Lappa minor* Hill, *Arctium pubens* Bab.

Angiospermae - Asteraceae (Compositae). **Planta estudada:** H. Lorenzi 3.444 (HPL).

bardana, carrapicho-grande, carrapicho-de-carneiro, labaça, orelha-de-gigante, pega-pega, pegamassa, pergamasso, pegamasso, carrapichão, erva-dos-tinhosos, gobô

Características gerais - subarbusto bienal, de 0,6-1,9 m de altura, nativo da Europa e naturalizado no Sul do Brasil. Folhas rosuladas basais no primeiro ano, muito largas, com a face inferior branco--tomentosa, as caulinares formadas no segundo ano são menores, de 5-17 cm de comprimento. Inflorescências em capítulos globosos terminais e axilares, com flores róseo-purpúreas, protegidos por brácteas transformadas em falsos espinhos[5].

Usos - planta de crescimento vigoroso, é considerada espécie daninha em pomares e terrenos baldios no Sul do Brasil. Na Europa, as folhas e brotos novos são consumidos como verdura, e no Japão, é cultivada uma variedade para produção de raízes comestíveis. É, contudo, na medicina caseira que é mais conhecida desde a antiguidade, nunca tendo sido contestada ao longo dos séculos. Todas as suas partes são utilizadas, porém sempre frescas, sendo consideradas depurativas, diuréticas, diaforéticas, antissépticas e estomáquicas[1,2,3,4,6]. São empregadas internamente em decocção e infusão das folhas e raízes, bem como a simples ingestão das sementes e raízes contra afecções de pele em geral, das vias urinárias, reumatismo e gota, diabetes, afecções gástricas e hepáticas[1,3,4,6]. Como diurético (eliminador de ácido úrico), depurativo, laxativo e para aumentar o fluxo biliar, tem sido recomendado o seu chá por decocção, preparado com 1 colher (sopa) de raízes fatiadas em 1 xícara (chá) de água em fervura durante 5 minutos, ingerindo-se as raízes cozidas e o chá 3 vezes ao dia fora das principais refeições[6]. As folhas esmagadas e aplicadas em cataplasma diretamente sobre a epiderme tem uma ação bactericida e antimicótica que as tornam um remédio eficaz contra inúmeras doenças de pele, como dermatoses úmidas e purulentas, acnes, eczemas, pruridos, tinha, seborreia da face ou do couro cabeludo e herpes simples[1,3,4,6]. Na sua composição química destaca-se inulina, óleo essencial, lapatina, fuquinona, glicosídeos, mucilagens, princípio antibiótico, ácido clorogênico e vitaminas do complexo B[4,6].

Literatura citada:
1- Boorhem, R.L. et al. 1999. *Reader's Digest - Segredos e Virtudes das Plantas Medicinais*. Reader's Digest Brasil Ltda., Rio de Janeiro, 416 p.

2- Bown, D. 1995. *The Herb Society of America - Encyclopedia of Herbs & Their Uses*. Dorling Kindersley Publishing Inc., New York.

3- Caribé, J. & Campos, J.M. 1977. *Plantas que Ajudam o Homem, 5ª. ed.* Cultrix/Pensamento, São Paulo.

4- Corrêa, A.D., Siqueira-Batista, R. & Quintas, L.E.M. 1998. *Plantas Medicinais - do cultivo à terapêutica - 2ª. Edição.* Editora Vozes. Petrópolis.

5- Lorenzi, H. 2008. *Plantas Daninhas do Brasil: terrestres, aquáticas, parasitas e tóxicas.* 4ª edição. Instituto Plantarum, Nova Odessa-SP, 672 p.

6- Panizza, S. 1998. *Plantas que Curam (Cheiro de Mato) - 3a edição.* IBRASA, São Paulo.

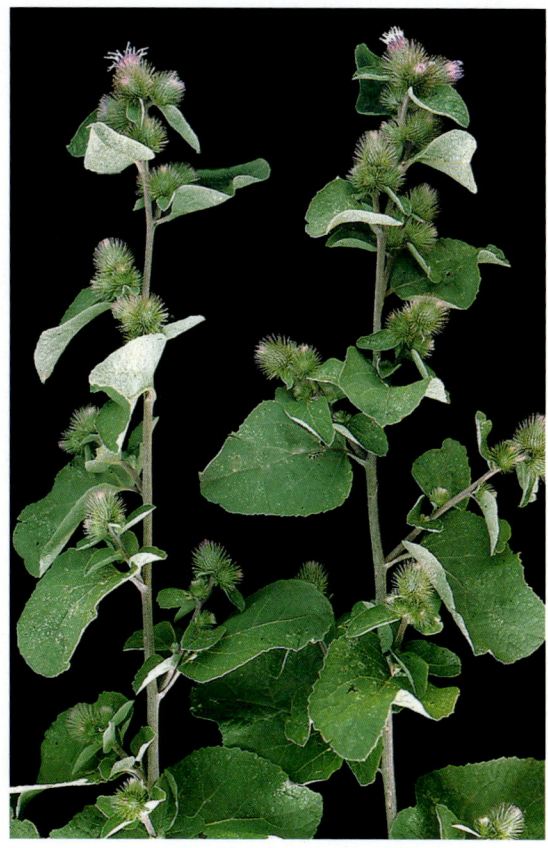

Artemisia absinthium L.
Angiospermae - Asteraceae (Compositae). **Planta estudada:** H. Lorenzi 1.618 (HPL).

losna, losna-maior, losma, absinto, acinto, acintro, ajenjo, alenjo, artemísia, grande-absinto, erva-santa, alvina, aluína, flor-de-diana, gotas-amargas, erva-dos-vermes, erva-dos-velhos, sintro, erva-de-santa-margarida, erva-do-fel

Características gerais - planta subarbustiva, de caule piloso com pouco mais de 1,0 m de altura. Folhas multifendidas de lóbulos finos, canescentes, de 7-12 cm de comprimento. Flores em capítulos subglobosos, amarelos, agrupados em panículas. Todas as partes da planta tem sabor muito amargo. Cresce espontaneamente em locais pedregosos da Europa, Ásia e norte da África. É cultivada na América do Norte e em alguns países da Europa para preparação de vinhos e licores, bem como no Brasil, onde é mantida em hortas e jardins para atender a seu emprego na medicina caseira, geralmente nas regiões de clima ameno[1,2]. É também cultivada no Sul e Sudeste do país a espécie *Artemisia alba* Turra (erroneamente apresentada na edição anterior como *Artemisia canphorata* Vill.), com aroma de cânfora (foto na página seguinte).

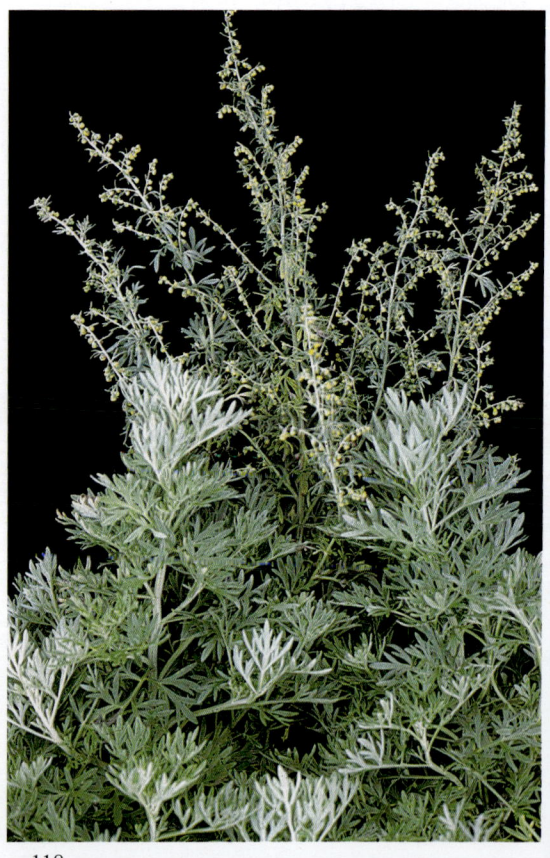

Usos - conhecida desde a remota antiguidade na forma de licor amargo, esta planta é usada na preparação de aperitivos, aos quais se atribui propriedades carminativa, diurética, colagoga, emenagoga, abortiva e anti-helmíntica; por seu sabor estimula a secreção estomáquica, aumenta o volume biliar e do suco pancreática, o fluxo salivar, bem como o peristaltismo intestinal[2,3]. Seu estudo fitoquímico registra como componentes da parte aérea um óleo volátil de cor verde--azulada ou amarelo castanho, cujo odor é intenso e característico e o sabor amargo e ardente, de composição bastante complexa e variável, tendo a tujona como seu principal componente e cujo teor é maior no início da floração. As flores também produzem óleo e seu teor de tujona é mais elevado do que as folhas[2,4]. Análises de algumas amostras de seu óleo essencial indicaram a presença de 60 a 90 compostos, incluindo mono e sesquiterpenos além de seus derivados oxigenados; a cor azul do óleo está diretamente relacionada com o conteúdo dos compostos azulênicos e o sabor amargo a mistura de sesquiterpenos como a absintina e outros compostos correlatos. Entre seus constituintes fixos são relatados ácidos graxos, aminoácidos, carotenoides, esteróis, vitaminas B e C, flavonoides, umbeliferona e os ácidos cafeoilquínico e clorogênico[2,5]. São encontrados ainda homoditerpenos peroxidados, isoméricos, com atividade antimalárica (*in vitro*) e os esteróis 24-z--etilcolesta-7,22-dien-3b-ol com atividade antipirética comprovada em animais de laboratório[5]. Seu uso é internacionalmente aceito como medicação usada nos casos de perda de apetite, distúrbios da digestão, do fígado e da vesícula biliar e pode ser feito na forma de chá preparado da maneira usual despejando-se sobre uma colher das de chá de pedacinhos da planta bem picada, água fervente em quantidade suficiente para uma xícara das médias. A dose a ser bebida é de uma xícara até o máximo de três xícaras ao dia, meia hora antes das refeições principais. Para uso externo, nos casos de pequenos ferimentos e picadas de insetos, o tratamento é feito com o uso de lavagens e compressas locais do cozimento (decocto), preparado fervendo-se uma mão cheia da planta fresca em um litro d'água. Por causa da presença da tujona, sua administração em altas doses causa vômitos, cólicas no estômago e nos intestinos, dor de cabeça, zumbido nos ouvidos e distúrbios do sistema nervoso central. Por isso muitos países proibiram a fabricação do célebre licor de absinto o que fez surgir no comércio um licor de aspecto, odor e sabor semelhantes, porém sem absinto[3, 4].

Literatura citada:
1- Chiej, R. 1988. *The Macdonald encyclopedia of medicinal plants*. Macdold Publ., London, 447 p.
2- Simões, C.M.O. et al. 2001. *Farmacognosia - da planta ao medicamento*. Editora da Universidade/UFRGS/UFSC, Porto Alegre/Florianópolis, 833 p.
3- Robineau, L.G. (ed.). 1995. *Hacia uma farmacopea caribeña / TRAMIL 7*. Enda-Caribe UAG & Universidad de Antioquia, Santo Domingo, 696 p.
4- Gruenwald, J.; Brendler, T. & Jaenickke, C. (eds.). 2000. *Physicians Desk References (PDR) for herbal medicines*. Med. Econ. Co., New Jersey, 858 p.
5- Sousa, M.P.; Matos, M.E.O.; Matos, F.J.A. et al. 1991. *Constituintes químicos de plantas medicinais brasileiras*. Imprensa Universitária/UFC, Fortaleza, 416 p.

Artemisia absinthium L.
Vista geral de um conjunto de plantas adultas cultivadas em horta doméstica no interior do estado de São Paulo, onde é a espécie de losna mais cultivada para fins medicinais.

Artemisia alba Turra
Planta estudada: G.F. Árbocz 1.231(HPL).
É talvez a losna mais cultivada em regiões de altitude do Sul do Brasil, tendo as mesmas aplicações e usos da losna-comum.

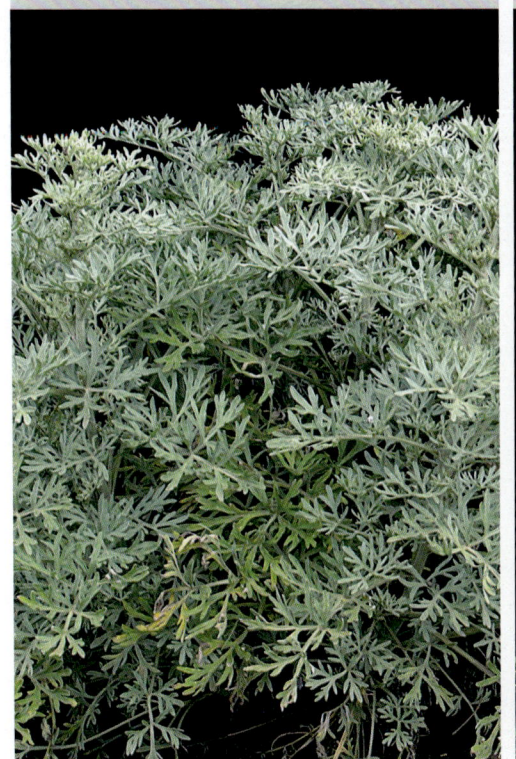

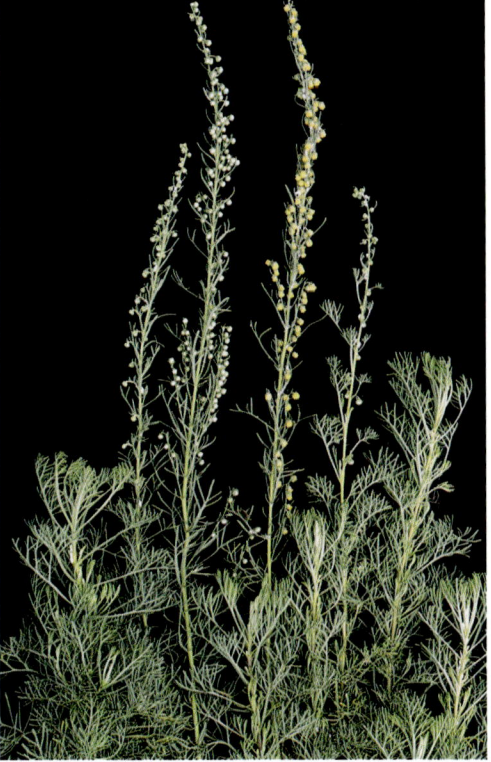

Artemisia annua L.

Sin.: *Artemisia chamomilla* C. Winkl.

Angiospermae - Asteraceae (Compositae). **Planta estudada:** H. Lorenzi 3.030 (HPL).

losna-verde, artemísia, artemísia-chinesa, artemísia-doce, sweet wormwood (inglês)

Características gerais - erva anual, ereta, aromática, de 80-150 cm de altura, nativa na Ásia e cultivada no Brasil. Folhas compostas pinadas de 10-15 cm de comprimento. Flores em capítulos pequenos de cor amarelada, reunidos em inflorescências paniculadas terminais[1].

Usos - esta planta vem sendo usada há séculos na medicina tradicional da China e da Índia no tratamento das crises de febre bem como no tratamento do lúpus eritematoso. Mais recentemente, com a descoberta pelos chineses de seu princípio ativo antimalárico, os novos estudos ampliaram seu emprego com base em propriedades recém-descobertas, em especial como inseticida, herbicida e antiulcerogênica[2,3], no entanto não foram encontradas na literatura etnofarmacológica informações sobre seu uso popular no Brasil. Os estudos fitoquímicos registram como seus principais componentes um óleo essencial cuja composição mostrou-se variável conforme as condições ambientais de crescimento e o quimiotipo da planta e, cujo teor é maior durante a floração. A planta chinesa é um quimiotipo muito rico em óleo (4%), cuja composição é caracterizada pela presença irregular de monoterpenos e de alto teor de artemisia-cetona (64%). Óleos obtidos de plantas de outros países apresentam diferentes composições que incluem a presença de cineol, beta-pineno, artemisia-álcool, cariofileno e cânfora. Entre os constituintes fixos menos isolados estão os hidrocarbonetos, álcoois, cetonas e ésteres alifáticos, além de vários triterpenoides, esteróis, cromenos, cumarinas e numerosos outros, sendo o principal uma nova lactona sesquiterpênica, a artemisinina, cuja descoberta em 1972 revolucionou a terapêutica antimalárica tal como aconteceu há mais de um século com a descoberta da quinina. A artemisinina age especialmente sobre o *Plasmodium falciparum*, um dos mais virulentos agentes causadores da malária. Outros ensaios *in vitro* mostraram que a atividade é notadamente aumentada pela presença dos flavonoides polimetoxilados presentes na planta, como o crisoplenol-D, o mais potente e mais abundante deles. Além desta atividade, a artemisinina possui também ação contra células malignas, contudo a diidroartemisinina, a artemeter, a arteeter e o artesunato se mostraram mais potentes. Outro componente desta planta, o artesunato, é capaz de devolver rapidamente a consciência aos pacientes com malária cerebral. Foi verificado também que o óleo essencial apresenta atividade contra fungos e não irrita a pele.

Literatura citada:
1- Bruneton, J. 1995. *Pharmacognosy, Phytochemistry, Medicinal Plants*. TEC & DOC, Paris.
2- Klaiman, D.L. 1985. Qinghaosu (artemisinin): An antimalarial drug from China. *Science*, v.228, n.4703, p.1049-55.
3- Simões, C.M.O. et al. 2001. F*armacognosia - da planta ao medicamento*. Editora da Universidade/ UFRGS/UFSC, Porto Alegre/Florianópolis, 833 p.
4- Sousa, M.P. et al. 1991. *Constituintes químicos de plantas medicinais brasileiras*. Imprensa Universitária/UFC, Fortaleza, 416 p.

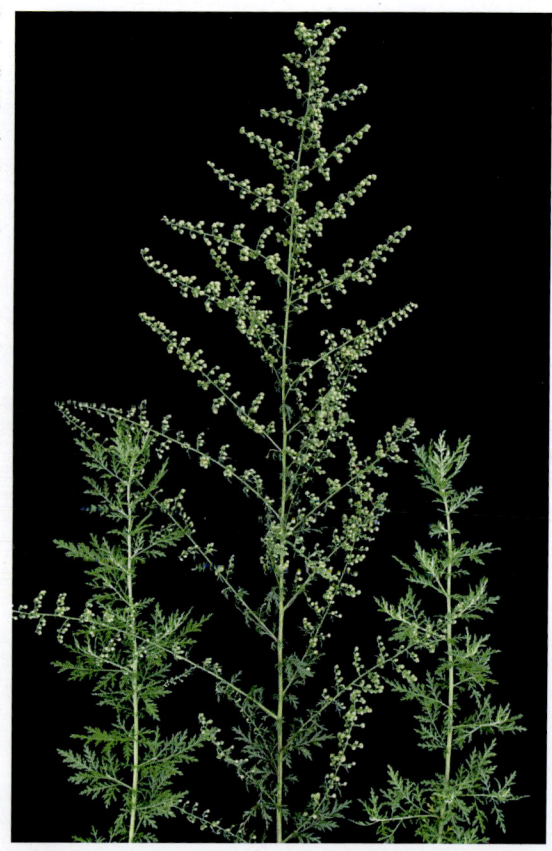

Artemisia vulgaris L.

Sin.: *Artemisia opulenta* Pamp., *Artemisia vulgaris* var. *glabra* Ledeb., *Artemisia vulgaris* var. *kamschatica* Besser
Angiospermae - Asteraceae (Compositae). **Planta estudada:** H. Lorenzi 2.252 (HPL).

artemísia, artemigem, artemígio, artemigem, flor-de-são-joão, anador, artemísia-comum, artemísia-vulgar, erva-de-são-joão, losna-brava, artemísia-verdadeira, absinto-selvagem

Características gerais - herbácea perene, rizomatosa, com forte aroma de losna, ereta, pouco ramificada, de 30-60 cm de altura, originária da Ásia e naturalizada em quase todo o mundo. Folhas pinatipartidas, membranáceas, com a face inferior de cor prateada, de 6-16 cm de comprimento. Flores esbranquiçadas, discretas, reunidas em capítulos pequenos dispostos em panículas terminais. Multiplica-se em nossas condições apenas por rizomas[1]. Na edição anterior deste livro utilizou-se erroneamente para ilustrar esta espécie a imagem de *Artemisia verlotorum* Lamotte, uma espécie muito parecida.

Usos - cresce espontaneamente com grande vigor e persistência em solos agrícolas, onde é muito indesejável. Todas as partes desta planta têm sido usadas amplamente na medicina popular há séculos em todo o mundo. É reconhecida como analgésica, antiespasmódica e anticonvulsiva, sendo empregada para dispepsia, astenia, epilepsia, dores reumáticas, febres, anemias e para expelir parasitos intestinais[2]. Para cólicas intestinais, como digestivo e como tônico da circulação sanguínea é indicada na forma de chá, preparado adicionando-se água fervente em 1 xícara (chá) contendo 1 colher (chá) de folhas e inflorescências picadas, administrada ½ hora antes das refeições[3]. Este chá é também usado para distúrbios e cólicas menstruais na dose de 1 xícara (chá) por dia, uma semana antes do início da menstruação[3]. É recomendada também para uso externo em aplicação localizada contra escaras, feridas, piolhos e lêndeas, na forma de extrato ácido, preparado colocando-se 2 colheres (sopa) de folhas e rizomas picados em 1 xícara (chá) de vinagre branco, deixando-se a mistura em maceração por 8 dias[3]. Na sua composição química destacam-se o óleo essencial rico em terpenos (cineol e tuiona), flavonoides, taninos, saponinas, resinas, artemisina e princípios amargos[2,3]. Possui ainda a substância "artemisinina", também encontrada em *Artemisia annua*, que vem sendo testada com resultados promissores contra a malária[2].

Literatura citada:
1- Lorenzi, H. 2008. *Plantas Daninhas do Brasil: terrestres, aquáticas, parasitas e tóxicas*. 4ª edição. Instituto Plantarum, Nova Odessa-SP, 672 p.
2- Corrêa, A.D.; Siqueira-Batista, R. & Quintas, L.E.M. 1998. *Plantas Medicinais - do cultivo à terapêutica*. 2. ed. Editora Vozes, Petrópolis.
3- Panizza, S. 1998. *Plantas que Curam (Cheiro de Mato)*. 3. ed. IBRASA, São Paulo, 280 p.
4- Boorhem, R.L. et al. 1999. *Reader's Digest - Segredos e Virtudes das Plantas Medicinais*. Reader's Digest Brasil Ltda., Rio de Janeiro, 416 p.

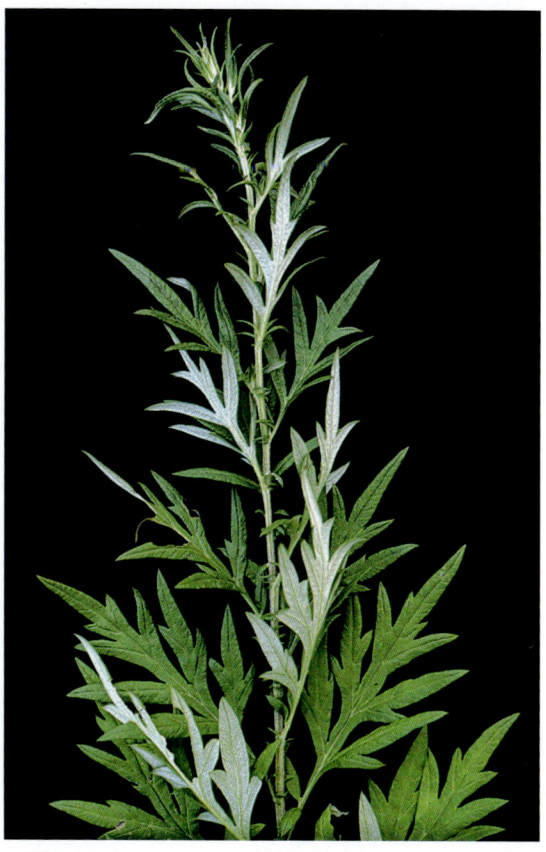

Baccharis crispa Spreng.

Sin.: *Baccharis trimera* (Less.) DC., *Molina trimera* Less., *Baccharis genistelloides* var. *trimera* (Less.) Baker

Angiospermae - Asteraceae (Compositae). **Planta estudada:** H. Lorenzi 432 (HPL).

carqueja, carqueja-do-mato, bacárida, bacórida, cacália, condamina, quina-de-condamine, tiririca-de-babado (BA), carqueja-amargosa, carqueja-amarga, bacanta, carque, cacália--amarga, cacáia-amarga, vassoura (RS), vassourinha

Características gerais - subarbusto perene, ereto, muito ramificado na base, de caules e ramos verdes com expansões trialadas, de 50-80 cm de altura, nativo do Sul e Sudeste do Brasil, principalmente nos campos de altitude. Folhas dispostas ao longo de caules e ramos como expansões aladas. Inflorescências do tipo capítulo, dispostas ao longo dos ramos, de cor esbranquiçada[1]. Com estes mesmos nomes populares e com características e propriedades similares são conhecidas as espécies nativas do Sul do Brasil *Baccharis articulata* (Lam.) Pers. e *Baccharis uncinella* DC., cujas fotos são apresentadas na próxima página.

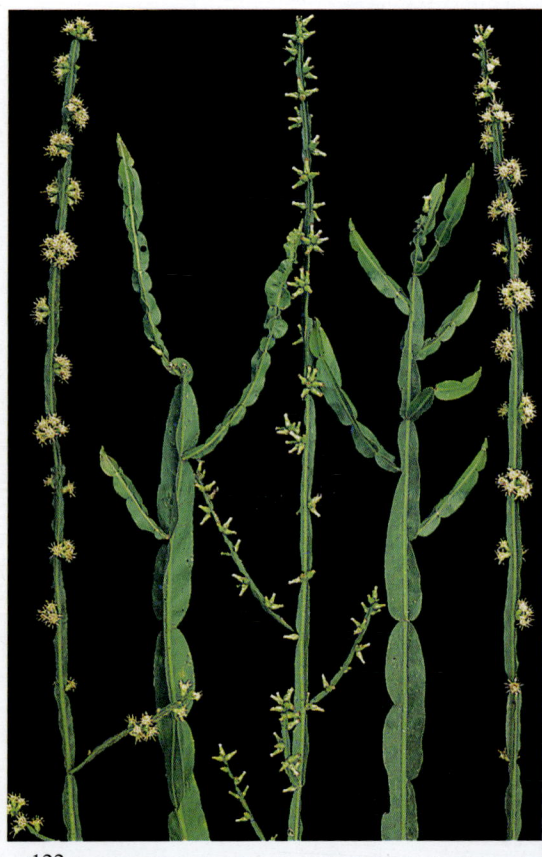

Usos - essa planta é amplamente utilizada no Brasil na medicina caseira, hábito este herdado de nossos indígenas que há séculos já faziam uso da mesma para o tratamento de várias doenças. O primeiro registro escrito do seu uso no país data de 1931, informando o emprego da infusão de suas folhas e ramos para o tratamento da esterilidade feminina e da impotência masculina e atribuindo-a propriedades tônicas, febrífugas e estomáquicas[2]. A partir dessa época, o seu uso aumentou, sendo empregado principalmente para problemas hepáticos (remove obstruções da vesícula e fígado), contra disfunções estomacais (fortalece a digestão) e intestinais (vermífugo)[3,4,5,6]. Algumas publicações populares a recomendam ainda para o tratamento de úlcera, diabetes, malária, anginas, anemia, diarreias, garganta inflamada, vermes intestinais, etc[7,8,9]. É recomendada para afecções estomacais, intestinais e hepáticas, na forma de infusão, preparado adicionando-se água fervente a uma xícara (chá) contendo 1 colher (sopa) de suas hastes e folhas picadas, na dose de 1 xícara (chá) 3 vezes ao dia, 30 minutos antes das refeições[13]. As diferentes propriedades atribuídas a esta planta na medicina tradicional vem sendo estudadas por cientistas e algumas já foram validadas como consequência dos resultados positivos obtidos. As propriedades hepatoprotetoras, amplamente consagradas no uso popular, foram validadas num estudo farmacológico com animais em 1986 usando o extrato aquoso cru desta planta[4]. As propriedades digestiva, antiúlcera e antiácida foram validadas num estudo com ratos, mostrando que esta planta reduziu a secreção gástrica e teve um efeito analgésico[10]. Mais recentemente seus efeitos analgésico, antiúlcera e anti-inflamatório, foram mais uma vez comprovados por outro estudo[12]. Um estudo clínico conduzido em 1967 mostrou a habilidade do extrato desta planta na redução dos níveis de açúcar no sangue, validando assim seu efeito hipoglicêmico[11].

Literatura citada:
1- Lorenzi, H. 2008. *Plantas Daninhas do Brasil: terrestres, aquáticas, parasitas e tóxicas*. 4ª edição. Instituto Plantarum, Nova Odessa-SP, 672 p
2- Correa, M. P. 1931. *Dicionário das Plantas Úteis do Brasil e das Exóticas Cultivadas*. Vol. II. Ministério da Agricultura, Rio de Janeiro.
3-Pavan, A.G. 1952. *Baccharis trimera* (carqueja-amarga) uma planta da medicina popular brasileira. *Annais Fac. Farm.* 10:205.
4- Soicke, H. et al. 1986. Characterisation of Flavonoids from *Baccharis trimera* and their Antihepatotoxic Properties. *Planta Medica* 52(1): 37-39.
5- Costa, A.F. 1978. *Farmacognosia*. 2.ed. Vol II. Fundação Calouste Gulbenkian, Lisboa, 1117p., 3 vols.
6- Camargo, M.T.L.A. de. 1985. *Medicina Popular*. Alameda Editora, São Paulo.
7- Cruz, G.L. 1995. *Dicionário das Plantas Úteis do Brasil*. 5. ed. Editora Bertrand, Rio de Janeiro
8- Sousa, M.P.; Matos, M.E.O.; Matos, F.J.A. et al. 1991. *Constituintes químicos de plantas medicinais brasileiras*. Imprensa Universitária/UFC, Fortaleza, 416 p.
9- Almeida, E.R. 1993. *Plantas Medicinais Brasileiras, Conhecimentos Populares e Científicos*. Hemus Editora Ltda, São Paulo, 341 p.
10- Gamberini, M.T. et al. 1991.Inhibition of gastric secretion by a water extract from *Baccharis triptera* Mart. *Mem. Inst. Oswaldo Cruz 86*(suppl. 2): 137-139.
11- Xavier, A.A. et al. 1967. Effect of an extract of *Baccharis genistelloides* on the glucose level of the blood. *C. R. Sciences Soc. Biol. Fil. 161*(4): 972-974.
12- Gene, R.M. et al. 1996. Anti-inflammatory and analgesic activity of *Baccharis trimera:* identification of its active constituents. *Planta Medica* 62(3): 232-235.
13- Panizza, S. 1998. *Plantas que Curam (Cheiro de Mato)*. 3. ed. IBRASA, São Paulo, 280 p.

Baccharis articulata (Lam.) Pers
Planta estudada: H. Lorenzi 728 (HPL).
Planta subarbustiva dos campos sulinos, com propriedades medicinais similares a *B. trimera*.

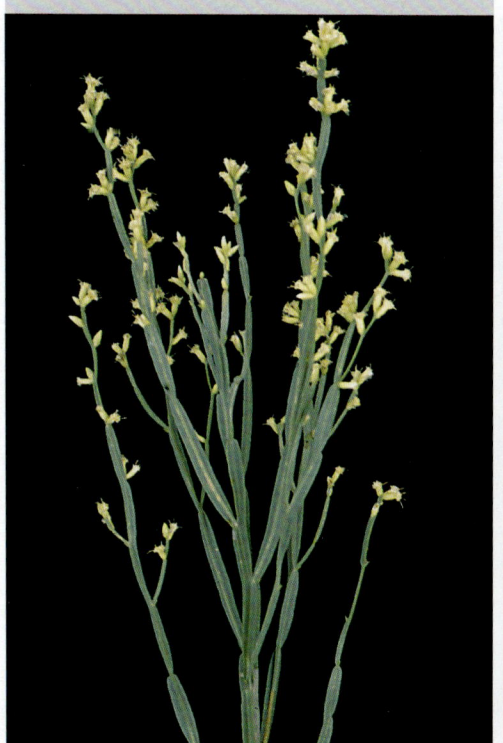

Baccharis uncinella DC.
Planta estudada: H. Lorenzi 2.470 (HPL).
Planta arbustiva do Planalto Meridional, com usos similares à carqueja-comum (*B. trimera*).

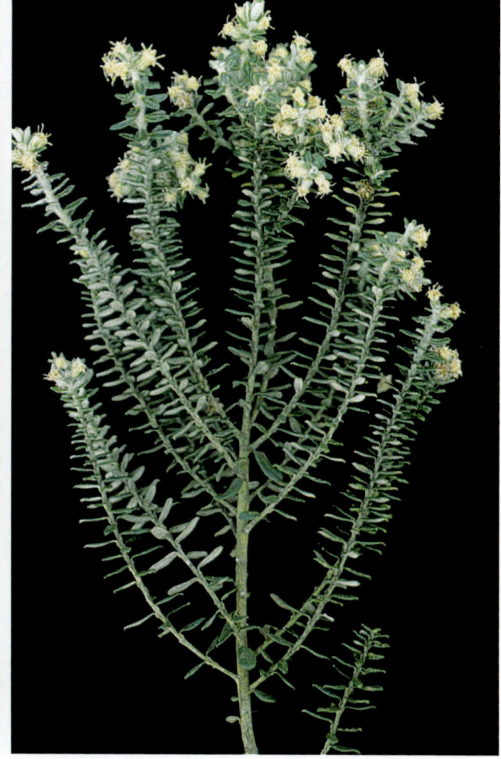

Bidens pilosa L.

Sin.: *Bidens alausensis* Kunth, *Bidens chilensis* DC., *Bidens pilosa* var. *alausensis* (Kunth) Sherff, *Bidens pilosa* var. *minor* (Blume) Sherff, *Bidens scandicina* Kunth, *Bidens leucanthema* (L.) Willd., *Bidens sundaica* var. *minor* Blume, *Bidens leucantha* Meyen & Walp., *Bidens leucantha* var. *pilosa* (L.) Griseb., *Bidens odorata* Cav., *Bidens pilosa* var. *radiata* (Sch. Bip.) J.A. Schmidt, *Bidens reflexa* Link

Angiospermae - Asteraceae (Compositae). **Planta estudada:** H. Lorenzi 2.248 (HPL).

amor-seco, carrapicho, carrapicho-de-agulha, carrapicho-de-duas-pontas, carrapicho-picão, coambi, cuambri, cuambu, erva-picão, fura-capa, guambu, macela-do-campo, picão, picão-amarelo, picão-das-horas, picão-do-campo, picão-preto, pico-pico, piolho-de-padre

Características gerais - herbácea ereta, anual, ramificada, com odor característico, de 50-130 cm de altura, nativa de toda a América tropical. Folhas compostas pinadas, com folíolos de formato, tamanho e em número variados. Flores reunidas em capítulos terminais. Os frutos são aquênios alongados e de cor preta, com ganchos aderentes numa das extremidades. Multiplica-se apenas por sementes. Existem mais duas espécies deste gênero com os mesmos nomes populares e com características e propriedades similares: *Bidens alba* (L.) DC., *Bidens subalternans* DC.[1]

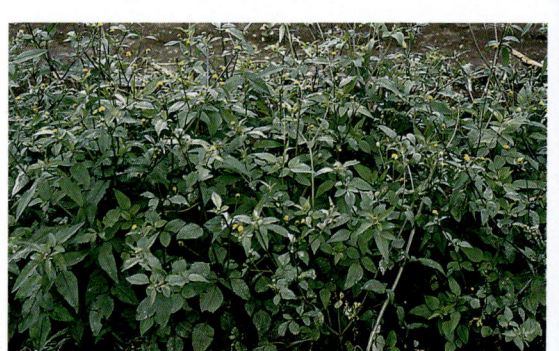

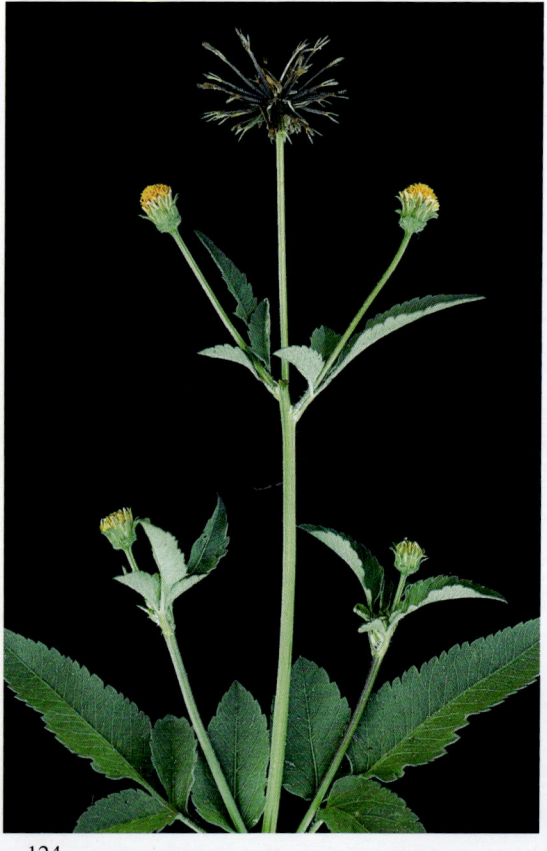

Usos - é uma planta que cresce espontaneamente em lavouras agrícolas de todo o Brasil, onde é considerada uma séria planta daninha. Esta planta possui uma longa história de uso na medicina caseira entre os povos indígenas da Amazônia. Virtualmente todas as suas partes são empregadas, principalmente contra angina, diabetes, disenteria, aftosa, hepatite, laringite, verminose, e hidropisia[2,3,7]. Sua infusão é também empregada por indígenas como diurética, emenagoga, antidisentérica e para o tratamento da icterícia[3]. Na medicina tradicional brasileira é considerada diurética e emoliente, sendo utilizada principalmente contra febres, blenorragia, leucorreia, diabetes, icterícia, problemas do fígado e infecções urinárias e vaginais[4,5,6]. Esta planta tem sido objeto de muitos estudos farmacológicos nos últimos anos, os quais validaram algumas das propriedades a ela atribuídas pela medicina tradicional. Sua atividade antibactericida contra bactérias *Gram*-positivas foi demonstrada por um estudo de 1997[6]. Outro estudo conduzido em Taiwan documentou sua atividade hepatoprotetora, indicando que é capaz de proteger injúrias causadas por várias hepatotoxinas[8]. O mesmo grupo de cientistas demonstrou uma significativa atividade anti-inflamatória desta planta num outro estudo farmacológico com ratos[9]. Estudos com o fitoquímico fenilheptatrina isolado desta planta demonstraram que possui propriedades antibióticas e citotóxica através de fotossensibilizaçao[15,16]. Num estudo farmacológico publicado em 1996, cientistas demonstraram que o extrato desta planta inibe a síntese da substância prostaglandina, que é parte de um processo metabólico ligado a dor de cabeça e doenças inflamatórias[10]. Cientistas suíços isolaram desta planta várias substâncias com propriedades anti-inflamatória e antimicrobiana, o que fez concluírem sobre a possibilidade do seu uso na medicina tradicional para o tratamento de ferimentos contra inflamações, bem como contra a infecção de bactérias do trato gastrointestinal[11]. Análises fitoquímicas realizadas nos últimos anos tem mostrado a composição ativa desta planta. Dois estudos identificaram a presença de derivados de poliacetilenos e tiofanos[12,13]. Outros demonstraram a presença de flavonoides, esteróis, vários ácidos graxos, taninos, acetilenos, etc.[14].

Literatura citada:
1- Lorenzi, H. 2008. *Plantas Daninhas do Brasil: terrestres, aquáticas, parasitas e tóxicas*. 4ª edição. Instituto Plantarum, Nova Odessa-SP, 672 p
2- Rutter, R.A. 1990. *Catalogo de Plantas Utiles de la Amazonia Peruana*. Instituto Linguístico de Verano, Yarinacocha, Peru.
3- Duke, J.A. & Vasquez, R. 1994. *Amazonian Ethnobotanical Dictionary*. CRC Press Inc., Boca Raton, FL.
4- Almeida, E.R. 1993. *Plantas Medicinais Brasileiras, Conhecimentos Populares e Científicos*. Hemus Editora Ltda, São Paulo, 341 p.
5- Coimbra, R. 1994. *Manual de Fitoterapia*. 2. ed. Editora Cejup, Belém.
6- Neves, J.L. et al. 1982. Contribuição ao Estudo de *Bidens pilosa*. In: Simpósio de Plantas Medicinais do Brasil, VII. Belo Horizonte, p. 90.
7- Mors, W.B.; Rizzini, C.T. & Pereira, N.A. 2000. *Medicinal Plants of Brazil*. Reference Publications, Inc., Algonac, Michigan, 501 p.
8- Chin, H.W. et al. 1996. The hepatoprotective effects of Taiwan folk medicine "ham-hong-chho" in rats. *American J. Chin. Med. 24*(3-4): 231-240.
9- Chin, H.W. et al. 1995. Anti-inflamatory activity of Taiwan folk medicine "ham-hong-chho" in rats. *American J. Chin. Med. 23*(3-4): 273-278.
10- Jager, A.K. et al. 1996. Screening of Zulu medicinal plants for prostaglandin-synthesis inhibitors. *J. Ethnopharmacol. 52*(2): 95-100.
11- Geissberger, P. et al. 1991. Constituents of *Bidens pilosa* L.: do the components found so far explain the use of this plant in traditional medicine? *Acta Trop. 48*(4): 251-261.
12- Bohlmann, F. et al. 1983. Acetylene compounds from *Bidens graveolens*. *Phytochemistry 22*: 1281-1283.
13- Bohlmann, F. et al. 1964. Über neue Polyne aus dem Tribus Heliantheae. *Chem. Ber. 97*: 2135-2138.
14- Taylor, L. 1998. *Herbal secrets of the Rainforest*. Prima Health Publishing, Rocklin, CA, 315 p.
15- Wat, C.K. et al. 1978. UV-mediated antibiotic activity of phenylheptatrine in *Bidens pilosa*. *Planta Medica 33*: 309-310.
16- Wat, C.K. et al. 1979. Ultraviolet-mediated citotoxic activity of phenilheptatrine from *Bidens pilosa* L. *J. Nat. Prod. 42*: 103-111.

Bidens alba (L.) DC.
Planta estudada: H. Lorenzi 18 (HPL).
Espécie afim de *B. pilosa*, possui características e propriedades semelhantes.

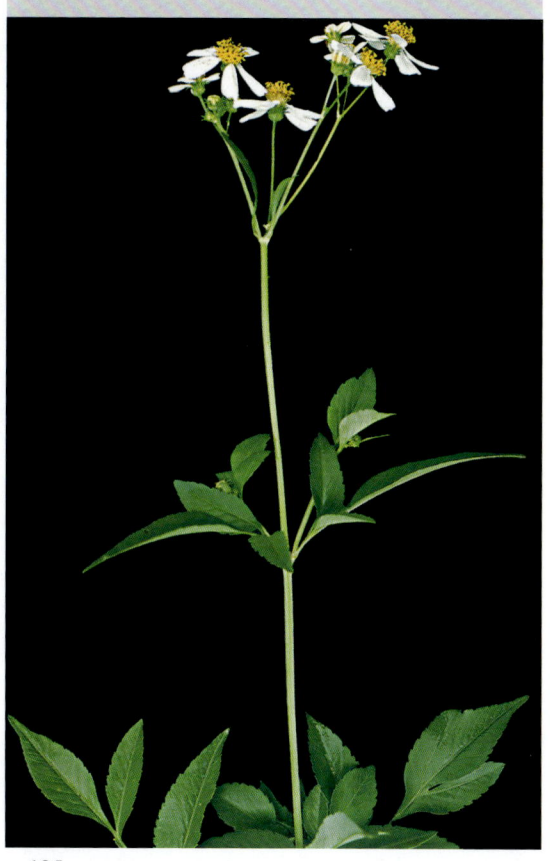

Calendula officinalis L.
Angiospermae - Asteraceae (Compositae). **Planta estudada:** H. Lorenzi 731 (HPL).

bonina, calêndula, flor-de-todos-os-males, malmequer, malmequer-do-jardim, maravilha, maravilha-dos-jardins, margarida-dourada, verrucária

Características gerais - herbácea anual, ereta, ramificada, de 30-60 cm de altura, nativa das Ilhas Canárias e região Mediterrânea. Folhas simples, sésseis, de 6-12 cm de comprimento. Flores amarelas ou alaranjadas, dispostas em capítulos terminais grandes. Multiplica-se por sementes[1].

Usos - é muito cultivada no Sul do Brasil para fins ornamentais, havendo variedades especialmente desenvolvidas para jardins. É amplamente utilizada em todo o mundo na medicina tradicional desde a Idade Média, havendo inclusive hoje variedades mais apropriadas para este fim. É considerada antiespasmódica, anti-inflamatória, antisséptica, cicatrizante, depurativa, emenagoga, emoliente e sudorífica[2]. O chá de suas inflorescências é considerado estimulante das funções hepáticas, evitando a formação de cálculos na vesícula; também auxilia as funções digestivas, evitando gastrite e úlcera[3]. Externamente é empregada contra conjuntivite, eczema, herpes e gengivite[3]. Para afecções hepáticas e menstruação dolorosa ou insuficiente é recomendado a sua infusão, preparada adicionando-se água fervente em uma xícara (chá) contendo 1 colher (sobremesa) de inflorescências, na dose de 1 xícara (chá) duas vezes ao dia antes das principais refeições[4]. Recomenda-se também em uso externo para feridas, úlceras, acnes, inflamações purulentas, pruridos e micoses de pele, em aplicação localizada com chumaço de algodão 2-3 vezes ao dia de seu extrato alcoólico, preparado com 2 colheres (sopa) de inflorescências em 1 xícara (chá) de álcool de cereais a 70%[4]. Para reumatismo, contusões e dores musculares faz-se aplicação localizada duas vezes ao dia durante 15 minutos de sua pasta, preparada com 2 colheres (sopa) de folhas frescas amassadas[4]. Na sua composição química são citados óleo essencial, carotenoides, flavonoides, mucilagens, saponinas, resinas e princípio amargo[4].

Literatura citada:
1- Lorenzi, H. & Souza, H.M. 2008. *Plantas Ornamentais no Brasil*. 4ª edição. Instituto Plantarum, Nova Odessa-SP, 1120 p
2- Boorhem, R.L. et al. 1999. *Reader's Digest - Segredos e Virtudes das Plantas Medicinais*. Reader's Digest Brasil Ltda., Rio de Janeiro, 416 p.
3- Bown, D. 1995. *The Herb Society of America - Encyclopedia of Herbs & Their Uses*. Dorling Kindersley Publishing Inc., New York.
4- Panizza, S. 1998. *Plantas que Curam (Cheiro de Mato)*. 3. ed. IBRASA, São Paulo, 280 p.

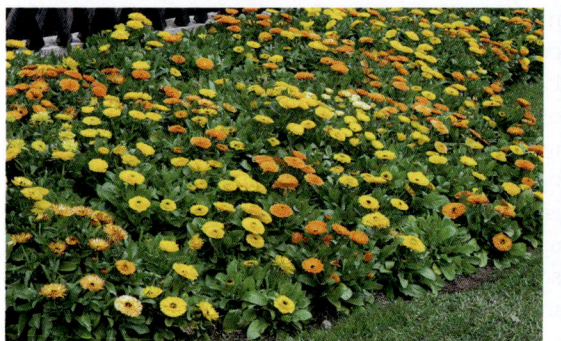

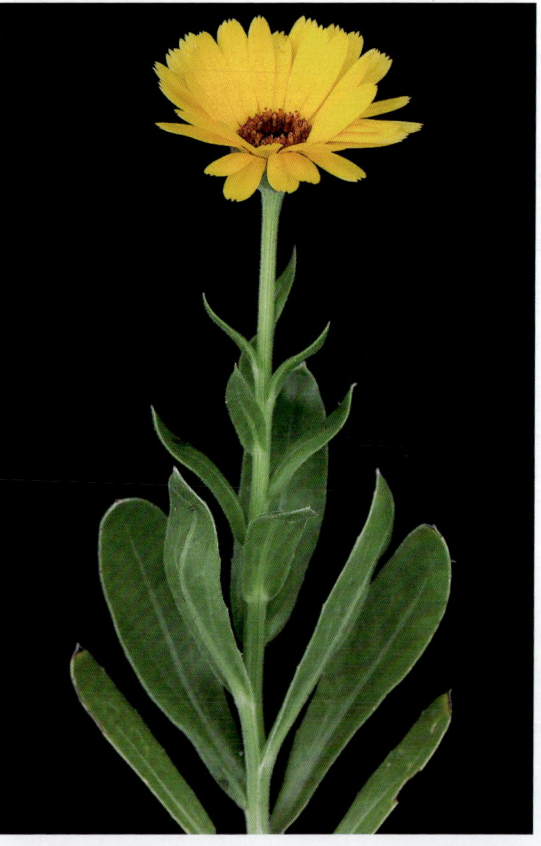

Chamomilla recutita (L.) Rauschert

Sin.: *Matricaria recutita* L., *Matricaria chamomilla* L., *Matricaria chamomilla* var. *recutita* (L.) Fiori, *Matricaria courrantiana* DC., *Chamomilla courrantiana* (DC.) C. Koch

Angiospermae - Asteraceae (Compositae). **Planta estudada:** H. Lorenzi 1.703 (HPL).

camomila, camomila-romana, maçanilha, camomila-comum, camomila-dos-alemães, camomila-verdadeira, camomila-legítima, camomila-vulgar, matricária

Características gerais - planta herbácea, anual, aromática, de até um metro de altura com folhas pinatissectas. Flores reunidas em capítulos compactos, agrupados em corimbos, com as flores centrais amarelas e as marginais de corola ligulada branca. Fruto do tipo aquênio, cilíndrico[1,2,9,11]. É nativa dos campos da Europa e aclimatada em algumas regiões da Ásia e nos países latino-americanos, inclusive na região Sul do Brasil. É amplamente cultivada em quase todo o mundo inclusive nos estados do Sul e Sudeste do Brasil. A parte usada para fins terapêuticos é constituída dos capítulos florais secos ao ar e conservados ao abrigo da luz.

Usos - é uma das plantas de uso mais antigo pela medicina tradicional europeia, hoje incluída como oficial nas Farmacopeias de quase todos os países. Sua ação emenagoga foi descoberta empiricamente por Dioscorides na Grécia antiga e comprovada cientificamente 2.000 anos mais tarde[9]. É usada tanto na medicina científica como na popular, na forma de infuso e decocto, como tônico amargo, digestivo, sedativo, para facilitar a eliminação de gases, combater cólicas e estimular o apetite[1,3], agindo também por via tópica pela aplicação de compressas do infuso ainda quente sobre o abdômen no tratamento de cólicas de crianças[2,10]. O cozimento dos capítulos (decocto), misturado ou não com água oxigenada, é usado para clarear os cabelos. Sua análise fitoquímica mostra a presença de um óleo essencial azul que contém, principalmente, camazuleno e camaviolino, responsáveis pela cor azul do óleo, a-bisabolol[1,4,5]. Entre seus constituintes fixos destacam-se polissacarídeos com propriedades imunoestimulante[2] e os éteres bicíclicos que sobre condições experimentais mostraram atividade espasmolítica semelhante às da papaverina[4], flavonoides de ação bacteriostática e tricomonicidas[5,6], além de apigenina que apresenta propriedades ansiolítica e sedativa[3]. A infusão aquosa das flores ou o próprio óleo essencial são empregados ainda em pomadas e cremes, e em preparações farmacêuticas de uso externo utilizadas para promover a cicatrização da pele, no alívio da inflamação das gengivas e como antivirótico no tratamento da herpes – propriedades estas devidas principalmente ao (-)-a-bisabolol[2,7]. Industrialmente a camomila é usada para extração da essência que tem largo emprego como aromatizante na composição de sabonetes, perfumes, xampus e loções, bem como para conferir odor e sabor agradáveis a uma grande variedade de alimentos e bebidas[8].

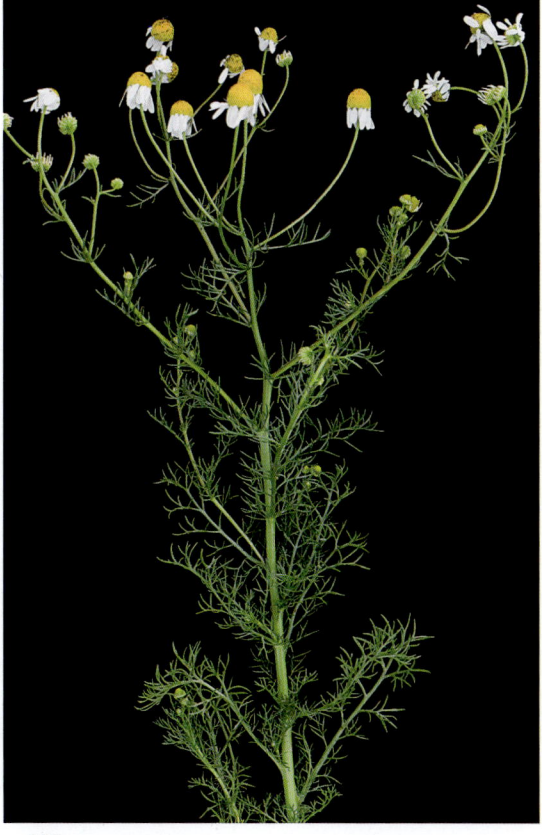

Literatura citada:

1- Simões, C.M.O. et al. 2001. *Farmacognosia - da planta ao medicamento*. Editora da Universidade/UFRGS/UFSC, Porto Alegre/Florianópolis, 833 p.
2- Sousa, M.P.; Matos, M.E.O.; Matos, F.J.A. et al. 1991. *Constituintes químicos de plantas medicinais brasileiras*. Imprensa Universitária/UFC, Fortaleza, 416 p.
3- Viola, H.; Wasowski, C.; Levi-de Stein, M. 1995. Apigenin, a component of *Matricaria recutita* flowers, in a central benzodiazepine receptors - ligand with anxiolytic effects. *Planta Medica 61* (3):213-216.
4- Achterrath-Tuckermann, U.; Kunde, R. & Flaskam, P.E. et al.1980. Pharmacological studies on the constituents of chamomile. Studies on the spasmolytic effect of constituents of chamomile and Kamillosan on the isolated guinea pig ileum. *Planta Medica 39* (1):38-50.
5- Kedzia, B. 2001. Antimicrobial activity of chamomile oil and its components. *Herba Pol. 37*(1):29-38, In: *Chem. Abstr.*, v.116: 158677z.
6- Carle, R.; Gehringer, C.; Beyer, J. et al. 1991. Extract of chamomille with antimicrobial properties. CL.A61K35/78. Eur. Pat. Appl. EP496.230. 23Jan, 29Jul 1992. In:*Chemical Abstracts 117*: 198500 p.
7- Jakovlev, V.; Isaac, O.; Thiemer, K. et al. 1979. Pharmakologische untersuchungen von Kamillen-Inhaltsstoffen. *Planta Medica 35*: 125-140.
8- Hangay, G.; Kelen, A.; Keserue, P. et al. 1993. Fabulon Rg Kozmetikai Kft. *Pharmaceutical and cosmetic compositions for the treatment and prophylaxis of inflammations and dermatoses induced by viruses*. CL.A61K31/70. WO9325209. 18 Jun 1992; 23Dec. In: *Chem. Abstracts 120*:86482q.
9- Boorhem, R.L. et al. 1999. *Reader's Digest - Segredos e Virtudes das Plantas Medicinais*. Reader's Digest Brasil Ltda., Rio de Janeiro, 416 p.
10- Bown, D. 1995. *The Herb Society of America - Encyclopedia of Herbs & Their Uses*. Dorling Kindersley Publising Inc., New York.
11- Souza, V.C. & Lorenzi, H. 2005. *Botânica Sistemática: guia ilustrado para identificação das famílias de Angiospermae da flora brasileira, baseado em APG II*. Instituto Plantarum, Nova Odessa-SP, 640 p.

Coreopsis grandiflora Hogg ex Sweet
Planta estudada: H. Lorenzi 893 (HPL).
Espécie cultivada como ornamental no Sudeste e Centro-Oeste, possui flores com aroma de camomila e tem sido usada como substituto desta planta, contudo não dispomos de informação que possam endossar este emprego.

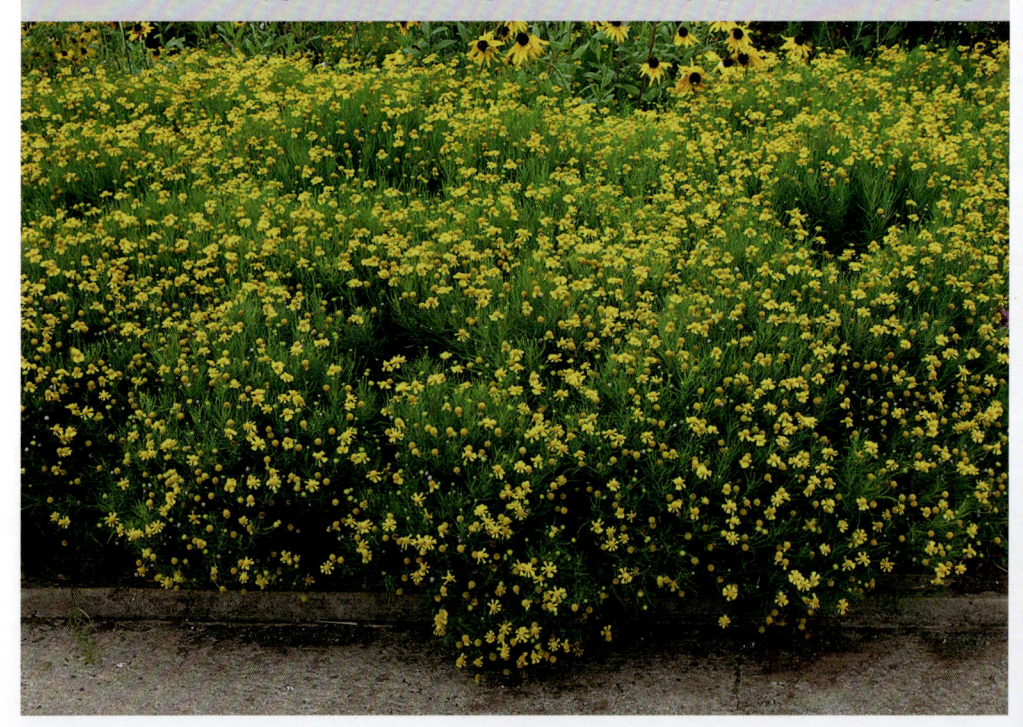

Cichorium intybus L.
Angiospermae - Asteraceae (Compositae). **Planta estudada:** H. Lorenzi 3.433 (HPL).

chicória, chicórea, almeirão, escarola, chicória-amarga, chicória-selvagem

Características gerais - subarbusto anual ou bienal, ereto, lactescente, ramificado, de caule rígido e anguloso, de 30-110 cm de altura, nativo da Europa e cultivado no Sul e Sudeste do Brasil. Folhas simples, inicialmente rosuladas basais, com margens irregularmente partidas, membranáceas, curto-pecioladas ou quase amplexicaules, de 5-18 cm de comprimento. Inflorescências em capítulos axilares, de cor azul-céu, com flores laterais de longas pétalas, que se abrem pela manhã e fecham-se à tarde. Multiplica-se apenas por sementes[1,3,5,7].

Usos - planta amplamente cultivada em todo o mundo como hortaliça para consumo na forma de saladas e refogados, havendo várias cultivares em uso atualmente. Embora a eficácia e a segurança do uso desta planta não tenham sido, ainda, comprovadas cientificamente, sua utilização vem sendo feita com base na tradição popular. Assim, suas folhas e raízes têm sido empregadas na medicina tradicional há cerca de 4 mil anos antes de Cristo e, até hoje é considerada um remédio confiável e absolutamente inofensivo[3], usado como medicação amarga, diurética e laxativa e, segundo os levantamentos etnofarmacológicos, seu uso reduz inflamações e proporciona um efeito tônico no fígado e vesícula, sendo por isso empregada para tratar os males do fígado, reumatismo, gota e hemorroidas[4]. O chá de suas folhas e raízes, preparado com 5 g por xícara de água, é considerado diurético, levemente laxante, estomacal e anti-inflamatório do fígado e intestinos[1,2,6]. As folhas frescas colhidas antes da floração são empregadas no preparo de xaropes, indicados no tratamento de distúrbios digestivos pelas atividades aperitivas, laxantes e antiácidas[3]. Suas raízes torradas são empregadas em substituição ou como aditivo ao café, principalmente na França. Na sua composição é citada a presença de substâncias amargas, inulina, chicorina, intibina, proteínas, mucilagem, tanino, matérias pépticas e sais minerais[1,6].

Literatura citada:
1- Albuquerque, J.M. 1989. *Plantas Medicinais de Uso Popular*. ABEAS, Brasília, 100 p.
2- Alzugaray, D. & Alzugaray, C. 1996. *Plantas que Curam*. Editora Três, São Paulo, 2 v.
3- Boorhem, R.L. et al. 1999. *Reader's Digest - Segredos e Virtudes das Plantas Medicinais*. Reader's Digest Brasil Ltda., Rio de Janeiro, 416 p.
4- Bown, D. 1995. *The Herb Society of America - Encyclopedia of Herbs & Their Uses*. Dorling Kindersley Publishing Inc., New York.
5- Lorenzi, H. 2008. *Plantas Daninhas do Brasil: terrestres, aquáticas, parasitas e tóxicas*. 4ª edição. Instituto Plantarum, Nova Odessa-SP, 672 p.
6- Vieira, L.S. & Albuquerque, J.M. 1998. *Fitoterapia Tropical - Manual de Plantas Medicinais*. FCAP - Serviço e Documentação e Informação, Belém.
7- Mors, W.B.; Rizzini, C.T. & Pereira, N.A. 2000. *Medicinal Plants of Brazil*. Reference Publications, Inc., Algonac, Michigan, 501 p.

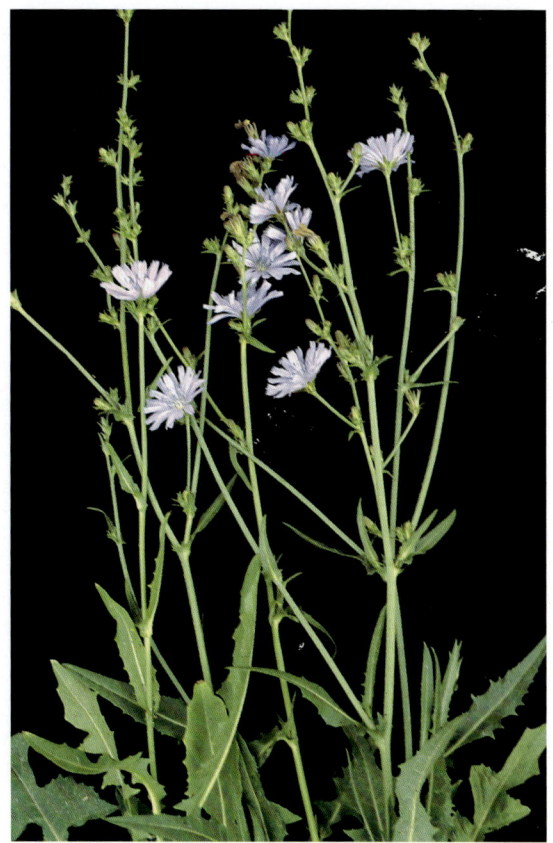

Cnicus benedictus L.
Sin.: *Centaurea benedicta* (L.) L.

Angiospermae - Asteraceae (antiga Compositae). **Planta estudada:** H. Lorenzi 873 (HPL).

cardo-santo, cardo-benedito, cardo-bento

Características gerais - herbácea anual, ereta, pouco ramificada e espinhenta, de hastes arroxeadas e rígido-pubescentes, de 30-60 cm de altura, com raízes brancas e aromáticas, nativa da região Mediterrânea da Europa. Folhas inteiras, cartáceas, com as margens irregularmente partidas e providas de espinhos, de 6-16 cm de comprimento. Inflorescências em capítulos terminais, solitários ou em pequenos grupos, com flores amareladas, protegidos por brácteas foliáceas, com espinhos nas margens e no ápice, que quase escondem a inflorescência. Multiplica-se apenas por sementes[1,3,5].

Usos - planta de largo uso na medicina tradicional desde tempos remotos quando era cultivada nos mosteiros e já considerada o "refúgio dos pobres", uma "panaceia dos pais de família" para a cura de todos os males e, no século XVI, foi largamente recomendada contra a peste. O escritor Shakespeare celebrizou-a em sua obra, considerando-a como "calmante dos corações ansiosos"[1]. A planta inteira é empregada, porém sempre seca e no início da floração, sendo considerada diurética, antitérmica, muito amarga, antisséptica, antibiótica, que age principalmente como tônico digestivo[2,3,4]. É também expectorante, que estanca hemorragias, acelera a cicatrização, baixa a febre e estimula a lactação[2]. Os seus preparados são extremamente amargos e difíceis de beber na forma pura, sendo por isso quase sempre preparada com vinho, do qual se pode beber um copo antes das principais refeições[1]. É empregada internamente contra anorexia, falta de apetite associada à depressão, dispepsia, cólicas flatulentas, diarreia, excesso de muco e lactação insuficiente[2]. Doses excessivas podem causar queimaduras na boca e exôfago, vômito e diarreias. Externamente, é indicada contra úlceras e feridas[2]. Estudos clínicos e farmacológicos vem sendo conduzidos com esta planta visando validá-la como contraceptivo[1].

Literatura citada:
1- Boorhem, R.L. et al. 1999. *Reader's Digest - Segredos e Virtudes das Plantas Medicinais*. Reader's Digest Brasil Ltda., Rio de Janeiro, 416 p.
2- Bown, D. 1995. *The Herb Society of America - Encyclopedia of Herbs & Their Uses*. Dorling Kindersley Publishing, Inc., New York.
3- Corrêa, A.D., Siqueira-Batista, R. & Quintas, L.E.M. 1998. *Plantas Medicinais - do cultivo à terapêutica* - 2ª. Edição. Editora Vozes. Petrópolis.
4- Alzugaray, D. & Alzugaray, C. 1996. *Plantas que Curam*. Editora Três, São Paulo. 2 vols.
5- Mors, W.B., Rizzini, C.T. & Pereira, N.A. 2000. *Medicinal Plants of Brazil*. Reference Publications, Inc., Algonac, Michigan. 501 p.

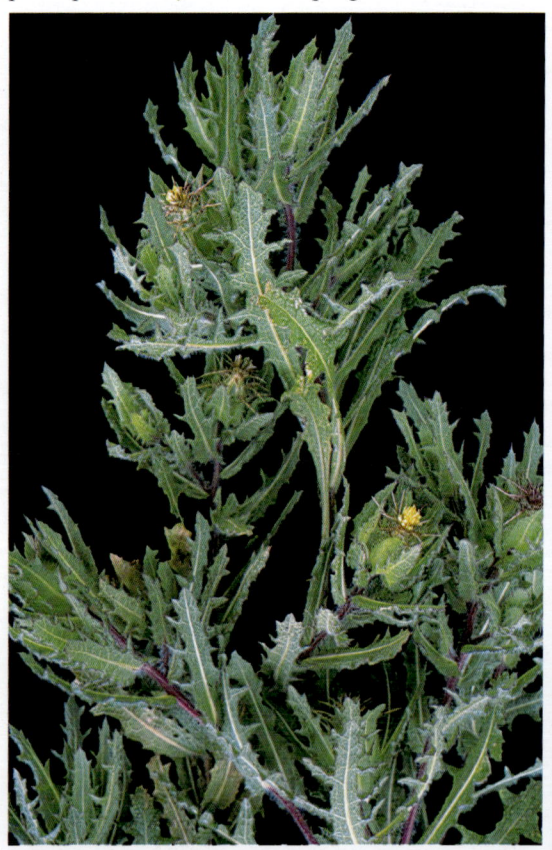

Cynara scolymus L.
Sin.: *Cynara cardunculus* L.

Angiospermae - Asteraceae (Compositae). **Planta estudada:** H. Lorenzi 3.404 (HPL).

alcachofra, alcachofra-comum, alcachofra-cultivada, alcachofra-de-comer, alcachofra-hortense, alcachofra-hortícola, alcachofra-rosa, cachofra

Características gerais - planta vivaz (perene) de até um metro de altura, com folhas compostas pinatifidas e espinhosas, sendo as superiores bem menores que as da base. Flores purpúreas, reunidas em um grande capítulo envolvido por grandes brácteas que são a parte comestível da inflorescência (foto menor ao lado). Fruto do tipo aquênio, oval, com um apêndice plumoso. É originária da região do Mediterrâneo e cultivada em todos os países de clima subtropical[1,2,8].

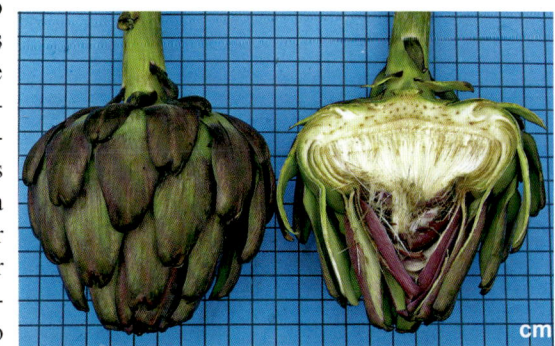

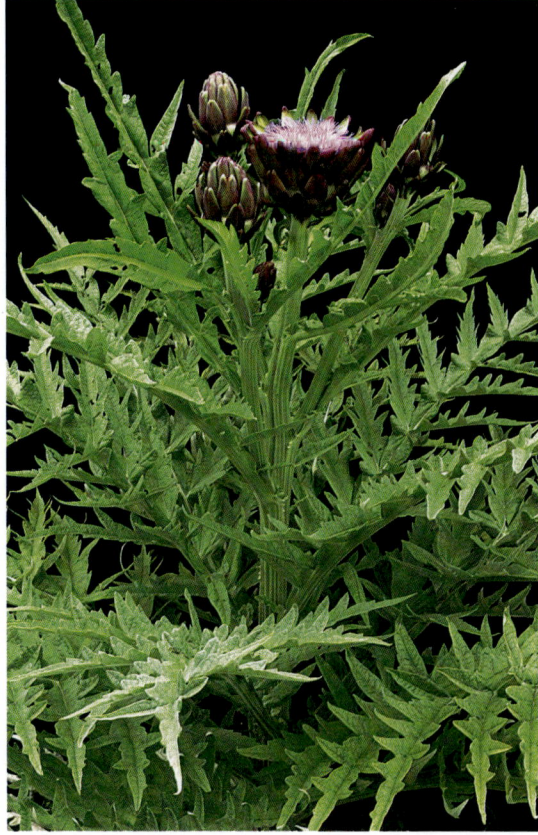

Usos - as brácteas carnosas do receptáculo floral são usadas como alimentícias, mas devem ser cozidas rapidamente para se tornarem mais digeríveis; para fins medicinais, segundo a literatura etnofarmacológica, são utilizadas as folhas com as quais são preparados medicamentos para ativar a vesícula, proteger o fígado, baixar o colesterol e o açúcar do sangue, melhorar o funcionamento dos rins, facilitar a digestão e eliminar as pedras da vesícula; são empregadas na forma de decocto, tintura, vinho medicinal, extrato e hidrolato[1,5,6]. Seu uso é internacionalmente aprovado para uso como medicação para o fígado e a vesícula biliar[2,5,6,7]. O estudo fitoquímico das folhas registrou a presença de óleo essencial contendo beta-selineno e o cariofileno, enquanto os compostos fixos estão representados pelo seu princípio ativo, a cinarina, que é um derivado do ácido cafeico e pela cinaropicrina, principal componente da mistura de substâncias amargas, corantes antocianínicos, flavonoides livres e glicosilados[2,3,4]. Estudos experimentais demonstraram que o conteúdo de ácido clorogênico diminui enquanto o de cinarina aumenta a medida que a planta se desenvolve até atingir o estágio de diferenciação dos capítulos[3,4]. Ensaios farmacológicos realizados em ratos, usando seus extratos por via oral, confirmaram a ação hepatoprotetora desta planta, isto é, os extratos foram capazes de diminuir fortemente os danos causados no fígado por agentes tóxicos como CCl_4. A cinaropicrina, uma α-metilenobutirolactona encontrada nesta planta, tem atividade antiespasmódica e deve aumentar a produção de suco gástrico. Ensaios clínicos efetuados em humanos com o suco de suas folhas e os botões florais, ambos contendo cinarina, provocaram abaixamento acentuado dos níveis do colesterol total, colesterol LDL e triglicerídios, enquanto aumentaram o colesterol HDL, o bom colesterol. Esta planta e seus produtos devem ser evitados pelas mulheres durante a gravidez e enquanto estiverem amamentando[1,2,4].

Literatura citada:
1- Chiej, R. 1988. *The Macdonald encyclopedia of medicinal plants*. Macdold Publ., London, 447 p.
2- Gruenwald, J.; Brendler, T. & Jaenickke, C. (eds.). 2000. *Physicians Desk References (PDR) for herbal medicines*. Med. Econ. Co., New Jersey, 858 p.
3- Simões, C.M.O. et al. 2001. *Farmacognosia - da planta ao medicamento*. Editora da Universidade/UFRGS/UFSC, Porto Alegre/Florianópolis, 833 p.
4- Sousa, M.P.; Matos, M.E.O.; Matos, F.J.A. et al. 1991. *Constituintes químicos de plantas medicinais brasileiras*. Imprensa Universitária/UFC, Fortaleza, 416 p.
5- Taylor, L. 1998. *Herbal secrets of the Rainforest*. Prima Health Publishing, Rocklin, CA, 315 p.
6- Boorhem, R.L. et al. 1999. *Reader's Digest - Segredos e Virtudes das Plantas Medicinais*. Reader's Digest Brasil Ltda., Rio de Janeiro, 416 p.
7- Bown, D. 1995. *The Herb Society of America - Encyclopedia of Herbs & Their Uses*. Dorling Kindersley Publising, Inc., New York.
8- Mors, W.B.; Rizzini, C.T. & Pereira, N.A. 2000. *Medicinal Plants of Brazil*. Reference Publications, Inc., Algonac, Michigan, 501 p.

Cynara scolymus L.
Vista geral de uma plantação comercial desta espécie, conhecida popularmente por alcachofra, no município de São Roque - SP, uma das principais regiões produtoras do país.

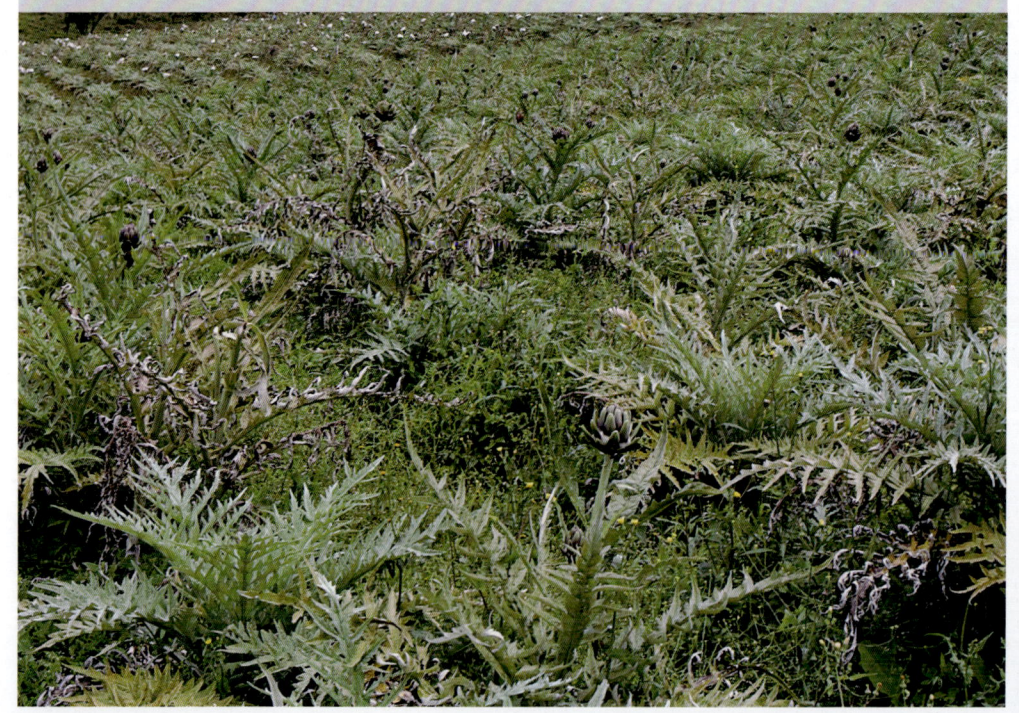

Echinacea purpurea (L.) Moench

Sin.: *Rudbeckia purpurea* L.

Angiospermae - Asteraceae (Compositae). **Planta estudada:** H. Lorenzi 3.451 (HPL).

flor-roxa-cônica, cometa-roxo, equinácea

Características gerais - planta herbácea perene, ereta, rizomatosa, florífera, pouco ramificada, de 60-90 cm de altura, com folhas opostas, curto-pecioladas, cartáceas, ásperas, com três nervuras salientes, medindo de 4 a 12 cm de comprimento. Inflorescências em capítulos cônicos, dispostas no ápice dos ramos, compostas de flores centrais diminutas de cor marrom-arroxeadas e de flores externas de corola alongada de cor rosa-arroxeada voltadas levemente para baixo. O conjunto, com 10 a 15 cm de diâmetro, lembra a cabeleira de um cometa, daí a razão de um de seus nomes populares. É originária do Meio-Oeste dos Estados Unidos e cultivada no Brasil principalmente com fins ornamentais, contudo, já vem sendo implementado também o seu cultivo para uso medicinal em algumas regiões[1,2].

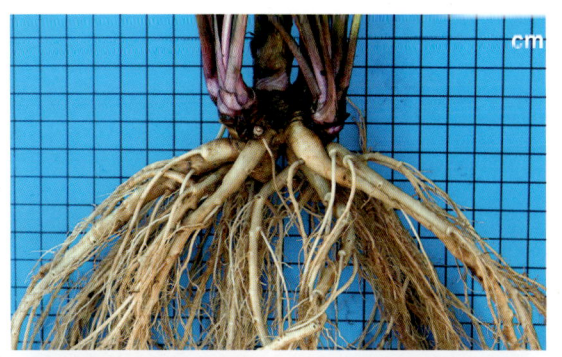

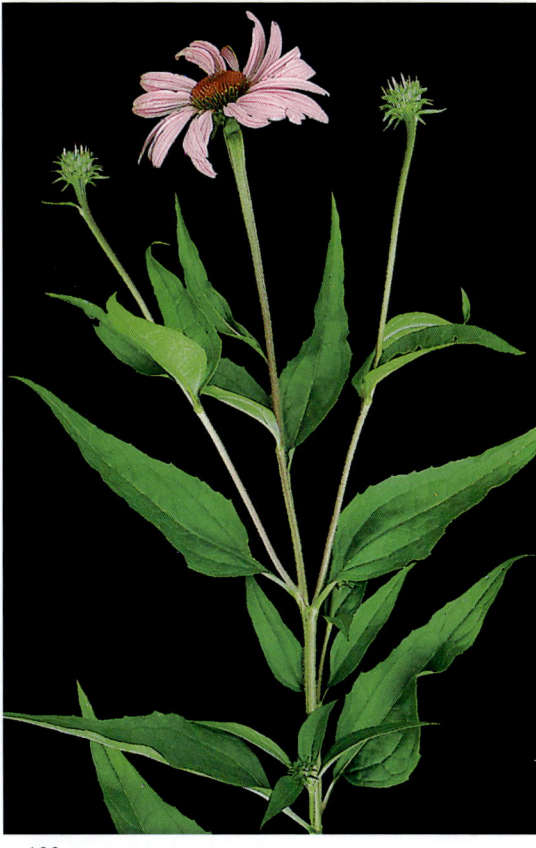

Usos - seu emprego na medicina popular brasileira ainda é incipiente, contudo, nos Estados Unidos é a "erva sensação" do momento na indústria de fitoterápicos, podendo ser encontrada nas farmácias e lojas de ervas sob todas as formas farmacêutica possíveis; cápsulas, extratos, tinturas, chás, etc. preparados a partir de suas raízes. Tem propriedades estimulantes do sistema imunológico, cicatrizante, antiviral e antibacteriano, comprovadas através de inúmeros estudos químico-farmacológicos e em rigorosos ensaios clínicos, realizados principalmente no exterior. O seu uso na medicina tradicional, entretanto, remonta há séculos, quando os índios americanos do Meio-Oeste já a usavam na forma de gargarejo, cataplasma e chás para a cura de uma larga gama de doenças, incluindo sangramento, envenenamento do sangue, picada de insetos, lesões da pele, problemas respiratórios, picada de cobra e dor de dentes. Quando os colonizadores europeus chegaram às pradarias americanas logo aprenderam a usar esta planta contra dor de cabeça, indigestão e malária, além de fazerem seu emprego externo na forma de cataplasma contra artrites, hemorroidas e doenças venéreas. Além das propriedades citadas, outras têm sido registradas na literatura, referindo seu uso como antialérgica, antisséptica, antimicrobiana, antivirótica, carminativa e estimulante do sistema linfático, bem como atividade antibacteriana e estimulante do sistema imunológico celular, tendo sido, por isso, empregada extensamente como "remédio de rotina" antes do aparecimento dos antibióticos na década de 30[1,4], quando, a partir de então, o seu uso caiu no esquecimento geral, ressurgindo nos anos 70 com a onda naturalista[3]. A grande série de estudos químico-farmacológicos feitos com esta planta, levaram ao estabelecimento científico de suas propriedes farmacológicas como imunoestimulante, anti-inflamatório, estimulante de citocinas e protetor do colágeno, além de atividade antimicrobiana e antiviral, o que justifica as seguintes indicações terapêuticas: resfriado comum, tosse, bronquite, gripe, infecções do trato urinário, inflamacão na boca, faringite, tendência a infecções, ferimentos e queimaduras[2]. Ficaram definidos também como seus princípios ativos: alcamidas, glicoproteinas, ácido cafeico, echinosídios e polissacarídeos, entre os quais o principal é a arbinogalactana[2]. A planta contém ainda óleo essencial que encerra cariofileno, um sequiterpeno e poliacetilênicos, bem como ácidos graxos, proteínas, taninos e as vitaminas A, C e E. A maior concentração dos componentes mais ativos se encontra nos rizomas e raízes, contudo, frequentemente o suco fresco da planta obtido de folhas, hastes e flores também é utilizado[2,4].

Literatura citada:
1- Bown, D. 1995. *The Herb Society of America - Encyclopedia of Herbs & Their Uses*. Dorling Kindersley Publishing, Inc., New York.
2- Gruenwald, J.; Brendler, T. & Jaenickke, C. (eds.). 2000. *Physicians Desk References (PDR) for herbal medicines*. Med. Econ. Co., New Jersey, 858 p.
3- Lorenzi, H. & Souza, H.M. 2008. *Plantas Ornamentais no Brasil*. 4ª edição. Instituto Plantarum, Nova Odessa-SP, 1120 p.
4- Pedersen, S. 2000. *Echinacea - Amazing Immunity*. Dorling Kindersley Publishing, Inc., New York.

Echinacea purpurea (L.) Moench
Vista geral de um conjunto de plantas cultivadas em um jardim residencial no interior do estado do Paraná.

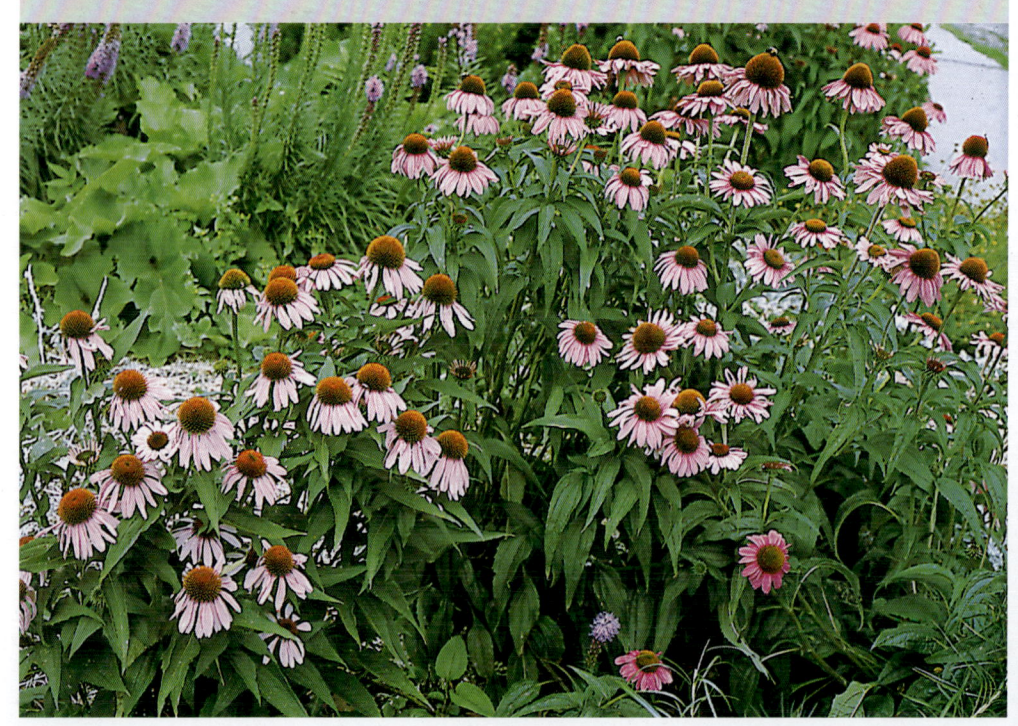

Eclipta prostrata (L.) L.

Sin.: *Eclipta alba* (L.) Hassk., *Verbesina alba* L., *Verbesina prostrata* L.

Angiospermae - Asteraceae (Compositae). **Planta estudada:** E.R. Salviani 1.214 (HPL).

agrião-do-brejo, erva-botão, lanceta, surucuína, coacica, coatiá, quebra-pedra, sucurima, cravo-brabo (PE), erva-lanceta, tangaracá

Características gerais - erva silvestre, anual, ereta, de ramos finos e lenhosos. Folhas sésseis, oblongo-lanceoladas, cartáceas, de 3-5 cm de comprimento. Inflorescências em capítulos de bordos esbranquiçados, axilares e terminais. Frutos do tipo aquênio, com cerca de 2 mm de comprimento, de cor preta e muito numerosos. Comum nos terrenos úmidos e sombreados de todo o mundo tropical, sendo considerada planta daninha em todo o Brasil[1,2,7].

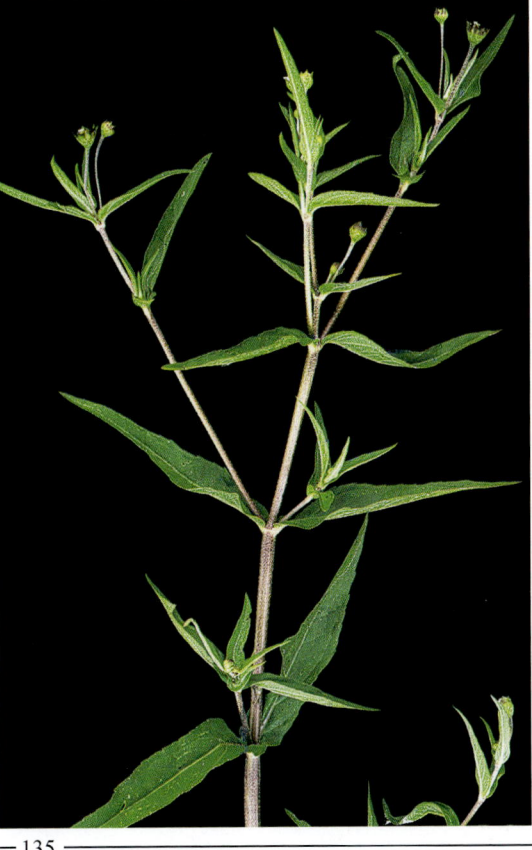

Usos - pouco empregada nas práticas da medicina caseira brasileira, enquanto na Índia é uma das principais plantas da medicina tradicional Ayurvédica, amplamente usada como medicação hepatoprotetora no tratamento das hepatites a vírus ou tóxicas com o uso de fitoterápico padronizado com o princípio ativo desta planta[3]. A literatura etnofarmacológica registra seu uso nas práticas caseiras da medicina popular no Brasil no combate á tosse, bronquite, asma, diarreia e sífilis, bem como quanto ao emprego do suco extraído das folhas, ao qual se atribui a propriedade de diminuir os sintomas provocados pela ferroada de escorpião e picada de cobra; registra ainda propriedades colagoga, tônica, emética, purgativa, desobstruente e anti-inflamatória, especialmente para os males do fígado[1]. A eficácia e a segurança do uso desta planta, nas indicações relacionadas acima, não foram, ainda, comprovadas cientificamente, a não ser quanto a ação anti-inflamatória, proteção hepática e neutralizadora do veneno de cobra[2]. O estudo químico das raízes resultou na identificação de hentriacontanol, 14-heptacosanol, estigmasterol e um triterpenoide; a planta contém ainda polipeptídeos, poliacetilenos, derivados do tiofeno, nicotina e glicosídeos triterpênicos, desmetilwedelolactona, desmetilwedelactona-7-glicosídeo, açúcares redutores, ácido wedelico, tertienilcarbinol, flavonoides, ß-amirina, esteroides, ácidos protocatéquico e 4-hidroxibenzoico; o seu constituinte mais importante é o flavonoide do tipo comestanol, wedelolactona, por sua atividade hepatoprotetora e imunoestimulante[1]. Em modelos experimentais foi possível verificar que o extrato desta planta apresenta ação protetora do fígado, inibindo a ação necrosante sobre as células hepáticas provocada pela administração do tetracloreto de carbono[4]. Outras observações experimentais permitiram confirmar que o extrato desta planta, assim como wedelolactona, antagonizam os principais efeitos hepatotóxicos provocados pelo veneno de jararaca e de cascavel em ratos, que resistiram até o triplo da dose letal 50, deixando os animais da experiência imunizados[6]. Comprovou-se experimentalmente que a wedelolactona e a desmetilwedelolactona são compostos ativos desta planta que justificam seu emprego como hepatoprotetor. A wedelolactona foi isolada pela primeira vez de outra planta da família Compositae identificada como *Wedelia calendulacea*, sendo encontrada, também, na Leguminosae-papilionoidea *Ougeinia dalbergioides*[1]. O escasso emprego que se faz desta planta nas práticas caseiras da medicina popular brasileira e seu amplo emprego na Índia e na China, bem como sua comprovada atividade hepatotófica e imunomoduladora se constituem em motivo suficiente para sua escolha como tema de estudos químicos, farmacológicos e clínicos visando sua validação como medicamento eficaz e seguro, facilmente disponível em nossa flora.

Literatura citada:

1- Sousa, M.P.; Matos, M.E.O.; Matos, F.J.A. et al. 1991. *Constituintes químicos de plantas medicinais brasileiras*. Imprensa Universitária/UFC, Fortaleza, 416 p.

2- Matos, F.J.A. 2000. *Plantas Medicinais - guia de seleção e emprego de plantas usadas em fitoterapia no nordeste do Brasil*. 2. ed. Imprensa Universitária/Edições UFC, Fortaleza, 344 p.

3- Wagner, H. & Geyer, B. 1987. Medice Chem. Pharm. Fabrik Puetter g.m.b.H. und Co. K.-G. *Eclipta alba extracts with standardized wedelolactone and demethylwedelolactone content*. CL.C070493/02. Ger. Offen DE 3525363. 16Jul 1985; 22 Jan 1987. In: *Chem. Abstr.*, v.106: 125872z.

4- Chandra, T.; Sadique, J. & Somasundaram, S. 1987. Effect of *Eclipta alba* on inflammation and liver injury. *Fitoterapia*, v.58, n.1, p.23-32.

5- Wagner, H.; Geyer, B.; Kiso, Y. et al. 1986. Coumestans as the main active principles of the liver drugs *Eclipta alba* and *Wedelia calendulaceae*. *Planta Med.*, n.5, p.370-4.

6- Mors, W.B.; Rizzini, C.T. & Pereira, N.A. 2000. *Medicinal Plants of Brazil*. Reference Publications, Inc., Algonac, Michigan, 501 p.

7- Lorenzi, H. 2008. *Plantas Daninhas do Brasil: terrestres, aquáticas, parasitas e tóxicas*. 4ª edição. Instituto Plantarum, Nova Odessa-SP, 672 p.

Eclipta prostrata (L.) L.
Vista geral de um conjunto de uma população desta planta encontrada em estado espontâneo em área agrícola no interior do estado do Rio Grande do Sul, onde constitui planta daninha de lavouras de arroz irrigado.

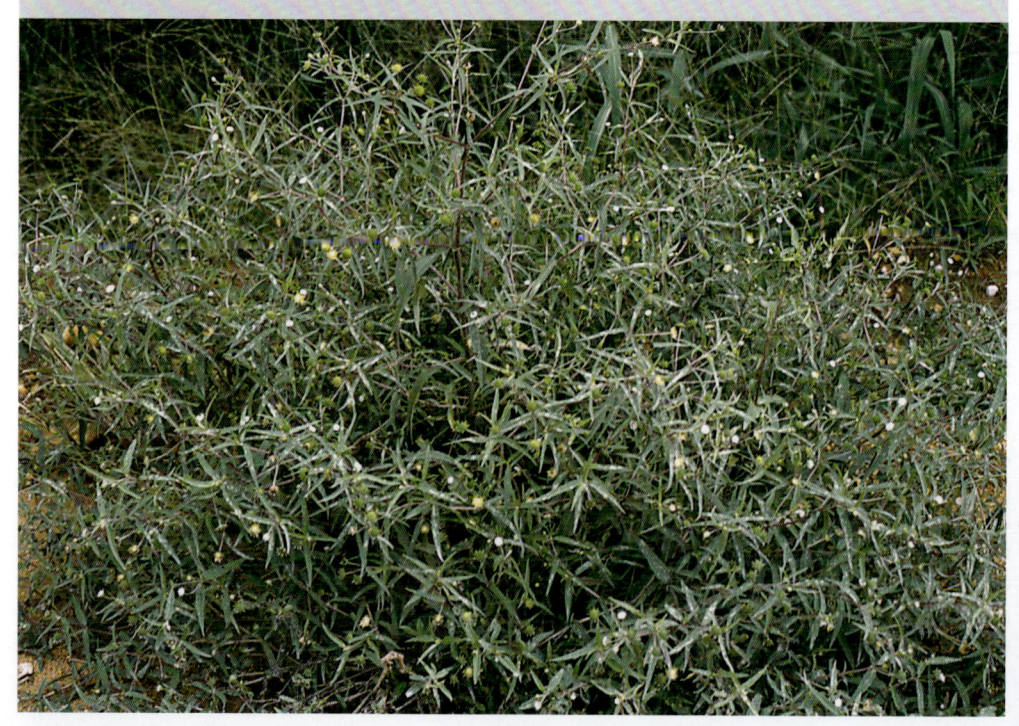

Egletes viscosa (L.) Less.

Sin.: *Cotula viscosa* L., *Egletes viscosa* var. *dissecta* Shinners, *Egletes viscosa* fo. *bipinnatifica* Shinners

Angiospermae - Asteraceae (Compositae). **Planta estudada:** E.R. Salviani 1.501 (HPL).

macela, macela-da-terra, macela-do-campo, macela-do-sertão, marcela, chá-da-lagoa, losna-do-mato

Características gerais - erva pequena, silvestre, anual, aromática, de folhas polimorfas pinatilobadas, sendo as da base de maior tamanho. Capítulos florais solitários, curto-pedunculados, dispostos em corimbos axilares e terminais, com flores liguladas de pétalas alvas em torno da parte central amarela que é formada pelos botões florais e flores não liguladas. É nativa na América tropical, incluindo o Brasil, onde ocorre de preferência em locais inundáveis da planície interiorana, às margens de pequenos lagos e riachos, do Piauí até Mato Grosso[1].

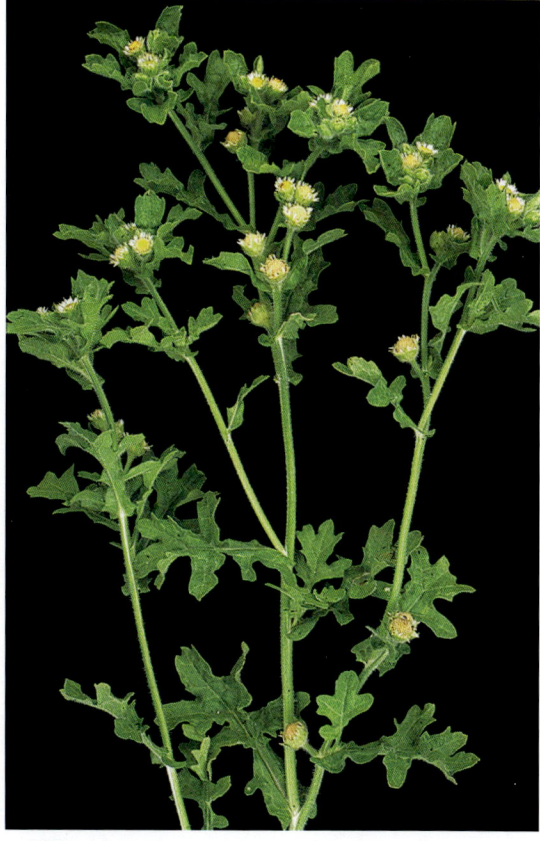

Usos - a parte da planta que é usada tradicionalmente como medicinal é constituída pelos capítulos florais que são muito aromáticos e amargos, sendo largamente comercializada no mercado local de ervas no Nordeste sob a denominação vulgar de "sementes-de-macela". São usados no Nordeste para o tratamento caseiro de problemas digestivos e intestinais, cólicas, gases, azia, má digestão, diarreia e enxaqueca, bem como nos casos de irregularidades menstruais[1,2]. Apesar de seu uso secular, suas propriedades químicas e farmacológicas só têm sido pesquisadas recentemente. Dos capítulos florais pode ser obtido um óleo essencial constituído principalmente de pinano, acompanhado de □-pineno e dos acetatos de *trans*-pinocarveila, de carveila, de mirtenila e de sabinila, substâncias responsáveis pelo seu odor característico[3]. Foram identificados entre os constituintes fixos, ácido centipédico (principal componente), o acetato da lactona do ácido hautriwaico, a ternatina e outros flavonoides minoritários[5], além de quatro diterpenos[4]. Um estudo farmacológico concluiu que a ternatina, além da atividade espasmolítica, possui uma ação antiviral[7]. Experiências farmacológicas realizadas com animais de laboratório mostraram diminuição da atividade motora, relaxamento muscular, advindo à morte com doses elevadas, superiores a 200 mg/kg (i.p.), tendo apresentado, porém, baixa toxicidade. Os estudos feitos com a ternatina demonstraram a existência de propriedades anti-inflamatórias e protetoras do estômago e do fígado, o que justifica suas ações antidiarreica e antiespasmódica nos distúrbios gastrointestinais preconizadas pela medicina tradicional, permitindo considerar esta planta validada para uso medicinal e a ternatina como seu princípio ativo[4,7,8]. Duas outras espécies da mesma família botânica recebem nomes parecidos: a macela-do--brasil (*Achirocline satureoides* (Lam.) DC.), frequente nos estados do sul do país [9], e a macela-do-reino (*Tanacethum partenium* (L.) Sch. Bip.), planta cultivada em jardins e quintais em todo o país nas áreas de clima temperado[1]. Embora tenham composição química diferente, ambas são dotadas de propriedades farmacológicas semelhantes e usadas no Brasil com a mesma finalidade[1]. *T. partenium* é internacionalmente conhecida como *feverfew* e muito usada como medicação contra enxaqueca, artrite, dores reumáticas e alergia[1,10]. O amplo emprego desta planta nas práticas caseiras da medicina popular brasileira, especialmente nordestina, é motivo suficiente para sua escolha como tema de estudos químicos, farmacológicos e clínicos visando sua validação como medicamento eficaz e seguro, originário de nossa rica e pouco explorada flora.

Literatura citada:
1- Matos, F.J.A., 2000, *Plantas Medicinais - guia de seleção e emprego de plantas usadas em fitoterapia no nordeste do Brasil*. Impr. Universitaria / UFC, Fortaleza, 344 p.
2- Lima, M.A.S. 1993.*Contribuição ao conhecimento químico de plantas do Nordeste*: Egletes viscosa Less. Dissertação (Mestrado em Química Orgânica) - UFC, Fortaleza, 112 p.
3- Craveiro, A.A.; Alencar, J.W.; Matos, F.J.A. et al. 1992. Essential oil from flower heads of *Egletes viscosa* Less. *J. Essent Oil Res*., v.4, n.6, p.639-4.
4- Lima, M.A.S.; Silveira, E.R.; Marques, M.S.L. et al. 1996. Biologically active flavonoids and triterpenoids from *Egletes viscosa*. *Phytochem*., v.41, n.1, p.217-23.
5- Melo, C.L. 1990. *Estudo farmacológico da ternatina, um flavonoide isolado de Egletes viscosa L.* Dissertação (Mestrado em Farmacologia) - UFC, Fortaleza, 132 p.
6- Melo, C.L.; Maia, S.B.; Souza, M.F. et al. 1993. CNS actions of ternatin, a flavonoid from *Egletes viscosa*. *Fitoterapia* 64(4): 306-9.
7- Rao, V.S.N.; Figueiredo, E.G.; Melo, C.L. et al. 1994, Protective effect of ternatin, a flavonoid isolated from *Egletes viscosa* Less., in experimental liver injury. *Pharmacology*, v.48, p.392-7.
8- Simões, C.M.O.; Amoros, M.; Girre, L. et al. 1990, Antiviral activity of ternatin and meliternatin, 3-methoxyflavones from species of Rutaceae. *J. Nat. Prod*., v.53, n.4, p.989-92.
9- Lorenzi, H. 2008. *Plantas Daninhas do Brasil: terrestres, aquáticas, parasitas e tóxicas*. 4ª edição. Instituto Plantarum, Nova Odessa-SP, 672 p.
10- Simões, C.M.O.; Schenkel, E.P.; Gosmasn, G. et al. 2001. *Farmacognosia - da planta ao medicamento*. Editora da Universidade/UFRGS/UFSC, Porto Alegre/Florianópolis, 833 p.
11- Gruenwald, J.; Brendler, T. & Jaenickke, C. (eds.). 2000. *Physicians Desk References (PDR) for herbal medicines*. Med. Econ. Co., New Jersey, 858 p.

Egletes viscosa (L.) Less.
Vista geral de um plantio comercial no estado do Ceará, onde o seu uso terapêutico é mais popular.

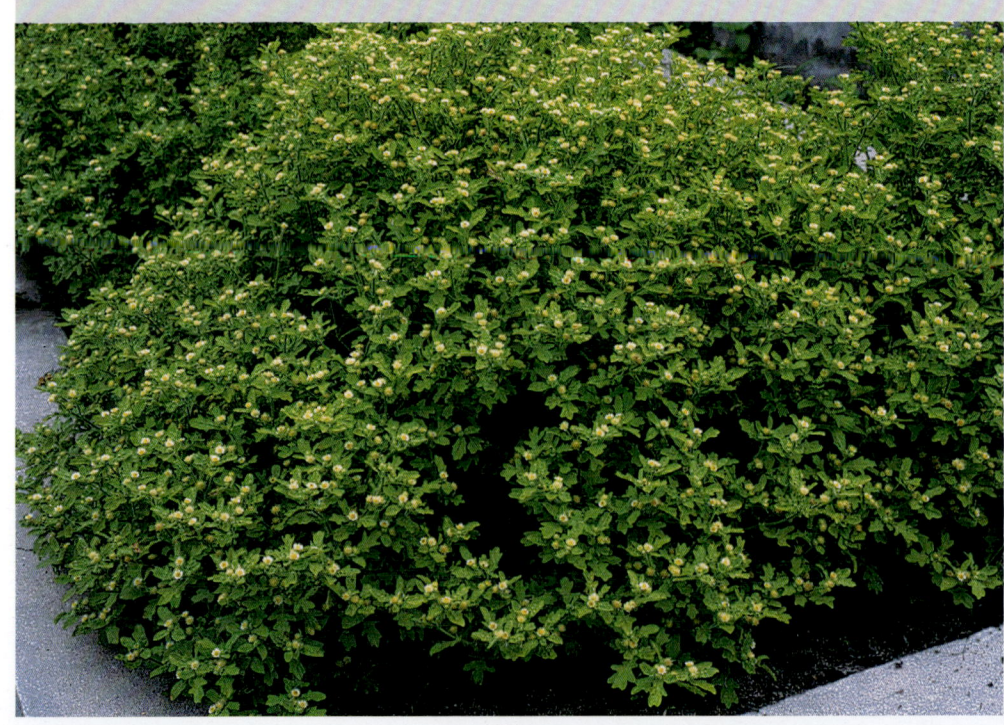

Elephantopus mollis Kunth

Sin.: *Elephantopus scaber* L., *Elephantopus carolinianus* var. *mollis* (Kunth) Beurlin, *Elephantopus hypomalacus* S.F. Blake, *Elephantopus martii* Graham, *Elephantopus pilosus* Philipson, *Elephantopus scaber* var. *tomentosus* (L.) Sch. Bip. ex Baker, *Elephantopus sericeus* Graham, *Elephantopus serratus* Blanco, *Elephantopus cernuus* Vell.

Angiospermae - Asteraceae (Compositae). **Planta estudada:** H. Lorenzi 3.410 (HPL).

erva-grossa, língua-de-vaca, fumo-bravo, erva-de-colégio, fumo-da-mata, erva-do-diabo, pé-de-elefante, sossoia, suçuaia, suaçucaá, erva-de-veado, tapirapecu

Características gerais - herbácea perene, de base sublenhosa e ramos muito curtos, de 40-90 cm de altura, nativa do continente Americano e encontrada em todo Brasil. Folhas ásperas, quase todas concentradas na base, de 10-18 cm de comprimento, as localizadas nos ramos florais bem menores. Flores arroxeadas, dispostas em capítulos terminais e axilares, protegidos por brácteas[6].

Usos - cresce espontaneamente em pastagens, beira de estradas e terrenos baldios, onde é considerada planta daninha. Suas folhas e raízes são empregadas na medicina caseira em várias regiões do país. As raízes em decocção são consideradas tônica, diurética, febrífuga, emenagoga e antisséptica, sendo empregada também contra herpes e para eliminar cálculos renais[1,8]. As folhas são consideradas emoliente, resolutiva, sudorífica, antissifilítica e antirreumática, usadas na forma de chá por infusão ou decocção contra bronquite, tosse, gripe e catarro pulmonar[1,8]. Também indicado contra gastralgia, coceiras e resfriados[8]. Para eliminar cálculos urinários é indicada a ingestão do suco das folhas frescas[1]. Externamente são recomendadas as folhas frescas em cataplasma contra úlceras e feridas visando estimular a cicatrização[1]. Indígenas das Guianas usam esta planta para micoses cutâneas[4]. Estudos fitoquímicos indicaram a presença de flavonoides[2] e triterpenos[10]. Concluíram também que é rica em lactonas sesquiterpênicas, algumas das quais já tem sido demonstrado possuírem propriedades citotóxicas e antitumorais[3,5,7,9].

Literatura citada:
1- Caribé, J. & Campos, J.M. 1977. *Plantas que Ajudam o Homem*. 5. ed. Cultrix/Pensamento, São Paulo.
2- Ghamin, A.; Zaman, A. & Kidwai, R.R. 1963. Cheminal examination of *Elephantopus scaber*. *Indian J. Chem. 1*: 320-321.
3- Govindachari, T. et al. 1972. Isodeoxyelephantopin, a new germacranediolide from *Elephantopus scaber*. *Ind. J. Chem. 10*: 272-273.
4- Grenand, P.; Moretti, C. & Jacquemin, H. 1987. *Pharmacopées Traditionnelles en Guyane: Créoles, Palikur, Wayãpi*. Editorial l'ORSTOM, Paris, France, Coll. Mem. No. 108.
5- Lee, K.H. et al. 1975. Antitumor agents, XIV. Molephantin, a new potent antitumor sesquiterpene lactone from *Elephantopus mollis*. *J. Pharm. Sci. 64*: 1077-1078.
6- Lorenzi, H. 2008. *Plantas Daninhas do Brasil: terrestres, aquáticas, parasitas e tóxicas*. 4ª edição. Instituto Plantarum, Nova Odessa-SP, 672 p.
7- McPhail, A.T. et al. 1974. Structure and stereochemistry of the epoxide of phantomolin, a novel cytotoxic sesquiterpene lactone from *Elephantopus mollis*. *Tetrahedron Lett. 32*: 2739-2741.
8- Mors, W.B. et al. 2000. *Medicinal Plants of Brazil*. Reference Publications, Inc., Algonac, Michigan, 501 p.
9- Silva, L.B. et al. 1982. A new sesquiterpene lactone from *Elephantopus scaber*. *Phytochemistry 21*:1173-1175.
10- Sim, K.H. & Lee, H.T. 1969. Constituents of *Elephantopus scaber* (Compositae). *Phytochemistry 8*: 933-934.

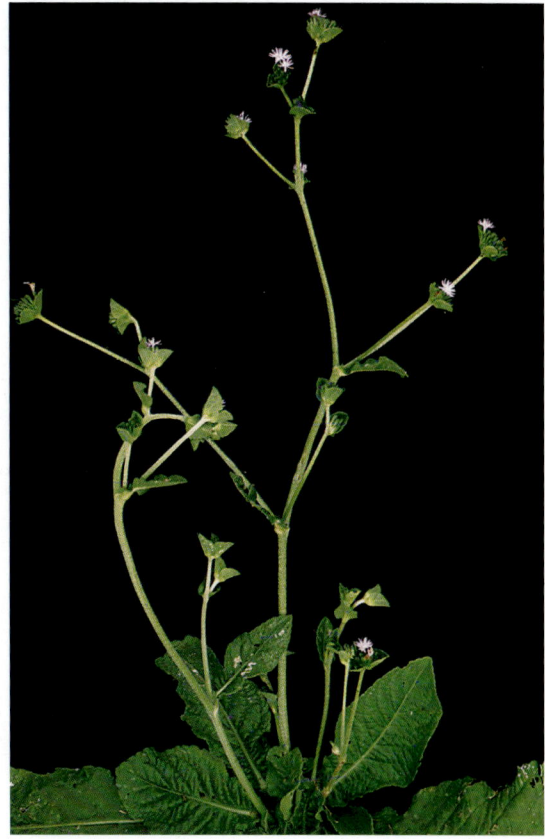

Emilia fosbergii Nicolson
Sin.: *Emilia sonchifolia* var. *rosea* Bello

Angiospermae - Asteraceae (Compositae). **Planta estudada:** H. Lorenzi 3.407 (HPL).

algodão-de-preá, bela-emília, falsa-serralha, pincel, pincel-de-estudante, brocha, serralha, serralha-brava, serralhinha

Características gerais - erva anual, ereta, de 30 a 60 cm de altura, com folhas membranáceas, inicialmente dispostas de maneira rosulada sobre o solo, cujos tamanhos são variáveis, sendo as superiores sem pecíolo; flores vermelhas, em capítulos com formato de pincel, dispostos no ápice dos ramos. Multiplica-se apenas por sementes. Ao contrário da "serralha-verdadeira", é desprovida de látex em seus tecidos[1]. É originária da Ásia tropical e naturalizada em todo o território brasileiro, onde ocorre em solos agrícolas, sendo considerada "planta daninha". Esta planta foi apresentada erroneamente na edição anterior com o nome de *Emilia sonchifolia* (L.) DC. Ocorre também no Brasil a espécie afim *Emilia coccinea* (Sims) G. Don., com propriedades semelhantes.

Usos - tem uso alimentício em saladas e refogados e uso medicinal popular em algumas regiões do Brasil. Embora a eficácia e a segurança do uso desta planta não tenham sido, ainda, comprovadas cientificamente, sua utilização vem sendo feita com base na tradição popular. São atribuídas às suas preparações propriedades febrífuga, antiasmática e antioftálmica[3]. Na literatura etnofarmacológica esta planta é indicada para uso nas práticas medicinais caseiras contra asma, bronquite asmática, resfriados, dores do corpo, faringite e amigdalite, na forma de chá, preparado adicionando-se água fervente em uma xícara das médias contendo uma colher das de sobremesa de pedacinhos das folhas picadas, para ser bebido na dose de uma xícara duas vezes ao dia[2]. Contra afecções das vias urinárias e como diurético, o chá é preparado por fervura durante 5 minutos, de pedacinhos das raízes, flores e folhas, na quantidade equivalente a uma colher das de sopa, com água suficiente para dar um copo, que deve ser ingerido na dose de meio copo pela manhã e a outra metade à tarde, antes das 17 horas[2]. Para tratamento de feridas, pruridos, eczemas, chagas e escaras, tem sido recomendado o uso de compressa preparada com três folhas bem lavadas e amassadas em pilão, misturada a uma colher das de sopa de glicerina; esta mistura deve ser espalhada em gaze para aplicação local[2]. Na sua composição são encontradas as seguintes classes de compostos: mucilagem, pigmentos, saponinas, óleos essenciais e flavonoides[2].

Literatura citada:
1- Lorenzi, H. 2008. *Plantas Daninhas do Brasil: terrestres, aquáticas, parasitas e tóxicas*. 4ª edição. Instituto Plantarum, Nova Odessa-SP, 672 p.
2- Panizza, S. 1998. *Plantas que Curam (Cheiro de Mato)*. 3. ed. IBRASA, São Paulo, 280 p.
3- Corrêa, M. P. 1931. *Dicionário das Plantas Úteis do Brasil e das Exóticas Cultivadas*. Vol. II. Ministério da Agricultura, Rio de Janeiro.

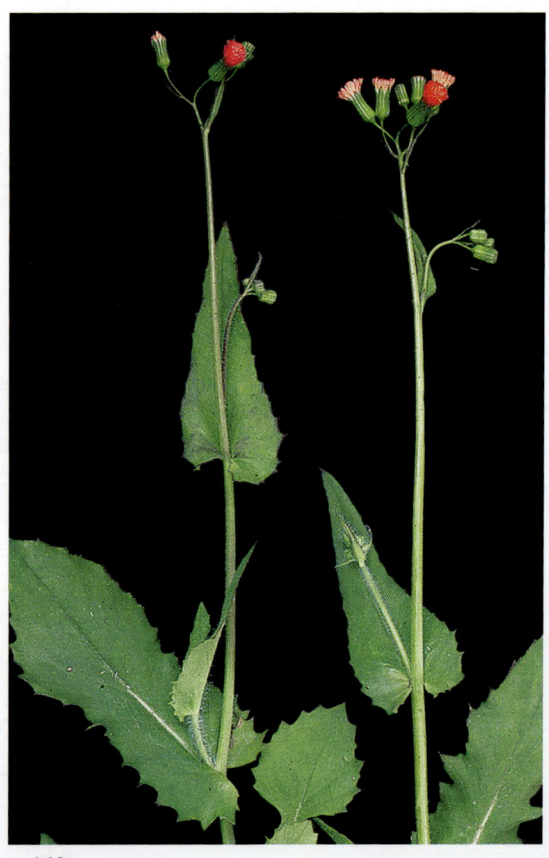

Eremanthus arboreus (Gardner) MacLeish

Sin.: *Vanillosmopsis arborea* (Gardner) Baker, *Albertinia arborea* Gardner

Angiospermae - Asteraceae (Compositae). **Planta estudada:** H. Lorenzi 6.506 (HPL).

candeeiro, candeia, acende-candeia

Características gerais - arvoreta com até 6 metros de altura, de tronco revestido por casca grossa, suberosa e fendilhada. O tronco cortado tem odor forte, quase desagradável. Possui folhas coriáceas, oblongas, inteiras, medindo 5 a 7 cm de comprimento; inflorescências em capítulos com três flores, muito pequenas, reunidas em panículas. O fruto é do tipo aquênio, acinzentado, glabro, com 4 a 5 mm de comprimento. Ocorre comumente em estado silvestre nas encostas da Chapada do Araripe, nos estados do Ceará e Pernambuco[1]. O gênero é representado no Brasil por sete espécies das quais *Eremanthus erythropappus* (DC.) MacLeish (Sin.: *Vanillosmopsis erythropappa* (DC.) Sch. Bip.) já é explorada industrialmente pelo alto valor econômico de seu óleo essencial[1,2] (fotos na próxima página).

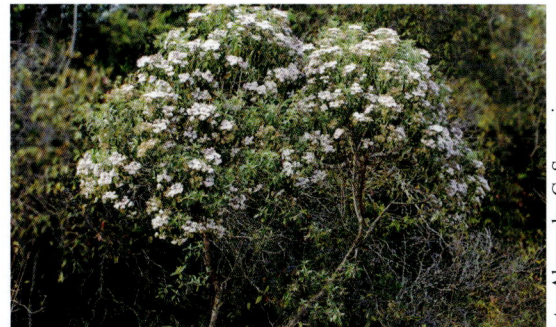

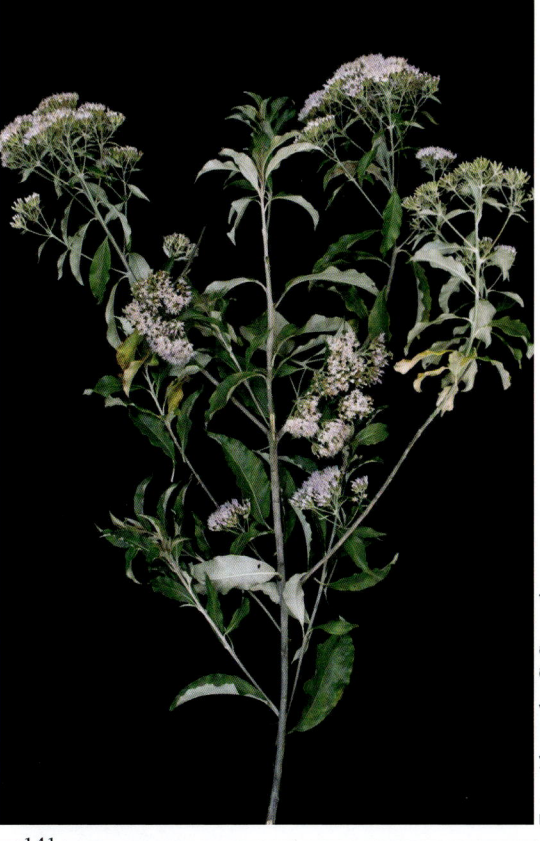

Usos - pedaços do tronco e dos ramos grossos, mesmo quando verdes, queimam facilmente com chama intensa sendo, por isso, utilizados como facho nas andanças noturnas de caçadores pelas matas, o que justifica o nome vulgar dado pelos rurícolas da região a essa planta. Na literatura etnofarmacológica são referidas como taníferas, aromáticas e medicinais as cascas, folhas e flores de algumas espécies próximas deste gênero, designadas popularmente como candeia[3]. Os resultados de sua análise fitoquímica registram a presença de 0,6 a 2% de óleo essencial na madeira, contendo até 98% de (-)-a-bisabolol[1,4], substância esta, cuja presença no caríssimo óleo essencial de camomila-alemã (*Chamomilla recutita* L.), de elevado poder anti-inflamatório, é responsável por sua importância econômica. Registram ainda, 0,14% na casca com 69,46% de alfa-bisabolol, 5,91% de metileugenol, 4,06% alfa-cadinol e 3,65% de estragol, e 13 constituintes no óleo essencial das folhas, sendo o b-cariofileno o mais abundante (23,11%) e ausência do bisabolol[5]. No extrato etanólico do lenho foi registrada a presença de um hidroxi-bisabolol e uma lignana, enquanto lactonas sesquiterpênicas do tipo eremantolídio foram registradas como componentes dos ramos e folhas[5]. A presença do (-)-α-bisabolol em teor elevado torna os óleos essenciais obtidos de plantas do gênero *Eremanthus*, vantajosos sucedâneos do óleo de camomila-alemã e torna recomendável, especialmente na região de ocorrência dessas duas espécies, o uso do chá abafado como medicação anti-inflamatória de ferimentos[6], a ser aplicado em lavagens ou compressas locais duas a três vezes ao dia. O chá pode ser preparado juntando-se água fervente suficiente para um copo d'água, a duas colheres das de sopa de raspas da madeira ou da casca, deixando-se abafado até ficar morno antes da utilização.

Literatura citada:
1- Sousa, M.P.; Matos, M.E.O.; Matos, F.J.A. et al. 1991. *Constituintes químicos de plantas medicinais brasileiras.* Imprensa Universitária/UFC, Fortaleza, 416 p.
2- Cavalcanti, F.S. 1994. *Estudo agronômico exploratório do candeeiro (Vanillosmopsis arborea Baker).* Dissertação (Mestrado em Fitotecnia) - Universidade Federal do Ceará, CC, DB , Fortaleza, 101p.
3- Corrêa, M.P. 1926. *Dicionário das Plantas Úteis do Brasil e das Exóticas Cultivadas.* Vol. I. Ministério da Agricultura, Rio de Janeiro.
4- Craveiro, A.A.; Alencar, J.W.; Matos, F.J.A. et al. 1989. Volatile constituents of leaves, bark, and wood from *Vanillosmopsis arborea* Baker. *J. Ess. Oil Res.* 52(1): 293-4.
5- Matos, M.E.O.; Souza, M.P.; Matos, F.J.A. et al. 1988. Sesquiterpenes from *Vanillosmopsis arborea. J. Nat. Prod.* 51(4): 780-782.
6- Matos, F.J.A. 1999. *Plantas da medicina popular do Nordeste - propriedades atribuídas e propriedades confirmadas.* EDUFC, Fortaleza, 79 p.

Eremanthus erythropappus (DC.) MacLeish (Sin.: *Vanillosmopsis erythropappa* (DC.) Sch. Bip.)
Planta estudada: R. Tsuji 3221 (HPL).
Exemplar adulto e ramo florífero desta espécie da Cadeia do Espinhaço em MG, amplamente utilizada na medicina popular da região.

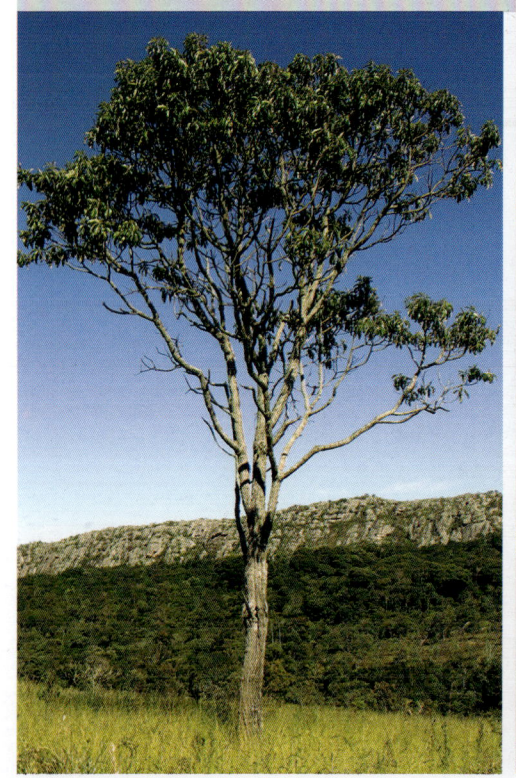

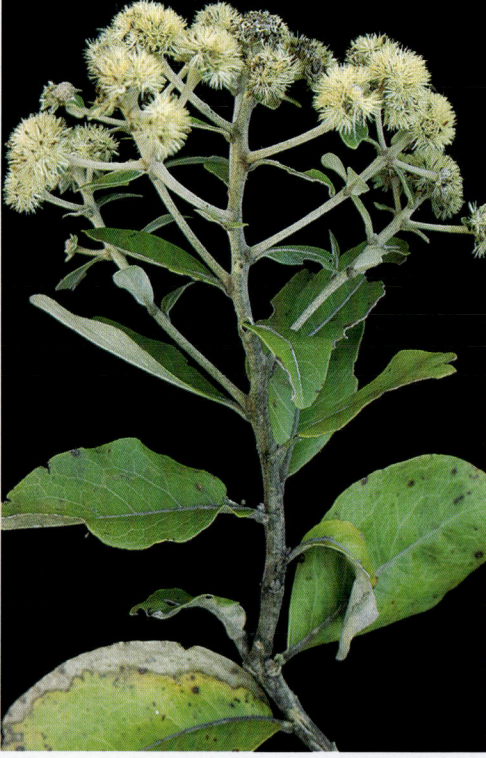

Galinsoga parviflora Cav.

Sin.: *Wiborgia parviflora* (Cav.) Kunth, *Galinsoga quinqueradiata* Ruiz & Pav., *Stemmatella sodiroi* Hieron., *Adventina parviflora* Raf., *Wiborgia acmella* Roth

Angiospermae - Asteraceae (Compositae). **Planta estudada:** H. Lorenzi 3.453 (HPL).

picão-branco, fazendeiro, botão-de-ouro

Características gerais - herbácea anual, ereta, ramificada, glabra ou levemente pubescente, de 25-40 cm de altura, nativa da costa oeste da América do Sul e naturalizada em todo o Brasil. Folhas simples, opostas, membranáceas, quase glabras, de margens superficialmente denteadas, de 2-4 cm de comprimento. Flores em capítulos pedunculados axilares e terminais, solitários ou em pequenos grupos, com flores centrais amarelas e laterais brancas. Os frutos são aquênios de cor preta. Multiplica-se apenas por sementes, completando um ciclo em menos de 50 dias[2,4].

Usos - a planta cresce espontaneamente em solos agrícolas de quase todo o país, sendo considerada planta daninha de lavouras anuais, hortas e pomares durante os meses de primavera e verão. É ocasionalmente consumida na forma de salada, possuindo sabor aromático e excitante[4]. As folhas e ramos são empregados ocasionalmente na medicina popular em algumas regiões do país. O chá de suas folhas, tanto na forma de decocto ou infusão, é usado para o tratamento caseiro de doenças broncopulmonares[3]. São atribuídas também a esta planta propriedades vulnerária, antiescorbútica e digestiva[1,2]. Externamente, suas folhas aquecidas são aplicadas diretamente sobre a área afetada na forma de compressas e cataplasma nos casos de contusão e feridas. Apesar da reputação de sucesso do seu uso tradicional, poucos são os estudos feitos no sentido de validar suas propriedades medicinais.

Literatura citada:
1- Boorhem, R.L. et al. 1999. *Reader's Digest - Segredos e Virtudes das Plantas Medicinais*. Reader's Digest Brasil Ltda., Rio de Janeiro, 416 p.
2- Lorenzi, H. 2008. *Plantas Daninhas do Brasil: terrestres, aquáticas, parasitas e tóxicas*. 4ª edição. Instituto Plantarum, Nova Odessa-SP, 672 p.
3- Mors, W.B.; Rizzini, C.T. & Pereira, N.A. 2000. *Medicinal Plants of Brazil*. Reference Publications, Inc., Algonac, Michigan, 501 p.
4- Kissmann, K.G. & D. Groth. 1999. *Plantas Infestantes e Nocivas - Tomo II*. 2. ed. BASF, São Paulo, 978 p.

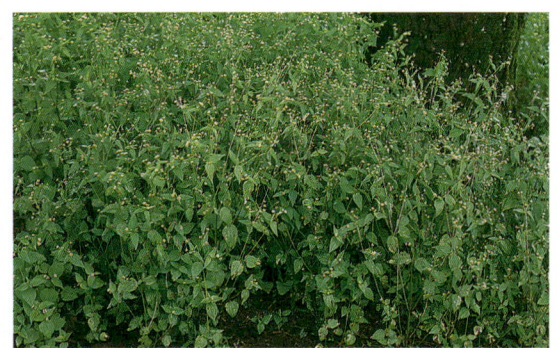

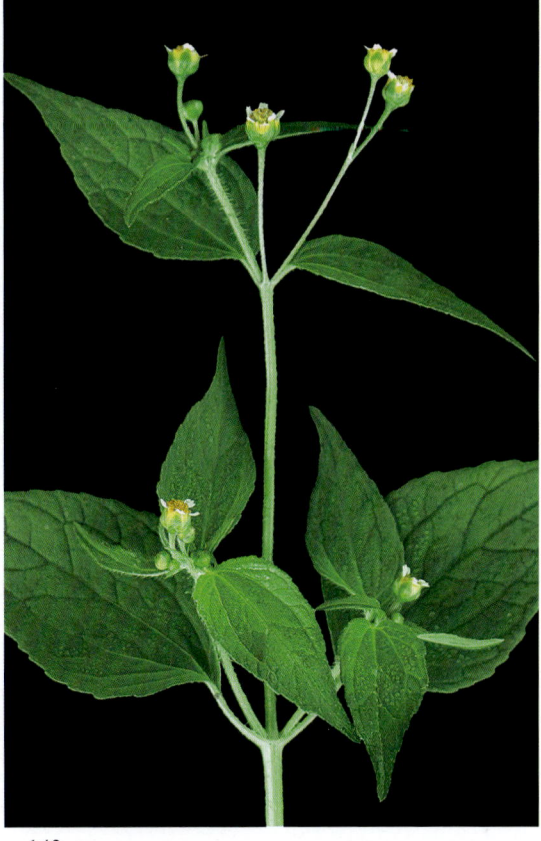

Helianthus annuus L.

Sin.: *Helianthus aridus* Rydb., *Helianthus jaegeri* Heiser, *Helianthus lenticularis* Douglas ex Lindl., *Helianthus macrocarpus* DC., *Helianthus annuus* subsp. *texanus* Heiser, *Helianthus annuus* subsp. *jaegeri* Heiser, *Helianthus annnuus* subsp. *lenticularis* (Douglas ex Lindl.) Cockerell, *Helianthus annuus* var. *macrocarpus* (DC.) Cockerell

Angiospermae - Asteraceae (Compositae). **Planta estudada:** H. Lorenzi 1.861 (HPL).

girassol, corona-solar, margarida-do-peru

Características gerais - planta anual, de caule herbáceo, revestido de pelos rígidos, ereto, geralmente sem ramificações, com até 4 m de altura, de folhas opostas, cordiformes, denteadas e ásperas, com pecíolo longo; flores dispostas em grandes capítulos de até 40 cm de diâmetro, marginados por uma fileira de pétalas amarelas das flores liguladas, em torno de um disco central de flores tubulares de cor púrpura-escura; os frutos são do tipo aquênio, grandes e achatados[1, 2, 3, 4]. É intensamente cultivada em todo o mundo para produção de matéria prima para a indústria alimentícia de óleo. Dessa espécie existem numerosas variedades cultivadas como ornamentais, especialmente a "teddy bear", de flores dobradas[5]. É originária da América do Norte, onde cresce também a espécie *Helianthus tuberosus* L., cujos tubérculos comestíveis, ricos em inulina ao invés de amido, são conhecidos como "alcachofra-de-jerusalém" e "topinambour", corruptela francesa de "tupinambá", talvez pela presença de indígenas dessa tribo brasileira na época da introdução da planta na França; seu cultivo como planta alimentícia cedeu lugar ao da "batata-doce" ou "pomo-da-terra" (*Ipomoea batatas* L.), embora ainda hoje seja utilizada em inúmeras receitas da cozinha francesa e como fonte de frutose, adoçante não calórico, obtido por hidrólise da inulina, seu constituinte químico principal[4].

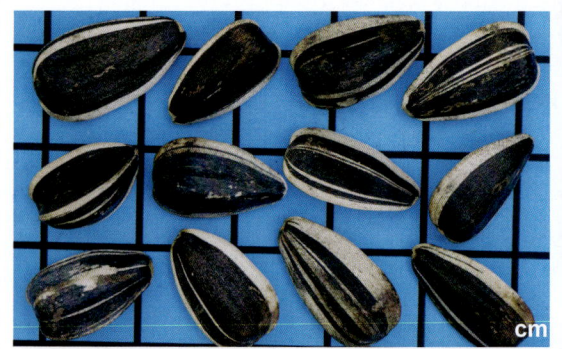

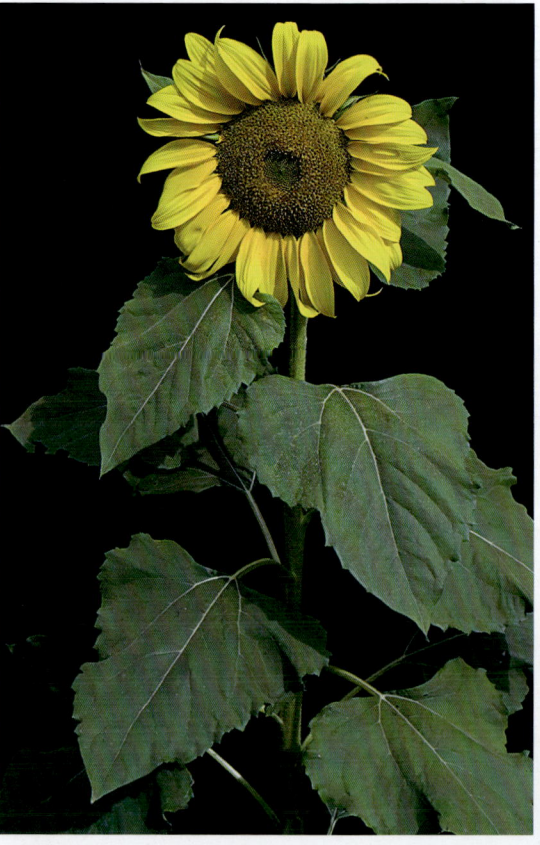

Usos - do girassol são utilizados como medicinais, especialmente em seu país de origem, as floretas centrais do capítulo, as folhas, frutos maduros e o óleo extraído das sementes (aquênios) por expressão a frio. Às sementes e folhas são atribuídas atividades diurética e expectorante, sendo consideradas eficazes no tratamento de afecções dos brônquios e da laringe quando administradas na forma de cozimento a 10% espessado com açúcar e adicionado de rum[4]. O óleo atua como laxante suave e atóxico quando usado externamente, segundo a literatura etnofarmacológica[1, 4], como óleo de massagem e medicação tópica no tratamento da psoríase e outras lesões da pele, enquanto nas práticas da medicina popular brasileira encontra emprego como medicação contra fraqueza e indisposição[6]. Os resultados da análise fitoquímica registram para as sementes a presença de 40% de óleo fixo rico em esteroides especialmente o beta-sistosterol. Seus principais ácidos graxos são o linoleico (35-62%), oleico (25 a 42%) e palmítico (4 a 7%)[1, 4]. Tem largo uso como óleo de cozinha de alta qualidade. As sementes são também usadas na alimentação de pássaros.

Literatura citada:

1- Gruenwald, J.; Brendler, T. & Jaenickke, C. (eds.). 2000. *Physicians Desk References (PDR) for herbal medicines*. Med. Econ. Co., New Jersey, 858 p.
2- Anônimo. 1999. Curiosidades - Girassol, http://www.dlr.de/.
3- Braga, R.A. 1960. *Plantas do Nordeste, especialmente do Ceará*. 2. ed. Imprensa Oficial, Fortaleza, 540 p.
4- Felter, H.W. & Lloid, J.U. 1998. King's American Dispensatory - *Helianthus annuus* L., in www.ibiblio.org/herbnet/ecletic/kings/main.htlm.
5- Lorenzi, H. & Souza, H.M. 2008. *Plantas Ornamentais no Brasil: arbustivas, herbáceas e trepadeiras*. 4ª edição. Instituto Plantarum, Nova Odessa-SP, 1120 p.
6- Matos, F.J.A. 1999. *Plantas da medicina popular do Nordeste - propriedades atribuídas e propriedades confirmadas*. EDUFC, Fortaleza, 79 p.

Helianthus annuus L.
Vista geral de uma plantação comercial desta espécie em Holambra - SP, onde é amplamente cultivada para produção de óleo de suas sementes.

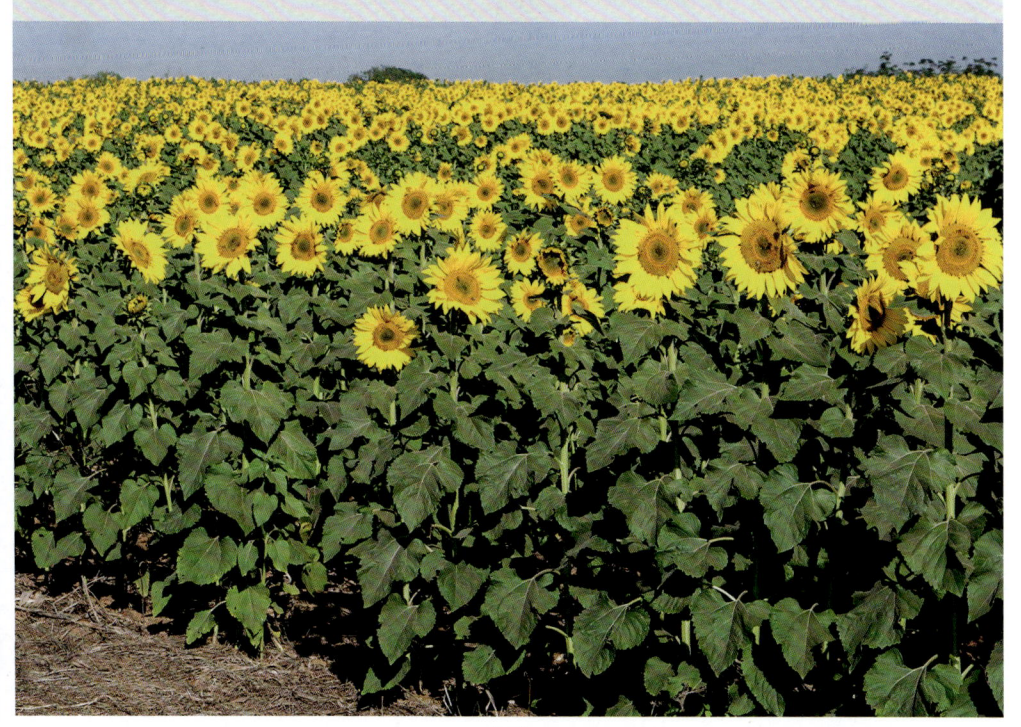

Lactuca sativa L.

Sin.: *Lactuca scariola* var. *sativa* Moris

Angiospermae - Asteraceae (Compositae). **Planta estudada:** H. Lorenzi 3.405 (HPL).

alface, alface-comum

Características gerais - planta anual, de caule inicialmente curto e carnoso, de menos de 25 cm de altura, nativa da Ásia. Folhas rosuladas basais, membranáceas, em forma de concha e imbricadas umas sobre as outras. As flores, reunidas em capítulos, são de cor amarela, porém só aparecem no final do ciclo, após o desenvolvimento de várias hastes florais de até 1,5 m de altura, onde os capítulos são arranjados em amplas panículas. Existem muitas variedades cultivadas que diferem entre si principalmente pela forma e textura das folhas, que podem ser lisas, crespas, retorcidas, frisadas, membranáceas e coriáceas[2,3].

Usos - é amplamente cultivada em todo o mundo como planta hortícola. É também muito usada na medicina caseira, principalmente as suas folhas, que são consumidas *in natura* na forma de saladas. A literatura etnobotânica registra para esta planta atividade levemente laxante, diurética, antiácida e antirreumática[1,3]. O suco da planta inteira é considerado sonífero, calmante do estômago e do sistema nervoso, sendo empregado contra palpitações do coração[1,3]. Para tosses rebeldes (noturnas) tem sido recomendado a infusão de suas folhas picadas na proporção de 2 colheres (sopa) para 1 xícara (chá) de água fervente adoçada com mel, na dose de 1 colher (sopa) 2-3 vezes ao dia. Nos casos de perturbações do sistema nervoso (depressão, angústia, ansiedade, excitação e insônia) é indicado o mesmo chá, sem açúcar e em maior dose (1 xícara de chá 2-3 vezes ao dia)[2]. Para tratamento de problemas de pele (pruridos, eczemas, escamações, vermelhidão, urticária e irritação dos olhos), é recomendado o decocto preparado com 1 colher (sopa) de folhas picadas em 1 xícara (chá) de água em fervura por alguns minutos, adicionando-se após o esfriamento 1 colher (sobremesa) de glicerina[2]. Na sua composição são citadas lactucina e lactupicrina (substâncias amargas), manitol, ácidos lactúcico e oxálico e asparagina[1,2,3].

Literatura citada:

1- Albuquerque, J.M. 1989. *Plantas Medicinais de Uso Popular*. ABEAS, Brasília, 100 p.
2- Panizza, S. 1998. *Plantas que Curam (Cheiro de Mato)*. 3. ed. IBRASA, São Paulo, 280 p.
3- Vieira, L.S. 1992. *Fitoterapia da Amazônia - Manual de Plantas Medicinais*. 2. ed. Ed. Agronômica Ceres, São Paulo, 350 p.

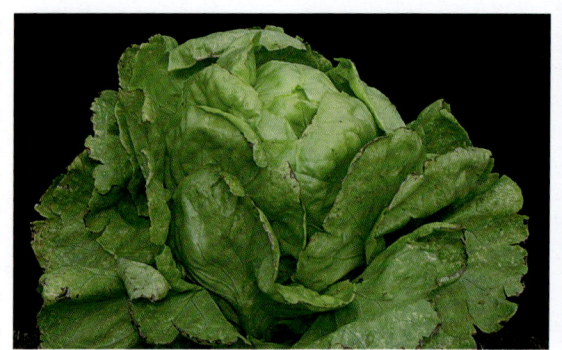

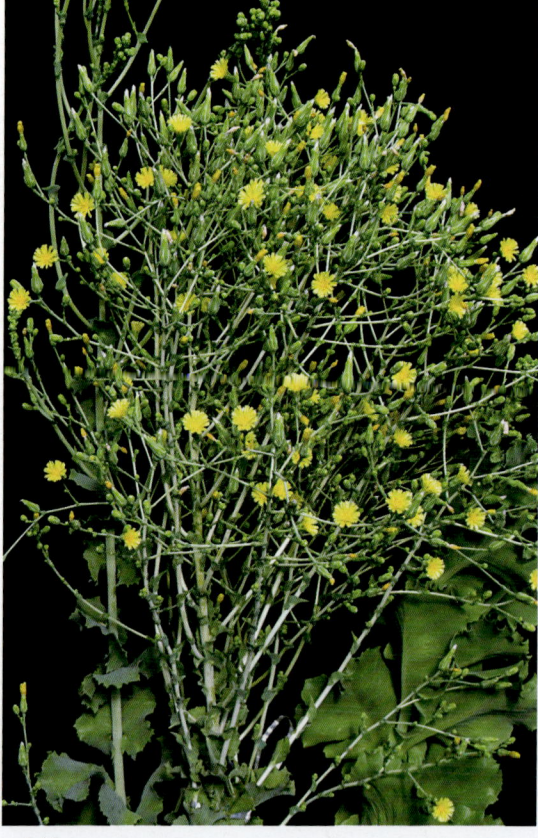

Mikania cordifolia (L. f.) Willd.

Sin.: *Cacalia cordifolia* L. f., *Eupatorium marquezianum* M. Gómez, *Mikania huitzensis* Standl. & Steyerm., *Mikania cissampelina* DC., *Mikania convolvulacea* DC., *Mikania gonoclada* DC., *Mikania hostmannii* Miq., *Mikania mollis* Kunth, *Mikania poeppigii* Spreng., *Mikania scandens* var. *rhodotricha* Baker, *Mikania suaveolens* Kunth, *Mikania loxensis* Kunth, *Mikania surinamensis* Miq., *Mikania yapasensis* B.L. Rob., *Mikania vellosiana* Barb. Rodr., *Willoughbya cordifolia* (L. f.) Kuntze, *Willoughbya halei* Small

Angiospermae - Asteraceae (Compositae). **Planta estudada:** H. Lorenzi 1.601 (HPL).

cipó-cabeludo, cipó-catinga, cipó-sucuriju, coração-de-jesus, erva-cobre, erva-das-serpentes, erva-de-cobra, erva-de-sapo, guaco, guaco-liso, guaco-trepador, uaco

Características gerais - herbácea trepadeira, anual, vigorosa, nativa de áreas abertas ou semissombreadas de quase todo o Brasil. Suas flores são de cor esbranquiçada e perfumadas, reunidas em panículas densas e muito visitadas por abelhas. Os frutos são aquênios pequenos providos de um tufo de pelos em uma de suas extremidades. Sua ocorrência em áreas agrícolas é indesejável pelo vigor de seu crescimento que envolve completamente as plantas agrícolas que lhe servem de suporte[1]. Multiplica-se fácil e espontaneamente através de sementes produzidas em grande quantidade nos meses de verão.

Usos - o uso desta planta na medicina tradicional é restrito a apenas algumas regiões do país, sendo empregada principalmente como agente anti-inflamatório, antiparasitário, antiasmático, antirreumático, analgésico e febrífugo[4,5,6]. Estudos farmacológicos *in vitro* com dois ácidos cafeoilquínicos isolados desta planta revelaram apreciável atividade [2]. Num outro estudo conduzido no Paraguai, constatou-se uma ação tóxica significativa do extrato das raízes e ramos desta planta sobre formas sanguíneas de *Trypanosoma cruzii*[3].

Literatura citada:
1- Lorenzi, H. 2008. *Plantas Daninhas do Brasil: terrestres, aquáticas, parasitas e tóxicas.* 4ª edição. Instituto Plantarum, Nova Odessa-SP, 672 p.
2- Peluso, G.; De Feo, V.; De Simone, F.; Bresciano, E. & Vuotto, M.L. 1995. Studies on the inhibitory effects of caffeoylquinic acids on monocyte migration and superoxide ion production. *J. Nat. Prod.* 58(5): 639-646.
3- Arias, A.R.; Ferro E.; Inchausti, A.; Ascurra, M.; Acosta, N. et al. 1995. Mutagenicity, insecticidal and trypanocidal activity of some Paraguaian Asteraceae. *J. Ethnopharmacol* 45(1): 35-41.
4- Ruppelt, B.M. 1991. Pharmacological screening of plants recommended by folk medicine as anti-snake venom - I. Analgesic and anti-inflamatory activities. *Memórias do Instituto Oswaldo Cruz* 86:203-205.
5- Davino, S.C. 1989. Antimicrobial activity of kaurenoic acid derivatives substituted on carbon-15. *Braz. J. Med. Biol. Res.* 29(9): 1127-1129.
6- Souza, C.P. de. 1984. Chemoprophylaxis of schistosomiasis: molluscacidal activity of natural products - assays with adult snails and oviposition. In: *An. da Acad. Bras. de Ciências* 56(3): 333-338.

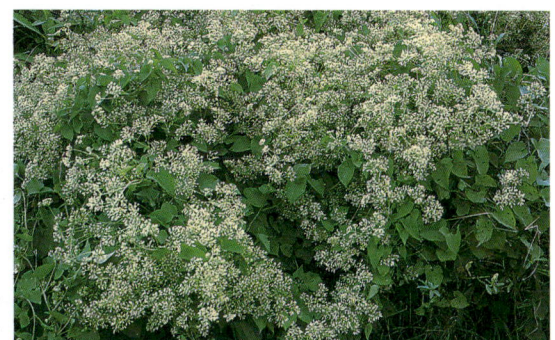

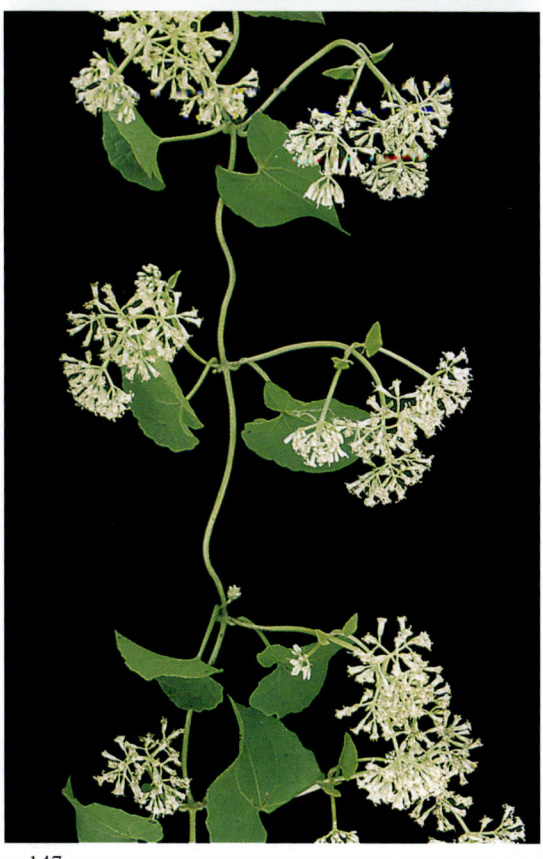

Mikania glomerata Spreng.
Angiospermae - Asteraceae (Compositae). **Planta estudada:** H. Lorenzi 1.132 (HPL).

cipó-almécega-cabeludo, cipó-catinga, cipó-sucuriju, coração-de-jesus, erva-cobre, erva-das-serpentes, erva-de-cobra, erva-de-sapo, erva-dutra, guaco, guaco-de-cheiro, guaco-liso, guaco-trepador, uaco

Características gerais - trepadeira sublenhosa, de grande porte, perene, com folhas obtusas na base, de forma quase deltoide, de cor verde-escura e semitorcidas, com três nervuras destacadas, carnoso-coriáceas, presas duas a duas ao longo de ramos volúveis. Flores reunidas em capítulos congestos, resultando em fruto do tipo aquênio. É nativa do sul do Brasil, contudo, pela popularidade de seu uso medicinal, vem sendo cultivada em vários outros estados, inclusive no Ceará, onde nunca apresenta flores[1].

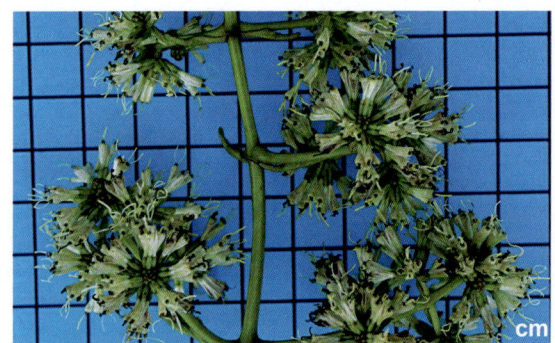

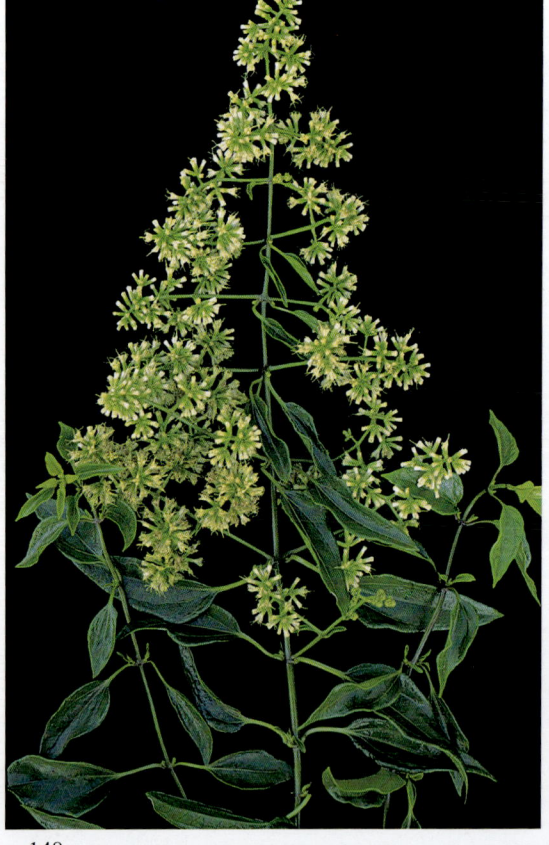

Usos - esta planta vem sendo usada na medicina popular do sul do Brasil há séculos, atribuindo-se à suas folhas as seguintes propriedades: ação tônica, depurativa, febrífuga e peitoral, estimulante do apetite e antigripal. As informações etnofarmacológicas citam o uso de seu cozimento (decocto) em gargarejo e bochecho, nos casos de inflamações na boca e na garganta, e a aplicação local da tintura, em fricções ou compressas nas partes afetadas por traumatismos, nevralgias, prurido e dores reumáticas[2]. Destas propriedades somente sua ação sobre as vias respiratórias, justificadas pelo seu efeito broncodilatador, antitussígeno, expectorante e antiedematogênico, foi confirmada em estudos científicos[3]; assim, fica permitido seu emprego como medicação nestas indicações, nos programas de fitoterapia em saúde pública e, por extensão, nas práticas caseira da medicina popular devidamente orientada. A literatura leiga refere que o uso de doses altas chega a provocar vômitos e diarreia, que desaparecem com a suspensão do remédio. Sua análise fitoquímica revelou a presença de vários constituintes, principalmente a cumarina e outras substâncias dela derivadas[4]. Para o tratamento caseiro da tosse, bronquite e das crises de asma, pode-se fazer uso do xarope, preparado cozinhando-se suas folhas bem picadas na proporção de uma parte para dez partes de água e mantendo-se a fervura até o aparecimento do cheiro da cumarina; junta-se, então, um punhado de hortelã-japonesa ou vique (*Mentha arvensis* var. *piperascens*) ou algumas folhas de malvariço (*Plectranthus amboinicus*) e deixa-se corar; em seguida basta juntar a mesma quantidade de açúcar ou um pouco mais e ferver novamente para dissolver o açúcar[2]. Guarda-se o xarope, por até 15 dias, em um frasco de boca larga e bem limpo que, depois de fechado, deve ser lavado por fora para diminuir a contaminação por fungos trazidos pelas formigas que surgem em busca do açúcar. Toma-se na dose de uma colher das de sopa 3 a 4 vezes ao dia. Outras formas de uso são o chá por infusão e a tintura. O chá é preparado juntando-se água fervente à quatro ou seis folhas cortadas em pedaços pequenos em uma xícara das médias, do qual toma-se uma xícara duas a três vezes ao dia[2]. A tintura pode ser feita deixando-se em infusão 100 g das folhas trituradas em 300 ml de álcool a 70°GL para ser usada externamente, depois de filtrada, em fricções ou compressas locais[2,5].

Literatura citada:

1- Simões, C.M.O. et al. 1998. *Plantas da Medicina Popular no Rio Grande do Sul*. 4. ed. Editora da Unversidade/ UFRGS, Porto Alegre, 174 p.

2- Matos, F.J.A. 2002. *Plantas Medicinais - guia de seleção e emprego de plantas usadas em fitoterapia no nordeste do Brasil*. Imprensa Universitária/Edições UFC, Fortaleza, 344 p.

3- Leal. L.K.A.M.; Ferreira, A.A.G.; Bezerra, G.A. et al. 2000. Antinociceptive and bronchodilator activities of Brazilian medicinal plants containing coumarin: a comparative study. *Journal of Ethnophamacology* 70(2): 151-159.

4- Oliveira, F.; Alvarenga, M.A. et al. 1984. Isolation and identification of components of *Mikania glomerata* Spreng, e *Mikania laevigata* Schultz Bib ex Baker. *Rev. Bras. Farm.* 20(02): 169-183.

5- Reichert, B.; Frerichs, M. et al. 1945. *Tratado de farmácia practica*. Trad. Espanhol de Pio Font Quer. Vol. IX. Editorial Labor, Barcelona, 772 p./ 5 vols.

Mikania glomerata Spreng.
Vista geral de uma planta desenvolvida sobre estrutura de arame a pleno sol, em cultivo no interior do estado de São Paulo.

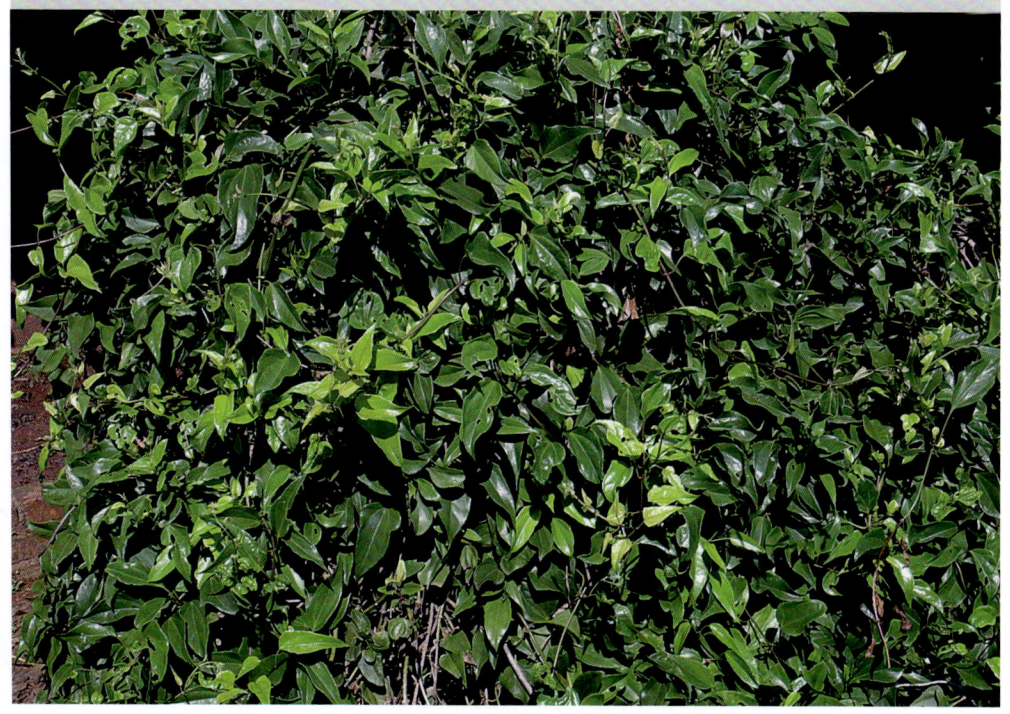

Mikania hirsutissima DC.

Angiospermae - Asteraceae (Compositae). **Planta estudada:** H. Lorenzi 1.033 (HPL).

cipó-almécega, cipó-almécega-cabeludo, cipó-caatinga, cipó-cabeludo, cipó-de-cerca, erva-dutra, guaco, guaco-cabeludo, guaco-de-cabelos

Características gerais - herbácea escandente, vigorosa, com folhas e ramagem densamente revestida por pelos rígidos e esbranquiçados, nativa em quase todo o território brasileiro. Inflorescências em pequenas panículas axilares e terminais, com muitas flores de coloração esbranquiçada e suavemente perfumadas, reunidas em capítulos cônicos. Os frutos são aquênios providos de um tufo de pelos que favorecem a sua disseminação pelo vento[5].

Usos - é amplamente utilizada no Brasil na medicina tradicional, sendo considerada antialbuminúrica, antirreumática, diurética, moluscicida e estimulante. É um poderoso diurético no auxílio a remoção do ácido úrico do sangue e da urina. É empregada também no tratamento da cistite (inflamação da bexiga), uretrite, infecções do trato urinário, distúrbios renais em geral, diarreia e blenorragia. É altamente eficaz no tratamento da nefrite, sendo uma das plantas mais usadas contra este mal[1,2,3,4]. Apesar do amplo uso desta planta na medicina caseira, muito pouco estudo clínico tem sido feito até o momento para corroborar ou invalidar suas propriedades. Nos anos 80, um estudo farmacológico mostrou que o seu extrato tem poderoso efeito moluscicida, com uma dose de apenas 10 ppm matando todos os adultos do caramujo hospedeiro da esquistosomose[6].

Literatura citada:
1- Almeida, E.R. 1993. *Plantas Medicinais Brasileiras, Conhecimentos Populares e Científicos*. Hemus Editora Ltda, São Paulo, 341 p.
2- Caribé, J. & Campos, J.M. 1977. *Plantas que Ajudam o Homem*. 5. ed. Cultrix/Pensamento, São Paulo.
3- Coimbra, R. 1994. *Manual de Fitoterapia*. 2. ed. Editora Cejup, Belém.
4- Cruz, G.L. 1995. *Dicionário das Plantas Úteis do Brasil*. 5. ed. Editora Bertrand, Rio de Janeiro
5- Oliveira, F. de. 1972. Contribution to the botanical study of *Mikania hirsutissima* DC. var. *hirsutissima*. II. External morphology and anatomy of the leaf, flower, fruit and seed. *Revista de Farm. e Bioquímica da Univ. de S. Paulo, 10*(1): 15-36.
6- Souza, C.P. de, et al. 1984. Chemoprophylaxis of schistosomiasis: molluscacidal activity of natural products - assays with adult snails and oviposition. In: *An. da Acad. Bras. de Ciênc.* 56(3): 333-338.

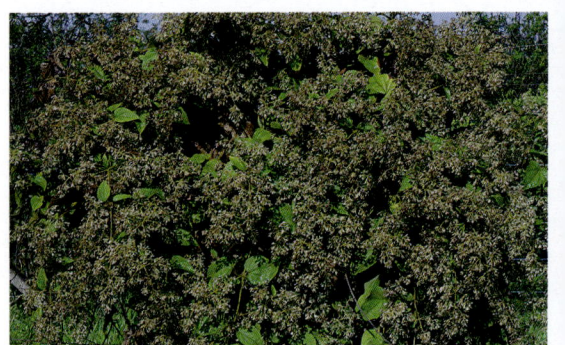

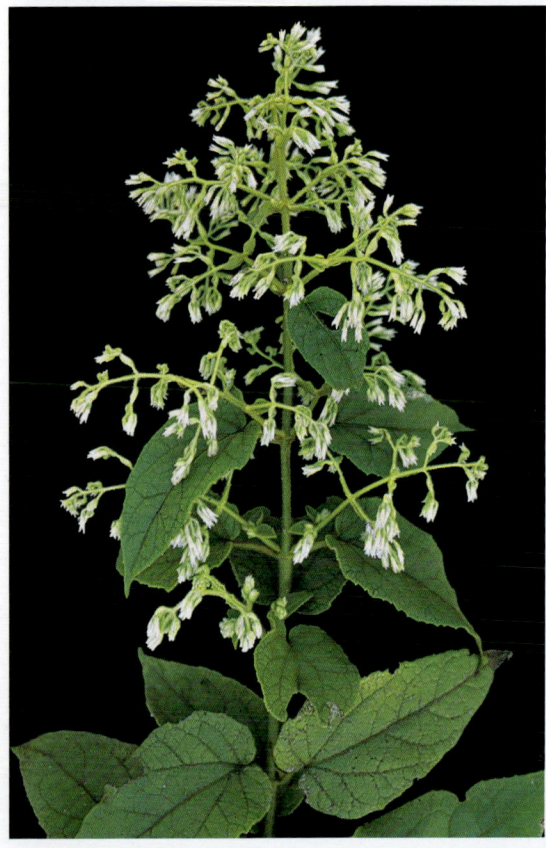

Pectis brevipedunculata Sch. Bip.
Angiospermae - Asteraceae (Compositae). **Planta estudada:** H. Lorenzi 1.033 (HPL).

chá-de-moça (PE, CE), catinga-de-formiga (RJ), alecrim-bravo (CE), alecrim-do-campo (CE), cominho-bravo (CE)

Características gerais - pequena erva rasteira com aroma semelhante ao do capim-santo ou de limão. Folhas lineares, com até 25 mm de comprimento por 3 mm de largura, de coloração verde, ciliadas na base e pontuadas de negro. É cosmopolita tropical e ocorre em quase todo o Brasil, principalmente na região Nordeste. Produz numerosas flores amareladas, em capítulos solitários, sésseis e bem pequenos. Pode ser encontrada crescendo a beira de açudes, frequentemente em terrenos baldios e sobre solos degradados. Uma outra espécie congênere, *Pectis oligocephala* Sch. Bip., conhecida como "catinga-de-formiga", odor indicativo da presença do citral, não é utilizada por causa de seu cheiro mais áspero[1,8].

Usos - por seu agradável sabor, semelhante ao do capim-santo (*Cymbopogon citratus* (DC.) Stapf), é usado como bebida, à qual a literatura etnobotânica atribui propriedade estomacal e calmante[2]. Na medicina popular, o chá de ação medicamentosa é recomendado como remédio contra dispepsia, ventosidade e diarreia. Ensaios farmacológicos permitem justificar o uso do chá para aliviar pequenas crises de cólicas uterinas e intestinais, bem como no tratamento do nervosismo e de estados de intranquilidade, justificado pelas propriedades do seu principal componente, o citral[3]. Seu óleo essencial, cuja presença no infuso e no refresco pode ser percebida pelo cheiro característico, tem interessante ação tranquilizante e espasmolítica, agindo também como protetor gástrico por sua ação letal contra a bactéria *Helicobacter pilori*, agente associado ao desenvolvimento de úlcera no estômago[4]. Da mesma maneira como se faz com as folhas do capim-santo, pode ser preparado com esta planta um refresco batendo-se num liquidificador a mistura de 100 g das folhas frescas e o suco de 2 a 4 limões, em 1 litro d'água, mais gelo e açúcar à vontade. Seu estudo fitoquímico registra a presença de 0,1% de óleo essencial composto principalmente de alfa-pineno e a mistura dos isomeros neral (11,4%) e geranial (31,2%), denominada citral (44,5%), além do mirceno e outros componentes em teor mais baixo[5]. O chá e o refresco podem ser bebidos à vontade, mas não frequentemente, pois apesar de serem completamente desprovidos de ações tóxicas agudas, mesmo quando tomados muitas vezes no mesmo dia, seu uso habitual pode, no entanto, resultar no desenvolvimento de prostatite benigna, devido à atividade hormonal do citral[6,7].

Literatura citada:

1- Braga, R.A. 1976. *Plantas do Nordeste, especialmente do Ceará*. 3. ed. Vol. XLII. Coleção Mossoroense, Mossoró, 540 p.
2- Ferreira, M.S.C. 1984. *Estudo farmacológico do*

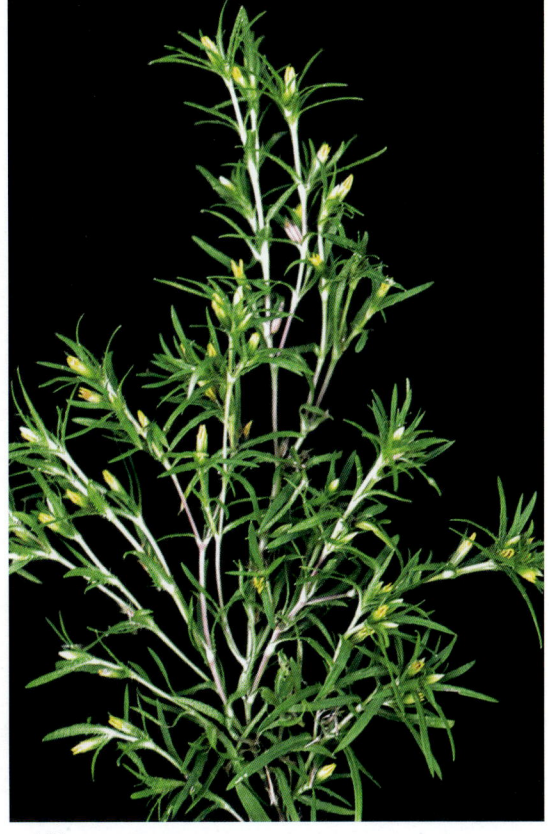

Cymbopogon citratus (DC) Stapf. Dissertação (Mestrado em Farmacologia) - UFC, CCS, DFF, Fortaleza.
3- Vale, T.G.; Pinho, R.S.N.; Matos, F.J.A. & Viana, G.S.B. 2000. Antinociceptive effect of the essential oil from *Cymbopogon citratus* in mice. *Journal of Ethnopharmacology* 70(2): 323-327.
4- Ohno, T.; Kita, M.; Yamaoka, Y.; Imamura, S.; Yamamoto, T.; Mitsufuji, S.; Kodama, T.; Kashima, K.; Imanishi, J.; 2003. Antimicrobial activity of essential oils against *Helicobacter pylori*. *Helicobacter* 8(3): 207-15.
5- Silveira, E.R.; Albuquerque, M.R.J.; Sousa, E.B.; Mesquita E.; Nunes, E.P. & Cunha, A.N. 2003. Volatile constuents of the aerial parts of *Pectis apodocephala* and *Pectis oligocephala*. *J. Ess. Research* 15(6): 372 - 373.
6- Servadio, C.; Abramovici, A.; Sandbank, U.; Savion, M. & Rosen, M. 1986. Early stages of the pathogenesis of rat ventral prostate hyperplasia induced by citral. *Eur. Urol.* 12(3): 195-200.
7- Geldof, A.A.; Engel, C. & Rao, B.R. 1992. Estrogenic action of commonly used fragrant agent citral induces prostatic hyperplasia, *Urol Res.* 20(2): 139-44.
8- Agra, M. F. 1996. *Plantas da medicina popular dos Cariris Velhos, Paraíba, Brasil.* Editora União/PNE, João Pessoa, 125 p.

Pectis brevipedunculata Sch. Bip. (chá-de-moça)
Vista geral de um conjunto desta espécie em plena floração, fotografado no Nordeste do país.

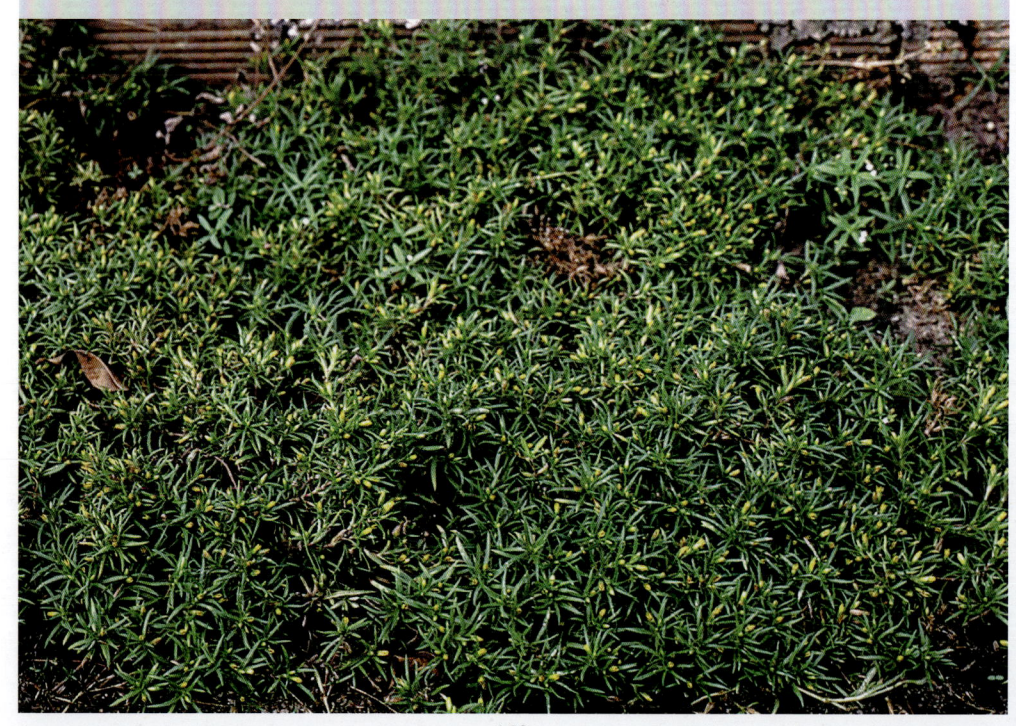

Pluchea sagittalis (Lam.) Cabrera

Sin.: *Conyza sagittalis* Lam., *Gnaphalium suaveolens* Vell., *Pluchea quitoc* DC., *Pluchea suaveolens* (Vell.) Kuntze

Angiospermae - Asteraceae (Compositae). **Planta estudada:** E.R. Salviani 1.298 (HPL).

lucera, erva-lucera, lucero, quitoco, tabacarana, madrecravo

Características gerais - subarbusto anual ou perene dependendo das condições, ereto, aromático, de caule herbáceo, cilíndrico, multialado, pouco ramificado, de 30-90 cm de altura. Folhas simples, alternas, rígido-pubescentes, com estípulas se estendendo pelo caule, de 3-5 cm de comprimento. Flores lilacíneas, em capítulos oblongos reunidos em panículas corimbiformes terminais. Os frutos são do tipo aquênio, muito pequenos. É originário do continente americano e muito frequente nas regiões Sul e Sudeste do Brasil, mas cultivado em hortas caseiras como ornamental ou medicinal em todo o país[1,2,3]. Ocorre uma outra forma ou variedade botânica desta espécie, de porte e folhas muito maiores, por alguns considerada até algum tempo como outra espécie.

Usos - A literatura etnofarmacológica registra o uso desta planta como peitoral, carminativa e estomacal, com indicações para o tratamento caseiro de problemas de digestão, embaraços gástricos, flatulências, dispepsias nervosas, gases, inflamação no útero, rins e bexiga, reumatismo, resfriados e bronquites, bem como em casos de histerismo e como estimulante do crescimento capilar[1,2], embora a eficácia e a segurança das suas preparações usadas com estas finalidades não tenham sido ainda, comprovadas cientificamente. Assim, sua utilização vem sendo feita com base na tradição popular que recomenda beber como digestivo e expectorante duas xícaras ao dia do chá preparado com pedacinhos da parte aérea da planta, compreendendo talos e folhas, em água fervente suficiente para uma xícara das médias. Apesar do seu amplo uso popular, existem poucos estudos sobre a composição química e as propriedades farmacológicas desta planta. Seu estudo na área de química, publicado recentemente, registra entre seus componentes a presença de terpenoides do tipo dos eudesmanos [4]. Outro estudo, feito na área de farmacologia, registrou para esta planta uma atividade antimicrobiana contra *Trypanosoma cruzi*[3,5], o agente causador da doença de Chagas, o que é motivo suficiente para sua escolha como tema de estudos químicos, farmacológicos e clínicos visando sua validação como medicamento seguro.

Literatura citada:

1- Lorenzi, H. 2008. *Plantas Daninhas do Brasil: terrestres, aquáticas, parasitas e tóxicas*. 4ª edição. Instituto Plantarum, Nova Odessa-SP, 672 p.

2- Braga, R.A. 1960. *Plantas do Nordeste, especialmente do Ceará*. 2. ed. Imprensa Oficial, Fortaleza, 540 p.

3- Mors, W.B.; Rizzini, C.T. & Pereira, N.A. 2000. *Medicinal Plants of Brazil*. Reference Publications, Inc., Algonac, Michigan, 501 p.

4- Guilhon, G.M.; Pinheiro, S. & Müller, A.H. 1997. Eudesmane derivatives from *Pluchea quitoc*. *Phytochemistry* 43(2): 417-421.

5- Zani C.L.; Alves, T.M.A.; Oliveira, A.B. et al. 1994. Trypanocidal components of *Pluchea quitoc* L. *Phytotherapy Res.* 8: 375-377.

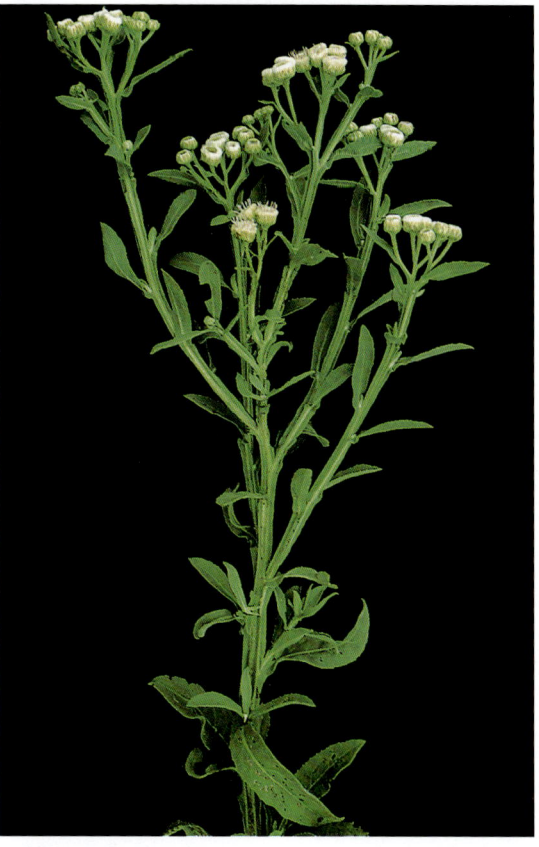

Silybum marianum (L.) Gaertn.

Sin.: *Carduus marianus* L., *Carduus mariae* Crantz, *Carthamus maculatum* (Scop.) Lam., *Cirsium maculatum* Scop., *Mariana lactea* Hill, *Silybum maculatum* (Scop.) Moench, *Silybum mariae* (Crantz) Gray

Angiospermae - Asteraceae (Compositae). **Planta estudada:** H. Lorenzi 2.121 (HPL).

cardo-mariano, cardo-santo, cardo-asnal, cardo-de-nossa-senhora, cardo-branco, serralha-de-folhas-pintadas

Características gerais - planta herbácea bienal, lactescente, ereta, espinhenta, de 40 a 140 cm de altura, nativa da região Mediterrânea da Europa e Ásia e naturalizada no sul do Brasil. Tem folhas simples, de cor verde-acinzentada, com manchas brancas ao longo das nervuras, e margens onduladas e orladas de espinhos e cílios, de 15 a 25 cm de comprimento. Flores purpúreas, reunidas em capítulos hemisféricos, solitários e terminais, com brácteas terminadas em espinho[1].

Usos - cresce espontaneamente em campos cultivados nas regiões de altitude do sul do país, onde chega a ser considerada planta daninha, embora seja boa forrageira. É ocasionalmente cultivada como ornamental e utilizada na culinária na Europa. É, contudo, na medicina caseira onde é mais conhecida desde tempos remotos, considerada como erva amarga, aperiente, diurética, tônica e regeneradora das células hepáticas, estimulante do fluxo biliar e espasmolítica[2]. A literatura etnofarmacológica registra o uso da tintura de suas sementes para o tratamento de problemas urinários, biliares e uterinos, mas seu emprego deve ser feito somente com indicação médica[1,4]. Preparações desta planta têm sido desde longa data empregadas por via oral para o tratamento de doenças do fígado e da vesícula, referidas como icterícia, cirrose, hepatite e intoxicações, principalmente aquelas causadas pela ingestão de cogumelos não comestíveis, álcool, drogas e substâncias químicas tóxicas[2]. Os resultados de ensaios farmacológicos feitos com esta planta registram, além de um efeito benéfico sobre o aparelho cardiovascular[1], uma forte ação hepatoprotetora, atribuída à silimarina; este princípio (silimarina) é, na verdade, um complexo ativo constituído de uma mistura de três silibinas que são flavonolignanas existentes em suas sementes na concentração de até 3%, mas inexistente nas outras partes da planta[1,3,4,5]. Os resultados de sua análise fitoquímica referem ainda à presença de esteroides e ácido fumárico na parte aérea e, além da silimarina, vários flavonoides e cerca de 30% de óleo fixo nas sementes[5].

Literatura citada:

1- Boorhem, R.L. et al. 1999. *Reader's Digest - Segredos e Virtudes das Plantas Medicinais*. Reader's Digest Brasil Ltda., Rio de Janeiro, 416 p
2- Bown, D. 1995. *The Herb Society of America - Encyclopedia of Herbs & Their Uses*. Dorling Kindersley Publishing, Inc., New York.
3- Hikino, H.; Kiso, Y.; Wagner, H. & Fiebig, M. 1984. Antihepatotoxic actions of flavonolignans from *Silybum marianum* fruits. *Planta Medica 3*: 248-250.
4- Mors, W.B.; Rizzini, C.T. & Pereira, N.A. 2000. *Medicinal Plants of Brazil*. Reference Publications, Inc., Algonac, Michigan, 501 p.
5- Gruenwald, J.; Brendler, T. & Jaenickke, C. (eds.). 2000. *Physicians Desk References (PDR) for herbal medicines*. Med. Econ. Co., New Jersey, 858 p.

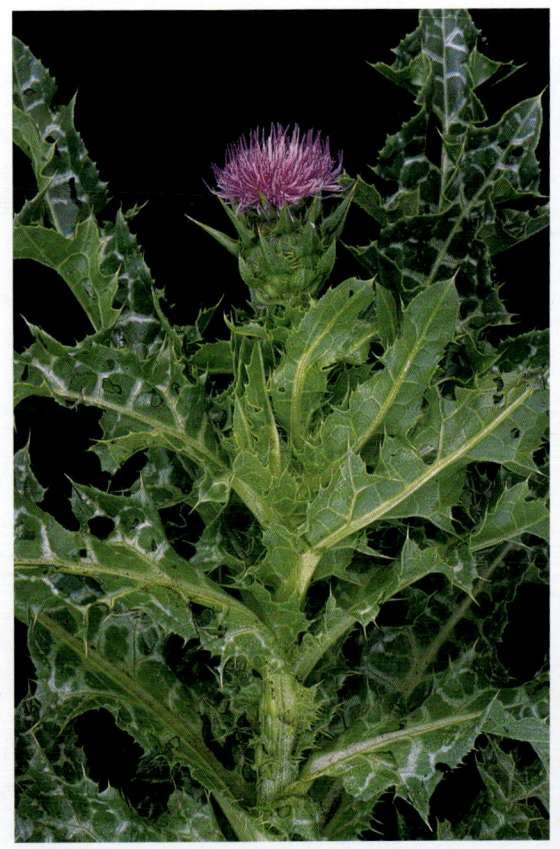

Solidago chilensis Meyen

Sin.: *Solidago linearifolia* DC., *Solidago linearifolia* var. *brachypoda* Speg., *Solidago microglossa* var. *linearifolia* (DC.) Baker.

Angiospermae - Asteraceae (Compositae). **Planta estudada:** E.R. Salviani 1.281 (HPL).

arnica, arnica-brasileira, arnica-do-campo, arnica-silvestre, erva-de-lagarto, erva-lanceta, espiga-de-ouro, lanceta, macela-miúda, marcela-miúda, rabo-de-rojão, sapé-macho

Características gerais - subarbusto ereto, perene, não ramificado, entouceirado, rizomatoso, levemente aromático, de 80 até 120 cm de altura, nativo na parte meridional da América do Sul, incluindo o Sul e Sudeste do Brasil. Suas folhas são simples, alternas, quase sésseis, ásperas ao tato, medindo entre 4 a 8 cm de comprimento. Capítulos florais pequenos, com flores amarelas, reunidas em inflorescências escorpioides dispostas na extremidade dos ramos, conferindo ao conjunto o aspecto de uma grande panícula muito ornamental. Multiplica-se por sementes e principalmente pelos rizomas[3]. Com o mesmo nome popular de arnica é conhecida também a espécie nativa *Porophyllum ruderale* (Jacq.) Cass., conhecida também por "cravo-de-urubu" no Nordeste pelo seu odor nauseabundo quando fresca, a qual se atribui a mesma aplicação medicinal. Aliás, este nome popular é, na verdade, aplicado a estas espécies pela similaridade de uso medicinal com a "arnica-verdadeira" (*Arnica montana* L.), nativa das regiões montanhosas da Europa, cuja foto também é apresentada neste capítulo, porém não é cultivada nem se desenvolve bem aqui no Brasil, ao contrário do que afirmam muitas publicações sobre plantas medicinais.

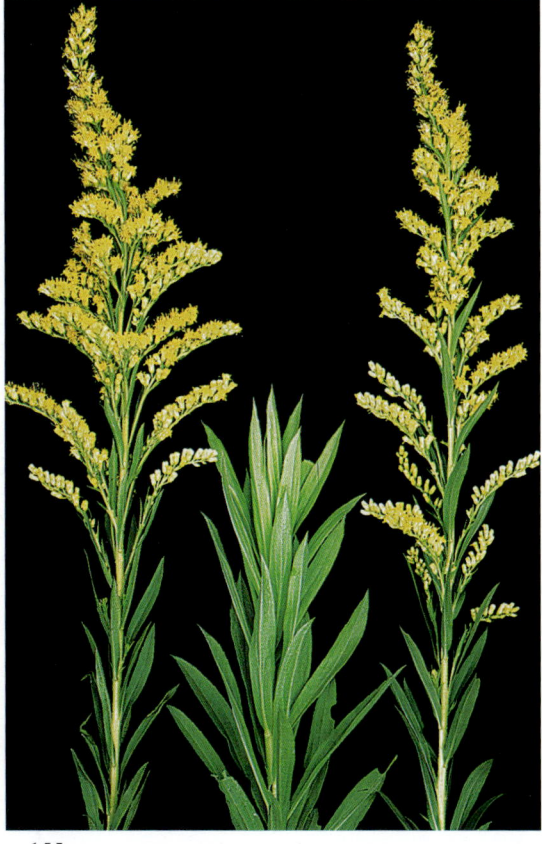

Usos - planta de crescimento vigoroso e persistente em pastagens, beira de estradas e terrenos baldios em todo o Sul e Sudeste do Brasil, onde é considerada planta daninha. É também cultivada em hortas medicinais caseiras, inclusive na região Nordeste do país. Suas flores são apícolas. Apesar de não terem sido, ainda, comprovadas cientificamente a eficácia e a segurança do uso desta planta, sua utilização vem sendo feita com base na tradição popular, de maneira crescente. São atribuídas às suas preparações caseiras qualidades de medicação amarga, estomáquica, adstringente, cicatrizante e vulnerária, isto é, curativa de feridas e chagas. Por ser considerada tóxica, seu uso interno só deve ser feito com estrita indicação e acompanhamento médico[2]. É empregada externamente no tratamento de ferimentos, escoriações, traumatismos e contusões em substituição à arnica-verdadeira (*Arnica montana* L.)[1,2,4]. Na medicina veterinária suas inflorescências secas são queimadas para o tratamento de uma doença bacteriana que afeta os cavalos e, é caracterizada pelo inchaço dos gânglios no pescoço[4]. Para uso humano, é mais frequente seu emprego por via tópica, isto é, externamente, como primeiro tratamento de traumatismos e contusões, pela aplicação direta sobre a área afetada com auxílio de um pedaço de algodão ou compressas embebidos na tintura ou maceração em álcool de suas folhas e rizomas. A outra espécie de "arnica" nativa, *Porophyllum ruderale*, é empregada com o mesmo tipo de preparação e para os mesmo fins que esta. Os resultados de seu estudo fitoquímico registram, em sua parte aérea, a presença da quercitrina, um flavonoide glicosídico[5], além de taninos, saponinas, resinas e óleo essencial; bem como dos diterpenos inulina e rutina, ácido quínico, ramnosídeos e ácidos cafeico, clorogênico e hidrocinâmico e seu derivados, nas raízes[2,6].

Literatura citada:
1- Boorhem, R.L. et al. 1999. *Reader's Digest - Segredos e Virtudes das Plantas Medicinais*. Reader's Digest Brasil Ltda., Rio de Janeiro, 416 p.
2- Corrêa, A.D.; Siqueira-Batista, R. & Quintas, L.E.M. 1998. *Plantas Medicinais - do cultivo à terapêutica*. 2. ed. Editora Vozes, Petrópolis.
3- Lorenzi, H. 2008. *Plantas Daninhas do Brasil: terrestres, aquáticas, parasitas e tóxicas*. 4ª edição. Instituto Plantarum, Nova Odessa-SP, 672 p.
4- Mors, W.B.; Rizzini, C.T. & Pereira, N.A. 2000. *Medicinal Plants of Brazil*. Reference Publications, Inc., Algonac, Michigan, 501 p.
5- Torres, L.M.B.; Akisue, M.K. & Roque, N.F. 1987. Quercitrina em *Solidago microglossa* DC., a arnica-do-brasil. *Rev. Farm. Bioquímica* (Univ. de São Paulo) *23*: 33-40.
6- Torres, L.M.B.; Akisue, M.K. & Roque, N.F. 1989. Diterpenes from the roots of *Solidago microglossa* DC. *Rev. Latinoamer. Química 20*: 94-97.
7- Matos, F.J.A. 1999. *Plantas da medicina popular do Nordeste - propriedades atribuídas e propriedades confirmadas*. EDUFC, Fortaleza, 79 p.

Porophyllum ruderale (Jacq.) Cass.
Planta estudada: A. Amaral Jr. 302 (HPL).
Espécie ruderal e aromática, também denominada popularmente de "arnica" e usada para os mesmos fins.

Arnica montana L.
Esta é a verdadeira "arnica", de origem europeia e não cultivada no Brasil, foi fotografada em cultivo nos Estados Unidos.

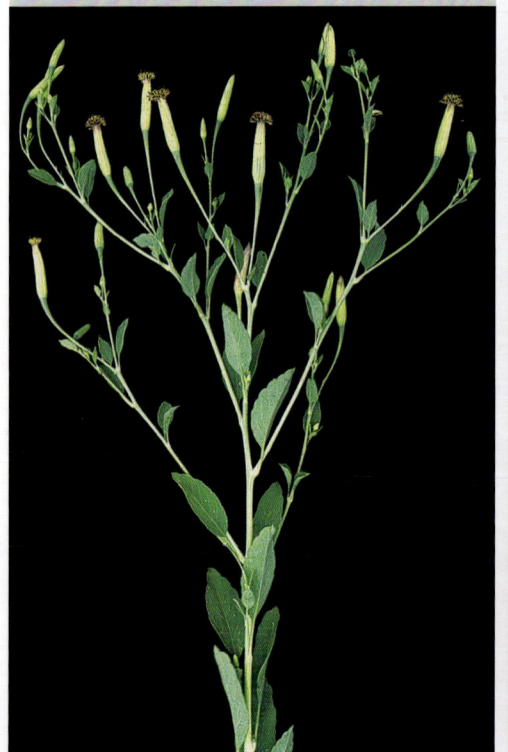

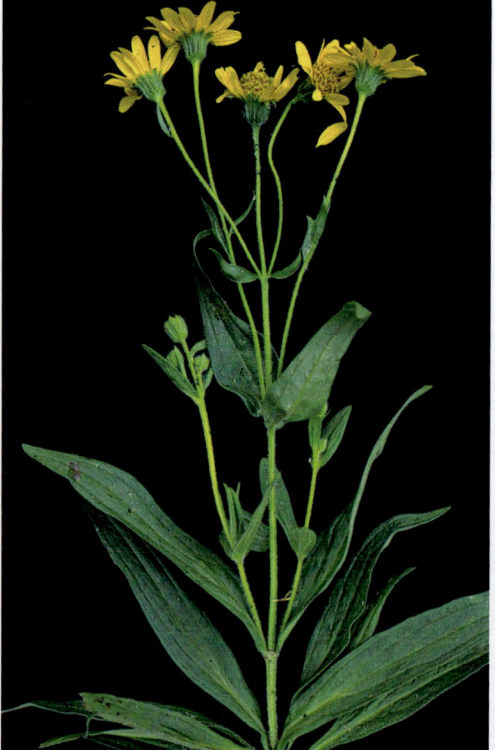

Sonchus oleraceus L.

Sin.: *Sonchus mairei* H. Lév., *Sonchus ciliatus* Lam.

Angiospermae - Asteraceae (Compositae). **Planta estudada:** E.R. Salviani 437 (HPL).

serralha, chicória-brava, ciúmo, serralha-branca, serralha-lisa, serralheira, serralha-verdadeira

Características gerais - herbácea anual, ereta, lactescente, de textura um pouco carnosa, glabra, pouco ramificada, de 40-110 cm de altura, originária possivelmente do continente Europeu, porém naturalizada em todo o território brasileiro. Folhas sésseis, as superiores inteiras e as inferiores irregularmente partidas, de base auriculada, de 6-17 cm de comprimento. Flores reunidas em capítulos grandes, dispostos em panículas terminais. Os frutos são aquênios compridos, contendo um tufo de pelos em uma das extremidades que auxilia na sua disseminação pelo vento.[2,3]

Usos - cresce espontaneamente em solos agrícolas de quase todo o país, onde é considerada planta daninha. Suas folhas são consumidas em algumas regiões como salada, em substituição à alface. A planta inteira é utilizada na medicina popular em várias regiões do país. É considerada e diurética, sendo empregada contra anemia carencial, astenia e como auxiliar no tratamento de problemas hepáticos e biliares. Externamente, é usada contra dores de origem reumática e como cicatrizante[1]. O decocto das folhas é antidisentérico e antidiarreico; o látex em uso externo cura terçóis[4]. Para problemas estomacais, hepáticos e intestinais, é indicada na forma de chá, preparado adicionando-se água fervente em uma xícara (chá) contendo 1 colher (sobremesa) da planta fresca picada e ministrado-o na dose de 1 xícara (chá) antes das principais refeições[3]. Contra, edemas, afecções das vias urinárias e como diurético, é indicado o seu chá, preparado com 2 colheres (sopa) da planta fresca picada em ½ litro de água em fervura durante 5 minutos, administrando-se à vontade durante o dia até as 17 h[3]. É recomendada também em uso externo contra feridas, chagas, pruridos, eczemas, úlcera varicosa e escaras na forma de compressas, preparadas amassando-se em pilão 3 colheres (sopa) da planta fresca picada, adicionando-se 1 colher (sopa) de glicerina e misturando-se bem até formar uma pasta, que deve ser esparramada em gaze e aplicada 2-3 vezes ao dia sobre à área afetada[3]. Na sua composição destacam-se óleos essenciais, esteroides, resinas, glicídios, fitosterina, taninos, derivados terpênicos, pigmentos flavonoides e sais minerais[1,3].

Literatura citada:

1- Corrêa, A.D.; Siqueira-Batista, R. & Quintas, L.E.M. 1998. *Plantas Medicinais - do cultivo à terapêutica*. 2. ed. Editora Vozes, Petrópolis.

2- Lorenzi, H. 2008. *Plantas Daninhas do Brasil: terrestres, aquáticas, parasitas e tóxicas*. 4ª edição. Instituto Plantarum, Nova Odessa-SP, 672 p.

3- Panizza, S. 1998. *Plantas que Curam (Cheiro de Mato)*. 3. ed. IBRASA, São Paulo, 280 p.

4- Vieira, L.S. & Albuquerque, J.M. 1998. *Fitoterapia Tropical - Manual de Plantas Medicinais*. FCAP.

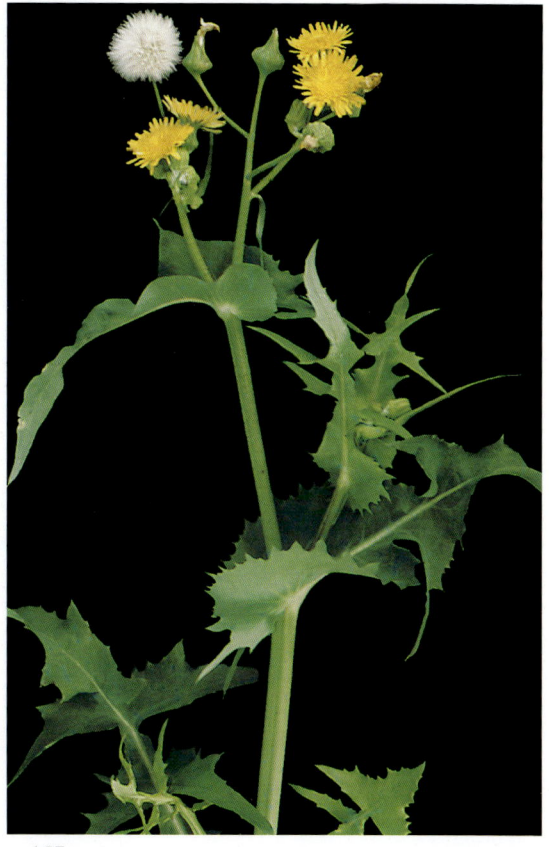

Stevia rebaudiana (Bertoni) Bertoni

Sin.: *Eupatorium rebaudianum* Bertoni

Angiospermae - Asteraceae (Compositae). **Planta estudada:** H. Lorenzi 729 (HPL).

azuca-caá, caá-hé-e, caá-jhe-hê, caá-yupi, capim-doce, eira-caá, erva-adocicada, erva-doce, estévia, folha-doce, planta-doce, stévia

Características gerais - herbácea perene, semiereta, de 40-80 cm de altura, com folhas de pouco mais de 1 cm de comprimento, nativa no estado do Paraná ao longo da fronteira com o Paraguai. Flores esbranquiçadas, reunidas em capítulos terminais. Geralmente perde a parte aérea depois de 1 ano, rebrotando em seguida a partir de sua parte subterrânea. Multiplica-se por sementes e por estaquia[1].

Usos - durante séculos os índios guaranis do Paraguai e do Brasil têm utilizado as folhas dessa planta como adoçante, principalmente para adoçar o seu chá mate, muito consumido por esses povos[1]. Cita-se também seu emprego com fins medicinais como tônico para o coração, contra obesidade, hipertensão, azia e para fazer baixar os níveis de ácido úrico[6]. A notícia de que havia uma planta tão doce que uma única entre suas folhas seria capaz de adoçar um bule cheio do mate mais amargo, espalhou-se rapidamente entre os conquistadores espanhóis já no século XVI, contudo, foi somente no final do século XIX que se iniciaram os primeiros estudos com esta planta, marcado com o primeiro artigo escrito sobre suas propriedades datando de 1900. Em 1931 descobriu-se que os constituintes responsáveis pelas propriedades adoçantes de suas folhas eram glicosídeos[7]. Os resultados das análises fitoquímicas posteriores registram a presença de 5 a 10% de esteviosídio, 2 a 4% do rebaudiosídio e o dulcosidio[8]. O mais doce é o esteviosídio, que tem um poder adoçante 300 vezes maior que o da sacarose e pode representar até 18% da composição total da folha[8]. O adoçante de estévia é hoje comercializado em quase todo o mundo e usado para adoçar centenas de produtos dietéticos, principalmente refrigerantes. Os japoneses são os seus maiores consumidores. Além de adoçante não calórico, esta planta é considerada hipoglicemiante, hipotensora, diurética e cardiotônico, sendo usada com sucesso no Brasil como o adoçante mais apropriado para pessoas diabéticas[1,2,3]. Vários estudos clínicos validaram esses usos até mesmo nos EUA, onde seu emprego como adoçante é proibido por pressão e lobby da poderosa indústria de adoçantes artificiais[4,5].

Literatura citada:

1- Panizza, S. 1998. *Plantas que Curam (Cheiro de Mato)*. 3. ed. IBRASA, São Paulo, 280 p.
2- Almeida, E.R. 1993. *Plantas Medicinais Brasileiras, Conhecimentos Populares e Científicos*. Hemus Editora Ltda, São Paulo, 341 p.
3- Sousa, M.P. et al. 1991. *Constituintes Químicos Ativos de Plantas Medicinais Brasileiras*. Laboratório de Produtos Naturais, Fortaleza.
4- Schwontkowski, D. 1993. *Herbs of the Amazon - Traditional and Common Uses*. Science Student Brain Trust Publishing, Utah.
5- Melis, M.S. 1996. A crude extract of *Stevia rebaudiana* increase the renal plasma flow of normal and hypertensive rats. *Brazilian J. Med. Biol. Research* 29(5): 669-675.
6- Lewis, W.H. 1992. *Economic Botany* 46(3): 336.
7- Bridel, M. et al. 1931. *J. Pharm. Chim. 14*: 99.
8- Samuelsson, G. 1992. *Drugs of Natural Origin*. Swedish Pharmaceutical Press, Stockholm.
9- Gruenwald, J.; Brendler, T. & Jaenickke, C. (eds.). 2000. *Physicians Desk References (PDR) for herbal medicines*. Med. Econ. Co., New Jersey, 858 p.

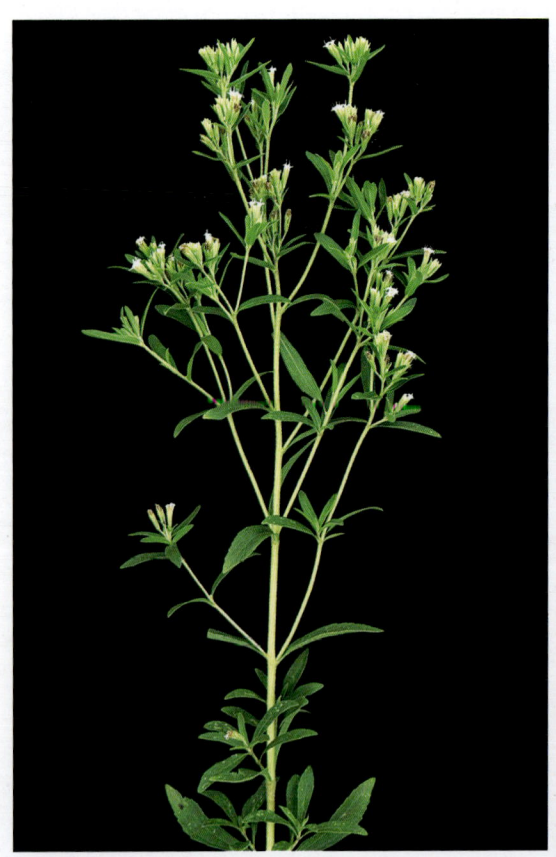

Tagetes minuta L.

Sin.: *Tagetes bonariensis* Pers., *Tagetes glandulifera* Schrank, *Tagetes glandulosa* Link., *Tagetes porophyllum* Vell.

Angiospermae - Asteraceae (Compositae). **Planta estudada:** H. Lorenzi 3.403 (HPL).

cravo-de-defunto, estrondo, rabo-de-rojão, coari, coari-bravo, rabo-de-foguete, cravo-do-mato, voadeira, cravo-de-urubu, coorá, cravo-bravo, erva-fedorenta, alfinete-do-mato, rosa-de-lobo, vara-de-rojão

Características gerais - subarbusto anual, ereto, pouco ramificado, malcheiroso, de 1-2 m de altura, nativo de áreas abertas e sob distúrbio da América do Sul, incluindo todo o território brasileiro. Folhas compostas imparipinadas, com 3-9 folíolos glandulosos. Flores em pequenos capítulos amarelos, reunidos em panículas axilares e terminais. Multiplica-se apenas por sementes[1].

Usos - cresce espontaneamente em lavouras agrícolas anuais e perenes, onde é considerada "planta daninha". Suas raízes liberam no solo substâncias que destroem algumas espécies de nematoides prejudiciais a algumas culturas agrícolas[1,4]. Sua parte aérea é empregada na medicina caseira no interior do Brasil, onde é considerada aromática, excitante e diurética, sendo utilizada para reumatismo, intestinais, dispepsia, para expelir vermes intestinais e estimular o fluxo menstrual[3]. O seu chá, preparado com 1 colher (sobremesa) de suas folhas e partes floridas secas em 1 xícara (chá) de água fervente e adoçado com mel, na dose de 1 xícara por dia, é indicado para distúrbios menstruais e para vermes intestinais dos gêneros *Ascaris e Oxiurus*[2]. Para bronquites, tosses, resfriados e catarros, a recomendação é preparar um chá com 1 colher (sopa) de folhas e partes floridas secas em 1 xícara (café) de água fervente, coada e adicionada de 2 xícaras (café) de açúcar cristal, ministrando-se 1 colher (sopa) deste xarope 3 vezes ao dia para adultos. Recomenda-se também, em uso externo, contra reumatismo, gota, nevralgias, dores lombares e inflamações articulares, compressas preparadas com as folhas e partes floridas secas moídas desta planta, submetidas ao vapor de água quente e aplicadas sobre o local afetado; ou na forma de banho terapêutico de seu chá preparado com 3 colheres (sopa) de folhas e partes floridas secas ou frescas em 1 litro de água fervente, fazendo banho de imersão durante 10-15 minutos[3].

Literatura citada:
1- Lorenzi, H. 2008. *Plantas Daninhas do Brasil: terrestres, aquáticas, parasitas e tóxicas*. 4ª edição. Instituto Plantarum, Nova Odessa-SP, 672 p
2- Panizza, S. 1998. *Plantas que Curam (Cheiro de Mato)*. 3. ed. IBRASA, São Paulo, 280 p.
3- Mors, W.B.; Rizzini, C.T. & Pereira, N.A. 2000. *Medicinal Plants of Brazil*. Reference Publications, Inc., Algonac, Michigan, 501 p.
4- Kissmann, K.G. & D. Groth. 1999. P*lantas Infestantes e Nocivas - Tomo II*. 2. ed. BASF, São Paulo, 978 p.

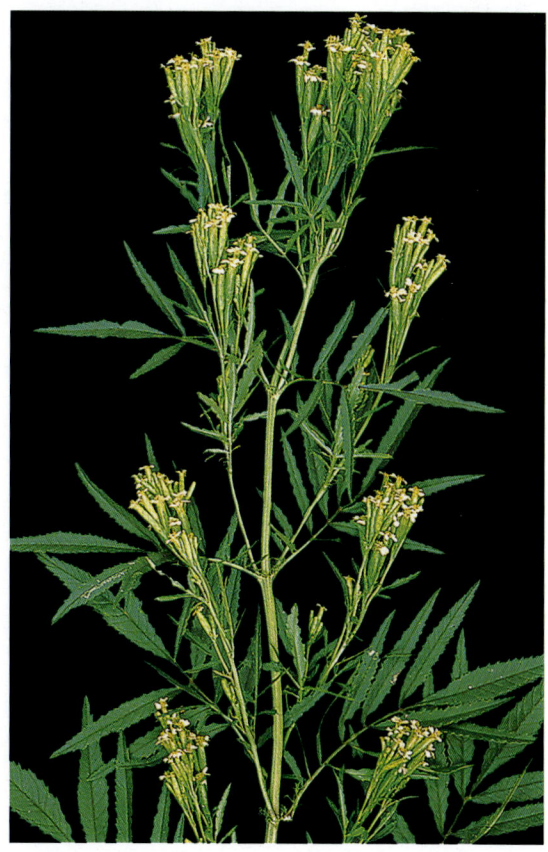

Tanacetum cinerariifolium (Trevir.) Sch. Bip.
Sin.: *Chrysanthemum cinerariifolium* (Trevir.) Vis.
Angiospermae - Asteraceae (Compositae). **Planta estudada:** H. Lorenzi 832 (HPL).

piretro, flor-de-piretro, crisântemo, pyrethrum flowers (inglês)

Características gerais - erva perene, ereta, de 30-40 cm de altura, provavelmente originária do Irã e cultivada no Brasil. Durante a segunda guerra mundial o Brasil chegou a ser o maior produtor de flores de piretro, porém hoje a espécie é raramente cultivada no país.

Usos - as flores do piretro são usadas como inseticida e parasiticida, mostrando-se eficazes contra moscas, pulgas e mosquitos. Depois do advento dos inseticidas sintéticos, o piretro perdeu parte de sua grande aceitação. Entretanto, por não desenvolver tolerância em insetos, o seu uso torna-se cada vez maior. Outra vantagem é sua baixa ou nula toxicidade para animais de sangue quente[1,2,3,8]. A atividade inseticida do piretro deve-se à presença de piretroides nas flores, numa concentração de 0,63-2,18%. Os principais são as piretrinas I e II, cinerinas I e II e jasmolinas I e II. As flores do piretro contêm ainda cerca de 1,0 a 1,5% de óleo essencial e outros constituintes que não apresentam atividade inseticida, como piretol, ácido piretrotóxico, piretrosina, flavonoides, (+)-sesamina e várias lactonas sesquiterpênicas[3,4,5]. Apesar de apresentarem estrutura química semelhante, as substâncias do piretro, diferem na atividade inseticida. A piretrina I é aproximadamente dez vezes mais tóxica do que a piretrina II, exceto quando se trata da *Musca domestica* em que a piretrina II mostrou-se mais ativa [9]. As piretrinas têm suas ações potencializadas pela lignana sesamina e sesamolina[2,3,5]. As piretrinas têm um pequeno poder letal e uma moderada ação repelente sobre os vetores transmissores da doença de Chagas[7]. Nos ensaios de toxicidade aguda em camundongos e ratos as piretrinas mostraram, respectivamente, uma DL_{50}=330-720 e 200 mg/kg, enquanto em animais domésticos por via oral alcançou cerca de 2 g/kg.

Literatura citada:
1- Tyler, V.E., Brady, L.R. & Robbers, J.E. 1976. *Pharmacognosy*. 7. ed. Lea & Febiger, Philadelphia, Chap. 17 - Pesticides-Pyrethrum flowers pyrethrum flower heads or insect flowers.
2- Matsui, M. & Yamamoto, I. 1971. Pyrethroids. In: Jacobson, M. & Crosby, D.G. (eds.). *Naturally occuring insecticides*. Marcel Dekker, Inc., New York, p. 3-70.
3- Bruneton, J. 1995. *Pharmacognosy, Phytochemistry, Medicinal Plants*. TEC & DOC, Paris, Part 3 - Terpenoids and steroids - pyrethrins - pyrethrum.
4- Wagner, H. 1977. Pharmaceutical and economic uses of the Compositae. In: Heywood, V.H.; Harborne, J.B. & Turner, B.L. (eds.). *The biology and chemistry of the Compositae*. Vol. I. Academic Press, London, p. 412-33., 2 vols.
5- Rao, P.R., Seshadri, T.R. & Sharma, M.R.S.P. 1973. Phenolic constituents of pyrethrum flowers (*Chrysanthemum cinerariefolium*). *Curr. Sci.*, v. 42, n. 23, p. 811-2. In: *Chem. Abstr.*, v. 80: 130470r.
6- Elliot, M. et al. 1969. Insecticidal activity of pyrethrins and related compounds. *J. Sci. Fd Agric.*, v. 20, n. 9, p. 561-5.
7- Dias, J.C.P. & Silva, J.C. 1969. Some aspects of defensive prophylaxis in Chagas disease. *Rev. Inst. Med. Trop. São Paulo*, v. 11, n. 4, p. 236-44.
8- Sousa, M.P. et al. 1991. *Constituintes químicos de plantas medicinais brasileiras*. Imprensa Universitária/UFC, Fortaleza, 416 p.

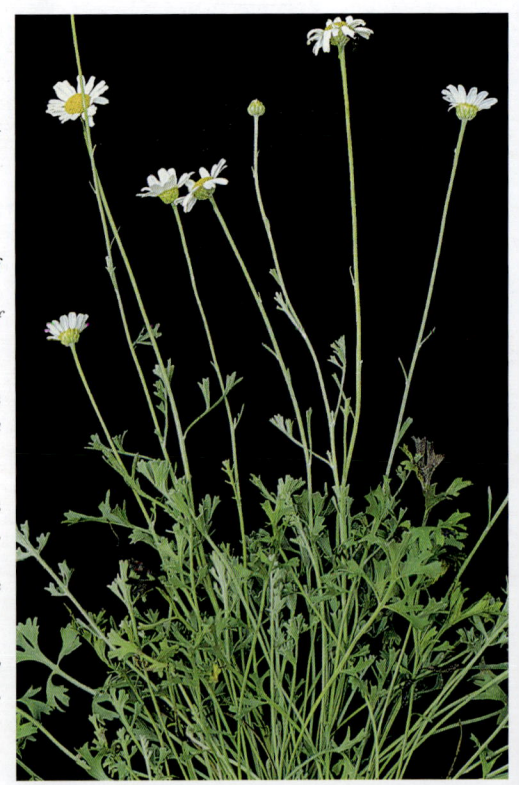

Tanacetum parthenium (L.) Sch. Bip.
Sin.: *Chrysanthemum parthenium* (L.) Bernh., *Matricaria parthenium* L.

Angiospermae - Asteraceae (Compositae). **Planta estudada:** H. Lorenzi 1.247 (HPL).

margaridinha, olguinha, margaridinha-branca, camomila-pequena, macela-da-serra

Características gerais - erva ereta, comumente perene, mas de comportamento anual no Nordeste do Brasil, com até 50 cm de altura. Folhas pinatipartidas, com folíolos membranáceos. Flores em pequenos capítulos reunidos em corimbos, as externas do capítulo formam um pequeno anel de pétalas brancas em torno das centrais que são amarelas. Toda a planta tem sabor amargo e cheiro característico[1,2,3].

Usos - as flores são referidas na literatura como inseticidas, tendo, porém, ação mais fraca que o piretro, *Chrysanthemum cinerariifolium* (Trevir.) Vis. A literatura etnobotânica registra o uso medicinal de suas flores e folhas para diversos fins terapêuticos, por via oral e local, compreendendo o tratamento caseiro da enxaqueca, da dor de cabeça, mal-estar gástrico, diarreia, reumatismo, câimbra, suspensão da menstruação. Também indicada na ameaça de aborto e como analgésico, anti-inflamatório e vermífugo e, por via local (externa), para aliviar o desconforto causado por picadas de insetos e pelos incômodos do pós-parto[2,4]. Sua análise fitoquímica registra a presença de 1,4% de óleo essencial, contendo cânfora, acetato de crisantenila, canfeno, germacreno e para-cimeno como seus principais componentes. Além de flavonoides e polissacarídeos ativos contra úlcera gástrica, registra também a presença de lactonas sesquiterpênicas cloradas, especialmente o partenolídio, seu princípio ativo e o ácido antêmico - substância responsável pelo seu sabor amargo[4]. Ensaios farmacológicos registraram atividade do seu extrato e do partenolídio isolado, como anti-inflamatórios, anti-histamínicos, analgésicos e antitrombóticos; em um ensaio clínico feito com 73 paciente portadores de enxaqueca habitual tratados com doses de 1 cápsula por dia destes mesmos princípios durante 4 meses, foi observada diminuição considerável do número de recaídas e da incidência das crises de enjoo[2]. Para uso nas práticas caseiras, toma-se uma a duas xícaras do chá, do tipo abafado (infusão), o qual é preparado despejando-se água fervente sobre 2-3 folhas frescas em quantidade suficiente para uma xícara das médias; para lavagens locais, gargarejos ou bochechos, um chá mais forte é preparado com 5-6 folhas[2].

Literatura citada:
1- Matos, F.J.A. 2002. *Plantas Medicinais - guia de seleção e emprego de plantas usadas em fitoterapia no nordeste do Brasil*. Imprensa Universitária/ Edições UFC, Fortaleza, 344 p.
2- Gruenwald, J.; Brendler, T. & Jaenickke, C. (eds.). 2000. *Physicians Desk References (PDR) for herbal medicines*. Med. Econ. Co., New Jersey, 858 p.
3- Robineau, L.G. (ed.). 1995. *Hacia uma farmacopea caribeña / TRAMIL 7*. Enda-Caribe UAG & Universidad de Antioquia, Santo Domingo, 696 p.
4- Sousa, M.P. et al. 1991. *Constituintes químicos de plantas medicinais brasileiras*. Imprensa Universitária/UFC, Fortaleza, 416 p.
5- Evans, W.C. 1992. *Trease and Evans Pharmacognosy*. Bailliere-Tindal, Philadelphia, 832 p.

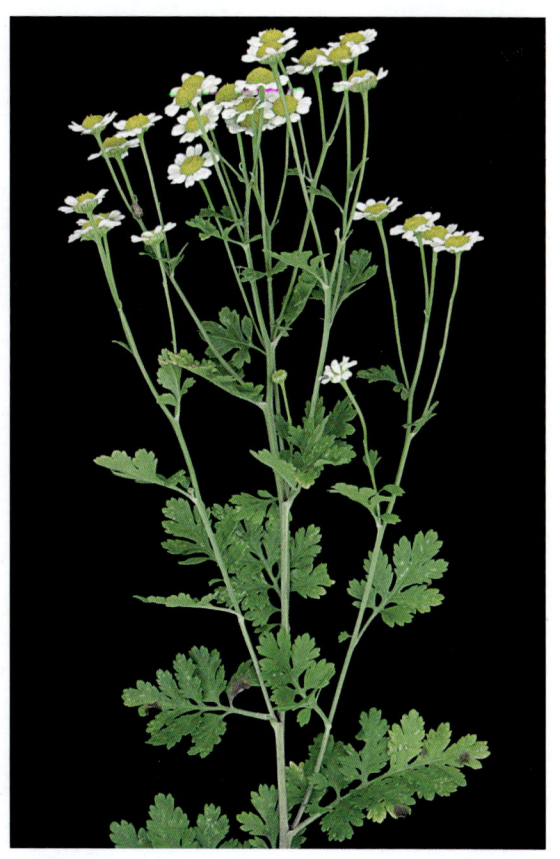

Tanacetum vulgare L.

Sin.: *Chrysanthemum tanacetum* Vis., *Chrysanthemum vulgare* var. *boreale* (Fisch. ex DC.) Makino ex Makino & Nemoto, *Pyrethrum vulgare* (L.) Boiss., *Tanacetum boreale* Fisch. ex DC., *Tanacetum crispum* Steud.

Angiospermae - Asteraceae (Compositae). **Planta estudada:** H. Lorenzi 1.398 (HPL).

catinga-de-mulata, atanásia-das-boticas, anil-bravo, botão-amarelo, erva-contra-vermes, erva-dos-vermes, erva-lombrigueira, palma, tanaceto-comum, tanaceto, tanásia, tasneira

Características gerais - subarbusto perene, ereto, aromático, formando uma pequena touceira, de 0,7 a 1,2 m de altura, nativo de terrenos úmidos da Europa e cultivado no Brasil. Folhas pinatissectas, glabras, de cerca de 25 cm de comprimento. Inflorescências em capítulos dispostos em corimbos terminais, com flores de cor amarela. Multiplica-se por sementes[1,4].

Usos - é cultivado como ornamental no Sul do país. No passado, na Europa era hábito entre os camponeses recolher as plantas inteiras no campo e pendurá-las nos galpões rurais para secar e posteriormente espalhá-las por toda a casa para espantar as moscas, para afugentar as traças e para repelir as pulgas[1]. É, contudo, na medicina caseira que seu emprego é atualmente mais popular, embora sua eficácia e a segurança não tenham sido, ainda, comprovadas cientificamente. São atribuídas às suas preparações caseiras propriedades aromatizante, amargo-tônica, estimulante, anti-helmíntica, emenagoga e abortiva[1,2,3,5]. A infusão de seus capítulos florais, adoçada com muito açúcar é considerada digestiva, enquanto que o bochecho de seu chá é indicado na literatura etnofarmacológica para aliviar a dor de dente[1]. Raramente é usada via oral; apenas para facilitar a menstruação, aliviar náuseas e estimular o apetite, porém mais frequentemente tem uso na forma de supositório para expulsão de vermes em crianças. O banho do seu chá ou a loção preparada com suas flores é usada para o tratamento da sarna[2]. Ensaios biológicos têm demonstrado a existência em suas folhas de propriedade insetífuga, o que é devido à presença de tujona[1,5]. Nos estudos fitoquímicos é referida a presença de óleo essencial como muito tóxico[2] e de composição variável com o quimiotipo estudado[7], um dos quais contém até 70% de tujona, tanacetina e os derivados terpênicos cânfora e borneol[3,6]. Além de sesquiterpenos incomuns, aparecem também entre os compostos fixos a scopoletina e compostos poliacetilênicos de propriedade fotossensibilizante[7]. A administração desta planta não deve ser feita a mulheres grávidas[2,3].

Literatura citada:
1- Boorhem, R.L. et al. 1999. *Reader's Digest - Segredos e Virtudes das Plantas Medicinais*. Reader's Digest Brasil Ltda., Rio de Janeiro, 416 p.
2- Bown, D. 1995. *The Herb Society of America*. Dorling Kindersley Publishing, Inc., New York.
3- Corrêa, A.D.; Siqueira-Batista, R. & Quintas, L.E.M. 1998. *Plantas Medicinais - do cultivo à terapêutica*. 2. ed. Editora Vozes, Petrópolis.
4- Lorenzi, H. & Souza, H.M. 2008. *Plantas Ornamentais no Brasil*. 4ª edição. Instituto Plantarum, Nova Odessa-SP, 1120 p.
5- Mors, W.B. et al. 2000. *Medicinal Plants of Brazil*. Reference Pub., Inc., Algonac, Michigan, 501 p.
6- Wallach, O. 1904. Zur Kenntnis der Terpene und der atherische Olé. 70. Verbindungen der Thujonreihe. *Ann. Chem. 336*: 247-280.
7- Gruenwald, J.; Brendler, T. & Jaenickke, C. (eds.). 2000. *Physicians Desk References (PDR) for herbal medicines*. Med. Econ. Co., New Jersey, 858 p.

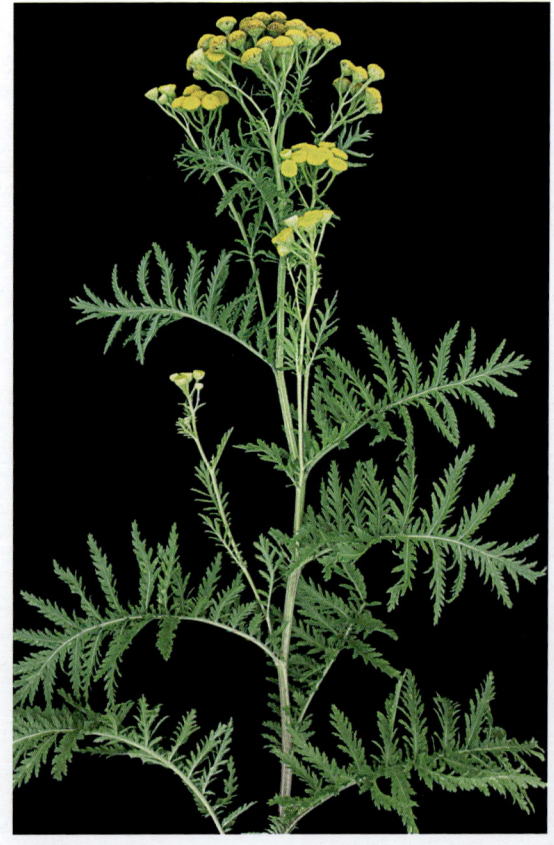

Taraxacum officinale F.H. Wigg.

Sin.: *Leontodon taraxacum* L., *Taraxacum retroflexum* H. Lindb.

Angiospermae - Asteraceae (Compositae). **Planta estudada:** H. Lorenzi 3.414 (HPL).

dente-de-leão, dente-de-leão-dos-jardins, taraxaco, alface-de-cão, salada-de-toupeira, amargosa, amor-dos-homens, chicória-louca, chicória-silvestre

Características gerais - herbácea anual ou perene, acaule, lactescente, com raiz pivotante, de 15-25 cm de altura, nativa da Europa e Ásia. Folhas rosuladas basais, simples, com margens irregulares e profundamente partidas, de 10-20 cm de comprimento. Flores amarelas, reunidas em capítulos grandes sobre haste floral oca de até 25 cm de comprimento. Os frutos são aquênios escuro e finos, contendo em uma das extremidades um chumaço de pelos que facilitam a sua flutuação no vento. Multiplica-se principalmente por sementes[2].

Usos - cresce espontaneamente com muito vigor em solos agrícolas e outras áreas sob distúrbio nas regiões Sul e Sudeste do Brasil durante o inverno e primavera, onde é considerada "planta daninha". Suas folhas são consumidas como salada em algumas regiões. As flores são melíferas. Esta planta é usada na medicina tradicional desde tempos remotos na Europa. No Brasil é considerada diurética potente, sendo empregadas suas folhas, raízes e capítulos florais, para dores reumáticas, diabetes, inapetência, afecções da pele, hepáticas e biliares, prisão de ventre e astenia[1,3,4]. Para distúrbios da função digestiva (estomacal, hepática, biliar, intestinal e prisão de ventre) e como diurético, é recomendado seu extrato alcoólico, preparado amassando-se em pilão 2 colheres (sopa) de raízes e folhas picadas e deixando-se em repouso por 3 dias em 1 xícara (chá) de álcool de cereais a 75%, administrando 1 colher (chá) diluído em um pouco de água antes das principais refeições[3]. Recomenda-se ainda em uso externo para afecções da pele do rosto (pruridos, eczemas, escamações, vermelhidão) e irritação dos olhos, o seu chá, preparado com 1 colher (sopa) de raízes picadas em 1 xícara (chá) de água em fervura por 5 minutos e adicionando-se 1 colher (sobremesa) de mel após esfriar e coar[3]. Na sua composição química destaca-se a presença de óleo-resina, alcaloides (taraxina), taninos, carotenoides, colina, fitoesterol, sais minerais (principalmente potássio) e princípio amargo (taraxicina)[3,4].

Literatura citada:
1- Corrêa, A.D.; Siqueira-Batista, R. & Quintas, L.E.M. 1998. *Plantas Medicinais - do cultivo à terapêutica*. 2. ed. Editora Vozes, Petrópolis.
2- Lorenzi, H. 2008. *Plantas Daninhas do Brasil: terrestres, aquáticas, parasitas e tóxicas*. 4ª edição. Instituto Plantarum, Nova Odessa-SP, 672 p.
3- Panizza, S. 1998. *Plantas que Curam (Cheiro de Mato)*. 3. ed. IBRASA, São Paulo, 280 p.
4- Bown, D. 1995. *The Herb Society of America - Encyclopedia of Herbs & Their Uses*. Dorling Kindersley Publishing, Inc., New York.

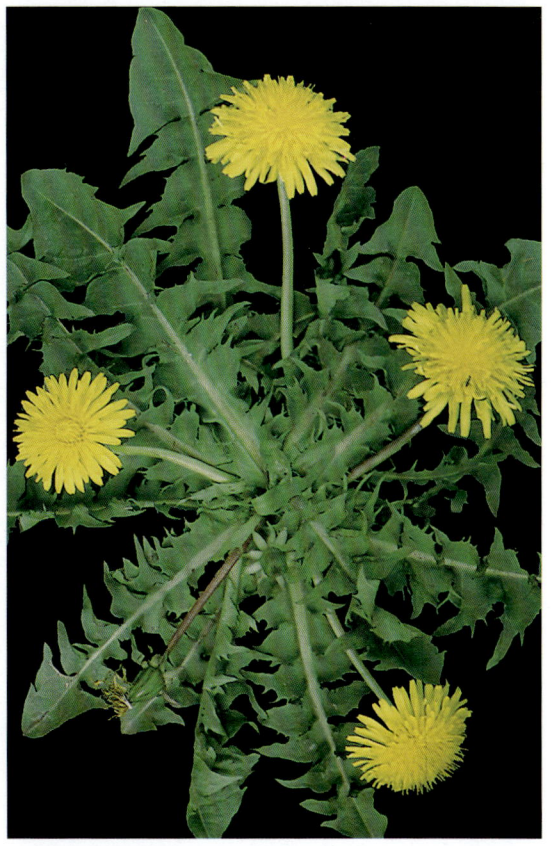

Trixis antimenorrhoea (Schrank) Kuntze

Sin.: *Trixis divaricata* (Kunth) Spreng., *Perdicium divaricatum* Kunth, *Perdicium flexuosum* Kunth

Angiospermae - Asteraceae (Compositae). **Planta estudada:** A. Amaral Jr. 342 (HPL).

selidônia, solodônia, celidônia, carvalhinha, erva-andorinha, erva-de-mulher, guiné, raiz-de-cobra

Características gerais - arbusto perene, de ramos decumbentes, muito ramificado, de 1,5-2,5 m de altura ou de comprimento, nativo de toda a América tropical e encontrado principalmente no Sudeste do Brasil, em formações secundárias (capoeiras) e em áreas abertas como ruderal. Folhas simples, membranáceas, ásperas na face superior e vilosa e de coloração branco-prateada na inferior, de 3-7 cm de comprimento por 1-2 cm de largura. Flores brancas, em capítulos pequenos, dispostos em panículas divaricadas terminais e axilares amplas. Fruto aquênio pequeno, de cor escura. Multiplica-se exclusivamente por sementes.

Usos - planta de crescimento espontâneo ao longo de cercas, em pastagens, beira de estradas e terrenos baldios, chegando a ser considerada, em algumas regiões, planta daninha. Todas as partes desta planta são empregadas na medicina caseira em algumas regiões do país, notadamente no estado de Minas Gerais, onde é considerada emenagoga, anti-inflamatória e antioftálmica[1,4]. Segundo a tradição, são usadas nas práticas caseiras da medicina popular principalmente as raízes, mas também as folhas no tratamento de hemorragias uterinas e nos casos de inflamação nos olhos[2]. Nos casos de distúrbios uterinos são empregados na forma de chá feito por decocção ou de suco das raízes frescas, administrados por via oral[1]. Para o tratamento dos olhos (conjuntivite, lavagem ocular e oftalmia) é indicado o decocto de todas as partes da planta (folhas e hastes novas), em quantidade suficiente para fazer banhos e compressas nos olhos inflamados, 4-5 vezes por dia e, preparado na proporção de 1 xícara (café) deste material picado por litro de água e deixando-se em repouso por 24 horas[3,4]. Estudos com ratos indicaram também forte ação antiulcerogênica de seu extrato hidroalcoólico[4]. Em se tratando de receita da medicina popular sem comprovação científica de sua eficácia e segurança, sua aplicação nos olhos deve obedecer a rigorosos cuidados higiênicos.

Literatura citada:
1- Caribé, J. & Campos, J.M. 1977. *Plantas que Ajudam o Homem*. 5. ed. Cultrix/Pensamento, São Paulo.
2- Mors, W.B.; Rizzini, C.T. & Pereira, N.A. 2000. *Medicinal Plants of Brazil*. Reference Publications, Inc., Algonac, Michigan, 501 p.
3- Rodrigues, V.E.G. & Carvalho, D.A. 2001. *Plantas Medicinais no Domínio dos Cerrados*. Editora UFLA, Lavras-MG, 180 p.
4- Pereira, F.H.; Araújo, C.E.P.; Bela, R.T.; Rodrigues, R.F.O. & Oliveria, F. 2005. Estudo preliminar da propriedade de proteção gástrica do estrato hidroalcoólico evaporado de *Trixis divaricata* Spreng. In: Encontro de Pós Graduação Stricto Sensu, IV, Itatibaia. *Resumos*... Itatiba: Universidade São Francisco.

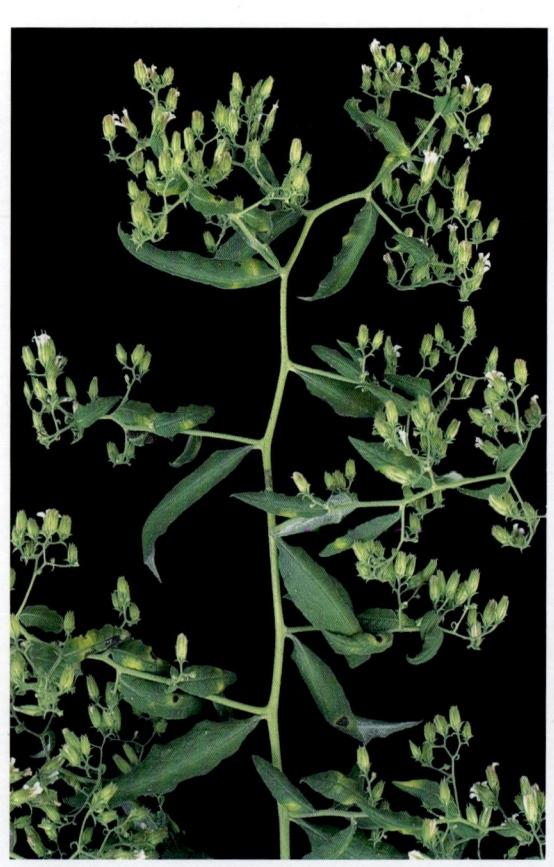

Vernonanthura condensata (Baker) H. Rob

Sin.: *Vernonia condensata* Baker, *Vernonia bahiensis* Toledo, *Vernonia sylvestris* Glaz.

Angiospermae - Asteraceae (Compositae). **Planta estudada:** H. Lorenzi 1.753 (HPL).

boldo, alumã, aloma, aluman, luman, alcachofra, aloma, luman, figatil, boldo-de-goiás, heparém, boldo-chinês, boldo-goiano, boldo-japonês, boldo-baiano, árvore-do-pinguço, cidreira-da-mata

Características gerais - arbusto grande ou arvoreta, pouco ramificada, de ramos quebradiços, de 2-4 m de altura, nativa possivelmente da África tropical e trazida ao Brasil ainda nos tempos coloniais pelos escravos. Folhas simples, inteiras, membranáceas, glabras, de 5-12 cm de comprimento, com sabor amargo seguido de doce quando mastigadas. Flores discretas, de coloração esbranquiçada, reunidas em pequenas panículas terminais e axilares de capítulos alongados. O florescimento é discreto e ocorre no verão. Multiplica-se por estacas[2].

Usos - planta amplamente cultivada em hortas e jardins domésticos de todo o leste e Sudeste do Brasil para uso caseiro de suas folhas no tratamento de várias moléstias, hábito este herdado de nossos escravos que a trouxeram da África para a Bahia. Somente as folhas são utilizadas, cuja colheita pode ser feita em qualquer época do ano, de preferência antes do surgimento da floração. É empregada tradicionalmente para a supressão de gases intestinais, insuficiência hepática e inflamação da vesícula[1,2]. As folhas são usadas em infusão como analgésico, sífiliso e estimulante do apetite, porém principalmente empregadas nos casos de distúrbios do fígado e estômago[1]. Para esses males o seu chá é preparado com uma colher (sopa) de folhas secas picadas em 1 xícara (chá) de água fervente, ministrado na dose de 1 xícara (café) em jejum e antes das principais refeições[2]. Também é indicado o mesmo chá para cole e diarreia alimentar. No caso de cole aguda, insuficiência hepática, gases intestinais, cálculos biliares, inapetência e alta taxa de colesterol no sangue, tem sido recomendada a sua mistura com vinho, preparada com 3 colhcrcs (sopa) de suas folhas em uma garrafa de vinho seco e deixada em maceração durante 5 dias, administrando-a na dose de 1 cálice 30 minutos antes das principais refeições[2]. As propriedades analgésicas e de proteção gástrica já tem comprovação científica[1]. Na sua composição química são documentadas a presença de saponinas, o glicosídeo cardiotônico "vernonina", flavonoides, óleos essenciais e substâncias amargas (lactonas sesquiterpênicas).

Literatura citada:

1- Boorhem, R.L. et al. 1999. *Reader's Digest - Segredos e Virtudes das Plantas Medicinais*. Reader's Digest Brasil Ltda., Rio de Janeiro, 416 p.

2- Panizza, S. 1998. *Plantas que Curam (Cheiro de Mato)*. 3. ed. IBRASA, São Paulo, 280 p.

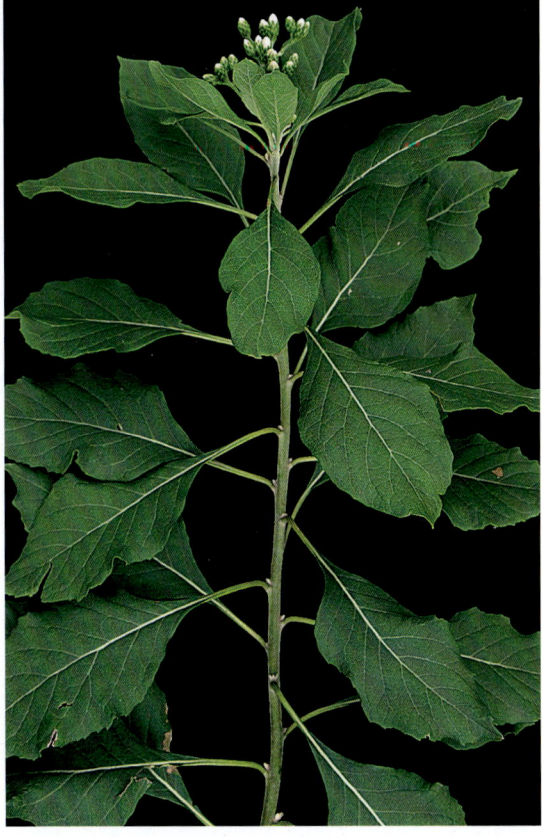

Vernonanthura phosphorica (Vell.) H. Rob.

Sin.: *Vernonia polyanthes* Less., *Eupatorium polyanthes* Spreng., *Vernonia psittacorum* DC., *Vernonia corcovadensis* Gardner, *Chrysocoma phosphorica* Vell.

Angiospermae - Asteraceae (Compositae). **Planta estudada:** H. Lorenzi 3.448 (HPL).

assa-peixe, chamarrita, assa-peixe-branco, cambará-guaçu, cambará-açu, cambará-branco

Características gerais - arbusto grande ou arvoreta, perene, ereta, pouco ramificada, rizomatosa, de caules pubescentes de coloração acinzentada, com 1-3 m de altura, nativo da Bahia e Minas Gerais até Santa Catarina, principalmente na orla Atlântica. Folhas simples, ásperas ao tato, de coloração levemente mais clara na face inferior, de 10-24 cm de comprimento. Flores esbranquiçadas, melíferas, reunidas em capítulos pequenos dispostos em panículas terminais. O florescimento ocorre no início do inverno, ocasião em que as plantas começam a fenecer para rebrotar novamente na primavera. Multiplica-se principalmente por sementes[2]. Ocorrem no país outras espécies desse gênero com características semelhantes: *Vernonia ferruginea* Less. e *Vernonia tweediana* Baker.

Usos - planta amplamente distribuída, principalmente em áreas abertas como beira de estradas, pastagens e terrenos baldios, onde é útil para apicultores e indesejável para pecuaristas. Suas folhas e raízes, em decocção ou infusão, são empregadas na medicina caseira em algumas regiões do país, onde são consideradas diuréticas, balsâmicas e antirreumáticas, usadas nos casos de, bronquites e tosses persistentes[1]. A infusão das raízes é indicada como diurético e para o tratamento de hemoptises e abscessos internos[1]. Para eliminar cálculos renais como diurético é indicado o chá, preparado com 3 colheres (sopa) de folhas frescas picadas em 1 litro de água em fervura e ingerido à vontade durante o dia até às 17:00 h[3]. O seu chá, preparado adicionando-se água fervente em 1 xícara (chá) contendo 1 colher (sopa) de suas folhas picadas, é indicado para tosses noturnas, e bronquite, na dose de 1 xícara (chá) uma a três vezes ao dia[3]. É também indicada em uso externo para afecções da pele, dores musculares e reumatismo na forma de compressas, preparadas amassando-se em pilão 3 colheres (sopa) de folhas frescas picadas e aplicadas sobre a área afetada duas vezes ao dia durante 2 horas de cada vez[3]. Análises fitoquímicas de seus tecidos tem revelado a presença de alcaloides, glicosídeos, flavonoides e óleos essenciais[3].

Literatura citada:
1- Boorhem, R.L. et al. 1999. *Reader's Digest - Segredos e Virtudes das Plantas Medicinais*. Reader's Digest Brasil Ltda., Rio de Janeiro, 416 p.
2- Lorenzi, H. 2008. *Plantas Daninhas do Brasil: terrestres, aquáticas, parasitas e tóxicas*. 4ª edição. Instituto Plantarum, Nova Odessa-SP, 672 p.
3- Panizza, S. 1998. *Plantas que Curam (Cheiro de Mato)*. 3. ed. IBRASA, São Paulo, 280 p.

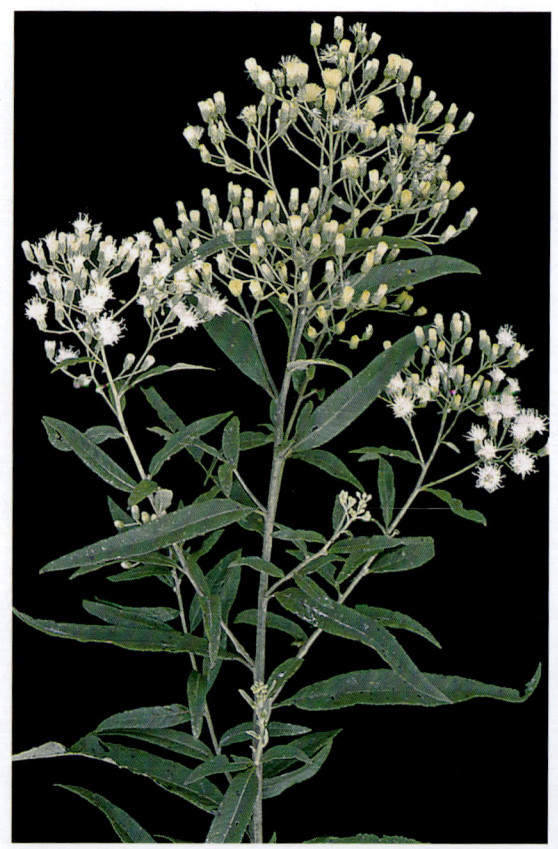

Berberis laurina Billb.
Angiospermae - Berberidaceae. **Planta estudada:** E.R. Salviani 294 (HPL).

são-joão, espinho-de-são-joão, berberis, berberis-da-terra, quina-cruzeiro, raiz-de-são-joão, uva-de-espinho, uva-espim-do-brasil

Características gerais - arbusto perene, ereto, espinhento, de 2 a 3 m de altura, nativo desde o sul de MG até o RS, em regiões de altitude (Planalto Meridional), principalmente na mata de pinhais. Folhas simples, fasciculadas, coriáceas, de 2-7 cm de comprimento, com espinhos tripartidos, afixados na base do fascículo. Inflorescências racemosas, pendentes, de 9-11 cm de comprimento, com flores amarelas. Os frutos são bagas oblongas, de cor preta com revestimento ceroso, de 5 a 7 mm de comprimento, com 1-3 sementes. Multiplica-se por sementes[6].

Usos - seus frutos são comestíveis e a planta apresenta potencial para uso paisagístico. As raízes são usadas na indústria de corantes. A planta é usada na medicina caseira do Sul do país. Na literatura etnofarmacológica é possível encontrar a recomendação do uso de seu cozimento a 20% para o tratamento de queimaduras e eczemas na forma de compressas, devendo-se evitar seu uso interno. As folhas são adstringentes e usadas em gargarejos para o tratamento de males da boca e garganta e, apesar de conter um princípio prejudicial ao baço[5], o chá é empregado contra a malária[7]. Os frutos são também adstringentes e considerados pela medicina popular como úteis contra o escorbuto e para aliviar os sintomas de queimaduras e eczemas pelo uso de seu decocto[7]. Tem sido sugerido seu uso como substituto do rizoma de *Hydrastis canadensis*, droga oficial usada como medicação para parar hemorragia uterina, por causa da presença em suas raízes dos dois principais alcaloides isoquinolínicos desta droga: a berberina e a hidrastina[8]. O teor de berberina alcança a concentração de até 2,5%[2], mas o conteúdo de hidrastina é baixo[3]. Outros alcaloides também já foram isolados em novas análises químicas[1,4].

Literatura citada:
1- Falco, M.R. et al. 1968. Two new alkaloids from *Berberis laurina* Billb. *Tetrahedron Lett.* 16: 1953-1959.

2- Gurgel, L.; Costa, O.A. & Dias da Silva, R. 1934. *Berberis laurina* (Billb.) Thunb., Berberidácea. Estudo anatômico, histológico e químico. *Bol. Assoc. Br. Farm.* 15: 11-20.

3- Janot, M.M. & Goutarel, R. 1941. Une falsification ou possible succédane du rhizome de l'*Hydrastis canadensis* L.: la Racine de *Berberis laurina* Billb. Ou Racine de St. Jean. *Bull. Sci. Pharmacol.* 48: 215-224.

4- Liberalli, C.H. & Sharovski, C.A. 1958. Os alcaloides de *Berberis laurina* (Billb.) Thunb. (Raiz de São João). *An. Fac. Farm. Odont. Univ. São Paulo* 15: 135-158.

5- Lombardo, A. et al. (sem data). Plantas de la Medicina Vulgar del Uruguay. Talleres Gráficos Cerrito, Montevidéu, 141 p.

6- Mattos, J. R. 1967. Berberidáceas. In: Reitz, R. (ed.). *Flora Ilustrada Catarinense*. Itajaí.

7- Mors, W.B.; Rizzini, C.T. & Pereira, N.A. 2000. Medicinal Plants of Brazil. Reference Publications, Inc., Algonac, Michigan, 501 p.

8- Stelfeld, C. 1934. Um sucedâneo de *Hydrastis canadensis*. *Tribuna Farm.* 2: 142-143.

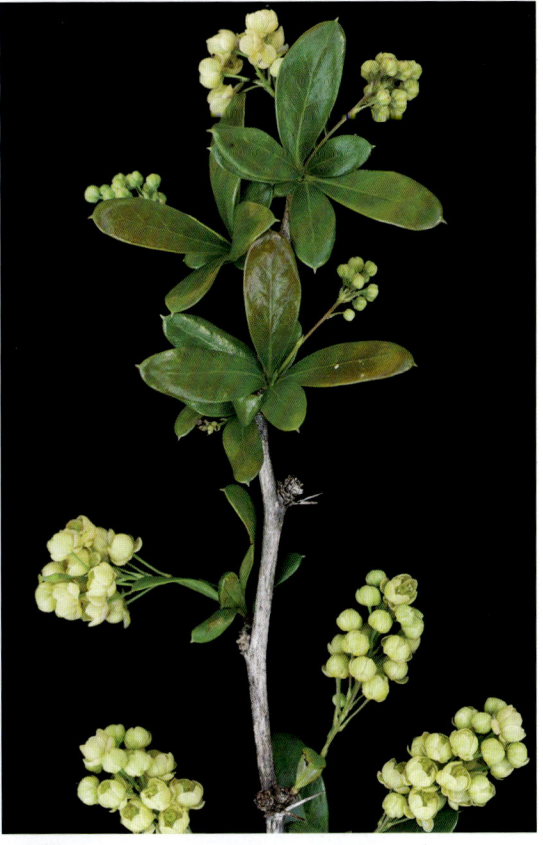

Anemopaegma arvense (Vell.) Stellf. ex de Souza
Angiospermae - Bignoniaceae. **Planta estudada:** E.R. Salviani 992 (HPL).

alecrim-do-campo, catuaba, catuaba-verdadeira, catuabinha, catuíba, catuaba-pau, caramuru, tatuaba, piratançara, piratancará, marapuama, verga-teso, vergonteza, pau-de-resposta

Características gerais - arbusto perene, decíduo, ereto, pouco ramificado e com xilopódio desenvolvido de cor clara, com hastes pubescentes, de 30-40 cm de altura, nativo dos cerrados do Brasil Central. Folhas compostas trifolioladas, com folíolos rígido-coriáceos, de cor mais clara na face inferior, de 10-20 cm de comprimento. Flores grandes, campanuladas, brancas ou amareladas, solitárias, dispostas nas axilas do ápice do caule. Os frutos são cápsulas (lomento) deiscentes, achatadas, de cor cinza, com poucas sementes membranáceas esbranquiçadas. Multiplica-se apenas por sementes [4]. No Nordeste é empregado, com o mesmo nome e para o mesmo fim, uma outra espécie deste gênero: *Anemopaegma glaucum* Mart. ex DC. Na Floresta Nacional do Araripe, ocorre outra espécie, porém de família distinta, que recebe também o mesmo nome popular de "catuaba" ou "catuaba-cipó"; trata-se de *Secondatia floribunda* A. DC.[5], da família Apocynaceae.

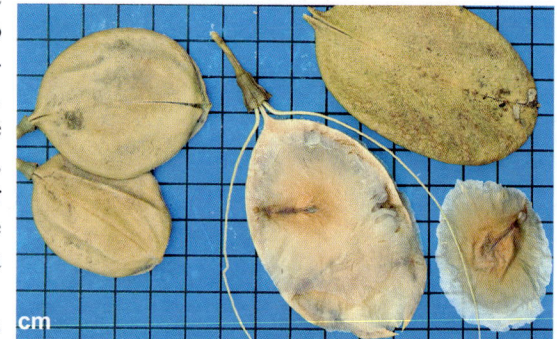

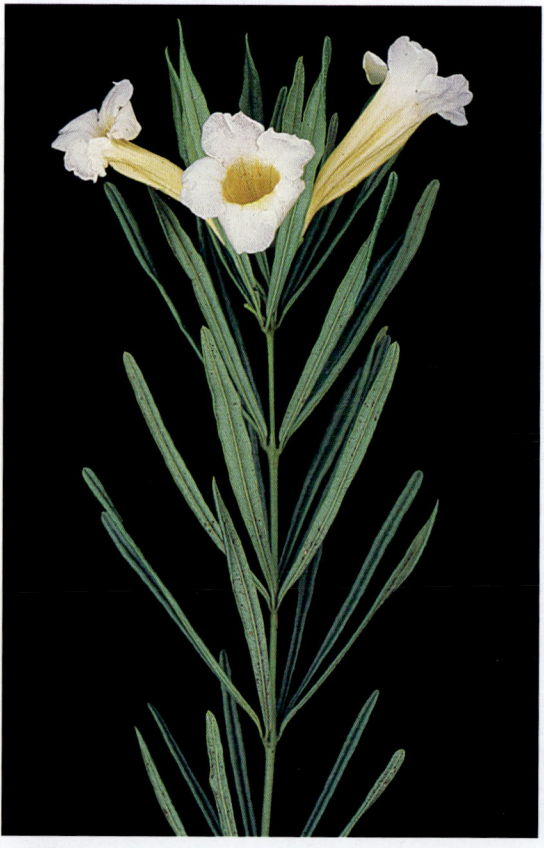

Usos - é empregado com fins medicinais em todas as regiões de cerrado, sendo particularmente popular por sua dita "ação afrodisíaca". É considerado tônico poderoso e energético estimulante do sistema nervoso[1]. Utilizado também contra insônia, neurastenia, nervosismo, hipocondria, falta de memória e para convalescença de doenças graves[1]. As cascas do caule e do xilopódio são empregadas nos quadros de astenia, ansiedade, bronquite crônica e asma brônquica na forma de chá, preparado com 20 g deste material picado fervido durante meia hora[2,4]. As raízes são usadas nas preparações afrodisíacas, indicadas contra impotência sexual, que são feitas misturando-se cerca de 20 gramas da raiz bem picada em uma garrafa de vinho, deixando-se a mistura em maceração durante uma semana; este vinho de catuaba é tomado na dose de um cálice durante as principais refeições[3,4]. Doses excessivas podem causar midríase, por causa de sua atividade muscarínica, ou taquicardia acompanhada ou não de arritmia cardíaca, resultante do estímulo adrenérgico[2]. Não deve ser ministrado a recém-nascidos, crianças pequenas nem a gestantes; no caso de portadores de glaucoma deve-se conferir a pressão ocular e evitar o uso contínuo dessa planta, pois ela pode aumentar o glaucoma; pacientes com pré-excitação ventricular, como no caso da síndrome Wolff-Parkinson-White, podem desenvolver taquicardia; pessoas sensíveis podem desenvolver cefaleia por causa da substância ioimbina[6]. A infusão das raízes espessada com açúcar para formar um xarope é usada como medicação peitoral e antissifilítica[3]. Na sua composição são encontradas substâncias amargas (catuabina) e aromáticas, resinas, lipídios e taninos; contém também um alcaloide (semelhante à atropina e à ioimbina)[2,4,5]. O amplo emprego desta planta nas práticas caseiras da medicina popular e no hábito do povo são motivos suficientes para sua escolha como tema de estudos químicos, farmacológicos e clínicos, visando sua validação como medicamento eficaz e seguro.

Literatura citada:
1- Alzugaray, D. & Alzugaray, C. 1996. *Plantas que Curam*. Editora Três, São Paulo, 2 v.
2- Anderson, D.C.; Siqueira Batista, R. & Quintas, L.E.M. 1998. *Plantas Medicinais - do cultivo à terapêutica*. 2. ed. Editora Vozes, Petrópolis.
3- Mors, W.B.; Rizzini, C.T. & Pereira, N.A. 2000. Medicinal Plants of Brazil. Reference Publications, Inc., Algonac, Michigan, 501 p.
4- Vieira, L.S. 1992. *Fitoterapia da Amazônia - Manual de Plantas Medicinais*. 2. ed. Editora Agronômica Ceres, São Paulo, 350 p.
5- Ducke, A. 1959. Estudos botânicos no Ceará. *Anais da Academia Brasileira de Ciências 21*(2): 211-308, Rio de Janeiro.
6- *Anenopaegma arvense* (Vell.) Stellfeld ex de Souza - Catuaba. Conteúdo informativo registrado e publicado no web site: www.plantamed.com.br

Anemopaegma arvense (Vell.) Stellf. ex de Souza
Vista geral de uma touceira (planta superbrotada pela ocorrência de fogo todos os anos) em seu habitat natural na vegetação de cerrado aberto do Distrito Federal, onde é bastante frequente em terrenos bem drenados.

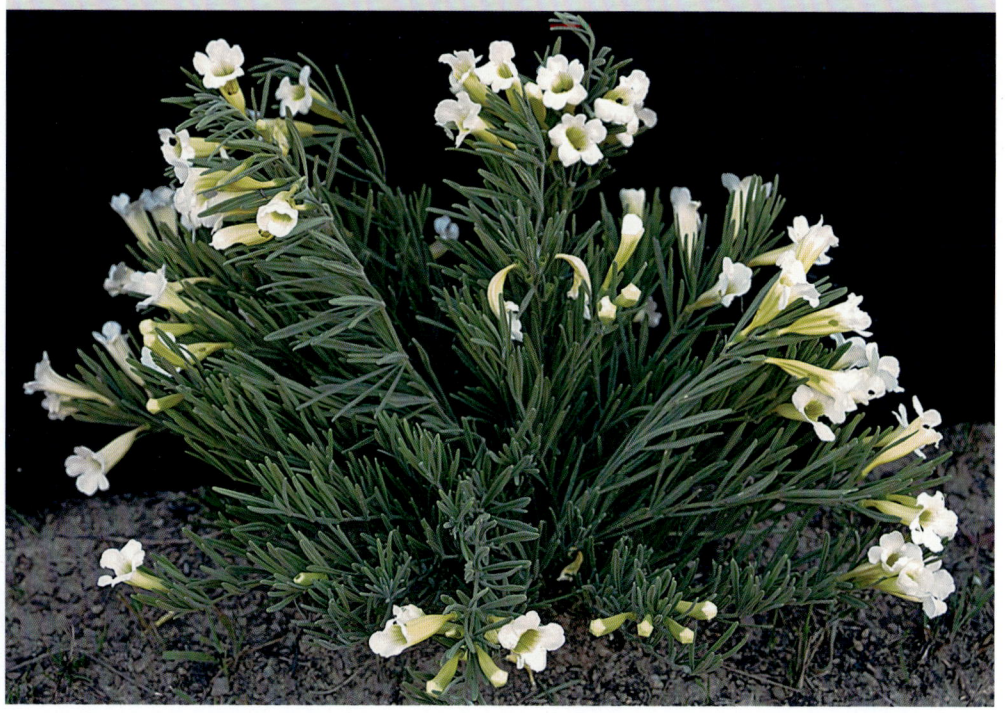

Crescentia cujete L.

Sin.: *Crescentia acuminata* Kunth, *Crescentia arborea* Raf., *Crescentia cujete* var. *puberula* Bureau & K. Schum., *Crescentia cuneifolia* Gardner, *Crescentia fasciculata* Miers, *Crescentia plectantha* Miers, *Crescentia spathulata* Miers

Angiospermae - Bignoniaceae. **Planta estudada:** H. Lorenzi 1.711 (HPL)

cuieira, cuieté, cuia, coité

Características gerais - árvore de 4 a 6 m, dotada de copa larga e baixa, de ramos tortuosos e um tanto pendentes, com tronco curto de 20 a 30 cm de diâmetro, nativa da América tropical incluindo possivelmente também a Amazônia brasileira. Folhas simples, alternas, subcoriáceas, concentradas no ápice dos ramos, de 5-11 cm de comprimento. Flores solitárias, caulinares, curto pedunculadas, de cor amarelo-esverdeada com estrias violáceas. Os frutos são bagas perfeitamente globosas, de casca dura e lisa, de cor verde-amarelada, com 15 a 22 cm de diâmetro, contendo polpa esbranquiçada, suculenta, amarga e corrosiva antes de amadurecer, com sementes achatadas de cor amarelada[6]. Nativa desde a Flórida na América do Norte até o Rio de Janeiro na América do Sul[7].

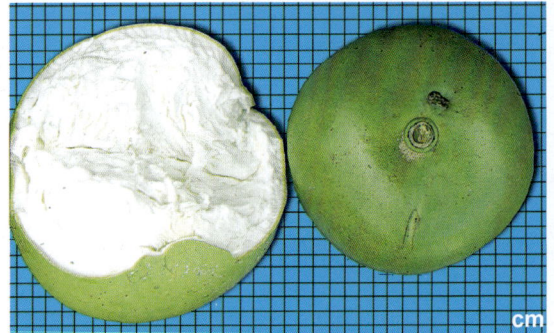

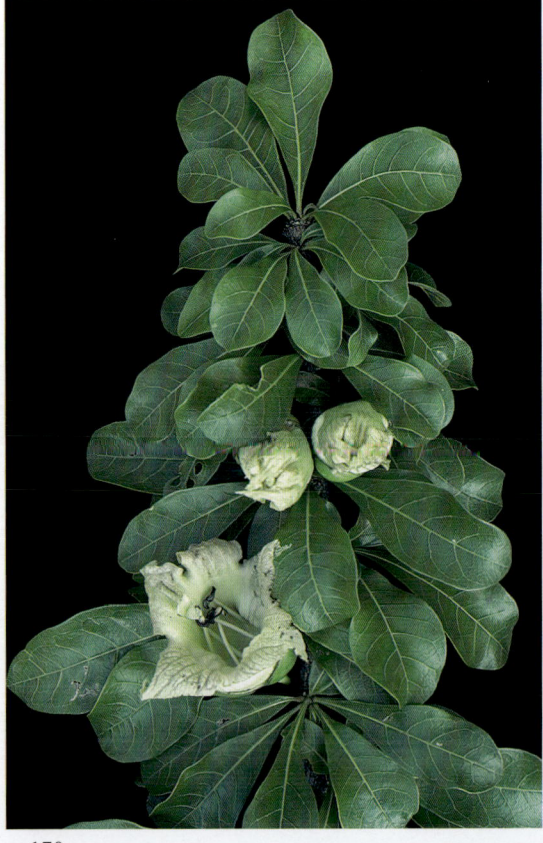

Usos - os frutos são amplamente empregados na região Amazônica e no Nordeste para a confecção de recipientes e utensílios domésticos como a cuia usada no interior para banhar-se, por isso, dela advém a corriqueira expressão "banho-de-cuia". Por este aspecto utilitário é cultivada nos terreiros das casas dos sertanejos. A literatura etnobotânica refere também seu uso na medicina caseira, principalmente na região Amazônica. O extrato da casca ou o seu decocto é indicado contra a hidropisia e enterite membranosa[3]. A polpa dos frutos verdes é usada contra hidrocele e, a sua transformação em xarope com açúcar resulta num remédio considerado purgativo, expectorante e antipirético, usado para o tratamento de afecções respiratórias e anemia por deficiência de ferro[3,6], enquanto a do fruto maduro se usada por via oral é considerada abortiva, mas serve como medicação para estimular a expulsão da placenta após o parto[3,6]. Externamente é empregada na forma de cataplasma como emoliente e para fazer passar a dor de cabeça, sendo recomendada também para o tratamento da erisipela e de outras moléstias da pele. Em uso interno as folhas, na forma de chá, são consideradas diuréticas[3], no entanto nas Guianas a mesma preparação é empregada como colagoga, e o suco da polpa dos frutos jovens é indicado contra diarreia e outros problemas intestinais e, na forma de decocto, como purgativo[2]. Na Amazônia Ocidental, porém, suas folhas são mastigadas para debelar a dor de dente[4]. Um ensaio de avaliação de atividade antimicrobiana com polpa dos frutos revelou essa ação, principalmente contra *Bacillus subtilis* e *Staphylococcus aureus*.[5]

Quanto a seus constituintes químicos há, na literatura, registro da presença de 20% de óleo constituído em mais de 50% por glicerídeos do ácido oleico[1].

Crescentia cujete L.
Sementes e exemplar adulto encontrado na região Amazônica, onde é amplamente cultivado por indígenas há séculos, o que nos faz suspeitar que seja realmente nativo dessa região.

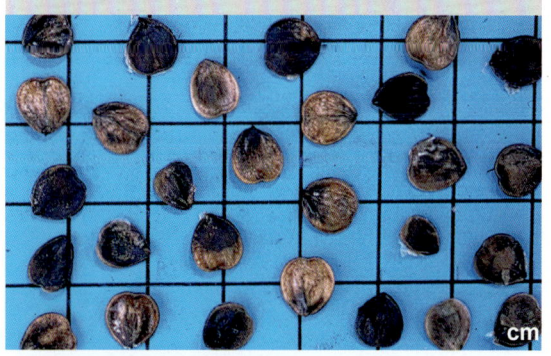

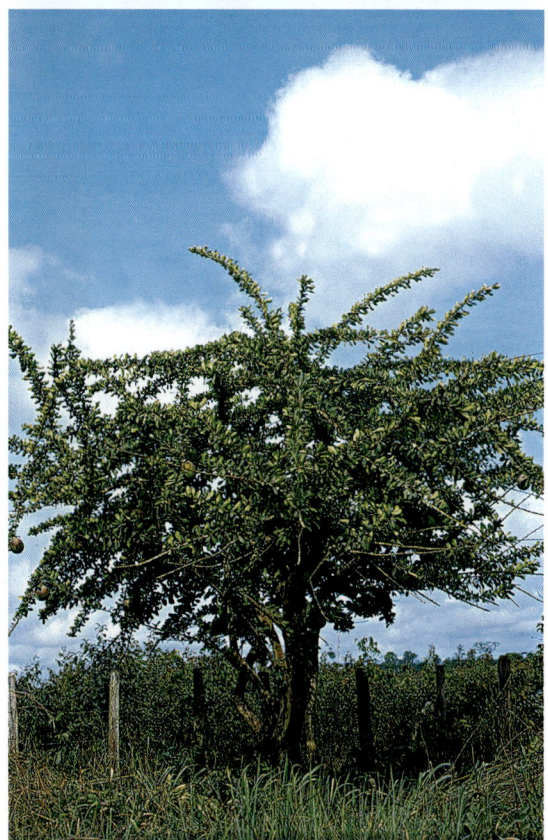

Literatura citada:

1- Badami, R.C. & Shanbhag, M.R. 1975. Minor seed oils. VIII: Examination of seed oils rich in unsaturated acids. *Journal of the Oil Technologists Assoc. of India* 7 (3): 78-79.

2- Grenand, P.; Moretti, C. & Jacquemin, H. 1987. *Pharmacopées Traditionnelles en Guyane: Créoles, Palikur, Wayãpi*. Editorial l'ORSTOM, Paris, France, Coll. Mem. No. 108.

3- Mors, W.B.; Rizzini, C.T. & Pereira, N.A. 2000. *Medicinal Plants of Brazil*. Reference Publications, Inc., Algonac, Michigan, 501 p.

4- Schultes, R.E. & Raffauf, R. F. 1990. *The healing forest - medicinal and toxic plants of the Northwest Amazonia*. Dioscorides Press, Portland, OR, 484 p.

5- Verpoorte, R.; Tjin, A.T.; van Doorne, H. & Svendson, A.B. 1982. Medicinal plants of Suriname. I. Antimicrobial activity of some medicinal plants. *J. Ethnopharmacol.* 5: 221-226.

6- Vieira, L.S. 1992. *Fitoterapia da Amazônia - Manual de Plantas Medicinais*. 2. ed. Editora Agronômica Ceres, São Paulo, 350 p.

9- Braga, R.A. 1976. *Plantas do Nordeste, especialmente do Ceará*. 3. ed. Vol. XLII. Coleção Mossoroense, Mossoró, 540 p.

10- Lorenzi, H. 2002. *Árvores Brasileiras: manual de identificação e cultivo de plantas arbóreas nativas do Brasil*. 4ª edição. Vol. I. Instituto Plantarum, Nova Odessa-SP, 384 p.

Dolichandra unguis-cati (L.) L.G. Lohmann

Sin.: *Macfadyena unguis-cati* (L.) A.H. Gentry, *Bignonia unguis-cati* L., *Bignonia exoleta* Vell., *Bignonia acutistipula* Schltdl., *Bignonia californica* Brandegee, *Bignonia dasyonix* S.F. Blake, *Doxantha ungis-cati* (L.) Miers ex Rehder, *Bignonia gracilis* G. Lodd., *Bignonia inflata* Griseb., *Bignonia lanuginosa* Hemsl., *Bignonia pseudounguis* Desf., *Bignonia rodigasiana* L. Linden, *Bignonia tweediana* Lindl., *Bignonia unguis-cati* var. *exoleta* (Vell.) Sprague, *Bignonia unguis-cati* var. *guatemalensis* K. Schum. & Loes., *Bignonia unguis-cati* var. *serrata* Bureau & K. Schum., *Doxantha acutistipula* (Schltdl.) Miers, *Doxantha adunca* Miers, *Doxantha dasyonyx (*S.F. Blake) S.F. Blake, *Doxantha exoleta* (Vell.) Miers, *Doxantha unguis-cati* var. *dasyonix* (S.F. Blake) Seibert, *Doxantha unguis-cati* var. *exoleta* (Vell.) Fabris, *Microbignonia auristellae* Kraenzl.

Angiospermae - Bignoniaceae. **Planta estudada:** H. Lorenzi 3.347 (HPL).

unha-de-gato, cipó-de-gato, andirapoampé, erva-de-morcego, erva-de-são-domingos, unha-de--morcego, mão-de-calango, andirapuampé

Características gerais - trepadeira perene, vigorosa, caducifólia, de base lenhosa, com ramos terminais pendentes, dotados de ganchos aderentes semelhantes à "unha--de-gato" utilizados pela planta para se fixar em árvores e obstáculos, nativa de norte a sul do Brasil. Raízes providas de tubérculos ou batatas destinados ao armazenamento de alimentos (ver foto ao lado). Folhas simples ou compostas, bi ou trifolioladas, subcoriáceas, quase glabras, cada folíolo com 8-14 cm de comprimento. Flores tubulosas de cor amarelo-ouro, formadas no final do inverno antes do surgimento da nova folhagem, proporcionando um belo espetáculo sobre árvores e cercas a pleno sol. Os frutos são cápsulas achatadas de mais de 30 cm de comprimento. Multiplica-se principalmente por sementes[3].

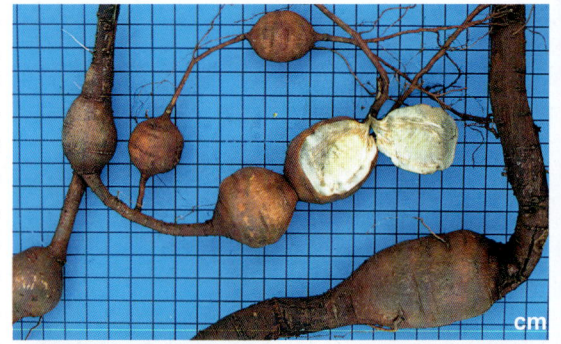

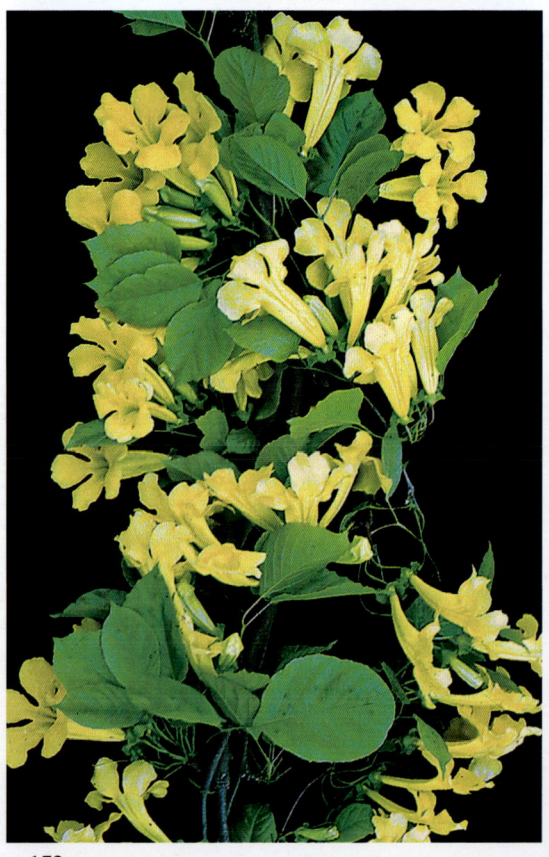

Usos - é uma trepadeira florífera e ornamental muito cultivada no Sul do país sobre cercas e pérgolas. Suas folhas e tubérculos são empregados na medicina caseira em algumas regiões do país, com base na tradição de origem indígena. Embora sem justificativa científica quanto a sua eficácia e segurança terapêuticas, suas folhas são utilizadas contra picadura de cobra, para diarreia, febre, reumatismo, inflamação intestinal e para induzir a diurese. O extrato aquoso é indicado contra doenças venéreas e malária[4]. A tribo Wayãpi das Guianas utiliza a planta inteira em chá por decocção como febrífuga em aplicações externas na forma de banho[2]. Já os índios da tribo Palikur das Guianas empregam tanto a planta inteira como as folhas e raízes associadas à casca do ipê (*Tabebuia* spp.), também na forma de decocção adoçada com mel, contra a tosse[2]. Na região Sudeste é afamado o emprego dos seus tubérculos ou nódulos radiculares para o tratamento da hepatite. Num estudo fitoquímico com esta planta, isolou-se de suas raízes dois glicosídeos do ácido quinóvico, sendo a parte osídica constituída de frutose e glucose, respectivamente[1]. A amplitude do emprego desta planta nas práticas caseiras da medicina popular é motivo suficiente para sua escolha como tema de estudos químicos, farmacológicos e clínicos visando sua validação como medicamento eficaz e seguro.

Literatura citada:
1- Ferrari, F.; Cornélio, I.K. de.; Delle Monache, F & Marini-Bettòlo, G.B. 1981. Quinovic acid glycosides from roots of *Macfadyena ungüis-cati*. *Planta Medica 43*: 24-27.
2- Grenand, P.; Moretti, C. & Jacquemin, H. 1987. *Pharmacopées Traditionnelles en Guyane: Créoles, Palikur, Wayãpi*. Editorial l'ORSTOM, Paris, France, Coll. Mem. No. 108.
3- Lorenzi, H. & Souza, H.M. 2008. *Plantas Ornamentais no Brasil: arbustivas, herbáceas e trepadeiras*. 4ª edição. Instituto Plantarum, Nova Odessa-SP, 1120 p.
4- Mors, W.B.; Rizzini, C.T. & Pereira, N.A. 2000. *Medicinal Plants of Brazil*. Reference Publications, Inc., Algonac, Michigan, 501 p.

Dolichandra unguis-cati (L.) L.G. Lohmann (**Sin.:** *Macfadyena unguis-cati* (L.) A.H. Gentry)
Exemplar em plena floração, encontrado no estado nativo no interior do estado de São Paulo, cobrindo totalmente uma árvore.

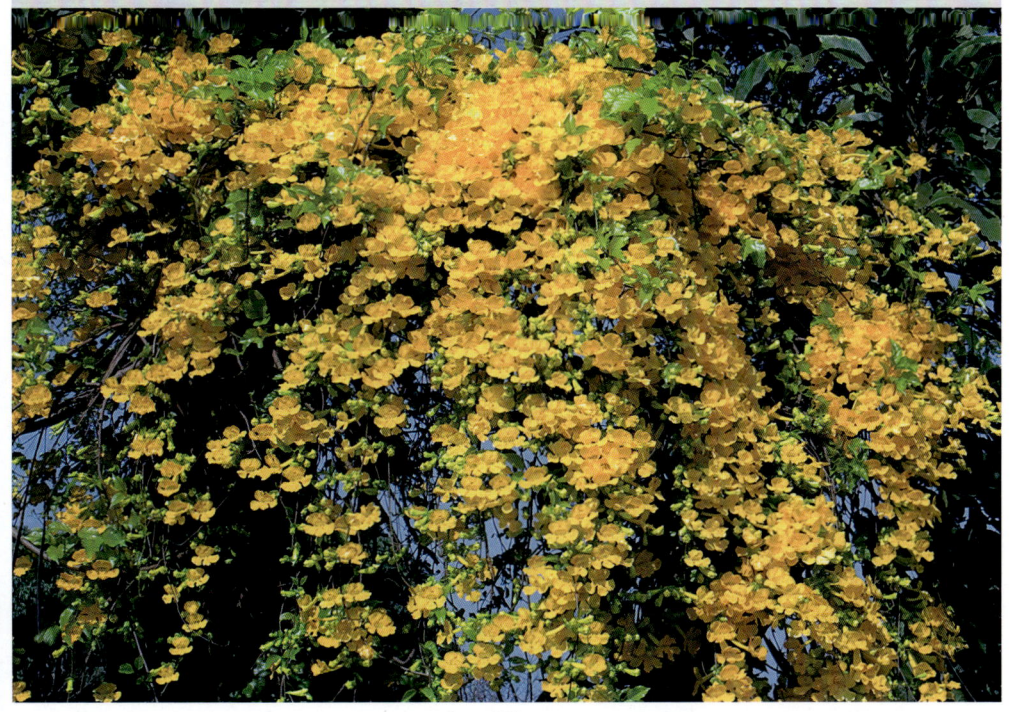

Fridericia chica (Humb. & Bonpl.) L.G. Lohmann

Sin.: *Arrabidaea chica* (Humb. & Bonpl.) B. Verl., *Bignonia chica* Humb. & Bonpl., *Bignonia cuprea* Cham., *Arrabidaea rosea* DC., *Adenocalymna portoricensis* A. Stahl, *Arrabidaea larensis* Pittier, *Lundia chica* (Humb. & Bonpl.) Seem.

Angiospermae - Bignoniaceae. **Planta estudada:** H. Lorenzi 3.441 (HPL).

**crajiru, carajiru, carajuru, chica, pariri, cajiru, cipó-cruz, coapiranga, guagiru, guarajuru-
-piranga, oajuru, pariri-piranga**

Características gerais - arbusto de ramos escandentes, nativo de quase todo o Brasil. Folhas compostas bi ou trifolioladas, de folíolos oblongo-lanceolados, cartáceos, de 8-13 cm de comprimento. Flores campanuladas de cor róseo-lilacina, dispostas em panículas terminais. Os frutos são cápsulas deiscentes[5]. No Sul do Brasil ocorre a variedade *cuprea*, que possui folíolos estreitos e longos, sendo talvez a mais cultivada para uso medicinal.

Usos - planta trepadeira com atributos ornamentais é amplamente utilizada na medicina caseira, principalmente na região Amazônica, apesar de ocorrer em estado nativo também no Sudeste e Sul do Brasil. É considerada anti-inflamatória, antimicrobiana e vulnerária[1]. As folhas frescas na forma de decocto são empregadas para tingir as fibras de uma palmeira amazônica (*Astrocaryum chambira*) usada para fazer tatuagem. Este corante é também usado pelos indígenas da Amazônia para limpeza de feridas crônicas e para o tratamento de doenças de pele como micoses e herpes[1,2]. O chá de suas folhas é utilizado na medicina tradicional como adstringente e empregado para espasmos intestinais, diarreia sanguinolenta, leucemia, lavagem de feridas, icterícia, anemia, albuminúria, psoríase e enterocolite[2,4,6]. Para a maioria dos males citados o chá deve ser preparado com 10 g de folhas por litro de água; já para psoríase (moléstia da pele caracterizada por papilas escamosas) o chá deve ser mais concentrado (20 g/l) e bebido de 3-4 xícaras por dia, além de ser aplicado e massageado sobre o couro cabeludo duas vezes ao dia[4]. O corante de melhor qualidade é obtido pela fermentação de suas folhas. Este se precipita como um sólido vermelho que contém dois flavonoides de estrutura quinônica denominados de "carajurina" e "carajurona"[3]. Também são encontrados na composição desta planta os compostos ativos ácido anísico, taninos, ferro assimilável e cianocobalamina[4,5].

Literatura citada:
1- Taylor, L. 1998. *Herbal secrets of the Rainforest*. Prima Health Publishing, Rocklin, CA, 315 p.
2- Mors, W.B.; Rizzini, C.T. & Pereira, N.A. 2000. *Medicinal Plants of Brazil*. Reference Publications, Inc., Algonac, Michigan, 501 p.
3- Chapman, E.; Perkin, A.G. & Robinson, R. 1927. The coloring matter of carajura. *J. Chem. Soc.* (London): 3015-3041.
4- Vieira, L.S. & Albuquerque, J.M. 1998. *Fitoterapia Tropical - Manual de Plantas Medicinais*. FCAP - Serviço de Documentação e Informação, Belém.
5- Albuquerque, J.M. 1989. *Plantas Medicinais de Uso Popular*. ABEAS, Brasília,
6- Vieira, L.S. 1992. *Fitoterapia da Amazônia - Manual de Plantas Medicinais*. 2. ed. Editora Agronômica Ceres, São Paulo, 350 p.

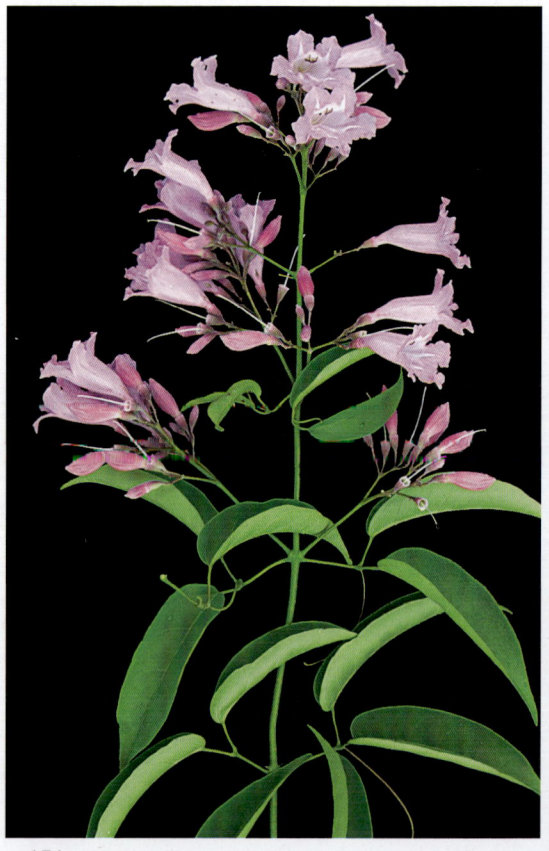

Handroanthus impetiginosus (Mart. ex DC.) Mattos

Sin.: *Tabebuia impetiginosa* (Mart. ex DC.) Standl., *Tecoma impetiginosa* Mart. ex DC.

Angiospermae - Bignoniaceae. **Planta estudada:** R. Tsuji 2663 (HPL).

ipê-roxo-de-bola, ipê-cavatã, ipê-comum, ipê-preto, ipê-rosa, ipê-roxo, lapacho, pau-d'arco-rosa, pau-d'arco-roxo

Características gerais - árvore de porte mediano com 20 a 35 m altura, de tronco grosso com 30 a 60 cm de diâmetro. Folhas compostas digitadas de 5 folíolos quase glabros, medindo 5 a 15 cm de comprimento por 3 a 4 cm de largura. Flores vermelho-arroxeadas cobrindo quase toda a planta que fica completamente sem folhas durante floração. É nativa da América, ocorrendo em todo Brasil desde o Amazonas até o Rio Grande do Sul e ao norte da Argentina[1]. As espécies afins: *Handroanthus avellanedae* (Lorentz ex Griseb) Mattos (sin.: *Tabebuia avellanedae* Lorentz ex Griseb.) (foto na próxima página) típica da bacia do Paraná, *Handroanthus heptaphyllus* Mattos [Sin.: *Tabebuia heptaphylla* (Vell.) Toledo] desde São Paulo até o estado da Bahia, além de *Handroanthus serratifolius* (Vahl) S.O. Grose [Sin.: *Tabebuia serratifolia* (Vahl) Nichol.] da Amazônia e da Mata Atlântica do sul da Bahia e norte do Espírito Santo, possuem características, propriedades e usos similares[4,6].

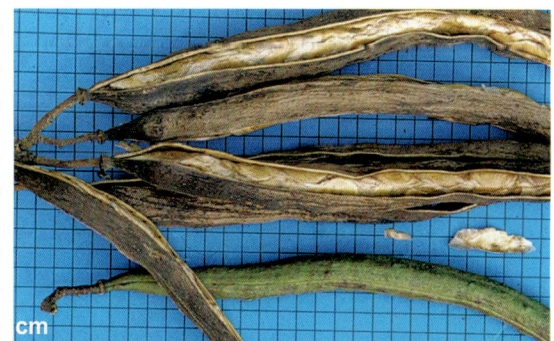

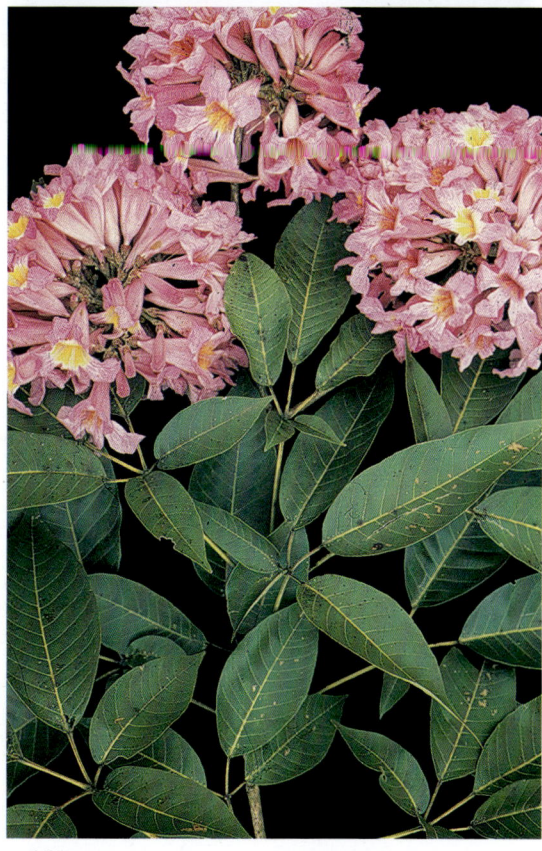

Usos - sua madeira dura, pesada e muito resistente é apropriada para obras externas, vigas, assoalhos, etc.[1,2]. A literatura etnobotânica cita o uso das cascas da planta na medicina popular sob a forma de chá, como anti-infeccioso, antifúngico, diurético, adstringente e no tratamento caseiro do impetigo e contra alguns tipos de câncer, de lupus, doença de Parkinson, psoríase e alergias[2,3]. Os resultados de sua análise fitoquímica registram como componentes da madeira naftoquinonas, principalmente o lapachol, a lapachona e alguns de seus derivados. Embora a madeira não tenha uso medicamentoso popular, dela foram isoladas, além do lapachol, o lapachenol, a quercetina e o ácido hidroxibenzoico[2,4]. O lapachol pode ser facilmente extraído da serragem da madeira desta planta e de outros tipos de pau-d'arco (*Tabebuia* spp.) para fins farmacêuticos e até mesmo para exportação, o que permitirá o aproveitamento deste material que, geralmente é descartado nas serrarias. Sua presença, em teor aproveitável, pode ser avaliada juntando-se algumas gotas de amoníaco ou solução de soda cáustica a uma mistura fervida de um pouco da serragem com água e um pouco de álcool. Os ensaios farmacológicos confirmaram sua ação benéfica no tratamento local de inflamações da pele e mucosas (gengivas, garganta, vagina, colo do útero e ânus), especialmente no tratamento local da cervicite e cervicovaginite[5] e ação antitumoral; já o extrato aquoso da madeira apresentou moderada atividade antineoplásica, sendo tóxico em dose elevada, levando à perda de peso, anorexia e diarreia[2]. Várias substâncias isoladas desta planta, principalmente o lapachol, têm apresentado nos ensaios farmacológicos atividade antineoplásica, atividade antimicrobiana contra bactérias do gênero *Brucella*, atividade contra penetração de cercárias de *Schistossoma mansoni* e, ainda, ação anticoagulante, sendo notável sua ação anti-inflamatória, comparável a da fenilbutasona[2]. Nos tratamentos caseiros bebe-se duas xícaras das médias, por dia, do cozimento (decocto) preparado com 3 colheres das de sopa da entrecasca (casca sem a parte de fora) quebrada em pequenos pedaços com quantidade d'água suficiente para um copo. A mesma preparação pode ser usada em lavagens locais nos casos de inflamações na pele e na mucosa da boca, ânus e vagina; nos casos de vaginites pode-se fazer uma compressa colocando-se, primeiramente, um absorvente interno (tipo "O.B.") e em seguida, com auxílio de uma pêra ou seringa, 5 cc do extrato, de preferência à noite, antes de dormir[5,6]. Apesar de algumas das substâncias isoladas desta planta terem mostrado potente atividade citotóxica para tumores humanos, não se pode garantir que o uso de suas preparações caseiras tenha sucesso no tratamento do câncer.

Handroanthus avellanedae (Lorentz ex Griseb) Mattos (Sin.: *Tabebuia avellanedae* Lorentz ex Griseb.).
Planta estudada: H. Lorenzi 3.417 (HPL).
Ramo florífero de "ipê-roxo-da-mata", árvore típica da bacia do Paraná, desde São Paulo ao Rio Grande do Sul.

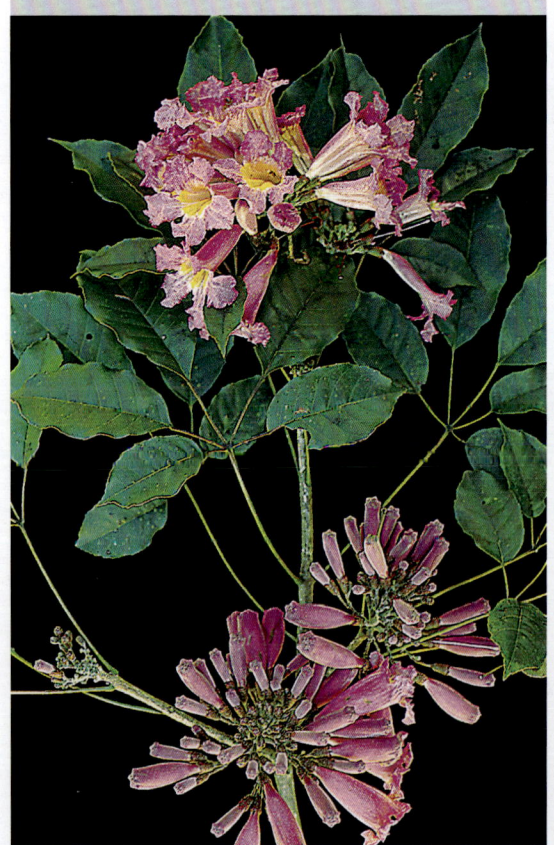

Literatura citada:
1- Lorenzi, H. 2002. *Árvores brasileiras: manual de identificação e cultivo de plantas arbóreas nativas do Brasil*. 2ª edição. Vol. II. Instituto Plantarum, Nova Odessa-SP, 384 p.
2- Sousa, M.P.; Matos, M.E.O.; Matos, F.J.A. et al. 1991. *Constituintes químicos de plantas medicinais brasileiras*. Imprensa Universitária/UFC, Fortaleza, 416 p.
3- Taylor, L. 1998. *Herbal secrets of the Rainforest*. Prima Health Publishing, Rocklin, CA, 315 p.
4- Oliveira, A.B.; Almeida, E.R.; Silva Filho, A.A. et al. 1990. Estrutura química e atividade biológica de naftoquinonas de Bignoniáceas brasileiras. *Química Nova 13*(4): 302-307.
5- Wanick, M.C.; Bandeira, J.A. & Fernandes, R.V. 1970. Ação anti-inflamatória e cicatrizante do extrato hidroalcoólico do líber do pau d'arco rôxo (*Tabebuia avellanedae*), em pacientes portadores de cervicites e cérvico-vaginites. *Rev. Inst. Antibiot. 10* (1/2):1-3.
6- Schultes, R.E. & Raffauf, R. F. 1990. *The healing forest - medicinal and toxic plants of the Northwest Amazonia*. Dioscorides Press, Portland, OR, 484 p.

Mansoa alliacea (Lam.) A.H. Gentry

Sin.: *Bignonia alliacea* Lam., *Anemopaegma pachypus* K. Schum., *Pseudocalymma alliaceum* (Lam.) Sandwith, *Pseudocalymma pachypus* (K. Schum.) Sandwith, *Adenocalymma pachypus* (K. Schum.) Bureau & K. Schum.

Angiospermae - Bignoniaceae. **Planta estudada:** H. Lorenzi 739 (HPL).

cipó-alho, cipó-d'alho

Características gerais - trepadeira vigorosa de base lenhosa, com forte aroma de alho, nativa em quase todas as regiões tropicais do Brasil (principalmente na região Amazônica). Folhas simples ou compostas bi ou trifolioladas (quando bifolioladas tem o folíolo terminal transformado em gavinha). Folíolos glabros, coriáceos, de 8 a 16 cm de comprimento. Flores campanuladas, de cor rósea ou purpúrea, dispostas em pequenos racemos terminais. Frutos do tipo cápsula, parecidos com vagens, lenhosos, de 20-30 cm de comprimento, deiscentes, com várias quinas ou asas.

Usos - as folhas são ocasionalmente empregadas como condimento em substituição ao alho comum. Suas folhas, cascas e raízes são empregadas na medicina caseira em muitas regiões do país, principalmente como analgésica, antipirética e antirreumática, sendo utilizadas via oral ou tópica. A maceração alcoólica da casca da raiz e o emplastro das folhas, aplicados na zona afetada são considerados antirreumática e antiartrítica[4]. A infusão de suas folhas é empregada contra febres e resfriados e, a maceração aquosa das raízes é usada como tônico reconstituinte[4]. Na Amazônia Ocidental o chá da planta inteira moída é empregado no tratamento de afecções respiratórias[5]. Nas Guianas o decocto dos ramos e folhas é empregado em lavagens externas como tratamento caseiro de dores e cansaço muscular[2]. Entre os indígenas, esta planta é também empregada de maneira mística para espantar maus espíritos[2]. O seu aroma de alho é atribuído à presença de compostos do tipo allisevenol, derivados do enxofre[6]. Um estudo preliminar com a casca do caule indicou a presença de 0,35% de alcaloides totais estáveis. Ácidos do tipo diallil sulfídrico, comparáveis aos encontrados no alho, foram também isolados desta planta[1].

Literatura citada:

1- Appararo, M. et al. 1981. Alliin in the garlicky taxon *Adenocalymma alliaceum* (Bignoniaceae). *Phytochemistry* 28(4): 822-823.

2- Grenand, P.; Moretti, C. & Jacquemin, H. 1987. *Pharmacopées Traditionnelles en Guyane: Créoles, Palikur, Wayãpi*. Editorial l'ORSTOM, Paris, France, Coll. Mem. No. 108.

3- Mors, W.B.; Rizzini, C.T. & Pereira, N.A. 2000. *Medicinal Plants of Brazil*. Reference Publications, Inc., Algonac, Michigan, 501 p.

4- Revilla, J. 2001. *Plantas da Amazônia - Oportunidades Econômicas e Sustentáveis*. SEBRAE/INPA, Manaus, 405 p.

5- Schultes, R.E. & Raffauf, R. F. 1990. *The Healing Forest - Medicinal and Toxic Plants of the Northwest Amazonia*. Dioscorides Press, Portland, 484 p.

6- Zoghbi, M.G.B. et al. 1984. Volatile sulfides of the Amazonian garlic bush. *J. Agric. Food. Chem.* 32: 1009-1010.

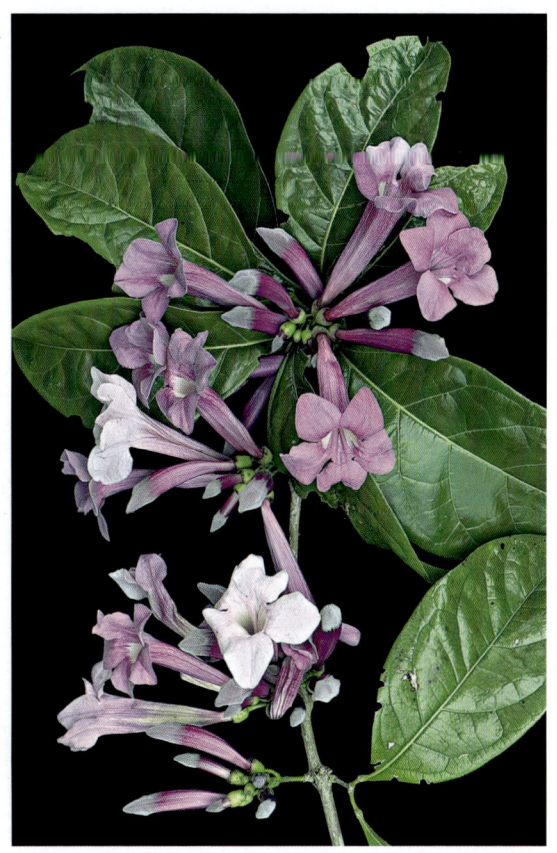

Tabebuia caraiba (Mart.) Bureau

Sin.: *Tecoma caraiba* Mart., *Tecoma squamellulosa* A. DC., *Tecoma argentea* Bureau & K. Schum., *Tabebuia argentea* (Bureau & K.Schum.) Britton, *Tecoma caraiba* var. *squamellulosa* (A. DC.) Bureau & K. Schum., *Handroanthus caraiba* (Mart.) Mattos, *Tecoma leucophloeus* Mart. ex A. DC., *Tecoma trichocalycina* A. DC., *Tecoma aurea* (Silva Manso) A. DC., *Gelseminum caraiba* (Mart.) Kuntze, *Tecoma caraiba* var. *grandiflora* Hassl., *Tabebuia suberosa* Rusby, *Handroanthus leucophloeus* (Mart. ex A. DC.) Mattos, *Bignonia aurea* Silva Manso

Angiospermae - Bignoniaceae. **Planta estudada:** H. Lorenzi 1.463 (HPL).

caraibeira, caraúba-do-campo, carobeira, cinco-em-rama, craíba, caraíba, craibeira, pau--d'arco, para-tudo, paratudo (Pantanal)

Características gerais - árvore de 8-15 m, de copa aberta, decídua durante o inverno (período de seca), com tronco de 25-40 cm de diâmetro, nativa na caatinga e no Pantanal Mato-grossense. Folhas compostas palmadas, com 5-7 folíolos coriáceos, glabros, de 12-21 cm de comprimento. Flores andróginas, de corola tubulosa amarela de 5-9 cm de comprimento, reunidas em panículas terminais. Os frutos são cápsulas cilíndricas, deiscentes, com muitas sementes aladas membranáceas. Os exemplares atribuídos a espécie *Tabebuia aurea* (Silva Manso) Benth. & Hook.f. ex S. Moore que ocorrem no cerrado são bem diferentes dos que ocorrem na caatinga e no Pantanal que estamos considerando aqui como *Tabebuia caraiba* (Mart.) Bureau, além de possuírem hábitos bem diferente por ocorrerem em terrenos bem secos no cerrado e em ambientes de várzeas muito úmidas nesses dois outros locais, razão pela qual estamos considerando como duas espécies distintas. Não temos informações se também há diferenças nas propriedades medicinais atribuídas à espécie *Tabebuia aurea*, contudo, as informações que passaremos a seguir se referem aos exemplares encontrados na caatinga e no Pantanal Mato-grossense, bem como as fotos mostradas ao lado; as demais fotos são de exemplares do cerrado. Apesar destas diferenças, os taxonomistas de plantas insistem em considerá-las como uma única espécie, o que não concordamos[2].

Usos - árvore muito florífera e ornamental, é ocasionalmente cultivada na arborização urbana e no paisagismo. Sua madeira possui qualidades excepcionais em termos resistência mecânica e flexibilidade, muito empregada na confecção de cabos de ferramentas, peças curvadas, réguas flexíveis, artigos esportivos, móveis e esquadrias.

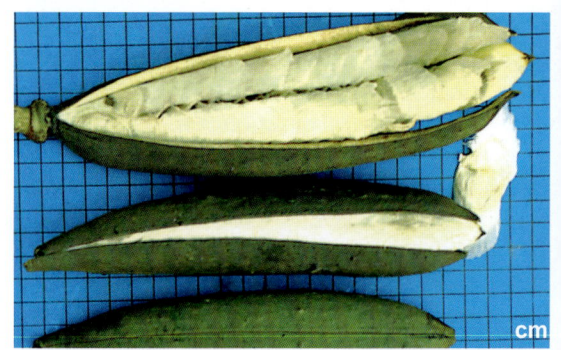

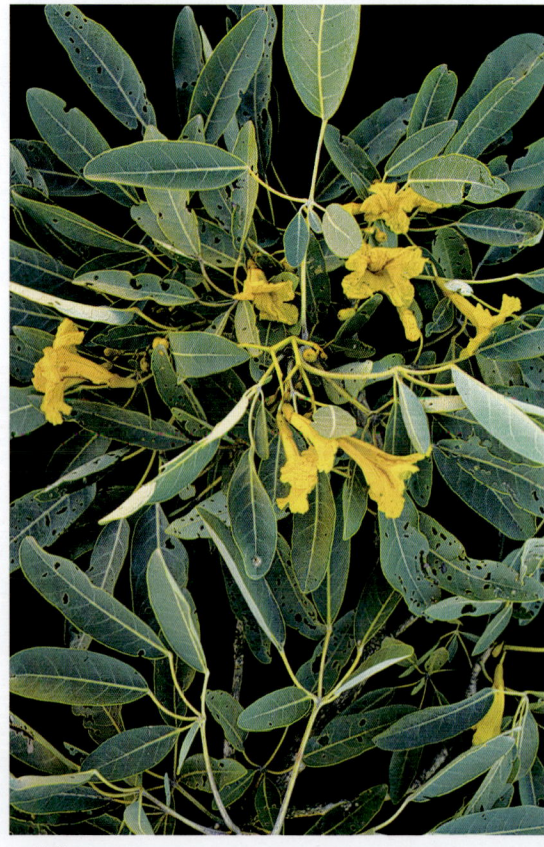

Sua casca e folhas são amplamente empregadas na medicina caseira em algumas regiões do país, principalmente no Nordeste. A infusão ou o xarope da entrecasca do caule é empregado no tratamento de gripes e resfriados, enquanto que o decocto da casca, em substituição à água, é indicado no tratamento de inflamações em geral[1]. Na Argentina, onde esta espécie ocorre no chaco úmido, é usada como abortiva[3]. Suas folhas são consideradas purgativas e antissifilíticas[4]. Um estudo farmacológico com esta planta revelou uma fraca atividade moluscicida contra as espécies *Biomphalaria glabrata* e *Biomphalaria straminea*[6]. Num outro estudo com outras espécies deste gênero constatou-se significativa atividade anticancerígena[5]. Ainda não existem estudos fitoquímicos específicos com esta espécie, contudo, em outras espécies similares deste gênero encontrou-se em suas composições a presença de naftoquinonas e sesquiterpenoides, como o lapachol[5].

Literatura citada:
1- Agra, M. F. 1996. *Plantas da medicina popular dos Cariris Velhos, Paraíba, Brasil*. Editora União/PNE, João Pessoa, 125 p.
2- Lorenzi, H. 2002. *Árvores Brasileiras: manual de identificação e cultivo de plantas arbóreas nativas do Brasil*. 4ª edição. Vol. I. Instituto Plantarum, Nova Odessa-SP, 384 p.
3- Martinez-Crovetto, R. 1981. Fertily-regulating plants used in popular medicine in Northeastern Argentina. *Parodiana* 1(1): 97-117.
4- Mors, W.B.; Rizzini, C.T. & Pereira, N.A. 2000. *Medicinal Plants of Brazil*. Reference Publications, Inc., Algonac, Michigan, 501 p.
5- Rao, K.V. 1974. Quinone natural products: streptonigrin and lapachol structure-activity relationships. *Cancer Chemotherapy Report 2*(4): 11-17.
6- Sousa, M.P. de & Rouquayrol, M.Z. 1974. Molluscicidal activity of plants from Northeast Brazil. *Rev. Bras. Pesqu. Med. Biol. 7*(4): 389-394.

Tabebuia aurea (Silva Manso) Benth. & Hook.f. ex S. Moore
Ramo florífero e exemplar adulto em plena floração da espécie encontrada no cerrado para mostrar a diferença de *Tabebuia caraiba* (Mart.) Bureau - **nativa no Pantanal Mato-grossense e na caatinga.**

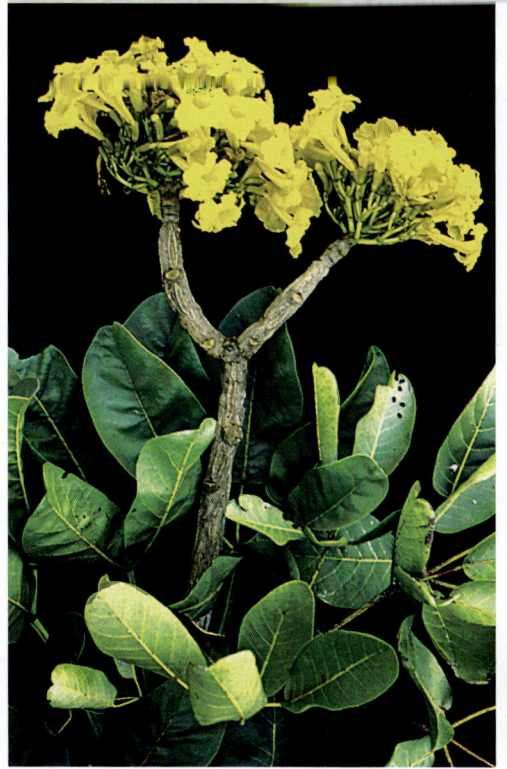

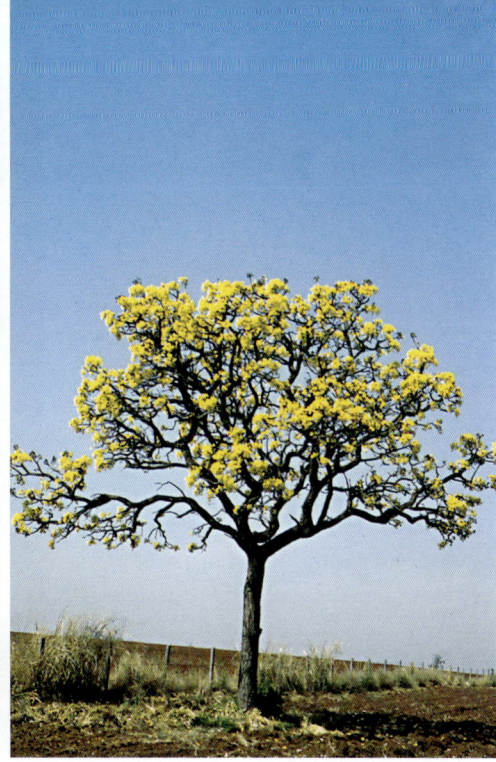

Bixa orellana L.

Sin.: *Bixa acuminata* Bojer, *Bixa americana* Poir., *Bixa odorata* Ruiz & Pav. ex G. Don, *Bixa platycarpa* Ruiz & Pav. ex G. Don, *Bixa tinctoria* Salisb., *Bixa urucurana* Willd., *Orellana americana* Kuntze, *Bixa upatensis* Ram. Goyena, *Bixa orellana* var. *leiocarpa* (Kuntze) Standl. ex L.O. Williams

Angiospermae - Bixaceae. **Planta estudada:** A. Amaral Jr. 374 (HPL).

urucu, urucum, urucuzeiro, açafrão, açafroa, açafroa-da-bahia, açafroa-do-brasil, açafroa-indígena, açafroeira-da-terra, anoto, colorau, falso-açáfrão, orucu, urucuuba, uru-uva

Características gerais - arbusto grande ou árvore pequena, com 3-5 m de altura, de tronco revestido por casca parda e copa bem desenvolvida. Folhas simples, glabras, medindo 8-11 cm de comprimento. Flores levemente róseas, dispostas em panículas terminais muito vistosas. Fruto do tipo cápsula deiscente, ovoide, com dois ou três carpelos (divisões), coberto de espinhos flexíveis, de cor vermelha, esverdeada, amarelada ou parda, com 3-5 cm de comprimento, contendo muitas sementes pretas cobertas por um arilo ceroso de cor vermelha e odor característico. Os frutos encontram-se em cachos com até 17 unidades. Originária da América tropical incluindo a Amazônia brasileira, é cultivada com finalidade doméstica ou industrial, principalmente no Peru e em menor escala no Brasil, Paraguai e Bolívia[1,2].

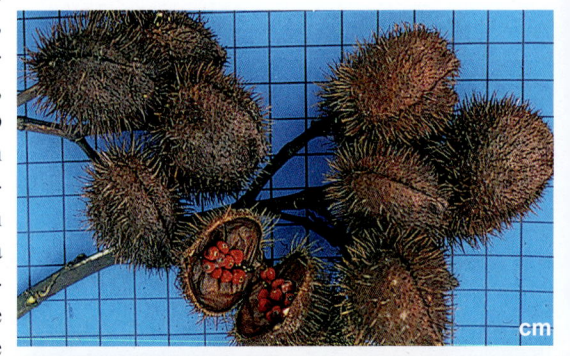

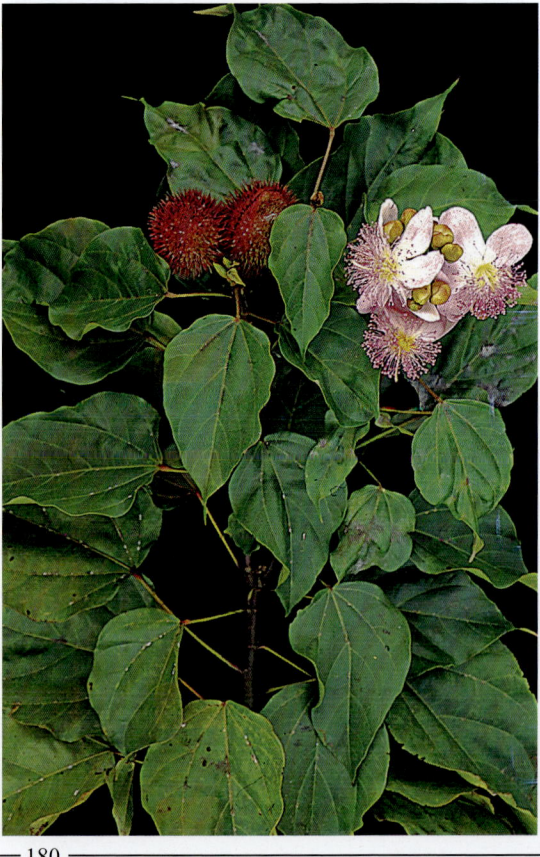

Usos - desde os tempos mais remotos os indígenas do Brasil usam o pigmento do urucu para pintar a pele, supostamente como ornamento, ou como proteção contra insetos e queimaduras por exposição ao sol[4]. Também amplamente usado como corante de alimentos (o colorau) na cozinha nordestina. Na primeira expedição ao Brasil em 1.500, em carta encaminhada à Coroa Portuguesa, já eram feitas referências à pintura feita com o urucum pelos indígenas da costa da Bahia[5], indicando este fato que já era cultivada nessa época, uma vez que não ocorre no estado nativo naquela região. As sementes são referidas na literatura etnofarmacológica como medicação estomáquica, tonificante do aparelho gastrointestinal, antidiarreica, antifebril, bem como para o tratamento caseiro das palpitações do coração, crises de asma, coqueluche e gripe[6]. Empregado em medicina popular, na forma de chá ou maceradas em água fria, ou ainda como xarope nos casos de faringite e bronquite[2,3,4]. A massa semissólida obtida das sementes é usada, externamente, para tratamento de queimaduras, especialmente para evitar a formação de bolhas e internamente como afrodisíaca[3], enquanto o cozimento das folhas (decocto) é bebido para atenuar os enjoos da gravidez. Estas propriedades, no entanto, ainda não foram confirmadas cientificamente[3]. Seu estudo fitoquímico revelou a existência, na folha, de um óleo volátil contendo mono e sesquiterpenos, entre os quais destaca-se o ishwarano e, de vários flavonoides[2,3,4]. No arilo ceroso da semente ocorre um óleo essencial rico em *all*-E-geranilgeraniol, monoterpenos e sesquiterpenos oxigenados, além dos carotenoides bixina e norbixina, responsáveis por sua cor e, alfa e beta-caroteno em teores mais baixos[2,3]. O extrato concentrado, rico em bixina, obtido das sementes do urucu é utilizado pela indústria de enlatados de carne, margarina e cosméticos, em substituição aos corantes sintéticos. Seu emprego como corante estende-se também ao melhoramento da cor na preparação de vinagre, na avicultura para intensificar a coloração amarela da casca e da gema dos ovos e ainda, na cera vermelha para assoalhos[4]. A atividade vitamínica A deste extrato é da ordem de 1.000 a 2.000 unidades internacionais por grama, que pode ser considerada pequena, se comparada com o dendê, o buriti, a batata-doce vermelha, ou mesmo a cenoura.

***Bixa orellana* L.**
Detalhe de um ramo da forma com frutos amarelados e exemplar adulto de pouco mais de 4 m de altura, fotografado no estado cultivado na região Amazônica (estado do Pará).

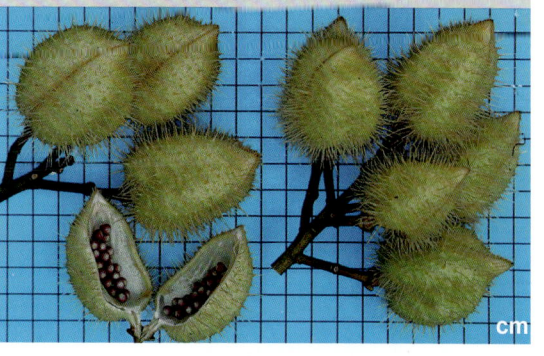

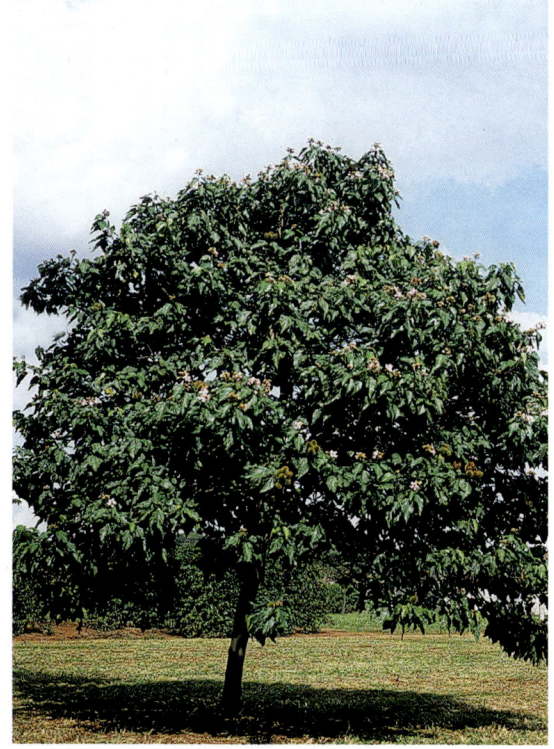

Literatura citada:
1- Lorenzi, H. 2002. *Árvores Brasileiras. manual de identificação e cultivo de plantas arbóreas nativas do Brasil*. 4ª edição. Vol. I. Instituto Plantarum, Nova Odessa-SP, 384 p.
2- Robineau, L.G. (ed.). 1995. *Hacia uma farmacopea caribeña / TRAMIL 7*. Enda-Caribe UAG & Universidad de Antioquia, Santo Domingo, 696 p
3- Mors, W.B.; Rizzini, C.T. & Pereira, N.A. 2000. *Medicinal Plants of Brazil*. Reference Publications, Inc., Algonac, Michigan, 501 p.
4- Sousa, M.P.; Matos, M.E.O.; Matos, F.J.A. et al. 1991. *Constituintes químicos de plantas medicinais brasileiras*. Imprensa Universitária/UFC, Fortaleza, 416 p.
5- Boorhem, R.L. et al. 1999. *Reader's Digest - Segredos e Virtudes das Plantas Medicinais*. Reader's Digest Brasil Ltda., Rio de Janeiro, 416 p.
6- Taylor, L. 1998. *Herbal secrets of the Rainforest*. Prima Health Publishing, Rocklin, CA, 315 p.

Borago officinalis L.
Angiospermae - Boraginaceae. **Planta estudada:** H. Lorenzi 3.434 (HPL).

borragem, borracha-chimarrona

Características gerais - herbácea anual, ereta, ramificada, denso-pubescente, aromática (aroma de pepino), de hastes ocas, de 30-50 cm de altura, nativa da região Mediterrânea e cultivada no Sul do Brasil. Folhas simples, de superfície enrugada, as basais pecioladas e as apicais amplexicaules, revestidas por pelos rígidos, de 3-7 cm de comprimento. Flores azuis ou quase brancas, dispostas em cimeiras terminais e axilares. Multiplica-se por sementes, vegetando na primavera e verão[3].

Usos - planta de florescimento ornamental, é ocasionalmente cultivada em jardins no Sul do país. Na Europa é usada crua, como salada, ou cozida em sopas. Seu principal uso entre nós, contudo, é na medicina caseira, sendo inclusive cultivada comercialmente em algumas regiões do Sul para suprimento de farmácias homeopáticas. O seu uso medicinal data da Idade Média, quando se acreditava que exercia um efeito mágico sobre o corpo e a mente. Na medicina tradicional de hoje é considerada emoliente, depurativa, sudorífica, diurética e laxativa[1,2]. É também considerada anti-inflamatória[2]. Suas flores são empregadas na forma de infusões como expectorante e contra certas afecções do fígado e coração[1]. Contra o reumatismo é indicado o seu decocto, preparado com 10 g de folhas secas por litro de água e fervidos durante ½ hora; adoçado ou não com mel, é ingerido 3-4 xícaras por dia[1]. Contra tosse seca persistente é indicada a sua infusão, preparada macerando-se por 45 minutos 15 g de folhas e flores em 1 litro de água, adoçada com mel e ministrando-a na dose de 1 xícara (chá) a cada 2 horas[1]. As sementes produzem óleo fixo contendo os glicerídeos dos ácidos gama-linolênico (até 25%) e linoleico, além de outros compostos que lhe conferem propriedades adstringente e sequestrante[4]. A análise fitoquímica das folhas mostrou a presença de mucilagem de efeito sequestrante e tanino de ação adstringente, além de alcaloides isopirrolizidínicos, supinina, licopsamina, intermedina, amabilina e thesuinina, o que torna esta planta imprópria para uso oral, mesmo considerando que estão em baixa concentração[4]. Segundo determinação do Ministério da Saúde, divulgada após a descoberta destes alcaloides no confrei (*Symphytum officinale*), todas as plantas que contenham estes alcaloides só devem ser usados em aplicações locais, isto é, externamente. Estes têm ação tóxica e sua ingestão pode levar ao aparecimento tardio de cirrose hepática ou câncer do fígado, mesmo depois de ingerida a dose tóxica[5].

Literatura citada:
1- Alzugaray, D. & Alzugaray, C. 1996. *Plantas que Curam*. Editora Três, São Paulo, 2 v.
2- Boorhem, R.L. et al. 1999. *Reader's Digest - Segredos e Virtudes das Plantas Medicinais*. Reader's Digest Brasil Ltda., Rio de Janeiro, 416 p.
3- Bown, D. 1995. *The Herb Society of America*. Dorling Kindersley Publishing, Inc., New York.
4- Gruenwald, J.; Brendler, T. & Jaenickke, C. (eds.). 2000. *Physicians Desk References (PDR) for herbal medicines*. Med. Econ. Co., New Jersey, 858 p.
5- Matos, F.J.A. 2000. *Plantas Medicinais - guia de seleção e emprego de plantas usadas em fitoterapia no nordeste do Brasil*. 2. ed. Impr. Universitária/UFC.

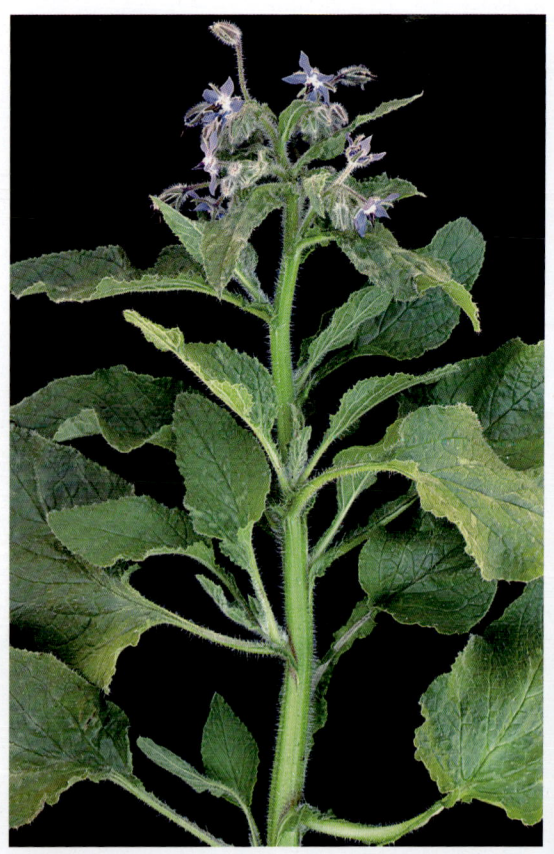

Cordia ecalyculata Vell.
Sin.: *Cordia salicifolia* Cham.

Angiospermae - Boraginaceae. **Planta estudada:** H. Lorenzi 3.439 (HPL).

café-de-bugre, café-do-mato, cafezinho, chá-de-bugre, chá-de-frade, claraíba, louro-mole, louro-salgueiro, porangaba

Características gerais - árvore de copa alongada, de 8-12 m de altura com tronco de 30-40 cm de diâmetro, nativa desde o Nordeste até o Sul do Brasil, principalmente na floresta semidecídua. Ocorre também no Paraguai, onde é conhecida como *Cordia salicifolia*. Folhas simples, totalmente desprovidas de pubescência, de 8-14 cm de comprimento. Flores pequenas, perfumadas, de cor branca. Os frutos são bagas globosas, de cor vermelha, semelhantes ao café, daí a razão de seus nomes populares[1].

Usos as suas sementes, em algumas regiões do país, são torradas e sua infusão bebida como substituto do café, contendo inclusive cafeína. É na medicina popular, entretanto, que esta planta é amplamente utilizada, sendo inclusive comercializada, tanto na forma de extratos líquidos e tinturas, como em sachês de suas partes secas (folhas e ramos novos). É indicado principalmente como tônico cardíaco, diurético e redutor de apetite, acreditando-se inclusive que seu uso impede o acúmulo de gordura no corpo, evitando a celulite[2,3]. Estudos conduzidos no Japão encontraram novos usos medicinais para esta planta, concluindo que o pré-tratamento de alguns tipos de células com o extrato alcoólico de suas folhas reduziu em 99% a penetração do vírus tipo I da Herpes[4]. Posteriormente, em outro estudo, demonstrou-se que o desenvolvimento deste vírus foi reduzido em 33% com doses muito baixas deste extrato e ao mesmo tempo descobriu-se que doses maiores possuíam ação tóxica contra células cancerosas[5]. Em estudos mais recentes com coelhos e cobaias, os japoneses concluíram que o chá de suas folhas possui propriedades cardiotônicas, validando em parte o seu uso na medicina tradicional[6].

Literatura citada:
1- Lorenzi, H. 2002. *Árvores Brasileiras: manual de identificação e cultivo de plantas arbóreas nativas do Brasil*. 4ª edição. Vol. I. Instituto Plantarum, Nova Odessa-SP, 384 p.
2- Bernardes, A. 1984. *A Pocketbook of Brazilian Herbs*. Shogun Editora e Arte Ltda, Rio de Janeiro.
3- Cruz, G.L. 1995. *Dicionário das Plantas Úteis do Brasil*. 5. ed. Editora Bertrand, Rio de Janeiro
4- Hayashi, K. et al. 1990. Antiviral activity of an extract of *Cordia salicifolia* on herpes simplex virus type I. *Planta Med.* 56(5): 439-443.
5- Arisawa, M. et al. 1994. Cell growth inhibition of KB cells by plant extracts. *Natural Medicines* 48(4): 338-347.
6- Matsunaga, K. et al. 1997. Excitatory and inhibitory effects of Paraguayan medicinal plants *Equisetum giganteum, Acanthospermum australe, Allophylus edulis* and *Cordia salicifolia* on contraction of rabbit aorta and guinea-pig left atrium. *Natural Medicines* 51: 478-481.

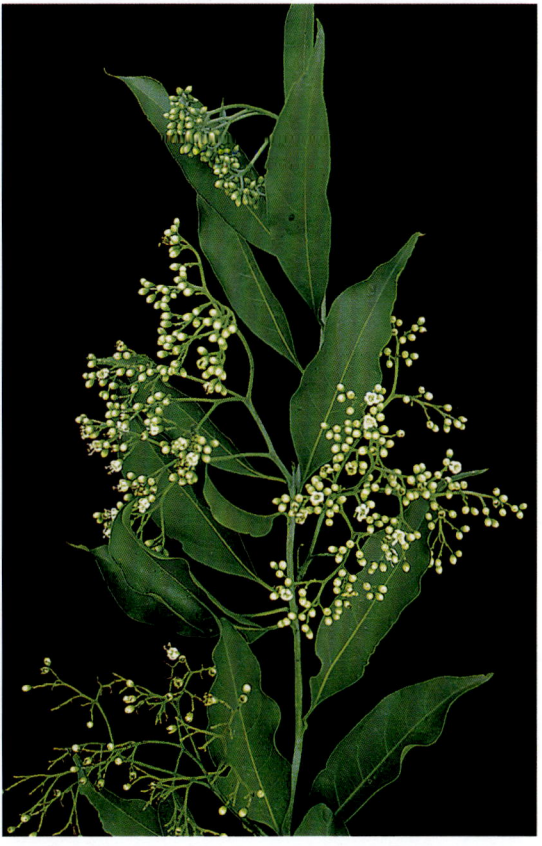

Heliotropium indicum L.

Sin.: *Eliopia riparia* Raf., *Eliopia serrata* Raf., *Heliophytum indicum* (L.) DC., *Heliotropium cordifolium* Moench, *Heliotropium foetidum* Salisb., *Heliotropium horminifolium* Mill., *Tiaridium indicum* (L.) Lehm.

Angiospermae - Boraginaceae. **Planta estudada:** E.R. Salviani 432 (HPL).

aguaraciunha, macelinha, aguaraciunha-açu, erva-de-são-fiacre, aguaraá, escorpião, cravo-de-urubu, tureroque, turiri, crista-de-galo, borragem-brava, borragem, jacuacanga, borracha-brava, fedegoso, borracha, grinalda-de-boneca

Características gerais - pequena planta herbácea anual, ereta, ramificada, de textura um tanto carnosa, pubescente, de 50 a 70 cm de altura, encontrada em todo o território brasileiro, principalmente em terrenos baldios, beira de estradas e pomares. Tem folhas simples, de superfície bulada com nervuras impressas na face superior, de 3 a 6 cm de comprimento. Flores de cor azulada-clara, dispostas em inflorescências escorpioides terminais de 15 a 20 cm de comprimento. Os frutos são aquênios oblongos. Multiplica-se apenas por sementes[1]. Ocorrem no Brasil também as espécies *Heliotropium lanceolatum* Ruiz & Pav. (sete-sangrias, fedegoso-do-mato) na região Nordeste e *Heliotropium transalpinum* Vell. na região Sudeste, com algumas propriedades similares.

Usos - cresce espontaneamente em locais indesejados, sendo considerada planta daninha. A literatura etnofarmacológica registra o uso de todas as partes desta planta na medicina caseira de algumas regiões do país. Às suas raízes, folhas e flores, em uso interno, são atribuídas propriedades resolutiva, diurética e peitoral, enquanto o sumo da planta fresca é indicado para o tratamento de problemas de pele. As folhas são usadas contra úlceras, feridas e picadas de insetos, na forma de cataplasma aplicado sobre a parte afetada[2]. Seu decocto, na forma de bochechos e gargarejos, é considerado útil para tratar aftas, estomatite, ulcerações da garganta e da faringe[5]. Algumas espécies deste gênero tem interessantes propriedades farmacológicas, como atividade antineoplástica, determinadas em ensaios de laboratório, mas isto não significa que já possam ser usadas em tratamentos por meio de práticas caseiras. Os resultados da análise fitoquímica desta e de outras espécies do gênero, constataram a presença de alcaloides pirrolizidínicos, tornando-as não recomendável para uso oral, uma vez que sua ingestão pode resultar em grave intoxicação hepática, com risco de cirrose e câncer do fígado[2,3,5,6,7].

Literatura citada:
1- Lorenzi, H. 2008. *Plantas Daninhas do Brasil: terrestres, aquáticas, parasitas e tóxicas*. 4ª edição. Instituto Plantarum, Nova Odessa-SP, 672 p.
2- Mors, W.B. et al. 2000. *Medicinal Plants of Brazil*. Reference Publications, Inc., Algonac, 501 p.
3- Catalfamo, J.L. et al. 1982. Accumulation of alkaloids and their necines in *Heliotropium curassavicum, H. spathulatum* and *H. indicum. Phytochemstry* 21: 2669-2675.
4- Pandey, V.B. et al. 1982. Isolation and pharmacological action of heliotrine, the major alkaloid of *Heliotropium indicum. Planta Med. 45*: 229-233.
5- Corrêa, M.P. 1926. *Dicionário das Plantas Úteis do Brasil e das Exóticas Cultivadas*. Vol. I. Ministério da Agricultura, Rio de Janeiro, 774 p.
6- Smith, L.W. & Culvenor, C.C.J. 1981. Plant sources of hepatotoxic pyrrolizidine alkaloids. *J. Nat. Prod. 44*: 129-152.
7- Matos, F.J.A. 2002. *Plantas Medicinais - guia de seleção e emprego de plantas usadas em fitoterapia no nordeste do Brasil*. Imprensa Universitária/Edições UFC, Fortaleza, 344 p.

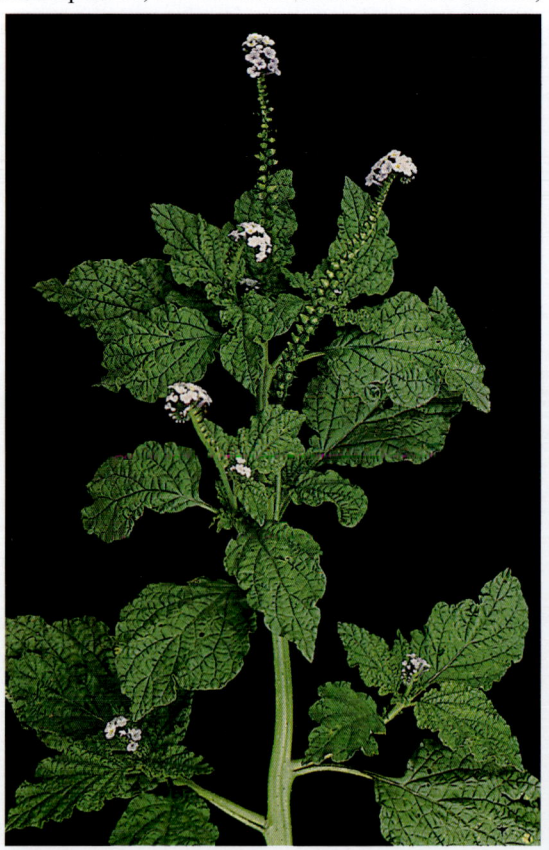

Symphytum officinale L.
Angiospermae - Boraginaceae. **Planta estudada:** H. Lorenzi 1.181 (HPL).

confrei, consólida-maior, consólida, consólida-do-cáucaso, erva-do-cardeal, língua-de-vaca, orelha-de-vaca, orelha-de-burro, orelha-de-asno, leite-vegetal-da-rússia, confrei-russo, leite-vegetal, capim-roxo-da-rússia, erva-encanadeira-de-osso

Características gerais - erva perene, de caule curto, com cerca de 90 cm de altura, provida de rizoma desenvolvido e raízes fusiformes fasciculadas. As folhas são simples, alternas, oblongo-lanceoladas, ásperas, cobertas de pelos, as superiores sésseis e de menor tamanho, todas com a superfície inferior bem marcada pelas nervuras salientes. Flores hermafroditas, diclamídeas, pentâmeras, pêndulas, de corola tubulosa amarelada, violácea ou rosada. É originária dos continentes europeu e asiático, e hoje aclimatada em quase todo o mundo. O nome confrei é usado também com frequência para designar plantas muito parecidas das espécies *Symphytum asperum* Lepech., *Symphytum tuberosum* L., *Symphytum uplandicum* Nym. e *S. peregrium* Ledeb[1,2,6,7,8].

Usos - é cultivada em larga escala, como forrageira rica em proteínas e para a preparação de rações para aves. Suas folhas são empregadas desde a antiguidade tanto na alimentação como na medicina tradicional em sua região de origem. A literatura etnofarmacológica refere seu uso na forma de chá das folhas, sucos e saladas, no tratamento caseiro de doenças gastrointestinais, disenterias, inflamações, reumatismo, hemorroidas, tosse, bronquite e irregularidades menstruais[1]. As raízes moídas têm uso como hemostático, curativo em ferimentos abertos, equimoses e especialmente para o tratamento fraturas dos ossos. São usadas ainda como cataplasma para aliviar o incômodo causado por picadas de insetos e queimaduras[1,5]. Contém carotenos, taninos, açúcares, saponinas esterólicas e triterpênicas, esteróis e triterpenos livres, os ácidos clorogênico e cafeico, mucilagem, alantoína, e mais de uma dúzia de alcaloides pirrolizidínicos, principalmente sinfi-tina, equimidina e elicopsamina em concentração maior nas raízes[3]. Contém ainda algumas saponinas triterpênicas de ação antimicrobiana contra *Salmonella typhi*, *Staphylococcus epidermitis* e

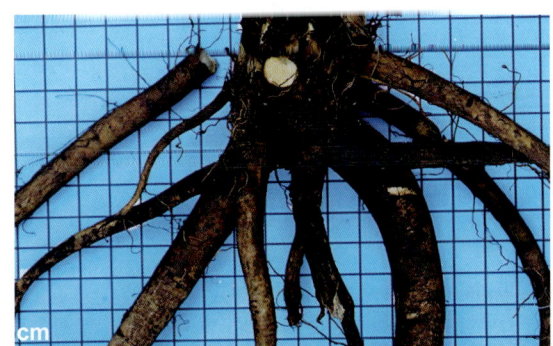

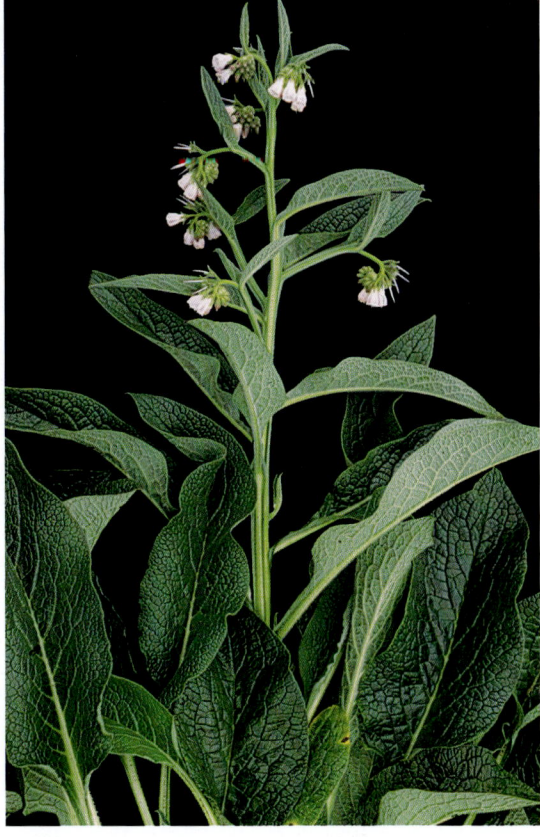

Streptococcus faecalis e anti-hipertensiva[3] proporcionada pelo sinfitosídio-A[2]. Embora os resultados de ensaios farmacológicos registrem para o extrato aquoso das folhas atividade inibitória do desenvolvimento de tumores mamários, seu uso interno, em doses altas ou por tempo prolongado, pode ocasionar o aparecimento de tumores malígnos no fígado, nos brônquios e na bexiga, consequentes ao desenvolvimento de doença veno-oclusiva, causada pelos alcaloides nesses órgãos, complicados com a extravasão de hemácias e necrose hemorrágica[1]. A quantidade de alcaloides contidos em uma xícara de chá de folhas de confrei varia de 8,5 a 26 mg e das raízes bem mais, o que pode provocar graves intoxicações, cujos resultados só vão aparecer três a quatro anos depois[2,4]. Considerando esta atividade tóxica, o confrei teve seu uso por via oral proibido pelos órgãos governamentais de saúde de quase todos os países ocidentais, embora seu uso local como cicatrizante seja permitido e estimulado[2,4,5]. A ação local do confrei é devida à presença da alantoína - substância de comprovada ação cicatrizante, do ácido rosmarínico responsável principal pela ação anti-inflamatória e da mucilagem, de ação anti-irritante e hidratante. O tratamento cicatrizante de feridas, inclusive de úlceras varicosas e irritações da pele, pode ser feito em aplicação local de compressas e lavagens, várias vezes ao dia, com a água do decocto das folhas, preparado como se fosse uma sopa de verduras bem forte. A raiz, depois de bem limpa e bem amassada, pode ser usada diretamente sobre o local a ser tratado, na forma de compressa[5].

Symphytum officinale L.
Vista geral de um plantio em horta caseira no interior do estado de São Paulo.

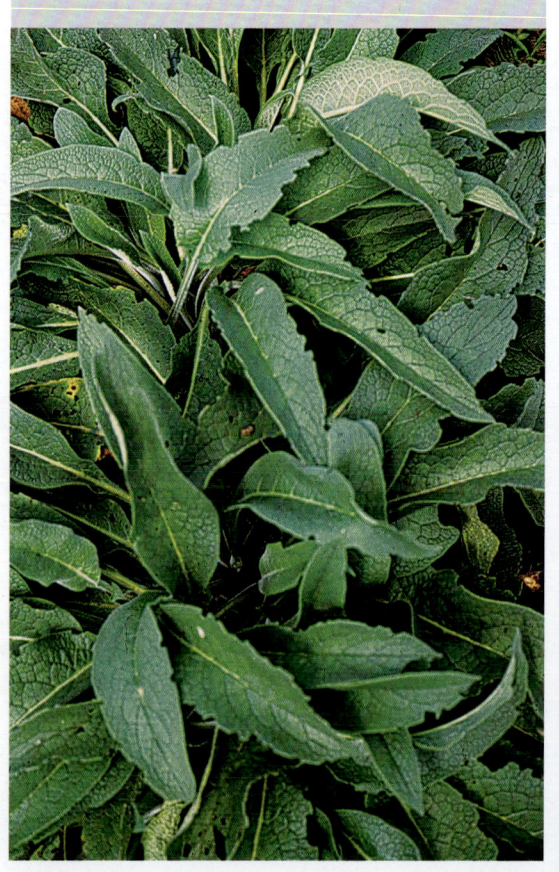

Literatura citada:

1- Sousa, M.P.; Matos, M.E.O.; Matos, F.J.A. et al. 1991. *Constituintes químicos de plantas medicinais brasileiras*. Imprensa Universitária/UFC, Fortaleza, 416 p.

2- Gruenwald, J.; Brendler, T. & Jaenickke, C. (eds.). 2000. *Physicians Desk References (PDR) for herbal medicines*. Med. Econ. Co., New Jersey, 858 p.

3- Robineau, L.G. (ed.). 1995. *Hacia uma farmacopea caribeña / TRAMIL 7*. Enda-Caribe UAG & Universidad de Antioquia, Santo Domingo, 696 p.

4- Matos, F.J.A. 1998. *Farmácias Vivas - sistema de utilização de plantas medicinais projetado para pequenas comunidades*. EDUF, Fortaleza.

5- Simões, C.M.O. et al. 1998. *Plantas da Medicina Popular no Rio Grande do Sul*. 4. ed. Editora da Unversidade/UFRGS, Porto Alegre, 174 p.

6- Castro, L.O. & Chemalc, V.M. 1995. *Plantas Medicinais Condimentares e Aromáticas - Descrição e Cultivo*. Livraria e Editora Agropecuária Ltda, Guaíba, 195 p.

7- Corrêa Jr., C., Ming, L.C. & Scheffer, M.C. 1994. FUNEP, Jaboticabal. 151 p.

8- Stary, F. 1996. *The natural guide to Medicinal Herbs and Plants*. Barnes & Noble Books, New York, 223 p.

Varronia curassavica Jacq.

Sin.: *Varronia verbenacea* (DC.) Borhidi, *Cordia verbenacea* DC., *Cordia curassavica* (Jacq.) Roem. & Schult.
Angiospermae - Boraginaceae. **Planta estudada:** H. Lorenzi 874 (HPL).

catinga-de-barão, córdia, erva-baleeira, erva-balieira, balieira-cambará, erva-preta, maria-milagrosa, maria-preta, salicinia, catinga-preta, maria-rezadeira, camarinha, camaramoneira-do-brejo

Características gerais - arbusto ereto, muito ramificado, aromático, com a extremidade dos ramos um tanto pendente e hastes revestidas por casca fibrosa, de 1,5-2,5 m de altura, nativo de quase todo o Brasil, principalmente em áreas abertas da orla litorânea. Folhas simples, alternas, coriáceas, aromáticas, de 5-9 cm de comprimento. Flores pequenas, brancas, dispostas em inflorescências racemosas terminais de 10-15 cm de comprimento. Os frutos são cariopses esféricas[1,11]. Esta planta foi erroneamente apresentada como *Cordia curassavica* (Jacq.) Roem. & Schult. no livro "Plantas Daninhas do Brasil - 3ª edição" do autor Harri Lorenzi.

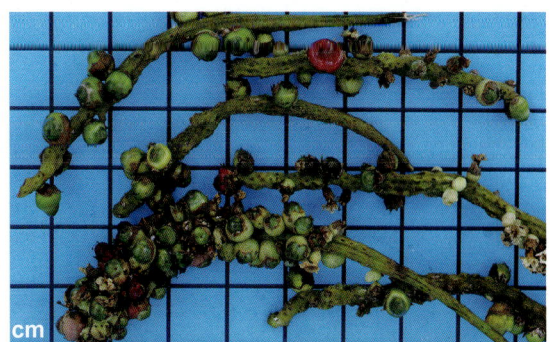

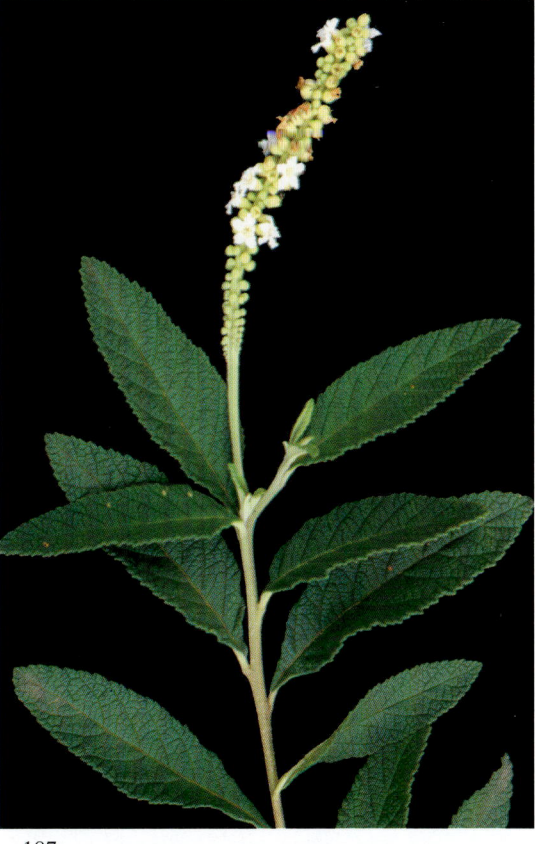

Usos - planta de crescimento vigoroso, cresce espontaneamente em toda a costa brasileira em áreas abertas de pastagens, beira de estradas e terrenos baldios, onde é considerada planta daninha. É amplamente utilizada na medicina caseira, principalmente nas regiões litorâneas do Sudeste e Leste, onde é considerada anti-inflamatória, antiartrítica, analgésica, tônica e antiulcerogênica[7,10]. Para reumatismo, artrite reumatoide, gota, dores musculares e da coluna, prostatites, nevralgias e contusões, é recomendado o seu chá, preparado adicionando-se água fervente em 1 xícara (chá) contendo 1 colher (sopa) de folhas picadas, na dose de 1 xícara (chá) 1 a 3 vezes ao dia[10]. O chá de suas folhas é empregado também para a cicatrização de feridas externas e para úlceras. Os pescadores da região litorânea a utilizam com frequência para a cura de ferimentos causados por espetada de peixes[3]. Estudos farmacológicos já tem validado várias das propriedades atribuídas a esta planta pela medicina tradicional. Num estudo com ratos, o extrato etanólico a 70% de suas folhas, em administração oral na dose de 1,24 g/kg de peso corporal inibiu significativamente um edema provocado. Em doses anti-inflamatórias o extrato mostrou um efeito protetivo importante da mucosa gástrica, reduzindo significativamente o número de lesões[4]. A substância "artemetina" isolada desta planta mostrou significativa atividade anti-inflamatória sobre ratos em vários modelos experimentais[5]. Sua forte atividade anti-inflamatória foi novamente demonstrada por Sertié et al em mais dois experimentos realizados no Brasil utilizando respectivamente o extrato cru das folhas e a substância artemetina isolada das mesmas[6,7]. Análises fitoquímicas com esta planta revelaram a presença de dois flavonoides[8] e dois novos triterpenos[9], além da artemetina, como substâncias ativas.dois flavonoides[8] e dois novos triterpenos[9], além da artemetina, como substâncias ativas.

Literatura citada:
1- Lorenzi, H. 2008. *Plantas Daninhas do Brasil: terrestres, aquáticas, parasitas e tóxicas*. 4ª edição. Instituto Plantarum, Nova Odessa-SP, 672 p.
2- Taylor, L. 1969. Cordia (*Cordia verbenacea Technical Report*). Raintree Nutrition, Inc. Database on the Internet.
3- Mors, W.B.; Rizzini, C.T. & Pereira, N.A. 2000. *Medicinal Plants of Brazil*. Reference Publications, Inc., Algonac, Michigan, 501 p.
4- Sertié, J.A.A. et al. 1991. Pharmacological assay of *Cordia verbenacea*. III: Oral and topical anti-inflammatory activity and gastrotoxicity of a crude leaf extract. *J. Ethnopharmacol. 31*(2): 239-247.
5- Sertié, J.A.A. 1990. Anti-inflammatory activity and sub-acute toxicity of artemetin. *Planta Medica 56*(1): 36-40.
6- Sertié, J.A.A. et al. 1988. Pharmacological assay of *Cordia verbenacea*: Part I. Anti-inflammatory activity and toxicity of the crude extract of the leaves. *Planta Medica 54*: 7-10.
7- Sertié, J.A.A. et al. 1990. Pharmacological assay of *Cordia verbenacea*: Part II. Anti-inflammatory activity and sub--acute toxicity of artemetin. *Planta Medica 56*: 36-40.
8- Lins, A.P. et al. 1980. Flavonoides de *Cordia verbenacea*. *Ciência e Cultura 32*(7): 457.
9- Van de Velde, V. 1982. Cordialin A and B, two new treterpenes from *Cordia verbenacea* DC. *J. Chem. Soc. Perkin Trans. 1*: 2697-2700.
10- Panizza, S. 1998. *Plantas que Curam (Cheiro de Mato)*. 3. ed. IBRASA, São Paulo, 280 p.
11- Smith, L.B. 1970. Boragináceas. In: Reitz, R. (ed.). *Flora Ilustrada Catarinense.* Itajaí.

***Varronia curassavica* Jacq.**
População natural em seu habitat na região de restinga arbustiva do litoral do estado de São Paulo, onde é frequente e forma densa vegetação em beira de estradas, terrenos baldios e em pastagens e considerada planta daninha.

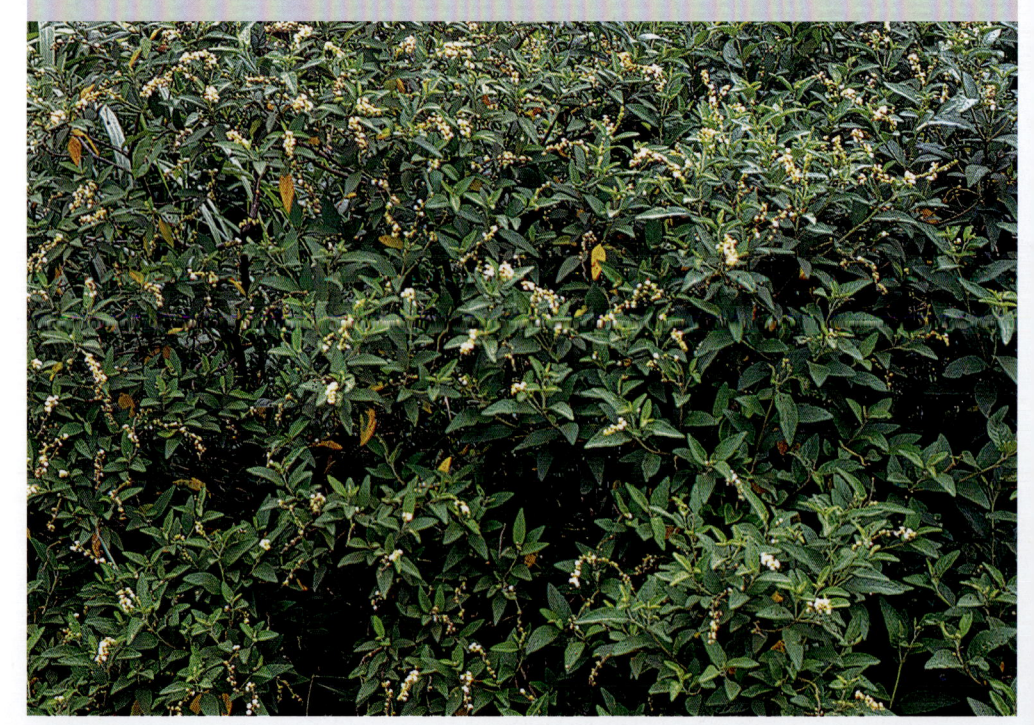

Varronia leucocephala (Moric.) J.S. Mill.

Sin.: *Cordia leucocephala* Moric., *Lithocardium leucocephalum* (Moric.) Kuntze

Angiospermae - Boraginaceae. **Planta estudada:** H. Lorenzi 1.903 (HPL).

moleque-duro, bamburral, maria-preta, negro-duro

Características gerais - arbusto perene, ereto, caducifólio, de 1-2 m de altura, muito ramificado, de ramos lenhosos, nativo dos solos mais férteis da caatinga do Nordeste brasileiro. Folhas simples, inteiras, alternas, com pecíolo piloso de menos de 1 cm de comprimento, com lâmina cartácea, áspera, de cor verde-esbranquiçada na face inferior, de 4-11 cm de comprimento. Flores imaculadamente brancas, reunidas em pequeno número em inflorescências capituliformes terminais. Multiplica-se tanto por sementes como por estacas. Frutos drupáceos, subpiramidais, de pequeno tamanho[1,2,5].

Usos - planta muito florífera e ornamental, é amplamente cultivada com este objetivo em várias regiões do país[5]. Todas as partes desta planta são empregadas na medicina popular de várias regiões do Nordeste. Na forma de infuso ou decocto, principalmente das folhas, é empregada no tratamento do reumatismo, contra indigestão e como tônico geral[1]. Um xarope preparado com suas flores é indicado para o tratamento do raquitismo infantil e artrites[1]. Num estudo farmacológico conduzido com esta planta visando validar as propriedades preconizadas pelo uso popular, encontrou uma atividade bactericida contra o germe *Bacillus subtilis*. São ainda desconhecidos os constituintes químicos ativos desta espécie, contudo já foram isolados em outras espécies do gênero *Cordia* semelhantes a esta, as substâncias benzopirano, quinonas, triterpenoides e homosesquitriterpenoides[3].

Literatura citada:

1- Agra, M. F. 1996. *Plantas da medicina popular dos Cariris Velhos, Paraíba, Brasil*. Editora União/PNE, João Pessoa, 125 p.

2- Andrade-Lima, D. 1989. *Plantas das Caatingas*. Acad. Brasileira de Ciências, Rio de Janeiro, 126 p.

3- Chiappeta, A.D.A.; Mello, J.F. & Maciel, G.M. 1983. Higher plants with biological activity: plants of Pernanbuco I. *Rev. Inst. Antibiot. Univ. Fed. Pernambuco 21*(1): 43-50.

4- Glasby, I.S. 1991. *Dictionary of plants containing secondary metabolaites*. Taylor & Francis Ltd., London, 488 p.

5- Lorenzi, H. & Souza, H.M. 2008. *Plantas Ornamentais no Brasil: arbustivas, herbáceas e trepadeiras*. 4ª edição. Instituto Plantarum, Nova Odessa-SP, 1120 p.

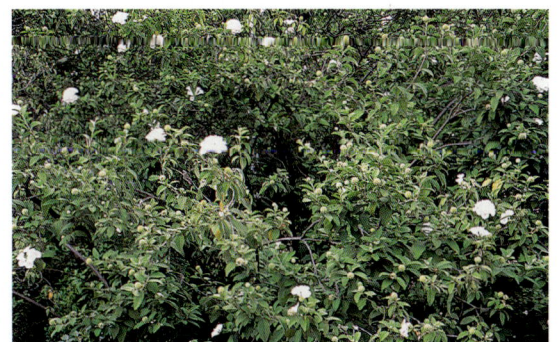

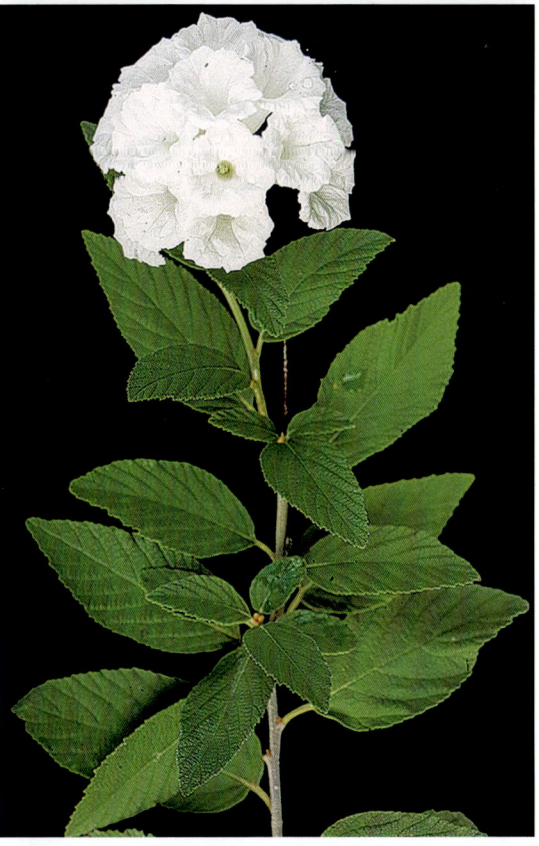

Brassica rapa L.

Sin.: *Brassica campestris* L., *Brassica campestris* var. *rapa* (L.) Hartm., *Brassica rapa* subsp. *campestris* (L.) Clapham

Angiospermae - Brassicaceae (Cruciferae). **Planta estudada:** E.R. Salviani 705 (HPL).

mostarda, colza, couve, falso-nabo, ruibarbo, nabeira, nabo-branco, couve-nabeira

Características gerais - herbácea ereta, anual, de 40-140 cm de altura, originária do Sul da Europa. Folhas de tamanhos e formas diferentes, sendo as basais maiores, largas e denteadas e as superiores menores, estreitas envolvendo parcialmente o caule e pouco denteadas. Flores amarelas, vistosas, em racemos terminais. Os frutos são do tipo síliqua, parecido com uma vagem estreita e cilíndrica, medindo cerca de 5 cm de comprimento e contendo sementes pequenas, globosas e quase negras[1]. Outras espécies denominadas popularmente de "mostarda" também originárias do Velho Mundo são igualmente empregadas na medicina popular do Brasil, das quais as mais populares são: *Sinapis arvensis* L. e *Brassica integrifolia* (H. West*)* Rupr.

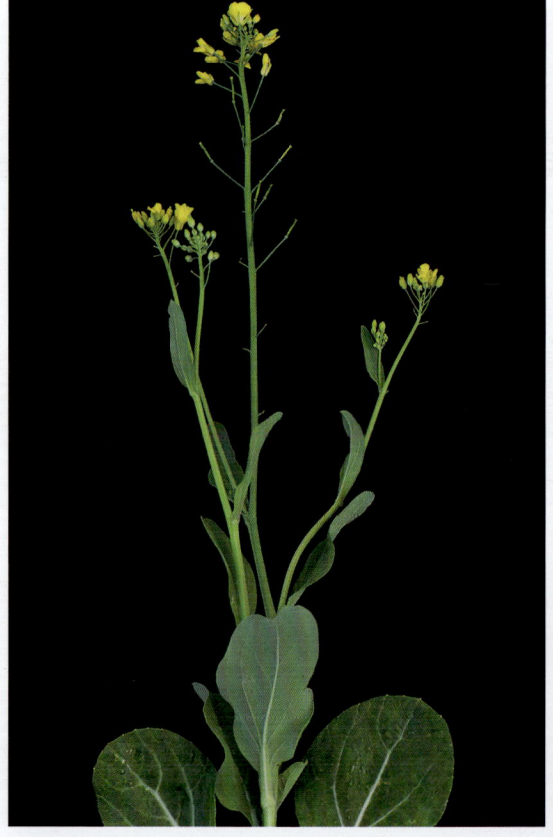

Usos - as sementes são usadas na medicina caseira como medicamento revulsivo ou rubefaciente da mesma forma indicada para uso das sementes das espécies exóticas *B. nigra* (mostarda-negra) e *B. alba* (mostarda-branca)*,* que são incluídas oficialmente em diversas Farmacopeias com estas mesmas indicações[2,3]. O efeito revulsivo é obtido com a aplicação da cataplasma preparada como se descreve a seguir: tritura-se, de preferência na ocasião do uso, uma quantidade de sementes equivalente a uma colherinha das de café (cerca de 2,5 g) e mistura-se tudo com pirão de farinha ainda bem morno (nunca deve ser usado o pirão quente, recém-preparado), espalha-se a mistura sobre um pano que deve ser dobrado e colocado sobre a área afetada durante cerca de 10 minutos em adultos ou 3 a 5 minutos em crianças (esta quantidade é suficiente para cobrir uma área formada por um palmo de comprimento por um palmo de largura). Emprega-se a cataplasma, o escalda-pés e o banho localizado de mostarda principalmente para o tratamento auxiliar de dores nas costas e estados congestivos do pulmão e do coração e paralisias. Para o escalda-pés coloca-se uma colher das de sopa das sementes em um litro de água fria, tritura-se bem e espreme-se a mistura num pano, deixando-se escorrer para uma bacia, amorna-se e banham-se os pés e as pernas durante uns 15 minutos. Pode ser usado também no tratamento de outras inflamações localizadas nas articulações ou outras partes do corpo. O tempo de cada aplicação deve ser controlado com frequente observação, devendo-se retirar a cataplasma e lavar o local com água e sabão, logo que a sensação de calor se torne incômoda ou formarem-se as primeiras bolhas. A literatura etnofarmacológica registra o uso das sementes na forma de pastilhas preparadas com mel de abelhas para melhorar a voz e, ainda, por via oral, ou externamente em banhos localizados, para o tratamento caseiro de sequelas de AVC, ou como as denominam em linguagem popular, ramo ou derrame. O estudo fitoquímico registra para as espécies *B. nigra* e *B. alba* a presença de triglicérides, proteína, sinapina, um fenilpropanoide, bem como dos glicosídeos sinigrina e sinalbina que, em contato com a água, liberam o óleo de mostarda (isotiocianato p-hidroxibenzila ou alila) de atividade antimicrobiana e que são os princípios ativos de ação sobre a pele. É provável que todos estes constituintes também façam parte da composição química desta espécie *(Brassica rapa)* e até mesmo de outras espécies do gênero que crescem como erva daninha nos campos do sul do país como *Sinapis arvensis* [4]. Pessoas com problemas renais ou com gastrite não devem usar a mostarda por via oral. Seu uso por via oral ou via tópica pode ser feito por até duas semanas, com base nas determinações experimentais feitas com duas espécies mais estudadas[3]. O tempero de mostarda tem sua origem na Europa, preparado com sementes de mostarda-negra ou mostarda--branca trituradas com vinagre ou vinho branco desde o século XVIII [2].

Literatura citada:
1- Matos, F.J.A. 2000. *Plantas Medicinais - guia de seleção e emprego de plantas usadas em fitoterapia no nordeste do Brasil*. 2. ed. Imprensa Universitária/Edições UFC, Fortaleza, 344 p.
2- Simões, C.M.O.; Schenkel, E.P.; Gosmas, G. et al. 2001. *Farmacognosia - da planta ao medicamento*. Editora da Universidade/UFRGS/UFSC, Porto Alegre/Florianópolis, 833 p.
3- Lorenzi, H. 2008. *Plantas Daninhas do Brasil: terrestres, aquáticas, parasitas e tóxicas*. 4ª edição. Instituto Plantarum, Nova Odessa-SP, 672 p.

Sinapis arvensis L.
Planta estudada: H. Lorenzi 28 (HPL).
População densa em lavoura de cereais de inverno no sul do país.

Sinapis arvensis L.
Planta estudada: H. Lorenzi 28 (HPL).
Ramo florífero e frutífero de plantas encontradas em lavouras de cereais de inverno.

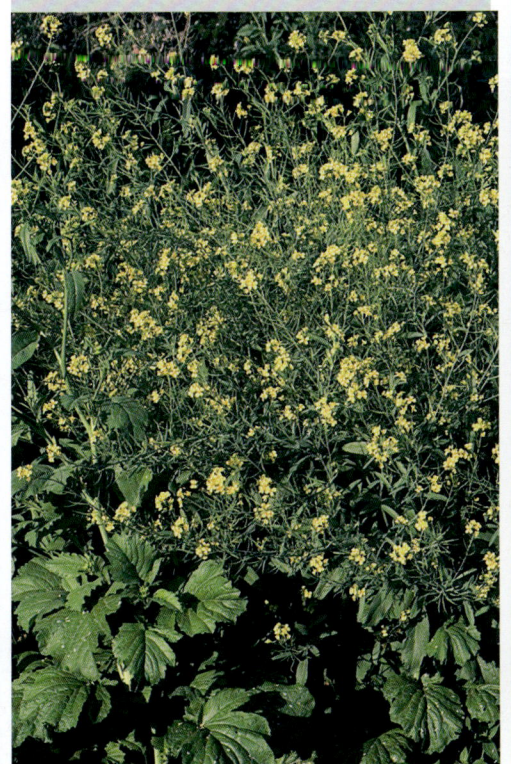

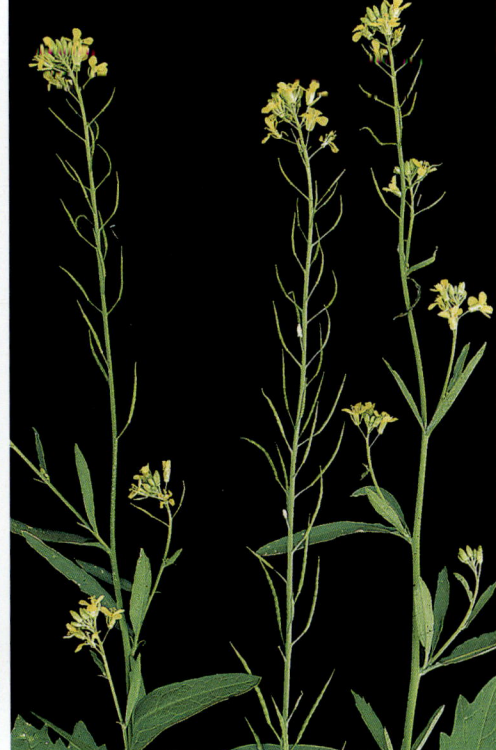

Coronopus didymus (L.) Sm.

Sin.: *Lepidium didymum* L., *Coronopus didymus* var. *macrocarpus* Muschl., *Senebiera didyma* (L.) Pers., *Senebiera incisa* Willd., *Senebiera pectinata* DC., *Senebiera pinnatifida* DC.

Angiospermae - Brassicaceae (Cruciferae). **Planta estudada:** H. Lorenzi 3.417 (HPL).

mentruz, mastruço, mentruz-rasteiro, matruz-miúdo, mastruço-dos-índios, erva-de-santa-maria, erva-vomiqueira, erva-formigueira

Características gerais - herbácea prostrada, anual de inverno, ramificada, com forte aroma de agrião, de 20-35 cm de comprimento, nativa da América do Sul, incluindo o Sul e Sudeste do Brasil. Folhas pinatissectas, com segmentos lobados e quase glabros. Flores pequenas, creme, dispostas em inflorescências racemosas axilares. Multiplica-se exclusivamente por sementes[1]. Existem no país outras duas espécies dessa família botânica com propriedades semelhantes e mesmos nomes populares, que até pouco tempo pertenciam ao mesmo gênero: *Lepidium virginicum* L. e *Lepidium bonariense* L., cujas fotos são apresentadas na próxima página.

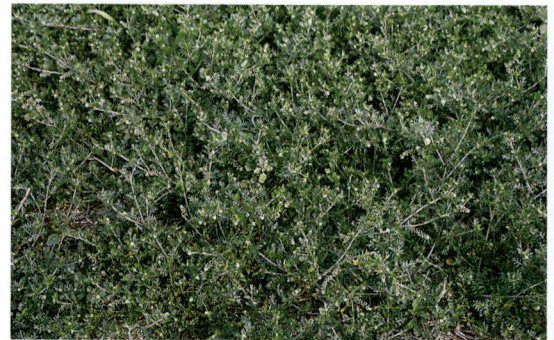

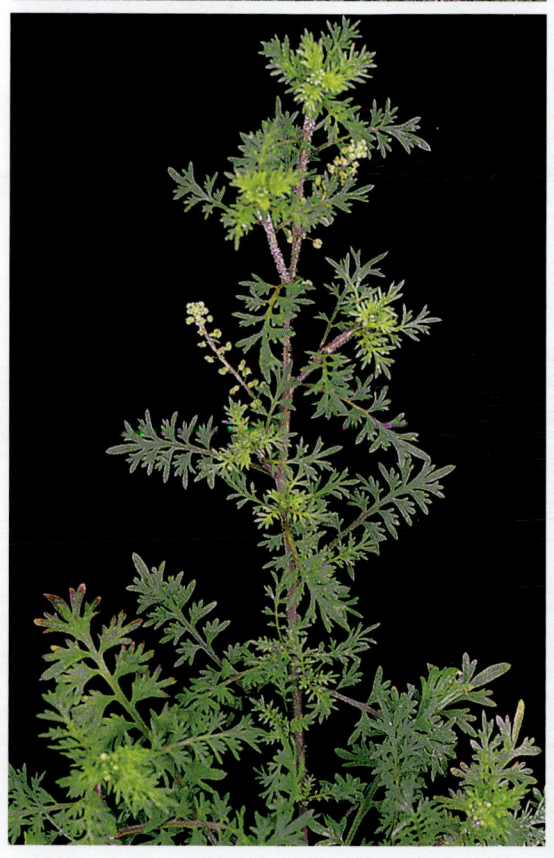

Usos - planta de crescimento espontâneo e vigoroso em hortas, pastagens e lavouras de inverno, sendo considerada como indesejável nestes locais. Quando ingerida por vacas em lactação, transmite seu gosto ao leite. É frequentemente empregada para temperar aguardentes e, em muitas regiões, suas folhas, flores e sementes são utilizadas na medicina caseira. É considerada depurativa do sangue, diurética, expectorante e antiescorbútica, sendo empregada contra tosses, bronquites, escrofulose, afecções gástricas e das vias urinárias[3]. Como expectorante das vias respiratórias (peitoral, catarro dos brônquios e pulmonar e fluidificante do muco), é indicada na forma de xarope, preparado adicionando-se água fervente a 1 xícara (café) contendo 1 colher (sopa) de folhas, flores e sementes picadas e 2 xícaras (café) de açúcar, levando-se ao fogo até dissolver o açúcar e, administrando-se 1 colher (sopa) 3 vezes ao dia[2]. Como digestivo, estimulante das funções hepáticas, contra anemia, diabetes e afecções pulmonares, é recomendado o seu chá, preparado adicionando-se água fervente a 1 xícara (chá) contendo 1 colher (sopa) de folhas, flores e sementes picadas, na dose de 1 xícara (chá) duas vezes ao dia antes das principais refeições[2]. Recomenda-se também em uso externo contra dores musculares, reumatismo, contusões, traumatismos, feridas, úlceras externas e bronquites, na forma de cataplasma, preparado amassando-se em principais refeições[2]. Recomenda-se também em uso externo contra dores musculares, reumatismo, contusões, traumatismos, feridas, úlceras externas e bronquites, na forma de cataplasma, preparado amassando-se em pilão 3 colheres (sopa) de folhas, flores e sementes frescas em um pouco de água até formar uma pasta, aplicando-a espalhada em gaze sobre a área afetada por duas horas[2]. Na sua composição química destacam-se óleos essências (substâncias sulfuradas), sais minerais e vitaminas[2].

Literatura citada:
1- Lorenzi, H. 2008. *Plantas Daninhas do Brasil: terrestres, aquáticas, parasitas e tóxicas*. 4ª edição. Instituto Plantarum, Nova Odessa-SP, 672 p.
2- Panizza, S. 1998. *Plantas que Curam (Cheiro de Mato)*. 3. ed. IBRASA, São Paulo, 280 p.
3- Vieira, L.S. & Albuquerque, J.M. 1998. *Fitoterapia Tropical - Manual de Plantas Medicinais*. FCAP - Serviço de Documentação e Informação, Belém.

Lepidium virginicum L.
Planta estudada: H. Lorenzi 1.433 (HPL).
Espécie afim, com os mesmos nomes populares e usada para os mesmos fins terapêuticos (vista geral e hábito).

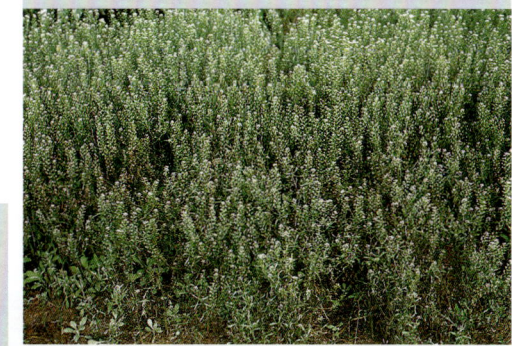

Lepidium bonariense L.
Planta estudada: H. Lorenzi 41 (HPL).
Espécie com os mesmos nomes populares de *C. didymus* e com as mesmas aplicações terapêuticas.

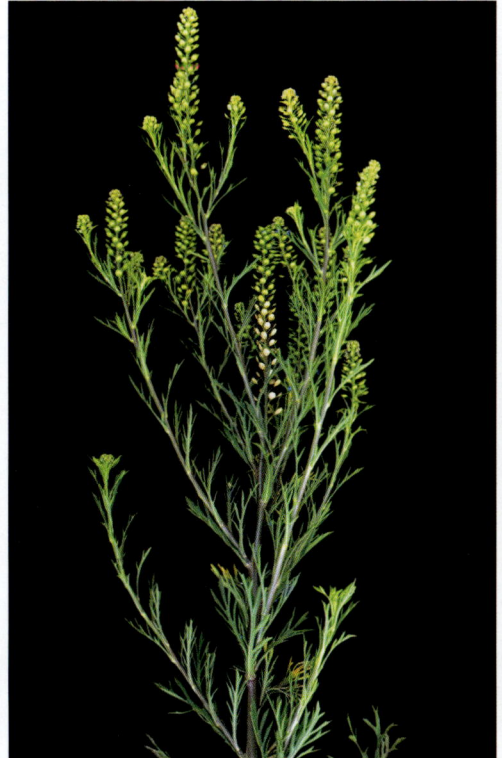

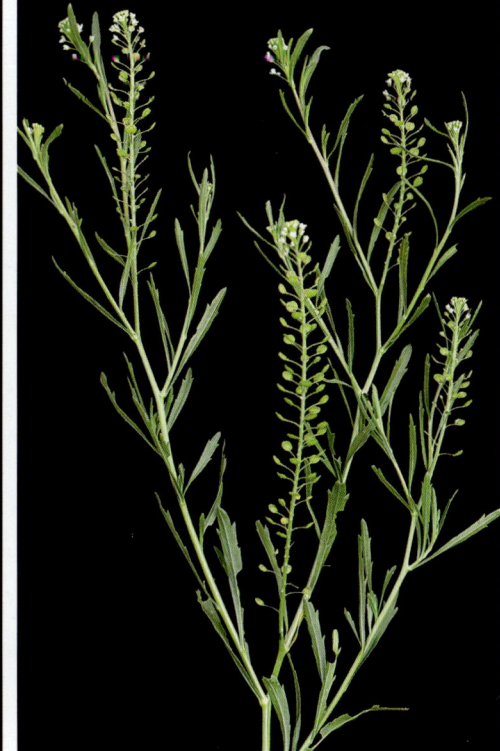

Nasturtium officinale R. Br.

Sin.: *Cardamine fontana* Lam., *Cardamine nasturtium* Moench, *Nasturtium fontanum* Asch., *Rorippa nasturtium* (Moench) Beck, *Rorippa nasturtium-aquaticum* (L.) Hayek, *Sisymbrium nasturtium* (Moench) Willd., *Sisymbrium nasturtium-aquaticum* L., *Radicula nasturtium-aquaticum* (L.) Britten & Rendle,

Angiospermae - Brassicaceae (Cruciferae). **Planta estudada:** H. Lorenzi 1.697 (HPL).

agrião, agrião-aquático, agrião-d'água, agrião-d'água-corrente, agrião-da-europa, agrião-da-ponte, agrião-das-fontes, agrião-das-hortas, agrião-de-lugares-úmidos, agrião-dos-rios, agrião-oficinal, berro, berro-d'água, cardamia-jontana, cardomo-dos-rios, mastruço-dos-rios, nastúrcio, rabaça-dos-rios, saúde-do-corpo

Características gerais - herbácea perene, aquática, aromática, de ramos ocos e decumbentes, com raízes adventícias nos nós, de 15-30 cm de altura, nativa da Europa. Folhas pinatissectas, de 5-13 cm de comprimento. Flores pequenas, brancas, reunidas em panículas terminais. Multiplica-se tanto por sementes como por estaquia, devendo ser plantada em beira de córregos com água corrente. Existe uma variedade que cresce em terreno normal[1,2].

Usos - é amplamente cultivada no Brasil e no mundo como hortaliça de grande valor nutritivo. É contudo também muito utilizada na medicina tradicional em várias regiões do país. É considerada estimulante dos órgãos digestivos, diurética e vermífuga, sendo empregada no combate ao raquitismo, contra atonia intestinal, escrofulose e afecções escorbúticas e broncopulmonares. Em uso externo na forma de cataplasma é empregada na cicatrização de feridas[2]. Suas folhas na forma de salada é indicada contra o bócio, anemia, tuberculose, diabetes e como antídoto contra os efeitos tóxicos da nicotina[1]. Para as afecções pulmonares, tosses e bronquite, é recomendado o seu xarope preparado com 1 colher (sopa) de folhas e ramos picados em 1 xícara (chá) de água em fervura, adicionando ao seu coado 1 xícara (chá) de açúcar cristal e fervendo-se novamente até derretê-lo; em seguida acrescentar uma colher (sopa) de mel de abelha e tomar 1 colher (sopa) da mistura 2-3 vezes ao dia[1]. Recomenda-se também em uso externo contra problemas de pele (sardas, afecções, manchas, eczemas, acnes) e para problemas da mucosa bucal (aftas e gengivites), o seu extrato alcoólico preparado com 2 colheres (sopa) de folhas e talos amassados, 1 xícara (café) de álcool de cereais e 1 xícara (café) de glicerina[1]. Além de glocosídeos, ólcos essenciais sulfazotado, gliconastursídeo e mirosina, a planta é rica em sais minerais, vitaminas, proteínas, carotenos e clorofila[1,2].

Literatura citada:
1- Panizza, S. 1998. *Plantas que Curam (Cheiro de Mato)*. 3. ed. IBRASA, São Paulo, 280 p.
2- Vieira, L.S. 1992. *Fitoterapia da Amazônia - Manual de Plantas Medicinais*. 2. ed. Editora Agronômica Ceres, São Paulo, 350 p.

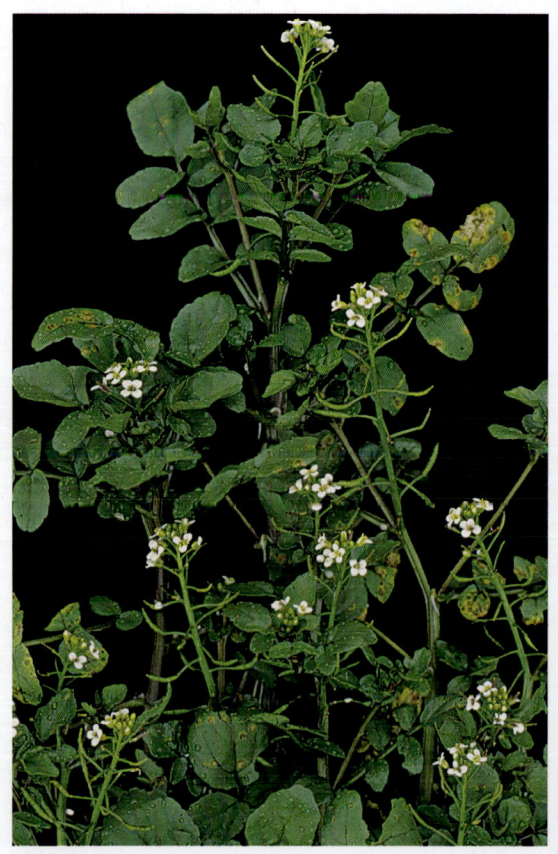

Ananas comosus (L.) Merr.
Sin.: *Ananas paraguazensis* L.A. Camargo & L.B. Sm., *Ananas sativa* Lindl., *Bromelia ananas* L., *Bromelia comosa* L.
Angiospermae - Bromeliaceae. **Planta estudada:** E.R. Salviani 980 (HPL).

abacaxi, ananás, ananá

Características gerais - planta perene, herbácea, de folhagem espinhenta, quase acaule, de 60-90 cm de altura, nativa do Brasil, principalmente nos cerrados. Folhas longas e canaliculadas, com espinhos nas margens, dispostas em roseta na base da planta. Flores de cor lilás, com brácteas vermelhas, dispostas num racemo denso na extremidade de longo pendão floral. Após a fecundação, os frutos jovens se fundem na infrutescência, formando um fruto composto, que é o "abacaxi" comestível. Multiplica-se pelos brotos do ápice dos frutos e pelas brotações da base[1,2].

Usos - a planta é amplamente cultivada nas regiões tropicais do Brasil para produção de frutos, que são consumidos *in natura* e industrializados na forma de compota, doces e geleias. Além de muito delicioso, é considerado detentor de reconhecidas propriedades medicinais, principalmente estomáquico, carminativo, diurético e anti-inflamatório, sendo indicado para problemas das vias respiratórias e para neurastenia[3]. O seu fruto macerado com bastante açúcar e adicionado de 1 colher (sopa) de mel e 10 gotas de própolis é indicado para afecções das vias respiratórias (bronquite e tosse catarral), administrado 3 vezes ao dia[2]. É recomendada a mistura de seu suco com levedura de cerveja em uso externo para afecções da pele, como acnes, espinhas, cravos e comedões[2]. Para as diversas formas de psoríases, esclerodermias, feridas, úlceras e chagas, recomenda-se o uso da mistura de seu fruto picado com farinha de trigo ou de arroz, na proporção de 2 colheres (sopa) para 1 colher (sopa) respectivamente, aplicada diretamente sobre as partes afetadas e deixando-a durante 15 minutos[2]. É recomendada ainda esta pasta acrescida de 2 colheres (sopa) de farinha de arroz como "máscara rejuvenescedora", aplicada sobre a face durante 20 min. 2 vezes na semana[2].

Literatura citada:
1- Lorenzi, H. 2008. *Plantas Daninhas do Brasil: terrestres, aquáticas, parasitas e tóxicas*. 4ª edição. Instituto Plantarum, Nova Odessa-SP, 672 p.
2- Panizza, S. 1998. *Plantas que Curam (Cheiro de Mato)*. 3. ed. IBRASA, São Paulo, 280 p.
3- Albuquerque, J.M. 1989. *Plantas Medicinais de Uso Popular*. ABEAS, Brasília, 100 p.

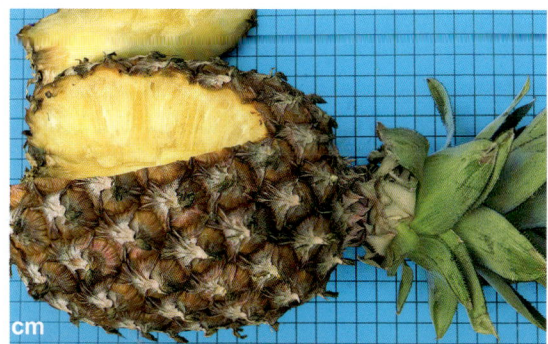

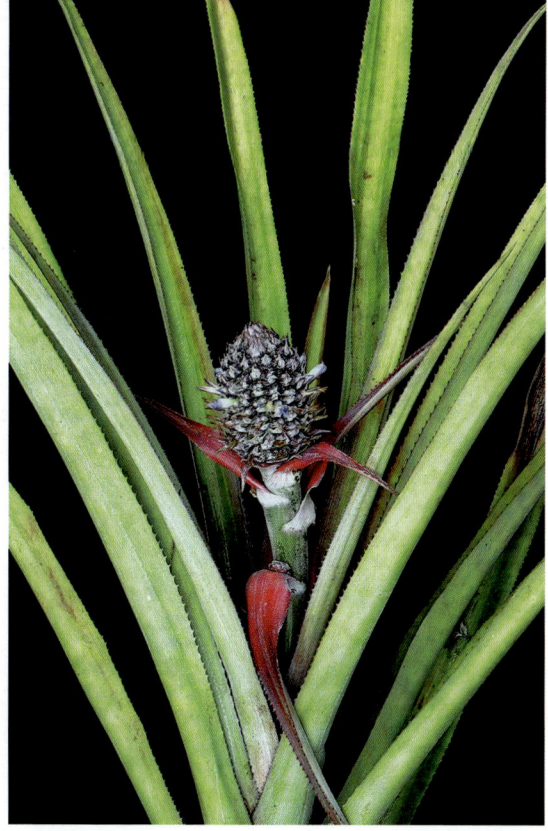

Bromelia antiacantha Bertol.

Sin.: *Agallostachys antiacantha* (Bertol.) Beer, *Agallostachys commeliniana* (de Vriese) Beer, *Bromelia commeliniana* de Vriese, *Bromelia sceptrum* Fenzl ex Hügel

Angiospermae - Bromeliaceae. **Planta estudada:** H. Lorenzi 2.192 (HPL).

caraguatá, carauatá, gravatá, gravatá-da-praia, gravatá-do-mato, gravatá-de-raposa, banana-do-mato, croatá

Características gerais - herbácea perene monocárpica, ereta, acaule, estolonífera, de 40-90 cm de altura, nativa de campos e cerrados de quase todo o Brasil. Folhas em rosetas basais, de forma linear, caniculadas, coriáceas, com margens providas de espinhos em forma de ganchos, de cor vermelha na base e verde-avermelhada no ápice, de até 1,4 m de comprimento. Flores de cor violeta, dispostas num racemo denso com eixo grosso localizado no centro da roseta. Os frutos são bagas ovaladas, de cor amarela, de polpa comestível, com muitas sementes pequenas. Multiplica-se por estolões e sementes[1,2].

Usos - é cultivada ao longo de cercas ou de divisas de propriedades como "cerca-viva" defensiva, ocasionalmente escapando do cultivo e tornando-se uma "planta daninha". Com suas folhas se confeccionam cordas e tapetes rústicos. Esta planta tem uma longa história de uso na medicina caseira em quase todo o Brasil. Seus frutos são ácidos, purgativos, diuréticos, vermífugos e até abortivos. A polpa carnosa dos frutos, preparada na forma de xarope, é empregada para asma, bronquite e ancilostomíase, bem como para eliminar pedras nos rins, para o tratamento da icterícia e hidropisia (edema)[3]. São recomendados os seus frutos para tosse na forma de xarope, preparado pela fervura de um fruto cortado em uma xícara (chá) de água fervente durante 5 minutos; após amassar os pedaços do fruto e coar, adicionar ao coado 2 xícaras (café) de açúcar cristal, retornando ao fogo até dissolver bem o açúcar; tomar 1 colher (sopa) 2-3 vezes ao dia para adultos[2]. É recomendado também o chá de suas folhas adicionado de algumas gotas de própolis, em bochechos 3 vezes ao dia, para o tratamento de afecções da mucosa bucal (aftas e feridas)[2]. Análises fitoquímicas desta planta mostraram a presença de saponinas, taninos, mucilagens e possivelmente da enzima ativa "bromelina"[2,4].

Literatura citada:
1- Lorenzi, H. 2008. *Plantas Daninhas do Brasil: terrestres, aquáticas, parasitas e tóxicas.* 4ª edição. Instituto Plantarum, Nova Odessa-SP, 672 p.
2- Panizza, S. 1998. *Plantas que Curam (Cheiro de Mato).* 3. ed. IBRASA, São Paulo, 280 p.
3- Mors, W.B.; Rizzini, C.T. & Pereira, N.A. 2000. *Medicinal Plants of Brazil.* Reference Publications, Inc., Algonac, Michigan, 501 p.
4- Nakamura, S. 1972. *Alguns Estudos sobre Obtenção de Enzimas Proteolíticas em Bromelia antiacantha Bertol.* Tese - FCC, Universidade de São Paulo.

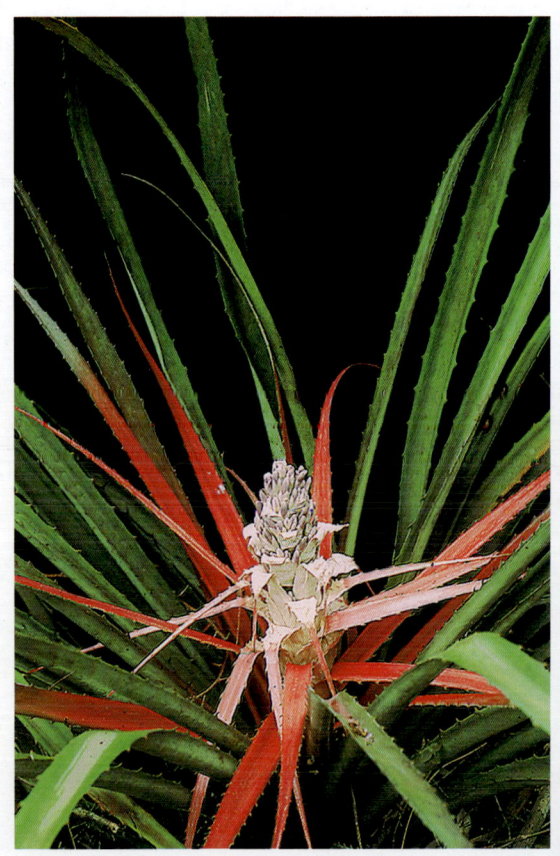

Protium heptaphyllum (Aubl.) Marchand
Sin.: *Icica heptaphylla* Aubl.

Angiospermae - Burseraceae. **Planta estudada:** H. Lorenzi 1.688 (HPL).

almécega, almecegueira, almecegueiro, almécega-brava, almécega-cheirosa, almécega-do--brasil, almécega-verdadeira, almécega-vermelha, almecegueira-cheirosa, almecegueira--de-cheiro, almecegueira-vermelha, almecegueiro-bravo, almesca, almíscar, aime, amécicla, armesca, árvore-do-incenso, aronaou, breu-almécega, breu-branco, breu-branco-do-campo, breu-branco-verdadeiro, breu-janaricica, breu-jauaricica, jauaricica, cicantaa-ihua, elemieira, elemi, elmi, elmi-do-brasil, erva-feiticeira, goma-limão, guapoy-ici, ibicaraica, icaraíba, icica, icica-assu, icicariba, incenso-de-cayena, mescla, mirra, pau-de-breu, resina-icica, tacaamaca, tei, ubiraciqua, ubirasiqua

Características gerais - árvore perenifólia ou semidecídua, aromática, de 10 a 20 m de altura, dotada de copa densa e oblonga, com tronco de 40 a 60 cm de diâmetro, nativa em quase todo o Brasil, principalmente em terrenos arenosos secos ou úmidos. Folhas compostas pinadas, com 2-4 pares de folíolos glabros, coriáceos, de 7-10 cm de comprimento. Flores avermelhadas, dispostas em inflorescências fasciculadas axilares. Os frutos são cápsulas oblongas, deiscentes, de cor vinácea. Multiplica-se por sementes[1]. Existem no país várias espécies de *Protium* com características e propriedades semelhantes, destacando-se entre elas, *P. icicariba* (DC.) Marchand.

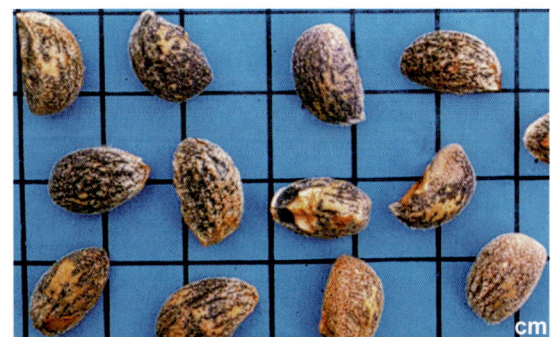

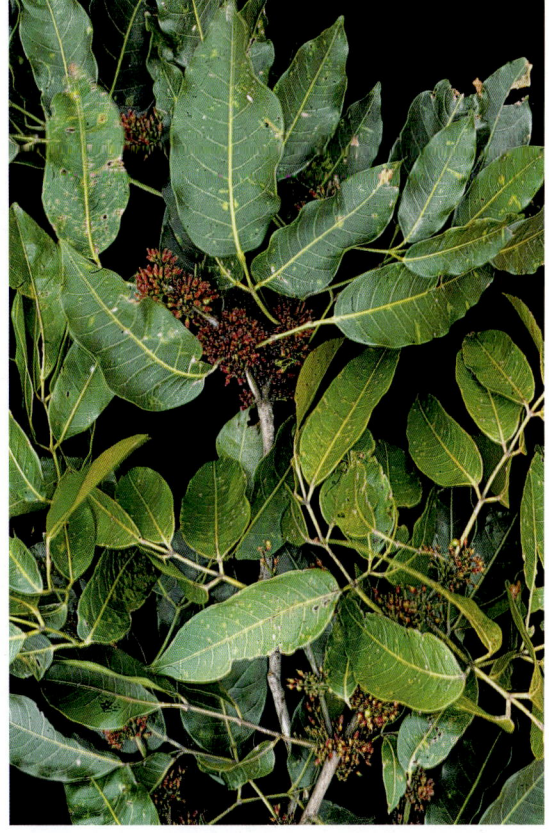

Usos - todas as espécies de *Protium* exsudam por incisão do tronco um óleo-resina de cor branco-esverdeada e com aroma agradável, que endurece quando em contato com o ar, denominado de almécega, resina de almécega, breu-branco e breu de Burseráceas. É um tipo de incenso usado na indústria de perfumaria, farmacêutica e de defumadores místicos. Seu sabor é distintamente pungente, mesmo quando velho e seco e, de odor característico e bem mais forte quando queimado. Suas propriedades são similares à seus análogos "frankincenso" ou "olibanum" da Índia e África, obtido de árvores da mesma família[3]. Quimicamente é formada por uma mistura natural de 30% de protamirina, 25% de protelemícica e 37,5% de proteleresina[4], que são constituídas de triterpenos, principalmente das séries oleano, ursano e eufano, com óleo essencial rico em compostos mono e sequiterpênicos, semelhante ao encontrado em suas folhas[5]. Suas cascas e folhas são amplamente empregadas na medicina caseira em todo o país, embora sem comprovação científica da eficácia e da segurança de suas preparações. A literatura etnofarmacológica registra o emprego de sua casca e as folhas como hemostáticas, cicatrizantes e anti-inflamatórias, no tratamento de úlceras gangrenosas e inflamações em geral[2]. Algumas tribos de indígenas da Amazônia usam sua resina como descongestionante nasal nos casos de fortes resfriados[4], enquanto outras queimam sua resina para aromatizar a coca com sua fumaça[4]. É também muito usada em substituição ao verdadeiro incenso em atos religiosos da igreja católica, principalmente em cidades do interior na região de ocorrência desta planta.

Literatura citada:
1- Lorenzi, H. 2002. *Árvores Brasileiras: manual de identificação e cultivo de plantas arbóreas nativas do Brasil*. 4ª edição. Vol. I. Instituto Plantarum, Nova Odessa-SP, 384 p.
2- Mors, W.B.; Rizzini, C.T. & Pereira, N.A. 2000. *Medicinal Plants of Brazil*. Reference Publications, Inc., Algonac, Michigan, 501 p.
3- Parnet, R. 1972. Phytochemie des Burseracées. *Lloydia 35*: 280-287.
4- Schultes, R.E. & Raffauf, R. F. 1990. *The Healing Forest - Medicinal and Toxic Plants of the Northwest Amazonia*. Dioscorides Press, Portland, OR, 484 p.
5- Craveiro, A.A.; Fernandes, G.F.; Andrade, C.H.S. et al. 1981. *Óleos essenciais de plantas do Nordeste*. Edições UFC, Fortaleza, 209 p.

Protium heptaphyllum (Aubl.) March.
Exemplar adulto encontrado em seu habitat natural no interior do estado do Mato Grosso do Sul, detalhe de uma inflorescência e frutos maduros.

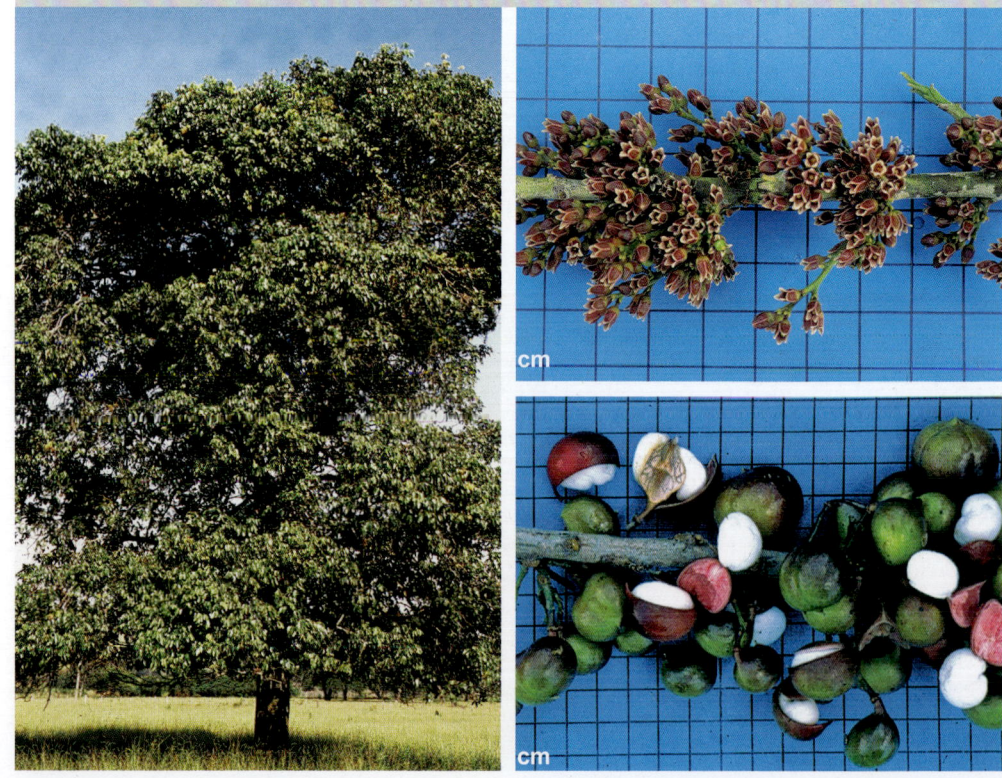

Cereus jamacaru DC.
Angiospermae - Cactaceae. **Planta estudada:** H. Lorenzi 2.649 (HPL).

mandacaru, mandacaru-de-boi, jamacaru

Características gerais - arbusto grande ou arvoreta de 3-8 m de altura, suculenta, espinhenta, de caule multiarticulado em ramificações candelabriformes, nativa em toda a caatinga do Nordeste brasileiro e do Vale do São Francisco, onde ocorre em abundância em diferentes tipos de solos bem como sobre afloramentos rochosos. As folhas são substituídas pelos ramos articulados de cor verde, com espinhos nos vértices, que fazem o papel daquelas. Flores solitárias, grandes (12-15 cm de comprimento), afixadas nos vértices dos ramos, de cor branca e amarela, que se abrem à noite. Os frutos são bagas deiscentes, carnosas, de 10-12 cm de comprimento, de superfície glabra e de cor vermelho-lilás, contendo muitas sementes pretas dispersas na polpa branca (foto menor ao lado)[1,2].

Usos - os frutos são comestíveis e muito apreciados pelas populações do sertão nordestino. Os ramos e raízes são empregados na medicina popular em todo o Nordeste. O suco dos ramos é utilizado em uso interno no tratamento de problemas do pulmão, escorbuto e infecções de pele. Em uso externo é empregado contra úlceras[6]. A infusão ou decocto de suas raízes é usado no tratamento de problemas renais, principalmente para cálculos nos rins[1]. É também considerada emenagoga[4]. O xarope, preparado com seus ramos novos, é empregado no tratamento de tosses, bronquites e úlceras, enquanto o seu decocto é utilizado como febrífugo pelas populações das Guianas[5]. Um estudo fitoquímico com esta planta revelou na sua composição a presença do alcaloide isoquinolínico "tiramina"[3].

Literatura citada:
1- Agra, M. F. 1996. *Plantas da medicina popular dos Cariris Velhos, Paraíba, Brasil*. Editora União/ PNE, João Pessoa, 125 p.
2- Andrade-Lima, D. 1989. *Plantas das Caatingas*. Acad. Brasileira de Ciências, Rio de Janeiro, 126 p.
3- Bruhn, J.C. & J.E. Lindgren. 1976. Cactaceae alkaloids. XXIII. Alkaloids of *Pachycereus pecten-aboriginum* and *Cereus jamacaru*. *Lloydia* 39: 175-177.
4- Emperaire, L. 1983. *La caatinga du sud-est du Piauí (Brésil)*. Ed. l'ORSTOM, Paris.
5- Grenand, P.; Moretti, C. & Jacquemin, H. 1987. *Pharmacopées Traditionnelles en Guyane: Créoles, Palikur, Wayãpi*. Editorial l'ORSTOM, Paris, France, Coll. Mem. No. 108.
6- Mors, W.B.; Rizzini, C.T. & Pereira, N.A. 2000. *Medicinal Plants of Brazil*. Reference Publications, Inc., Algonac, Michigan, 501 p.

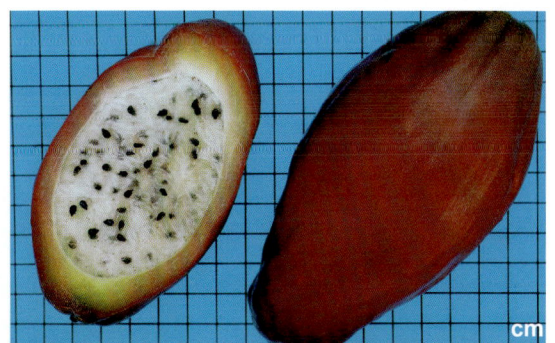

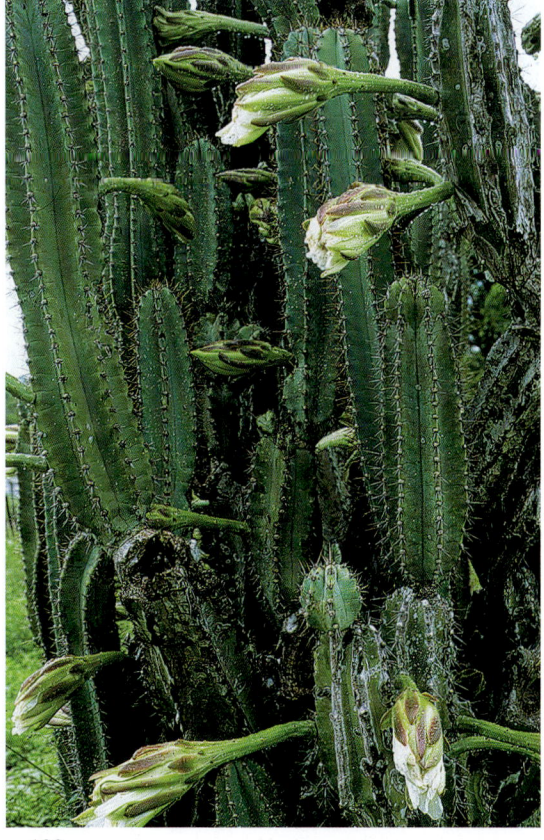

Calophyllum brasiliense Cambess.

Sin.: *Calophyllum antillanum* Britton, *Calophyllum ellipticum* Rusby, *Calophyllum lucidum* Benth., *Calophyllum piaroanum* An. Castillo & C. Gil, *Calophyllum rekoi* Standl.

Angiospermae - Calophyllaceae. **Planta estudada:** H. Lorenzi 3.463 (HPL).

guanandi, guandi, mangue, galandim, gualambi, guanandi-carvalho, guandi-carvalho, guanandi-cedro, guarandi, gulande-carvalho, jacareúba, landim, olandi, olandim, pau-de-mangue

Características gerais - árvore de copa oval e densa, de 10-20 m de altura, com tronco cilíndrico e retilíneo de 30-60 cm de diâmetro, revestido por casca grossa e fissurada longitudinalmente, de cor acinzentada, nativa de matas ciliares de quase todo o Brasil, principalmente da faixa litorânea. Folhas simples, coriáceas, glabras, com nervação secundária paralela e muito característica, de 7-18 cm de comprimento. Flores unissexuais, de cor creme, dispostas em curtos racemos axilares e terminais. Fruto drupa globosa, de 1-2 cm de diâmetro, de cor verde-amarelada quando maduro, contendo uma única semente grande e igualmente esférica. Multiplica-se facilmente por meio de sementes[4,9].

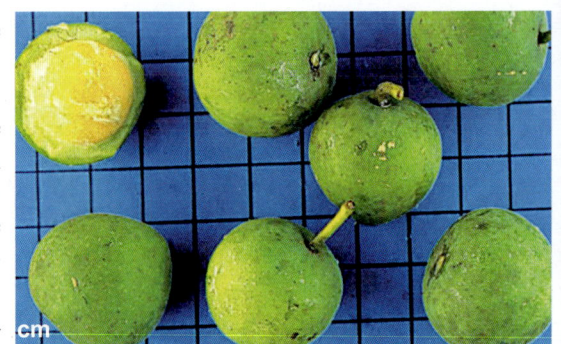

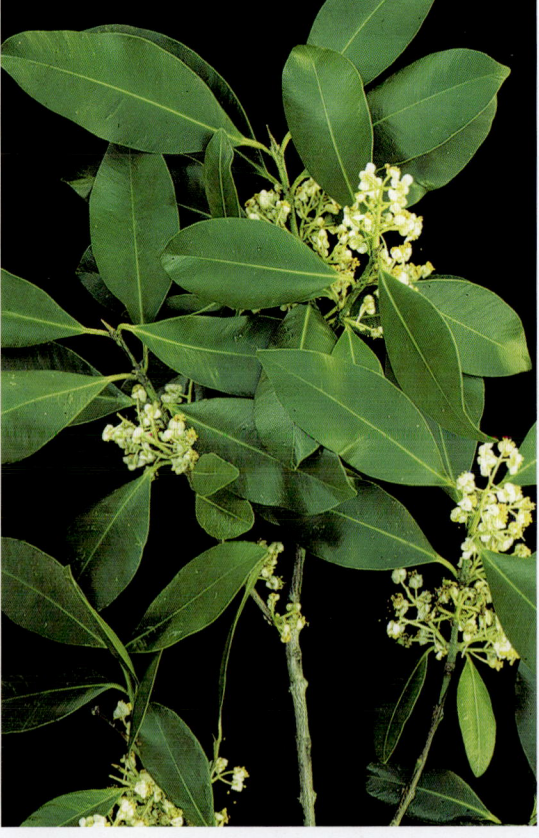

Usos - a árvore fornece madeira de boa qualidade para a construção civil e naval, tendo sido a primeira madeira a ser incluída na lei de 1832 como "madeira de lei", passando a sua exploração a ser monopólio do Estado, tal era a sua importância na indústria naval para a confecção dos mastros para as velas das embarcações daquela época. A goma-resina que exsuda da casca quando ferida é conhecida como "bálsamo-de-jacareúba" ou "bálsamo-de-landim". Esta goma-resina, as folhas e a própria casca são empregadas na medicina tradicional de longa data em suas regiões de ocorrência. A goma-resina é aromática, amarga, adstringente e reputada como antirreumática. Também é empregada externamente para apressar a maturação de tumores e para o tratamento de velhas úlceras[5]. Na região Amazônica o chá de suas folhas e casca é empregado para o tratamento de diabetes[2,9]. Na medicina veterinária é usada para fortalecer os tendões dos animais[5]. Num estudo fitoquímico/farmacológico com esta planta, feito em ratos, foi demonstrado que sua ação hipoglicemiante, largamente preconizada pela medicina tradicional, se confirma[8]. Nos estudos fitoquímicos desta planta demonstrou-se a presença de xantonas em sua parte lenhosa[3,6,7], além de guanandina, jacareubina e derivados da guanandina[1].

Literatura citada:
1- Gottlieb, O.R. et al. 1968. The chemistry of Brazilian Guttiferae. XII. Isopentenylated xanthones from *Kielmeyera* and *Calophyllum* species. *Tetrahedron Lett. 24*: 1601-1610.
2- Grenand, P.; Moretti, C. & Jacquemin, H. 1987. *Pharmacopées Traditionnelles en Guyane: Créoles, Palikur, Wayãpi*. Editorial l'ORSTOM, Paris, France, Coll. Mem. No. 108.
3- King, F.E., King, T.J. & Manning, L.C. 1953. The chemistry of extractives from hardwoods. Part XIV. The constitution of jacareubin, a pyranoxanthone from *Calophyllum brasiliense*. *J. Chem. Soc.* :3932-3937.
4- Lorenzi, H. 2002. *Árvores Brasileiras: manual de identificação e cultivo de plantas arbóreas nativas do Brasil*. 4ª edição. Vol. I. Instituto Plantarum, Nova Odessa-SP, 384 p.
5- Mors, W.B.; Rizzini, C.T. & Pereira, N.A. 2000. *Medicinal Plants of Brazil*. Reference Publications, Inc., Algonac, Michigan, 501 p.
6- Pereira, M.O.S.; Gottlieb, O.R. & Magalhães, M.T. 1966. A química de Gutíferas brasileiras. IX. Constituintes xantônicos do *Calophyllum brasiliense*. *An. Acad. Bras. Ci. 38*: 425-427.
7- Pereira, M.O.S.; Gottlieb, O.R. & Magalhães, M.T. 1967. Novas xantonas do *Calophyllum brasiliense*. *An. Acad. Bras. Ci. 39*: 255-256.
8- Ramoa, A.S.S. & Rodrigues, P.C.A. 1977. Efeito da infusão de *Calophyllum brasiliense* na glicemia de ratos. *Rev. Bras. Biol. 37*: 147-149.
9- Van den Berg, M.E. 1993. *Plantas Medicinais na Amazônia - Contribuição ao seu conhecimento sistemático*. Museo Paraense Emílio Goeldi, Belém, 206 p.

***Calophyllum brasiliense* Cambess.**
Vista das sementes e de um exemplar adulto de cerca de 15 m altura, fotografado no habitat natural no litoral sul do estado de São Paulo.

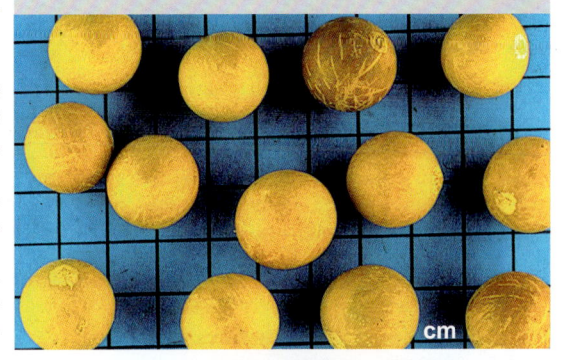

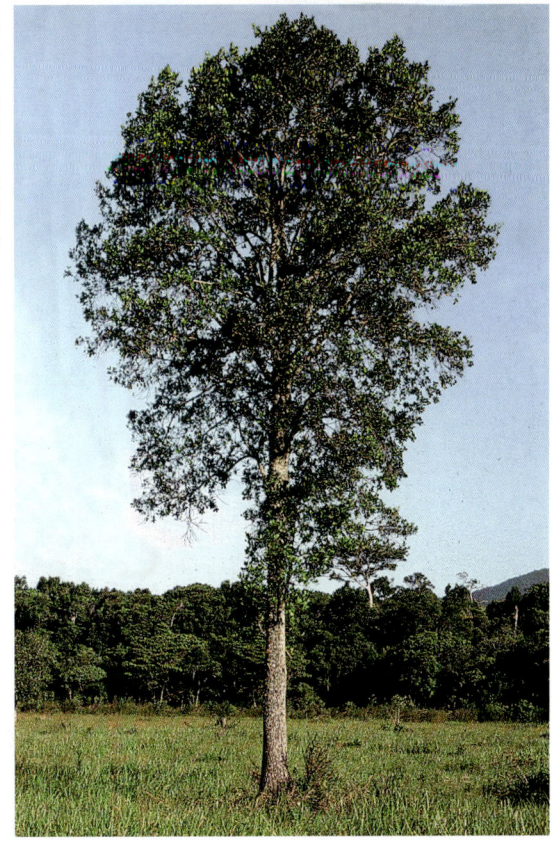

Mammea americana L.
Angiospermae - Calophyllaceae. **Planta estudada:** H. Lorenzi 1.907 (HPL).

abricó-do-pará, abricó, abricoteiro, abricó-de-são-domingos, abricó-selvagem, rojo

Características gerais - árvore de 8-15 m de altura, lactescente, nativa da região Amazônica. Folhas simples, rigidamente coriáceas, glabras, de 9-15 cm de comprimento. Flores andróginas e femininas, solitárias ou em pequenos fascículos de 2-3, caulinares, com pétalas brancas e numerosos estames. Frutos bacáceos, de 15-25 cm de diâmetro e de 1-3 kg, com polpa comestível[8].

Usos - planta muito cultivada na região Norte do país, tanto em pomares domésticos como comerciais, para produção de frutos. A planta é empregada na medicina doméstica na região Amazônica, onde é empregada como anti-helmíntica, no tratamento de diversas afecções parasitárias, dermatoses diversas e mordedura de insetos[7,8]. A casca do tronco e frutos junto com as sementes são empregadas para o combate de parasitos internos e externos, para aliviar as dores provenientes da picada de insetos e para o tratamento de várias afecções da pele[6]. A goma-resina da casca é antiparasítica[6]. A resina, bem como suas raízes e folhas, é inseticida, atuando principalmente contra o bicho-de-pé[1]. As sementes são consideradas anti-helmínticas e o látex empregado contra picada de insetos[7]. O decocto da casca é considerado resolutivo e vulnerário, enquanto a água destilada de suas flores é estimulante e aperitiva (facilita a digestão)[6]. A infusão das folhas e sementes é também empregada como inseticida corporal para eliminação de carrapatos e outros ectoparasitas em animais domésticos[5]. Os estudos fitoquímicos mostraram que suas sementes contém várias cumarinas, como a mameína, todas de estrutura complexa e propriedades inseticidas[2,3,4].

Literatura citada:
1- Alzugaray, D. & Alzugaray, C. 1996. *Plantas que Curam*. Editora Três, São Paulo, 2 v.
2- Djerassi, C.; Eisenbraun, E.J.; Finnegan, R.A. & Gilbert, B. 1960. Naturally occurring oxygen heterocyclics. VII. Structure of mammein. *J. Org. Chem. 25*: 2164-2169.
3- Djerassi, C.; Eisenbraun, E.J.; Gilbert, B.; Lemin, A.J.; Marfey, S.P. & Morris, M.P. 1958. Naturally occurring oxygen heterocyclics. II Characterization of na inseticidal principle from *Mammea americana*. *J. Am. Chem. Soc. 80*: 3686-3681.
4- Finnegan, R.A. & Mueller, W.H. 1965. Constituents of *Mammea americana* L. IV. The structure of mammeigin. *J. Org. Chem. 30*: 2342-2344.
6- Mors, W.B.; Rizzini, C.T. & Pereira, N.A. 2000. *Medicinal Plants of Brazil*. Ref. Pub., Michigan, 501 p.
7- Schultes, R.E. & Raffauf, R. F. 1990. *The Healing Forest - Medicinal and Toxic Plants of the Northwest Amazonia*. Dioscorides Press, Portland, 484 p.
8- Van den Berg, M.E. 1993. *Plantas Medicinais na Amazônia - Contribuição ao seu conhecimento sistemático*. Museo Paraense E. Goeldi, Belém.

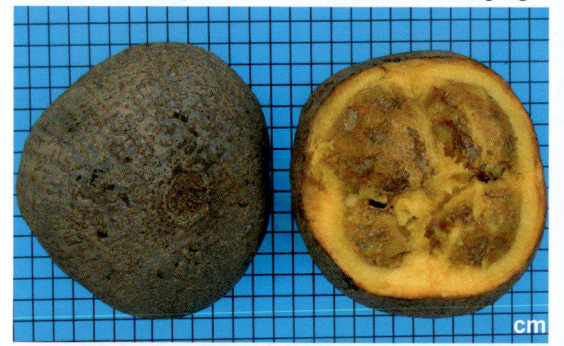

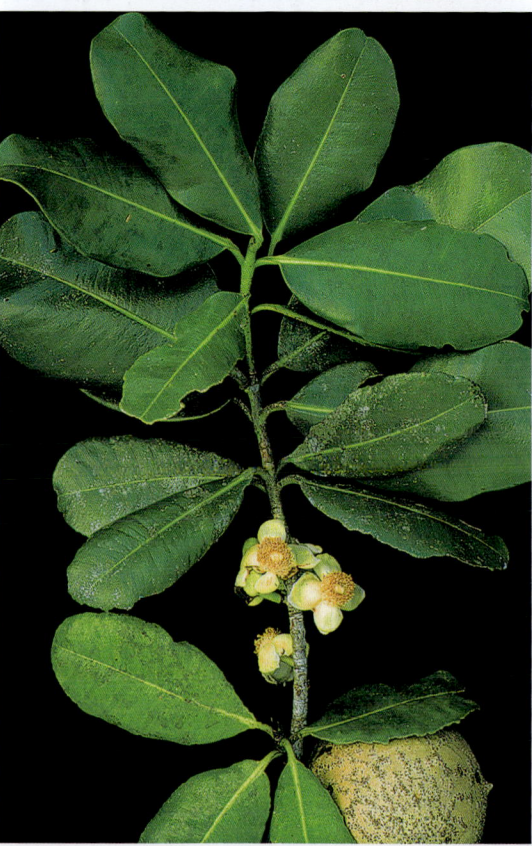

Crataeva tapia L.

Sin.: *Crataeva benthamii* Eichler, *Capparis radiatiflora* Ruiz & Pav. ex E.A. López
Angiospermae - Capparaceae. **Planta estudada:** H. Lorenzi 1.051 (HPL).

catauari, catauré, catoré, cabaceira, cabaceira-do-pantanal, cabeceira, tapiá, trapiá, pau-d'alho

Características gerais - árvore semidecídua, de 5-12 m de altura, dotada de copa oblonga e densa, nativa de várzeas úmidas e inundáveis da encosta Atlântica e da planície litorânea do Nordeste e Sudeste do Brasil. Folhas compostas trifolioladas, longo-pecioladas, com folíolos membranáceos, totalmente glabros em ambas as faces, de 5-12 cm de comprimento, com aroma de alho. Flores com pétalas brancas e estames vináceos, reunidas em umbelas terminais. Os frutos são bagas globosas ou oblongas, amarelas, de 4-5 cm de diâmetro, contendo polpa carnosa branca e sementes amareladas. Multiplica-se por sementes[5]. Ocorre na região Amazônica uma outra forma desta espécie, antes considerada uma espécie diferente, cuja foto é apresentada na próxima página, com características e propriedades relativamente semelhantes, hoje considerada como a mesma espécie.

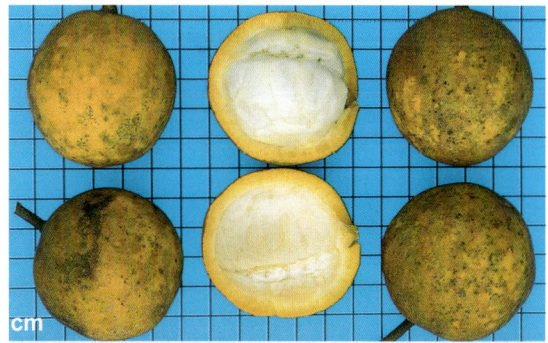

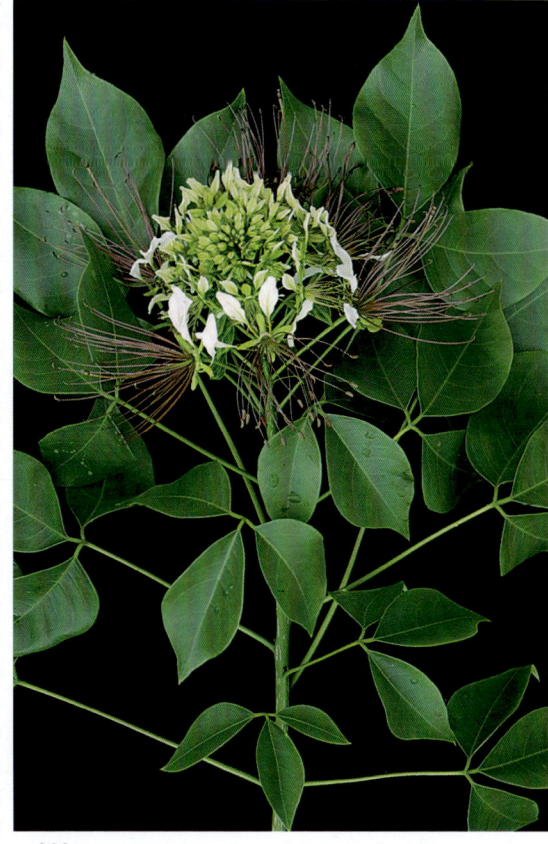

Usos - fornece madeira de qualidade média, usada apenas para interiores em construção civil, caixotaria e lenha. Os frutos são comestíveis, porém ingeridos apenas na forma de refresco e bebida vinácea. A planta é empregada na medicina popular em algumas regiões do país. Sua casca é amargo-tônica e febrífuga, sendo empregada externamente na forma de compressa contra whitlow[6]. Na região Amazônica esta espécie é empregada como estomáquica e tônica[7]. Índios da tribo Whitoto da Amazônia Ocidental, consideram o chá de suas folhas um estomáquico muito eficaz[7]. A sua seiva é empregada externamente para aliviar dores reumáticas[7]. Na região Amazônica, a entrecasca esverdeada desta espécie (antes considerada como uma espécie diferente), moída e com um pouco de sal e água formando uma suspensão densa, é administrada a quem foi picada por cobra venenosa; em seguida um emplastro desta massa deve ser colocado sobre o ferimento[1,6,9]; já suas raízes e flores são consideradas tônica e estomáquica. O suco das folhas é aplicado externamente contra reumatismo[6]. Estudos farmacológicos com a espécie *C. tapia* mostraram uma atividade cardiorespiratória e oxitóxica[3,8]. Na sua composição química destaca-se a presença de tioglucosídeos, dos quais, os chamados glucosinolatos, liberam sob hidrólise glicólica, sulfato e isotiocianato[4]. Já na casca da espécie *C. benthamii* foi encontrado lupeol[2].

Literatura citada:
1- Albuquerque, J.M. 1989. *Plantas Medicinais de Uso Popular*. ABEAS, Brasília, 100 p.
2- Aynilian, G.H.; Farnsworth, N.R. & Persinos, G.J. 1972. Isolation of lupeol from *Crataeva benthamii*. *Phytochemistry 11*: 2885-2886.
3- Barros, G.S.G.; Matos, F.J.A.; Vieira, J.E.V.; Souza, M.P. & Medeiros, M.C. 1970. Pharmacological screening of some Brazilian plants. *J. Farm. Pharmacol. 22*: 116-122.
4- Kjaer, A. & Thomsen, H. 1963. Isothiocyanate producing glucosides in species of Capparidaceae. *Phytochem. 2*: 29-32.
5- Lorenzi, H. 2002. *Árvores brasileiras: manual de identificação e cultivo de plantas arbóreas nativas do Brasil*. 2ª edição. Vol. II. Instituto Plantarum, Nova Odessa-SP, 384 p.
6- Mors, W.B.; Rizzini, C.T. & Pereira, N.A. 2000. *Medicinal Plants of Brazil*. Reference Publications, Inc., Algonac, Michigan, 501 p.
7- Schultes, R.E. & Raffauf, R. F. 1990. *The healing forest - medicinal and toxic plants of the Northwest Amazonia*. Dioscorides Press, Portland, OR, 484 p.
8- Vieira, J.E.V. et al. 1968. Abordagem farmacológica de plantas do nordeste brasileiro. II. *Rev. Bras. Farm. 49*: 67-75.
9- Vieira, L.S. 1992. *Fitoterapia da Amazônia - Manual de Plantas Medicinais*. 2. ed. Editora Agronômica Ceres, São Paulo, 350 p.

Crataeva tapia L.
Planta estudada: E.R. Salviani 1.399 (HPL).
Forma amazônica, com características semelhantes e propriedades possivelmente também similares.

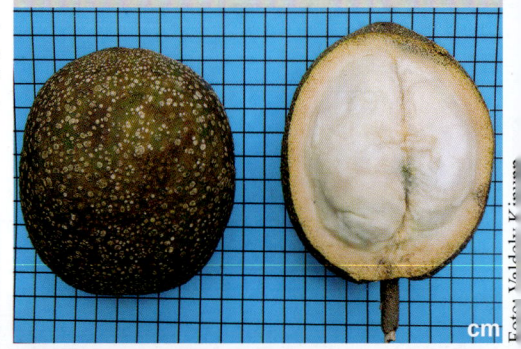

Crataeva tapia L.
Exemplar adulto fotografado em seu habitat natural em várzeas úmidas do Espírito Santo, onde ocorre na mata Atlântica da planície litorânea em beira de rios.

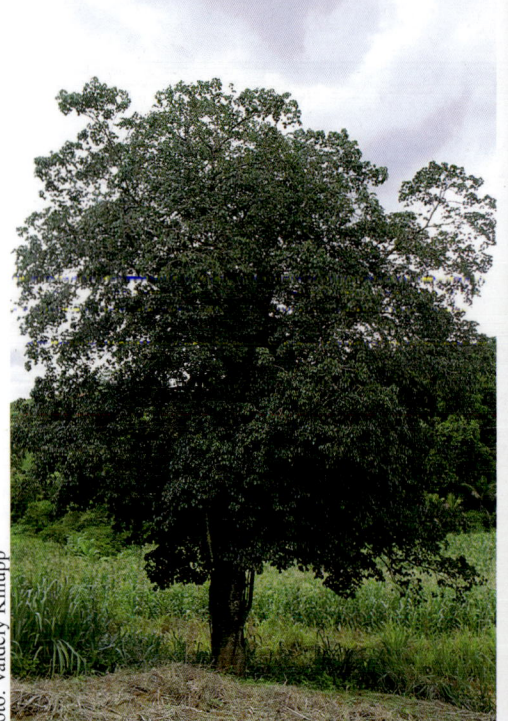

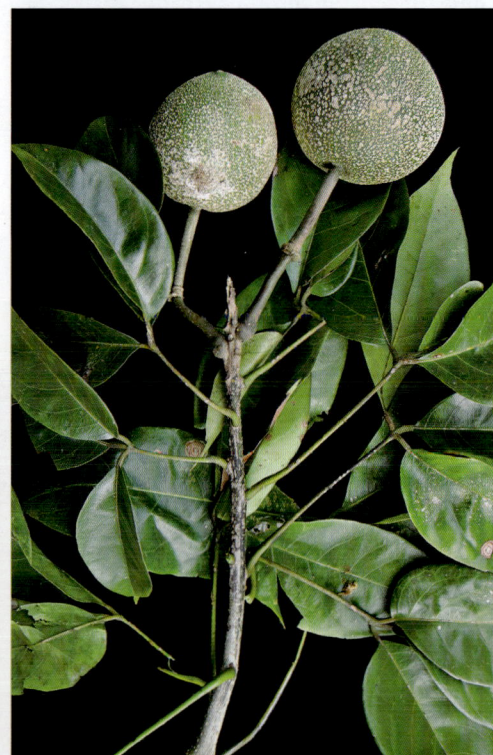

Lonicera japonica Thunb. ex Murray
Angiospermae - Caprifoliaceae. **Planta estudada:** H. Lorenzi 3.435 (HPL).

madressilva, madressilva-do-japão, madressilva-da-china, madressilva-dos-jardins, maravilha

Características gerais - trepadeira arbustiva e robusta, perene, rizomatosa, de ramos lenhosos capazes de atingir 5 a 6 m de comprimento, originária da China e Japão e naturalizada no Sul do Brasil. Tem folhas simples, decíduas no inverno, subcoriáceas, curto-pecioladas, glabras em ambas as faces e de cor mais clara na face inferior, de 4 a 7 cm de comprimento. Flores sésseis, muito perfumadas, tubulares, de cor branco-creme, reunidas em glomérulos axilares e terminais. Aparentemente não produz frutos no Brasil, contudo nas regiões de origem seus frutos são bagas oblongas de cor vermelha. Multiplica-se em nossas condições apenas por rizomas[4].

Usos - cultivada como ornamental em jardins na região Sul do país, escapou ao cultivo pela prolificidade e crescimento vigoroso, onde já é considerada planta daninha em beira de cercas e bordas de capoeiras, principalmente em regiões de altitude. É usada na medicina tradicional desde tempos remotos no Velho Mundo, sendo citada nos textos de Dioscórides na Grécia Antiga. Sua casca foi muito utilizada na Antiguidade por romanos, egípcios e gregos, perdendo a importância com o decorrer dos séculos[2,3]. A medicina popular atribui às folhas e flores desta planta propriedades diurética, antisséptica e antitérmica[2,3], bem como anti-inflamatória, hipotensora, miorelaxante e sudorífica[1,3]. A água aromática destilada das flores é considerada antiespasmódica e antivomitiva[5]. As preparações de suas folhas são fortemente adstringentes, sendo indicadas para o tratamento de inflamações da boca e da garganta através de bochechos de seu decocto[1,2]. Outra espécie deste gênero com características e usos semelhantes, *Lonicera caprifolium* L. ocorre nos países de clima frio e temperado sob o nome de "honeysuckle" onde é usado como laxante e sudorífico. Seus princípios ativos são saponinas e o flavonoide luteolina[6].

Literatura citada:
1- Alzugaray, D. & Alzugaray, C. 1996. *Plantas que Curam*. Editora Três, São Paulo, 2 vols.
2- Boorhem, R.L. et al. 1999. *Reader's Digest - Segredos e Virtudes das Plantas Medicinais*. Reader's Digest Brasil Ltda., Rio de Janeiro.
3- Bown, D. 1995. *The Herb Society of America - Encyclopedia of Herbs & Their Uses*. Dorling Kindersley Publishing, Inc., New York.
4- Lorenzi, H. 2008. *Plantas Daninhas do Brasil: terrestres, aquáticas, parasitas e tóxicas*. 4ª edição. Instituto Plantarum, Nova Odessa-SP, 672 p.
5- Reitz, R. 1985. Caprifoliáceas. In: Reitz, R. (ed.). *Flora Ilustrada Catarinense*. Herbário Barbosa Rodrigues, Itajaí.
6- Gruenwald, J.; Brendler, T. & Jaenickke, C. (eds.). 2000. *Physicians Desk References (PDR) for herbal medicines*. Med. Econ. Co., New Jersey, 858 p.

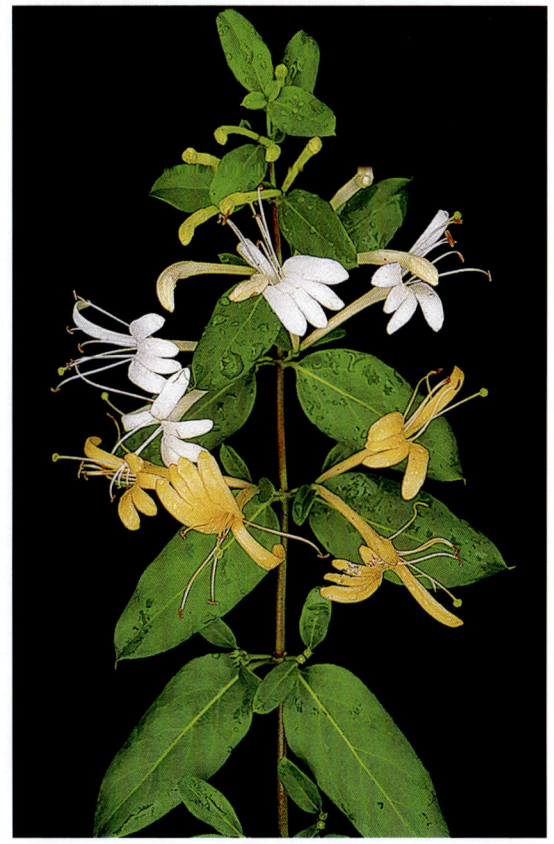

Carica papaya L.

Sin.: *Carica hermaphrodita* Blanco, *Carica jimenezii* (Bertoni) Bertoni, *Carica peltata* Hook. & Arn., *Carica papaya* var. *jimenezii* Bertoni, *Carica pinnatifida* Heilborn, *Carica posopora* L., *Carica rochefortii* Solms, *Carica sativa* Tussac, *Papaya carica* Gaertn., *Papaya edulis* Bojer, *Papaya edulis* var. *macrocarpa* Bojer, *Papaya edulis* var. *pyriformis* Bojer, *Papaya cubensis* (Solms) Kuntze, *Papaya communis* Noronha, *Papaya vulgaris* A. DC., *Papaya peltata* (Hook. & Arn.) Kuntze, *Vasconcellea peltata* (Hook. & Arn.) A. DC.

Angiospermae - Caricaceae. **Planta estudada:** H. Lorenzi 3.437 (HPL).

mamoeiro, abobaia, amabapaia, amazonas, chamburi, chamburu, formoso, havaiano, mamão, mamão-de-corda, mamão-macho, mamoeiro-das-antilhas, papaia, papaieira, papaya

Características gerais - arbusto lactescente, de caule fistuloso, ereto, não ramificado, marcado pelas cicatrizes das folhas caídas, de 2-3 m de altura, nativo da América Central e Caribe. Folhas palmatilobadas, com pecíolos longos e ocos. Flores unissexuais ou hermafroditas, de cor creme, dispostas em amplas panículas. Fruto do tipo baga piriforme, hoje bastante variável em função das inúmeras cultivares desenvolvidas pelo seu melhoramento genético, com polpa carnosa[1,9,10]. Ocorre no Brasil a espécie *Jacaratia spinosa* (Aubl.) A. DC., (fotos apresentadas na próxima página), parente próximo do mamão e com propriedades mais ou menos semelhantes.

Usos - esta planta é amplamente cultivada nas regiões subtropicais do globo para a produção de frutos consumidos em todo o mundo. É também largamente empregada na medicina popular, tanto os frutos e sementes como também o látex e as raízes. O fruto é considerado digestivo, diurético e laxante. O látex é empregado, na forma de solução de algumas gotas por litro de água fervida, para asma e diabete. Já na forma pura é empregado como vermífugo poderoso e para eliminar sardas, calos e verrugas[3,8]. As sementes secas e moídas na forma de chá são também consideradas ótimo vermífugo[1,8]. Para intestino preso deve ser consumido meio-fruto e para verminose engolir uma dúzia de sementes[2]. As raízes também são consideradas vermífugas[3]. O fruto verde é considerado abortivo[1]. A infusão de suas flores é reputada emenagoga, antipirética e peitoral, enquanto as folhas são estomáquicas, sedativas e calmativas, porém tóxicas em altas doses[3]. O seu chá, preparado com a adição de água fervente em 1 xícara (chá)

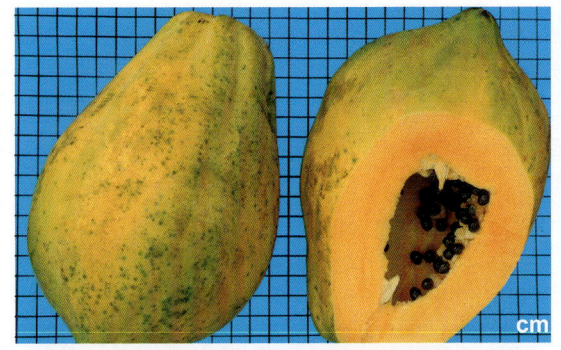

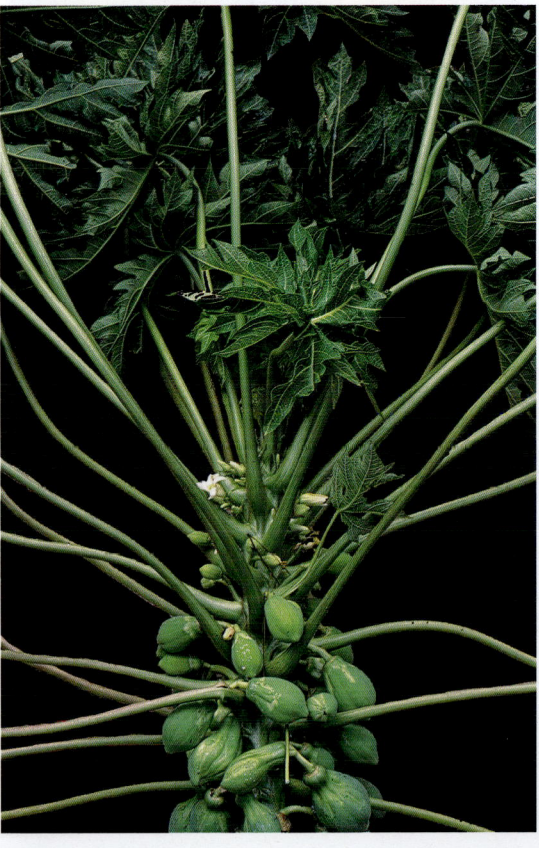

contendo 1 colher (sobremesa) de flores masculinas picadas, na dose de 1 xícara (chá) duas vezes ao dia, é recomendado contra afecções das vias respiratórias (tosses, bronquites e muco) [8]. Um estudo farmacológico mostrou que as propriedades antibacterianas e anti-helmínticas do seu látex são devidas à ação de uma enzima presente na sua composição[4], enquanto que as das sementes são devidas à substância iso-tiocyanato de benzila[5,6]. O látex, na verdade, contém duas enzimas proteolíticas complexas denominadas "papaína" e "quimopapaína" com capacidade para digerir proteínas no corpo, por isso usadas para aliviar indigestão. Um outro estudo farmacológico demonstrou que as folhas contém o alcaloide "carpaína", que em pequenas doses reduz o ritmo cardíaco e baixa a pressão sanguínea. Já em doses maiores produz uma vasoconstrição. Adicionalmente, a carpaína tem ação espasmolítica na musculatura lisa, além de possuir forte ação contra amebas[7].

Jacaratia spinosa (Aubl.) A. DC.
Planta estudada: H. Lorenzi 3.426 (HPL).
Parente próximo do mamão, é uma espécie nativa de todo o Brasil. Seus frutos são fortemente anti-helmínticos e anti-inflamatórios, e seu látex muito proteolítico.

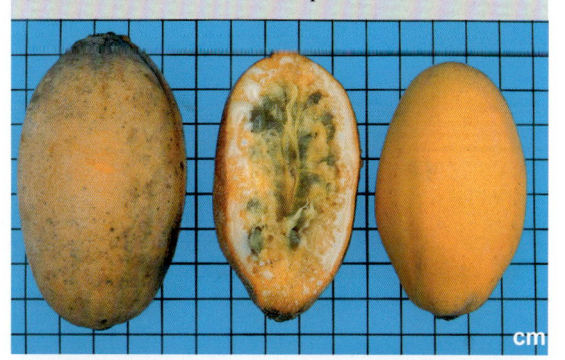

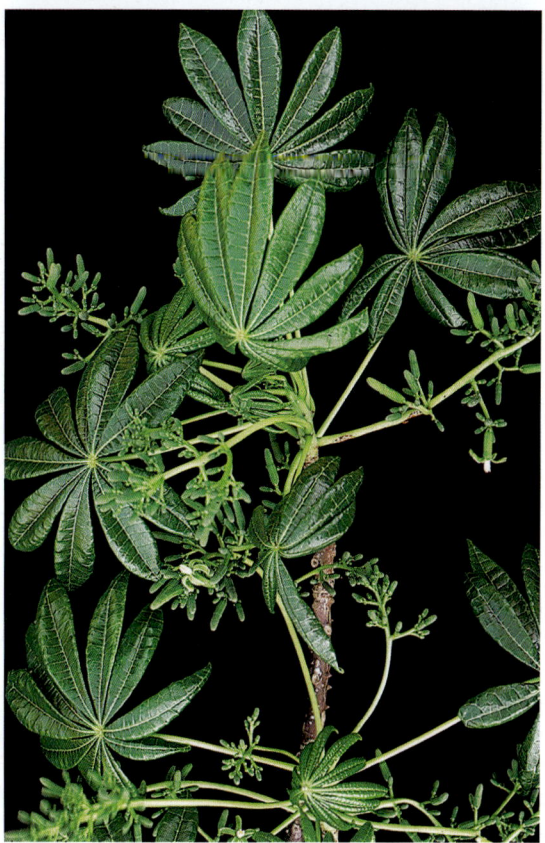

Literatura citada:.

1- Vieira, L.S. 1992. *Fitoterapia da Amazônia - Manual de Plantas Medicinais*. 2. ed. Editora Agronômica Ceres, São Paulo, 350 p.

2- Taylor, L. 1969. Papaya (*Carica papaya Technical Report)*. Raintree Nutrition, Inc. Database on the Internet.

3- Mors, W.B.; Rizzini, C.T. & Pereira, N.A. 2000. *Medicinal Plants of Brazil*. Reference Publications, Inc., Algonac, Michigan, 501 p.

4- Emeruwa, A.C. 1982. Antibacterial substance from *Carica papaya* fruit extract. *J. Nat. Prod.* 45: 123-127.

5- Ettlinger, M.G. & Hodgkins, J.E. 1956. The mustard oil of papaya seed. *J. Org. Chem. 21*: 204.

6- El Tayeb, O. et al. 1974. Contribution to the knowledge of Nigerian medicinal plants. III. Study on *Carica papaya* seed as a source of reliable antibiotic, the benzylisothiocyanate. *Planta Medica 26*: 79-89.

7- Burdick, E.M. 1971. Carpaine, an alkaloid of *Carica papaya*. Its chemistry and pharmacology. *Econ. Botany 25*: 363-365.

8- Panizza, S. 1998. *Plantas que Curam (Cheiro de Mato)*. 3. ed. IBRASA, São Paulo, 280 p.

9- Lorenzi, H., L. Bacher, M. Lacerda & S. Sartori. 2006. *Frutas Brasileiras e Exóticas Cultivadas: (de consumo in natu*ra). Instituto Plantarum, Nova Odessa. 672 p.

10- Braga, R.A. 1976. *Plantas do Nordeste, especialmente do Ceará*. 3. ed. Coleção Mossoroense, Mossoró, 540 p.

Caryocar brasiliense Cambess.
Angiospermae - Caryocaraceae. **Planta estudada:** R. Tsuji 1.382 (HPL).

pequizeiro, pequi, piqui

Características gerais - árvore de tronco grosso, tortuoso, com 30-40 cm de diâmetro e 6 a 10 m de altura, revestido de casca escura e gretada, com galhos grossos, compridos e um tanto inclinados, cuja ramificação começa perto da base. Tem folhas opostas, trifolioladas, de folíolos ovais, verde-luzentes, mais ou menos coriáceas e flores vistosas, amarelas, com longos e numerosos estames, reunidas em cachos terminais[1]. O fruto é do tipo drupa, globoso com casca verde-amarelada, com mesocarpo oleaginoso e brancacento, medindo de 5 a 8 cm de diâmetro e contendo de 1 até 4 sementes volumosas, protegidas por endocarpo lenhoso, eriçado de espinhos delgados e agudos, reunidos em paliçada sob a qual está o embrião (amêndoa) grande, carnoso e também oleaginoso[2,3]. A área de incidência desta espécie compreende os cerrados e cerradões de Minas Gerais, Mato Grosso, Mato Grosso do Sul e São Paulo[1]. É a mais comum e mais estudada das espécies de pequi. Ocorrem ainda no Brasil: *Caryocar villosum* (Aubl.) Pers., o pequiá e *Caryocar glabrum* (Aubl.) Pers., a pequirana, próprios da Amazônia e *Caryocar coriaceum* Wittm., o pequi do Ceará, Piauí, Tocantins, sul do Maranhão e norte da Bahia, apresentado no próximo capítulo[2,3]. Todas têm frutos mais ou menos semelhantes e usados com a mesma finalidade da espécie descrita.

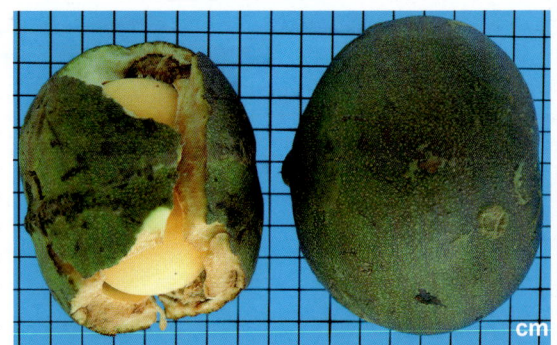

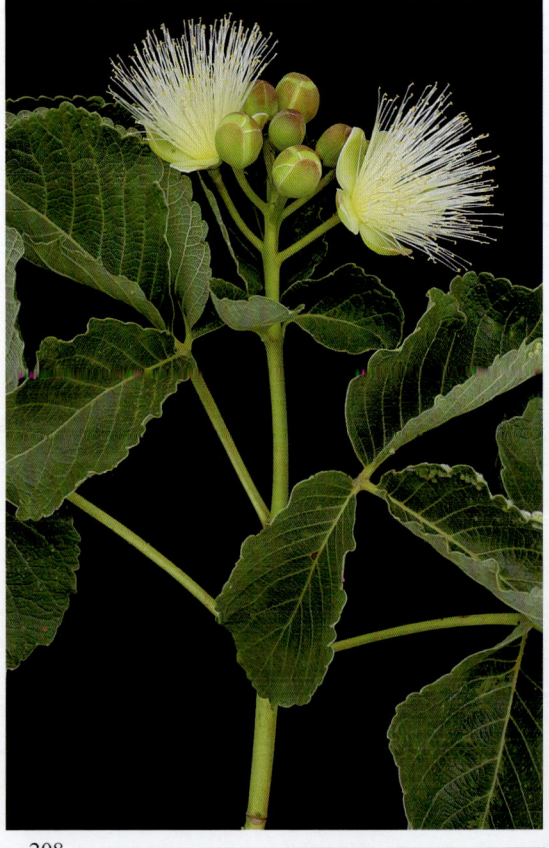

Usos - precioso recurso alimentar e tempero para arroz e feijão, o fruto é usado também na preparação do famoso licor-de-pequi e a literatura etnobotânica cita o amplo e secular uso do pequi como remédio dos habitantes de suas áreas de ocorrência, especialmente da polpa do fruto que é considerada altamente nutritiva[4,5]. O trabalho de coleta e tratamento dos frutos é feito durante o período da safra que na região do Cariri do Ceará e sertões vizinhos de Pernambuco e do Piauí leva numerosas famílias aos piquisais onde se dedicam integralmente a extração artesanal do óleo de grande quantidade de frutos comercializados para fins medicinais e, em pequena parte, para o seu próprio uso como alimentação ou remédio caseiro[4]. Há registro, também de seu uso tradicional na fabricação de saboroso licor, no tratamento caseiro da rouquidão, dor de garganta, bronquite, tosse, como fortificante, e em curativos de pequenos ferimentos, compressas e massagens nos casos de dores musculares e reumáticas e contusões[4]. A literatura científica registra a comprovação de sua propriedade estimulante do sistema imunológico, protetora das mucosas como barreira contra infecções, e atividade antioxidante, isto é, a capacidade de eliminar os radicais livres responsáveis pelo envelhecimento celular precoce[5]. No Ceará, o óleo tem largo emprego como óleo de massagens nas academias de fisioterapia[4]. Na polpa e na amêndoa foram determinados, por análise fitoquímica, respectivamente os teores de 62% e 42% de óleo fixo formado pelos glicerídios dos ácidos oleico e palmítico e rico em vitamina A[6, 7]. O aroma do fruto mostrou-se constituído, quase exclusivamente, pelo éster hexanoato de etila, provável responsável também pelo aroma típico dos frutos dos diversos tipos de piqui e por atividade antimicrobiana contra o fungo patogênico *Paracoccidioides brasiliensis,* agente de micose pulmonar e sistêmica de difícil tratamento[8]. A ação antioxidante do piqui está presente também nas folhas, conforme foi verificado em ensaio de laboratório que registrou ainda atividade contra o agente causador da leishmaniose[5]. As propriedades da polpa e do óleo de pequi permitem aconselhar seu uso como nutracêutico ou alimento funcional, especialmente pelo seu elevado teor de vitamina A, substância essencial ao crescimento e desenvolvimento do ser humano e para prevenir ou curar a xeroftalmia. Considerando seu largo uso popular, e as propriedades já determinadas experimentalmente, faz-se necessário desenvolver estudos complementares químicos, farmacológicos, clínicos e nutricionais tendo em vista o correto aproveitamento desta planta.

Literatura citada:

1- Lorenzi, H. 2002. *Árvores Brasileiras: manual de identificação e cultivo de plantas arbóreas nativas do Brasil.* 4ª edição. Vol. I. Instituto Plantarum, Nova Odessa-SP, 384 p.

2- Braga, R.A. 1960. *Plantas do Nordeste, especialmente do Ceará,* 2, ed. Imprensa Oficial, Fortaleza, 540 p.

3- Mors, W.B.; Rizzini, C.T. & Pereira, N.A. 2000. *Medicinal Plants of Brazil*. Reference Publications, Inc., Algonac, Michigan, 501 p.

4- Matos, F.J.A. 1987. Óleo de piqui (*Caryocar coriaceum* Wittm.) fonte de renda para o caririense. *Rev. Coopernews*, Fortaleza, 6(46): 10-11.

5- Paula-Ju, W. et al. 2006. Atividades leishmanicida, bactericida e antioxidante do extrato hidroetanólico das folhas de *Caryocar brasiliense* Cambess. *Rev. bras. farmacogn.* 16 (supp.): 625-630.

6- Lima, A. et al. 2007. Composição química e compostos bioativos presentes na polpa e na amêndoa do pequi (*Caryocar brasiliense* Camb.) *Rev. Bras. Frutic.* 29(3): 695-698.

7- Segall, S.D.; Artz, W.E.; Raslan, D.S.; Ferraz, V.P, Takahashi, J.A. 2005. Triacylglycerol analysis of pequi (*Caryocar brasiliensis* Camb.) oil by electrospray and tandem mass spectrometry. *J. Scien. Food Agric. Brasil.* 86(3): 445-452.

8- Passos, X. S. et al. 2003 Composition and antifungal activity of the essential oils of *Caryocar brasiliensis. Pharmaceutical Biology (Formerly International Journal of Pharmacognosy) 41*(5): 319-324.

***Caryocar brasiliense* Cambess.**
Exemplar adulto fotografado em seu habitat natural no cerrado do Brasil Central, onde é muito frequente em terrenos bem drenados.

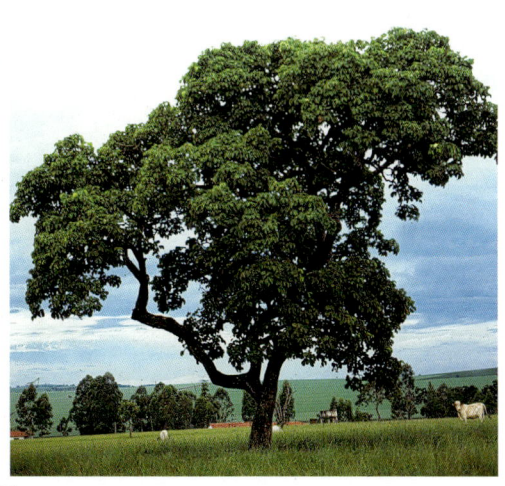

Caryocar coriaceum Wittm.
Angiospermae - Caryocaraceae. **Planta estudada:** E.R. Salviani 371 (HPL).

pequizeiro, piqui, pequi

Características gerais - árvore de tronco grosso com até 0,5 m de diâmetro e 12 a 15 m de altura, ramificada desde quase a base, com folhas opostas de três folíolos ovais marcados por nervuras pinadas bem visíveis; flores vistosas amarelas, com muitos estames vermelhos, reunidas em cachos terminais; fruto do tipo drupa, globoide, com 5 a 8 cm de diâmetro revestido por uma casca verde, espessa, com um mesocarpo amarelado, gorduroso e de aroma forte, típico, dividido conforme o número de sementes que varia de uma a quatro, tendo um endocarpo formado por uma paliçada de espinhos lenhosos longos que protegem uma amêndoa também gordurosa e aromática. Ocorre principalmente em cerrados desde o Piauí, Ceará, Pernambuco até o Maranhão e Tocantins[1]. Outras espécies de pequi habitam o cerrado de São Paulo, Minas Gerais, Goiás, Mato Grosso do Sul e Mato Grosso (*Caryocar brasiliense* Cambess.) apresentado no capítulo anterior, de Mato Grosso, Goiás e Pará (*C. villosum* (Aubl.) Pers.) e da Amazônia, (*C. glabrum* (Aubl.) Pers.), além de poucas outras de menor incidência e dispersão[1,7].

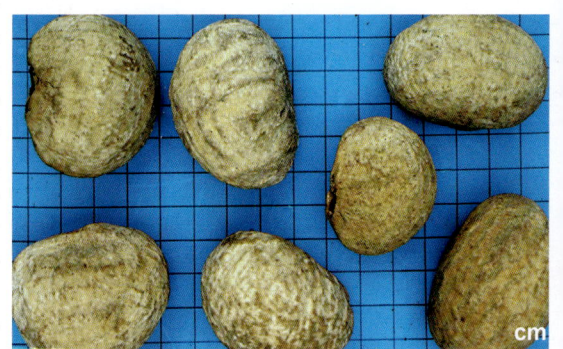

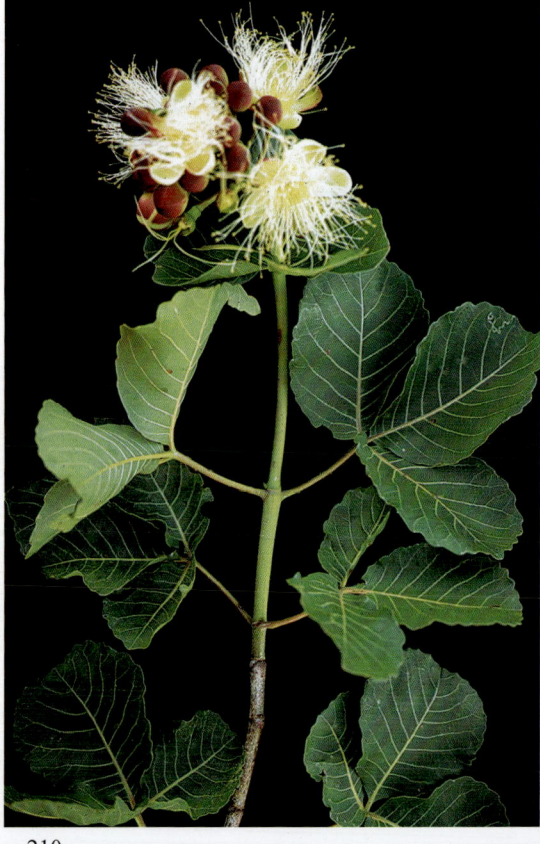

Usos - precioso recurso alimentar, o fruto é usado principalmente para a obtenção de dois tipos de óleo comumente encontrados nos mercados e feiras-livres: o óleo da polpa e o óleo da amêndoa, constituindo-se em boa fonte de renda para as famílias do meio rural durante o período da safra. Sua obtenção é feita artesanalmente por fervura dos frutos descorticados (óleo da polpa) após o que os caroços são, às vezes, triturados e, também fervidos (óleo da amêndoa)[2]. O óleo é referido nos levantamentos etnobotânicos quanto ao seu uso como material auxiliar de tratamentos em fisioterápicos e em massagens para tratamento local de dores reumáticas e musculares e das articulações; é usado em dose de gotas contra dores de ouvido e de garganta, neste caso, às vezes, em mistura com mel-de-abelhas e também como óleo de cozinha e ingrediente de cosméticos e de chocolates finos[2]. A análise fitoquímica desse óleo registra sua composição em ácidos graxos, inclusive insaturados e na fração insaponificável, as vitaminas A e E[3,4]. O óleo essencial obtido das amêndoas mostrou-se constituído, quase exclusivamente, por hexanoato de etila, um éster que apresentou atividade antimicrobiana para o fungo patogênico *Paracoccidioides brasiliensis*, agente de micose de difícil tratamento no pulmão ou generalizada[5, 6]. As propriedades da polpa e do óleo de pequi permitem aconselhar seu uso como nutracêutico ou alimento funcional, especialmente pelo seu elevado teor de vitamina A. Seu emprego em doses corretas garante a cura e evita a xeroftalmia, estimula o sistema imunológico e atua nas mucosas como barreiras de proteção contra infecções, além de agir como antioxidante, eliminando os radicais livres responsáveis pelo envelhecimento celular precoce. Considerando seu largo e bem conceituado uso popular, e a escassez de pesquisas divulgadas, especialmente no caso da espécie nordestina, se faz necessário seu estudo químico, farmacológico e clínico com vista ao correto aproveitamento desta planta.

Literatura citada:
1- Lorenzi, H. 2002. *Árvores Brasileiras: manual de identificação e cultivo de plantas arbóreas nativas do Brasil*. 4ª edição. Vol. I. Instituto Plantarum, Nova Odessa-SP, 384 p.
2- Matos, F.J.A. 2000. *Plantas Medicinais - guia de seleção e emprego de plantas usadas em fitoterapia no nordeste do Brasil*. 2. ed. Imprensa Universitária/Edições UFC, Fortaleza, 344 p.
3- Segall, S.D. et al. 2005. Triacylglycerol analysis of pequi (*Caryocar brasiliensis* Camb.) oil by electrospray and tandem mass spectrometry. *J. Scien. Food Agric. Brasil*. *86*(3): 445-452.
4- Rodriguez-Amaya, D.B. 2000. Latin American food sources of carotenoids. *Arch. Latinoam. Nutr*. *49*(3 Suppl 1): 74S-84S, 1999Publ. Michigan, p 114.
5- Mors, W.B.; Rizzini, C.T. & Pereira, N.A. 2000. *Medicinal Plants of Brazil*. Reference Publications, Inc., Algonac, Michigan, 501 p.
6- Xisto, S. et al. 2003. Composition and Antifungal Activity of the Essential Oils of *Caryocar brasiliensis*. *Pharmaceutical Biology* 41(5): 319-324.
7- Lorenzi, H., L. Bacher, M. Lacerda & S. Sartori. 2006. *Frutas Brasileiras e Exóticas Cultivadas: (de consumo in natura)*. Instituto Plantarum, Nova Odessa. 672 p.

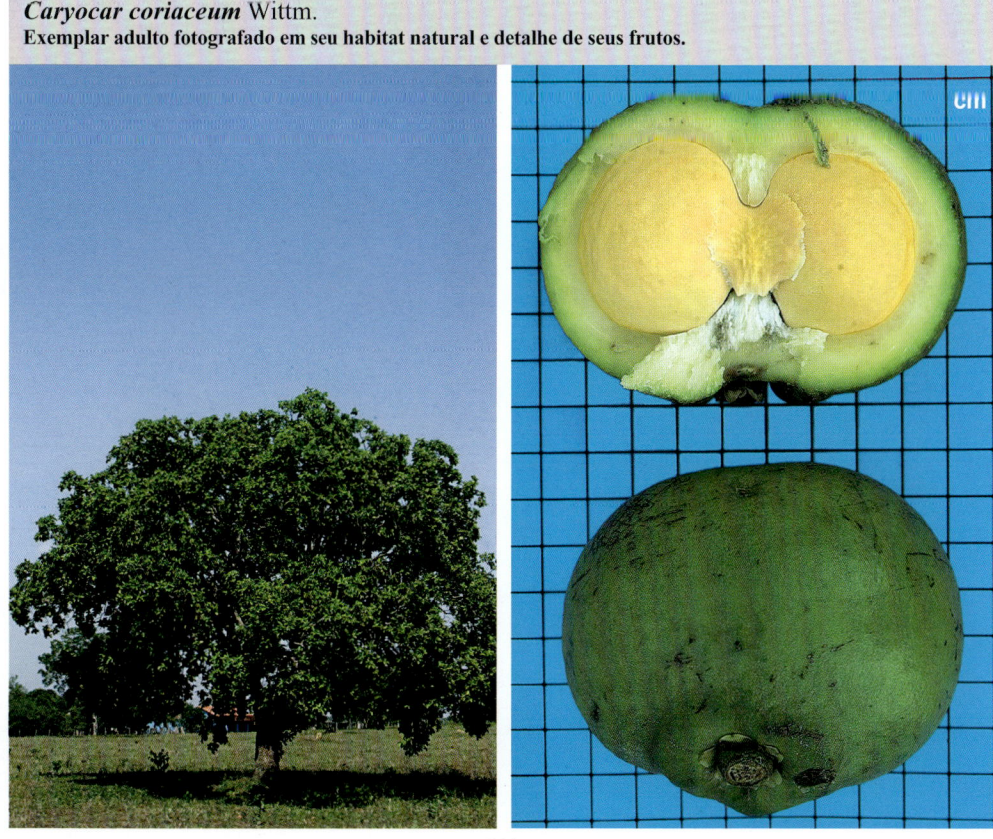

Caryocar coriaceum Wittm.
Exemplar adulto fotografado em seu habitat natural e detalhe de seus frutos.

Saponaria officinalis L.

Sin.: *Lychnis officinalis* (L.) Scop., *Silene saponaria* Fr. ex Willk. & Lange

Angiospermae - Caryophyllaceae. **Planta estudada:** G.F. Árbocz 1.109 (HPL).

erva-sabão, erva-saboeira, planta-sabão, sabão-de-jardim, saboeira, saponária, saponária-das-boticas

Características gerais - subarbusto perene, rizomatoso, ereto, quase sem ramificação, de 40-60 cm de altura, nativo da região Mediterrânea da Europa. Folhas quase sem pecíolo, glabras, com três nervuras bem salientes, de coloração um pouco mais clara na face inferior, de 3-6 cm de comprimento. Flores perfumadas, de cor rósea, dispostas em cimeiras terminais que por sua vez reúnem-se numa ampla panícula. Os frutos são cápsulas oblongas, com muitas sementes em forma de rim. Multiplica-se, em nossas condições, principalmente pelos rizomas[3].

Usos - É cultivada no Sul do país como planta ornamental, geralmente persistindo no local como planta infestante. Seus rizomas são ricos em saponina, tendo sido usados durante séculos na Europa para lavar roupa bem antes do surgimento do sabão comercial em 1800. Até hoje é usado como sabão em museus para limpeza de móveis antigos, tapeçarias e pinturas. Suas hastes e rizomas são empregados na medicina tradicional desde os tempos de Hipócrates – 400 anos antes de Cristo. Hoje é reconhecida na medicina tradicional como depurativa, tônica, laxativa, sudorífica, diurética e colérica, utilizada como estimulante das funções hepáticas[1,2]. As hastes e rizomas eram empregados internamente na forma de infusão contra gota, doenças de pele, icterícia e congestão brônquica, contudo, devido às irritações causadas ao sistema digestivo, são menos usados atualmente[2]. É mais empregada externamente, principalmente para várias doenças de pele. Ocasionalmente é recomendada como shampoo para cabelos frágeis, contudo, pode causar irritação dos olhos. O uso de dose excessiva pode causar destruição de glóbulos vermelhos[2].

Literatura citada:

1- Boorhem, R.L. et al. 1999. *Reader's Digest - Segredos e Virtudes das Plantas Medicinais*. Reader's Digest Brasil Ltda., Rio de Janeiro, 416 p.

2- Bown, D. 1995. T*he Herb Society of America - Encyclopedia of Herbs & Their Uses*. Dorling Kindersley Publishing, Inc., New York.

3- Lorenzi, H. & Souza, H.M. 2008. *Plantas Ornamentais no Brasil: arbustivas, herbáceas e trepadeiras*. 4ª edição. Instituto Plantarum, Nova Odessa-SP, 1120 p.

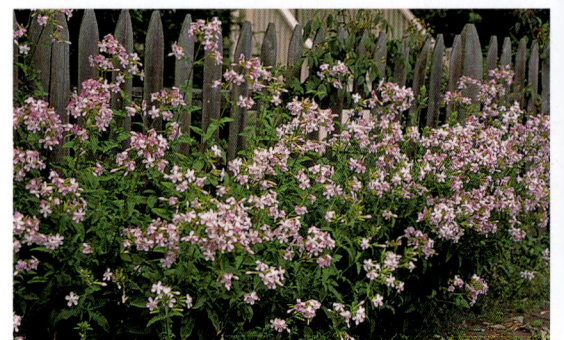

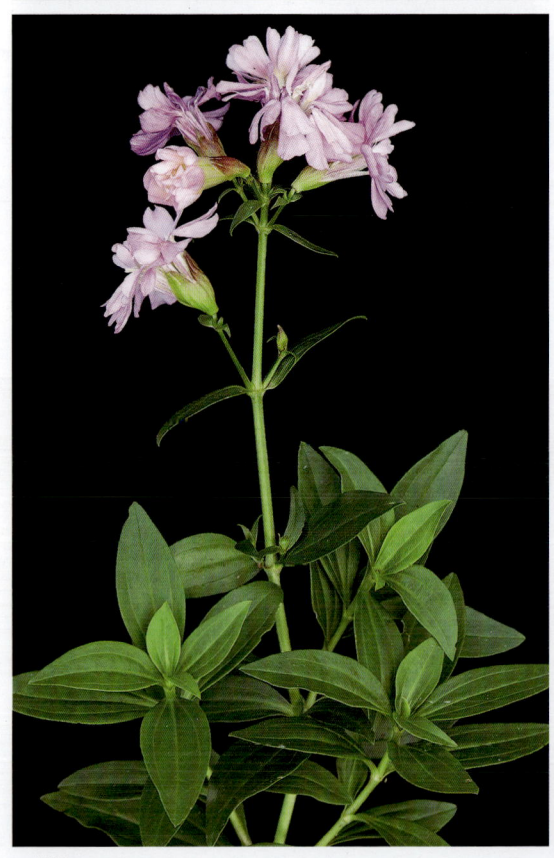

Monteverdia ilicifolia (Mart. ex Reissek) Biral
Sin.: *Maytenus ilicifolia* Mart. ex Reissek
Angiospermae - Celastraceae. **Planta estudada:** H. Lorenzi 1.708 (HPL).

cancerosa, cancorosa, cancorosa-de-sete-espinhos, cancrosa, congorça, coromilho-do-campo, espinheira-divina, espinheira-santa, espinho-de-deus, maiteno, salva-vidas, sombra-de-touro, erva-cancrosa, erva-santa

Características gerais - árvore de pequeno porte ou arbusto grande, crescendo até no máximo 5 m de altura, dotado de copa arredondada e densa, nativo de regiões de altitude do Sul do Brasil. Folhas coriáceas e brilhantes, com margens providas de espinhos pouco rígidos. Flores pequenas, de cor amarelada. Os frutos são cápsulas oblongas, deiscentes, de cor vermelha, contendo 1-2 sementes de cor preta[1].

Existe na região Sudeste do país a espécie *Monteverdia aquifolia* (Mart.) Biral, com características e propriedades muito similares, sendo inclusive conhecida por quase os mesmos nomes populares.

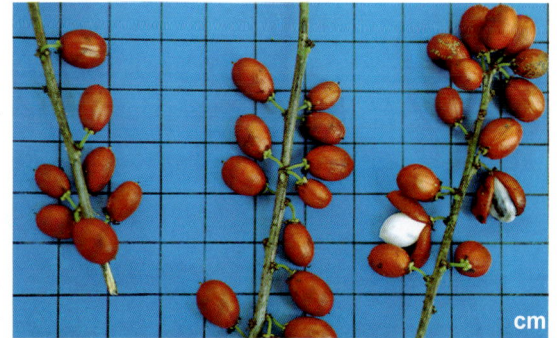

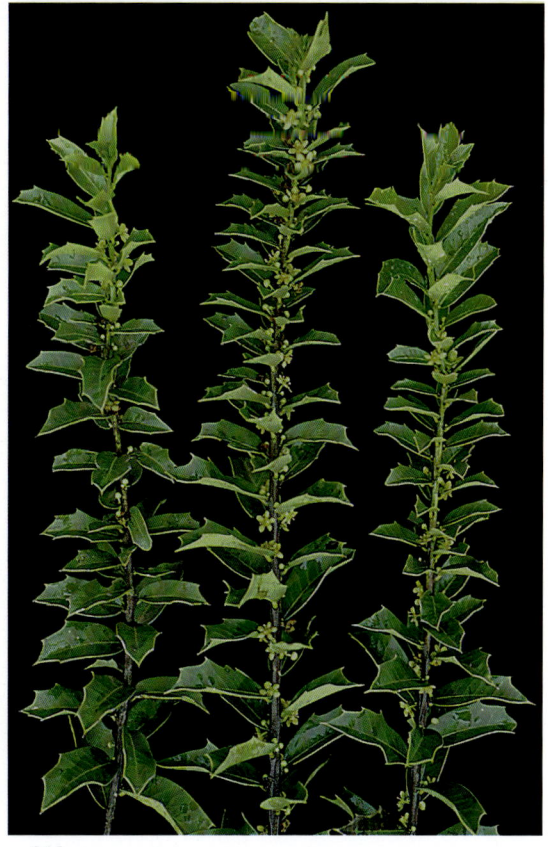

Usos - a planta possui atributos ornamentais pela semelhança de suas folhas e frutos com o "azevinho" usado nas decorações de natal no hemisfério norte, tendo por esta razão sido introduzida no paisagismo. Sua grande utilidade, contudo, está na medicina caseira onde vem sendo empregada de longa data no tratamento de problemas estomacais (gastrite e úlceras). As pesquisas com esta planta iniciaram-se na década de 60 estimuladas por sua eficácia no tratamento de úlceras e até mesmo do câncer[2,3]. Estudos iniciais revelaram que esta planta, bem como algumas outras do gênero *Monteverdia* (sin.= *Maytenus*), contém compostos antibióticos que mostraram potente atividade antitumoral e antileucêmica em doses muito baixas[4,5,6]. Na medicina tradicional é usado atualmente o emplastro de suas folhas aplicado localmente no tratamento do câncer de pele. O decocto de suas folhas é usado em lavagens para o mesmo tratamento. Ainda que usado no tratamento do câncer, seu uso mais popular é no tratamento de úlceras, indigestão, gastrites crônicas e dispepsia[7]. Contra afecções gástricas (atonia, hiperacidez, úlceras gástricas e duodenais e gastrite crônica) é indicado o seu chá, preparado adicionando-se água fervente em 1 xícara (chá) contendo 1 colher (sobremesa) de folhas picadas, na dose de 1 xícara (chá) antes das principais refeições[11]. Sua potente atividade antiulcerogênica foi demonstrada num estudo farmacológico de 1991, confirmando que um simples extrato de água quente de suas folhas foi tão eficaz quanto duas das principais drogas usadas para este tratamento: ranitidina e cimetidina, causando um aumento em volume e pH do suco gástrico[8]. Estudos toxicológicos publicados no mesmo ano demonstraram a segurança do seu uso, sem efeitos colaterais[9]. A eficácia e popularidade desta planta relatadas nas pesquisas conduzidas recentemente têm tornada-a cada vez mais conhecida e usada na medicina herbalística dos EUA, onde o extrato de suas folhas vem sendo empregado para úlceras, para recomposição da flora intestinal e inibição de bactérias patogênicas, como laxante, para eliminar toxinas através dos rins e pele, para regular a produção do ácido clorídrico do estômago e para vários outros males[10].

Monteverdia aquifolia (Mart.) Biral
Planta estudada: H. Lorenzi 442 (HPL).
Espécie afim de *M. ilicifolia*, é encontrada principalmente na região Sudeste.

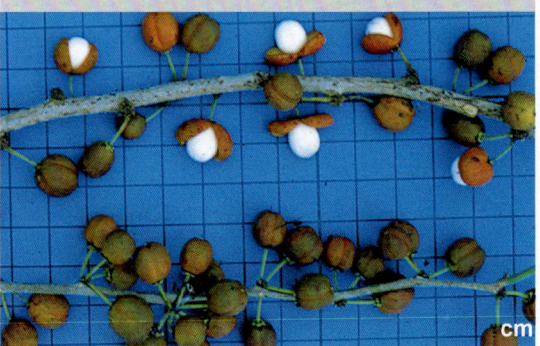

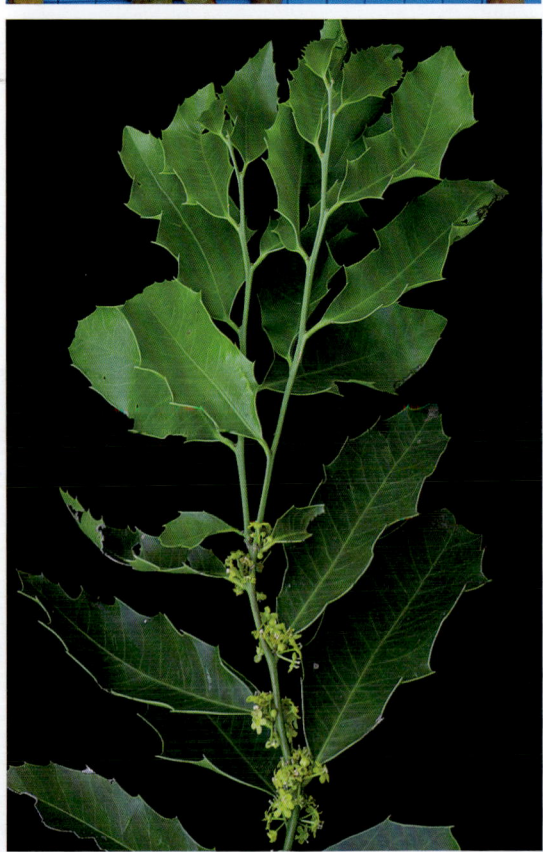

Literatura citada:
1- Lorenzi, H. 2002. *Árvores brasileiras: manual de identificação e cultivo de plantas arbóreas nativas do Brasil*. 2ª edição. Vol. II. Instituto Plantarum, Nova Odessa-SP, 384 p.
2- Flemming, K. 1965. Increase of phagocytosis activity by *Maytenus laevis* leaves and Scholter-Tornesch lignine (Porlisan). *Naturwissenschaften*.
3- Hartwell, J.L. 1968. Plants Used Against Cancer: A Survey. *Lloydia 31*:114
4- Monache, F.D. et al. 1972. "Maitenin": A New Antitumoral Substance from *Maytenus* sp. *Gazetta Chimica Italiana 102*: 317-320.
5- Wolpert-Defillipes, M.K. et al. 1975. Initial Studies on the Cytotoxic Action of Maytansine, a Novel Ansa Macrolide. *Biochemical Pharmacology 24*: 751-754.
6- Lima, O.G. et al. 1969. Substância Antimicrobiana de Plantas Superiores. Comunicação XXXI. Maitenina, Novo Antimicrobiano com Ação Antineoplástica Isolada de Celastráceas de Pernambuco. *Revista do Instituto de Antibióticos 9*: 17-25.
7- Freise, F.W. 1933. Plantas Medicinais Brasileiras. *Boletim de Agricultura 34*: 410.
8- Oliveira, M.G. et al. 1991. Pharmacologic and toxicologic effects of two *Maytenus* species in laboratory animals. *J. Ethnopharmacol*.
9- Souza-Formigoni, M.L. et al. 1991. Antiulcerogenic effects of two *Maytenus* species in laboratory animals. *J. Ethnopharmacol 30*: 250-253.
10- Taylor, L. 1998. *Herbal secrets of the Rainforest*. Prima Health Publishing, Rocklin, CA, 315 p.
11- Panizza, S. 1998. *Plantas que Curam (Cheiro de Mato)*. 3. ed. IBRASA, São Paulo, 280 p.

Chrysobalanus icaco L.

Sin.: *Chrysobalanus ellipticus* Sol. ex Sabine, *Prunus icaco* Labat., *Chrysobalanus pellocarpus* G. Mey., *Chrysobalanus purpureus* Mill., *Chrysobalanus orbicularis* Schumach., *Chrysobalanus icaco* var. *pellocarpus* (G. Mey.) Hook. f., *Chrysobalanus icaco* var. *ellipticus* (Sol. ex Sabine) Hook. f., *Chrysobalanus savannarum* Britton, *Chrysobalanus luteus* Sabine, *Chrysobalanus interior* Small, *Sorbus aucuparia* L.

Angiospermae - Chrysobalanaceae. **Planta estudada:** H. Lorenzi 832 (HPL).

ajuru, ajuru-branco, abageru, abajeru, ariú, cajuru, goajuru, oajuru, ajiru, guagiru, guageru, guajuru

Características gerais - árvore perenifólia, de 4-6 m de altura, com tronco tortuoso de 20 a 30 cm de diâmetro, nativa do Norte do Brasil desde o Pará até o Ceará, especialmente nas restingas litorâneas e na margem dos grandes rios próximos ao oceano. Folhas simples, coriáceas, glabras, de 2 a 8 cm de comprimento. Flores alvas, reunidas em curtos racemos axilares. Os frutos são drupas elipsoides e levemente costadas, com 2,5 a 3,5 cm de comprimento, de cor preta, amarela ou vermelha, dependendo da variedade, com polpa suculenta, branca e adocicada[4].

Usos - seus frutos são comestíveis e muito apreciados pela população de suas regiões de origem, tanto para consumo *in natura* como na forma de doces e geleias. A planta é empregada na medicina caseira na região Norte do país, mas, apesar de submetida a vários estudos fitoquímicos sua eficácia e segurança ainda não foram comprovadas cientificamente. Assim, sua utilização continua sendo feita com base na tradição popular que atribui à sua casca e às folhas atividade antidiabética e às raízes, cascas, flores e frutos, por serem adstringentes, ação medicamentosa contra diarreia crônica, blenorragia, leucorreia e catarro da bexiga[1,2,5]. Estudos farmacológicos efetuados com vista à validação das propriedades atribuídas pela medicina tradicional, mostraram que o chá de suas folhas produziu hipoglicemia em ratos, protegendo-os de uma dose letal de alloxano; inibiu a absorção intestinal de glicose em ratos anestesiados e controlou os níveis de açúcar no sangue em pacientes humanos com diabete do tipo II[6,7].

Literatura citada:

1- Almeida Costa, O. de. 1977. Plantas Hipoglicemiantes Brasileiras. II. *Leandra* 7: 63-75.
2- Grenand, P.; Moretti, C. & Jacquemin, H. 1987. *Pharmacopées Traditionnelles en Guyane: Créoles, Palikur, Wayãpi*. Editorial l'ORSTOM, Paris, France, Coll. Mem. No. 108.
3- Hodge, W.H. & Taylor, D. 1957. The ethnobotany of the Island Karibs of Dominica. *Webbia* 12(2): 513-644.
4- Lorenzi, H. 2002. *Árvores brasileiras*. 2ª edição. Vol. II. Instituto Plantarum, Nova Odessa-SP, 384 p.
5- Mors, W.B.; Rizzini, C.T. & Pereira, N.A. 2000. *Medicinal Plants of Brazil*. Reference Publications, Inc., Algonac, Michigan, 501 p.
6- Presta, G.A. 1986. *Interferência do chá de abagerú (Chrysobalanus icaco Lin.) na glicemia de jejum de camundongos e indivíduos com Diabetes mellitus Tipo II*. Dissertação (Mestrado) - UFRJ.
7- Presta, G.A. & N.A. Pereira. 1987. Atividade do abagerú *Chrysobalanus icaco* Lin. (Chrysobalanaceae) em modelos experimentais para o estudo de plantas hipoglicemiantes. *Rev. Bras. Farm.* 68: 91-101.

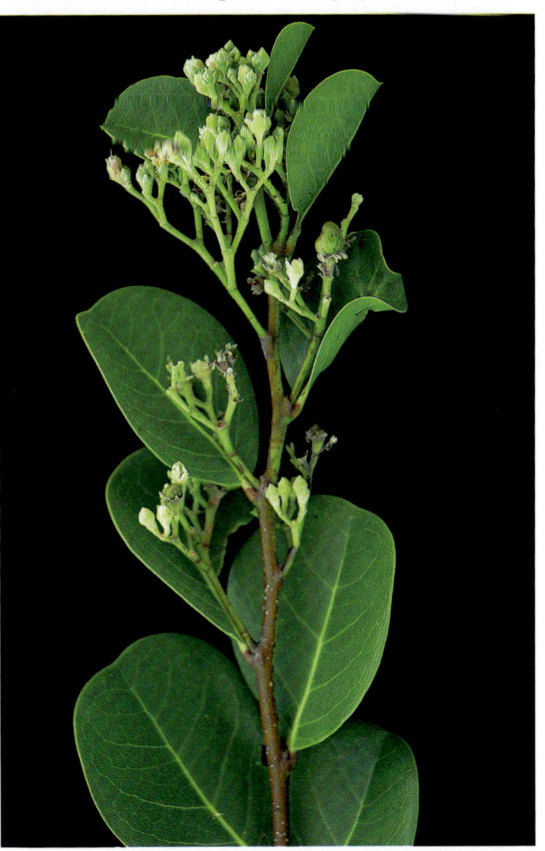

Microdesmia rigida (Benth.) Sothers & Prance
Sin.: *Licania rigida* Benth.

Angiospermae - Chrysobalanaceae. **Planta estudada:** H. Lorenzi 1.122 (HPL).

oiticica

Características gerais - árvore de copa ampla, densa e baixa (de 15-20 m de circunferência), de 5-14 m de altura, com tronco curto, grosso e canelado, ramificando-se desde a base, de 50-80 cm de diâmetro, nativa da caatinga e da mata de galeria do Nordeste brasileiro (desde o Piauí até a Bahia). Folhas simples, inteiras, alternas, com pecíolo de cerca de 0,5 cm e lâmina fortemente coriácea, glabra, opaca, com a face inferior esbranquiçada e com nervação proeminente, de 6-16 cm de comprimento. Flores brancas, pequenas, reunidas em inflorescências paniculadas terminais e axilares. Os frutos são drupas elípticas, de superfície lisa e de cor marrom-esverdeada, com polpa carnosa, de 3-5 cm de comprimento, contendo uma única semente de igual formato em relação ao fruto[1,2,4,6].

Usos - as suas sementes são ricas em óleo e usadas para extração industrial, constituindo-se em importante atividade econômica do Nordeste. Suas folhas são empregadas na medicina popular de algumas regiões do Nordeste, sendo usadas na forma de infuso ou decocto, em substituição à água, no tratamento de diabetes e de inflamações gerais[1]. Num estudo farmacológico com esta planta visando confirmar as propriedades atribuídas pelo uso popular, concluiu-se pela ausência de atividade estimulante e depressora do SNC, demonstrando também ausência de alcaloides e saponinas em suas folhas[5]. Análises fitoquímicas com esta planta constataram a presença de ácidos graxos (ácidos oleosteárico e licânico)[3], além de taninos e flavonoides[5].

Literatura citada:
1- Agra, M. F. 1996. *Plantas da medicina popular dos Cariris Velhos, Paraíba, Brasil*. Editora União/PNE, João Pessoa, 125 p.
2- Andrade-Lima, D. 1989. *Plantas das Caatingas*. Academia Brasileira de Ciências, Rio de Janeiro, 126 p.
3- Paris, R.R. & Moyse, H. 1981. *Précis de matière medicale*. Vol. II. Ed. Paris, 518 p.
4- Prance, G.T. 1972. Chrysobalanaceae. In: *Flora Neotropica* 9: 85-86.
5- Worthley, E.G. & Schott, C.D. 1969. Biologically active compounds in some flowering plants. *Life Science* 8: 225-338.
6- Braga, R.A. 1976. *Plantas do Nordeste, especialmente do Ceará*. 3. ed. Coleção Mossoroense, Mossoró, 540 p.

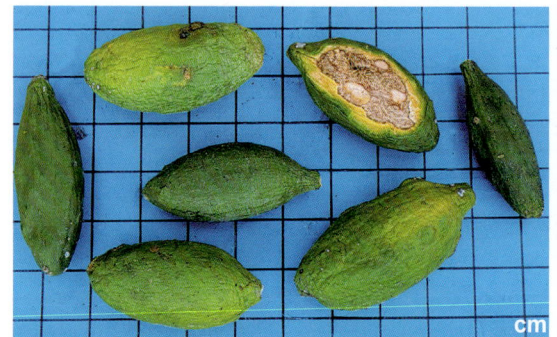

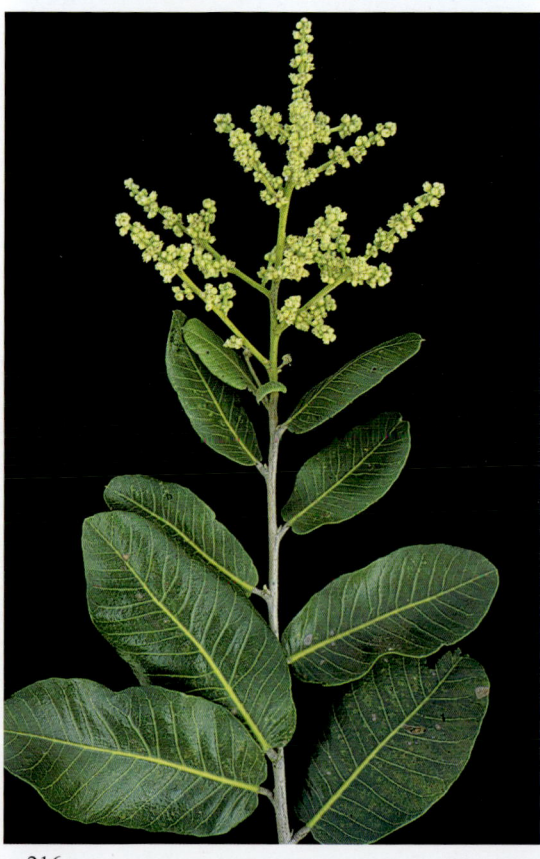

Combretum leprosum Mart.

Sin.: *Combretum hasslerianum* Chodat, *Combretum leptostachyum* Mart.

Angiospermae - Combretaceae. **Planta estudada:** H. Lorenzi 2.683 (HPL).

mofumbo, pente-de-macaco

Características gerais - arbusto grande ou arvoreta, caducifólia, de ramos um tanto escandentes e ramificados, de 2-4 m de altura, nativa da caatinga do Nordeste do Brasil e do Pantanal Mato-grossense, atingindo porte arbóreo nesta última região. Folhas coriáceas, ásperas ao tato, de 8-17 cm de comprimento, com pecíolo de menos de 2 cm. Flores amareladas, pequenas, muito perfumadas, reunidas em inflorescências paniculadas terminais. Os frutos são sâmaras tetra-aladas, indeiscentes, contendo uma única semente[1,4]. Multiplica-se por sementes.

Usos - fornece madeira de qualidade média, usada em construção e em carpintaria. A planta inteira é empregada na medicina caseira do Nordeste. A infusão, o decocto e o xarope de suas raízes são empregados contra a tosse e coqueluche[1]. As folhas e entrecasca do caule, na forma de decocto e infusão, são consideradas hemostática, sudorífica e calmante[1,5]. À infusão de suas folhas e frutos são atribuídas propriedades antiasmáticas e à casca propriedades afrodisíacas[2]. Estudos fitoquímicos desta planta indicaram a presença em seus tecidos dos seguintes compostos: triterpenoides (ácido arjunolico, ácido molco, outro triterpeno da série lupeol), flavonoides (encoparol, 3 O a L rhamnopirano)[5]. É bem conhecido no sertão do Nordeste o poder desta planta de inibir a germinação e crescimento da vegetação ao seu redor. Num ensaio experimental visando comprovar este fenômeno, concluiu-se que o extrato de suas folhas inibiu significativamente a germinação de sementes de feijão[5].

Literatura citada:

1- Agra, M. F. 1996. *Plantas da medicina popular dos Cariris Velhos, Paraíba, Brasil*. Editora União/PNE, João Pessoa, 125 p.

2- Emperaire, L. 1983. *La caatinga du sud-est du Piauí (Brésil)*. Ed. l'ORSTOM, Paris.

3- Facundo, V.A. et al. 1993. Triterpenes and flavonoids from *Combretum leprosum*. Phytochemistry 32(2): 411-415.

4- Lorenzi, H. 2002. *Árvores brasileiras*. 2ª edição. Vol. II. Instituto Plantarum, Nova Odessa-SP, 384 p.

5- Mors, W.B.; Rizzini, C.T. & Pereira, N.A. 2000. *Medicinal Plants of Brazil*. Reference Publications, Inc., Algonac, Michigan, 501 p.

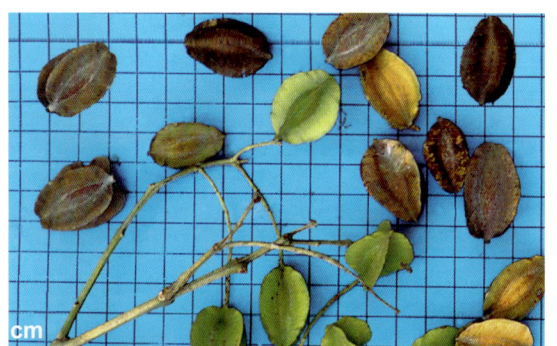

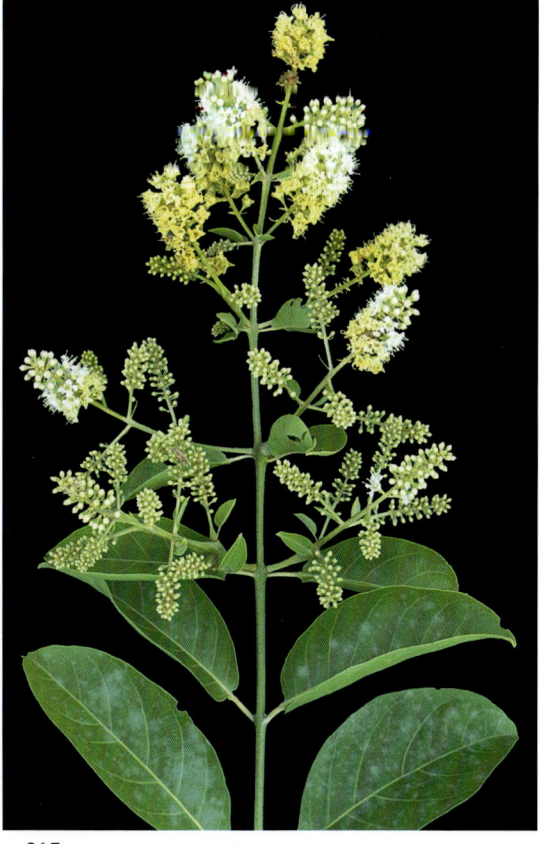

Ipomoea batatas (L.) Lam.

Sin.: *Convolvulus batatas* L., *Aniseia martinicensis* var. *nitens* (Choisy) O'Donnell, *Batatas edulis* (Thunb.) Choisy, *Convolvulus candicans* Sol. ex Sims, *Convolvulus denticulatus* Desr., *Convolvulus edulis* Thunb., *Convolvulus esculentus* Salisb., *Convolvulus tuberosus* Vell., *Convolvulvus varius* Vell., *Ipomoea batatas* var. *edulis* (Thunb.) Makino, *Ipomoea batatas* var. *lobata* Gagnep. & Courchet, *Ipomoea edulis* (Thunb.) Makino, *Ipomoea fastigiata* (Roxb.) Sweet, *Ipomoea setigera* Poir., *Ipomoea confertiflora* Standl.

Angiospermae - Convolvulaceae. **Planta estudada:** E.R. Salviani 439 (HPL).

batata-doce, batata-da-ilha, batata-da-terra

Características gerais - herbácea de caule rasteiro, nativa da América. Folhas simples, membranáceas, geralmente 3-6 lobadas. Flores campanuladas, de cor variável, raramente férteis; raízes transformadas em tubérculos, de sabor doce e rico em fécula que são classificados em variedades de acordo com as cores externa e interna nos tipos "branco", os que têm casca e polpa brancas, "amarelo", os que têm casca amarela e polpa amarelo-avermelhada, "vermelho", os que têm casca vermelha e polpa branca, e "roxos" que têm casca roxa e polpa de branca a arroxeada[1,2,3].

Usos - os tubérculos servem de alimento para o homem e animais de criação em todos os países de clima tropical onde é largamente cultivada. A ramagem é boa forragem, além de usada na medicina caseira onde é considerada galactagoga. A literatura etnofarmacológica registra o uso do chá das folhas para aumentar a lactação. O tipo "amarelo", especialmente aquele de polpa com a cor de abóbora, tem um teor de beta-caroteno maior do que a cenoura, que alcança 12.800 U.I. por 100 g da polpa, ou seja, bastam 3 a 6 fatias desta batata para garantir a quantidade de vitamina necessária para o homem[4]. É por isso que seu uso como alimento-medicamento é indicado contra a deficiência de vitamina A, reconhecida pelos sintomas de atraso do crescimento, pele áspera, cegueira noturna e úlcera da córnea que pode levar à cegueira completa, observada muito comumente entre as crianças do interior do Nordeste do Brasil. Sua análise fitoquímica revelou além de amido, quantidades menores de flavonoides livres e glicosilados, derivados do ácido cafeico, glicosídeos do nerol e do borneol, e triterpenoides especiais[3]. Os extratos alcoólico e aquoso dos tubérculos têm atividade antimicrobiana inclusive contra *Neisseria catharralis* e *Candida albicans*, a monilia causadora de aftas e corrimentos vaginais. A planta é comestível, mas quando infectada pelo fungo *Cerattostomella fimbriata* sua ingestão causa grave intoxicação, produzindo sensação de falta de ar, perda de apetite e vômitos[3].

Literatura citada:
1- Braga, R.A. 1960. *Plantas do Nordeste, especialmente do Ceará*. 2. ed. Imprensa Oficial, Fortaleza, 540 p.
2- Corrêa, M.P. 1926. *Dicionário das Plantas Úteis do Brasil e das Exóticas Cultivadas*. Vol. I. Ministério da Agricultura, Rio de Janeiro, 774 p.
3- Robineau, L.G. (ed.). 1995. *Hacia uma farmacopea caribeña / TRAMIL 7*. Enda-Caribe UAG & Universidad de Antioquia, Santo Domingo, 696 p.
4- Matos, F.J.A. 2000. *Plantas Medicinais - guia de seleção e emprego de plantas usadas em fitoterapia no nordeste do Brasil*. 2. ed. Imprensa Universitária/Edições UFC, Fortaleza, 344 p.

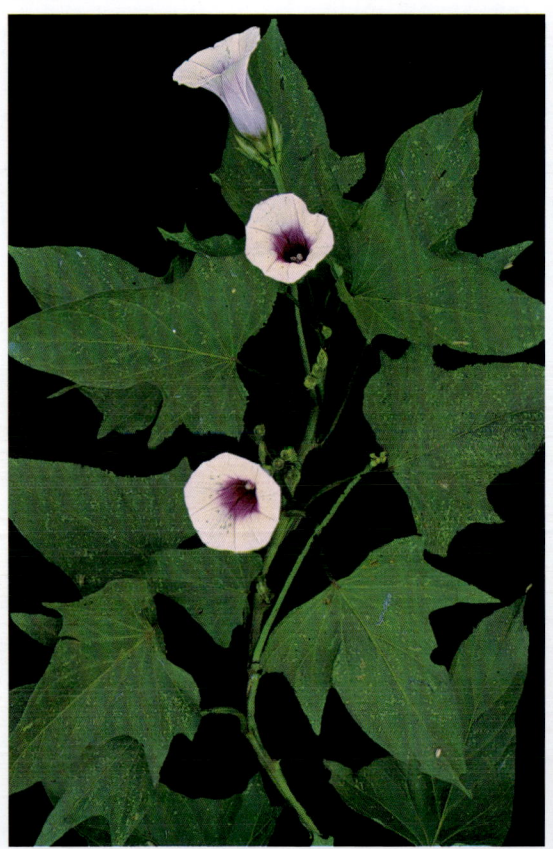

Ipomoea pes-caprae (L.) R. Br.

Sin.: *Convolvulus pes-caprae* L., *Convolvulus bilobatus* Roxb., *Convolvulus brasiliensis* L., *Ipomoea biloba* Forssk., *Ipomoea brasiliensis* (L.) Sweet, *Ipomoea maritima* (Desr.) R. Br., *Ipomea pes-caprae* subsp. *brasiliensis* (L.) Ooststr., *Ipomoea pes-caprae* var. *emarginata* Hallier f., *Ipomoea bilobata* var. *emarginata* (Hallier f.) Williams

Angiospermae - Convolvulaceae. **Planta estudada:** H. Lorenzi 3.454 (HPL).

salsa-da-praia, batata-da-praia, ipomeia, batata-do-mar, mata-me-embora-da-praia, cipó-da-praia, pé-de-cabra, convólvulo-da-praia

Características gerais - herbácea perene, vigorosa, de ramos rasteiros ou escandentes, com raízes tuberosas, nativa das restingas e dunas arenosas da costa da África e da Ásia e amplamente disseminada e naturalizada na costa norte, leste e nordeste do Brasil. Folhas simples, rígido-coriáceas, em forma de coração com uma invaginação (corte) no ápice, quase glabras em ambas as faces, de 8-16 cm de comprimento. Flores em forma de trombeta, grandes, muito vistosas, de cor róseo-púrpura, dispostas em pequenos corimbos axilares longo-pedunculados. Os frutos são cápsulas oblongas, deiscentes, de cor paleácea, contendo 2-4 sementes[1].

Usos - planta rústica e de crescimento vigoroso, é ocasionalmente cultivada para fixação de dunas movediças na costa Atlântica. É amplamente empregada na medicina caseira em todo o mundo, cuja origem remonta à antiguidade, quando aborígenes da costa tropical da Austrália costumavam aquecer suas folhas e aplicá-las sobre furúnculos, feridas ou inflamações, em picadas de peixes, arraias e formigas[1]. O decocto de suas folhas é emoliente, vulnerário, empregado externamente esfregando-se sobre a área afetada contra reumatismo e certos tipos de tumores[2]. Suas raízes são diuréticas e levemente purgativas[2]. A sua popularidade contra picadas e na maturação de abcessos e inflamações sugere que possua um potente princípio ativo[1]. Estudos farmacológicos mostraram que seu extrato é espasmolítico e eficaz contra dermatite causada pelo veneno da água-viva[3], concluindo-se que um diterpeno acíclico (E-phytol) e um sesquiterpeno parcialmente degradado (a-damascenona) foram os responsáveis por esta ação[4]. Num outro estudo, mostrou-se que seu extrato cru e vários compostos isolados possuem efeito inibitório na síntese da prostaglandina *in vitro*[5].

Literatura citada:

1- Boorhem, R.L. et al. 1999. *Reader's Digest - Segredos e Virtudes das Plantas Medicinais*. Reader's Digest Brasil Ltda., Rio de Janeiro, 416 p.
2- Mors, W.B.; Rizzini, C.T. & Pereira, N.A. 2000. *Medicinal Plants of Brazil*. Reference Publications, Inc., Algonac, Michigan, 501 p.
3- Pongprayoon, U.; Bohlin, L. & Wasuwat, S. 1991. Neutralization of toxic effects of different crude jellyfish venoms by an extract of *Ipomoea pes-caprae* (L.) R. Br. *J. Ethnopharmacol.* 35: 65-69.
4- Pongprayoon, U.; Baeckström, P.; Jacobsson, U.; Lindström, M. & Bohlin, L. 1992. Antispasmodic activity of â-demascenone and E-phytol isolated from *Ipomoea pes-caprae*. *Planta Medica* 58: 19-21.
5- Pongprayoon, U.; Baeckström, P.; Jacobsson, U.; Lindström, M. & Bohlin, L. 1991. Compounds inhibiting prostaflandin synthesis isolated from *Ipomoea pes-caprae*. *Planta Medica* 57: 515-518.

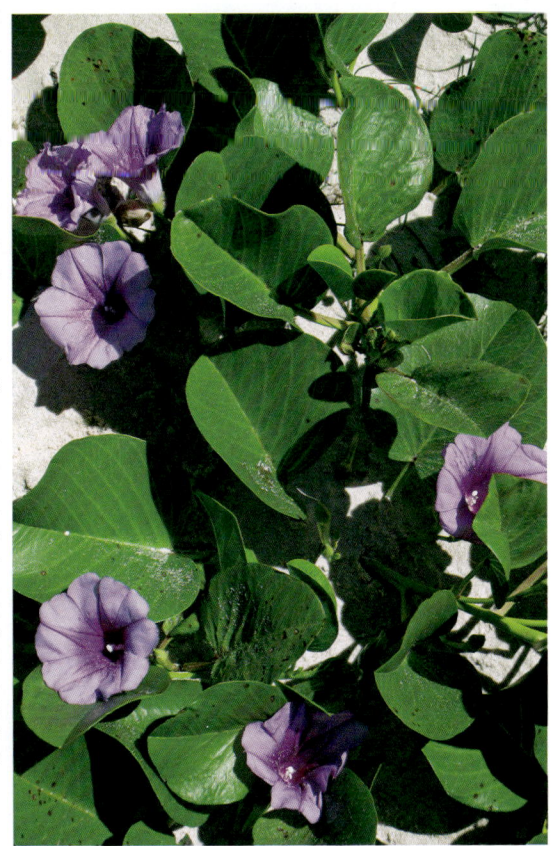

Operculina macrocarpa (L.) Urb.

Sin.: *Convolvulus macrocarpus* L.

Angiospermae - Convolvulaceae. **Planta estudada:** H. Lorenzi 2.324 (HPL).

jalapa-do-brasil, batata-de-purga

Características gerais - o nome popular de batata-de-purga, dado a esta planta, corresponde também a outra espécie silvestre, *Operculina hamiltonii* (G. Don) Austin & Staples (Sin.: *Operculina alata* Urb.), muito comuns no Nordeste, cujas raízes tuberosas (foto na página seguinte), grandes, amiláceas e lactescentes são motivo de grande comércio para fins medicinais. Ambas são trepadeiras de aspecto muito ornamental, especialmente pelos seus frutos que, depois de maduros, parecem flores secas naturais. Cada fruto contém 1 a 4 sementes duras e pretas. A espécie *O. macrocarpa* (fotos abaixo) é bienal, isto é, sua parte aérea morre a cada dois anos, tem folhas palmatiformes, flores muito brancas e frutos mais arredondados, enquanto a espécie *O. hamiltonii* é anual, tem folhas inteiras, flores amarelas e frutos de forma estrelada e mais escuros[1,2].

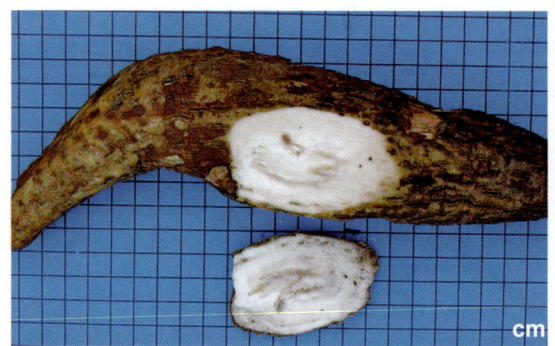

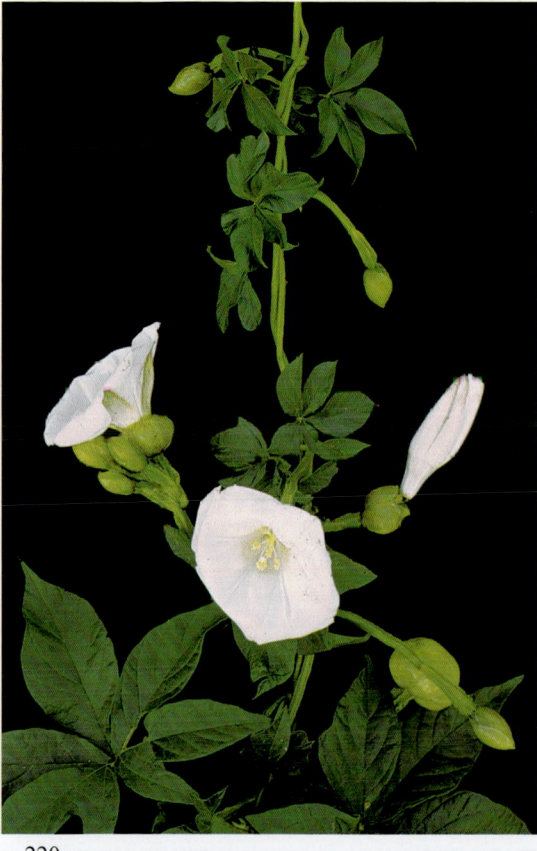

Usos - os tubérculos destas duas plantas são fonte tradicional de remédios da medicina popular do Nordeste, cujas primeiras referências sobre seu uso remontam a mais de dois séculos, de início com a denominação de michoacam[3]. A literatura etnobotânica registra o emprego de suas raízes pelo povo, em preparações diversas: uma é uma bebida preparada com a batata fresca, ralada com água e que deve ser administrada em jejum como medicação "depurativa" isto é, para "afinar" e "limpar" o sangue, deixando a pele com aspecto sadio; outra é a fécula retirada artesanalmente da raiz, em forma de pó acinzentado e ainda com parte da resina, conhecido localmente como goma-de-batata; uma terceira, tem a forma de pílulas, que são feitas manualmente com a resina resultante da evaporação do látex que exsuda dos ferimentos feitos na batata fresca; e finalmente uma última, que é o doce feito como se fosse doce de batata. As três primeiras são usadas para o tratamento de asma juvenil e de casos de paralisias parciais resultantes de AVC, a que chamam de "ramo" ou "congestão"[3]. Apesar de constar de muitas Farmacopeias, seu estudo fitoquímico ainda está incompleto. Contém, como principais componentes, a fécula e 12% de resina que é formada pela mistura complexa de substâncias de natureza glicosídica polimérica, de propriedade purgativa, sendo reconhecida como laxante ou, em doses maiores, como purgativo drástico e anti-helmíntico[5,6]. A resina pode ser obtida por extração com álcool, seguida de precipitação e lavagem com água[3]. É usada como medicação purgativa de ação drástica ou somente laxante, dependendo da dose. Os tubérculos destas duas plantas são comercializados em larga escala sob a denominação de aparas-de-batata, que são obtidas por dessecação ao sol das rodelas cortadas dos tubérculos bem desenvolvidos e são usados para extração industrial de sua resina, que é semelhante à resina-de-jalapa usada pela indústria farmacêutica. Pílulas preparadas com a resina, de mistura com outros extratos de plantas laxantes, são produzidas industrialmente como remédio de grande aceitação popular nos estados do Nordeste e Norte do país, às quais são atribuídas as mesmas propriedades do tubérculo. Todas as preparações caseiras ou industriais da batata-de-purga devem ser usadas com cuidado, pois em doses mais altas que as recomendadas podem causar intoxicação severa, traduzida por s fortes e diarreia intensa, com risco de rápida desidratação[2]. O amplo emprego destas plantas nas práticas caseiras da medicina popular são motivos suficientes para sua escolha como tema de estudos fitotécnicos, químicos, farmacológicos e clínicos mais aprofundados visando sua validação e futura exploração.

Literatura citada:

1- Braga, R.A. 1976. *Plantas do Nordeste, especialmente do Ceará*. ESAM, Mossoró, 540 p.
2- Matos, F.J.A. 2002. *Plantas Medicinais - guia de seleção e emprego de plantas usadas em fitoterapia no nordeste do Brasil*. Imprensa Universitária/Edições UFC, Fortaleza, 344 p.
3- Feijó, J.S. 1799. Coleção descritiva das plantas da Capitania do Ceará. In: Nobre, G. (ed.). *Estudo da coleção descritiva das plantas da Capitania do Ceará*. Ed. do autor, Fortaleza, Ceará, 281 p.
4- Matos, F.J.A. 1991. Do naturalista Feijó ao professor Dias da Rocha, quase dois séculos de fitoterapia no Ceará. *Rev. Bras. Farm.* 72(1): 21-24.
5- Mors, W.B.; Rizzini, C.T. & Pereira, N.A. 2000. *Medicinal Plants of Brazil*. Reference Publications, Inc., Algonac, Michigan, 501 p.
6- Reichert, B.; Frerichs, M. et al. 1945. *Tratado de farmácia practica*. Trad. Espanhol de Pio Font Quer. Vol. IX. Editorial Labor, Barcelona, 772 p./ 5 vols.

Operculina hamiltonii (G. Don) Austin & Staples

(Sin.: *Operculina alata* Urb.)
Espécie típica do Norte e Nordeste do Brasil, é empregada indistintamente com *O. macrocarpa*.

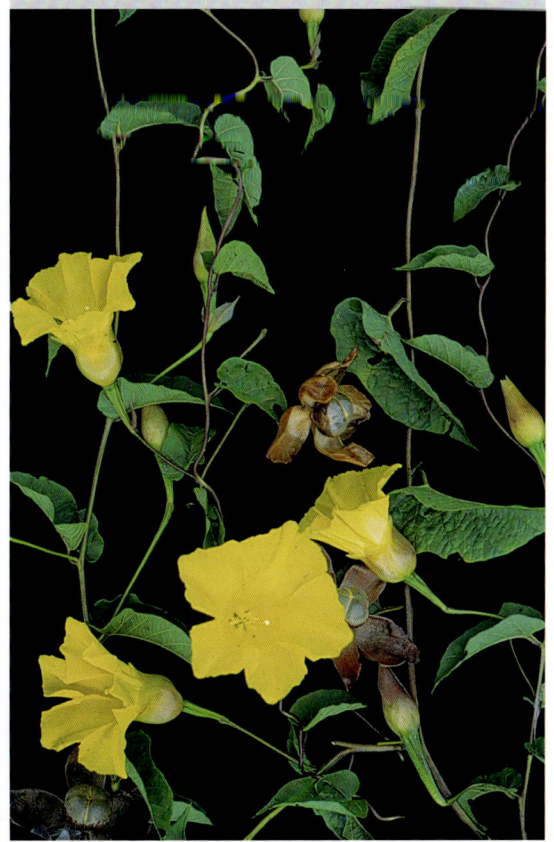

Costus spiralis (Jacq.) Roscoe
Angiospermae - Costaceae. **Planta estudada:** H. Lorenzi 2.967 (HPL).

cana-de-macaco, cana-do-brejo, cana-mansa, periná, pobre-velha (AM), canafista (AP), canarana, cana-do-mato, heparena, ubacaiá, jacuacanga, caatinga, cana-branca, paco-caatinga, pacová

Características gerais - planta perene, rizomatosa, ereta, cespitosa, não ramificada, de 1-2 m de altura, nativa em quase todo o Brasil, principalmente na mata Atlântica e região Amazônica. Folhas membranáceas, dotadas de bainhas papiráceas, glabras em ambas as faces, de 25-40 cm de comprimento. Inflorescências em espigas estrobiliformes, com grandes brácteas vistosas de cor vermelha, que protegem as flores de cor amarelada. Multiplica-se por sementes e por rizomas.

Usos - planta muito vigorosa e florífera, é cultivada como ornamental, tanto para jardins como para produção de flor de corte. Suas folhas, hastes e rizomas são empregados na medicina tradicional de longa data, principalmente na região Amazônica, embora a eficácia e a segurança de seu uso não tenham sido ainda confirmadas experimentalmente. Sua utilização vem sendo feita, portanto, com base na tradição popular. São atribuídas às suas preparações as propriedade: depurativa, adstringente e diurética[2]. Informações etnofarmacológicas registram o uso das raízes e rizomas como diurético, tônico, emenagogo e diaforético, enquanto o suco da haste fresca diluído em água tem uso contra gonorreia, sífilis, nefrite, picadas de insetos, problemas da bexiga e diabetes[1,3,5,6,7]. Externamente, sua decocção é empregada para aliviar irritações vaginais, leucorreia e no tratamento de úlceras[2], enquanto que na forma de cataplasma é empregada para amadurecer tumores[5]. O seu decocto ou infusão, tanto para uso interno como externo, é preparado com 5-10 g da planta picada por xícara de água[2]. Nas Guianas, o decocto da planta inteira é utilizada para disenteria, cólicas e como carminativa e laxante[4]. Na sua composição química é registrada a presença, além de inulina, de ácido oxálico, taninos, sistosterol, saponinas, sapogeninas, mucilagens e pectinas[1,3,7]; uma ou mais destas saponinas tem como aglicona a diosgenina, substância usada como matéria-prima importante para a síntese de hormônios esteroidais[5,8].

Literatura citada:
1- Albuquerque, J.M. 1989. *Plantas Medicinais de Uso Popular*. ABEAS, Brasília, 100 p.
2- Boorhem, R.L. et al. 1999. *Reader's Digest - Segredos e Virtudes das Plantas Medicinais*. Reader's Digest Brasil Ltda., Rio de Janeiro, 416 p.
3- Corrêa, A.D.; Siqueira-Batista, R. & Quintas, L.E.M. 1998. *Plantas Medicinais - do cultivo à terapêutica*. 2. ed. Editora Vozes, Petrópolis.
4- Grenand, P.; Moretti, C. & Jacquemin, H. 1987. *Pharmacopées Traditionnelles en Guyane: Créoles, Palikur, Wayãpi*. Editorial l'ORSTOM, Paris, France, Coll. Mem. No. 108.
5- Mors, W.B.; Rizzini, C.T. & Pereira, N.A. 2000. *Medicinal Plants of Brazil*. Reference Publications, Inc., Algonac, Michigan, 501 p.
6- Van den Berg, M.E. 1993. *Plantas Medicinais na Amazônia - Contribuição ao seu conhecimento sistemático*. Museo P. Emílio Goeldi, Belém.
7- Vieira, L.S. & Albuquerque, J.M. 1998. *Fitoterapia Tropical - Manual de Plantas Medicinais*. FCAP - Serviço de Documentação e Informação, Belém.
8- Wilhuhn, G. & Pretzsch, G. 1985. Diosgenin und Sterine aus *Costus spiralis*. *Planta Medica 51*: 185-187.

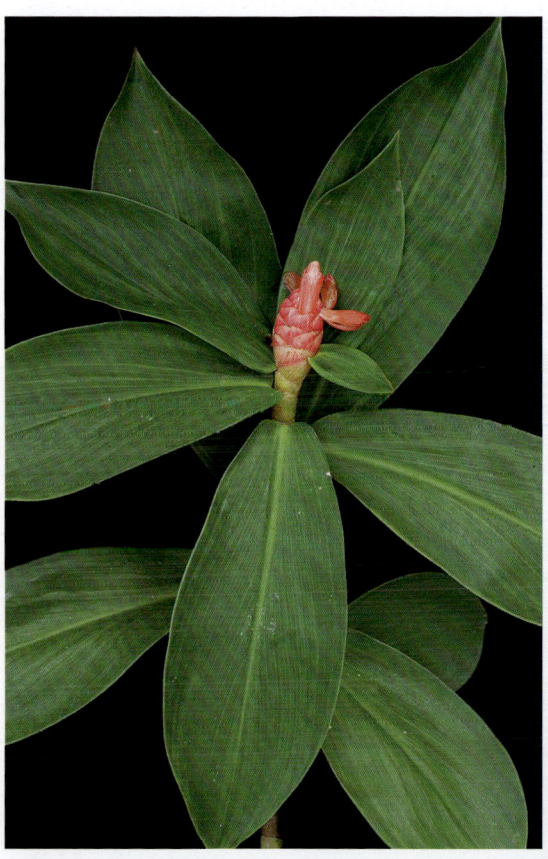

Kalanchoe pinnata (Lam.) Pers.

Sin.: *Bryophyllum pinnatum* (Lam.) Oken, *Cotyledon pinnata* Lam., *Bryophyllum calycinum* Salisb., *Crassula pinnata* L. f.

Angiospermae - Crassulaceae. **Planta estudada:** H. Lorenzi 3.406 (HPL).

folha-da-fortuna, courama, coirama, folha-da-costa, forturna, folha-de-pirarucu, pirarucu, diabinho, roda-da-fortuna, folha-grossa

Características gerais - as espécies desta família são plantas herbáceas ou sublenhosas, pouco ramificadas, que atingem até um metro de altura, especialmente durante a floração. Têm folhas suculentas, ovaladas ou obovadas, de margem ondulada a subcrenada em *Kalanchoe brasiliensis*, conhecida no Nordeste como courama-branca, e nitidamente crenada em *Kalanchoe pinnata*, a courama-vermelha, às vezes referida na literatura como *Bryophyllum pinnatum* – seu nome antigo. Ambas são cultivadas para fins medicinais em jardins e quintais. Várias outras espécies do gênero são aproveitadas como plantas ornamentais de enfeitiçar beleza.

Usos - tem largo uso no tratamento local de furúnculos e, por via oral na preparação de xaropes caseiros para tosse, associado a folhas de malvarisco (*Plectranthus amboinicus* Lour.) ou outras plantas tidas como peitorais, como a ipecacuanha-da-praia (*Hybanthus ipecacuanha* (L.) Oken) e a cebolinha-branca (*Allium scalonicum* L.)[1]. É usada também para o tratamento caseiro da anexite e da gastrite, na forma de sumo obtido de duas folhas e diluído com meio copo d'água, para ser bebido diariamente até que os sintomas passem, na dose 10 a 20 ml, logo antes da primeira refeição[2]. Apesar de ambas as espécies serem usadas indiferentemente, as pesquisas químicas e farmacológicas sobre estas plantas têm sido, entretanto, bem mais dirigidas para o estudo de *Kalanchoe pinnata*. Nestes estudos foi comprovada a atividade de ambas as espécies[3,4], ação que não aparece em *K. brasiliensis* quando a planta está com flores[5]. Foram observadas ainda as atividades antialérgicas, antiúlceras e imunossupressivas em *K. pinnata*[6,7,8], dois bufodienolídeos, a briofilina B de atividade antitumoral e a briofilina C de ação inseticida[9,10] foram os responsáveis por esta ação. Apesar de o ensaio ter mostrado total ausência de ação tóxica, *Kalanchoe brasiliensis*[5] não deve ser usada continuadamente por causa do risco de causar hipotireoidismo[11]. Mais recentemente tem sido referida sua eficácia contra leishmaniose, especialmente a cutânea, conhecida popularmente como ferida-braba[12,13]. Os estudos químicos mostraram na composição de *Kalanchoe pinnata* hidrocarbonetos, álcoois simples, triterpenos e esteróis[14,15,16], além dos flavonoides livres: quercetina, kaempferol e glicosilados e, em *Kalanchoe brasiliensis*, os derivados da patuletina com a rhamnose, inibidores da atividade proliferativa de leucócitos[17,18].

Literatura citada:

1- Dias-da-Rocha, F. 1945. *Formulário therapeutico de plantas medicinaes cearenses, nativas e culti-*

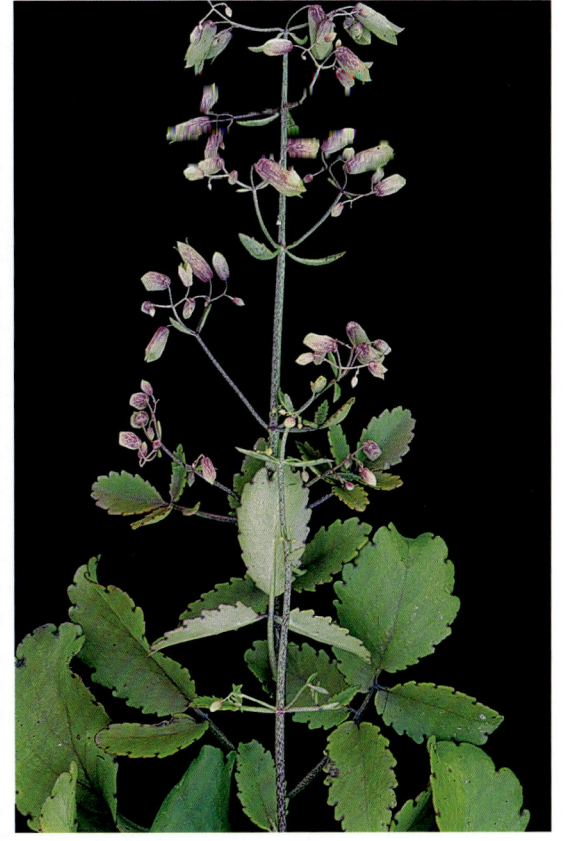

vadas. Tipografia Progresso, Fortaleza, 258 p.
2- Matos, F.J.A. 2000. *Plantas Medicinais*. 2. ed. Imprensa Universitária/Edições UFC, Fortaleza, 344 p.
3- Pal, S. & Chaudhuri, A.K.N. 1990. Anti-inflammatory action of *Bryophyllum pinnatum*. *Fitoterapia 61*: 527-533.
4- Pal, S. & Chaudhuri, A.K.N. 1992. Further studies on the anti-inflammatory profile of the methanolic fraction of the fresh leaf extracts of *Bryophyllum pinnatum*. *Fitoterapia 63*: 451-459.
5- Mourão, R.H.V. & Santos, F.O. et al. 1999. Antiinflammatory activity and acute toxicity (LD50) of the juice of *Kalanchoe brasiliensis* (Comb.) leaves picked before and during blooming. *Phytotherapy Research 13*(4): 352-354.
6- Ishikawa, M.; Ogura, M. & Iijima, T. 1986. Antiallergic flavone glycoside from *Kalanchoe pinnatum*. *Chem. Abstr.* 105: 178423q.
7- Pal, S. & Chaidhuri, A.K.N. 1991. Studies on the anti-ulcer activity of *Bryophyllum pinnatum* leaf extract in experimental animals. *J. Ethnopharmacol. 33*: 97-102.
8- Rossi-Bergmann, B.; Costa, S.S. et al. 1994. Immunosuppresive effect of the aqueous extract of *Kalanchoe pinnata* in mice. *Phytotherapy Res.* 8: 399-402
9- Yamagishi, T.; Haruna, M. el al. 1989. Antitumor agents. 110. Bryophyllin B, a novel potent cytotoxic bufadienolide from *Bryophyllum pinnatum*. *J. Nat. Prod.* 52: 1071-1079.
10- Supratman, U.; Fujita, T.; Akiyama, K. & Hayashi, H. 2000. New insecticidal bufadienolide, bryophyllin C, from *Kalanchoe pinnata*. *Bioscience Biotechnology and Biochemistry* 64:(6) 1310-1312.
11- Ferreira, A.C.F.; Rosenthal, D. & Carvalho, D.P. 2000. Thyroid peroxidase inhibition by *Kalanchoe brasiliensis* aqueous extract. *Food and Chemical Toxicology 38*(5): 417-421.
12- Da-Silva, S.A.G.; Costa, S.S. & Rossi-Bergmann, B. 1999. The anti-leishmanial effect of *Kalanchoe* is mediated by nitric oxide intermediates. *Parasitology 118*: 575-582, Part 6.
13- Dasilva, S.A.G.; Costa, S.S. et al. 1995. Therapeutic effect of oral *Kalanchoe pinnata* leaf extract in murine leishmaniasis. *Acta Tropica 60*(3): 201-210.
14- Gaind, K.N. & Gupta, R.L. 1971. Flavonoid glycosides from *Kalanchoe pinnata*. *Planta Medica* 20: 368-373.
15- Gaind, K.N. & Gupta, R.L. 1972. Alkanes, alkanols, triterpenes and sterols of *Kalanchoe pinnata*. *Phytochemistry 11*: 1500-1502.
16- Siddiqui, S.; Faizi, S. et al. 1989. Triterpenoids and phenanthrenes from leaves of *Bryophyllum pinnatum*. *Phytochemistry 28*: 2433-2438.
17- Costa, S.S.; Jossang, A. et al. 1994. Patuletin acetylrhamnosides from *Kalanchoe brasiliensis* as inhibitors of human lymphocyte proliferative activity. *J. Nat. Prod.* 57: 1503-1510.
18- Akihisa, T.; Kokke, W.C. et al. 1991. Sterols of *Kalanchoe pinnata* - 1st report of the isolation of both C-24 epimers of 24-alkyl-delta-25-sterols from higher-plant. *Lipids 26*:(8) 660-665.

Kalanchoe crenata (Andrews) Haw.
Planta estudada: H. Lorenzi 2.907 (HPL)
Espécie igualmente suculenta, de cerca de 80 cm de altura, empregada para os mesmos fins na medicina tradicional em todo o país.

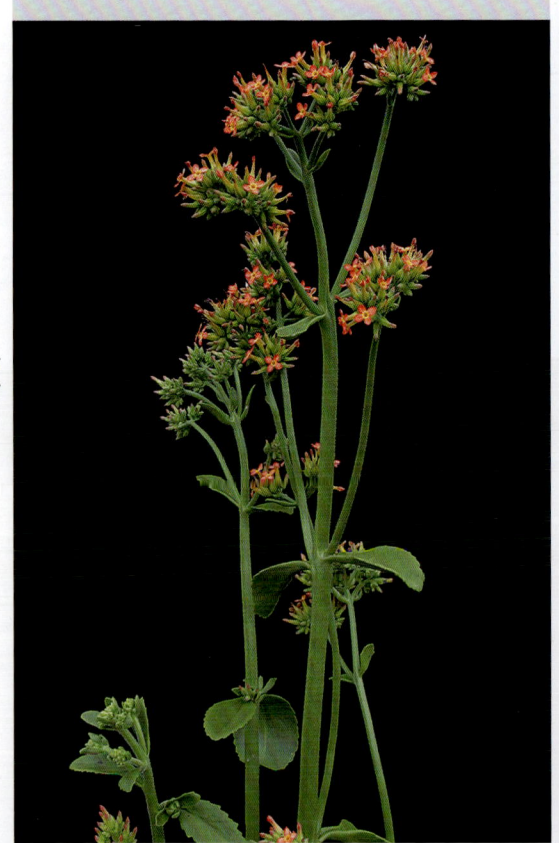

Cayaponia tayuya (Vell.) Cogn.

Sin.: *Bryonia tayuya* Vell., *Cayaponia piauhiensis* (Cogn.) Cogn., *Trianosperma piauhiensis* Cogn.

Angiospermae - Cucurbitaceae. **Planta estudada:** H. Lorenzi 3.413 (HPL).

taiuiá, tajujá, abobrinha-do-mato, cabeça-de-negro, guardião, ana-pinta, tomba, azougue-do-brasil, raiz-de-bugre

Características gerais - trepadeira herbácea, vigorosa, nativa de todo o Brasil. Caracteriza-se por possuir longas raízes tuberosas e ramos sulcados longos e um tanto carnosos. Folhas tri ou penta-lobadas, de 12-18 cm de comprimento. Inflorescências unissexuais, com flores, masculinas ou femininas, de cor amarelo-esverdeadas[1]. Existem várias espécies de *Cayaponia* nativas do Brasil, conhecidas pelos mesmos nomes populares e com características e propriedades mais ou menos semelhantes, destacando-se *Cayaponia espelina* (Manso) Cogn. e *Cayaponia podantha* Cogn., cujas fotos são apresentadas na página seguinte, além de *Cayaponia martiana* (Cogn.) Cogn., *Cayaponia bonariensis* (Mill.) Mart. Crov. e *Cayaponia pilosa* Cogn.

Usos - esta planta vem sendo usada na cura de vários males desde tempos remotos pelos índios da América, cujo conhecimento de suas propriedades tem passado ao longo de gerações para os colonizadores. Índios da Amazônia têm a usado durante séculos contra mordidas de cobra e reumatismo[8]. Tradicionalmente tem sido empregada contra dores em geral e como tônico e purificador do sangue[2]. Suas raízes tuberosas preparadas na forma de decocto são consideradas purgativa, emética, analgésica, antissifilítica e depurativa, sendo empregada no tratamento das dores do reumatismo, nevralgias, dispepsia, erisipsela, dermatoses, eczemas, úlceras, herpes e furúnculos[1,3,4,5,6]. Os adeptos da medicina natural dos Estados Unidos estão usando esta planta para o tratamento da dispepsia e digestão lenta, neuralgia, ciática, gota, dor de cabeça, reumatismo e como regulador metabólico geral[7]. Em função de sua eficiência como desintoxicante e purificador do sangue, é também empregado para o tratamento de eczemas, herpes, acne e outros problemas de pele[7]. Estudos recentes têm validado algumas das propriedades atribuídas a esta planta pela medicina tradicional. As propriedades analgésicas e anti-inflamatórias foram validadas em 1991, num estudo onde a administração de uma infusão de 10% (planta seca) e 20% (planta fresca) para ratos demonstrou uma ação analgésica e ou anti-inflamatória de significativa intensidade[8]. Análises fitoquímicas com esta planta têm mostrado a presença de glucosídeos, cucurbitacinas, saponinas, esterois e compostos antioxidantes com propriedades analgésicas e antioxidantes[9,10]. Num estudo recente utilizando *in vitro* glucosídeos isolados das raízes dessa planta verificou-se uma significativa inibição do vírus Epstein-Barr (EBV) e um efeito antitumoral em pele de ratos[11].

Literatura citada:
1- Vieira, L.S. 1992. *Fitoterapia da Amazônia - Manual*

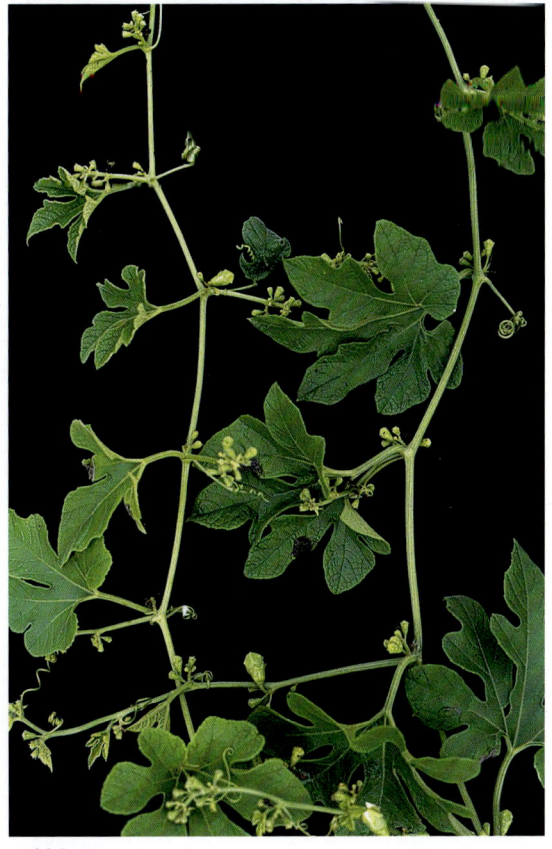

de Plantas Medicinais. 2. ed. Editora Agronômica Ceres, São Paulo, 350 p.
2- Bernardes, A. 1984. *A Pocketbook of Brazilian Herbs*. Shogun Editora e Arte Ltda, Rio de Janeiro.
3- Mors, W.B.; Rizzini, C.T. & Pereira, N.A. 2000. *Medicinal Plants of Brazil*. Reference Publications, Inc., Algonac, Michigan, 501 p.
4- Balbach, A. 1985. *As Plantas Curam*. 3. ed. Editora Missionária, São Paulo, 472 p.
5- Cruz, G.L. 1995. *Dicionário das Plantas Úteis do Brasil*. 5. ed. Editora Bertrand, Rio de Janeiro
6- Coimbra, R. 1994. *Manual de Fitoterapia*. 2. ed. Editora Cejup, Belém.
7- Schwontkowski, D. 1993. *Herbs of the Amazon - Traditional and Common Uses*. Science Student Brain Trust Publishing, Utah.
8- Ruppelt, B.M. et al. 1991. Pharmacological screening of plants recommended by folkmedicine as anti-snake venom - I. Analgesic and anti-inflammatory activities. *Mem. Inst. Oswaldo Cruz* 86(suppl. 2): 203-205.
9- Schultes, R.E. & Raffauf, R. F. 1990. *The Healing Forest - Medicinal and Toxic Plants of the Northwest Amazonia*. Dioscorides Press, Portland, OR, 484 p.
10- Bauer, R. et al. 1984. Cucurbitacins and flavone C-glycosides from *Cayaponia tayuya*. *Phytochemistry* 1587-1591.
11- Konoshima, T. et al. 1995. Inhibitory effects of cucurbitane triterpenoids on Epstein-Barr virus activation and two-stage carcinogenesis of skin tumor. II. *Biol. Pharm. Bull. 18*(2): 284-287.

Cayaponia espelina (Silva Manso) Cogn.
Planta estudada: H. Lorenzi 3.376 (HPL).
Espécie típica dos cerrados, é igualmente empregada na medicina popular para os mesmos fins que *C. tayuya*.

Cayaponia podantha Cogn.
Planta estudada: A. Amaral Jr. 388 (HPL).
Espécie mais encontrada no Sudeste e Centro-Oeste, possui os mesmos nomes comuns e usos terapêuticos de *C. tayuya*.

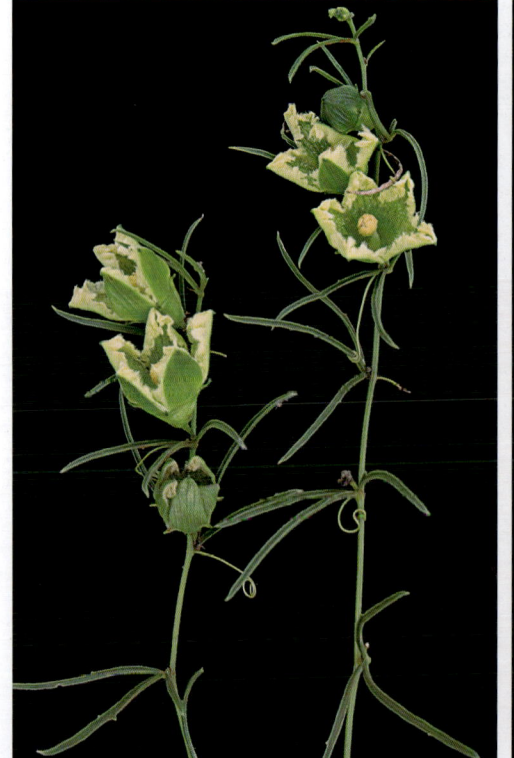

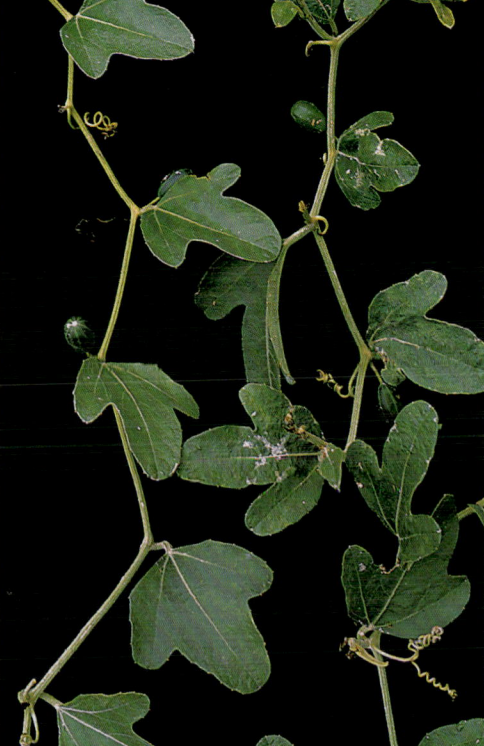

Cucurbita pepo L.

Sin.: *Cucurbita courgero* Ser., *Cucurbita elongata* Bean ex Schrad., *Cucurbita esculenta* Gray, *Cucurbita ovifera* L., *Cucurbita melopepo* L., *Cucurbita verrucosa* L., *Cucurbita subverrucosa* Willd., *Cucurbita aurantia* Willd.

Angiospermae - Cucurbitaceae. **Planta estudada:** H. Lorenzi 3.402 (HPL).

abóbora, abóbora-amarela, abóbora-comprida, abóbora-de-carne-branca, abóbora-de-carneiro, abóbora-de-guiné, abóbora-de-porco, abóbora-grande, abóbora-menina, abóbora-moganga, abóbora-moranga, abóbora-porqueira, abóbora-quaresma, aboboreira, aboboreira-grande, abobrinha-italiana, cabaceira, cucurbita-major-rotunda, cucurbita-potiro, girimum, jeremum, jerimu, jerimum, jurumum, moganga, zapalito-de-tronco, zapalo

Características gerais - herbácea rasteira, anual, vigorosa, de ramos um tanto carnosos, podendo chegar até 10 m de comprimento, nativa da América Central. Folhas peltadas, revestidas por pelos ásperos, de 25-35 cm de diâmetro, com pecíolos ocos de até 50 cm de comprimento. Flores solitárias, grandes, unissexuais, de cor amarelo-alaranjada. Existem em cultivo no país várias espécies desse gênero, apresentando variedades diversas, com frutos de muitas formas e tamanhos. A taxonomia das abóboras é bastante confusa e incerta, porque já sofreram muita interferência do homem. De acordo com L.A. Bailey, *Cucurbita pepo* L. tem frutos compridos e tortos com uma extremidade mais desenvolvida, *Cucurbita moschata* os tem mais arredondados e *Cucurbita maxima,* conhecida por "moranga", tem os frutos de forma arredondada e achatada. Multiplica-se apenas por sementes[3].

Usos - planta amplamente cultivada em todo o país e no mundo tropical para a produção de frutos, que são consumidos pelo homem e usados na alimentação de animais domésticos. Todas as partes dessa planta são empregadas em muitas regiões do país na medicina caseira. As sementes são consideradas vermífugas[1,2,3,4]. O chá de suas flores é considerado estomáquico, antitérmico e anti-inflamatório dos rins, fígado e baço. O suco das folhas pisadas é usado externamente para queimaduras e erisipela[1,4]. O fruto cozido é considerado antidiarreico e o suco do fruto cru com açúcar, ingerido pela manhã dia sim e dia não durante um mês, é recomendado contra prisão de ventre[4]. Para vermes de tênia e solitária, recomenda-se amassar 30-60 sementes sem casca e misturar bem com 4 colheres (sopa) de açúcar mascavo e 10 colheres (sopa) de leite, ingerindo a mistura de uma só vez, em jejum. Após duas horas tomar 1 colher (sopa) de óleo de rícino para expelir os vermes já mortos[3]. É recomendada também em uso externo na forma de compressas para queimaduras e feridas, a polpa cozida e transformada num líquido espesso; essa mesma receita é recomendada para corrimento vaginal em banho de assento[3]. Estudos fitoquímicos com suas sementes revelaram a presença de óleo fixo, proteína (aleurona) e resina[3]. Um outro estudo revelou a presença do aminoácido não proteinogênico "cucurbitina"[5], que além de sua atividade contra *Taenia*, inibe o crescimento *in vivo* de vermes jovens de *Schistosomona japonicum*[5].

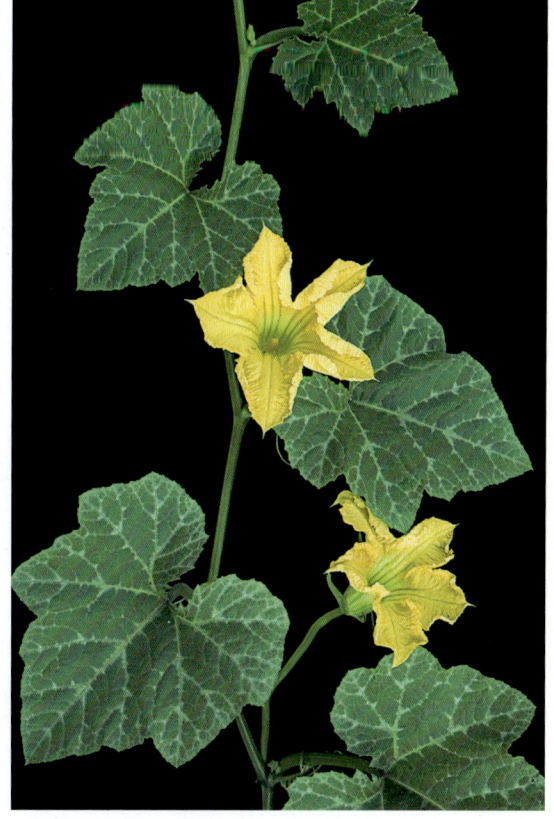

Literatura citada:

1- Albuquerque, J.M. 1989. *Plantas Medicinais de Uso Popular*. ABEAS/MEC, Brasília, 100 p.
2- Mors, W.B.; Rizzini, C.T. & Pereira, N.A. 2000. *Medicinal Plants of Brazil*. Reference Publications, Inc., Algonac, Michigan, 501 p.
3- Panizza, S. 1998. *Plantas que Curam (Cheiro de Mato)*. 3. ed. IBRASA, São Paulo, 280 p.
4- Vieira, L.S. 1992. *Fitoterapia da Amazônia - Manual de Plantas Medicinais*. 2. ed. Editora Agronômica Ceres, São Paulo, 350 p.
5- Dunhill, M.P. & Fowden, L. 1965. Amino acids of seeds of the Cucurbitaceae. *Phytochemistry 4*: 933-944.
6- Fang, S.L.; Niu, C. & Tseng, K. 1961. Chemical studies of *Cucurbita moschata* Duch. I. The isolation and structural studies of cucurbitine, a new amino acid. *Sci. Sinica 10*: 845-851.

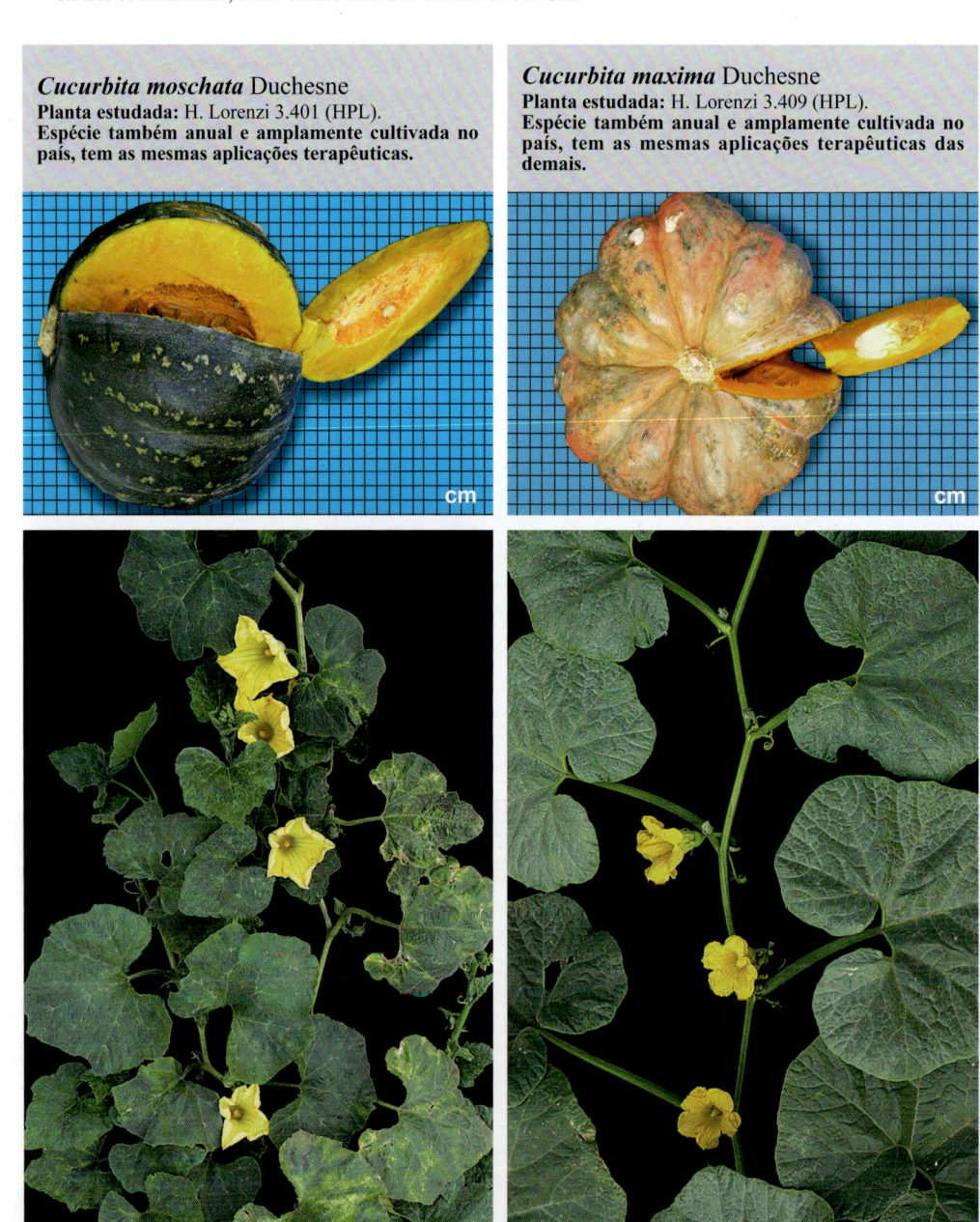

Cucurbita moschata Duchesne
Planta estudada: H. Lorenzi 3.401 (HPL).
Espécie também anual e amplamente cultivada no país, tem as mesmas aplicações terapêuticas.

Cucurbita maxima Duchesne
Planta estudada: H. Lorenzi 3.409 (HPL).
Espécie também anual e amplamente cultivada no país, tem as mesmas aplicações terapêuticas das demais.

Luffa operculata (L.) Cogn.

Sin.: *Luffa astorii* Svenson, *Cucumis sepium* G. Mey., *Luffa purgans* (Mart.) Mart., *Luffa quinquefida* (Hook. & Arn.) Seem., *Elaterium quinquefidum* Hook. & Arn., *Momordica purgans* Mart., *Momordica quinquefida* (Hook. & Arn.) Hook. & Arn., *Momordica operculata* L., *Luffa operculata* var. *intermedia* Cogn.

Angiospermae - Cucurbitaceae. **Planta estudada:** E.R. Salviani 1.458 (HPL).

abobrinha-do-norte, bucha, bucha-dos-paulistas, purga-de-paulista, purga-de-joão-pais, buchinha, buchinha-do-norte, buchinha-paulista, cabacinha, bucheira, purga-dos-frades--da-companhia

Características gerais - trepadeira herbácea, anual, de caule muito ramificado, volúvel, delgado, com até 10 m de comprimento. Folhas simples, recortadas em 3 a 5 lóbulos, com base invaginada e pecíolo anguloso, medindo 2 a 8 cm de comprimento por 3 a 15 cm de largura. Flores amarelo-pálidas com 5 pétalas medindo até 2 cm. Frutos oblongo-ovoides a fusiformes, de deiscência opercular, com pericarpo papiráceo, com 5 séries de espinhos curtos, envolvendo um mesocarpo fibroso, frouxo, com três cavidades longitudinais contendo numerosas sementes escuras, achatadas e lisas. É nativa da América do Sul, especialmente do Brasil. Cultivada comercialmente na Guatemala para fins medicinais[1].

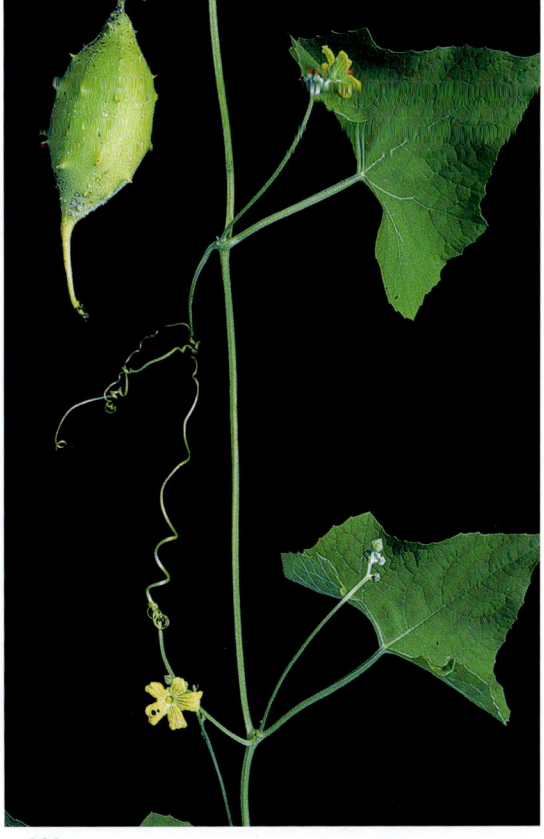

Usos - a parte da planta que é usada tradicionalmente como medicinal é constituída dos frutos maduros e secos, especialmente a bucha fibrosa interna, que são muito amargos e esternutatórios, sendo largamente comercializada no mercado local de ervas com fins medicinais. Nas práticas caseiras da medicina tradicional do Nordeste é empregada para o tratamento da sinusite e para uso ilegal como abortivo[1,2]. A literatura etnofarmacológica cita o uso por via oral da infusão dos frutos descorticados e sem as sementes para tratar do alcoolismo, febre, picada de cobra, dor ciática, oftalmia crônica, sífilis, tinha, icterícia e hidropisia. A água de cozimento dos frutos (decocto) produz muita espuma por agitação, é dotada de ação purgativa drástica e provoca forte irritação nas mucosas[1,2,3]. A inalação do extrato aquoso dos frutos é usada para aliviar a congestão nasal devida à sinusite. No Nordeste é usado um extrato de concentração muito baixa, preparado com um quarto do fruto lavado nove vezes sucessivas com um pouco d'água e deixando o material lavado em maceração na nona água durante uma noite; o tratamento é feito por introdução deste líquido no nariz por meio de forte aspiração de modo a expeli-lo pela boca, após o que ocorre intensa eliminação de secreções e água, deixando uma sensação de queimadura interna que pode ser seguida de hemorragia nasal se for usado extrato mais concentrado[2]. Há, no entanto, recomendação na literatura do uso de extrato aquoso a 1% por instilação de 2 a 3 gotas no nariz para tratar a sinusite[1], bem como relatos de cura[4]. Os resultados de análises fitoquímicas registram a presença de cucurbitacinas, uma saponina derivada da gipsogenina e 10 luperosídeos no extrato do fruto, oito triterpenos glicosilados nos ramos e folhas e, nas sementes, 46% de óleo fixo e os constituintes proteicos: citrulina e metacarboxifenilalanina[4,5,6,7]. Ensaios farmacológicos mostraram forte ação irritante para mucosas, discreto efeito abortivo mas grande perda fetal por provável ação citotóxica, ação moluscicida contra *Biomphalaria straminea*, o caramujo vetor da esquistossomose, além de toxicidade elevada frente a *Artemia salina*, *Lebistes reticulatus* e uma DL_{50} para ratos de 170 mg/kg, isto é, uma dose de pouco mais de um grama é capaz de matar um homem de 70 kg[7,8].

Literatura citada:
1- Cáceres, A. 1996. *Plantas de uso medicinal em Guatemala*. Editorial Universitária/Universidad de San Carlos, Guatemala, 402 p.
2- Matos, F.J.A. 1999. *Plantas da medicina popular do Nordeste - propriedades atribuídas e propriedades confirmadas*. EDUFC, Fortaleza, 79 p.
3- Robineau, L.G. (ed.). 1995. *Hacia uma farmacopea caribeña / TRAMIL 7*. Enda-Caribe UAG & Universidad de Antioquia, Santo Domingo, 696 p.
4- Mors, W.B.; Rizzini, C.T. & Pereira, N.A. 2000. *Medicinal Plants of Brazil*. Reference Publications, Inc., Algonac, Michigan, 501 p.
5- Matos, F.J.A. & Gottlieb, R.O. 1967. Isocurbitacina B, constituinte citotóxico de *Luffa operculata*. *Anais Acad.Bras. Ciências*. *39*: 245-247.
6- Sousa, C.R. 1999. *Contribuição ao conhecimento químico de plantas do nordeste do Brasil - Luffa operculata Cogn.* I. Dissertação (Mestrado) - Departamento de Química Orgânica e Inorgânica, Universidade Federal do Ceará, Fortaleza, 110 p.
7- Papa. S.M.A. 1999. *Contribuição ao conhecimento químico de plantas do nordeste do Brasil - Luffa operculata* Cogn. II. Dissertação (Mestrado) - Departamento de Química Orgânica e Inorgânica, Universidade Federal do Ceará, Fortaleza, 103 pp
8- Silva, A.E.; Rao, V.S.; and Fonteles, M.C. 1981. Effect of *Luffa operculata* (L.) Cogniaux on pregnancy rats. *Oreades* 8(14/15): 462-466.

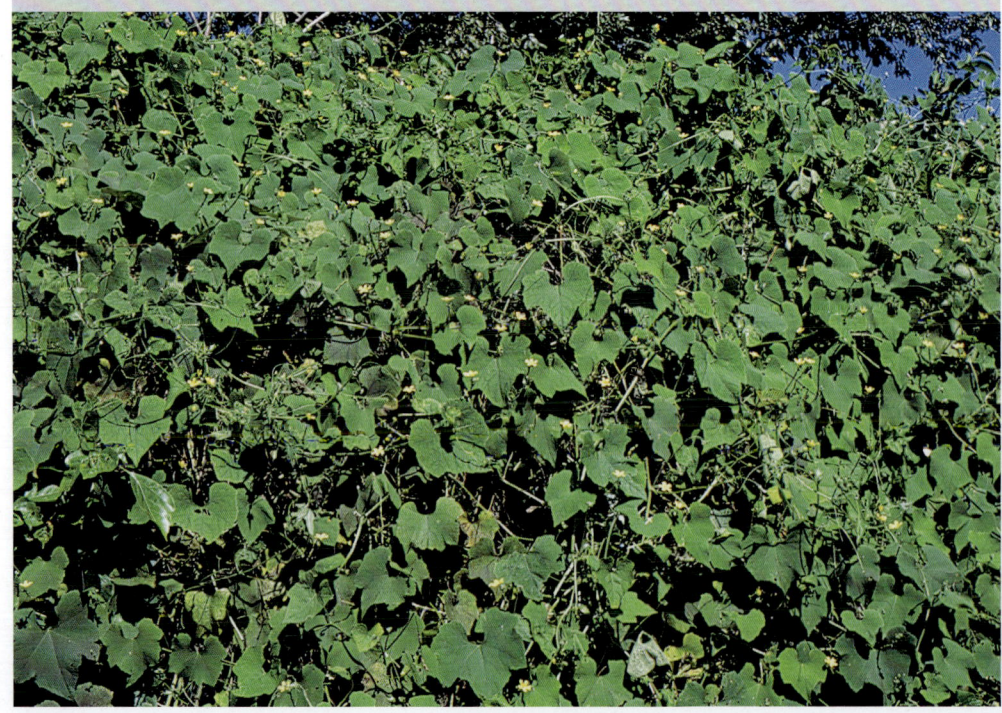

Luffa operculata (L.) Cogn.
Vista geral de uma população desta planta em seu habitat natural no Ceará

Momordica charantia L.

Sin.: *Cucumis argyi* H. Lév., *Momordica chinensis* Spreng., *Momordica elegans* Salisb., *Momordica indica* L., *Momordica sinensis* Spreng., *Sicyos fauriei* H. Lév.

Angiospermae - Cucurbitaceae. **Planta estudada:** H. Lorenzi 3.425 (HPL).

melão-de-são-caetano, erva-das-lavadeiras, erva-de-lavadeira, erva-de-são-caetano, erva-de--são-vicente, fruto-de-cobra, fruto-de-negro, melão-de-são-vicente, melãozinho, fruta-de-sabiá

Características - os nomes botânicos de *Momordica charantia* L. e *Momordica charantia* var. *maxima* Williams & Ng constam de publicação da Universidade de Melbourne, na Austrália, para designar as duas formas mais frequentes desta espécie caracterizadas pelo tamanho dos frutos[1]. Os frutos da variedade *maxima* medem cerca de 20 cm de comprimento por 5 cm de diâmetro, sendo a variedade mais comum nos países asiáticos onde recebem as denominações de ampalaya, kurelu, pepino-chinês, *bitter melon*, entre outras [2] (foto do lado direito abaixo). Seus frutos já se encontram a venda no mercado de hortigranjeiros de São Paulo depois da recente introdução da planta no Brasil. Os frutos da variedade *typica* medem cerca de 5 cm por 3 cm, sendo a forma mais frequentes na América do Sul, onde é designada pelos nomes populares de "melão-de-são-caetano" no Brasil[3] e "cundeamor" nos países de língua castelhana[4]. A forma típica é uma trepadeira anual e subespontânea, com caule muito longo e fino, de folhas recortadas com 5 a 7 lóbulos denteados, de 4 e 7 cm de comprimento, com flores solitárias de corola amarelo-clara (foto do lado esquerdo abaixo); em ambas as formas os frutos são pendentes do tipo cápsula deiscente, cujas sementes são envolvidas por um arilo vermelho-vivo, mucilaginoso e adocicado[5] (fotos na próxima página).

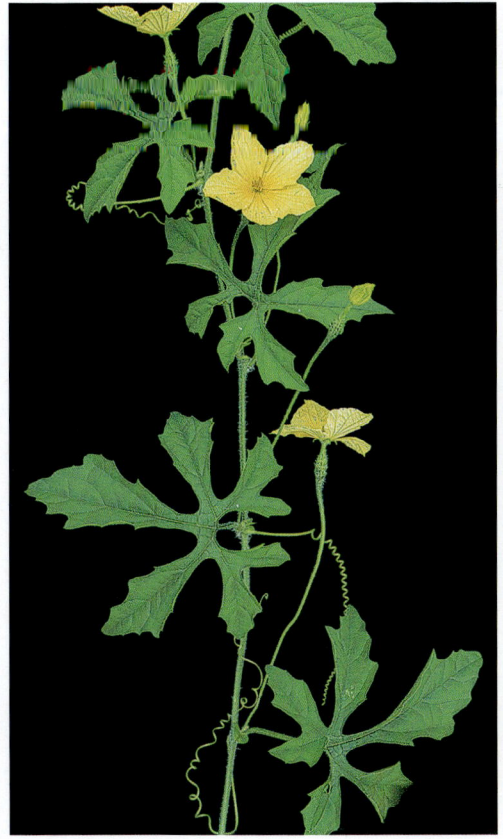

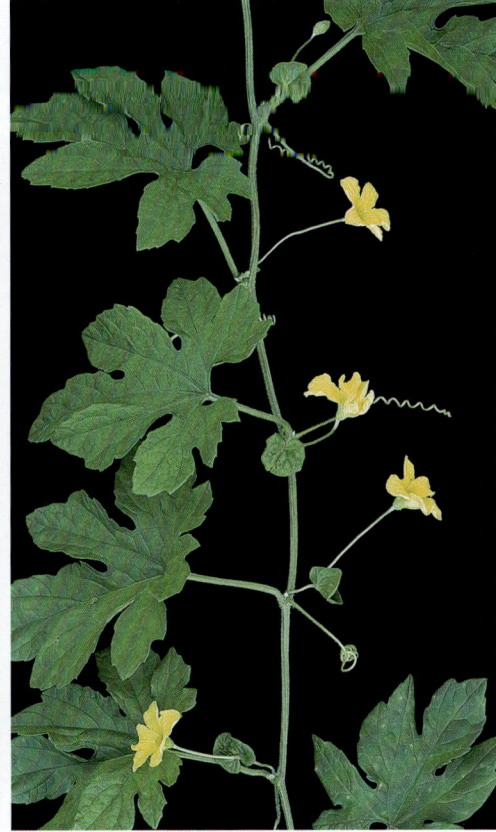

Usos - a literatura etnofarmacológica brasileira registra o emprego de suas folhas no tratamento caseiro de verminose, hemorroidas inflamadas e diarreias simples ou sanguinolentas, por via oral e aplicação da ramagem verde batida com água, no banho, para eliminar carrapatos de animais domésticos e afugentar as pulgas, bem como misturada com água e sabão para a lavagem de roupa no meio rural[3]. A planta asiática tem sido intensamente estudada em seus países de origem com sucesso quanto às suas propriedades como antidiabético, antitumoral pelas momordicinas e os momordicosídios e antiviral para AIDS pela tricosantina, substância proteica inibidora da replicação do vírus[6,7,9]. Em contraposição, a composição química e propriedades farmacológicas da variedade sul-americana têm sido pouco estudadas no Brasil, embora já tenha sido evidenciada a presença de momordicina II na forma típica[9]. As duas podem ser distinguidas pela natureza química de suas lectinas[10]. O amplo emprego desta planta na medicina popular e as numerosas informações científicas sobre a variedade asiática são motivos para que sejam desenvolvidos estudos da variedade brasileira.

Literatura citada:
1- Chew, M.; Asaoka, T. & Newman, R. *Multilingual multiscript plant* name database Sorting *Momordica* names in http://www.plantnames.unimelb.edu.au/Sorting/ Momordica.html, accessed at April, 30, 2008.
2- Matos, F.J.A. 2007. *Plantas Medicinais - guia de seleção e emprego de plantas usadas em fitoterapia no nordeste do Brasil*. 3. ed. Imprensa Universitária/Edições UFC, Fortaleza.
3- Braga, R.A. 1960. *Plantas do Nordeste, especialmente do Ceará*. 2. ed. Imprensa Oficial, Fortaleza, 540 p.
4- Caceres, A. *Momordica charantia*. In: *Plantas de uso medicinal em Guatemala*. Editorial Universitária/Universidad de San Carlos, p.183.
5- Lorenzi, H. 2008. *Plantas Daninhas do Brasil: terrestres, aquáticas, parasitas e tóxicas*. 4ª edição. Instituto Plantarum, Nova Odessa-SP, 672 p.
6- De Clercq, E. 2000. Current lead natural products for the chemotherapy of human immunodeficiency virus (HIV) infection,.*Medicinal Research Reviews 20*(**5**): 323-349. Published Online: 2 Aug 2000.
7- John, A.J.; Cherian, R.; Subhash, H.S.; Cherian, A.M. 2003. Evaluation of the efficacy of bitter gourd (*Momordica charantia*) as an oral hypoglycemic agent - a randomized controlled clinical trial. *Indian J. Physiol. Pharmacol. 47*(3): 363-5.
8- Tongia, A.; Tongia, S.K. & Dave, M. 2004. Phytochemical determination and extraction of *Momordica charantia* fruit and its hypoglycemic potentiation of oral hypoglycemic drugs in diabetes mellitus (NIDDM). *Indian J. Physiol Pharmacol. 48*(2): 241-4.
9- Olinda, T.M. et al. 2004. Identificação de Momordicina II nas folhas de melão-de-são-caetano (*Mormodica charantia* L. var. *microcarpa*). In: Simpósio de Plantas Medicinais do Brasil, 17, Manaus.
10- Santi-Gadelha, A.; Gadelha, C.A.A.; Aragão, K.S.; Goersch, G.V.; Fraga, A.C.A.; Matos, F.J.A. & Cavada, G.V. 2003. Utilização de lectinas e eletroforese de proteínas, como ferramenta de diferenciação de duas variedades de sementes de *Momordica charantia*. In Congresso Nacional de Botânica, 54, Belém. Resumos... CD.0900-2.

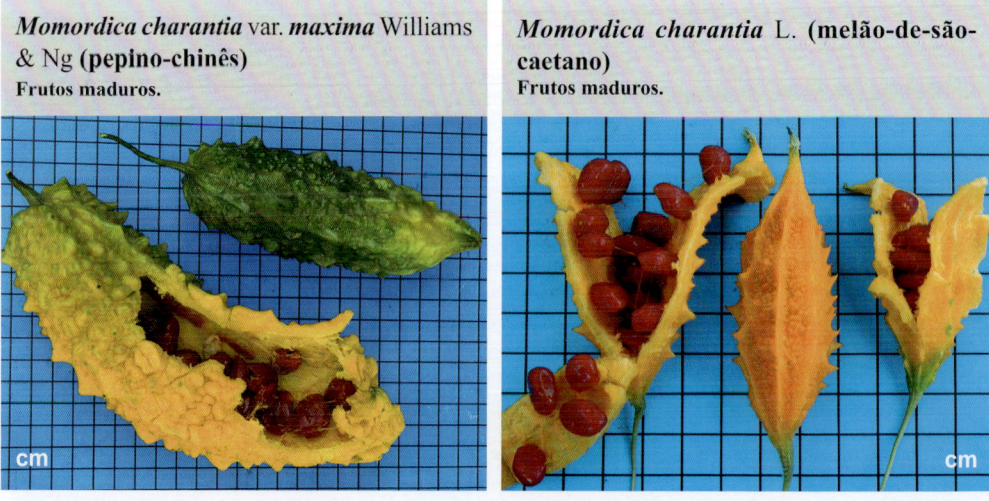

Momordica charantia var. *maxima* Williams & Ng (**pepino-chinês**)
Frutos maduros.

Momordica charantia L. (**melão-de-são-caetano**)
Frutos maduros.

Sechium edule (Jacq.) Sw.

Sin.: *Sicyos edulis* Jacq., *Chayota edulis* (Jacq.) Jacq., *Sechium americanum* Poir.

Angiospermae - Cucurbitaceae. **Planta estudada:** H. Lorenzi 3.455 (HPL).

chuchu, machuchu, machucho, coxixe, machite, maniche, pepinela

Características gerais - trepadeira perene, vigorosa, decídua, com tubérculo subterrâneo grande e rico em amido, com ramos providos de gavinhas. É nativa da América Central, principalmente do México e naturalizada em quase todo o Brasil, onde foi introduzida há cerca de dois séculos. Folhas simples, ásperas, de margens lobadas, de 10-20 cm de comprimento. Flores amarelas, dispostas em racemos axilares. Fruto piriforme, suculento, de casca rugosa e espinescente.

Usos - planta amplamente cultivada em toda a América tropical para produção de frutos, que são muito apreciados como legume na culinária destes países. Cultivada pelos Astecas e antigos habitantes da América Central, foi levada pelos franceses para o norte da África de onde passou a ser exportado para a Europa para a produção de doces e geleias devido ao seu alto teor de pectina[1]. O seu uso na culinária é um fato recente, tanto no Brasil como na Europa. A literatura etnofarmacológica registra que, além de seus frutos, também seus ramos, folhas e tubérculos são utilizados na alimentação humana e animal. Apesar de seu alto teor de água, o que leva o povo a dizer que chuchu não tem nada, só água, o fruto com casca possui carboidratos, cálcio, fósforo e potássio, além das vitaminas A, B e C, sendo, portanto, nutritivo[1]. Devido ao seu alto teor de água, sais minerais e vitaminas, tornou-se muito popular entre os que fazem regime destinado ao emagrecimento[1]. A planta toda é empregada na medicina popular em todo o país, sendo a infusão de suas folhas e casca dos frutos, considerada diurética, hipotensora e remineralizante[1,2]. Os frutos, cozidos sem sal como alimento, são usados contra pressão arterial[2]. A sua atividade na diminuição da pressão arterial já foi comprovada cientificamente, contudo sem ainda ter sido determinada a natureza do princípio ativo responsável[1], embora se suspeite que seja elevado seu teor de potássio.

Literatura citada:

1- Boorhem, R.L. et al. 1999. *Reader's Digest - Segredos e Virtudes das Plantas Medicinais*. Reader's Digest Brasil Ltda., Rio de Janeiro, 416 p.

2- Caribé, J. & Campos, J.M. 1977. *Plantas que Ajudam o Homem*. 5. ed. Cultrix/Pensamento, São Paulo.

3- Braga, R.A. 1960. *Plantas do Nordeste, especialmente do Ceará*. 2. ed. Impr. Oficial, Fortaleza, 540 p.

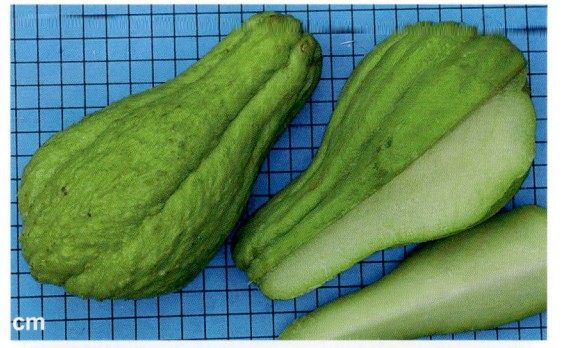

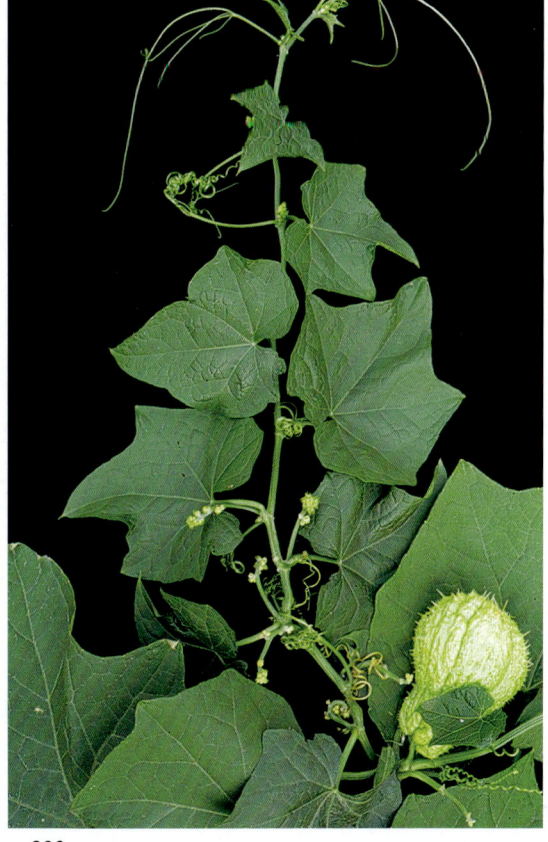

Cyperus esculentus L.

Sin.: *Cyperus phymatodes* Muhl., *Cyperus aureus* Ten., *Chlorocyperus aureus* Palla, *Chlorocyperus phymatodes* (Muhl.) Palla, *Cyperus esculentus* var. *leptostachyus* Boeck., *Cyperus esculentus* var. *phymatodes* (Muhl.) Kük., *Cyperus esculentus* var. *sativus* Boeck., *Cyperus esculentus* var. *sprucei* C.B. Clarke, *Cyperus fulvescens* Liebm., *Cyperus lutescens* var. *fulvescens* (Liebm.) C.B. Clarke

Angiospermae - Cyperaceae. **Planta estudada:** E.R. Salviani 1197 (HPL).

junca, junco, junquinho, tiririca, tiririca-amarela, tiriricão, batatinha-de-junça, cebolinha

Características gerais - erva ereta, perene, de caule triangular com mais ou menos 40 cm de altura, folhas estreitas, terminadas em ponta; inflorescência com 5-10 raios primários filiformes, com cerca de 6 cm de comprimento, cada um com 6-15 espiguilhas, muito subdivididas, portando flores pouco visíveis e frutos do tipo aquênio, triangular, com ângulos obtusos. O sistema subterrâneo é bem desenvolvido e constituído de numerosos rizomas delgados que terminam em tubérculos globosos, com até 2,5 cm de diâmetro, parcialmente recobertos por restos de bainhas curtas. Foi introduzida na Europa durante a dominação da Espanha pelos mouros, de onde se difundiu no mundo ocidental, inclusive como planta oleaginosa, até mesmo no Brasil[1,5].

Usos - os tubérculos são comestíveis e, em passado não muito longínquo, foram comercializados nas farmácias sob os nomes de "dulcínia" ou "bulbuli Trasi". Descobertas arqueológicas registraram sua presença nas tumbas de antigos faraós mostrando que esta é uma das primeiras plantas domesticadas pelo homem no antigo Egito[2]. Relatos etnobotânicos antigos citam o uso de seu tubérculo para a preparação de uma bebida refrescante, a "orchada de chufa", tradicional em Valência, na Espanha, e usada, especialmente no tratamento caseiro de portadores de sarampo, enfermidades febris, gripe e diarreia. No Brasil, embora raramente, os tubérculos são tidos como afrodisíacos, antiofídico, ou simplesmente guloseima por seu sabor adocicado com gosto de coco maduro, conforme dados etnobotânicos colhidos na Serra da Ibiapaba, no Ceará[1]. A determinação do valor nutritivo dos tubérculos revelou que a ingestão diária de 150 a 200 g de tubérculos é suficiente para atender as necessidades nutricionais diárias de um homem em termos de açúcar, proteínas e gorduras[3].

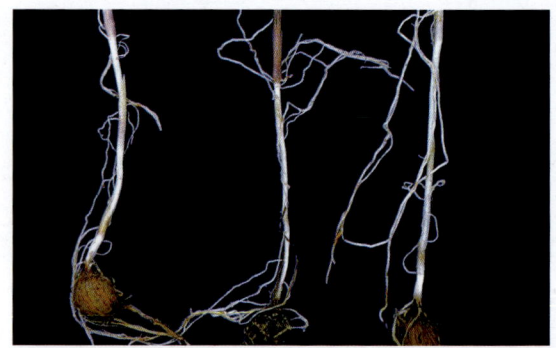

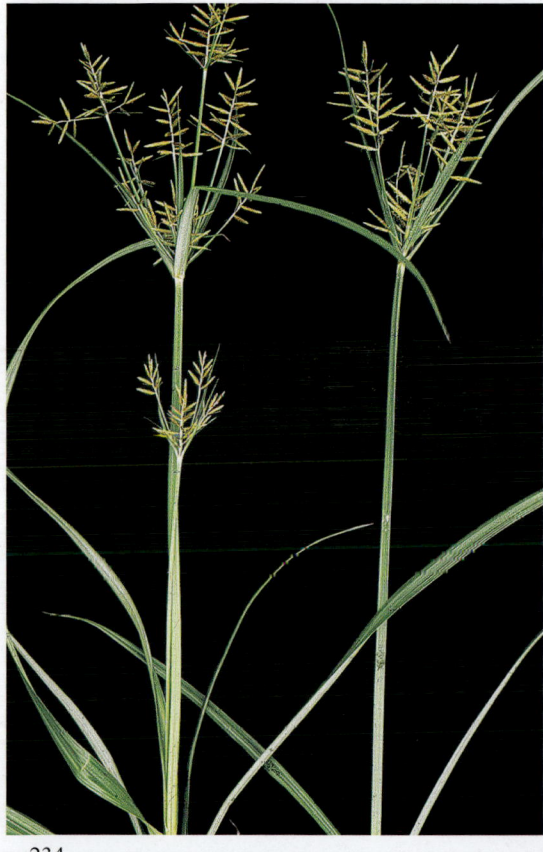

Os resultados da análise fitoquímica dos tubérculos registram 25,1% de celulose bruta

na forma de fibras, até 25,5% de óleo fixo semelhante ao óleo de coco e 44,9% de carboidratos constituídos principalmente de amido e maltose Contém também, alguns flavonoides glicosidados com propriedade antioxidante, cujo consumo pode proteger o sistema imunológico. Por ser uma oleaginosa de pequeno porte, seu cultivo no espaço chegou a ser proposto como fonte de lipídios para os astronautas em órbita[4].

Literatura citada:
1- Matos, F.J.A.; Cavalcanti, F.S. & Parente, J.P. 2008. Estudo agronômico qualitativo e quantitativo de *Cyperus esculentus* L. (junça) - Uma fonte inexplorada de alimento energético. *Rev. Ciên. Agron.*, Fortaleza, *39*(1): 124-129. Disponível em: www.ccarevista.ufc.br Acesso em: 17 abr. de 2008.
2- Bayer, G. 1955. Earth almond (*Cyperus esculentus* L.), a little-known high quality nutritional, medicinal and ornamental plant. *Pharmazie 10*(7): 432-41.
3- Mokady, S.; Dolev, A. 1970. Nutritional evaluation of tubers of *Cyperus esculentus* L. *J. Sci. Food Agric. 21*(4): :211-4.
4- Shilenko, M.P.; Kalacheva, G.S.; Lisovskii, G.M. & Trubachev, I.N. 1979. Chufa (*Cyperus esculentus*) as a source of vegetable fats in a sealed life-support system. *Kosm. Biol. Aviakosm Med. 13*(5): 70-4.
5- Lorenzi, H. 2008. *Plantas Daninhas do Brasil: terrestres, aquáticas, parasitas e tóxicas*. 4ª edição. Instituto Plantarum, Nova Odessa-SP, 672 p.

Cyperus esculentus L.
Vista geral de uma população densa em uma lavoura de cana-de-açúcar no estado de São Paulo, onde é considerada uma séria planta daninha.

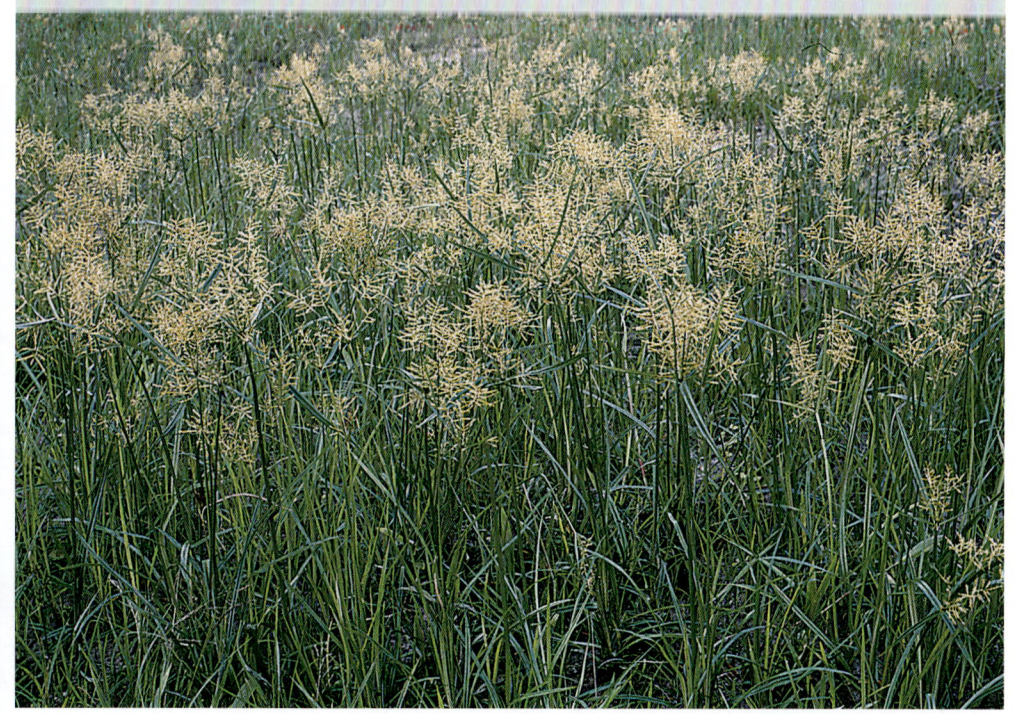

Cyperus rotundus L.

Sin.: *Cyperus bicolor* Vahl, *Chlorocyperus rotundus* (L.) Palla

Angiospermae - Cyperaceae. **Planta estudada:** H. Lorenzi 3.422 (HPL).

tiririca, tiririca-comum, junça, junça-aromática, alho, capim-dandá

Características gerais - pequena erva ereta, tuberosa e rizomatosa, de haste triangular, de 10-60 cm de altura, de folhas basais e lineares de cor verde-brilhante. Flores minúsculas, dispostas em amplas inflorescências de cor marrom, de longo pedúnculo, com raízes, rizomas e tubérculos totalmente interligados formando uma rede subterrânea que quase impossibilita a sua erradicação. Distingue-se da espécie *Cyperus esculentus* L., apresentado na página anterior, que possui os mesmos nomes populares (é mais conhecida no Nordeste por "junça") e características similares, pela inflorescência amarelada e por possuir um único tubérculo na extremidade de cada rizoma[1]. Os tubérculos dessa espécie são oleaginosos e alimentícios, ricos em amido e maltose e usados no Brasil como guloseima a, enquanto no Leste Europeu a planta é aproveitada como fornecedora de óleo semelhante ao de coco obtido de grandes plantios[2]. É nativa da Índia e amplamente disseminada em mais de 90 países do mundo se constituindo em praga de difícil erradicação nos jardins e campos agrícolas por causa de seu sistema subterrâneo, sendo considerada uma das piores plantas daninhas da agricultura em todo o mundo[1].

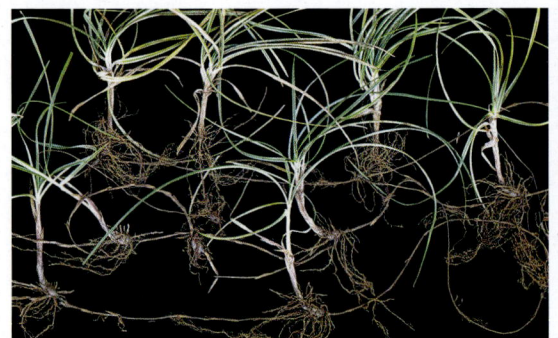

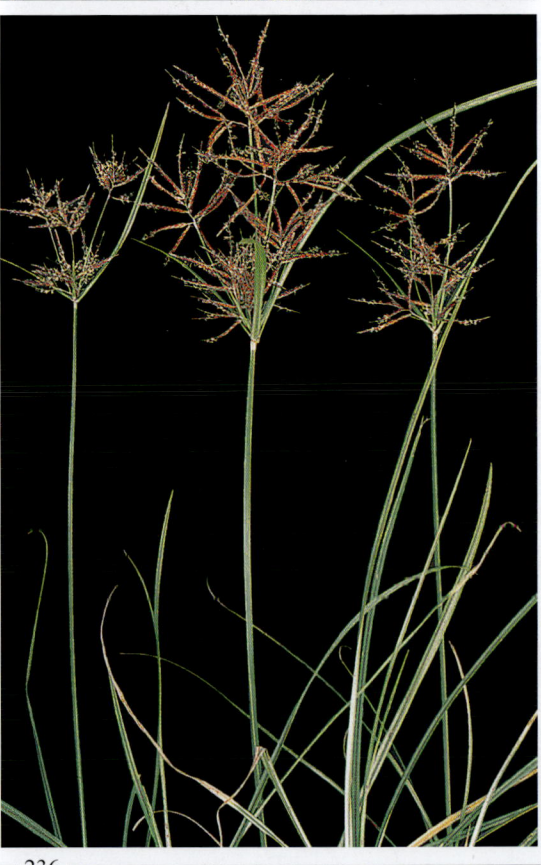

Usos - na medicina tradicional de vários países, o uso medicinal dos tubérculos desta planta vem sendo feito com base na tradição popular, por séculos, para o tratamento de feridas, tuberculose, pneumonia, escabiose e pústulas, sendo atribuídos a eles propriedades anti-inflamatória, balsâmica, estimulante, diurética, anti-helmíntica, antipirética, anti-histamínica, adstringente, carminativa, diaforética, estomáquica, hipotensora e vermífuga[3,9], embora a eficácia e a segurança de seu uso não tenham sido, ainda, comprovadas cientificamente. Na Índia o extrato dos tubérculos é considerado cientificamente remédio eficaz no tratamento da febre, diarreia e cólera conforme os princípios da medicina Ayurvédica[12]. É explorada nos Balcãs para produção de óleo semelhante ao de coco, usada como guloseima rica em gordura e maltose. É considerada afrodisíaca no Ceará. Vários estudos têm sido conduzidos em todo o mundo, visando avaliar, cientificamente, as propriedades que lhe são atribuídas pela medicina tradicional. Extratos dos rizomas exibiram atividade antiemética em cães previamente tratados com morfina para induzir o vômito[10]; frações do óleo essencial extraído desta planta demonstraram ter atividade antimicrobiana contra *Staphylococcus aureus*[11]. Esteróis extraídos de suas sementes mostraram atividade anti-inflamatória comparável com a da cortisona, num ensaio de edema de pata de rato provocado experimentalmente; exibiram, também, ação antifebril similar à da aspirina, sem, contudo, apresentarem atividade analgésica, tendo se observado uma grande margem de segurança no seu uso[2]. No ensaio de atividade antimicrobiana, o extrato dos rizomas inibiu o desenvolvimento de vários fungos. Análises químicas e farmacológicas mostraram que o óleo essencial obtido dos rizomas tem atividade estrogênica [5,6,7,8], sendo o hidrocarboneto cypereno I o princípio ativo responsável por esta atividade; o óleo contém em sua composição substâncias mono e sesquiterpenoides, como a alpha-cyperona – uma cetona sesquiterpênica, como principal constituinte (30-50%).

Cyperus rotundus L.
Detalhes de suas sementes e vista de uma infestação desta planta em lavoura de cana-de-açúcar.

Literatura citada:
1. Lorenzi, H. 2008. *Plantas Daninhas do Brasil: terrestres, aquáticas, parasitas e tóxicas*. 4ª edição. Instituto Plantarum, Nova Odessa-SP, 672 p.
2. Matos, F.J.A. 1985. Observações Experimentais no Horto de Plantas Medicinais do Projeto Farmácias-Vivas da UFC, inédito.
3. Gupta, M.B. et al. 1980. Anti-inflammatory and antipyretic activities of B-sitosterol. *Planta Media* 39: 157-163.
4. Taylor, L. 1969. Tiririca (*Cyperus rotundus Technical Report*). Raintree Nutrition, Inc. Database on the Internet.
5. Hedge, B.J. & Rao, B.S. 1935. The essential oil from the rhizomes of *Cyperus rotundus* Linn. *J. Soc. Chem. Ind. 54:* 387-389.
6. Asenjo, C.F. 1942. Some of the constituents of the tubers of "Coqui" (*Cyperus rotundus* L.). II. The volatile oil. *J. Am. Pharm. Assoc. 30*: 628-629.
7. McQuillin, F.J. 1951. The structure of B cyperone. *J. Chem. Soc.* :716-718.
8. Kapadia, V.H.; Naik, N.G.; Wadia, M.S. & Dev, S. 1967. Sesquiterpenoids of *Cyperus rotundus*. *Tetrahedron 47*: 4661-4667.
9. Mors, W.B.; Rizzini, C.T. & Pereira, N.A. 2000. *Medicinal Plants of Brazil*. Reference Publications, Inc., Algonac, Michigan, 501 p.
10. Singh, N. et al. 1967. A Pharmacological Study of *Cyperus rotundus*. *Tet. Lett. 47*: 4661-4667.
11. Satayavati, P. 1976. *Medicinal Plants of India*. ICMR. P. 323.
12. Kapoor, L.D. 1990. *CRC Handbook of Ayurvedic Medicinal Plants*. CRC Press, Ohio, p.39.

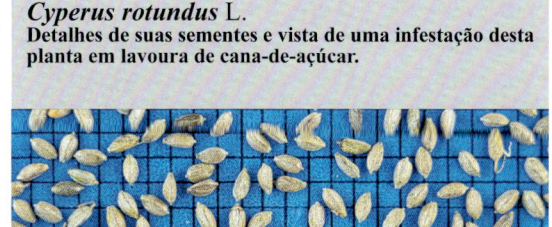

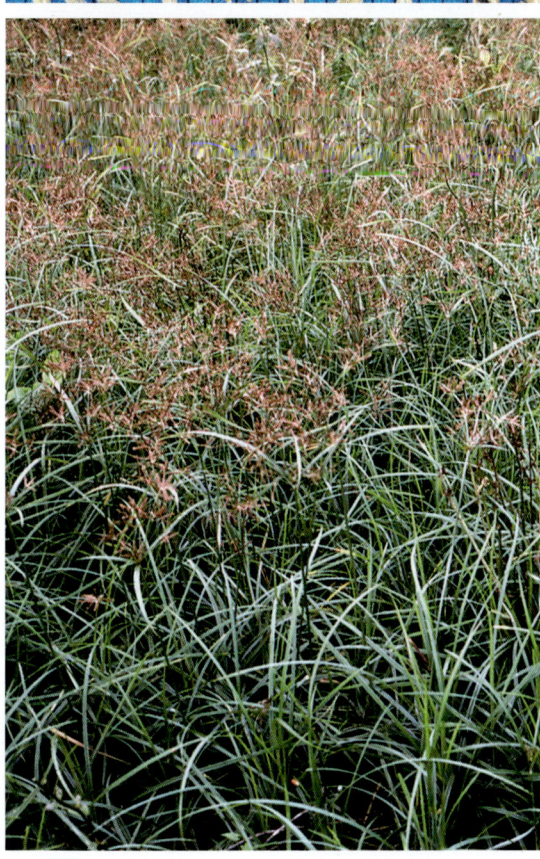

Erythroxylum vacciniifolium Mart.

Sin.: *Erythroxylum microphyllum* var. *amplifolium* Mart.

Angiospermae - Erythroxylaceae. **Planta estudada:** H. Lorenzi 3.369 (HPL).

catuaba (pau), catuaba-verdadeira

Características gerais - arbusto ou arvoreta de 3 a 5 m de altura, de copa rala e folhagem semidecídua. Folhas simples, membranáceas, de 5-7 cm de comprimento. Flores de cor amarelo-alaranjada, reunidas em inflorescências terminais e axilares. Frutos do tipo drupa, de forma ovalada e cor amarelo-escura. É nativa das regiões Nordeste e Planalto Central, estendendo-se até o Pará e Maranhão. Na região do Planalto Central se apresenta como um arbusto grande, enquanto que nas regiões Norte e Nordeste como árvore. A este gênero botânico pertence também a espécie *Erythroxylum coca* Lam. fornecedora da popular droga constituída das "folhas-de-coca" de onde se extrai a cocaína usada pelos viciados em tóxicos. Contudo, a catuaba não contém esta substância. Existem no país várias espécies com este nome popular e com propriedades, pertencentes a diferentes famílias botânicas[1]. As mais populares são *Anemopaegma arvense* (tratada em outro capítulo), *Trichilia catigua* A. Juss. e *Tetragastris catuaba* Soares da Cunha, cujas fotos são apresentadas na página seguinte. O nome *Erythroxylum catuaba,* muito usado na literatura medicinal popular para designar uma "catuaba", é invalido, ou seja, não existe.

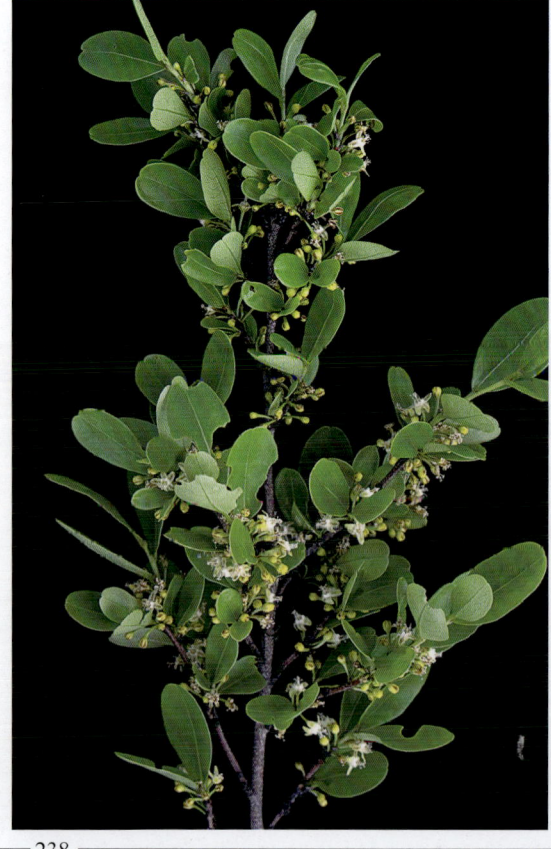

Usos - esta espécie possui uma longa história de uso caseiro como estimulante e cuja origem é atribuída aos índios tupis que nos últimos séculos criaram várias canções exaltando seus poderes[1]. Embora a eficácia e a segurança do uso desta planta não tenham sido ainda comprovadas cientificamente, sua utilização vem sendo feita com base na tradição popular. Mesmo assim é um dos remédios mais populares do país, sendo utilizada apenas a casca na forma de chá ou decocto, aos quais são atribuídas propriedades estimulantes do sistema nervoso central, conforme comprovado pelos levantamentos etnofarmacológicos. Assim, o decocto de sua casca é empregado contra impotência sexual, bem como para outros tipos de problemas nervosos, como agitação, neurastenia, nervosismo, memória fraca, insônia, hipocondria e fraqueza sexual[2,3,4]. Nos Estados Unidos, práticos e herbalistas recomendam esta planta praticamente para os mesmos fins que no Brasil: como tônico sexual para homens e mulheres, contra impotência sexual, como estimulante do sistema nervoso central, contra exaustão e fadiga, para insônia relacionada à hipertensão e nos casos de agitação e falta de memória[5,6,7,8]. Vários ensaios farmacológicos com seus extratos usando animais de laboratório permitiram determinar a existência de atividade a, antiviral, ação protetora contra infecções letais de *Escherichia coli* e *Staphylococcus aureus* em ratos pré-tratados com o extrato alcalino da casca da catuaba e uma significativa inibição do vírus HIV *in vitro*[11]. Os principais constituintes encontrados em seus extratos incluem substâncias das classes dos alcaloides, taninos, substâncias amargas, óleo aromático, resina, graxa, fitoesteróis, ciclolignanas e a ioimbina – alcaloide usado no tratamento da impotência sexual e nos casos de hipotensão sanguínea, encontrado principalmente na raiz-de-ioimbé *(Pausinystalia yohimbe)*, uma Rubiaceae africana[9,10,12].

Literatura citada:
1- Bernardes, A. 1984. *A Pocketbook of Brazilian Herbs*. Shogun Editora e Arte Ltda, Rio de Janeiro.Bernardes, A. 1984.
2- Almeida, E.R. 1993. *Plantas Medicinais Brasileiras, Conhecimentos Populares e Científicos*. Hemus Editora Ltda, São Paulo, 341 p.
3- Cruz, G.L. 1995. *Dicionário das Plantas Úteis do Brasil*. 5. ed. Editora Bertrand, Rio de Janeiro.
4- Bartram, T. 1995. *Encyclopedia of Herbal Medicine*. Ed. Grace Publishers, Dorset, England.
5- Schwontkowski, D. 1994-95. "Herbal Treasures from the Amazon". Série de três artigos publicados na revista *Healthy & Natural Journal* em 1994 e 1995.
6- Easterling, J. 1993. Traditional uses of Rainforest Botanicals.
7- Schwontkowski, D. 1993. *Herbs of the Amazon – Traditional and Common Uses*. Science Student Brain Trust Publishing, Utah.
8- Van Straten, M. 1994. *Guarana the Energy Seeds and Herbs of the Amazon Rainforest*. C.W. Daniel Company, Ltd. EUA.
9- Altman, R.F. 1958. A presença de Ioimbina na Catuaba. *INPA Ser. Quim. Publ. 1*: 1058.
10- Maia, J.G. et al. 1978. Estudos Integrados de Plantas da Amazônia. In: Simpósio de Plantas Medicinais do Brasil, V, São Paulo, p.7.
11- Manabe, H. et al. 1992. Effects of Catuaba extracts on microbial and HIV infection. *In Vitro* 6(2): 161-165.
12- Simões, C.M.O. et al. 2001. *Farmacognosia - da planta ao medicamento*. Editora da Universidade/UFRGS/UFSC, Porto Alegre/Florianópolis, 833 p.

Protium catuaba (Soares da Cunha) Daly & P.Fine
Planta estudada: E.R. Salviani 835 (HPL).
Espécie arbórea do sul da Bahia, a mais antiga e, talvez, a verdadeira "catuaba".

Trichilia catigua A. Juss.
Planta estudada: H. Lorenzi 337 (HPL).
Espécie arbórea também denominada popularmente de "catuaba", contudo não dispomos de informações científicas se realmente possui o efeito propalado.

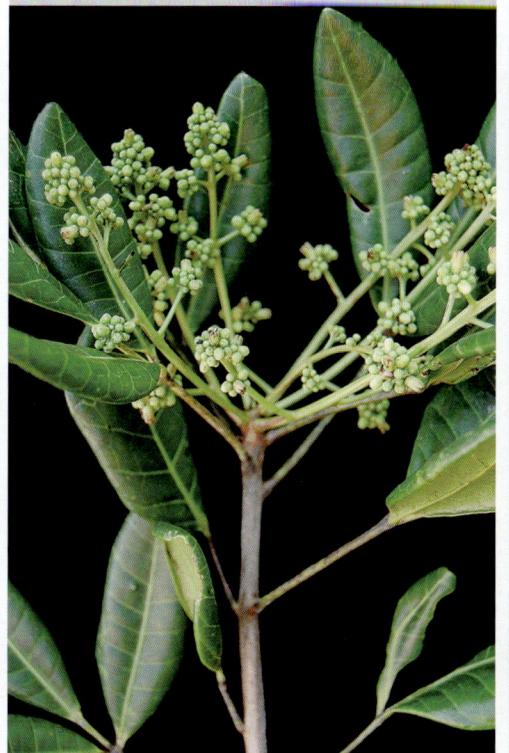

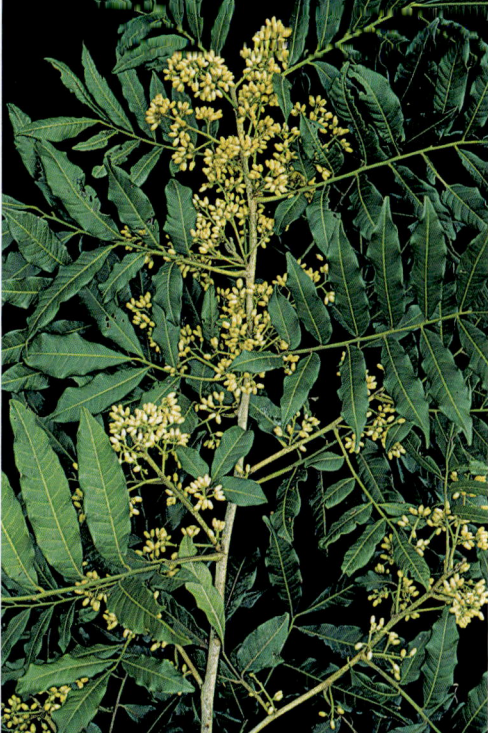

Cnidoscolus quercifolius Pohl

Sin.: *Cnidoscolus phyllacanthus* (Müll. Arg.) Pax & L. Hoffm.

Angiospermae - Euphorbiaceae. **Planta estudada:** E.R. Salviani 1.502 (HPL).

favela, faveleiro, faveleira, queimadeira

Características gerais - árvore caducifólia, espinhenta, lactescente, de copa ovalada e rala, de 4-8 m de altura, com tronco mais ou menos cilíndrico de 20-35 cm de diâmetro, com ramos providos de acúleos fortemente urticantes, nativa da caatinga do Nordeste brasileiro e do Vale do São Francisco. Folhas simples, cartáceas, com margens sinuosas, de 3-7 cm de comprimento, contendo em ambas as faces sobre a nervura principal acúleos urticantes. Permanece mais da metade do ano sem folhas. Flores unissexuais, de cor branca, reunidas em inflorescências do tipo cimeira, sendo as femininas dispostas na parte central. Os frutos são cápsulas ovaladas, aculeados, deiscentes, tricarpelares, de até 2 cm de comprimento, contendo uma única semente lisa em cada lóculo. Multiplica-se apenas por sementes[1,2,6].

Usos - seus ramos novos e folhas são muito empregados na alimentação do gado, especialmente caprinos, durante a estiagem no Nordeste pela sua riqueza em açúcares. É a mais terrível das plantas urticantes. As sementes são ricas em óleo e possuem potencial para extração e uso. Todas as suas partes são empregadas na medicina popular do Nordeste. O decocto, o infuso e a maceração da casca e entrecasca do caule são empregados contra inflamações ovarianas e inflamações gerais[1]. O látex fresco obtido por ferimento da planta é usado contra as dermatoses e para remover verrugas[1]. Um estudo clínico com as substâncias isoladas desta planta: deoxofavelina, favelina, metil-ester-favelina e favelanona, revelou possuírem atividades citotóxicas[3,4]. Análises fitoquímicas desta planta constataram a presença dos aminoácidos: cisteína, serina, glicina, ácido aspártico, ácido glutâmico, leucina, arginina, asparagina, valina, triptofano e glutamina[7], de triterpenoides[5], tipo tetracíclico-ciclopropano (favelanona) e tricíclico benzocicloheptenos (metil-ester-favelina, deoxofavelina e favelina)[3,4].

Literatura citada:

1- Agra, M. F. 1996. *Plantas da medicina popular dos Cariris Velhos, Paraíba, Brasil.* Editora União/PNE, João Pessoa, 125 p.
2- Andrade-Lima, D. 1989. *Plantas das Caatingas.* Academia Brasileira de Ciências, Rio de Janeiro, 126 p.
3- Endo, Y.; Ohta, T. & Nozoe, S. 1991. Favelines, novel tricyclic benzocycloheptenes with citotoxic activities from the Brazilian plant *Cnidoscolus phyllacanthus. Tetrahedron Lett. 32*(26): 3083-3086.
4- Endo, Y.; Ohta, T. & Nozoe, S. 1991. Favelanone, a novel tetracyclic cyclopropane derivative from the Brazilian plant *Cnidoscolus phyllacanthus. Tetrahedron Lett. 32*(40): 5555-5558.
5- Lemos, T.L.G. de et al. 1991. Terpenoids from *Cnidoscolus phyllacanthus* Pax et Hoff. *J. Bras. Chem. Soc. 2*(3): 1005-1010.
6- Lorenzi, H. 2002. *Árvores Brasileiras.* 2ª edição. Vol. II. Instituto Plantarum, Nova Odessa-SP, 384 p.
7- Ventura, M.M. & Lima, I.H. 1959. The mononitrogenous constituents in oily seeds I. Free amino acids in mature seeds of the favela tree. *Anais Acad. Brasil. Cienc. 31*: 191-195.

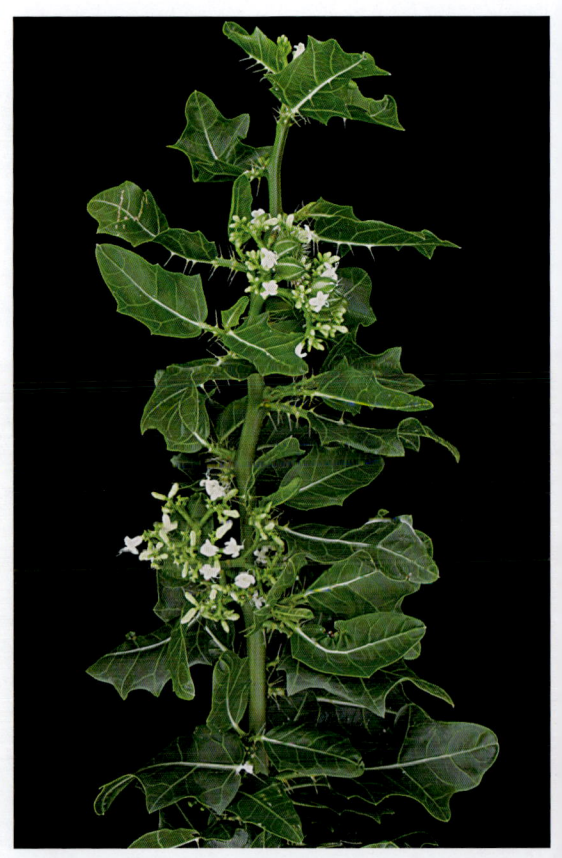

Croton cajucara Benth.
Angiospermae - Euphorbiaceae. **Planta estudada:** H. Lorenzi 1.704 (HPL).

sacaca, casca-sacaca, muirá-sacaca, muirassacaca, marassacaca, cajussara, sacaquinha

Características gerais - árvore de 6-10 m de altura, de copa estreita e casca aromática e pulverulenta, nativa da região Amazônica, na mata de terra firme, principalmente na vegetação secundária (planta pioneira). Folhas simples, subcoriáceas, lisas na superfície superior e pubescentes na inferior, de 7-16 cm de comprimento. Inflorescências em racemos terminais, pubescentes, com cerca de 9 cm de comprimento com 7 flores femininas na base e 12 masculinas na porção mediana e terminal, de cor amarelada. Os frutos são cápsulas globosas, tricocas, deiscentes, de pouco menos de 1 cm de comprimento, com uma semente preta em cada carpelo. O termo "sacaca" na linguagem indígena significa "o rei da floresta". Multiplica-se apenas por sementes[6,7].

Usos - sua casca é aromática, contendo linalol em seu óleo essencial e é empregada em perfumaria[5,6]. A planta é amplamente utilizada na medicina caseira na região Norte do país, onde é indicada como antidiarreica, anti-inflamatória e para o tratamento do diabetes, inflamação do fígado, rins e bexiga e para baixar o teor de colesterol no sangue[6,7]. Suas folhas são empregadas na forma de chá contra os males do fígado e para baixar a taxa de colesterol[5]. O chá das folhas ou da casca é indicado no tratamento de distúrbios hepáticos e renais, além de baixar o colesterol do sangue[1,8]. Para afecções hepáticas é indicada a infusão a frio de suas folhas, preparada com 20 g em 1 litro de água e ingerida à vontade quando com sede[8]. O uso desta planta deve ser feita com cautela, uma vez que há suspeitas que seu uso em altas doses ou por períodos prolongados pode causar problemas no fígado. Na sua composição química destaca-se a presença de linalol em seu óleo essencial[2]. De sua casca foram isolados diterpenos, que através de um estudo farmacológico mostraram possuir atividade anti-inflamatória, além de inibir o veneno de abelha, phospholipase A2[4].

Literatura citada:
1- Albuquerque, J.M. 1989. *Plantas Medicinais de Uso Popular*. ABEAS/MEC, Brasília, 100 p.
2- Campbell, V.A. et al. 1971. Óleos essenciais da Amazônica contendo linalol. *Acta Amaz. 1*: 45-47.
3- Conceição, C.C.C.; Mota, M.G.C.; Nascimento, M.E. & Vieira, I.M.S. Morfologia das flores, frutos, sementes e plântulas de sacaca - *Croton cajucara* Benth. (Euphorbiaceae). In: I Latin American Symposium on the Production of Medicinal, Aromatic and Condiments Plants. *Anais*.
4- Ichihara, Y. et al. 1992. Cajucarinolide and isocajucarinolide: Anti-inflammatory diterpenes from *Croton cajucara*. Planta Medica 58: 549-551.
5- Mors, W.B.; Rizzini, C.T. & Pereira, N.A. 2000. *Medicinal Plants of Brazil*. Reference Publications, Inc., Algonac, Michigan, 501 p.
6- Revilla, J. 2001. *Plantas da Amazônia: oportunidades econômicas e sustentáveis*. 2. ed. SEBRAE/INPA, Manaus, 405 p.
7- Van den Berg, M.E. 1993. *Plantas Medicinais na Amazônia - Contribuição ao seu conhecimento sistemático*. Museo P. Emílio Goeldi, Belém, 206 p.
8- Vieira, L.S. 1992. *Fitoterapia da Amazônia - Manual de Plantas Medicinais*. 2. ed. Editora Agronômica Ceres, São Paulo, 350 p.

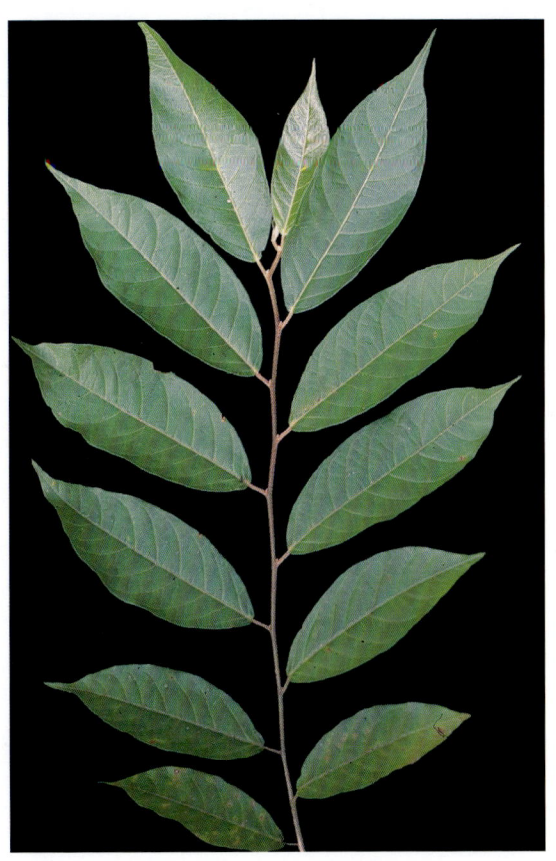

Croton grewioides Baill.

Sin.: *Croton zehntneri* Pax. & K. Hoffm.

Angiospermae - Euphorbiaceae. **Planta estudada:** H. Lorenzi 2.699 (HPL).

canelinha, canela-do-mato, canela-de-cunhã

Características gerais - arbusto ramoso de porte variável, com folhas simples, alternas, pilosas, com aroma que lembra uma mistura de anis e cravo-da-índia. Flores bem pequenas, em espigas terminais. Fruto do tipo cápsula de deiscência explosiva, abrindo-se em três partes e atirando longe as sementes oleaginosas, que são manchadas e medem cerca de 3 mm de comprimento. É originária do Brasil e cresce de forma silvestre nas áreas de caatinga desde o Nordeste até Minas Gerais[1,2,3,4].

Usos - em todos os lugares onde ocorre, suas folhas e ramos mais finos são empregados para preparação de chá usado simplesmente como bebida aromática ou medicinal. A cachaça aromatizada com esta planta, preparada deixando-se em infusão na garrafa alguns pedaços dos ramos mais finos, tem emprego similar. Serve ainda para preparação de licor ou para aromatizar doces regionais feitos com a cana-de-açúcar, como a rapadura e a batida. As informações etnofarmacológicas se referem a esta planta como portadora de propriedades carminativas e estomacais e, em algumas regiões de ocorrência, como calmante e indutora do sono[1]. O seu chá é preparado da maneira habitual, colocando-se água fervente sobre algumas folhas ou pedacinhos dos ramos finos em uma xícara das médias. Cobre-se e bebe-se depois de morno e adoçado até três xícaras ao dia. Em sua composição química foi registrada a ocorrência de óleo essencial com rendimento relativamente alto (1-2%), cujos componentes principais diferem com a sua procedência, já tendo sido em função disto detectado pelo menos quatro quimiotipos desta planta: um mais rico em anetol é encontrado na parte mais alta da Serra da Ibiapaba que separa o Ceará do Piauí, o outro mais rico em estragol cresce na parte mais baixa da mesma serra, o terceiro, rico em eugenol, cresce nas regiões mais áridas e o quarto, rico em metil-eugenol, é comum no município de Oeiras - Piauí. Embora os quimiotipos sejam caracterizados pelo teor mais elevado dos componentes principais, os secundários podem acompanhar o principal de cada tipo, porém em muito menor concentração[4]. Seu estudo farmacológico confirmou as propriedades atribuídas pela medicina popular e mostrou que apenas o quimiotipo rico em metil-eugenol, que ocorre no município de Oeiras, é indutor do sono[1,6].

Literatura citada:
1- Craveiro, A.A. et al. 1981. *Óleos essenciais de plantas do Nordeste*. Edições UFC, Fortaleza, 209 p.
2- Fernandes, A. *Fitogeografia brasileira*. Multigraf, Fortaleza, 339 p.
3- Craveiro, A.A. et al. 1978. Anise-Like Flavor of *Croton* aff. *zehntneri* Pax et Hoff. *J. Agric. and Food Chemistry* 26(3): 773.
4- Mors, W.B.; Rizzini, C.T. & Pereira, N.A. 2000. *Medicinal Plants of Brazil*. Reference Publications, Inc., Algonac, Michigan, 501 p.
5- Craveiro, A.A. et al. 1981. Volatile constituents of brazilian Euphorbiaceae. genus *Croton. J. Nat. Prod. 44*: 602-608.
6- Giorgi, R. et al. 1991. Effects of *Croton zehntneri* aqueous extracts on some cholinergic and dopaminergic-related behaviours of laboratory rodents. *J. Ethnopharmacol.* 34: 89-193.

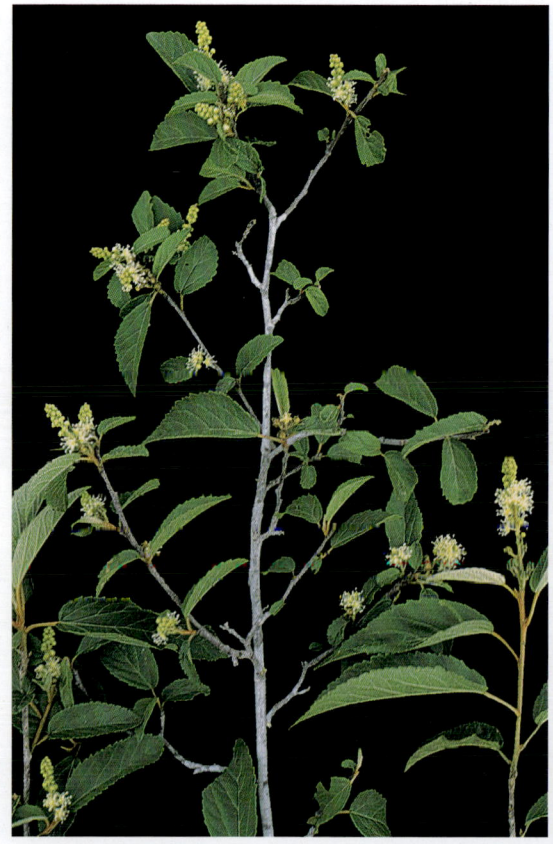

Croton jacobinensis Baill.

Sin.: *Croton sonderianus* Müll. Arg.

Angiospermae - Euphorbiaceae. **Planta estudada:** H. Lorenzi 2.645 (HPL).

marmeleiro-preto, marmeleiro

Características gerais - arbusto ou árvore de porte variável com até 6 m de altura, ramosa, com folhas simples, elíptico-ovais, pilosas, com aroma que lembra o óleo de pinho, provida de estípulas grandes, especialmente nos ramos jovens. Flores pequenas, esbranquiçadas, em espigas terminais. Fruto do tipo cápsula, de deiscência explosiva, com sementes oleaginosas e brilhantes. É originária do Brasil e cresce de forma silvestre desde o Piauí e Nordeste até Minas Gerais, ocupando as áreas desmatadas e formando grandes conjuntos relativamente homogêneos na caatinga que somam alguns milhares de hectares. Pela abundância, foi proposta a utilização de seu óleo essencial como substituto do óleo diesel[1,2,3].

Usos - fornece estacas e varas curtas para cercas, bem como para preparação de armadilhas para pesca da lagosta, graças a resistência da madeira mergulhada na água do mar. A literatura etnofarmacológica registra o uso de suas cascas como medicação afamada para combater problemas estomacais, ora mastigando-se diretamente pequenos pedaços, ora na forma de chá abafado; cita também o emprego desta mesma preparação no tratamento de hemorroidas inflamadas e nos casos de hemorragia uterina. O chá pode ser feito da maneira usual, colocando-se água fervente sobre pedacinhos da casca raspada ou triturada em quantidade suficiente para encher uma xícara das médias. Seu estudo fitoquímico registra como responsável pelo cheiro aromático das folhas e das cascas um óleo essencial de composição complexa, contendo pineno, cânfora e guaiazuleno, além de vários outros mono e sesquiterpenos[4,5]. O extrato benzênico de sua madeira mostrou-se ativo contra *Staphylococcus aureus* e em sua composição foram encontrados a scopoletina, que é uma hidroxicumarina e vários diterpenos[6]. O amplo emprego desta planta como medicação estomáquica e antidispéptica nas práticas caseiras da medicina tradicional, aliado a sua grande abundância no Nordeste, é motivo para sua seleção, como tema de estudos mais aprofundados, com vista ao seu aproveitamento pela indústria de fitoterápicos e industrialização de seus subprodutos.

Literatura citada:

1- Silveira, E.R. *Contribuição ao conhecimento químico de plantas nativas do nordeste - Croton sonderianus Muell. Arg.* Dissertação (Mestrado) - Química orgânica, UFC, Fortaleza, 129 p.

2- Matos, F.J.A. 1999. *Plantas da medicina popular do Nordeste - propriedades atribuídas e propriedades confirmadas*. EDUFC, Fortaleza, 79 p.

3- Craveiro, A.A. et al. 1979. Um Sucedâneo de Origem Vegetal para o Óleo Diesel - especialmente o óleo de Marmeleiro. *Energia - Fontes Alternativas 1*: 46.

4- Craveiro, A.A.; Matos, F.J.A. e Alencar, J.W. 1978. *Essential and Fatty Oils of Croton sonderianus. Rev. Latino-americana Quim.* 9: 95-97.

6- Mors, W.B.; Rizzini, C.T. & Pereira, N.A. 2000. *Medicinal Plants of Brazil.* Reference Publications, Inc., Algonac, Michigan, 501 p.

7- Craveiro, A.A.; Silveira, E.R. et al. 1981, *Sonderianin. A furanoid diterpene from Croton sonderianus* Muell. Arg., R. Braz Filho and Y.P.Mascarenhas. *Phytochemistry* 20(4): 852-854.

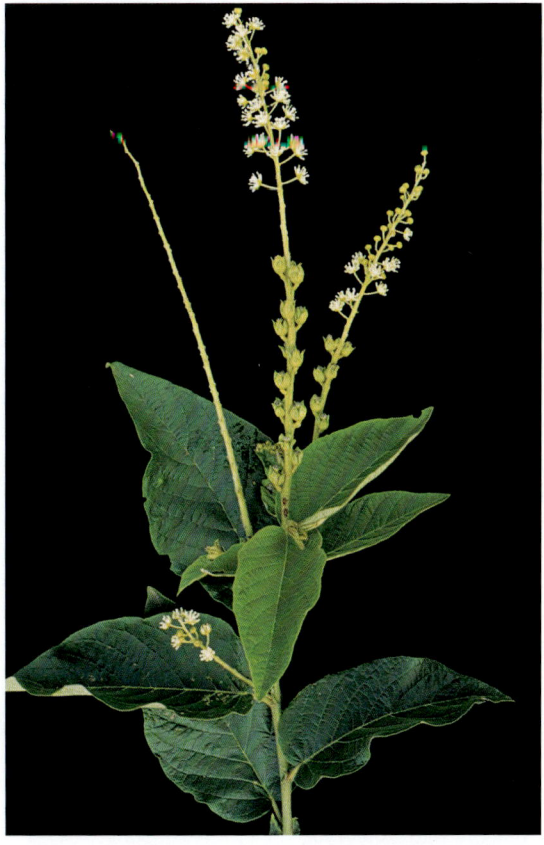

Croton urucurana Baill.

Angiospermae - Euphorbiaceae. **Planta estudada:** A. Amaral Jr. 301 (HPL).

drago, sangue-de-drago, sangue-da-água, sangra-d'agua, urucurana, urucuana, lucurana, capixingui (SC), tapexingui, tapixingui

Características gerais - árvore de 6 a 8 m de altura, de copa aberta e tronco claro com até 20 cm de diâmetro. Folhas em forma de coração, adquirem a coloração vermelho-amarelada quando estão para cair, principalmente no outono. Flores pequenas e esbranquiçadas, dispostas em inflorescências espigadas terminais[1]. Quando seu tronco é cortado ou ferido, libera uma seiva que, em contato com ar, se torna resinosa e toma cor vermelha como sangue, daí a razão de alguns de seus nomes populares. Existem várias espécies deste gênero com características e propriedades semelhantes, destacando-se entre elas, *C. salutaris, C. lechleri, C. planostigma*. É nativa de terrenos úmidos e pantanosos de quase todo o Brasil, especialmente na Amazônia.

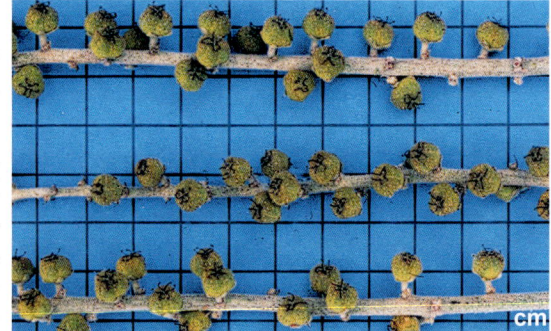

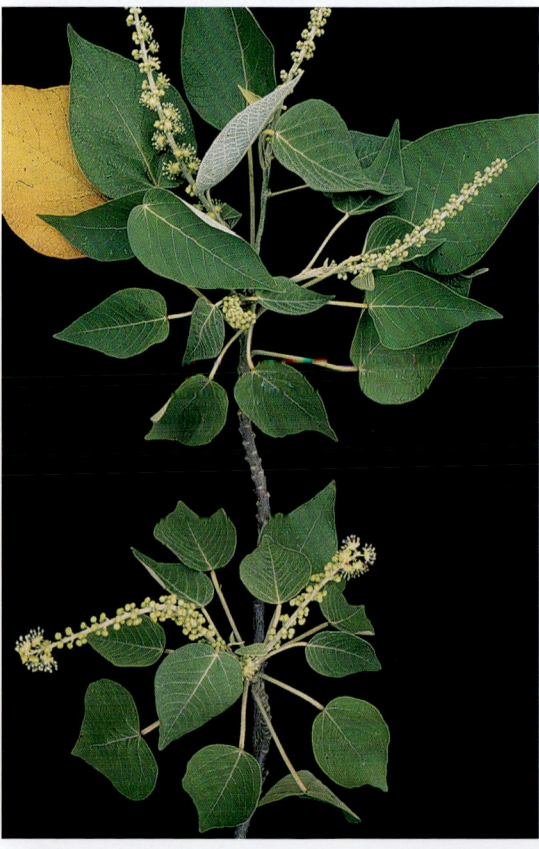

Usos - os primeiros escritos sobre seu emprego medicinal datam do século XVII quando um naturalista espanhol descobriu que os poderes curativos de sua resina já eram amplamente conhecidos pelas populações nativas das Américas, desde o México até o Peru e Equador, cujo emprego, tanto da resina como da casca era usado como remédio natural pelos índios da Amazônia. Durante séculos os índios tem utilizado sua seiva para pincelar ferimentos e estancar o sangramento, acelerando a cicatrização e evitando infecção[2,4,5], segundo a crença de que quando a seiva seca sobre o ferimento forma uma barreira de proteção. Embora a eficácia e a segurança do uso desta planta não tenham sido, ainda, comprovadas cientificamente, sua utilização vem sendo feita pelo povo com base na tradição popular, que lhe atribui propriedades a, anti-hemorrágicas, anti-inflamatória, antisséptica, antiviral, cicatrizante, hemostática e vulnerária[3] em aplicação local, enquanto internamente é usado também para o tratamento de úlcera no estômago ou nos intestinos[6]. Nas práticas caseiras da medicina popular brasileira, seus usos obedecem, mais ou menos, as mesmas indicações da medicina tradicional indígena[7]. Tanto a casca como a resina são exportadas da América do Sul para uma indústria farmacêutica nos Estados Unidos, que já registrou patente para duas substâncias isoladas desta planta, sendo uma para uso oral, indicada para o tratamento de infecções respiratórias causadas por vírus e a outra, de uso tópico, para o tratamento da herpes[3]. Como a maioria dos estudos clínicos são conduzidos por laboratórios farmacêuticos em seus países de origem, seus resultados raramente vêm a público. Os principais constituintes químicos desta planta são principalmente taninos, lignanas e um alcaloide denominado taspina e reconhecido com propriedades anti-inflamatórias, além de alguns antioxidantes[8,9,10]. A maioria dos estudos publicados concentra-se principalmente na elucidação de suas propriedades cicatrizantes, que foram atribuídas a dois de seus componentes, a dimetilcedrusina, uma substância da classe das lignanas e ao alcaloide taspina. A denominação sangue-de-drago é dada também a uma resina semelhante obtida da planta chinesa Xue-Jie (*Daemonorops drago* e *D. propinquis*), designada internacionalmente como *dragon's blood*[11].

Croton urucurana Baill.
Sementes e exemplar adulto de 5 m de altura, fotografado em seu habitat natural no interior do estado de São Paulo.

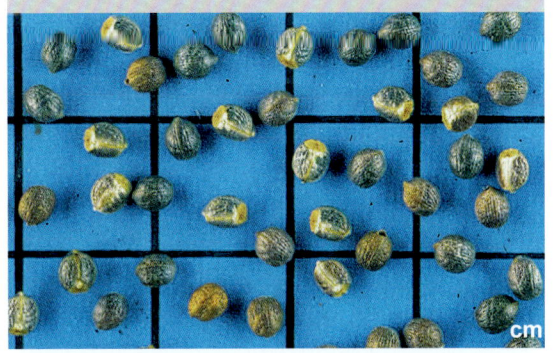

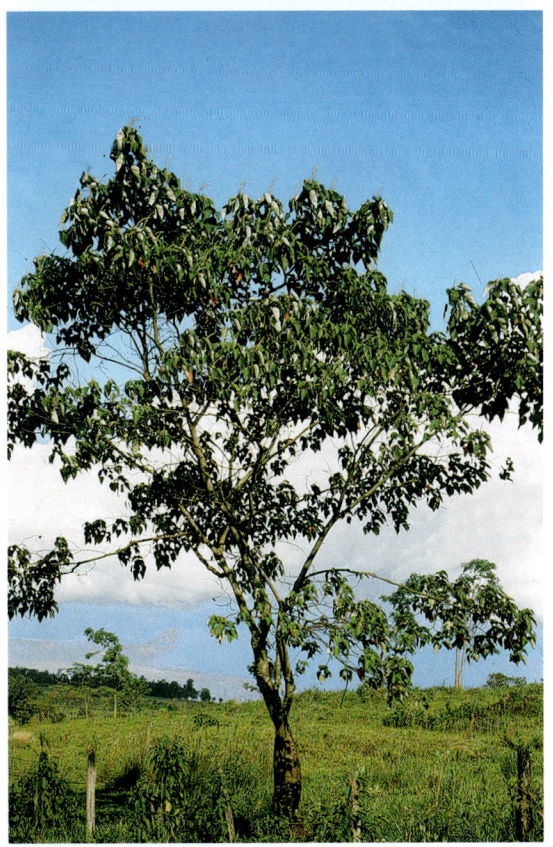

Literatura citada:

1- Lorenzi, H. 2002. *Árvores Brasileiras: manual de identificação e cultivo de plantas arbóreas nativas do Brasil*. 4ª edição. Vol. I. Instituto Plantarum, Nova Odessa-SP, 384 p.

2- Joyce, C. 1994. *Earthly Goods: Medicine - Hunting in the Rainflorest*. Little, Brown & Company, New York.

3- Taylor, L. 1969. Sangre de Grado (*Croton salutaris, C. lechleri, C. planostigma*) Technical Report. Rainfree Nutrition, Inc. Database on the Internet.

4- Duke, J. & Vasquez, R. 1994. *Amazonian Ethnobotanical Dictionary*. CRC Press, Inc., Boca Raton, FL.

5- Maxwell, N. 1990. *Witch Doctor's Apprentice, Hunting for Medicinal Plants in the Amazon*. 3. ed. Citadel Press, Nova York.

6- Vasquez, M.R. 1990. *Useful Plants of Amazonian Peru. Second Draft*. Filed with USDA's National Agriculture Library, EUA.

7- Cruz, G.L. 1995. *Dicionário das Plantas Úteis do Brasil*. 5. ed. Editora Bertrand, Rio de Janeiro.

8- Perdue, G.P. et al. 1979. South American plants II: taspine isolation and anti-inflamatory activity. *J. Pharm. Sci.* 68(1): 124-126.

9- Vaisberg, A.J. et al. 1989. Taspine is the cicatrizant principle in Sangre de Grado extracted from *Croton lechleri*. *Planta Medica*. 55(2): 140-143.

10- Pieters, L. et al. 1993. Isolation of dihydrobenzofuran lignan from South American dragon's blood (*Croton sp*) as an inhibitor of cell proliferation. *J. Nat. Prod.* 56(6): 899-906.

11- Gruenwald, J.; Brendler, T. & Jaenickke, C. (eds.). 2000. *Physicians Desk References (PDR) for herbal medicines*. Med. Econ. Co., New Jersey, 858 p.

Euphorbia tirucalli L.

Sin.: *Arthrothamus tirucalli* (L.) Klotzsch & Garcke, *Euphorbia geayi* Constantin & Gallaud, *Euphorbia laro* Drake, *Euphorbia media* N.E. Br., *Euphorbia rhipsaloides* Willd., *Euphorbia scoparia* N.E. Br., *Euphorbia suareziana* Croizat, *Euphorbia tirucalli* var. *rhipsaloides* (Willd.) Chev.

Angiospermae - Euphorbiaceae. **Planta estudada:** H. Lorenzi 3.436 (HPL).

avelós, almeidinha, árvore-de-são-sebastião, árvore-do-coral-de-são-sebastião, árvore-de--lápis, cassoneira, cega-olho, coral-verde, coroa-de-cristo, dedo-do-diabo, dente-de-cão, espinho-de-cristo, espinho-de-judeu, espinho-italiano, gaiolinha, graveto-de-diabo, labirinto, mata-verrugas, pau-sobre-pau, cachorro-pelado

Características gerais - arbusto grande ou arvoreta suculenta, lactescente, de 2-6 m de altura. Seu tronco e ramos principais são lenhosos de cor pardacenta como qualquer outra árvore, porém o restante da planta é incomum: ramos jovens são cilíndricos, verdes e suculentos e as folhas muito pequenas e pouco visíveis porque caem logo que são produzidas. As flores, raramente produzidas no país, são pequenas e de cor verde-amarelada. Multiplica-se facilmente por meio vegetativo, bastando espetar no chão um pedaço de seu ramo. É nativa de Madagascar e amplamente cultivada no Brasil, principalmente no Nordeste[1,7,8].

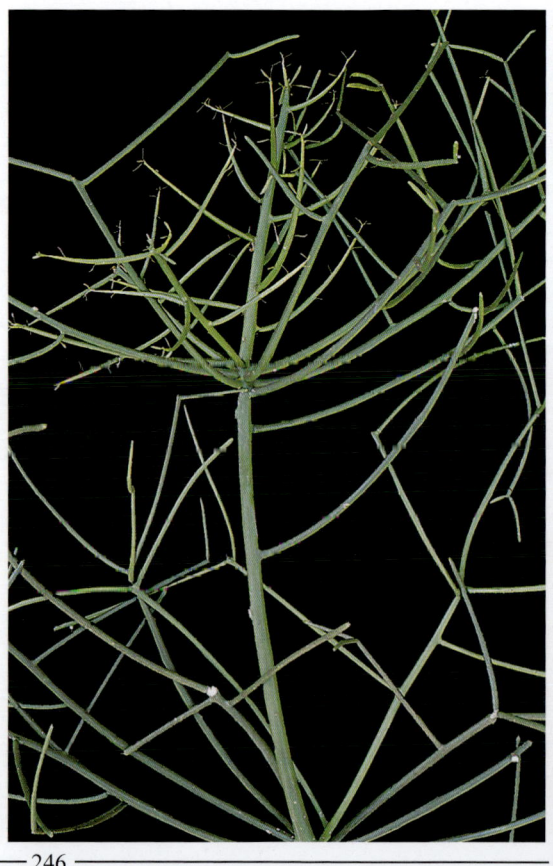

Usos - esta planta é muito cultivada no país para fins ornamentais, bem como para a formação de "cercas-viva" defensiva para separar áreas de pastagem e divisas de propriedades agrícolas, principalmente no Nordeste. O ferimento de seus ramos libera a seiva lactescente que é tóxica e irritante para a pele, podendo causar cegueira temporária ou permanente se atingir os olhos, por lesão da córnea. O látex de seus ramos é empregado externamente em algumas regiões do país para cauterizar abcessos e verrugas e, possivelmente, para remover melanomas (câncer de pele)[2]. Alguns herbalistas, como o Dr. W. Acorsi da ESALQ/USP de Piracicaba - SP, também recomendam o seu látex em doses extremamente baixas para uso interno contra câncer, contudo, outros estudos publicados sobre o assunto têm mostrado que a planta possui uma ação contrária, podendo até promover o desenvolvimento de tumores. Não existe nenhuma evidência científica de sua possível atividade anticancerígena em usos internos[2], apesar da revista americana *Spotlight Magazine* ter publicado em 1999 um artigo recomendando o seu látex como agente antitumoral. Esta notícia foi enfaticamente criticada pela maioria dos especialistas no assunto. Sua seiva lactescente e extratos da planta toda mostraram atividade imunossupressiva em ensaio clínico. Ensaios farmacológicos tem demonstrado, inclusive, ser responsável pela ativação do vírus de Epstein-Barr, agente biológico ligado ao desenvolvimento do linfoma de Burkitt, que é um tipo de câncer[3,4,5]. Em sua composição química foram identificadas diversas substâncias pertencentes às classes dos triterpenos, eteróis, hidrocarbonetos, ácidos orgânicos e açucares, destacando-se entre eles o éster do forbol de nome químico 3,3'-di-o-methylellagic-acid,12-o-(2z)(4e)-octadienoyl-4-deoxyphorbol-13-acetato, que é um agente procancerígeno[2]. Foram ainda encontrados nesta planta beta-sitosterol, ácito cítrico, ácido elágico, euphorone, glicose, hentriacontano, hentriacontanol, isoeuphoral, kampeferol, ácido málico, resina, acetato de sapogenina, ácido succínico, taraxasterol, taraxerin, tirucallol, contudo ainda não se conhece bem seus princípios ativos.

Literatura citada:
1- Lorenzi, H. & Souza, H.M. 2008. *Plantas Ornamentais no Brasil: arbustivas, herbáceas e trepadeiras*. 4ª edição. Instituto Plantarum, Nova Odessa-SP, 1120 p.
2- Taylor, L. 1969. Aveloz (*Euphorbia tirucalli, insulana) Technical Report*. Raintree Nutrition, Inc. Database on the Internet.
3- Imai, S. 1994. African Burkitt's lymphoma: a plant, *Euphorbia tirucalli*, reduces Epstein-Barr verus-specific cellular immunity. *Anticancer Res.* 14(3A): 933-936.
4- Osato, R. 1987. African Burkitt's lymphoma and an Epstein-Barr virus-enhancing plant *Euphorbia tirucalli. Lancet* 1: 1257-1258.
5- Furstenberger, G. 1985. On the active principles of spurge family (Euphorbiaceae). XI. [1] The skin irritant and tumor promoting diterpene esers of *Euphorbia tirucali* L. originating from South Africa. *Z. Naturforsch* [C] 40(9-10): 631-646
7- Braga, R.A. 1976. *Plantas do Nordeste, especialmente do Ceará*. 3. ed. Coleção Mossoroense, Mossoró, 540 p.
8- Mors, W.B.; Rizzini, C.T. & Pereira, N.A. 2000. *Medicinal Plants of Brazil*. Reference Publications, Inc., Algonac, Michigan, 501 p.

Euphorbia tirucalli L.
Vista geral de um conjunto de plantas cultivado em jardim a pleno sol como ornamental, fotografada no interior do estado de São Paulo.

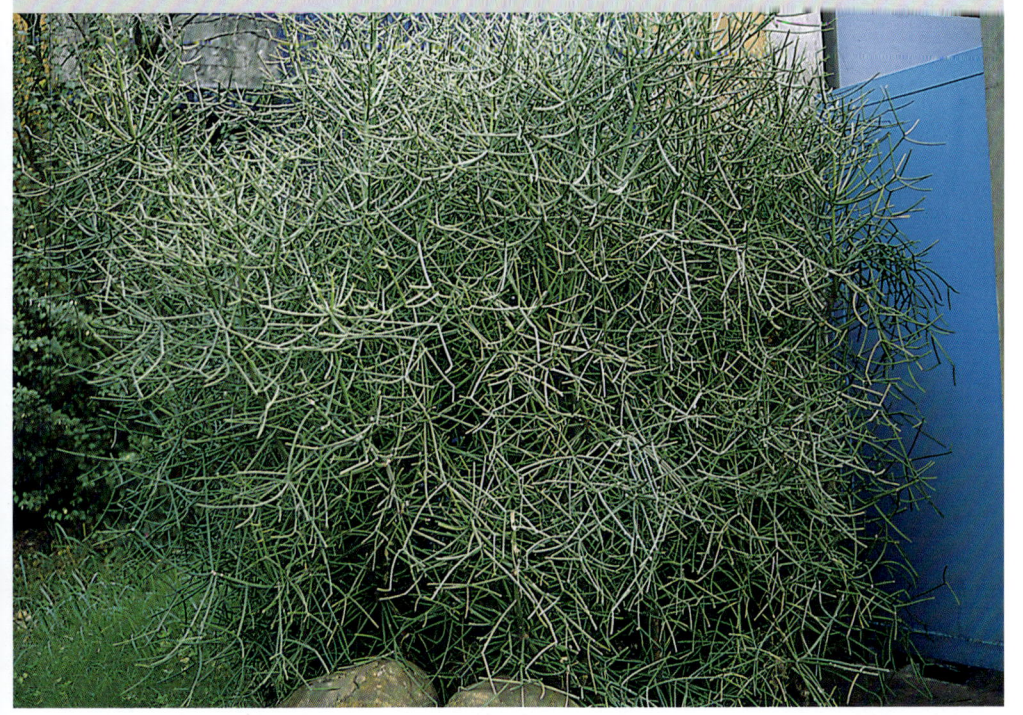

Jatropha gossypiifolia L.
Angiospermae - Euphorbiaceae. **Planta estudada:** H. Lorenzi 3.507 (HPL).

pinhão-roxo, erva-purgante, jalapa, mamoninha, pião-roxo, peão-roxo, raiz-de-tiu

Características gerais - arbusto ou árvore de até 5 m, com ramos e folhas arroxeadas e pilosas quando jovens, com suco (seiva) leitoso e acre. Folhas simples, 3-5 lobadas, de 8-17 cm de comprimento. Flores arroxeadas, dispostas em cimeiras paniculadas. Fruto do tipo cápsula, trissulcada, 3-locular, com 3 sementes oleaginosas, pardo-escuras com pintas negras, que são expulsas bruscamente com a deiscência do fruto. Nativa das Antilhas e América tropical e cultivada no Brasil, principalmente no Nordeste, onde ocorrem também as espécies afins *Jatropha pohliana* Müll. Arg. (pinhão-bravo) e *Jatropha curcas* L., conhecida como pinhão-manso[1,2,3,7].

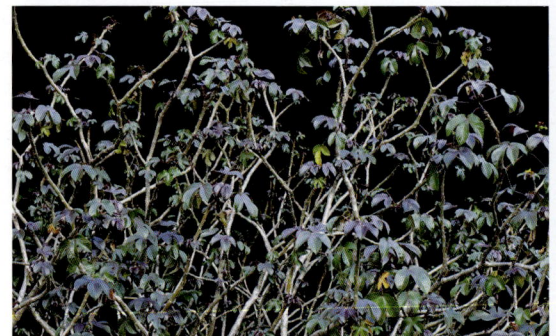

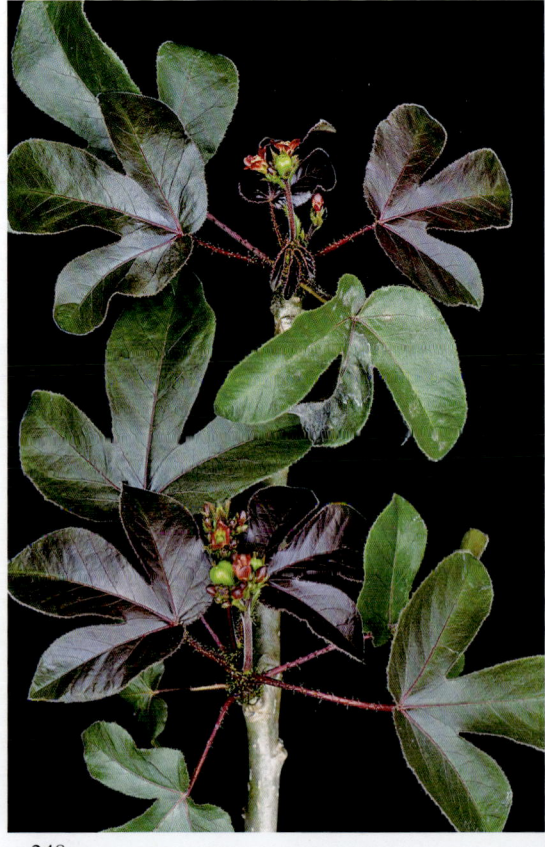

Usos - esta e algumas espécies congêneres são empregadas para fixação de dunas e como cercas vivas. As informações etnobotânicas citam seu uso no Nordeste do Brasil como planta mágica, que é plantada em frente da casa de morada e evita a entrada de todos os males. A literatura etnofarmacológica registra o uso de suas sementes pela medicina popular como purgativo drástico e as folhas como medicação cicatrizante, hemostática, antirreumática e anti-hipertensiva, enquanto as raízes são tidas como diuréticas. Estas indicações são, todavia, feitas com base somente na tradição popular. Embora aceito pelo povo, a eficácia e a segurança do seu uso ainda não foram comprovadas cientificamente. O óleo da semente é inodoro e de fácil extração, sendo empregado como lubrificante e combustível para motores do tipo Diesel e na iluminação, bem como na preparação de tintas e sabões[3,4]. O estudo fitoquímico de suas sementes registra o teor de óleo fixo da ordem de 35%, em cuja composição predominam os glicerídeos do ácido palmítico e na torta, após a extração do óleo, vários aminoácidos e os açúcares xilose, arabinose e ramnose. O estudo químico do óleo, monitorado por uma de suas propriedades farmacológicas, a ação irritante de mucosas, resultou na identificação de dois ésteres de um diterpeno relacionado com o forbol, altamente tóxico, que se encontra esterificado com ácidos altamente insaturados[3,4]. Dentre os constituintes químicos registrados nos caules e nas folhas, foram identificados flavonoides, bem como esteróis, triterpenoides e seus derivados cetônicos. Deve contribuir ainda para a toxicidade das sementes a provável presença da curcina e toxalbulmina, encontradas pela primeira vez em *Jatropha curcas* L. Na composição do látex são referidos açúcares, compostos fenólicos, ácido ascórbico, aminoácidos, proteínas solúveis, alcaloides e os ciclopeptídios denominados ciclogossinas A e B. O extrato alcoólico das raízes mostrou-se, *in vitro*, ativo contra células de carcinoma da nasofaringe (células KB) e, *in vivo*, contra quatro tipos de tumores experimentais. Nesse extrato foram identificadas a jatrofona, um diterpenoide macrocíclico e a jatrofatriona, substâncias de atividade antitumoral e antileucêmica. Nos ensaios farmacológicos com animais de laboratório, o extrato bruto da planta provocou diminuição da pressão arterial em ratos, sugerindo a presença de algum constituinte capaz de interferir nos processos de contração da musculatura lisa. A descoberta da presença de diterpenoides macrocíclicos na raiz desta e de outras espécies de *Jatropha* têm uma importância especial, devido à comprovada atividade antileucêmica, antineoplásica e antitumoral deste tipo de substância[3,4]. A administração oral de preparações caseiras desta planta deve ser desaconselhada por causa de suas propriedades tóxicas[5,6].

Jatropha curcas L.
Planta estudada: H. Lorenzi 3.456 (HPL).
Espécie arbórea afim e também cultivada no país, possui propriedades mais ou menos semelhantes, porém suas sementes são tóxicas.

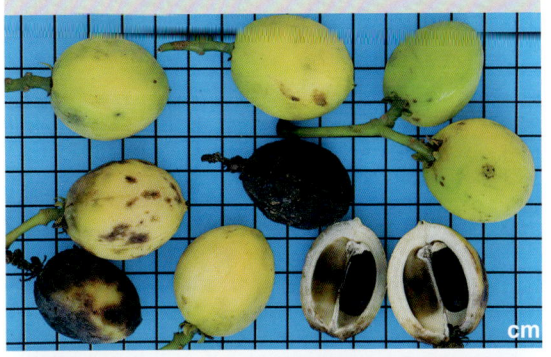

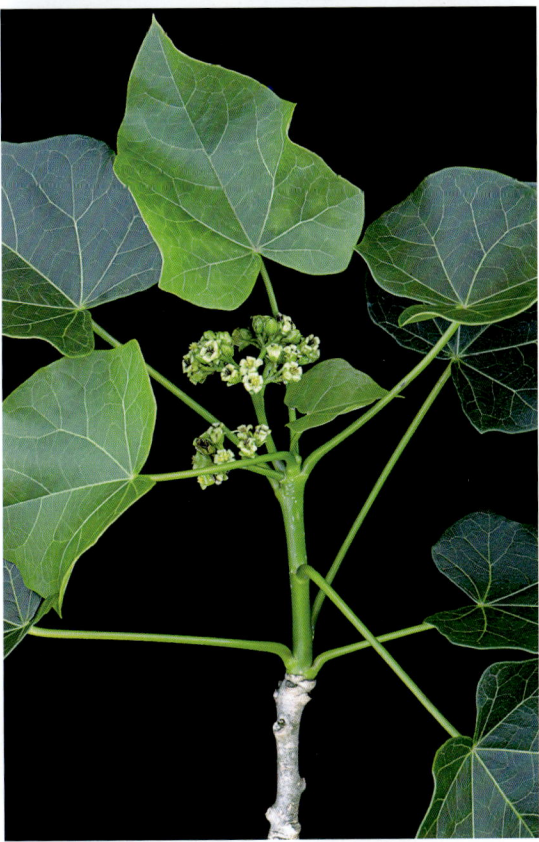

Literatura citada:

1- Braga, R.A. 1960. *Plantas do Nordeste, especialmente do Ceará*. 2. ed. EUFRN, Mossoró, 540 p.
2- Distasi, L.C., Santos, E.M.G; Santos, C.M et al. 1989. *Plantas Medicinais na Amazônia*. UNESP, São Paulo, 194 p.
3- Sousa, M.P.; Matos, M.E.O.; Matos, F.J.A. et al. 1991. *Constituintes químicos de plantas medicinais brasileiras*. Imprensa Universitária/UFC, Fortaleza, 416 p.
4- Mors, W.B.; Rizzini, C.T. & Pereira, N.A. 2000. *Medicinal Plants of Brazil*. Reference Publications, Inc., Algonac, Michigan, 501 p.
5- Gruenwald, J.; Brendler, T. & Jaenickke, C. (eds.). 2000. *Physicians Desk References (PDR) for herbal medicines*. Med. Econ. Co., New Jersey, 858 p.
6- Robineau, L.G. (ed.). 1995. *Hacia uma farmacopea caribeña / TRAMIL 7*. Enda-Caribe UAG & Universidad de Antioquia, Santo Domingo, 696 p.
7- Schultes, R.E. & Raffauf, R. F. 1990. *The Healing Forest - Medicinal and Toxic Plants of the Northwest Amazonia*. Dioscorides Press, Portland, OR, 484 p.

Ricinus communis L.
Angiospermae - Euphorbiaceae. **Planta estudada:** H. Lorenzi 3.424 (HPL).

mamona, carrapateira, óleo, rícino, palma-de-cristo, óleo-de-castor, mamoneira, carrapateiro, bojueira-rícino, mamona, carrapato, palma-cristi, palma-de-cristo, bojueira, tortago, castor

Características gerais - arbusto ou arvoreta de até 6 m de altura, com folhas grandes, palmatilobadas, de pecíolo longo, medindo até 60 cm de comprimento. Flores dispostas em grupos sobre racemos terminais com 15 a 50 cm de comprimento, as femininas ocupando a parte superior e as masculinas a parte inferior do eixo da inflorescência. Fruto do tipo cápsula tricoca de deiscência explosiva, com saliências espiniformes, contendo três sementes oleaginosas de superfície brilhosa e desenhada com manchas escuras. É originária da Índia ou da África e largamente cultivada nos trópicos e subtrópicos, inclusive no Brasil onde é também encontrada como planta ruderal[1,2,3].

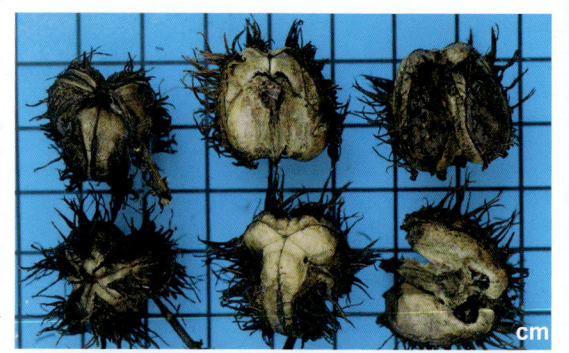

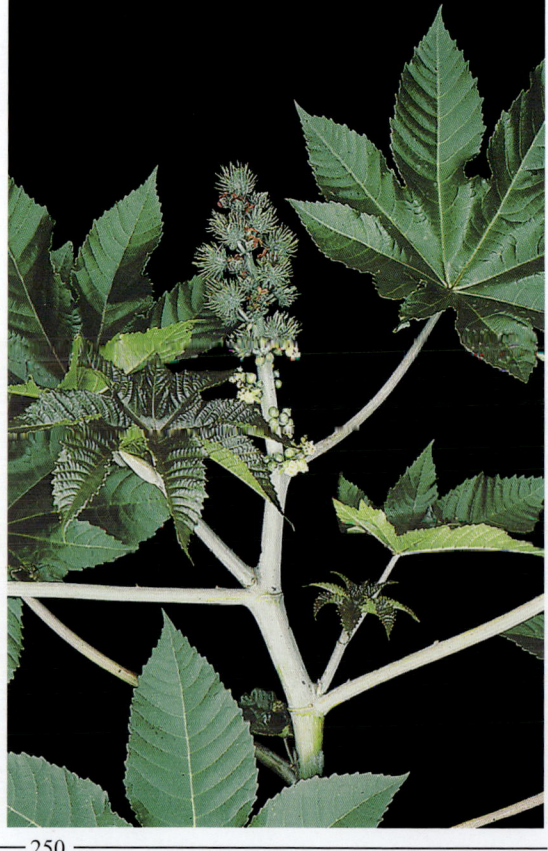

Usos - o principal uso desta planta é na produção industrial do óleo das sementes, empregado como lubrificante para motores de alta rotação, especialmente aéreos, na manutenção de foguetes espaciais pela grande estabilidade de suas propriedades a temperaturas muito baixas e muito altas, na composição de óleo de freio de veículos automotores e, ainda, como matéria-prima na fabricação de polímeros[4]. A literatura etnofarmacológica cita o uso das folhas desta planta pelos povos da África, Índia e América, internamente, como emenagoga e, externamente, em compressas simples ou misturadas com óleo vegetal para tratar dores reumáticas dos pés e pernas e inflamações localizadas. O óleo obtido por decocção de suas sementes trituradas é empregada como vermífugo em mistura com os frutículos de *Chenopodium ambrosioides*[5]. Em farmácia o óleo das sementes é empregado como catártico após sua purificação[6], sendo usado ainda na preparação de excipientes de geleias contraceptivas[5]. Localmente é usado no tratamento de furúnculos, abcessos e inflamação do ouvido médio[3]. A toxicidade das sementes restringe o seu uso medicinal e se deve a presença de dois componentes tóxicos: a ricina, substância de natureza proteica do tipo hemoaglutinante e a ricinina, um alcaloide venenoso, cuja presença foi determinada também, nas partes vegetativas, nas sementes e no pólen desta planta[4]. A torta obtida por prensagem das sementes contém cerca de 20% de proteína, mas só pode ser usada como ração animal, depois da eliminação destas substâncias tóxicas que ficam presentes depois da extração do óleo[4]. A rutina e outros flavonoides, assim como os ácidos elágico, gálico, corilagina, esteroides, triterpenoides e a ricinina, foram identificados como componentes das folhas pela sua análise fitoquímica. Também foram encontrados nos estudos fitoquímicos um alto teor de proteínas (41%) e a N-desmetilricinina, substância que apresentou em ensaio farmacológico, propriedades hepatoprotetora, colerética e anticolestática[4, 3, 7]. O óleo fixo obtido das sementes é formado principalmente pela triricinoleína (84-91%) e seu ensaio farmacológico demonstrou que, além da ação purgativa ja bem conhecida, age também como contraceptivo, *in vitro*, sobre esperma humano. A alta toxicidade das sementes desta planta exige muita cautela em seu manuseio, pois a ingestão de algumas sementes trituradas pode causar séria intoxicação que se manifesta por náusea, dor de cabeça, diarreia, desidratação, hipotensão, perda da consciência e, dependendo da dose ingerida, morte[3, 4].

Literatura citada:

1- Corrêa, M.P. 1926. *Dicionário das Plantas Úteis do Brasil e das Exóticas Cultivadas*. Vol. I. Ministério da Agricultura, Rio de Janeiro, 774 p.
2- Braga, R.A. 1960. *Plantas do Nordeste, especialmente do Ceará*. 2. ed. Imprensa Oficial, Fortaleza, 540 p.
3- Gruenwald, J.; Brendler, T. & Jaenickke, C. (eds.). 2000. *Physicians Desk References (PDR) for herbal medicines*. Med. Econ. Co., New Jersey, 858 p.
4- Sousa, M.P.; Matos, M.E.O.; Matos, F.J.A. et al. 1991. *Constituintes químicos de plantas medicinais brasileiras*. Imprensa Universitária/UFC, Fortaleza, 416 p.
5- Matos, F.J.A. 2002. *Plantas Medicinais - guia de seleção e emprego de plantas usadas em fitoterapia no nordeste do Brasil*. Imprensa Universitária/Edições UFC, Fortaleza, 344 p.
6- Reichert, B.; Frerichs, M. et al. 1945. *Tratado de farmácia practica*. Trad. Espanhol de Pio Font Quer. Vol. IX. Editorial Labor, Barcelona, 772 p./ 5 vols.
7- Robineau, L.G. (ed.). 1995. *Hacia uma farmacopea caribeña / TRAMIL 7*. Enda-Caribe UAG & Universidad de Antioquia, Santo Domingo, 696 p.

Ricinus communis L.

Vista geral de uma população densa em uma lavoura agrícola no estado de São Paulo. Além de cultivada para produção de grãos oleaginosos, cresce espontaneamente como planta daninha em solos cultivados e terrenos baldios.

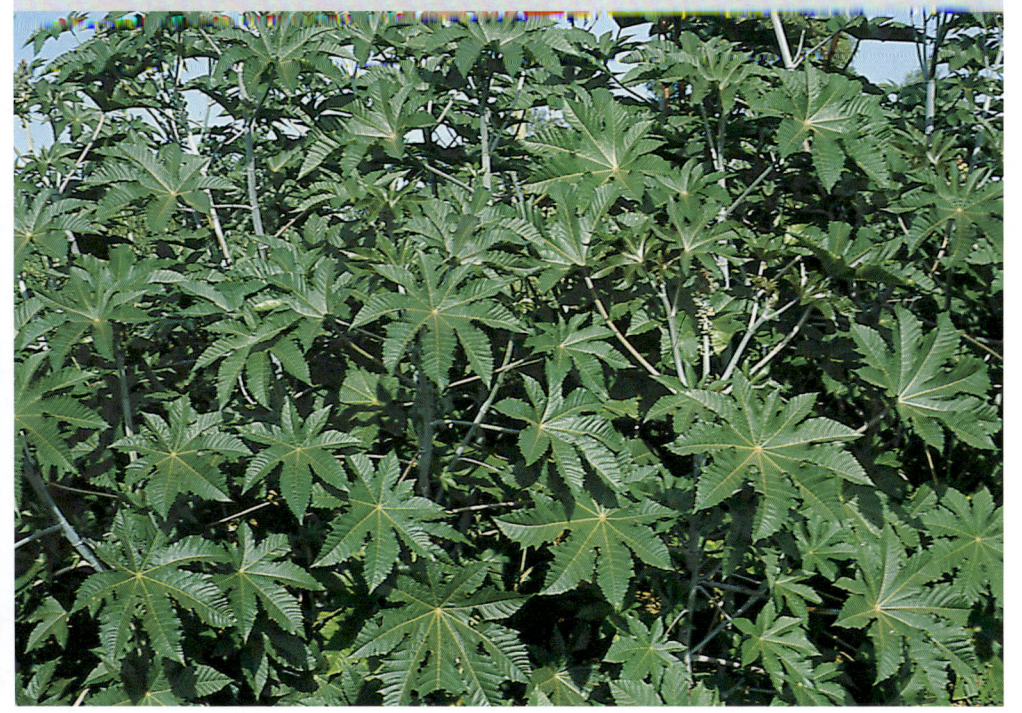

Anadenanthera colubrina (Vell.) Brenan

Sin.: *Acacia colubrina* Mart., *Mimosa colubrina* Vell., *Piptadenia colubrina* (Vell.) Benth.

Angiospermae - Fabaceae-Caesalpinioideae (Leguminosae-Mimosoideae). **Planta estudada:** H. Lorenzi 1.586 (HPL).

angico, angico-branco, cambuí-angico, goma-de-angico, angico-de-casca

Características gerais - árvore caducifólia, de copa aberta e irregular, de 5-15 m de altura (4-7 m no Nordeste), com tronco quase cilíndrico de 30-50 cm de diâmetro, revestido por casca um pouco rugosa e provida de espinhos esparso, nativa desde o Maranhão e Nordeste até o Paraná, Minas Gerais e Goiás, na caatinga e mata semidecídua. Folhas compostas bipinadas, com 15-20 jugas; folíolos opostos, de 4-6 mm de comprimento. Flores de cor branca, dispostas em inflorescências do tipo panículas de espigas globosas. Os frutos são legumes (vagens) achatados, rígidos, glabros, brilhantes, deiscentes, de cor marrom, de 10-20 cm de comprimento, contendo 5-10 sementes lisas e escuras. Multiplica-se apenas por sementes[1,3].

Usos - a árvore é fornecedora de boa madeira para construção civil e para lenha e carvão, além de sua casca ser muito rica em taninos e usada na indústria de curtume[3]. Sua casca é também empregada na medicina popular em muitas regiões do Brasil. É considerada amarga, adstringente, depurativa, hemostática, sendo utilizada contra leucorreia e gonorreia[5]. O decocto e o xarope da casca do caule são empregados contra tosse, bronquite e coqueluche[1]. O ferimento de sua casca libera uma goma-resina usada no fabrico de goma-de-mascar e no tratamento de problemas respiratórios[5]. Os frutos são considerados venenosos[1]. Um estudo clínico com esta planta concluiu possuir atividades alucinógena e hipnótica[7]. Análises fitoquímicas de sua casca isolaram o alcaloide indólico óxido de N,N-dimetiltriptamina[2], esteroides (palmitato de B-sitosterol, B-sitosterol, glicosídio), flavonoides, triterpenoides (luperona, lupeol), componentes fenólicos (dalbergina, 3,4,5-dimethoxidalbegiona, kuhlmannina)[4]. Nas sementes foram encontradas 2,1% de bufotenina[6].

Literatura citada:

1- Agra, M. F. 1996. *Plantas da medicina popular dos Cariris Velhos, Paraíba, Brasil*. Editora União/PNE, João Pessoa, 125 p.

2- Fish, M.S.; N.M. Johnson & E.C. Horning. 1956. Tertiary-amine oxide rearrangements. *J. Am. Chem. Soc. 78*: 3668-3671.

3- Lorenzi, H. 2002. *Árvores Brasileiras*. 4ª edição. Vol. I. Instituto Plantarum, Nova Odessa-SP, 384 p.

4- Miyauchi, Y.; Yoshimoto, T. & Minami, K. 1976. Extractives of hardwood. IX. Extractives from the heartwood of *Piptadenia* sp. *Mokuzai Gakkaishi 22*(1): 47-50.

5- Mors, W.B.; Rizzini, C.T. & Pereira, N.A. 2000. *Medicinal Plants of Brazil*. Reference Publications, Inc., Algonac, Michigan, 501 p.

6- Pachter, L.J.; Zacharias, D.E. & Ribeiro, O. 1959. Indole alkaloids of *Acer saccharum, Dictyoloma incanescens, Piptadenia colubrina* and *Mimosa hostilis. J. Org. Chem. 24*: 1285.

7- Paris, R.R. & H. Moyse. 1981. *Précis de matière médicale*. Vol II. Ed. Paris. 518 p.

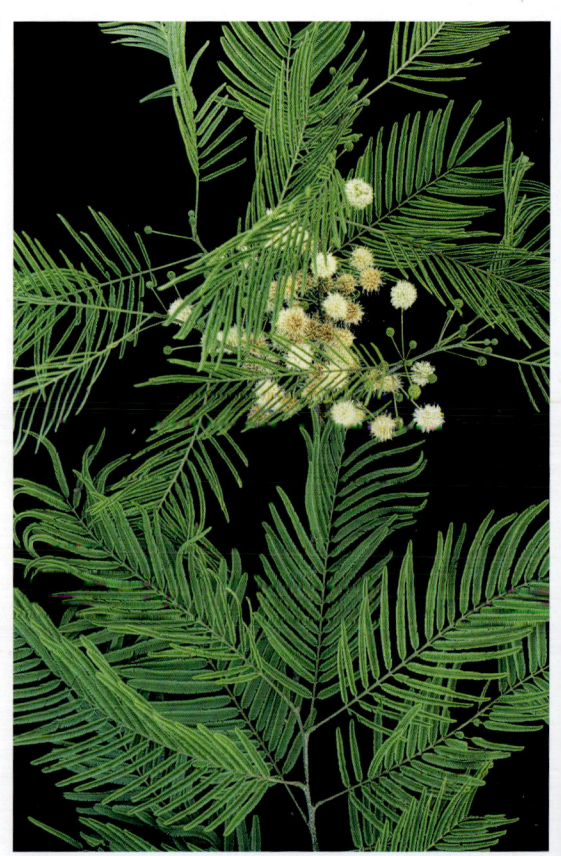

Cassia fistula L.

Sin.: *Bactyrilobium fistula* (L.) Willd., *Cassia bonplandiana* DC., *Cassia fistuloides* Collad., *Cassia rhombifolia* Roxb., *Cathartocarpus excelsus* G. Don, *Cathartocarpus fistula* (L.) Pers., *Cathartocarpus fistuloides* (Collad.) G. Don, *Cathartocarpus rhombifolius* G. Don

Angiospermae - Fabaceae-Caesalpinioideae (Leguminosae-Caesalpinioideae). **Planta estudada:** H. Lorenzi 3.416 (HPL).

cássia-imperial, canafístula, chuva-de-ouro

Características gerais - árvore de copa irregular, de 4-6 m de altura, nativa da Índia. Folhas compostas pinadas, com folíolos ovados ou ovado-oblongos, glabros, de 6-14 cm de comprimento. Flores amarelas, dispostas em grandes racemos pêndulos, altamente ornamentais. Os frutos são longas vagens indeiscentes (até 40 cm), cilíndricas, preta quando maduras, contendo sementes achatadas enfileiradas numa polpa escura de sabor adocicado, porém desagradável[1,2].

Usos - seus frutos são reconhecidos como medicinais desde o século passado. A polpa, folhas e flores têm sido usadas, em medicina tradicional, como laxante; cita-se ainda o emprego de suas folhas para tratamento de problemas de pele e, de seus frutos para aliviar as dores do reumatismo e contra os efeitos da picada de cobras. As raízes são tidas, além de purgativas, como adstringentes e tônicas[3]. A polpa do fruto maduro, mas não seco, após a retirada das cascas e das sementes é usada para preparação de fitoterápicos de ação laxante pela indústria farmacêutica e até mesmo nas práticas caseiras[4]. A análise química da polpa mostrou a presença de compostos antraquinônicos, principalmente reína e senidinas acompanhados de proteínas, aminoácidos, pectinas, mucilagem, lupeol, flavonoides e açúcares[5]. Extratos das raízes e das sementes apresentaram atividade antimicrobiana e antidiabética em ensaios com animais de laboratório. Os princípios antraquinônicos de ação laxante são encontrados, também, nas folhas de outras plantas botanicamente relacionadas, como as de *Senna alata* (L.) Roxb., de sena (*Senna alexandrina* Mill.), encontradas no comércio farmacêutico e da manjerioba ou *Senna occidentalis* (L.) Link, planta bem conhecida no Nordeste pelo uso de suas sementes na preparação de um café sertanejo[4].

Literatura citada:
1- Corrêa, M.P. 1926. *Dicionário das Plantas Úteis do Brasil e das Exóticas Cultivadas*. Vol. I. Ministério da Agricultura, Rio de Janeiro, 774 p.

2- Lorenzi, H. 2002. *Árvores Brasileiras: manual de identificação e cultivo de plantas arbóreas nativas do Brasil*. 4ª edição. Vol. I. Instituto Plantarum, Nova Odessa-SP, 384 p.

3- Sousa, M.P.; Matos, M.E.O.; Matos, F.J.A. et al. 1991. *Constituintes químicos de plantas medicinais brasileiras*. Imprensa Universitária/UFC, Fortaleza, 416 p.

4- Matos, F.J.A. 2000. *Plantas Medicinais - guia de seleção e emprego de plantas usadas em fitoterapia no nordeste do Brasil*. 2. ed. Imprensa Universitária/Edições UFC, Fortaleza, 344 p.

5- Simões, C.M.O. et al. 2001. *Farmacognosia - da planta ao medicamento*. Editora da Univ. UFRGS/UFSC, Porto Alegre/Florianópolis, 833 p.

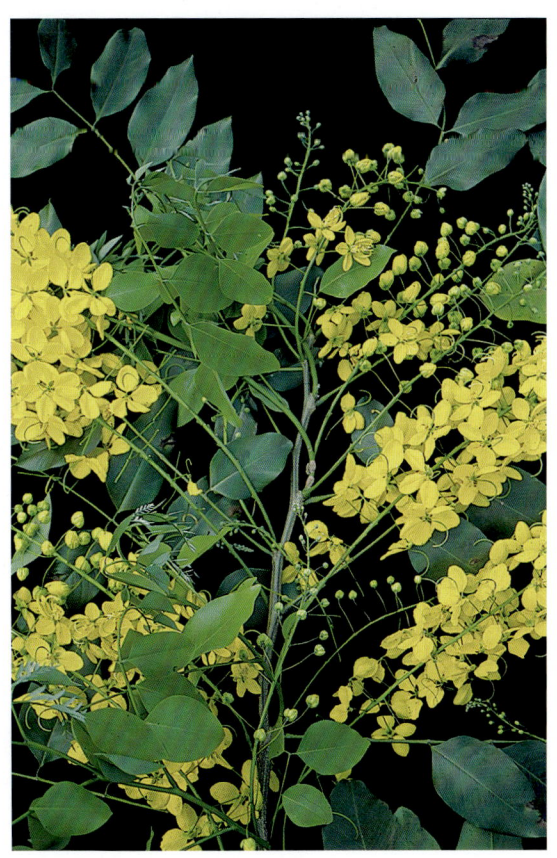

Dimorphandra gardneriana Tul.

Sin.: *Dimorphandra biretusa* Tul.

Angiospermae - Fabaceae-Caesalpinioideae (Leguminosae-Mimosoideae). **Planta estudada:** H.Lorenzi 2.667 (HPL).

favo-d'anta, faveira, faveiro, farinha

Características gerais - faveira e fava-d'anta são nomes comuns às duas espécies exploradas industrialmente no Brasil, para produção de rutina, conhecidas cientificamente por *Dimorphandra gardneriana* Tul. e *Dimorphandra mollis* Benth. A primeira (foto abaixo) possui folhas bipinadas, compostas, com 5-8 jugos de folíolos largo-ovados, ferrugíneo-tomentosos na face inferior, medindo cada um de 3 a 4 cm de comprimento. Flores sésseis, de cor ferrugínea, dispostas em espigas corimbiformes, eretas. Ocorre na vegetação do cerrado, nos estados do Maranhão, Piauí, Ceará, Bahia e Goiás[1,3,6]. A outra espécie, designada *Dimorphandra mollis* (foto apresentada na próxima página), apresenta folhas compostas pinadas, com 6-19 folíolos menores, e tem flores muito parecidas. Ocorre na vegetação de cerrado nos estados de Minas Gerais, São Paulo, Goiás, Mato Grosso do Sul e Mato Grosso. Os frutos de ambas são vagens semideiscentes, achatadas, medindo até 15 cm de comprimento, com mesocarpo farináceo adocicado, mas de sabor desagradável[1,2,3].

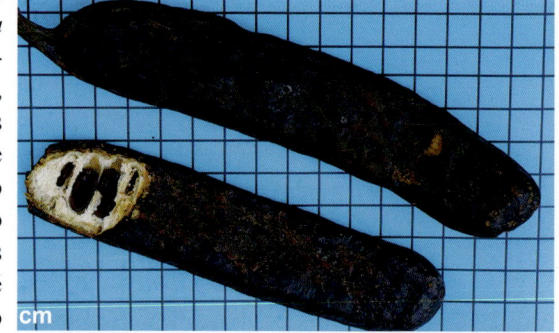

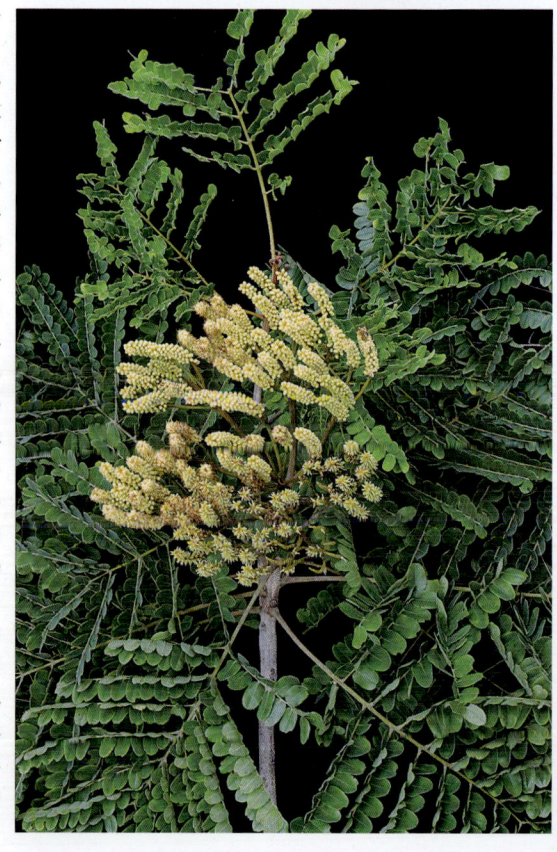

Usos - A extração da rutina e de outros flavonoides glicosilados destinados à indústria farmacêutica é feita a partir dos frutos em estado de prematuração, cujo teor baixo em mucilagem facilita o processo. O teor desta substância nas favas é de 6 a 8%[4]. A produção de rutina atinge no país cerca de 100 toneladas anuais, sendo a maior parte destinada à exportação; os resultados dos ensaios farmacológicos com o extrato aquoso e o etanólico, preparados com os folíolos da planta mostraram possuir ação antiespasmódica sobre o intestino de cobaia e útero de rata, ação hipotensora no cão, atividade estimulante sobre o coração isolado de rã, bem como redução da atividade motora em camundongos. Nenhuma destas ações, no entanto, está relacionada com as propriedades da rutina, que se caracteriza por possuir atividade vitamínica P, própria dos bioflavonoides e caracterizada por sua capacidade de normalizar a resistência e permeabilidade dos capilares sanguíneos, especialmente quando associada à vitamina C, além de reforçar a membrana dos glóbulos vermelhos; por isto é indicada para proteção contra hemorragias capilares em pessoas com hipertensão ou vítimas de radiação; possui ainda, forte atividade antioxidante, útil na conservação de alimentos e da manutenção da própria saúde, bem como para retardar o envelhecimento por sua ação contra os radicais livres. A rutina é largamente distribuída no reino vegetal, sendo encontrada também no trigo-sarraceno (*Fagopyrum esculentum* Moench), na arruda (*Ruta graveolens* L.), no tabaco (*Nicotiana tabacum* L.), na *Hydrangea paniculata* Sieb., no *Eucalyptus macrorhyncha* F.Muell. ex Benth. e no timbó (*Ateleia glazioviana* Baill.), porém em concentrações bem menores[3]. Outro bioflavonóide com atividade semelhante a da rutina é a hesperidina encontrada em concentração eficaz nas cascas dos frutos cítricos como a laranja, o limão e outros análogos[5].

Dimorphandra mollis Benth.
Planta estudada: H. Lorenzi 3.428 (HPL).
Espécie afim de *D. gardneriana*, nativa do cerrado e empregada mais ou menos para os mesmos fins.

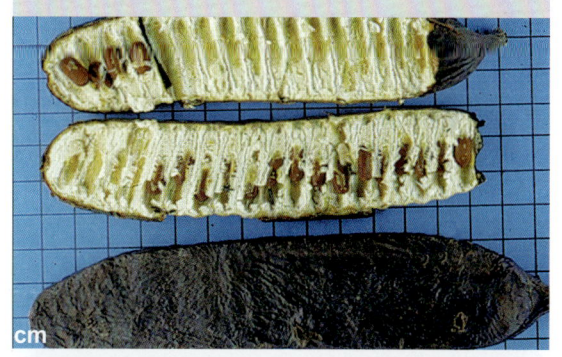

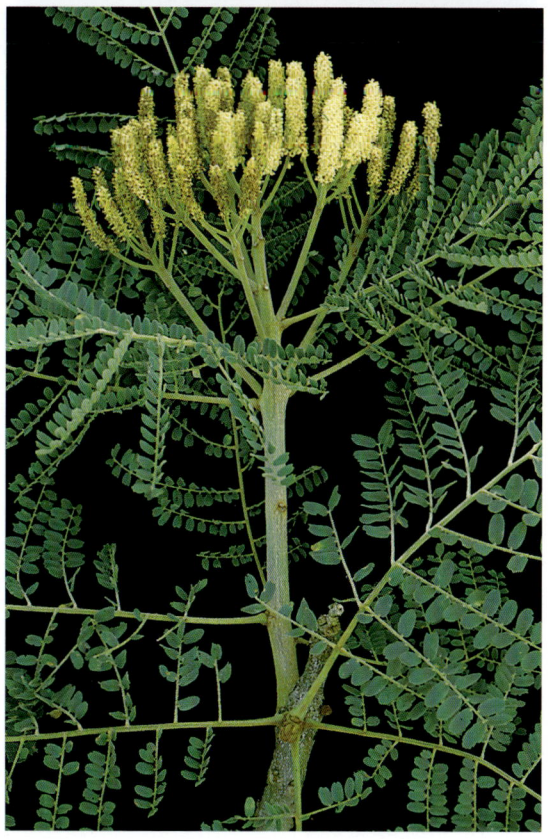

Literatura citada:

1- Corrêa, M.P. 1926. *Dicionário das Plantas Úteis do Brasil e das Exóticas Cultivadas*. Vol. I. Ministério da Agricultura, Rio de Janeiro, 774 p.
2- Lorenzi, H. 2002. *Árvores Brasileiras: manual de identificação e cultivo de plantas arbóreas nativas do Brasil*. 4ª edição. Vol. I. Instituto Plantarum, Nova Odessa-SP, 384 p.
3- Sousa, M.P.; Matos, M.E.O., Matos, F.J.A. et al. 1991. *Constituintes químicos de plantas medicinais brasileiras*. Imprensa Universitária/UFC, Fortaleza, 416 p.
4- Tomassini, E. & W.B. Mors. 1966. *Dimorphandra mollis* Benth. e *D. gardneriana* Tul., novas e excepcionais fontes de rutina. *An. Acad. Brasil. Ciênc. 38*: 321-3.
5- Evans, W.C. 1992. *Trease and Evans Pharmacognosy*. Bailliere-Tindal, Philadelphia, 832 p.
6- Braga, R.A. 1976. *Plantas do Nordeste, especialmente do Ceará*. 3. ed. Coleção Mossoroense, Mossoró, 540 p.

Libidibia ferrea (Mart. ex Tul.) L.P. Queiroz var. *ferrea*
Sin.: *Caesalpinia ferrea* Mart. ex Tul. var. *ferrea*

Angiospermae - Fabaceae-Caesalpinioideae (Leguminosae-Caesalpinioideae). **Planta estudada:** H. Lorenzi 2.648 (HPL).

jucá, ibirá-obi, baje-de-jucá

Características gerais - o tipo aqui descrito é de uma pequena árvore com até 6 m de altura, de tronco curto, ramificado quase desde a base, medindo até 30 cm de diâmetro e, como as outras variedades, é provido de casca fina que se renova atualmente, deixando manchas mais claras características. O lenho, tanto do tronco como dos galhos, é quase branco, muito duro e difícil de quebrar [2]. Tem folhas compostas bipinadas de 2 a 4 pinas com 4 a 6 pares de folíolos; flores amarelas, pequenas, dispostas em panículas terminais, com frutos do tipo vagem, de cor cinza amarelada, quase pretos quando maduros e secos, bem achatados e um pouco encurvados, medindo até 10 cm de comprimento por 2 cm de largura e 0,5 cm de espessura, contendo algumas sementes pardo-claras, duríssimas, dificilmente separadas da vagem[2]. Com o mesmo nome popular "jucá" são conhecidas, no entanto, outras variedades de *Libidibia ferrea* designadas por *Libidibia ferrea* var. *leiostachya* (Benth.) L.P.Queiroz de porte bem maior, alcançando até 25 m, com tronco que pode medir cerca de 60 cm de diâmetro e *Libidibia ferrea* var. *ferrea*, de porte pequeno a médio, conhecida também como "pau-ferro"[3], usada na arborização de ruas e sua madeira comercializada no exterior sob o nome de *brazilian iron wood*. Segundo Ducke, os frutos encontrados no mercado de ervas do Ceará como "bage-de-jucá" são obtidos de uma árvore pequena, própria da caatinga da área centro-sul do estado do Ceará, cujos frutos, de largo uso na medicina popular da região, são produzidos a partir de pequenos cultivos domésticos e comercializados pelos vendedores de ervas locais[1, 2]. A ocorrência destas variedades, todas designadas pelo mesmo nome popular de "jucá" e a preferência da variedade *cearense* são motivos suficientes para a realização de um estudo comparativo das propriedades químicas e farmacológicas das vagens das diferentes variedades.

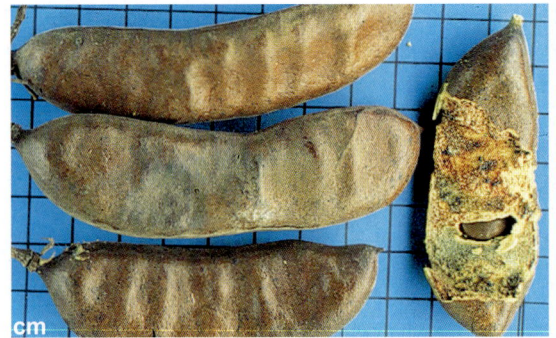

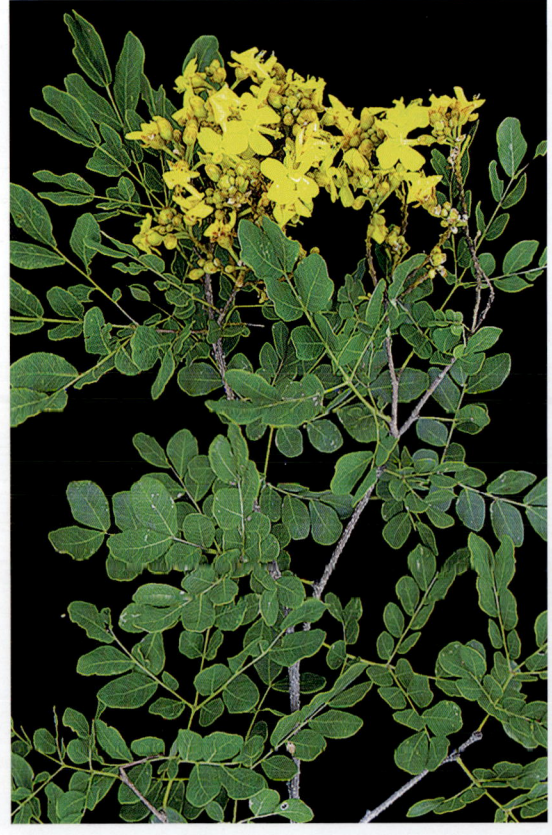

Usos - a literatura etnofarmacológica cita também a tradicional "tintura-da-bage-de-jucá" (tintura-da-vagem-de-jucá) tida como excelente medicação de uso local em curativos de contusões e ferimentos, para estancar hemorragias e em compressas no tratamento de luxações. Segundo antigo costume da medicina popular do Nordeste que perdura até hoje, a tintura é preparada à quente, na proporção de 100 g das vagens trituradas para 1 litro de álcool diluído a 70% com água. Diluída com água na proporção de 10 por 1 e espessada com açúcar forma um xarope muito popular no Nordeste para o tratamento caseiro da tosse, bronquite e coqueluche[4]. A infusão da entrecasca é usada para os mesmos fins[2]. Os ramos, com diâmetro de aproximadamente 3 cm, são cortados em tamanho adequado, tostados ao fogo e raspados, são usados como cacetes de briga, muito resistentes, adotados como arma pelos acabadores de festas no sertão nordestino[2]. Em recente estudo farmacológico do extrato hidroalcoólico dos frutos dessa planta foi comprovada sua ação contra tumores provocados pelo vírus Epstein-Barr, bem como atividade inibidora da formação de papilomas induzidos na pele de ratos por ação dos derivados do forbol (TPA) e de compostos antracênicos[5]. O extrato mostrou também, em outros ensaios, ação anti-inflamatória e imunoestimulante, bem como atividade hiperglicemiante, atribuídos ao derivado do ácido elágico e seu derivado tri-hidroxilado e uma potente atividade inibitória dos tumores, demonstrada *in vitro*, relacionadas com três derivados trihidroxilados da acetofenona[5,6,7]. O amplo emprego do "jucá", por tão longo tempo, nas práticas caseiras da medicina popular, bem como as comprovações experimentais da atividade anti-inflamatória e antitumoral, são motivos suficientes para o desenvolvimento de estudos complementares, químicos, farmacológicos e clínicos, visando a sua validação como medicamento fitoterápico.

Libidibia ferrea var. *leiostachya* (Benth.) L.P.Queiroz
Planta estudada: H. Lorenzi 3.456 (HPL).
Espécie arbórea afim e também cultivada no país, possui propriedades mais ou menos semelhantes, porém suas sementes são tóxicas.

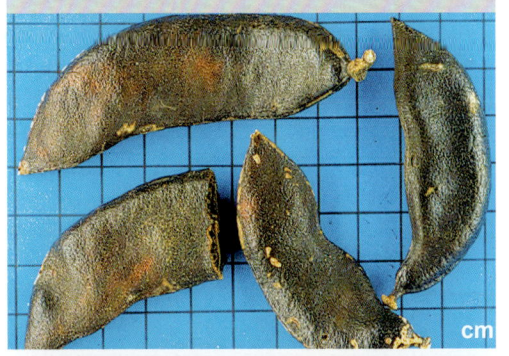

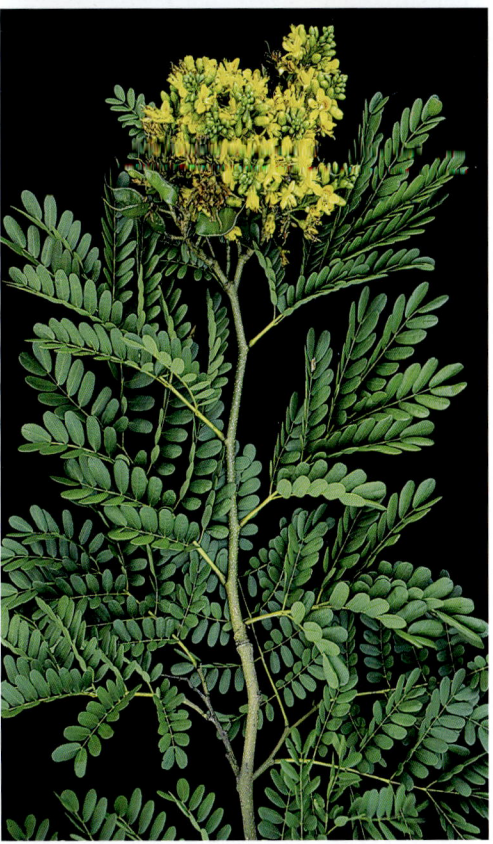

Literatura citada:
1- Ducke, A. 1959. Estudos botânico no Ceará. *Acad.Bras. Cienc. 31*(2): 211-308.
2- Braga, R.A. 1960. *Plantas do Nordeste, especialmente do Ceará*. 2. ed. Imprensa Oficial, Fortaleza, 540 p.
3- Lorenzi, H. 2002. *Árvores Brasileiras: manual de identificação e cultivo de plantas arbóreas nativas do Brasil.* 4ª edição. Vol. I. Instituto Plantarum, Nova Odessa-SP, 384 p.
4- Matos, F.J.A. 1997. *O formulário fitoterápico do professor Dias da Rocha*. 2. ed. Edições UFC, Fortaleza, 258 p.
5- Nakamura, E.S. et al. 2002. Cancer chemopreventive effects of constituents *of Caesalpinia ferrea* and related compounds. *Cancer Lett. 177*(2): 119-24.
6- Carvalho, J.C.; Teixeira, JR; Souza, P.J.; Bastos, J.K.; Dos Santos Filho, D. & Sarti, S.J. 1996. Preliminary studies of analgesic and anti-inflammatory properties of *Caesalpinia ferrea* crude extract. *Ethnopharmacol. 53*(3): 175-8.
7- Ueda, H.; Kawanishi, K. & Moriyasu, M. 2004. Efects of ellagic acid and 2-(2,3,6-trihydroxy-4-carboxyphenyl) ellagic acid on sorbitol accumulation *in vitro* and *in vivo*. *Biol. Pharm. Bull.* 7(10): 4-7.

Mimosa pudica L.

Sin.: *Mimosa hispidula* Kunth, *Mimosa pudica* var. *tetrandra* (Humb. & Bonpl. ex Willd.) DC., *Mimosa pudica* var. *unijuga* (Duchass. & Walp.) Griseb., *Mimosa tetrandra* Humb. & Bonpl. ex Willd., *Mimosa unijuga* Duchass. & Walp.

Angiospermae - Fabaceae-Caesalpinioideae (Leguminosae-Mimosoideae). **Planta estudada:** H. Lorenzi 1.208 (HPL).

dormideira, mimosa, sensitiva, dorme-dorme, malícia-de-mulher, arranhadeira, erva-viva, dorme-maria, malícia, juquiri-rasteiro, malícia-roxa, morre-joão, vergonha, não-me-toque

Características gerais - subarbusto espinhento, perene, de ramos prostrados ou decumbentes de coloração arroxeada, com pelos rígidos em direção ao ápice, de 1-2 m de comprimento, nativa de toda a América tropical, incluindo o Brasil. Folhas sensitivas (fecha-se ao menor toque e à noite), compostas bipinadas, com folíolos muito pequenos (menos de 5 mm de comprimento). Flores róseas, reunidas em capítulos globosos (glomérulos) pedunculados, axilares e terminais. Os frutos são pequenos legumes (vagens) tortuosos. Multiplica-se por sementes, as quais são muito longevas no solo (podem durar até 15 anos)[3,5].

Usos - planta de crescimento espontâneo e vigoroso em muitas regiões do país, principalmente na zona litorânea, onde é considerada planta daninha. Devido à curiosidade da sua sensitividade, esta planta foi levada para a Europa e EUA onde é cultivada como ornamental. As folhas, flores e raízes são empregadas na medicina caseira em quase todo o país, onde já é consagrada pelo uso popular, porém ainda é carente de estudos científicos que possam validar as propriedades a ela atribuídas. As raízes são irritantes, purgativas e eméticas, empregadas contra difteria e, na forma de banhos, contra o inchamento de juntas causadas por reumatismo[1,4]. A infusão das folhas é considerada colagoga, desobstruente do fígado, amarga, tônica e purgativa, empregada contra icterícia e afecções reumáticas[1]. Em uso externo, são empregadas na forma de gargarejo para garganta e em cataplasma contra escrófula[1,2]. A infusão das flores na forma de banhos é indicada para o tratamento de tumores e leucorreia e, na forma de cataplasma contra a escrófula[4].

Literatura citada:
1- Boorhem, R.L. et al. 1999. *Reader's Digest - Segredos e Virtudes das Plantas Medicinais*. Reader's Digest Brasil Ltda., Rio de Janeiro, 416 p.
2- Grenand, P.; Moretti, C. & Jacquemin, H. 1987. *Pharmacopées Traditionnelles en Guyane: Créoles, Palikur, Wayãpi*. Editorial l'ORSTOM, Paris, France, Coll. Mem. No. 108.
3- Lorenzi, H. 2008. *Plantas Daninhas do Brasil: terrestres, aquáticas, parasitas e tóxicas*. 4ª edição. Instituto Plantarum, Nova Odessa-SP, 672 p.
4- Mors, W.B.; Rizzini, C.T. & Pereira, N.A. 2000. *Medicinal Plants of Brazil*. Reference Publications, Inc., Algonac, Michigan, 501 p.
5- Braga, R.A. 1976. *Plantas do Nordeste, especialmente do Ceará*. 3. ed. Vol. XLII. Coleção Mossoroense, Mossoró, 540 p.

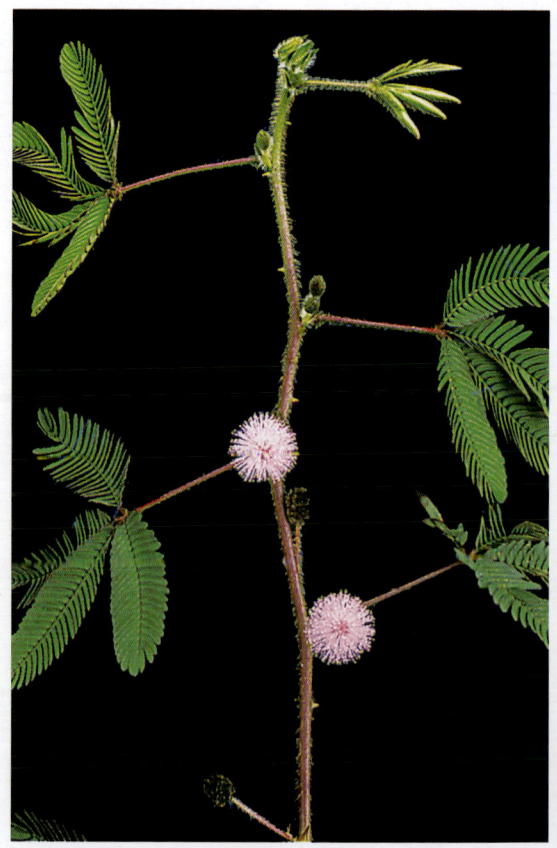

Parkinsonia aculeata L.

Sin.: *Parkinsonia thornberi* M.E. Jones

Angiospermae - Fabaceae-Caesalpinioideae (Leguminosae-Caesalpinioideae). **Planta estudada:** E.R. Salviani 205 (HPL).

turco, chile, cina-cina, espinho-de-jerusalém, rosa-da-turquia, sensitivo

Características gerais - árvore semidecídua, espinhenta, de pequeno porte, de copa arredondada e pouco densa, de 4-8 m de altura, com tronco esverdeado, nativo desde a parte oeste do Rio Grande do Sul até o Ceará, em campos e na caatinga, principalmente em várzeas úmidas e pantanosas. Folhas alternas, compostas pinadas, com raque aplanada de 20-25 cm de altura e folíolos diminutos de menos de 3 mm de comprimento. Flores amarelas muito vistosas, reunidas em inflorescências paniculadas terminais, de 10-15 cm de comprimento. Os frutos são legumes (vagens) estreitos entre as sementes, de 5-10 cm de comprimento. Multiplica-se por sementes[1,5].

Usos - árvore amplamente cultivada na arborização urbana, principalmente nas cidades do Nordeste brasileiro. Suas folhas, ramos novos, casca e sementes são empregadas na medicina tradicional em algumas regiões, principalmente no Nordeste. As folhas e ramos jovens são considerados na medicina popular como antipiréticos e sudoríficos, indicados também contra epilepsia e malária, na forma de infuso ou decocto[1,6]. Já a infusão das sementes torrada e moída é indicada contra anemias e fraqueza geral[3]. Alguns estudos pré-clínicos visando validar as propriedades preconizadas pela medicina tradicional já foram conduzidos com esta planta desde os anos 70 no Brasil e no exterior. Na Índia um estudo publicado em 1979, revelou a existência de atividades hipotensora, antiespasmódica, depressora do SNC e estimulante do músculo esquelético[7]. Outros, conduzidos no Brasil, constataram uma significativa atividade anti-inflamatória em animais de laboratório[8], ação hipotermiante[4] e atividade bactericida contra *Staphylococcus aureus* e *Sarcina lutea*[2]. Análises fitoquímicas desta planta revelaram a presença de vários triterpenoides[7], vários flavonoides, esteróides e aminoácidos[8].

Literatura citada:

1- Agra, M. F. 1996. *Plantas da medicina popular dos Cariris Velhos, Paraíba, Brasil*. Editora União/PNE, João Pessoa, 125 p.

2- Bhakuni, D.S. et al. 1974. Screening of Chilean plants for antimicrobial activity. *Lloydia 37* (4): 621-632.

3- César, G. 1956. *Curiosidades da Nossa Flora*. Imprensa Oficial, Recife: 357-359.

4- Dhawan, B.N. et al. 1977. Screening of Indian plants for biological activity: VI. *Indian J. Exp. Biol. 15*: 208-219.

5- Lorenzi, H. 2002. *Árvores Brasileiras*. 4ª edição. Vol. I. Instituto Plantarum, Nova Odessa-SP, 384 p.

6- Mors, W.B.; Rizzini, C.T. & Pereira, N.A. 2000. *Medicinal Plants of Brazil*. Reference Publications, Inc., Algonac, Michigan, 501 p.

7- Rao, M.N.A. et al. 1979. Chemical and pharmacological investigation of *Parkinsonia aculeata* L. *Indian Drugs 17*(2): 43-46.

7- Souza, P.S. 1985. Constituintes químicos e triagem farmacológica de *Parkinsonia aculeata* L. Dissertação (Mestrado) - Universidade Federal da Paraíba, João Pessoa.

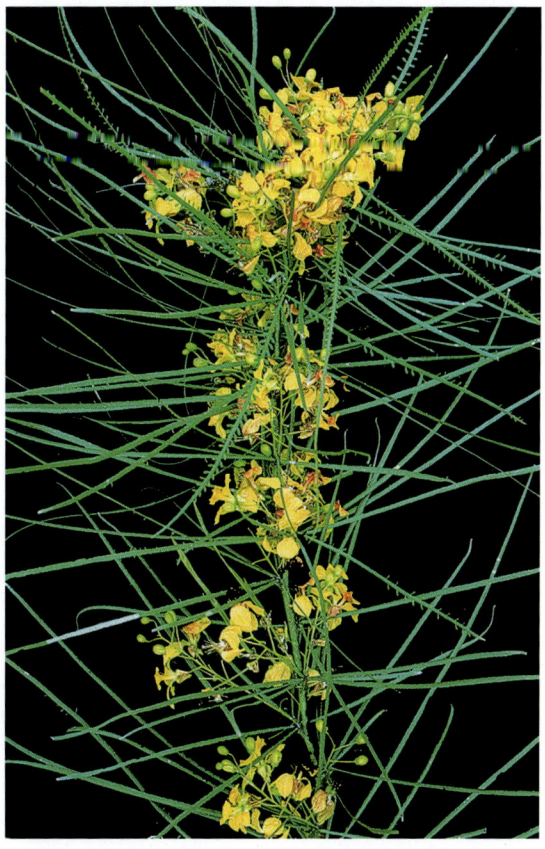

Senna alata (L.) Roxb.

Sin.: *Cassia alata* L., *Cassia alata* var. *perennis* Pamp., *Cassia alata* var. *rumphiana* DC., *Cassia bracteata* L. f., *Herpetica alata* (L.) Raf.

Angiospermae - Fabaceae-Caesalpinioideae (Leguminosae-Caesalpinioideae). **Planta estudada:** H. Lorenzi 3.432 (HPL).

manjerioba-do-pará, manjerioba-grande, maria-preta, mata-pasto, dartrial, candelabro

Características gerais - arbusto esgalhado de até 3 m de altura, de folhas compostas pinadas, com folíolos de 4-5 cm de comprimento, nativo do Brasil. Flores amarelas, reunidas em espigas terminais dispostas verticalmente, dando-lhe uma aparência ornamental. Frutos do tipo vagem, quase pretas, ao longo dos quais correm quatro asas estreitas em disposição cruzada, contendo numerosas sementes achatadas. Cresce de preferência nos terrenos úmidos ou alagadiços[1,2].

Usos - em medicina popular esta planta é usada localmente nas infestações da pele por bactérias e fungos, no tratamento caseiro de impingens e de panos-brancos, cujo tratamento é feito por atrito dos brotos recém-colhidos sobre a parte afetada da pele, devendo ser repetido diariamente por uma semana, ou até o desaparecimento dos sintomas[3]. O mesmo tratamento pode ser aplicado nos casos de herpes, sarna e outras afecções da pele. As inflorescências são empregadas, sob a forma de refresco, no tratamento das crises de hemorroidas na dose de uma inflorescência para um copo d'água com açúcar, batido em liquidificador e bebido duas vezes por dia, uma pela manhã e outra à noite[3]. As folhas contêm vários derivados antraquinônicos em sua composição química, inclusive os mesmo princípios ativos das folhas do sene, os senosídios A e B, usados no tratamento da prisão de ventre habitual[3]; ao chá das raízes se atribui uma forte ação purgativa, emenagoga e antifebril[2]. Embora não tenham sido feitos estudos de avaliação científica da eficácia destes tratamentos, seus efeitos, pelo menos em parte, podem ser justificados pela presença dos princípios antraquinônicos abundantes na planta. Análises fitoquímicas mostraram também que as inflorescências são ricas em flavonoides e vitamina C[3]. Por causa da ação tóxica das doses altas de antraquinonas sobre os rins, o emprego medicinal de preparações desta planta deve se revestir de cuidados, devendo-se evitar, especialmente em crianças, o uso de lambedor ou xarope caseiro feito com suas folhas, pois, nesta preparação, o teor dessas substâncias é aumentado e poderá provocar severa crise de nefrite aguda que pode ser fatal[3,4].

Literatura citada:
1- Lorenzi, H. 2008. *Plantas Daninhas do Brasil: terrestres, aquáticas, parasitas e tóxicas*. 4ª edição. Instituto Plantarum, Nova Odessa-SP, 672 p.
2- Braga, R.A. 1960. *Plantas do Nordeste, especialmente do Ceará*. 2. ed. Imprensa Oficial, Fortaleza, 540 p.
3- Matos, F.J.A. 2002. *Plantas Medicinais - guia de seleção e emprego de plantas usadas em fitoterapia no nordeste do Brasil*. Imprensa Universitária/ Edições UFC, Fortaleza, 344 p.
4- Goodman and Gilman (eds.). 1987, Laxantes antraquinônicos - efeitos adversos. In:_____. *As bases farmacológicas da terapêutica*. 7. ed. Trad. Pen Silva. Guanabara-Koogan, R. de Janeiro, 1195 p.

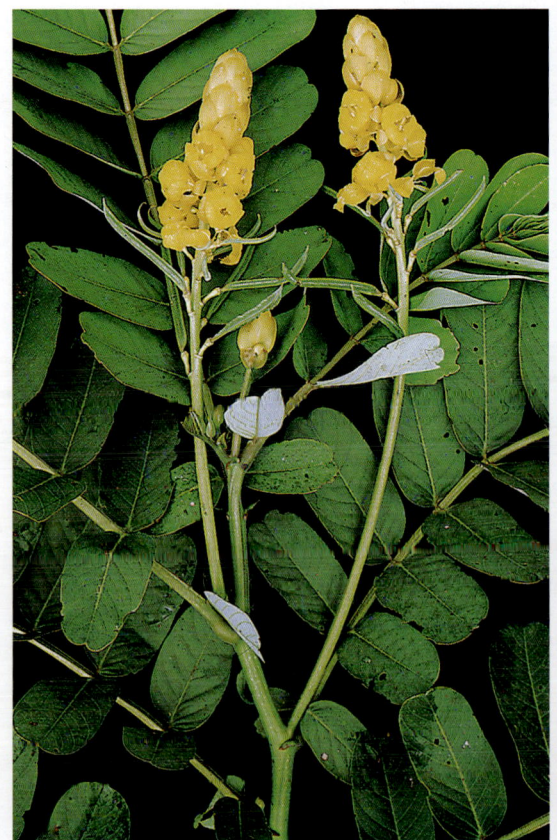

Senna corymbosa (Lam.) H.S. Irwin & Barneby

Sin.: *Cassia corymbosa* Lam., *Adipera corymbosa* (Lam.) Britton & Rose, *Cassia crassifolia* Ortega, *Chamaefistula corymbosa* (Lam.) G. Don

Angiospermae - Fabaceae-Caesalpinioideae (Leguminosae-Caesalpinioideae). **Planta estudada:** H. Lorenzi 2.624 (HPL).

sena-do-mato, sena-do-campo, fedegoso, folha-de-sene

Características gerais - arbusto grande, ramificado, de até 3 m de altura, nativo de beira de matas e capões do Sul e Sudeste do Brasil, desde os estados de Minas Gerais e São Paulo até o Rio Grande do Sul. Folhas compostas pinadas, alternas, com dois ou três pares de folíolos glabros de 4-5 cm de comprimento. Flores hermafroditas, de cor amarelo-ouro, reunidas em inflorescências racemo-corimbosas. Os frutos são vagens cilíndricas, pêndulas, de 8-10 cm de comprimento[4].

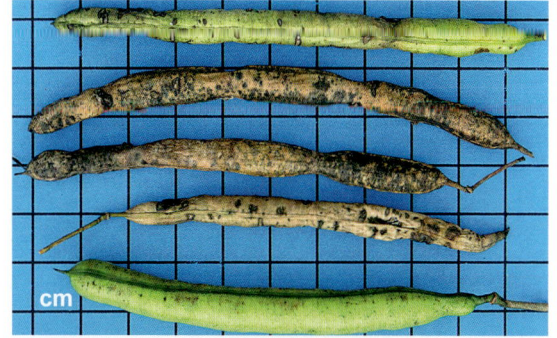

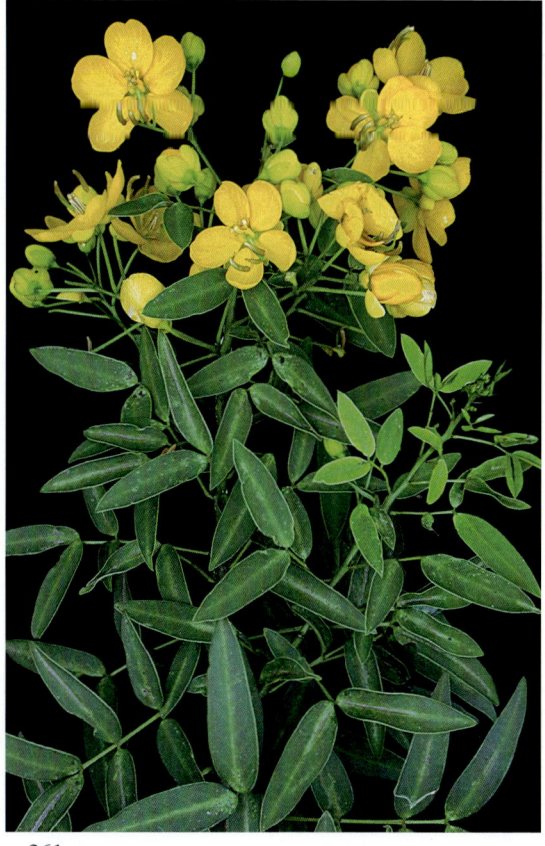

Usos - é ocasionalmente cultivada como ornamental e como medicinal. É usada internamente na forma de decocto como laxante[4]. De suas folhas foram isoladas substâncias antraquinônicas, sendo estas princípios ativos de comprovada ação laxante[5]. A planta é usada em todo o Brasil em substituição a sena verdadeira ou sene, uma droga vegetal constituída das folhas de um arbusto africano com características morfológicas semelhantes, empregadas há muitas gerações, como purgativo de ação reconhecida pela medicina científica e pela medicina popular. Estas pequenas folhas, na realidade folíolos, são colhidos na África, de plantas identificadas nos dias de hoje enquanto *Senna alexandrina* Mill., antigamente designada como se fossem duas espécies, *Cassia angustifolia* e *Cassia acutifolia*. De seu país de origem são exportadas para todo o mundo e, através de vários distribuidores comerciais, chegam inclusive até aos feirantes e raizeiros de todo o Brasil[1,2]. Seus princípios ativos, os senosídios A e B, são bem conhecidos e entram na composição de vários medicamentos usados no tratamento da prisão de ventre habitual. Seu modo de ação é também explicado cientificamente. Diferentemente de outros purgativos, as folhas de sena podem ser usadas mais frequentemente, pois seus efeitos secundários sobre as funções normais do tubo digestivo são considerados de pouco significado segundo os registros farmacológicos. Seu emprego é feito especialmente sob a forma de chá, usando-se também, embora mais raramente, o pó obtido pela trituração das folhas. A dose laxativa varia de uma a cinco gramas do pó, isto é, até uma colherinha das de café. O efeito purgativo é obtido com o uso de 10 a 15 g do pó das folhas, ou seja desde uma colher das de sobremesa até uma colher das de sopa. Pode ser bebido depois de misturado com água e açúcar, ou sob a forma de chá preparado com as mesmas quantidades indicadas acima. É recomendável, quando se utilizam as doses maiores, lavar rapidamente o pó, ou as folhas ainda inteiras, com álcool. Este tratamento retira a resina existente nas folhas que é a principal responsável pelas cólicas que, às vezes, ocorrem com o uso da sena. Por causa da ação nefrotóxica em doses altas não deve ser usado na forma de lambedor, especialmente em crianças, pois nessa preparação o teor de antraquinonas (seu princípio ativo) é aumentado pela concentração e pode causar severa crise de nefrite aguda que pode ser mortal.

Literatura citada:

1- Gruenwald, J.; Brendler, T. & Jaenickke, C. (eds.). 2000. *Physicians Desk References (PDR) for herbal medicines*. Med. Econ. Co., New Jersey, 858 p.
2- Matos, F.J.A. 2002. *Farmácias Vivas - sistema de utilização de plantas medicinais projetado para pequenas comunidades*. 4 ed. Edições UFC, Fortaleza, 267 p.
3- Hardman, J.G. & L.E. Limbird (eds.). 1987. In: Goodman and Gilman (eds.). *As bases farmacológicas da terapêutica*. 7. ed. Trad. Penildon Silva. Guanabara-Koogan, Rio de Janeiro, 1195 p.
4- Simões, C.M.O. et al. 1998. *Plantas da Medicina Popular no Rio Grande do Sul*. 4. ed. Editora da Unversidade/UFRGS, Porto Alegre, 174 p.
5- Raí, P.P. & Abdullahi, N.I. 1978. *Niger J. Pharm. 9*(4): 160-165.

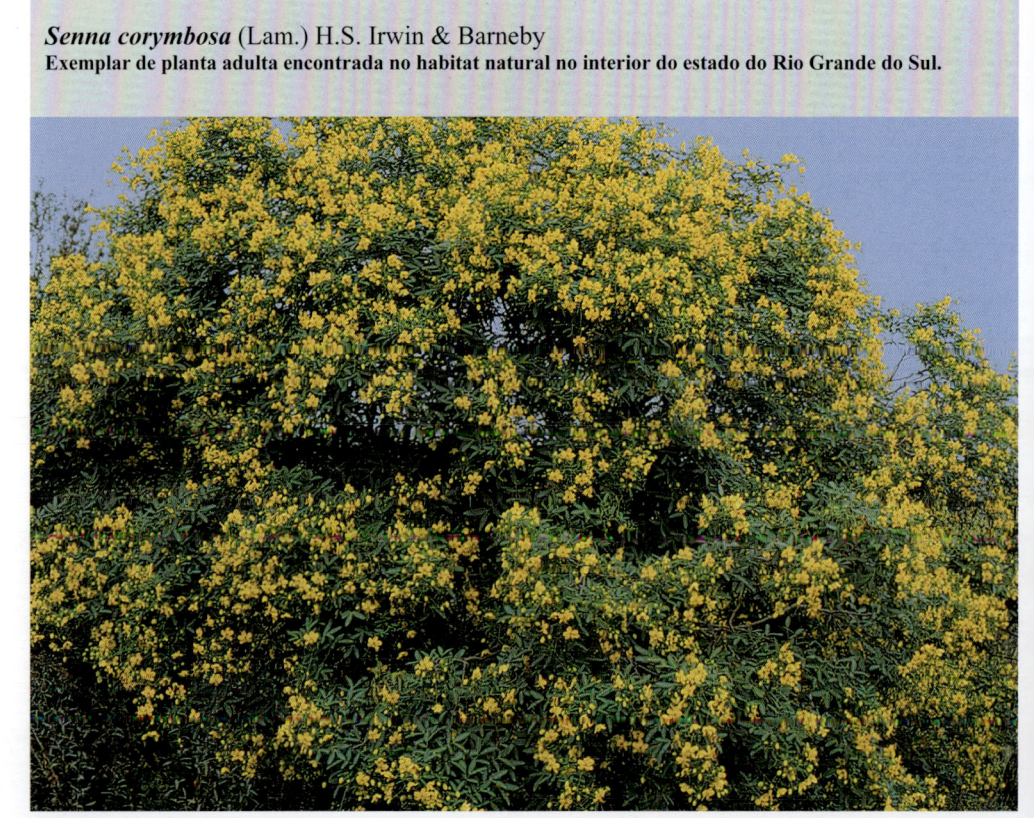

Senna corymbosa (Lam.) H.S. Irwin & Barneby
Exemplar de planta adulta encontrada no habitat natural no interior do estado do Rio Grande do Sul.

Senna obtusifolia (L.) H.S. Irwin & Barneby

Sin.: *Cassia obtusifolia* L., *Cassia humilis* Collad., *Cassia tora* var. *humilis* (Collad.) Collad., *Diallobus falcatus* Raf., *Senna toroides* Roxb., *Cassia tora* var. *obtusifolia* (L.) Haines, *Cassia toroides* Raf., *Diallobus uniflorus* Raf.

Angiospermae - Fabaceae-Caesalpinioideae (Leguminosae-Caesalpinioideae). **Planta estudada:** A. Amaral Jr. 419 (HPL).

fedegoso, matapasto-liso, fedegoso-branco, matapasto

Características gerais - planta anual, subarbustiva, lenhosa, ereta, com cheiro desagradável, com 70 a 1,60 m de altura, de folhas compostas com três pares de folíolos obtusos, glabros, de até 4 cm. É invasora de solos cultivados, pastagens e terrenos baldios, constituindo-se na região Nordeste, numa verdadeira praga durante a estação chuvosa como invasora de todo o tipo de terreno e, mesmo sendo uma leguminosa é desprovida dos nódulos radiculares fixadores de nitrogênio, o que contribui, também para torná-la uma planta indesejável pelos agricultores. Além disso, não é aceita pelo gado enquanto verde, embora possa ser usada como boa forrageira depois de fenada[1, 2].

Usos - seu uso medicinal não é referido pela literatura etnofarmacológica brasileira, embora esta planta seja muito comum no Brasil. Há, porém, um vasto número de referências de seu emprego medicinal na África e nos países asiáticos, especialmente China, Índia e Vietnã, que registram o uso de suas sementes maduras, quando cruas, como medicação laxante em dose única de 10 a 15 g e, tostadas, na preparação de chás contra insônia, dor de cabeça, constipação intestinal, tosse, visão turva, visão dupla (ambliopia), congestão ocular e hipertensão, segundo a medicina chinesa tradicional[3]. A análise fitoquímica registra a presença, em todas as partes da planta, inclusive no óleo fixo extraído das sementes, de compostos antraquinônicos e naftalênicos, em forma livre ou glicosilada, entre os quais se destacam o crisofanol, a emodina e a reína[2, 4, 5].

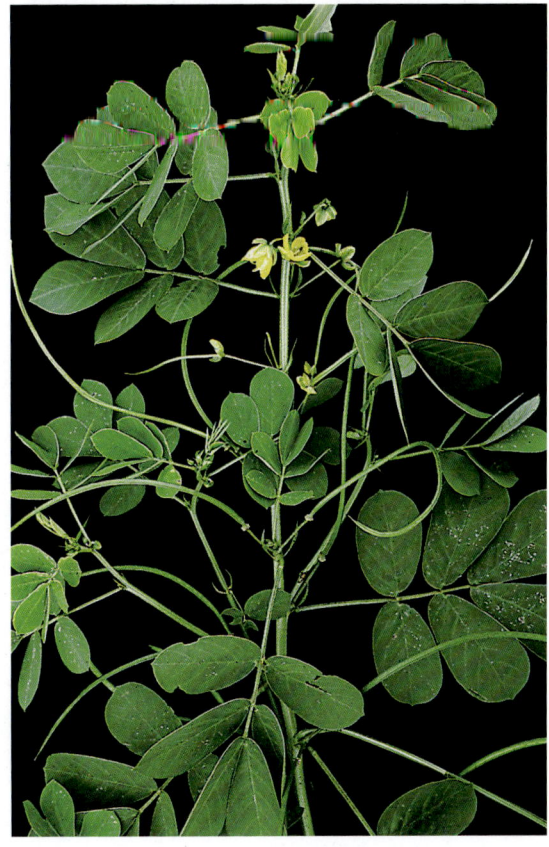

Nos ensaios farmacológicos de laboratório, tanto as substâncias isoladas como os extratos mostraram, uma ação local benéfica contra psoríase e dermatoses causadas por fungos e bactérias, inclusive por *Monilia* e por uma cepa de *Staphylococcus* resistente a penicilina oral (meticilina). As sementes contêm também um bom teor de carboidratos e proteínas que podem ser aproveitados como complemento de rações para animais domésticos, depois de retiradas as antraquinonas e outros componentes indesejáveis. A toxicidade dos extratos, nas doses utilizadas nas experiências de laboratório, se mostrou irrelevante nas doses habituais, embora as doses muito elevadas possam causar dano hepático[8]. Tais informações permitem considerar como recomendável o aproveitamento do "mata-pasto" através do emprego de suas sementes com as mesmas indicações e da mesma forma como são usadas nos países orientais, ou mesmo com a finalidade de entrar no comércio de exportação, considerando sua importância medicinal, demonstrada pelas inúmeras pesquisas realizadas no exterior. Sua abundância em todo o país bem como a possibilidade de seu aproveitamento industrial na produção da galactomanana, um tipo de goma já produzida na Austrália a partir de suas sementes, que tem relevante importância na fabricação de papel, explosivos, tecidos, produtos farmacêuticos, cosméticos e alimentícios, largamente consumido na perfuração de poços de petróleo[9]. Assim, o estudo dos espécimes brasileiros quanto aos aspectos químico, farmacológico, clínico, técnico e econômico poderá tornar uma planta indesejável em fonte de renda para o homem rural.

Literatura citada:
1- Lorenzi, H. 2008. *Plantas Daninhas do Brasil*. 4ª edição. Instituto Plantarum, Nova Odessa-SP, 672 p.
2- Souza, H.M.H et al. 2006. Efeito da idade de corte sobre características de *Senna obtusifolia*. *Arq. Zootec.* 55(211): 285-288.
3- Kim, Y.M.; Lee, C.H.; Kim, H.G.; Lee, H.S. 2004. Anthraquinones isolated from *Cassia tora* (Leguminosae) seed show an antifungal property against phytopathogenic fungi. *J Agric Food Chem.* 6;52(20), 6096-100.
4- Tsutomu, H.; Hiroshi, U.; Hideyuki, I.; Sumiko, S.; Tomofusa, T.; & Takashi, Y. 1995. Phenolic constituents of *Cassia tora* seeds and antibacterial effect of some naphthalenes and anthraquinones on methicillin-resistant *Staphylococcus aureus*. *Chem. Pharm. Bull.* 47(8): 1121-1127.
5- Zhang, Y.; Wei, D.; Guo, S.; Zhang, X.; Wang, M. & Chen, F. 2007. Chemical components and antioxidant activity of the volatile oil from *Cassia tora* L. seed prepared by supercritical fluid extraction. *Journal of Food Lipids* 14(4): 411-423.
6- Patil, U.K.; Saraf, S. & Dixit, V.K. 2004 . Hypolipidemic activity of seeds of *Cassia tora* Linn., J. *Ethnopharmacol.* 90(2-3): 249-52.
7- Maity, T.K.; Mandal, S.C.; Mukherjee, P.K.; Saha, K.; Das, J.; Pal, M.; Saha B.P. 1998. Studies on anti-inflammatory effect of *Cassia tora* leaf extract (fam. 8-Leguminosae) *Phytotherapy Research 12*(3): 221 - 223. Published Online: 18 Dec .
8- Guilman, A.G. et al. 1987. In: Goodman and Gilman (eds.). *As bases farmacológicas da terapûtica*. 7. ed. Trad. Penildon Silva. Guanabara-Koogan, Rio de janeiro, 1995 p.
9- Bayerlein, F. et al. Derivatives of *Cassia tora* polysaccarides and their use. *United States Patent* 4,753,659, June 28, 198.

Senna obtusifolia (L.) H.S. Irwin & Barneby
População natural em área de pastagem, onde é considerada séria infestante.

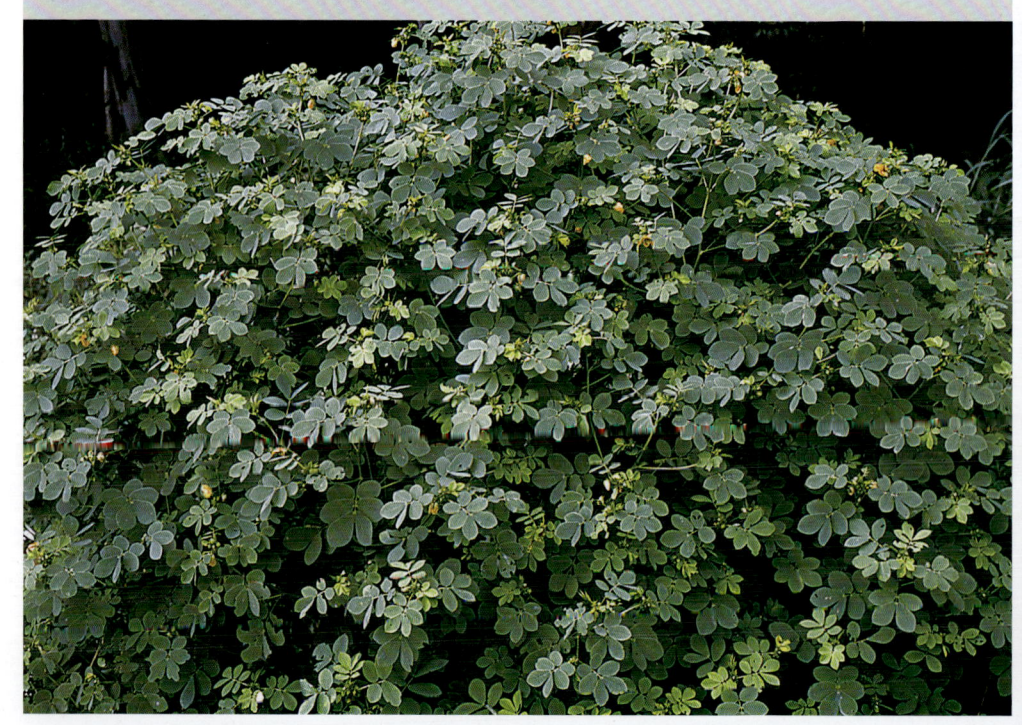

Senna occidentalis (L.) Link

Sin.: *Cassia occidentalis* L., *Cassia caroliniana* Walter, *Cassia ciliata* Raf., *Cassia falcata* L., *Cassia foetida* Pers., *Cassia macradenia* Collad., *Cassia obliquifolia* Schrank, *Cassia occidentalis* var. *aristata* Collad., *Cassia planisiliqua* L., *Ditremexa occidentalis* (L.) Britton & Rose ex Britton & P. Wilson

Angiospermae - Fabaceae-Caesalpinioideae (Leguminosae-Caesalpinioideae). **Planta estudada:** A. Amaral Jr. 328 (HPL).

café-de-gozo, café-de-negro, café-negro, erva-fedorenta, fedegosa, fedegoso, fedegoso-verdadeiro, folha-de-pajé, ibixuma, lava-pratos, magirioba, maioba, mamangá, mamangaba, manjerioba, manjerioba-comum, mata-pasto, pajamarioba, paramarioba, peireiaba, sene, taracucu, tararaçu

Características gerais - subarbusto de até 2 m de altura, geralmente menos, de folhas compostas pinadas de 4 a 6 pares de folíolos de ápice agudo, de 3-7 cm de comprimento. Flores amarelas com nervuras cor de laranja dispostas em racemo. Fruto do tipo vagem, contendo muitas sementes pardo-escuras. É nativa da América tropical e considerada como planta daninha no Brasil[1]. Ocorre principalmente na região Nordeste a espécie *Senna uniflora* (Mill.) H.S. Irwin & Barneby (fotos apresentadas na próxima página), com propriedades mais ou menos semelhantes.

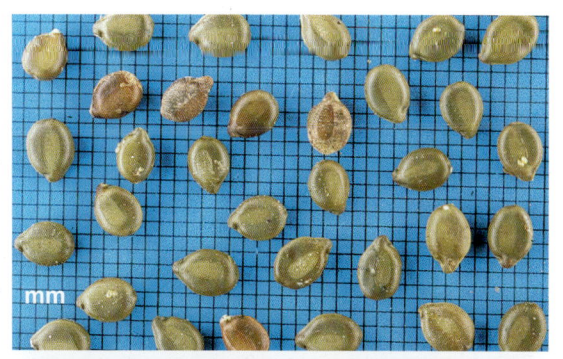

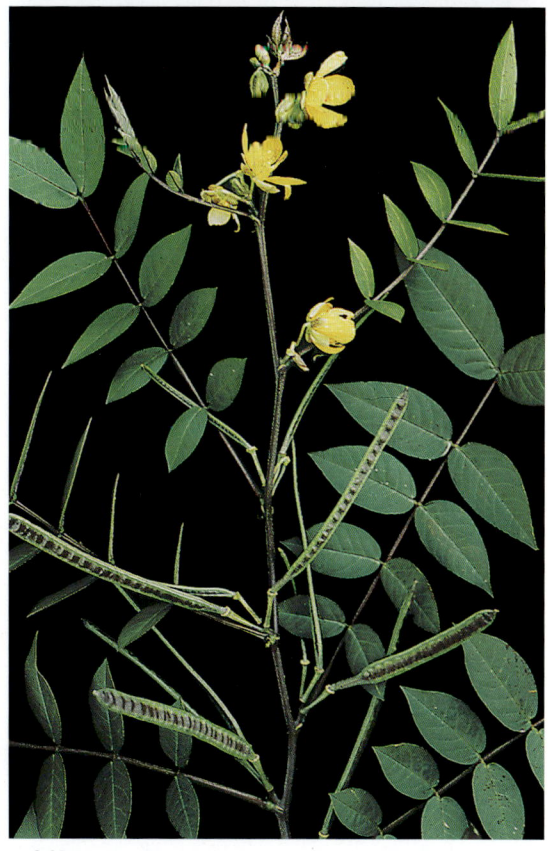

Usos - a literatura etnofarmacológica refere vários usos desta planta na medicina popular conforme a parte utilizada. Assim, às cascas da raiz são atribuídas forte ação diurética e atividade febrífuga, sendo usadas na forma de infuso, no tratamento auxiliar das afecções do fígado e da hidropisia, da anemia, dispepsia flatulenta e na suspensão das regras e outras afecções provenientes de desarranjos menstruais[2]. As folhas são citadas como emenagogas e purgativas e, externamente, na forma da cataplasma, para apressar a cicatrização de feridas e combater impingens e pano-branco, cujo tratamento é feito por atrito dos brotos recém-colhidos sobre a parte afetada da pele, devendo ser repetido diariamente, por uma semana, ou até o desaparecimento dos sintomas[3]. As sementes, depois de torradas e moídas, são usadas para preparação do café-de-manjerioba, como substituto barato para o café comum, ao qual se atribui, também, as mesmas propriedades das raízes. O mesmo tipo de uso é encontrado no Caribe onde lhe dão o nome de café-moucha[4]. Os resultados de análises fitoquímicas registram a presença de compostos antraquinônicos livres e glicosilados em todas as partes da planta, além de lipídios, carotenoides, tocoferois, aminoácidos e carboidratos nas sementes, flavonoides nas vagens e nas folhas. Nas raízes, a parte da planta mais frequentemente utilizada para fins medicinais, foram encontrados compostos antracênicos, crisofanol e emodina livres e glicosilados[5]. Os resultados dos ensaios farmacológicos comprovam que estes dois componentes são os principais responsáveis pela atividade antimicrobiana da planta contra fungos e bactérias, o que justifica o seu emprego no tratamento local das afecções da pele, como pano-branco e impingem, bem como pelo seu efeito benéfico no tratamento da psoríase[4,5].

Literatura citada:
1- Lorenzi, H. 2008. *Plantas Daninhas do Brasil: terrestres, aquáticas, parasitas e tóxicas*. 4ª edição. Instituto Plantarum, Nova Odessa-SP, 672 p.
2- Dias-da-Rocha, F. 1945. *Formulário therapeutico de plantas medicinaes cearenses, nativas e cultivadas*. Tipografia Progresso, Fortaleza, 258 p.
3- Matos, F.J.A. 2002. *Farmácias Vivas - sistema de utilização de plantas medicinais projetado para pequenas comunidades*. 4 ed. Edições UFC, Fortaleza, 267 p.
4- Robineau, L.G. (ed.). 1995. *Hacia uma farmacopea caribeña / TRAMIL 7*. Enda-Caribe UAG & Universidad de Antioquia, Santo Domingo, 696 p.
5- Sousa, M.P.; Matos, M.E.O.; Matos, F.J.A. et al. 1991. *Constituintes químicos de plantas medicinais brasileiras*. Imprensa Universitária/UFC, Fortaleza, 416 p.

Senna uniflora (Mill.) H.S. Irwin & Barneby
Planta estudada: H. Lorenzi 2.659 (HPL).
Espécie subarbustiva e mais frequente no Nordeste, é empregada mais ou menos para os mesmos fins que *S. occidentalis* (vista geral de uma população e detalhe de seu ramo florífero).

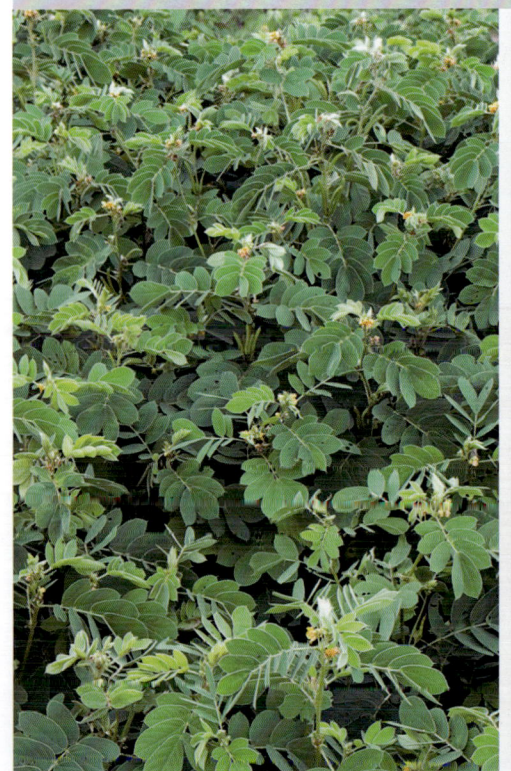

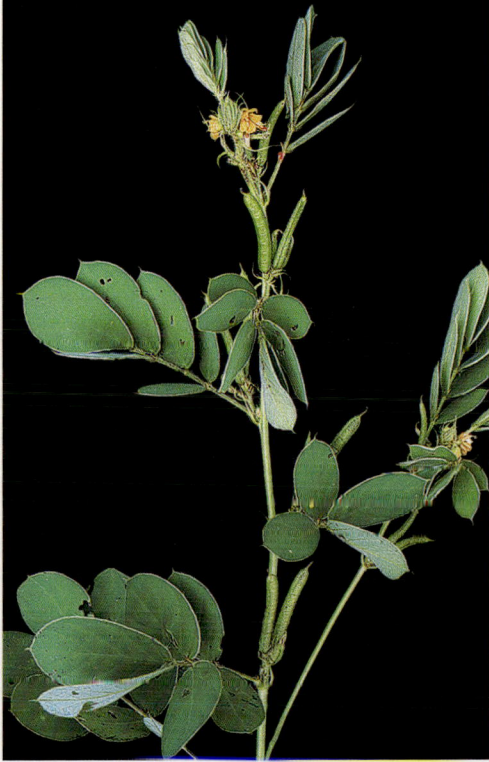

Senna spectabilis var. ***excelsa*** (Schrad.) H.S. Irwin & Barneby
Sin.: *Cassia excelsa* Schrad., *Cassia fastigiata* Nees

Angiospermae - Fabaceae-Caesalpinioideae (Leguminosae-Caesalpinioideae). **Planta estudada:** V.C. Souza 28.747 (HPL).

são-joão, mata-pasto, fedegoso, mata-pasto-liso, fedegoso-branco, canafístula

Características gerais - arbusto de 2 m de altura no sertão da Bahia, até árvore de copa densa e baixa de 5 m de altura no Vale do São Francisco e Nordeste do Brasil onde é nativa. É cultivada no Sudeste, onde atinge até 9 m de altura. Folhas alternas, compostas paripinadas, de 14-22 cm de comprimento, com folíolos cartáceos de 1,5-3,5 cm de comprimento. Flores amarelas, dispostas em inflorescências paniculadas terminais muito vistosas de 10-30 cm de comprimento[4,9].
Usos- é cultivada como ornamental principalmente no Sudeste do Brasil na arborização urbana. No seu habitat natural é amplamente empregada na medicina tradicional, onde o infuso de suas folhas é utilizado como laxativo e purgativo e o decocto da casca do caule é indicado contra gripes e resfriados[2]. Já foram conduzidos com esta planta alguns estudos clínicos visando validar as propriedades preconizadas pelo uso popular. Num estudo conduzido em 1984, isolou-se de suas flores uma substância com significativa atividade antialérgica[5]. Anos mais tarde, M.O. Abatam, constatou propriedades anti-inflamatórias desta planta[1]. Um antigo estudo conduzido com esta planta constatou propriedades inseticidas em suas folhas[7]. Análises fitoquímicas com esta planta encontraram pelo menos 35 substâncias, destacando-se entre elas, alcaloides piperidínicos, principalmente spectalina e spectabinina[3], esteroides[6] e flavonoides[8].

Literatura citada:
1- Abatam, M.O. 1990. A note on the anti-inflamatory action of plants of some *Cassia* species. *Fitoterapia* 61(4): 336-338.
2- Agra, M. F. 1996. *Plantas da medicina popular dos Cariris Velhos, Paraíba, Brasil*. Editora União/ PNE, João Pessoa, 125 p.
3- Cristofidis, I.; Walter, A. & Jadot, J. 1977. Spectalinine and iso-6-carnavaline, two unprecedented piperidine alkaloids from the seeds of *Cassia spectabilis*. *Tetrahedron* 33(22): 3005-3006.
4- Lorenzi, H. 2002. *Árvores Brasileiras*. 4ª edição. Vol. I. Instituto Plantarum, Nova Odessa-SP, 384 p.
5- Mallaiah, B.V.; Kumar, K.A.; Sarma, P.N. & Srimannarayana, G. 1984. Isolation and antiallergic activity of y-pyrones from flowers of *Cassia spectabilis*. *Curr. Sci.* 53(1): 33-34.
6- Mulchandani, N.E. & Hassarajani, S.A. 1977. Cassinicine, a new alkaloid and anthraquinones from *Cassia spectabilis* and their biogenetic relationship. *Planta Med. Supl.* 32: 357-361.
7- Sievers, A.F.; Archer, W.A.;. Moore, R.H. & Mc Govran, B.R. 1949. Inseticidal tests of plants from tropical America. *J. Econ. Entomol.* 42: 549.
8- Sinhá, K.S.; Sinha, S.K. & Dwivedi, N. 1985. A flavone glycoside from seeds of *Cassia spectabilis* DC. *J. Indian. Chem. Soc.* 62(2): 169-170.
9- Braga, R.A. 1976. *Plantas do Nordeste, especialmente do Ceará*. 3. ed. Coleção Mossoroense, Mossoró, 540 p.

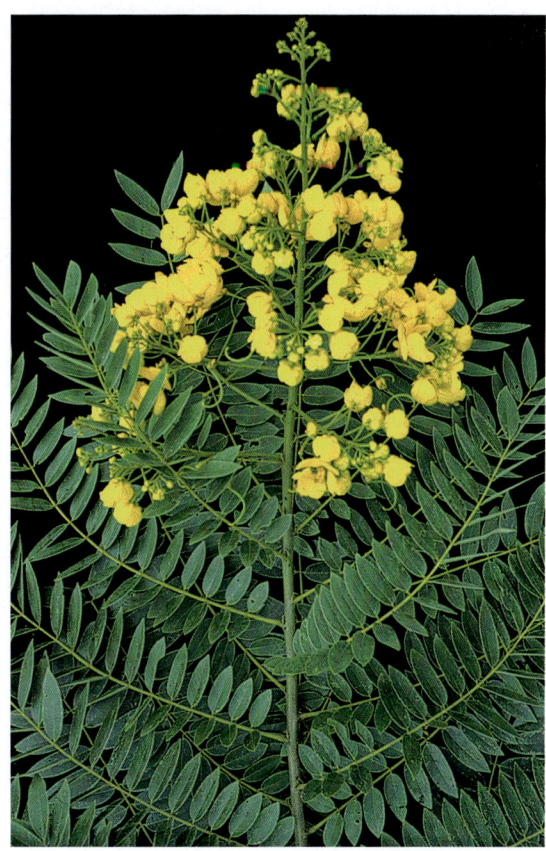

Stryphnodendron adstringens (Mart.) Coville

Sin.: *Acacia adstringens* Mart., *Mimosa barbadetimam* Vell., *Stryphnodendron barbatimam* Mart.

Angiospermae - Fabaceae-Caesalpinioideae (Leguminosae-Mimosoideae). **Planta estudada:** H. Lorenzi 1.396 (HPL).

barbatimão, abaramotemo, barba-de-timam, barba-de-timão, barbatimão-verdadeiro, barbatimão-vermelho, casca-da-mocidade, casca-da-virgindade, charãozinho-roxo, ibatimô, paricarana, uabatimô

Características gerais - árvore decídua, de copa alongada, de 4-5 m de altura, com tronco cascudo e tortuoso, de 20-30 cm de altura, nativa dos cerrados do Sudeste e Centro-Oeste. Folhas compostas bipinadas, com 5-8 jugas; folíolos ovalados, em número de 6-8 pares por pina (juga). Flores pequenas, amareladas, dispostas em racemos axilares. Os frutos são vagens cilíndricas, indeiscentes, de 6-9 cm de comprimento, com muitas sementes de cor parda[1,5]. Existem no Brasil outras espécies deste gênero com características, propriedades e nomes populares similares: *Stryphnodendron coriaceum* Benth. e *Stryphnodendron polyphyllum* Mart.

Usos - sua casca, rica em tanino de grande ação estíptica, é empregada na indústria de curtume e outrora muito procurada por prostitutas, daí o nome de "casca-da-virgindade" que até hoje lhe é aplicada[1]. É também amplamente empregada na medicina caseira na maioria das regiões do país. O seu decocto é indicado contra leucorreia, hemorragias, diarreia, hemorroidas, para limpeza de ferimentos e na forma de gotas contra conjuntivite[2,4]. Num hospital de câncer em Jaú - SP, um medicamento preparado com o decocto de sua casca está sendo usado com sucesso para prevenir queimaduras resultantes da radioterapia[2]. É indicado o chá de sua casca em uso externo para hemorragias uterinas, corrimento vaginal, feridas ulcerosas e para pele excessivamente oleosa, preparado puro ou em mistura com outras plantas[3]. Para inflamações da garganta, diarreias, corrimento vaginal e hemorragias recomenda-se a administração oral do seu extrato alcoólico, preparado com 2 colheres (sopa) de casca picada em 1 xícara (chá) de álcool de cereais a 50% e deixado em maceração por três dias; tomar 1 colher (café) do seu coado (filtrado) um pouco diluído em água 2 -3 vezes ao dia[3]. Na sua composição química citam-se substâncias tânicas (20-30%), mucilagens, flavonoides, corante vermelho, açúcar solúvel e alcaloides não determinados[3,4].

Literatura citada:
1- Lorenzi, H. 2002. *Árvores Brasileiras*. 4ª edição. Vol. I. Instituto Plantarum, Nova Odessa-SP, 384 p.
2- Mors, W.B.; Rizzini, C.T. & Pereira, N.A. 2000. *Medicinal Plants of Brazil*. Reference Publications, Inc., Algonac, Michigan, 501 p.
3- Panizza, S. 1998. *Plantas que Curam (Cheiro de Mato)*. 3. ed. IBRASA, São Paulo, 280 p.
4- Vieira, L.S. 1992. *Fitoterapia da Amazônia - Manual de Plantas Medicinais*. 2. ed. Editora Agronômica Ceres, São Paulo, 350 p.
5- Braga, R.A. 1976. *Plantas do Nordeste, especialmente do Ceará*. 3. ed. Vol. XLII. Coleção Mossoroense, Mossoró, 540 p.

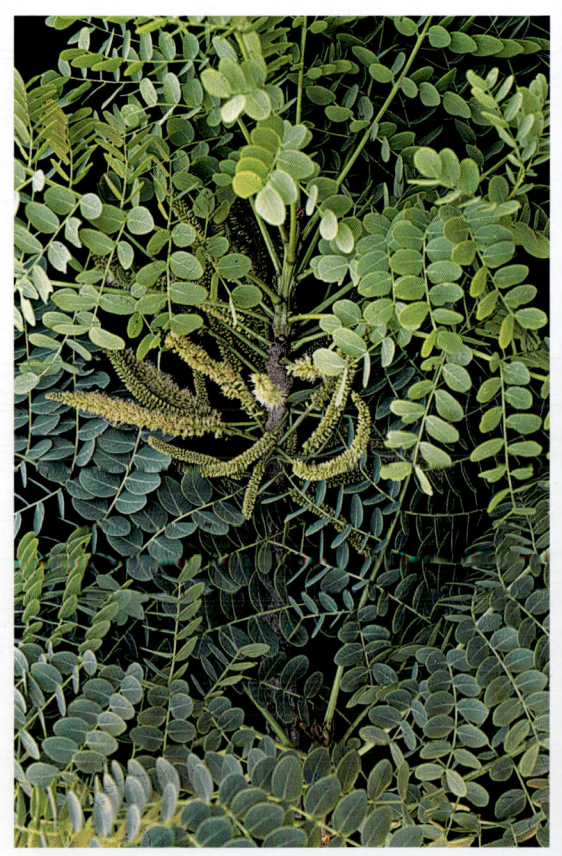

Tamarindus indica L.

Sin.: *Tamarindus officinalis* Hook., *Tamarindus umbrosa* Salisb.

Angiospermae - Fabaceae-Caesalpinioideae (Leguminosae-Caesalpinioideae). **Planta estudada:** H. Lorenzi 3.431 (HPL).

tamarindo, cedro-mimoso-do-rio-grande-do-sul, jabaí, jabão, polpa-de-tamarindo, tamarinda, tamarindeiro, tamarindo-do-egito, tamarindo-das-índias-orientais, tamarineira, tamarineiro, tamarinho, tamarino, cedro-mimoso, tâmara-da-índia, tamarinheiro

Características gerais - árvore de até 15 m de altura, de copa densa e arredondada. Folhas compostas pinadas, com 10 a 15 pares de folíolos, oblongos, arredondados, de 15 a 25 mm de comprimento. Flores amarelentas em pequenos racemos terminais. Fruto do tipo legume, de polpa carnosa, contendo várias sementes achatadas de cor parda. É muito conhecida por seus frutos de sabor, ao mesmo tempo muito azedo e levemente adocicado. São referidos dois tipos de tamarindo: o de frutos longos contendo até 12 sementes (*T. indica* L.) e os de frutos curtos, contendo de uma a quatro sementes (*T. occidentalis* Gaertn.)[1,2,8]. É natural da África tropical e naturalizada nas Américas, inclusive no Brasil e, cultivada na Europa e nos países asiáticos[3]. O termo latino *Tamarindus* significa tâmara da Índia[1].

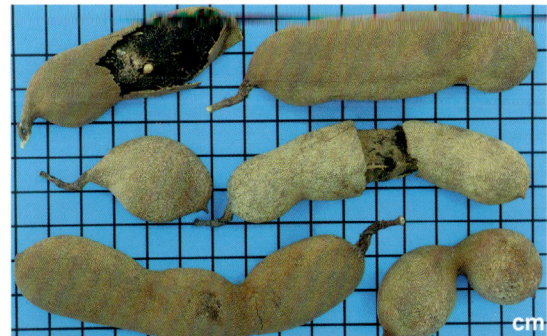

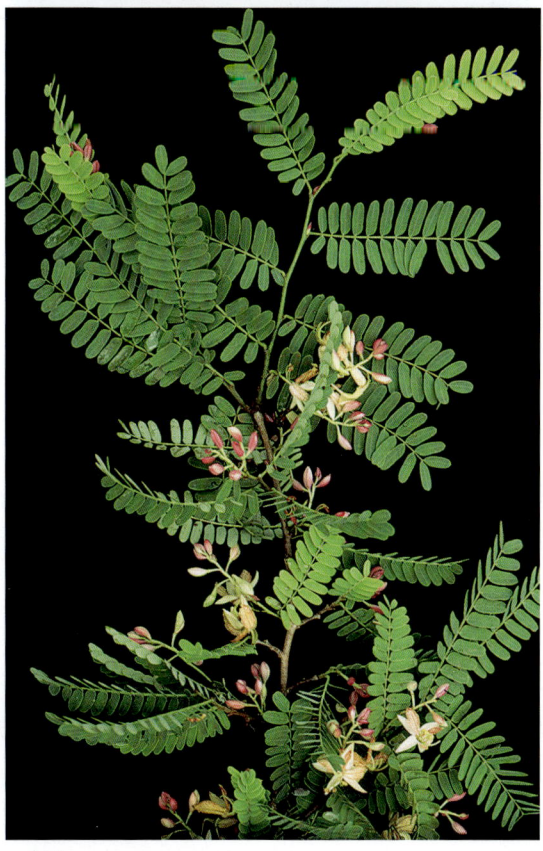

Usos - a polpa dos frutos é amplamente empregada para o preparo de refrescos caseiros e, em culinária é usada como agente acidificante em substituição ao limão ou vinagre no preparo de molhos, curries e pratos doce-salgados[2,7]. A literatura etnobotânica cita o uso da polpa de seus frutos como laxante e, do chá de suas folhas no tratamento caseiro do sarampo, gripe, febre, dores, pedra nos rins e icterícia[6,7]. Destas indicações, somente a atividade laxante é cientificamente reconhecida e adotada pelas farmacopeias de quase todo o mundo. A análise fitoquímica da polpa do fruto registra um conteúdo de cerca de 10% de ácido tartárico livre, 8% de tartarato ácido de potássio e 25 a 40% de frutose ou açúcar invertido, pectina e substâncias aromáticas[3,4,5]. Os resultados de vários ensaios farmacológicos registram para extratos da polpa dos frutos as atividades: antioxidante, antimicrobiana contra fungos e bactérias causadoras de dermatoses e infecções intestinais, como *Escherichia coli* e *Vibrio cholerae*. O extrato aquoso das folhas mostrou também atividade antimicrobiana, inclusive contra *Schistosoma mansoni* e vários fungos causadores de dermatose no homem e no cão[4]. O refresco preparado na concentração de 1 a10%, serve para mitigar a sede e tem propriedade laxante leve. A conserva é uma forma de guardar a polpa dos frutos até a safra seguinte. É preparada colocando-se frutos descascados e, de preferência sem sementes, dentro de um recipiente de madeira até enchê-lo e em seguida completar os espaços vazios derramando sobre eles xarope de açúcar concentrado e quente que serve para evitar o crescimento de bactérias e fungos. Além de servir às farmácias-vivas como matéria-prima estocada é, também, comercializável, podendo ser adquirida pela indústria farmacêutica ou, até mesmo, exportada[2]. A polpa de tamarindo é empregada especialmente como laxante suave no tratamento da prisão de ventre habitual e tem a propriedade de evitar a formação de cristais de oxalato de cálcio na urina. O uso do refresco é recomendável como bebida hidratante no tratamento caseiro auxiliar de doenças inflamatórias e estados febris, bem como na época de muito calor, agindo como um excelente refrigerante natural. A polpa fresca na dose de até 30 gramas (duas a três colheres de sopa), diluída em um copo d'água age como refrigerante e na dose de 90 a 120 gramas (seis a oito colheres das de sopa) como laxativo. A conserva, sendo mais concentrada, pode ser usada em doses menores, 15 a 20 gramas como refrigerante e de 45 a 60 gramas (3-4 colheres das de sopa) para obter o efeito laxativo. Tomadas como refrigerante, na dose de um copo de uma só vez, todas as manhãs, quase sempre promovem a regularização do funcionamento dos intestinos com poucos dias de tratamento[4].

Tamarindus indica L.
Exemplar adulto com sua copa densa e globosa muito característica, fotografado no interior estado do Ceará.

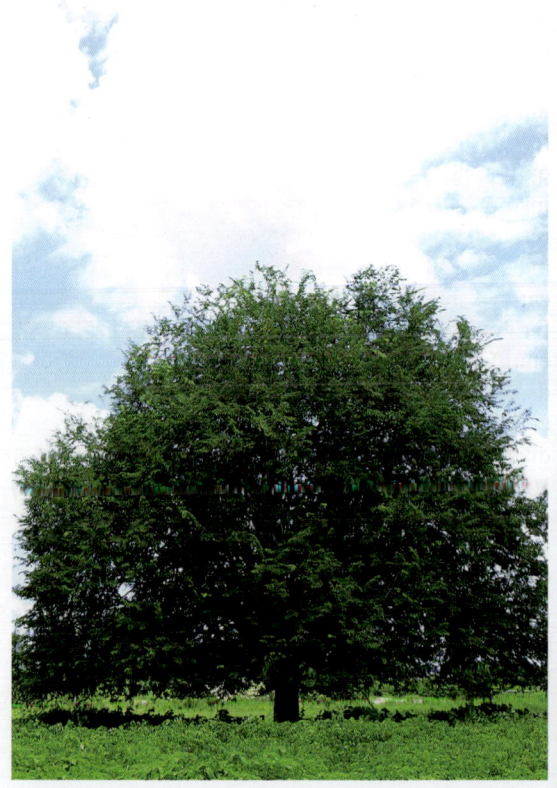

Literatura citada:
1- Braga, R.A. 1960. *Plantas do Nordeste, especialmente do Ceará*. 2. ed. Imprensa Oficial, Fortaleza, 540 p.
2- Matos, F.J.A. 2002. *Plantas Medicinais - guia de seleção e emprego de plantas usadas em fitoterapia no nordeste do Brasil*. Imprensa Universitária/ Edições UFC, Fortaleza, 344 p.
3- Gruenwald, J.; Brendler, T. & Jaenickke, C. (eds.). 2000. *Physicians Desk References (PDR) for herbal medicines*. Med. Econ. Co., New Jersey, 858 p.
4- Robineau, L.G. (ed.). 1995. *Hacia uma farmacopea caribeña / TRAMIL 7*. Enda-Caribe UAG & Universidad de Antioquia, Santo Domingo, 696 p.
5- Sousa, M.P.; Matos, M.E.O.; Matos, F.J.A. et al. 1991. *Constituintes químicos de plantas medicinais brasileiras*. Imprensa Universitária/UFC, Fortaleza, 416 p.
6- Boorhem, R.L. et al. 1999. *Reader's Digest - Segredos e Virtudes das Plantas Medicinais*. Reader's Digest Brasil Ltda., Rio de Janeiro, 416 p.
7- Bown, D. 1995. *The Herb Society of America - Encyclopedia of Herbs & Their Uses*. Dorling Kindersley Publishing, Inc., New York.
8- Lorenzi, H., L. Bacher, M. Lacerda & S. Sartori. 2006. *Frutas Brasileiras e Exóticas Cultivadas: (de consumo in natura)*. Instituto Plantarum, Nova Odessa. 672 p.

Bauhinia cheilantha (Bong.) Steud.
Sin.: *Pauletia cheilantha* Bong.

Angiospermae - Fabaceae-Cercidoideae (Leguminosae-Caesalpinioideae). **Planta estudada:** H. Lorenzi 2.671 (HPL).

pata-de-vaca, mororó-do-sertão, miroró, pata-de-cabra, mão-de-vaca, pata-de-veado, pata-de-cabra

Características gerais - os mororós são árvores silvestres, pequenas, de caule muito duro, com cascas fibrosas e folhas fendidas, típicas das espécies de *Bauhinia,* formando dois lobos cuja forma lembra o rastro da pata dos bovinos. Além desta espécie, a mais comum no Nordeste, especialmente no Ceará, é a *Bauhinia ungulata* L. (Sin.: *B. unguiculata* Sessé & Moc.), mais comum no sertão e cujas fotos são apresentadas na página seguinte. Outra espécie, *Bauhinia forficata,* tratada separadamente, é própria da Mata Atlântica do Sul e Sudeste do país, porém rara no Nordeste, caracterizando-se pela presença de espinhos nas axilas foliares, o que não ocorre nas espécies nordestinas. A espécie *Bauhinia ungulata,* cujo epíteto *ungulata*, em latim, significa casco ou pata de bovino, numa alusão à forma da folha, difere de *Bauhinia cheilantha* por ter folhas com lóbulos pontiagudos, enquanto esta os tem arredondados. Estas duas espécies podem ser cultivadas a partir de sementes ou do transplante de pés jovens, mas a manutenção dos exemplares em cultivo ainda requer estudos mais completos[1,2]. Suas flores têm cor branca[3], caráter este que pode servir para distingui-las das espécies de *Bauhinia* cultivadas.

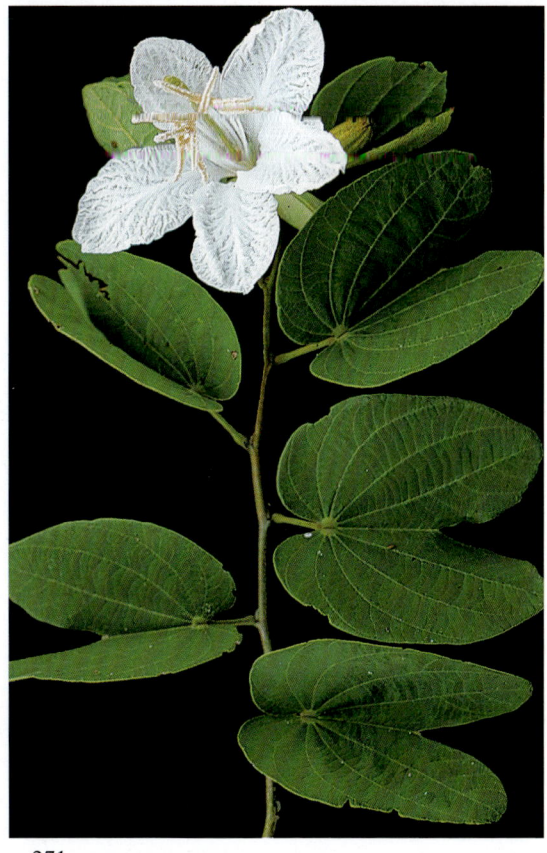

Usos - o primeiro estudo com *Bauhinia* é datado de 1929, um ensaio clínico feito com *B. forficata*, conclui pela existência da atividade hipoglicemiante em pacientes diabéticos[4,5], o que é confirmado em outras pesquisas posteriores[6,7,8]. Embora os mororós sejam, ainda, pouco estudados quimicamente, sua atividade hipoglicemiante tem sido comprovada através de vários experimentos, inclusive em ensaios clínicos especialmente em *B. ungulata* que, além de baixarem a glicose, diminuem, também, os níveis de colesterol e triglicérides[9,10]. Um único estudo químico registra, inclusive, a presença de insulina nos cloroplastos das células foliares desta planta[11]. Contrastando com as numerosas informações etnofarmacológicas e os trabalhos experimentais acima referidos, Russo e colaboradores concluem, em trabalho realizado em 1990, que o chá das folhas de *Bauhinia forficata* não tem efeito hipoglicemiante em pacientes com diabetes tipo 2 nem em pessoas normais[12]. Várias outras publicações de natureza etnobotânica citam o uso destas plantas no controle da glicemia de diabéticos[13]. Os mororós continuam sendo usados por pessoas diabéticas, na forma de chá, preparado por cozimento (decocto) de 6 g (uma colher das de sopa) do pó das folhas secas em 150 cc (uma xícara) de água, que é tomado nas doses de meia a duas xícaras, até duas vezes ao dia, modificando-se as doses, para mais ou para menos, conforme o efeito sobre a glicemia[1]. Diabete é uma doença grave que leva a pessoa doente a beber, comer e urinar muito e perder açúcar pela urina que, por isso, atrai formigas. O diabético deve cuidar bem de sua alimentação e fazer caminhadas diárias de 3 a 6 km e verificar, também diariamente, a presença de açúcar na urina. No caso da urina continuar contendo açúcar, procurar o médico para mudar o tratamento. Três espécies exóticas, *Bauhinia blakeana* Dunn, *B. monandra* Kurz e *B. variegata* L., introduzidas no Brasil com finalidade ornamental, são encontradas hoje nos jardins e praças de quase todas as cidades do país. Todas, por receberem também a denominação popular de pata-de-vaca, têm sido usadas por diabéticos, no lugar das espécies brasileiras recomendadas, embora sem terem sido estudadas conclusivamente. Este uso deve ser evitado, pelo menos até que seja divulgada a comprovação experimental da inocuidade e eficiência.

Bauhinia ungulata L.
Planta estudada: E.R. Salviani 1.417 (HPL).
Planta nativa do Nordeste, possui características e usos semelhante às demais espécies de *Bauhinia*.

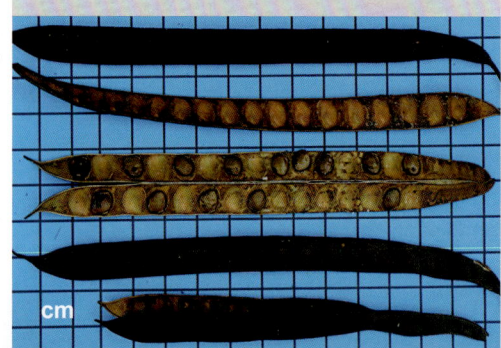

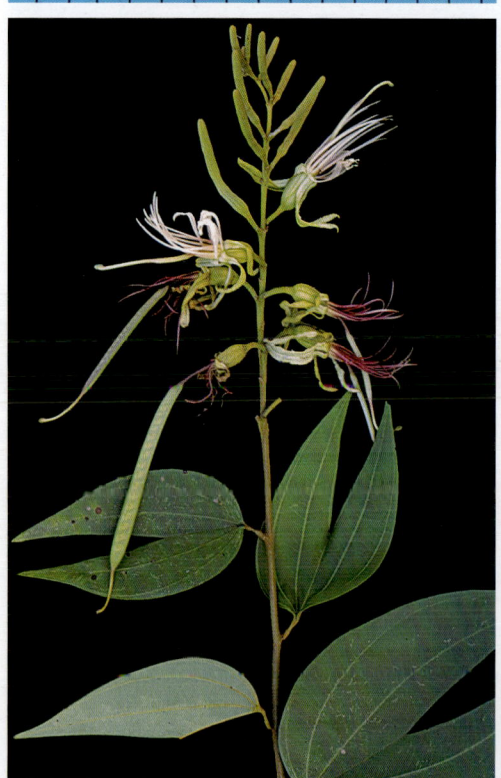

Literatura citada:
1- Matos, F.J.A. 2000. *Plantas Medicinais - guia de seleção e emprego de plantas usadas em fitoterapia no nordeste do Brasil*. 2. ed. Impr. Universitária/Ed. UFC, Fortaleza.
2- Almeida, E.R. 1993. *Plantas Medicinais Brasileiras, Conhecimentos Populares e Científicos*. Hemus Editora Ltda, São Paulo, 341 p.
3- Juliane, C. 1929. Ação Hipoglicemiante da Unha-de-Vaca, *Rev. Med. Pharm. Chim. Phys*. 2(1): 165-69.
4- Juliane, C. 1931. Acão Hipoglicemiante de *Bauhinia forficata* Link, Novos Estudos Experimentails. *Rev. Sudam Endocrin. Immol. Quimiot*. 14: 326-34.
5- Costa, O.A. 1945. Estudo Farmacoquímico da Unha-de--Vaca. *Rev. Flora Medicinal* 9(4): 175-89.
6- Miyake, E.T. et.al. 1986. Caracterizacão Farmacognóstica de Pata-de-Vaca (*Bauhinia fortificata*). *Rev. Bras. Farmacogn*. 1(1): 56-68.
7- Silva, K.L. et al. 2000. Phytochemical and pharmacognositc investigation of *Bauhinia forficata* Link. *Z Naturforsch [C]*. 55(5-6).
8- Almeida, R. & Agra, M.F. 1984. Levantamento da Flora Medicinal de Uso no Tratamento da Diabete e Alguns Resultados Experimentais. In: 8° Simpósio de Plantas Medicinais do Brasil, Manaus. Resumos... p.23.
9- Morais, K.B.M. & Andrade, M.M.F. 1980. Acompanhamento do uso da tintura de folhas de de mororó, a 20% *(Bauhinia ungulata L.)* em diabéticos. In: 16°. Simpósio de Plantas Medicinais do Brasil, Florianópolis. Resumos... p.79.
10- Souza, M.A.M. 1995. Glicemia em ratos cronicamente desnutridos e efeito de *Bauhinia forficata* Link (pata-de-vaca) no rato adulto diabético e normal. Tese (Mestrado) - UFPE.
11- Oliveira, A.E.A. et al. 2000. Presença de insulina em plantas: função biológica e possível validação de sua utilizaçao no tratamento do diabetes. *Diabetes Clínica* 4: 283-290
12- Russo, E.M & Reichelt, A.A. et al. 1990. Clinical trial of *Myrcia uniflora* and *Bauhinia forficata* leaf extracts in normal and diabetic patients. *Braz. J. Med. Biol. Res*. 23(1): 11-20.
13- Taylor, L. 1998. *Herbal secrets of the Rainforest*.Prima Health Publishing, Rocklin, CA, 315 p.

Bauhinia forficata Link
Sin.: *Bauhinia candicans* Benth.

Angiospermae - Fabaceae-Cercidoideae (Leguminosae-Caesalpinioideae). **Planta estudada:** A. Amaral Jr. 390 (HPL).

pata-de-vaca, bauhínia, capa-bode, casco-de-burro, casco-de-vaca, ceroula-de-homem, miriró, miroró, mororó, pata-de-boi, pata-de-veado, pé-de-boi, unha-de-anta, unha-de-boi, unha-de-boi-de-espinho, unha-de-vaca, unha-de-veado

Características gerais - árvore espinhenta, semidecídua, de copa aberta, com tronco um pouco canelado e de cor clara, de 5-9 m de altura. Folhas simples, coriáceas, divididas até acima do meio com aspecto de uma pata de vaca, de 8-12 cm de comprimento. Flores brancas, dispostas em racemos axilares. Os frutos são vagens achatadas e deiscentes[4]. É nativa do Sudeste do Brasil, mas encontrada também nas áreas montanhosas da região Nordeste[8]. Ocasionalmente é plantada na arborização urbana. No Sul do país ocorre outra espécie muito semelhante (*Bauhinia candicans* Benth.), considerada por alguns autores como sinônimo de *B. forficata* e com as mesmas propriedades que esta (foto na próxima página).

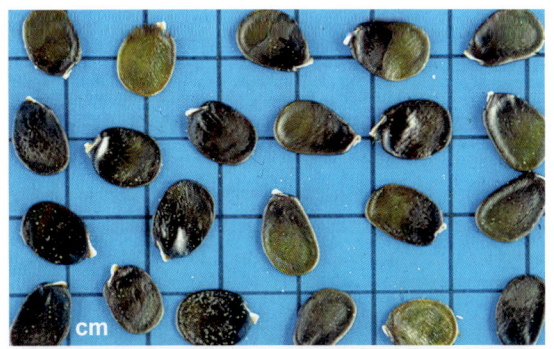

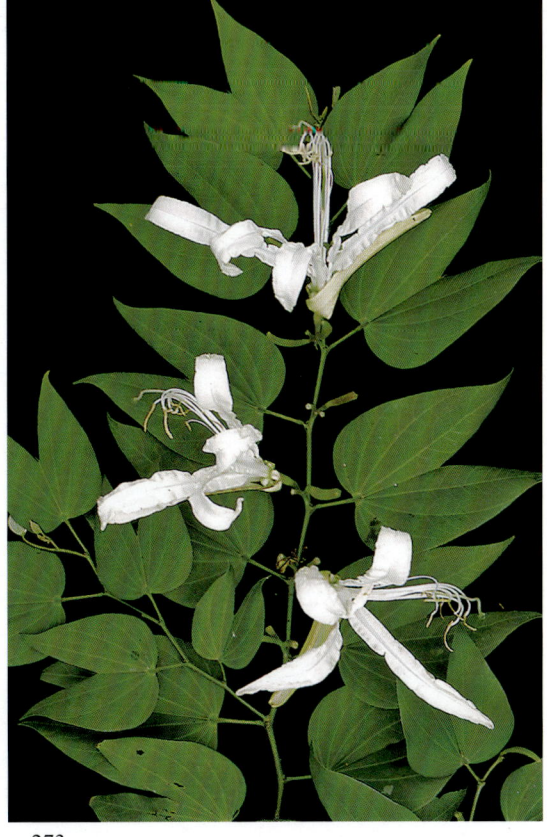

Usos - as folhas, cascas e flores são largamente empregadas na medicina caseira, principalmente no Sudeste. O primeiro ensaio clínico com esta espécie é datado de 1929, que concluiu pela existência da atividade hipoglicemiante em pacientes diabéticos[10]. Especialmente as folhas são consideradas antidiabéticas, diuréticas e hipocolesterêmiantes, sendo empregadas nas práticas caseiras da medicina popular também contra cistites, parasitoses intestinais, elefantíase e como auxiliar no tratamento da diabetes[1,5]. Contra diabetes tem sido recomendado o seu chá, preparado fervendo-se por três minutos uma colher das de sobremesa de folhas bem picadas com água suficiente para uma xícara das médias, para ser bebido na dose de uma xícara três vezes ao dia, sendo uma em jejum e as demais antes das principais refeições[6]. Como diurética e para eliminar cálculos renais, a literatura etnofarmacológica recomenda o mesmo tipo de chá na dose de três xícaras ao dia, sendo, duas xícaras pela manhã e outra a tarde antes das 17:00 h[6]. Para diarreias a literatura recomenda o chá feito com sua casca e ramos picados, preparado com uma colher das de sobremesa deste material, fervido durante cinco minutos com água suficiente para dar um copo, que, depois de frio deve ser bebido após cada evacuação[6]. Estudos farmacológicos feitos em animais de laboratório e clínicos feitos em humanos para avaliação de sua atividade hipoglicemiante forneceram resultados contraditórios, mas mesmo assim, é uma das principais plantas antidiabéticas usadas pela população brasileira. Os primeiros estudos que confirmaram esta atividade[3,10,11,13] foram refutados por um estudo mais recente publicado em 1990[7]. Os resultados de suas análises fitoquímicas de suas folhas e flores registram a presença de esteróis, flavonoides, pinitol, colina e trigonelina[2], além de glicosídeos, ácidos orgânicos, sais minerais, taninos, pigmentos e mucilagens[1,6]. O amplo emprego desta planta nas práticas caseiras da medicina popular é motivo suficiente para sua escolha como tema de estudos químicos, farmacológicos e clínicos visando sua validação como medicamento eficaz e seguro para diabéticos, principalmente depois que pesquisadores da área da bioquímica conseguiram determinar nesta planta a insulina, substância hormonal reguladora do nível de glicose no sangue, anteriormente só encontrada no pâncreas[9].

Literatura citada:

1- Corrêa, A.D.; Siqueira-Batista, R. & Quintas, L.E.M. 1998. *Plantas Medicinais - do cultivo à terapêutica*. 2. ed. Editora Vozes, Petrópolis.
2- Iribarren, A.M. & Pomilio, A.B. 1983. Components of *Bauhinia candicans. J. Nat. Prod. 46*: 752-753.
3- Silva, K.L. et al. 2000. Phytochemical and pharmacognositc investigation of *Bauhinia forficata* Link. *Z Naturforsch [C]. 55*(5-6).
4- Lorenzi, H. 2002. *Árvores Brasileiras*. 4ª edição. Vol. I. Instituto Plantarum, Nova Odessa-SP, 384 p.
5- Mors, W.B.; Rizzini, C.T. & Pereira, N.A. 2000. *Medicinal Plants of Brazil*. Reference Publications, Inc., Algonac, Michigan, 501 p.
6- Panizza, S. 1998. *Plantas que Curam (Cheiro de Mato)*. 3. ed. IBRASA, São Paulo, 280 p.
7- Russo, E.M.K. et al. 1990. Clinical trial of *Myrcia uniflora* and *Bauhinia forficate* leaf extracts in normal and diabetic patients. *Braz. J. Med. Biol. Res. 23*: 11-20.
8- Ducke, A. 1959. Estudos botânicos no Ceará. *An. Acad. Bras. Cienc.* (Rio de Janeiro) *21*(2): 211-308.
9- Oliveira, A.E.A., Azevedo, C.R.; Venâncio, T.M.; Machado, O.L.T; Fernandes, K.; Xavier-Filho, J. 2000. Presença de insulina em plantas: função biológica e possível validação de sua utilização no tratamento do diabetes. *Diabetes Clínica 4*: 283-290.
10- Juliane, C. 1929. Acão Hipoglicemiante da Unha-de-Vaca, *Rev. Med. Pharm. Chim. Phys. 2*(1): 165-69.
11- Juliane, C. 1931. Acão Hipoglicemiante de *Bauhinia forficata* Link. Novos Estudos Experimentais. *Rev. Sudam Endocrin. Immol. Quimiot. 14*: 326-34.
12 Miyake, E.T. et al. 1986. Caracterização farmacognóstica de Pata-de-Vaca (*Bauhinia fortificata*). *Rev. Bras. Farmacogn. 1*(1): 56-68.
13- Almeida, R. & M.F. Agra. 1984. Levantamento da Flora Medicinal de Uso no Tratamento da Diabete e Alguns Resultados Experimentais. In: 8º. Simpósio de Plantas Medicinais do Brasil, Manaus. *Resumos...* p.23.

Bauhinia forficata subsp. *pruinosa* (Vogel) Fortunato & Wunderlin
Planta estudada: H. Lorenzi 1.041 (HPL).
Nativa no Sul, possui os mesmos usos que a forma típica da espécie.

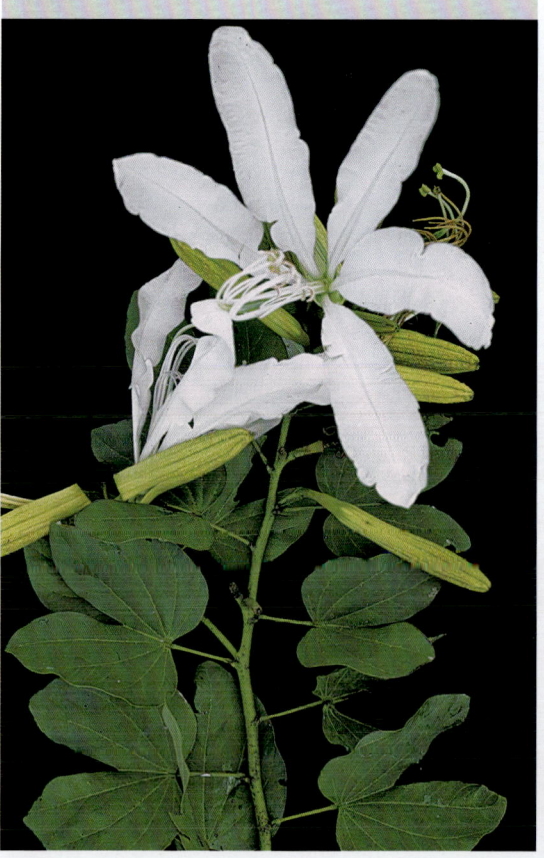

Copaifera langsdorffii Desf.

Sin.: *Copaiba langsdorffii* (Desf.) Kuntze, *Copaifera nitida* Mart. ex Hayne, *Copaifera sellowii* Hayne

Angiospermae - Fabaceae-Detarioideae (Leguminosae-Caesalpinioideae). **Planta estudada:** H. Lorenzi 1.600 (HPL).

pau-d'óleo, bálsamo, bálsamo-de-copaíba, copaíba, copaíba-da-várzea, copaíba-vermelha, copaibeira-de-minas, copaúba, cupiúba, cupiúva, oleiro, óleo-de-copaíba, óleo-vermelho, pau-de-óleo, podoi

Características gerais - as espécies fornecedoras do óleo de copaíba, embora apresentem algumas diferenças botânicas se parecem muito. São, geralmente, árvores com altura de 10 a 40 metros, com folhagem densa e constituída de folhas compostas pinadas, alternas, com folíolos coriáceos de 3-6 cm de comprimento[1,6,7]. Ocorrem, principalmente, no Brasil, Venezuela, Guianas e Colômbia. É na Amazônia, entretanto, que encontram seu melhor habitat, embora possam ser encontradas nos estados do Mato Grosso, Mato Grosso do Sul, Goiás, Minas Gerais, Pará, São Paulo e Paraná e nas partes mais úmidas da região Nordeste do Brasil. Além da espécie *Copaifera langsdorffii*, são citadas, mais comumente, *Copaifera reticulata* Ducke, *Copaifera officinalis* (Jacq.) L., *Copaifera guyanensis* Desf., *Copaifera oblongifolia* Mart., e *Copaifera luetzelburgii* Harms, sendo atribuída a todas a mesma utilização medicinal. O bálsamo, vulgarmente chamado óleo, é acumulado em cavidades do tronco da árvore de onde, pelo processo artesanal, é extraído através de furos e recolhido com auxílio de tubos ou canaletas, apenas uma vez cada ano. Atualmente o óleo de copaíba é obtido como subproduto da indústria madeireira na Amazônia por aproveitamento do óleo que escoa durante a serragem da madeira[1,2,5,7,8,9].

Usos - O óleo, depois de filtrado, tem consistência oleosa, cor amarelo-pálida a pardo-esverdeada, às vezes com ligeira fluorescência, sabor amargo e odor aromático característico[5]. Tem uma parte volátil formada por compostos sesquiterpênicos, principalmente beta-cariofileno (50-52%), acompanhado de menores quantidades de outros oito sesquiterpenos[2]. Na fração fixa que é a resina, predominam alguns ácidos diterpênicos especialmente o copálico[2,3,4]. No ensaio de atividade antimicrobiana mostrou-se ativo contra *Staphylococcus aureus, Ba-*

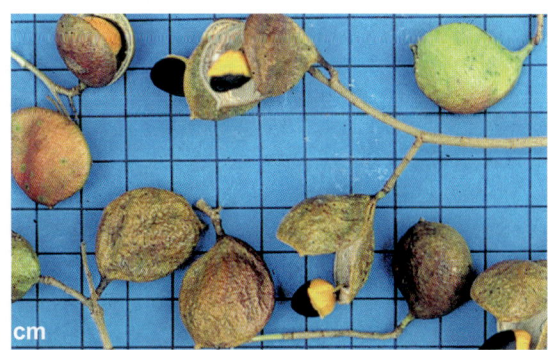

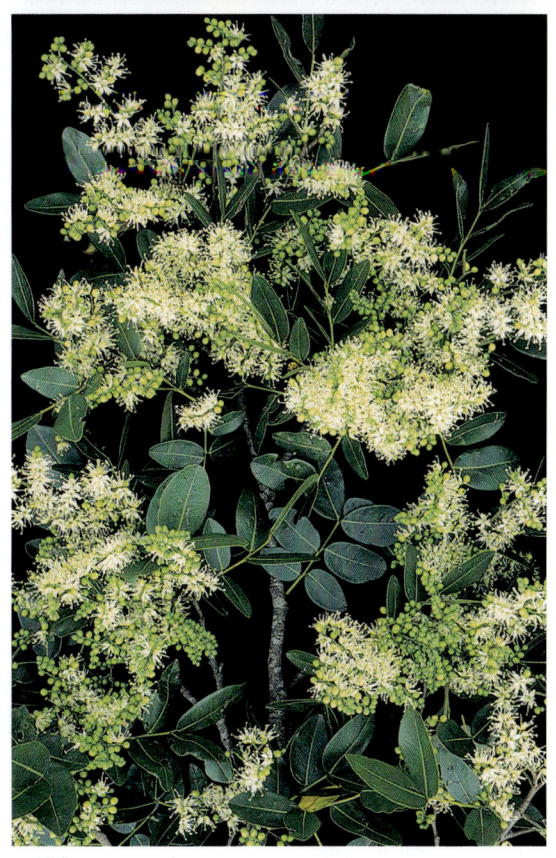

cillus subtilis e *Escherichia coli*[2,5]. Na medicina tradicional dos índios brasileiros desde o período pré-colombiano o óleo tem sido usado externamente, no tratamento de doenças da pele e como proteção contra picadas de insetos. Depois de sua introdução nas farmacopeias como medicamento antiblenorrágico, seu uso generalizou-se na medicina popular como cicatrizante e anti-inflamatório local e, internamente, como diurético, expectorante e antimicrobiano das afecções urinárias e da garganta, neste caso misturado a mel-de-abelhas e limão. Por sua propriedade antimicrobiana, anti-inflamatória e cicatrizante, entra na composição de produtos cosméticos e sabões faciais, possivelmente úteis na prevenção da acne[4]. Vários de seus componentes têm atividade farmacológica cientificamente comprovada, dentre eles está o beta-cariofileno que tem ação anti-inflamatória e protetora da mucosa gástrica[5]. Tem-se observado que a eficiência do óleo integral é maior do que as de quaisquer de seus constituintes considerados isoladamente.

Copaifera langsdorffii Desf.
Vista das sementes e de exemplar adulto com sua copa arredondada e densa muito característica, fotografado no interior do estado de São Paulo.

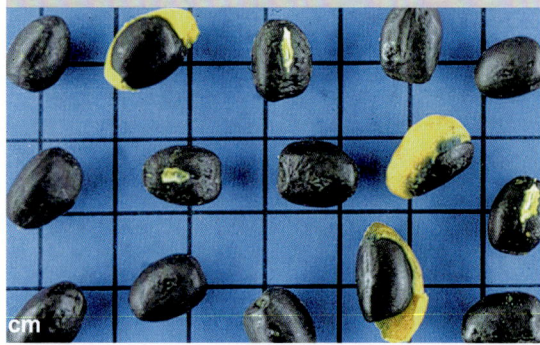

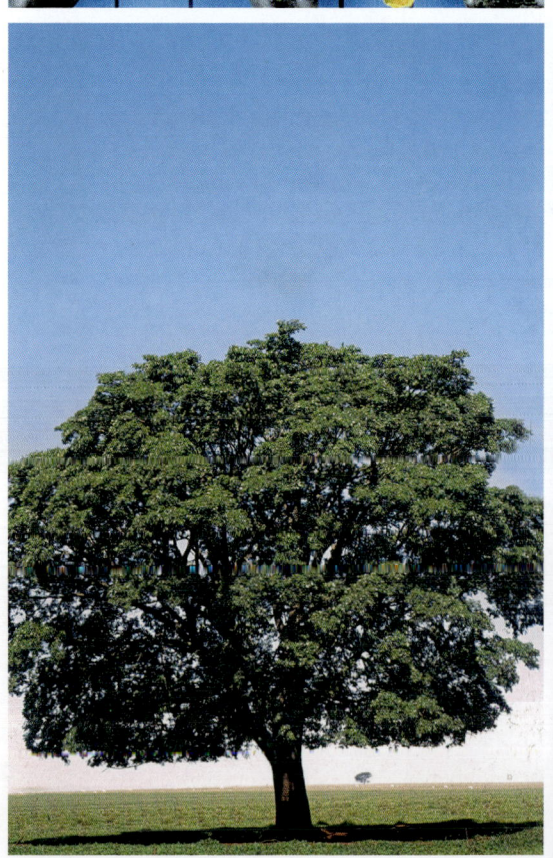

Literatura citada:

1- Corrêa, M.P. 1984. *Dicionário das Plantas Úteis do Brasil e das Exóticas Cultivadas*. Vol. II. Instituto Brasileiro de Desenvolvimento Florestal, Rio de Janeiro, p.370-5/ 6 vols.

2- Simões, C.M.O. et al. 2001. *Farmacognosia - da planta ao medicamento*. Ed. da Universidade/ UFRGS/UFSC, Porto Alegre/Florianópolis, 833 p.

3- Gottlieb, O.R. & Iachan, A. 1945. Estudo do bálsamo de copaíba. *Rev. Quim. Ind. 14*(163): 20-21.

4- El Nunzio, M.J. 1985. Óleo de copaíba e seu emprego cosmético. *Aerosol Cosmet. 7*(41): 7-9.

5- Tambe, Y.; Tsujiuchi, H.; Honda, G. et al. 1996. Gastric Cytoprotection of the Non-Steroidal Anti--Inflammatory Sesquiterpene, □-caryophyllene. *Planta Med. 62*(5): 469-70.

6- Lorenzi, H. 2002. *Árvores Brasileiras: manual de identificação e cultivo de plantas arbóreas nativas do Brasil*. 4ª edição. Vol. I. Instituto Plantarum, Nova Odessa-SP, 384 p.

7- Braga, R.A. 1976. *Plantas do Nordeste, especialmente do Ceará*. 3. ed. Coleção Mossoroense, Mossoró, 540 p.

8- Schultes, R.E. & Raffauf, R. F. 1990. *The Healing Forest - Medicinal and Toxic Plants of the Northwest Amazonia*. Dioscorides Press, Portland, OR, 484 p.

9- Mors, W.B.; Rizzini, C.T. & Pereira, N.A. 2000. *Medicinal Plants of Brazil*. Reference Publications, Inc., Algonac, Michigan, 501 p.

Hymenaea courbaril L.

Sin.: *Hymenaea animifera* Stokes, *Hymenaea candolleana* Kunth, *Hymenaea courbaril* var. *obtusifolia* Ducke, *Hymenaea multiflora* Kleinhoonte, *Hymenaea resinifera* Salisb., *Hymenaea retusa* Willd. ex Hayne, *Hymenaea stilbocarpa* Hayne, *Inga megacarpa* M.E. Jones, *Hymenaea courbaril* var. *stilbocarpa* (Hayne) Y.T. Lee & Langenh.

Angiospermae - Fabaceae-Detarioideae (Leguminosae-Caesalpinioideae). **Planta estudada:** A. Amaral Jr. 365 (HPL).

jatobá, jitaí, aboti-timbaí, árvore-de-copal, burandã, farinheira, fava-doce, fava-do-pó, imbiúva, jassaí, jataí, jataí-açu, jataí-amarelo, jataí-peba, jataí-vermelho, jataíba, jatobá-da-caatinga, jatobá-lágrima, jatobá-miúdo, jetaí, jutaí, jutaici

Características gerais - árvore de 15-20 m de altura (até 30 m na região Amazônica), dotada de copa ampla e densa, com tronco mais ou menos cilíndrico de até 1 m de diâmetro. Folhas compostas bifolioladas, com folíolos coriáceos, de 6-14 cm de comprimento. Flores brancas grandes, reunidas em pequenas inflorescências terminais. Os frutos são vagens curtas de 6-13 cm de comprimento, de cor marrom-escura, contendo 3 a 8 sementes duras, de cor marrom, envoltas por uma substância farinácea adocicada com cheiro de chulé[1]. É nativa da mata semidecídua da bacia do Paraná, Brasil Central e Centro-Oeste e, da floresta tropical Amazônica. Os botânicos separam as formas regionais desta espécie em variedades botânicas[1].

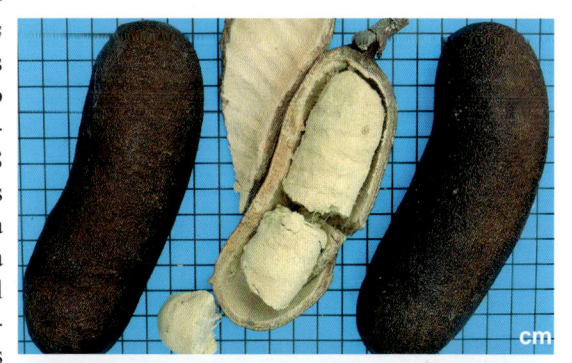

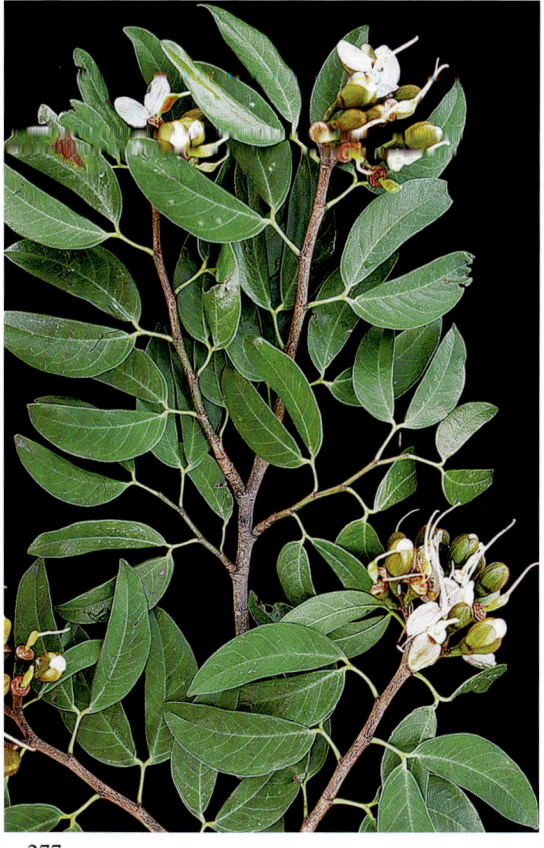

Usos - a polpa farinácea que envolve as sementes é comestível e rica em nutrientes, sendo amplamente consumida pelas populações rurais das regiões de origem desta planta[1]. A planta libera uma goma resinosa que é recolhida sob a árvore e usada para o preparo de incenso e verniz. Tribos indígenas da Amazônia tem usado esta goma para fazer placas para os lábios, bem como para fins medicinais[3,4,5]. O emprego desta planta na medicina indígena amazônica é muito antigo. A casca moída é usada por algumas tribos do Peru e das Guianas contra a diarreia. A seiva é usada por indígenas Amazônicos contra tosse e bronquite e o chá da casca para problemas estomacais, para o tratamento de pé-de-atleta e fungos dos pés[2,3]. Na medicina tradicional esta planta é ainda usada hoje da mesma forma como no passado. O primeiro registro de seu uso é de 1930, quando o médico J. Monteiro da Silva a descrevia como carminativa, sedativa e adstringente, recomendando sua casca para hematúria, diarreia, dispepsia, disenteria, fadiga, intestino preso, problemas de bexiga e hemoptise, enquanto sua resina o indicava para todos os tipos de problemas do trato respiratório superior e cardio-pulmonares[6]. Um extrato líquido preparado de sua casca e resina, denominado "vinho-de-jatobá," foi largamente comercializado no país até a década de 70 e recomendado como tônico e fortificante e, para vários outros problemas[7]. Recomenda-se o seu chá contra diarreia, disenteria e cólicas intestinais, preparado com 1 colher (sopa) de sua casca picada em 1 xícara (chá) de água em fervura durante 5 minutos, na dose de 1 xícara (chá) 3 vezes ao dia[15]; adicionar açúcar e mel a este chá até formar um xarope para o tratamento de bronquite, tosse, asma, catarro e fraqueza pulmonar[15]. Recomenda-se também o chá de suas folhas contra afecções das vias urinárias, prostalite e cistite crônica[15]. Nos EUA esta planta é usada como um energético natural e como remédio para problemas respiratórios como asma, laringite e bronquite, como descongestionante e fungicida, para o tratamento da bursite, infecções da bexiga, hemorragias, infecções fúngicas, artrites e infecção da próstata[8,9,10]. As folhas e a casca desta planta possuem um grupo de fotoquímicos denominados terpenos e fenólicos com propriedades antimicrobianas, antifúngicas, antibacterianas, moluscicidas comprovadas em vários estudos, o que valida sua longa história de uso contra vários males[11,12,13,14].

Literatura citada:
1- Lorenzi, H. 2002. *Árvores Brasileiras*. 4ª edição. Vol. I. Instituto Plantarum, Nova Odessa-SP, 384 p.
2- Branch, L.C. & Silva, I.M.F. 1983. Folk Medicine of Alter do Chão, Pará. *Acta Amazônica* 13(5/6): 737-797.
3- Balee, W. 1994. *Footprints of the Forest: Ka'apor Ethnobotany - the Historical Ecology of Plant Utilization by an Amazonian People*. Columbia University Press, New York.
4- Schultes, R.E. & Raffauf, R. F. 1990. *The Healing Forest - Medicinal and Toxic Plants of the Northwest Amazonia*. Dioscorides Press, Portland, OR, 484 p.
5- Duke, J. & Vasquez, R. 1994. *Amazonian Ethnobotanical Dictionary*. CRC Press, Inc., Boca Raton, FL.
6- Silva, J.M. 1930. *Catálogo de Extractos Flúidos*. Araija e Cia. Ltda, Rio de Janeiro.
7- Cruz, G.L. 1965. *Livro Verde das Plantas Medicinais e Industriais do Brasil*. Vol. II. Belo Horizonte, 554 p.
8- Schwontkowski, D. 1993. *Herbs of the Amazon - Traditional and Common Uses*. Science Student Brain Trust Publishing, Utah.
9- Easterling, J. 1992. Traditional uses of Rainforest Botanicals.
10- *Powerful and Unusual Herbs from the Amazon and China*. 1993. The World Preservation Society, Inc.
11- Marsaioli, A.J. et al. 1975. Diterpenes in the bark of *Hymenaea courbaril*. *Phytochemistry 14*: 1882-1883.
12- Giral, F. et al. 1979. Ethnopharmacognostic observations of Panamanian medicinal plants. Part 1. *Q. J. Crude Drug Res.* 167(3/4):115-130.
13- Souza, P. M. de. et al. 1974. Molluscicidal activity of plants from Northeast Brazil. *Rev. Bras. Pesq. F. Med. Biol.* 7(4): 389-394.
14- Rahalison, L. et al. 1993. Screening for antifungal activity of Panamanian plants. *Inst. J. Pharmacog.* 31(1): 68-76.
15- Panizza, S. 1998. *Plantas que Curam (Cheiro de Mato)*. 3. ed. IBRASA, São Paulo, 280 p.

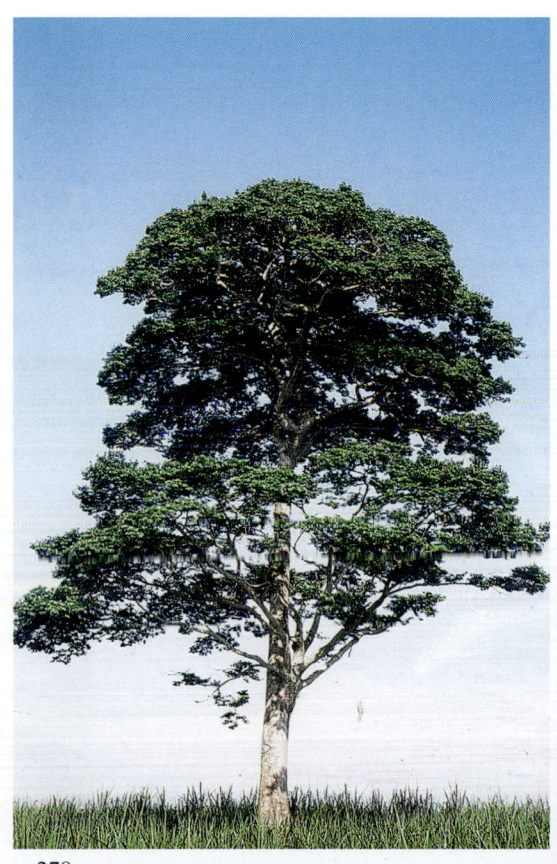

Abrus precatorius L.

Sin.: *Abrus cyaneus* R. Vig., *Abrus maculatus* Noronha, *Abrus minor* Desv., *Abrus pauciflorus* Desv., *Abrus squamulosus* E. Mey., *Abrus tunguensis* P. Lima, *Abrus wittei* Baker f., *Glycine abrus* L., *Abrus precatorius* var. *novo-guineensis* Zipp. ex Miq.

Angiospermae - Fabaceae-Papilionoideae (Leguminosae-Papilionoideae). **Planta estudada:** H. Lorenzi 2.804 (HPL).

jequiriti, jequeriti, piriquiti, olho-de-cabra, olho-de-pombo, cipó-de-alcaçuz, tento-miúdo

Características gerais - trepadeira delicada, das restingas arbustivas e de capoeiras da orla Atlântica principalmente das regiões Norte e Nordeste do Brasil. Folhas compostas pinadas, com cerca de 20 pares de folíolos de menos de 1 cm de comprimento. Flores róseo-claras ou purpúreas, de curta duração, dispostas em densos racemos terminais. Os frutos são vagens infladas, curtas que, ao se abrirem espontaneamente quando ainda na planta, deixam expor as sementes de cor vermelha com um ponto preto na base e muito duras[9].

Usos - suas sementes são extremamente tóxicas se partidas ou mastigadas, a ingestão de uma única semente pode ser fatal[2]. Suas raízes moídas, contudo, são amplamente usadas na medicina tradicional no Norte e Nordeste do Brasil como abortiva, afrodisíaca, antimicrobiana, diurética, emética, expectorante, febrífuga, hemostática, laxativa, refrigerante, sedativa e vermífuga[3,4,5,6]. As raízes moídas e transformadas em pasta e administrada na dose de 5 g numa única dose são eficazes nos casos de desconforto abdominal. Duas saponinas triterpenoides isoladas da parte aérea desta planta mostraram atividade anti-inflamatória. Extratos desta planta (folhas, raízes e ramos) proporcionaram uma ação anti-helmíntica muito eficaz[4]. Quatro isoflavoquinonas isoladas das raízes desta planta mostraram uma forte atividade anti-inflamatória e antialergênica[5]. O suco das folhas e sementes moídas em mistura com óleo e aplicadas no cabelo uma vez ao dia por uma hora durante 3-4 dias elimina a cor grisalha dos mesmos[6].

Literatura citada:

1- Anan, E.M. 2001. Anti-inflamatory activity of compounds isolated from the aerial parts of *Abrus precatorius* (Fabaceae). *Phytomedicine* 8(1): 24-27.

2- Fernando, C. 2001. Poisoning due to *Abrus precatorius* (jequirity bean). *Anaesthesia* 56(12): 1178-1180.

3- Singh, S. & Singh, D.K. 1999. Effect of molluscicidal components of *Abrus precatorius*, *Argemone mexicana* and *Nerium oleander* on certain biochemical parameters of *Lymnaea acuminate*. *Phytother Res. 13*(3): 210-213.

4- Molgaard, P. et al. 2001. Anthelmintic screening of Zimbabwean plants traditionally used against schistosomiasis. *J. Ethnopharmacol. 74*(3): 257-264.

5- Kuo, S.C. et al. 1995. Potent antiplatelet, anti-inflamatory and antiallergenic isoflavoquinones from the roots of *Abrus precatorius*. *Planta Med. 61*(4): 307-312.

6- Taylor, L. 1969. Jequerity (*Abrus precatorius*) Technical Report. Raintree Nutrition, Inc. Database on the Internet.

9- Braga, R.A. 1976. *Plantas do Nordeste, especialmente do Ceará*. 3. ed. Coleção Mossoroense, Mossoró, 540 p.

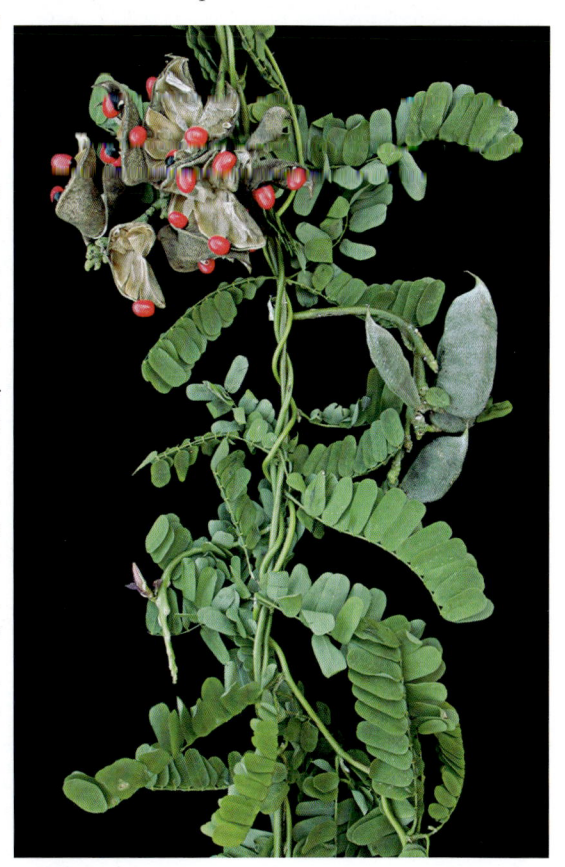

Amburana cearensis (Allemão) A.C. Sm.

Sin.: *Torresea cearensis* Allemão, *Amburana acreana* (Ducke) A.C. Sm., *Amburana claudii* Schwacke & Taub., *Torresea acreana* Ducke

Angiospermae - Fabaceae-Papilionoideae (Leguminosae-Papilionoideae). **Planta estudada:** H. Lorenzi 2.003 (HPL).

amburana, amburana-de-cheiro, cerejeira, cerejeira-rajada, camuru-do-ceará, cumaré, cumaru, cumaru-das-caatingas, cumaru-de-cheiro, imburana, imburana-de-cheiro, umburana

Características gerais - árvore com até 20 m de altura (foto na próxima página), de tronco revestido por uma casca espessa (ritidoma esfoliativo) que se desprende em finas lâminas delgadas deixando grandes manchas vermelho-pardas de mistura com outras esverdeadas. Folhas compostas pinadas, de folíolos elípticos, orbiculares até oblongas ou ovais, de 2-3 cm de comprimento. Flores pequenas, brancacentas e muito aromáticas, dispostas em panículas terminais. Fruto do tipo vagem, tardiamente deiscente (foto menor ao lado), contendo uma única semente achatada e provida de uma asa membranácea. Todas as partes da planta têm cheiro forte e agradável. Ocorre desde o Nordeste do Brasil até São Paulo, nas áreas mais áridas. Na região Amazônica, principalmente no Acre e Rondônia ocorre outra espécie afim desta planta – *Amburana acreana* (Ducke) A.C. Sm., com as mesmas propriedades, mas de porte muito maior, contudo considerada por alguns autores como a mesma espécie[1,2,3,4].

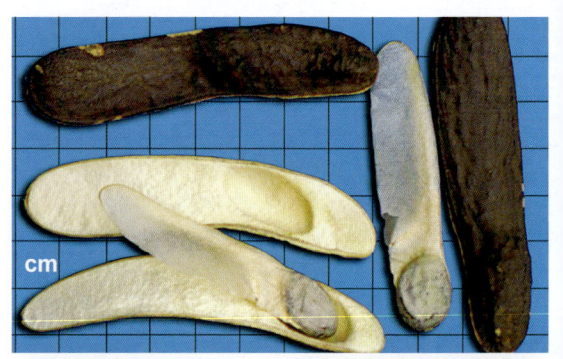

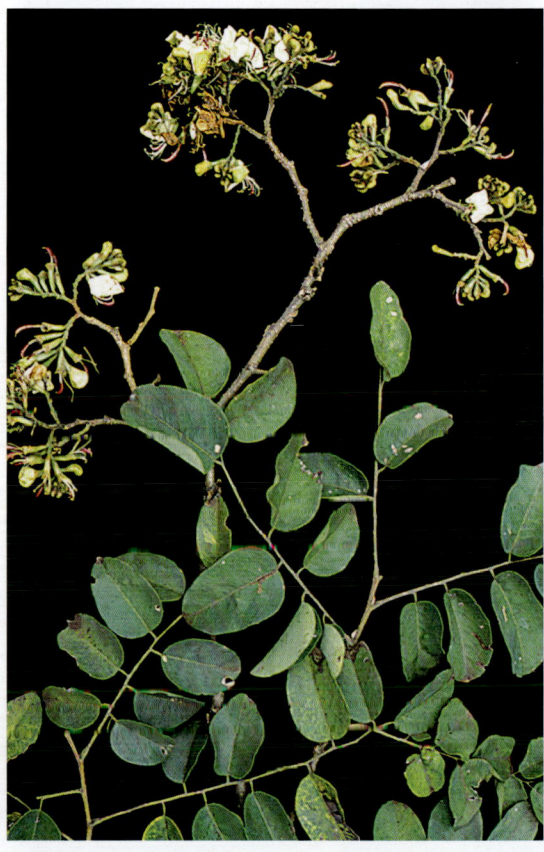

Usos - as cascas e sementes são utilizadas com frequência em medicina popular como medicação caseira no tratamento de bronquites, asma, gripes e resfriados, na forma de chá fervido (decocto) ou de banho com o cozimento das cascas (decocto) para tratar dores reumáticas. As sementes são usadas, também, em substituição da fava-tonka, *Dipteryx odorata*. Seu estudo fitoquímico mostrou que as sementes fornecem cerca de 23% de um óleo fixo constituído principalmente do glicerídeo dos ácidos: palmítico (18,6%), linoleico (7,1%), oleico (53,1%), esteárico (8,0%) e 4% de cumarina com um pouco de 6-hidroxicumarina [3,4,7]. Contêm também uma proteína capaz de inativar a tripsina e o fator de coagulação XII[5]. Nas cascas foram encontrados cumarina, isocampferídio e traços de outros flavonoides[8], enquanto na madeira foram determinados a cumarina, 3,4-dimetoxicinamato de metila, ácido vanílico, afrormosina, 8-0metilretusina, 2,4-metilenocicloartenol e beta-sistoterol[4,5]. Estudos farmacológicos efetuados com a finalidade de justificar as possíveis ações farmacológicas desta planta e de constituintes ativos das cascas, representados pela cumarina e uma fração flavonoide, constituída principalmente pelo isocampferídio, demonstraram que o extrato hidroalcoólico de suas cascas e a cumarina administrados por via oral, apresentaram uma atividade anti-inflamatória no ensaio do edema de pata induzido pela carragenina, em ratos, mas não interferiram sobre o edema quando foi usado o agente indutor dextrano; em modelos experimentais, ambos apresentaram atividade analgésica nos testes laboratoriais de dor; noutros estudos o extrato das cascas e a cumarina inibiram a formação de coágulos no sangue que justificam a atividade anti-inflamatória e supõe uma possível ação antitrombótica, além de apresentarem ação antiespasmódica e broncodilatadora; nestes ensaios o extrato mostrou muito baixa toxicidade, especialmente quando administrado por via oral [2]. Esta planta pode ser usada na forma de cozimento (decocto) feito com 50 g de casca bem picada (meia xícara das médias) com água em quantidade suficiente para dar um copo, fervendo-se a mistura em recipiente coberto com tampa. O cozimento, depois de coado, pode ser tomado na dose de uma colher das de sopa até seis vezes ao dia, ou usado para se fazer o xarope, juntando-se com a mesma quantidade de açúcar e fervendo-se a mistura até dissolvê-lo totalmente. Para garantir maior tempo de duração do xarope (cerca de uma semana ou mais) use vasilhames bem limpos, lave o frasco por fora depois de fechado e guarde na geladeira ou em lugar protegido contra poeira; Para o tratamento da tosse, bronquite e asma toma-se uma colher das de sopa seis vezes ao dia. Crianças tomam metade desta dose [3]. A eficácia e a segurança terapêuticas desta planta, já evidenciadas através de estudos químico e farmacológico, permitem considerá-la útil para os programas de fitoterapia em saúde pública, livre para emprego nas práticas caseiras da medicina popular como medicação anti-inflamatória, analgésica, antiespasmódica e broncodilatadora, desde que sua preparação obedeça às boas normas de manipulação, para garantir a qualidade da preparação[2,3].

Literatura citada:

1- Lorenzi, H. 2002. *Árvores Brasileiras: manual de identificação e cultivo de plantas arbóreas nativas do Brasil*. 4ª edição. Vol. I. Instituto Plantarum, Nova Odessa-SP, 384 p.

2- Leal, L.K.A.M. 1995. *Estudos farmacológicos do extrato hidrooalcoólico e constituintes químicos de Torresea cearensis* Fr. All. (Cumaru). Dissertação Mestrado em Farmacologia, UFC, Fortaleza, 128 p.

3- Matos, F.J.A. 2000. *Plantas Medicinais - guia de seleção e emprego de plantas usadas em fitoterapia no nordeste do Brasil*. Impr. Universitaria / Edições UFC, Fortaleza.

4- Mors, W.B., C.T. Rizzini & N.A. Pereira. 2000. *Medicinal Plants of Brazil*. Reference Publications, Inc. Algonac, Michigan.

5- Sousa, M.P., M.E.O. Matos, F.J.A. Matos et al. *Constituintes químicos de plantas medicinais brasileiras,* Impr. Universitária/UFC, Fortaleza, 416 p.

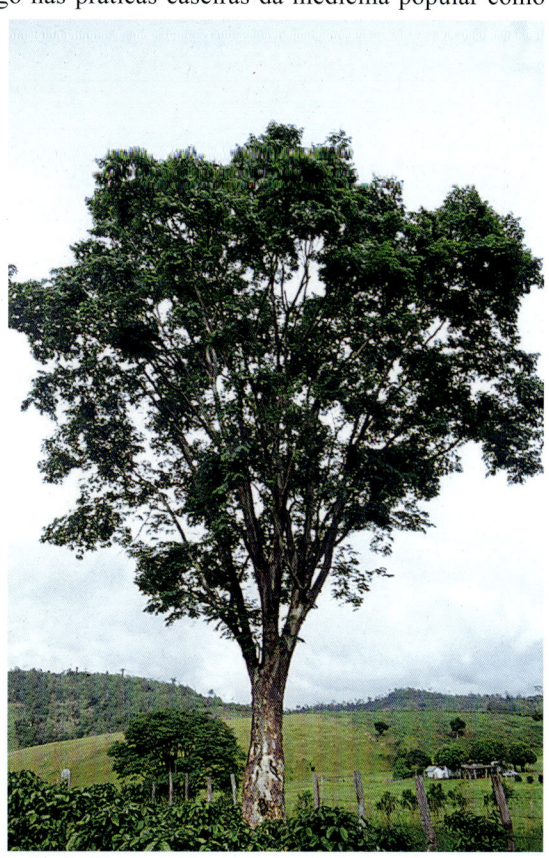

Andira inermis (W. Wright) Kunth ex DC.

Sin.: *Andira jamaicensis* (W. Wright) Urb., *Geoffroea inermis* (W. Wright) W. Wright, *Geoffroea jamaicensis* W. Wright, *Vouacapoua inermis* (W. Wright) A. Lyons

Angiospermae - Fabaceae-Papilionoideae (Leguminosae-Papilionoideae). **Planta estudada:** H. Lorenzi 1.901 (HPL).

angelim, pau-de-morcego, morcegueiro, morcegueira, morcego, sucupira-da-várzea, avineira, angelim-branco, angelim-liso, angelim-da-várzea, andira-uchi, umaré, pau-palmeira, cumarurana, uchi, uchirana

Características gerais - árvore perenifólia, de 6-18 m de altura, de copa densa e arredondada, com tronco cilíndrico de 40-70 cm de diâmetro, nativa desde a região Amazônica até o Pantanal Mato-grossense em várzeas inundáveis. Folhas compostas imparipinadas de 8-14 cm de comprimento, com 9-15 folíolos glabros de 5-9 cm de comprimento. Flores de cor azul-violeta, perfumadas e dispostas em panículas terminais de 15-25 cm de comprimento. O fruto é um legume ovoide, indeiscente, contendo uma única semente[1]. Existem no Brasil outras espécies de *Andira* com propriedades e características semelhantes e conhecidas por quase os mesmos nomes populares, das quais destacamos: *Andira fraxinifolia* Benth., *Andira anthelmia* (Vell.) J.F. Macbr., *Andira humilis* Mart. ex Benth. e *Andira cuyabensis* Benth.

Usos - árvore com atributos ornamentais para uso paisagístico, proporcionando ótima sombra. É utilizada na medicina tradicional em algumas regiões do país, principalmente na Amazônia, onde é considerada anti-helmíntica, emética, febrífuga, purgativa, narcótica e vermífuga[2]. Sua casca moída e transformada em pó é purgativa, vomitiva, anti-helmíntica e usada no tratamento de úlceras de pele[3]. Estudos fitoquímicos e clínicos tem mostrado que o responsável pelas propriedades anti-helmínticas de todas as espécies de *Andira* é um aminoácido não proteico de nome "andirina" (N-metiltirosina)[3]. Adicionalmente, a casca da espécie *Andira humilis* contém vários flavonoides e seus glicosídeos[4]. A substância "dimetilpterocarpina", do grupo das pterocarpanas, também foi encontrada em *Andira inermis*[5]. O uso do pó de sua casca em doses elevadas (acima de 30 gramas), pode causar vômito, febre e delírio, principalmente se beber água fria um pouco antes ou logo após a sua medicação[6].

Literatura citada:
1- Lorenzi, H. 2002. *Árvores Brasileiras*. 2ª edição. Vol. II. Instituto Plantarum, Nova Odessa-SP, 384 p.
2- Taylor, L. 1969. Cabbage Tree (*Andira inermis, anthelmintica Technical Report*). Raintree Nutrition, Inc. Database on the Internet.
3- Mors, W.B.; Rizzini, C.T. & Pereira, N.A. 2000. *Medicinal Plants of Brazil*. Reference Publications, Inc. Algonac, Michigan.
4- Batista, A.R.P.L. 1973. *Estudo fitoquímico da casca de Andira humilis Mart. ex Benth*. Tese - Universidade Federal do RJ.
5- Cocker, W. et al. 1962. Extractives from *Andira inermis*. J. Chem. Soc. : 4906-4909.
6- Grieve, M. 2002. *A Modern Herbal - Cabbage Tree - Poison!* In: *Internet* (Botanical.com).

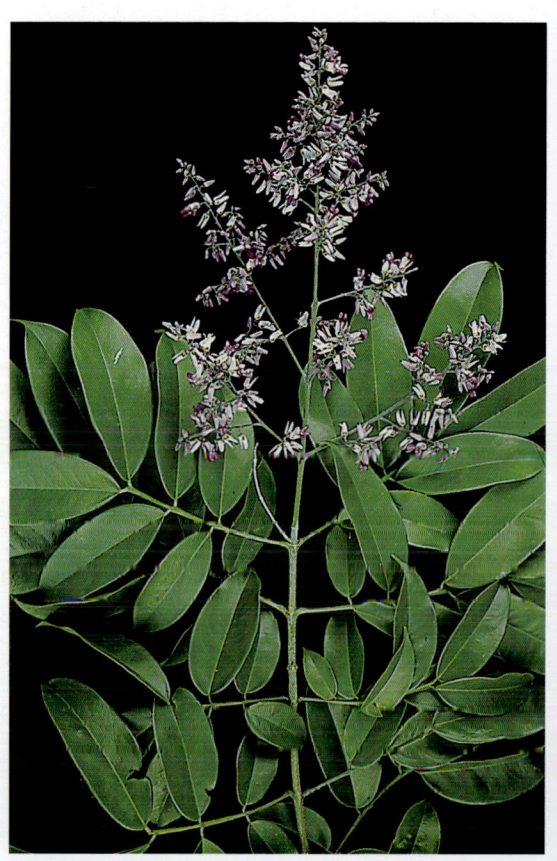

Cajanus cajan (L.) Millsp.

Sin.: *Cytisus cajan* L., *Cajan inodorum* Medik., *Cajanus bicolor* DC., *Cajanus cajan* var. *bicolor* (DC.) Purseglove, *Cajanus cajan* var. *flavus* (DC.) Purseglove, *Cajanus flavus* DC., *Cajanus luteus* Bello, *Cajanus obcordifolia* Singh, *Cajanus pseudocajan* (Jacq.) Schinz & Guillaumin, *Cajanus striatus* Bojer, *Cytisus guineensis* Schumach. & Thonn., *Cytisus pseudocajan* Jacq.

Angiospermae - Fabaceae-Papilionoideae (Leguminosae-Papilionoideae). **Planta estudada:** H. Lorenzi 3.427 (HPL).

guandu, andu, cuandu, ervilha-de-angola, ervilha-de-sete-anos, ervilha-do-congo, feijão--andu, feijão-de-árvore, feijão-guandu, guandeiro

Características gerais - arbusto ereto, ramificado, pubescente, de 80-130 cm de altura, originário da Índia e amplamente cultivado no Brasil. Folhas compostas trifolioladas, com folíolos pubescentes em ambas as faces, de 4-7 cm de comprimento. Flores amarelas, reunidas em pequenos racemos axilares. Os frutos são vagens indeiscentes, cilíndricas, com 3-7 sementes[1].

Usos - a planta é cultivada em solos agrícolas no período de repouso do solo (intervalo entre duas safras) como adubo verde (quando as plantas atingem o estágio de floração são enterradas através da aração do solo). Suas vagens são ocasionalmente consumidas como legumes. Suas folhas e flores são utilizadas na medicina tradicional, principalmente na região Norte do país, na forma de chás contra hemorragias, em gargarejos contra inflamações da garganta, tosse e bronquite. Em outras regiões são empregadas contra febres, tosses, úlceras, dores diversas e inflamações[2]. São atribuídas a esta planta propriedades diuréticas, adstringente, antidisentérica, febrífuga, laxativa, anti-hemorrágica, vulnerária e antiblenorrágica[2]. Nativos da Guiana Francesa utilizam as vagens contra infecções pulmonares e a infusão dos grãos (sementes) como diurética[3]. São encontrados na sua composição como elementos ativos ureases, citisina, carboidratos, proteínas, sais minerais e vitaminas[1]. Seus grãos contém 20% de proteínas, 1,2% de lipídios e cerca de 63% de carboidratos[3]. As vagens contém fitoesterois, flavonas, antraquinonas e triterpenos[4,5].

Literatura citada:

1- Vieira, L.S. 1992. *Fitoterapia da Amazônia - Manual de Plantas Medicinais.* Ed. Agr. Ceres, São Paulo. 347pp.

2- Taylor, L. 1969. Guandu (*Cajanus cajan* Technical Report). Raintree Nutrition, Inc. Database on the Internet.

3- Grenand, P., Moretti, C. & Jacquemin, H. 1987. *Pharmacopees traditionnels en Guyane: Créoles, Palikur, Wayãpi.* Editorial l'ORSTOM, Coll. Mem No. 108. Paris.

4- Bhanumati, S. et al. 1979. A new isoflavone glucoside from *Cajanus cajan. Phytochemistry 18*:365-366.

5- Sharma, D.P. & Streibl, M. 1977. Phytosterols, triterpenoids and other lipidic constituents from *Cajanus cajan* (L.) Millsp. Leaves. *Collection of Czechoslovak Chemical Comuncations 42*(8):2448-2451.

9- Braga, R.A. 1976. *Plantas do Nordeste, especialmente do Ceará.* 3. ed. Coleção Mossoroense, Mossoró, 540 p

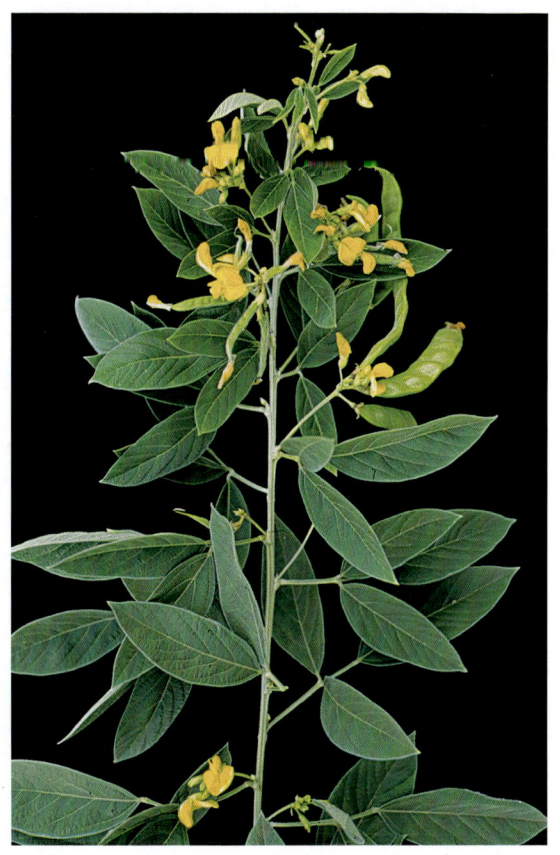

Desmodium adscendens (Sw.) DC.

Sin.: *Desmodium adscendens* var. *caeruleum* (Lindl.) DC., *Desmodium coeruleum* (Lindl.) G. Don, *Desmodium glaucescens* Miq., *Hedysarum adscendens* Sw., *Meibomia adscendens* (Sw.) Kuntze, *Hedysarum caespitosum* Poir.

Angiospermae - Fabaceae-Papilionoideae (Leguminosae-Papilionoideae). **Planta estudada:** H. Lorenzi 2.138 (HPL).

amor-seco, amor-do-campo, carrapicho, pega-pega, carrapicho-beiço-de-boi, amor-agarrado, marmelada-de-cavalo, amorico

Características gerais - pequena erva rasteira, perene, estolonífera, com ramos de até 50 cm de comprimento. Flores pequenas de coloração rosada, reunidas em pequenas panículas terminais. Frutos pequenos do tipo vagens, que se aderem facilmente à roupa e aos pelos de transeuntes. É nativa de quase todo o país principalmente na planície costeira onde é uma "planta daninha"[5].

Usos - a literatura etnofarmacológica atribui a esta planta propriedades antiasmática, anti-histamínica, anti-inflamatória, antianafilática, antiespasmódica, depurativa, broncodilatadora, diurética, laxativa e vulnerária. O seu uso na medicina tradicional é bastante popular em toda a América do Sul e parte da África[9]. O seu emprego medicinal iniciou-se com populações indígenas da Amazônia, que utilizam sua infusão para o tratamento do nervosismo e, na forma de banho, para tratamento de infecções vaginais[1]. Uma pesquisa etnobotânica com povos indígenas da Amazônia brasileira revelou que o cozimento (decocto) de suas raízes secas é um remédio popular para tratamento da malária[2], usado também como contraceptivo por algumas tribos[8]. Na medicina tradicional do Peru, o chá de suas folhas é empregado como purificador do sangue, desintoxicante do corpo, limpador das vias urinárias, para problemas de inflamação e irritação de ovário, corrimento vaginal e hemorragias[3]. Nas práticas caseiras da medicina popular, no Brasil, suas folhas secas são empregadas no tratamento da leucorreia, blenorragia, dores do corpo e diarreia[2]. Em Gana, na África, suas folhas são utilizadas com tanto sucesso no tratamento da asma que foram feitas algumas observações clínicas com o chá preparado com o pó das folhas, tendo observado que a administração de 1 a 2 colheres desta preparação promoveu uma melhoria significativa na maioria dos pacientes tratados[6,7].

Literatura citada:
1- Duke, J.A. & R. Vasquez. 1994. *Amazonian Ethnobotanical Dictionary*. CRC Press Inc., Boca Raton, FL.
2- Brandão, M. et al. 1992. Survey of Medicinal Plants Used as Antimalarials in the Amazon. *J. Ethnopharmacol.* 36(2):175-182.
3- Herboper, S.A. Packaging inserts on instructions of use for Manayupa (amor-seco) leaves. Lima.
4- Lorenzi, H. 2000. *Plantas Daninhas do Brasil - terrestres, aquáticas, parasitas e tóxicas*, 3ª edição. Instituto Plantarum. Nova Odessa.
5- Cruz, G.L. 1995. *Dicionário das Plantas Úteis do Brasil*, 5th ed. Bertrand - Rio de Janeiro.
6- Boye, G. & O. Ampopo. 1990. Plants and Traditional Medicine in Ghana. *Economic and Medicinal Plant Research* 4:33-34.
7- Ampopo, O. 1977. Plants that Heal. *World Health* p. 26-30.
8- Vasquez, M.R. 1990. Useful Plants of Amazonian Peru. Second Draft. Filed with USDA's National Agriculture Library. EUA.
9- Taylor, L. 1998. *Herbal Secrets of the Rainforest*. Prima Publishing, Inc. Rocklin, CA, 315 p.

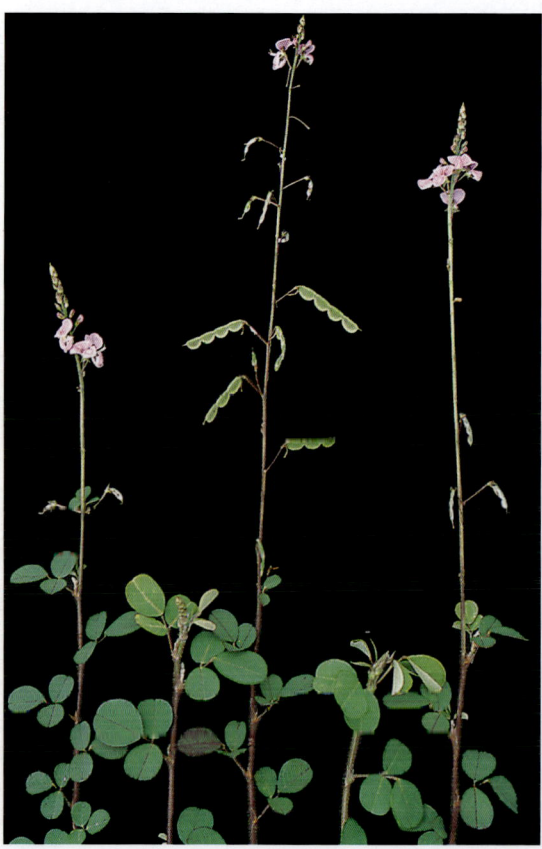

Dipteryx odorata (Aubl.) Willd.

Sin.: *Coumarouna odorata* Aubl., *Coumarouna micrantha* (Harms) Ducke

Angiospermae - Fabaceae-Papilionoideae (Leguminosae-Papilionoideae). **Planta estudada**: H. Lorenzi 1.719 (HPL).

cumaru-verdadeiro, amburana, cumaru, fava-tonca-da-amazônia, imburana-de-cheiro, cumarurana, cumaru-amarelo, cumaru-de-folha-grande, muimapagé, champagne, cumaru-do-amazonas, cumaruzeiro, cumaru-de-cheiro

Características gerais - árvore de porte elevado, até 30m de altura na mata primária, mas de menor altura quando cultivada; nativa na região Amazônica desde o estado do Acre até o Maranhão[1,2,3]. A casca do tronco é lisa, pardo amarelado com cheiro agradável. Flores aromáticas, dispostas em panículas longas que exalam perfume forte e agradável. Fruto tipo drupa de cor verde amarelada com pericarpo de cheiro agradável e sabor amargo. A semente tem cor pardo-avermelhada até preta quando madura, com forte odor de cumarina e fornece por extração um óleo fixo também aromático, porém facilmente rancifica[4].

Usos - as sementes são usadas para preparação da droga comercial conhecida como fava-tonka usada como aromatizante de medicamentos, fumo para cachimbo e em confeitaria. Na medicina popular a fava-tonka é reputada como bom remédio contra cólicas intestinais e menstruais bem como no tratamento de úlceras da boca, porém em desuso pela indústria farmacêutica[5]. Seus principais componentes químicos são o óleo fixo e a cumarina, substância responsável pelo seu odor e que está presente, também, nas outras partes da planta. Contém ainda pequena quantidade de umbeliferona e uma mistura de álcoois, compostos carbonílicos e hidrocarbonetos, dos quais um é o 2-undecilfurano, que pode ser usado como um indicador útil para verificação da presença desta planta em produtos alimentícios[4]. Foram identificados no estudo da madeira as isoflavonas, retusina e vários de seus derivados, odoratina e dipterixina, enquanto nas cascas foram encontradas outras isoflavonas além da odoratina, os triterpenoides lupeol e betulina, mais uma mistura de ácidos graxos metilados; nas folhas os principais componentes são os ácidos *o*-cumárico, gentísico, melilótico, salicílico, ferúlico, *p*-cumárico, *p*-hidroxibenzoico, livres ou glicosilados[4].

Literatura citada:

1- Lorenzi, H. 2002. *Árvores Brasileiras: manual de identificação e cultivo de plantas arbóreas nativas do Brasil.* 2ª edição. Vol. II. Instituto Plantarum, Nova Odessa-SP, 384 p.

2- Ducke, A. 1948. As espécies brasileiras do gênero "Coumarouna" Aubl. ou "Dipteryx" Schreb. *An. da Acad. Brasileira de Ciências 20*(1): 39-56.

3- Mors, W.B., C.T. Rizzini & N.A. Pereira. 2000. *Medicinal Plants of Brazil.* Reference Publications, Inc. Algonac, Michigan, 501 pp.

4- Sousa, M.P., M.E.O. Matos, F.J.A. Matos et al. 1991. *Constituintes químicos de plantas medicinais brasileiras.* Impr. Universitária/UFC, Fortaleza. 416 pp.

5- Gruenwald, J., T. Brendler & C. Jaenickke (eds.). 2000. *Physicians Desk References- PDR.* Med. Econ. Co, New Jersey, 858 p.

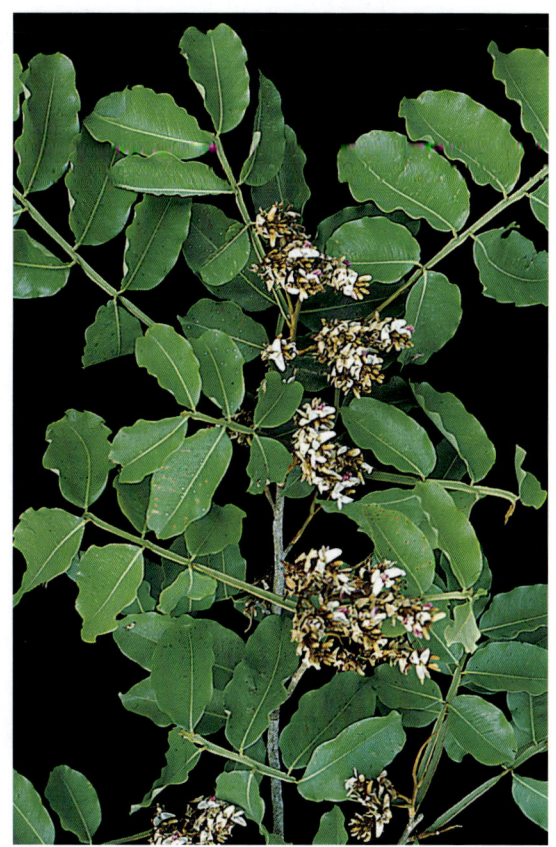

Erythrina mulungu Mart.
Sin.: *Erythrina dominguezii* Hassl.

Angiospermae - Fabaceae-Papilionoideae (Leguminosae-Papilionoideae). **Planta estudada:** H. Lorenzi 3.467 (HPL).

mulungu, amansa-senhor, árvore-de-coral, bico-de-papagaio, canivete, capa-homem, corticeira, flor-de-coral, suinã, suiná-suiná, tiricero

Características gerais - árvore de copa arredondada, um tanto espinhenta, decídua, de 10 a 14 m de altura, com o tronco revestido por grossa casca corticosa e fissurada, com 40 a 50 cm de diâmetro. Folhas compostas trifolioladas, com folíolos coriáceos medindo de 7 a 10 cm de comprimento. Flores reunidas em amplas panículas terminais, que surgem quando a árvore já está quase completamente sem folhas. Frutos pequenos do tipo vagem, deiscentes, de 6 a 12 cm de comprimento, com 1 até 6 sementes de cor parda. É nativa da parte central do Brasil, desde São Paulo e Mato Grosso do Sul até Tocantins e Bahia. Esta planta foi erroneamente apresentada na edição anterior como *Erythrina mulungu* Mart. ex Benth. Ocorrem no Brasil mais três espécies deste gênero não tratadas diretamente neste livro com características e nomes populares semelhantes: *Erythrina verna* Vell. (fotos apresentadas na próxima página), *Erythrina falcata* Benth. e *Erythrina poeppigiana* (Walp.) O.F. Cook[1].

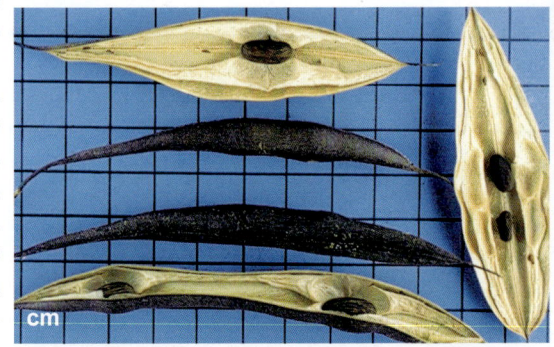

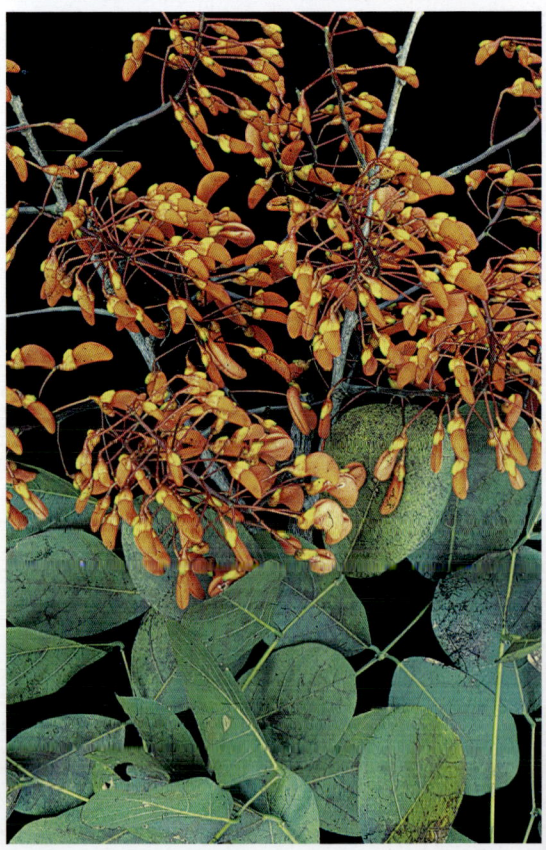

Usos - várias espécies de *Erythrina* são empregadas com fins medicinais, como inseticidas e como veneno para peixes[2]. Na medicina tradicional brasileira a casca do mulungu tem sido usada há muito tempo pelas populações indígenas, como sedativo. Na medicina herbária é considerada um excelente sedativo para acalmar ansiedade, tosses nervosas e outros problemas do sistema nervoso incluindo agitação psicomotora e insônia[3,4,5]. É também largamente empregada contra asma, bronquite, hepatite, gengivite, inflamações hepáticas e esplênicas, febres intermitentes e insônia[3,4,5]. Nos Estados Unidos é usada por práticos e herbalistas para acalmar crises de histeria proveniente de trauma ou choque, como sedativo hipnótico brando, calmante do sistema nervoso, inclusive para eliminar palpitações do coração (extra-sístole), insônia e contra problemas hepáticos e hepatite[6,7,8]. Nos casos de ansiedade, tensão nervosa e insônia é recomendado tomar uma xícara das médias uma ou duas vezes ao dia, ou uma xícara antes de deitar, do chá preparado adicionando-se água fervente em uma xícara das médias contendo uma colher das de sobremesa do pó feito de sua casca e ramos bem secos[11]. Sua propriedade reguladora dos batimentos cardíaco foi atribuída a um grupo de alcaloides contido nos seus tecidos em estudo farmacológico em que se observou também a existência de atividade hipotensora[9]. Os alcaloides desta planta são encontrados também na maioria das espécies de *Erythrina* e, por representarem um grupo químico de substâncias muito ativas e com várias propriedades de importância médica, têm sido muito estudado nesta última década[10,12]. As sementes são tóxicas. O amplo emprego desta planta nas práticas caseiras da medicina popular e, inclusive na indústria de fitoterápicos, é motivo suficiente para sua escolha como tema de estudos químicos, farmacológicos e clínicos visando completar sua validação como medicamento eficaz e seguro.

Erythrina verna Vell.
Planta estudada: E.R. Salviani 1.548 (HPL).
Espécie arbórea nativa do litoral do Sudeste, é afim de *Erythrina dominguezii*, sendo inclusive considerada por alguns botânicos como a mesma espécie.

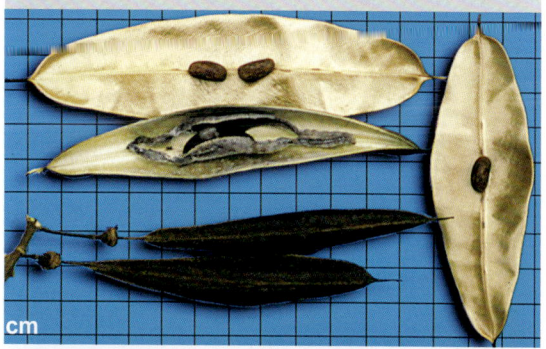

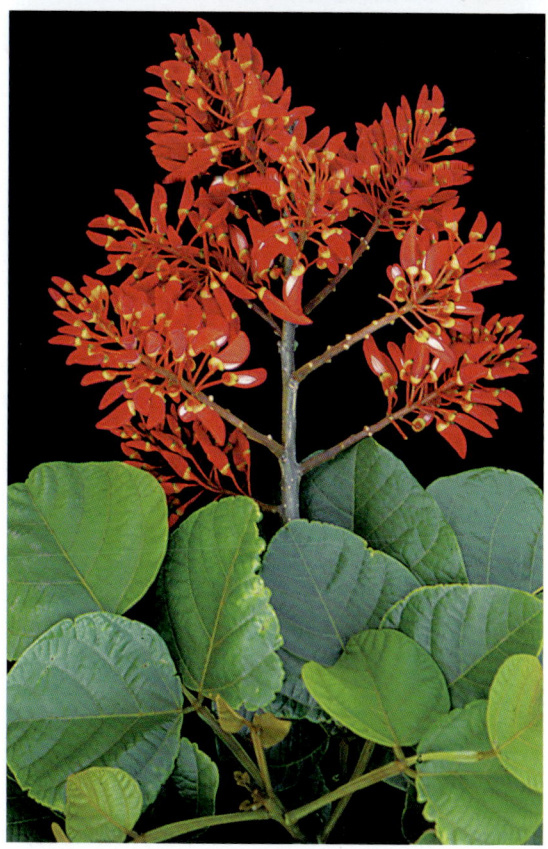

Literatura citada:

1- Lorenzi, H. 2008. *Árvores Brasileiras : manual de identificação e cultivo de plantas arbóreas nativas do Brasil*. 5ª edição. Vol. I. Instituto Plantarum, Nova Odessa-SP, 384 p.

2- Schultes, R.E. & Raffauf, F. 1990. *The Healing Forest. Medicinal and Toxic Plants of the Northwest Amazonia*. R. F. Dioscorides Press. Portland, OR.

3- Cruz, G.L. 1995. *Dicionário das Plantas Úteis do Brasil,* 5th ed. Bertrand - Rio de Janeiro.

4- Almeida, E.R. de. 1993. *Plantas Medicinais Brasileiras, Conhecimentos Populares e Científicos*. Hemus Editora Ltda. São Paulo.

5- Anderson, D.C., Siqueira-Batista, R. & Quintas, L.E.M. 1998. *Plantas Medicinais - do cultivo à terapêutica* 2ª. Edição. Editora Vozes. Petrópolis.

6- Schwontkowski, D. 1994-95. "Herbal Treasures from the Amazon", uma série de três artigos publicados na revista *Healthy & Natural Journal* em 1994 e 1995.

7- *Powerful and Unusual Herbs from the Amazon and China,* 1993-1995. The World Preservation Society, Inc.

8- Schwontkowski, D. 1993. *Herbs of the Amazon - Traditional and Common Uses.* Science Student Brain Trust Publishing, Utah.

9- Easterling, J. 1993. Traditional uses of Rainforest Botanicals.

10- Santos, W.O. et al. Pesquisas de Substâncias Cardioativas em Plantas Xerófilas Medicinais. IX Simpósio de Plantas Medicinais do Brasil. Rio de Janeiro, 1986. p. 45.

11- Panizza, S. 1998. *Plantas que Curam (Cheiro de Mato)* - 3a edição. IBRASA, São Paulo. 280 p.

12- Mors, W.B.; Rizzini, C.T. & Pereira, N.A. 2000. *Medicinal Plants of Brazil*. Reference Publications, Inc. Algonac, Michigan.

Erythrina velutina Willd.

Sin.: *Chirocalyx velutinus* Walp., *Corallodendron velutinum* (Willd.) Kuntze, *Erythrina aculeatissima* Desf., *Erythrina splendida* Diels

Angiospermae - Fabaceae-Papilionoideae (Leguminosae-Papilionoideae). **Planta estudada:** H. Lorenzi 31 (HPL).

Características gerais - árvore decídua, de copa aberta e arredondada, muito florífera e ornamental, espinhenta, de 6 a 12 m de altura. Folhas compostas trifolioladas, alternas, de folíolos cartáceos, velutino-pubescentes, medindo de 3 a 12 cm de comprimento. Flores vermelho-coral, grandes, dispostas em panículas racemosas com raque pulverulenta, formadas com a árvore totalmente despida de sua folhagem. Frutos do tipo legume (vagem) deiscente, com 5 a 8 cm de comprimento, contendo 1-3 sementes reniformes de cor vermelha e brilhantes[1,2,6]. É nativa da caatinga do Nordeste brasileiro e Vale do São Francisco, muito ornamental quando em floração, sendo ocasionalmente empregada no paisagismo. Ocorrem em outras regiões do país outras espécies deste gênero com características semelhantes e com o mesmo nome popular.

Usos - sua casca e frutos são empregados na medicina popular em algumas regiões do Nordeste, embora a eficácia e a segurança do seu uso não tenham sido, ainda, comprovadas cientificamente. Sua utilização vem sendo feita, assim, com base na tradição popular. São atribuídas às preparações de sua casca propriedades sudorífica, calmante, emoliente e peitoral[7] e, do seu fruto seco, ação anestésica local, usado na forma de cigarro como odontálgico[4]. O infuso da casca é empregado como sedativo e calmante de tosses e bronquites, bem como para o tratamento de verminoses e hemorroidas[1] e, o seu cozimento (decocto) para acelerar a maturação de abcessos nas gengivas[8]. Estudos farmacológicos em animais de laboratório constataram uma significativa atividade espasmolítica de seu extrato[3] e atividades curarizante, antimuscarínica e depressora do SNC[5], compatíveis com as propriedades preconizadas pela medicina popular para esta planta. Sua análise fitoquímica mostrou também a presença de diversos alcaloides do tipo comumente encontrado nas espécies de *Erythrina*[5].

Literatura citada:
1- Agra, M. F. 1996. *Plantas da medicina popular dos Cariris Velhos, Paraíba, Brasil*. Editora União/PNE, João Pessoa, 125 p.
2- Andrade-Lima, D. 1989. *Plantas das Caatingas*. Academia Brasileira de Ciências. Rio de Janeiro. p. 126.
3- Barros, G. et al. 1970. Pharmacological screening of some Brazilian plants. *Pharm. Pharmacol.* 22(2):116-122.
4- Emperaire, L. 1983. *La caatinga du sud-est du Piauí (Brésil)*. Ed. L'Orstom. Paris.
5- Ferro, E.S. et al. 1988. Atividade farmacológica do mulungu (*Erythrina velutina* Willd.). In: Simpósio de Plantas Medicinais do Brasil, X. São Paulo. Resumos... S. Paulo:EPM, 1988.
6- Lorenzi, H. 2002. *Árvores Brasileiras*. 4ª edição. Vol. I. Instituto Plantarum, Nova Odessa-SP, 384 p.
7- Mors, W.B.; C.T. Rizzini & N.A. Pereira. 2000. *Medicinal Plants of Brazil*. Reference Publications, Inc. Algonac, Michigan.
8- Dias-da-Rocha, F. 1945. *Formulário therapêutico de plantas medicinaes cearenses, nativas e cultivadas*, Tipografia Progresso, Fortaleza, 258 p.

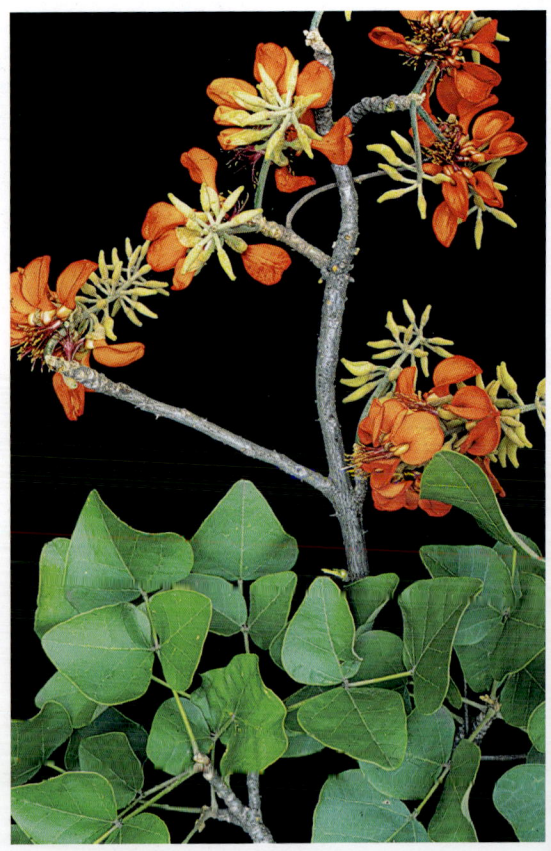

Medicago sativa L.

Sin.: *Medicago afghanica* Vassilcz., *Medicago agropyretorum* Vassilcz., *Medicago asiatica* subsp. *sinensis* Sinskaya, *Medicago beipinensis* Vassilcz., *Medicago grandiflora* Vassilcz., *Medicago kopetdaghi* Vassilcz., *Medicago ladak* Vassilcz., *Medicago mesopotamica* Vassilcz., *Medicago orientalis* Vassilcz., *Medicago polia* Vassilcz., *Medicago praesativa* Sinsk., *Medicago sativa* var. *grandiflora* Grossh., *Medicago sogdiana* Vassilcz., *Medicago tibetana* (Alef.) Vassilcz.

Angiospermae - Fabaceae-Papilionoideae (Leguminosae-Papilionoideae). **Planta estudada:** H. Lorenzi 2.945 (HPL).

alfafa, alfafa-de-flor-roxa, alfafa-verdadeira, luzerna, melga-dos-prados

Características gerais - planta herbácea, perene, ereta, ramificada, levemente aromática, de 40-90 cm de altura, com raiz pivotante muito profunda, nativa da Ásia ocidental e cultivada no Sul do Brasil. Folhas compostas trifolioladas, com folíolos membranáceos, de margens serreadas em direção ao ápice, de 1-2 cm de comprimento. Flores purpúreas, reunidas em racemos axilares. Fruto legume retorcido com aspecto de um pequeno caracol[2,5].

Usos - é uma das principais forrageiras para produção de feno que se conhece, sendo amplamente cultivada em todo o mundo para este fim. É também empregada na alimentação humana em muitos países e suas flores são melíferas. É rica em nutrientes, incluindo proteínas, minerais (notadamente cálcio), pró-vitamina A e vitaminas do complexo B, C, D e K., sendo indicada contra o escorbuto e o raquitismo[1,2,4]. Entre nós, o seu consumo é restrito às dietas vegetarianas e ao consumo dos brotos de sementes germinadas. A planta inteira tem sido utilizada na medicina tradicional em muitos países, inclusive no Sul do Brasil. É considerada adstringente, diurética e refrescante, capaz de limpar as toxinas dos tecidos, controlar sangramentos, estimular o apetite e baixar os níveis de colesterol do sangue, agindo principalmente nos sistemas circulatório e urinário e influenciando o sistema hormonal do corpo[2]. A infusão de suas inflorescências é considerada como reconstituinte do organismo[1,5]. Essas indicações são baseadas na tradição, pois a eficácia e a segurança de seu uso ainda não foram comprovadas cientificamente. A literatura etnofarmacológica recomenda que as preparações desta planta não devem ser administradas para pacientes com doenças autoimune, como a artrite reumatoide e, que seja evitado seu uso em doses excessivas porque podem causar a destruição de células vermelhas do sangue[2].

Literatura citada:

1- Alzugaray, D. & C. Alzugaray. 1996. *Plantas que Curam.* Editora Três, São Paulo. 2 vol.
2- Boorhem, R.L. et al. 1999. *Reader's Digest - Segredos e Virtudes das Plantas Medicinais.* Reader's Digest Brasil Ltda., RJ. 416 p.
3- Bown, D. 1995. *The Herb Society of América - Encyclopedia of Herbs & Their Uses.* Dorling Kindersley Publishing Inc. New York.
4- Corrêa, A.D., R. et al. 1998. *Plantas Medicinais - do cultivo à terapêutica* - 2ª. Ed. Editora Vozes. Petrópolis.
5- Vieira, L.S. & Albuquerque, J.M. 1998. *Fitoterapia Tropical - Manual de Plantas Medicinais.* FCAP - Serviço de Documentação e Informação, Belém.

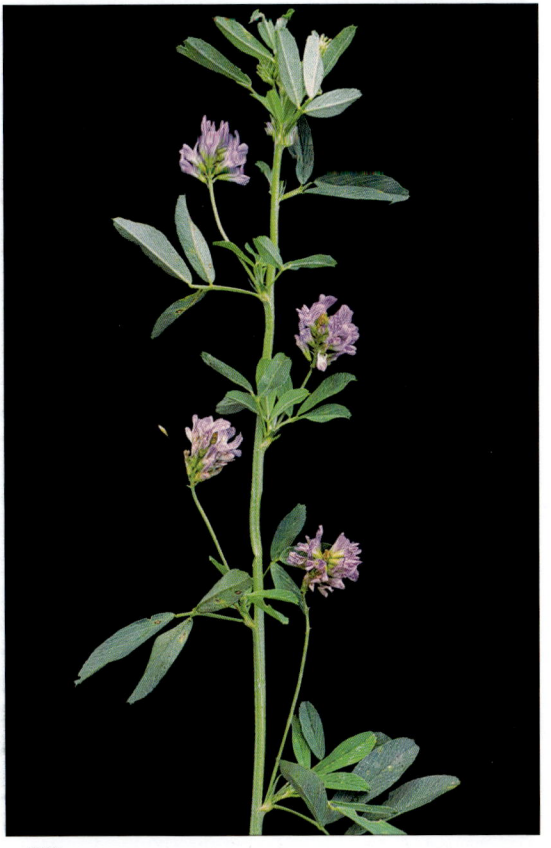

Myroxylon peruiferum L. f.
Sin.: *Myrospermum pedicellatum* Lam.

Angiospermae - Fabaceae-Papilionoideae (Leguminosae-Papilionoideae). **Planta estudada:** H. Lorenzi 3.468 (HPL).

bálsamo, cabreúva, cabreúva-vermelha, pau-de-incenso, caboreíba-vermelha, caboriba, pau-de-bálsamo, pau-vermelho, puá, caboriba, óleo-vermelho, óleo-cabreúva, sangue-de--gato, quina-quina, óleo-bálsamo, bálsamo-de-tolu, bálsamo-do-peru

Características gerais - árvore semidecídua, de 15-25 m de altura, de copa arredondada e pouco densa, com tronco cilíndrico, de cor acinzentada, de 60-80 cm de diâmetro, nativa de quase todo o Brasil e outros países da América do Sul. Os ramos e tronco liberam por incisão uma resina aromática denominada "bálsamo" conhecida internacionalmente como "bálsamo-de--tolu". Folhas compostas pinadas, com 9-13 folíolos de 5-10 cm de comprimento. Flores esbranquiçadas, suavemente perfumadas, dispostas em panículas axilares e terminais. Os frutos são sâmaras de cerca de 5 cm de comprimento, com forte aroma de cumarina[5]. Ocorre no Sul e Sudeste a espécie semelhante *Myrocarpus frondosus* Allemão, com os mesmos usos.

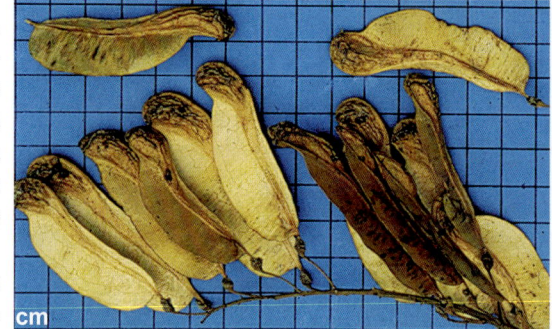

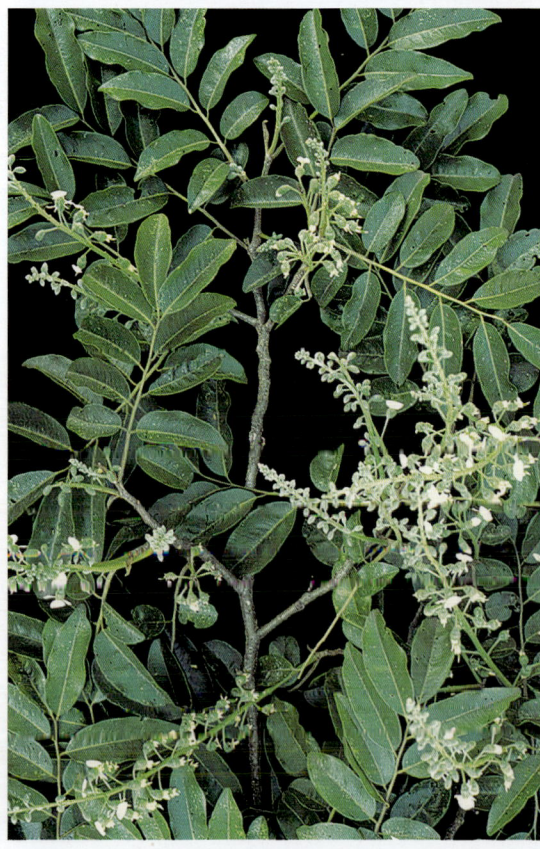

Usos - as folhas e frutos desta planta, bem como sua resina (bálsamo) tem sido usados por séculos por povos indígenas do México e da América Central para asma, reumatismo, catarro e feridas externas[1]. Os índios da Amazônia tem usado sua resina (bálsamo) para abcessos, asma, bronquites, catarro, dor de cabeça, reumatismo, torcicolo e tuberculose[6,7]. O uso indígena do seu bálsamo-de-tolu, motivou a inclusão desta planta na Farmacopeia Alemã no século XVII, seguido da sua exportação para a Europa a partir daí para uso como bactericida, fungicida e parasiticida nos casos de sarnas, impingens, bicho-de-pé, ulcerações superficiais, raches e frieiras[4,8]. A maioria dessas exportações ocorria pelo porto peruano de Tolu, daí o nome popular aplicado ao seu bálsamo. A sua inclusão na Farmacopeia Americana ocorreu em 1820, com indicação para uso contra bronquites, laringite, dismenorreia, disenteria e leucorreia, bem como para aromatizar alimentos[4]. Atualmente é amplamente usado em preparações tópicas para o tratamento de feridas, úlceras e sarnas, podendo ser encontrado em tônicos capilares, produtos anticaspas, desodorantes, sabonetes, cremes, loções e sprays higiênicos[4]. Tem sido empregado também como aditivo de xaropes para tosse e de produtos para inalação, com propriedades antissépticas e expectorantes[2,4]. Para afecções das vias urinárias é recomendado o seu chá, preparado adicionando-se água fervente em 1 xícara (chá) contendo 1 colher (sopa) de folhas picadas e administradas 1 xícara (chá) duas vezes ao dia durante 5 dias[5]. É considerado altamente eficaz nos casos de sarna, destruindo os ovos e os próprios ácaros causadores da coceira, sendo também muito útil nos casos de prurido e em estágios mais avançados de eczemas[3]. A resina (bálsamo) contém na sua composição 50-64% de óleo volátil e 20-28% de resina. O óleo volátil contém como ingredientes ativos, ésteres dos ácidos benzoico e ciânico, bem como pequenas quantidades de nerolidol e ácidos benzoico e ciânico livres[2].

Literatura citada:
1- Blumenthal, M.1997. *Plant Medicines from the New World - Whole Foods.* 114 pp.
2- Grieve, M. 1977. *A Modern Herbal.* Dover Publications.
3- Lueng, G. & S. Foster. 1996. *Encyclopedia of Common Natural Ingredients.* Ed. Wiley & Sons, N.Y.
4- Morton, J.F. 1977. *Major Medical Plants: Botany, Culture and Uses.* Charles C. Thomas Ed. Springfield, IL.
5- Panizza, S. 1998. *Plantas que Curam (Cheiro de Mato)* - 3a edição. IBRASA, São Paulo. 280 pp.
6- Rutter, R.A. 1990. *Catalogo de Plantas Utiles de la Amazonia Peruana.* Instituto Linguístico de Verano. Yarinacocho, Peru.
7- Schultes, R.E. & F. Raffauf. 1990. *The Healing Forest. Medicinal and Toxic Plants of the Northwest Amazonia.* R. F. Dioscorides Press. Portland, OR.
8- Taylor, L. 1998. Herbal secrets of the rainforest. Prima Health Publishing, Rocklin, CA, 315 p.

Myrocarpus frondosus Allemão
Planta estudada: H. Lorenzi 861 (HPL).
Espécie arbórea afim, nativa do Sul e empregada para os mesmos fins na medicina popular.

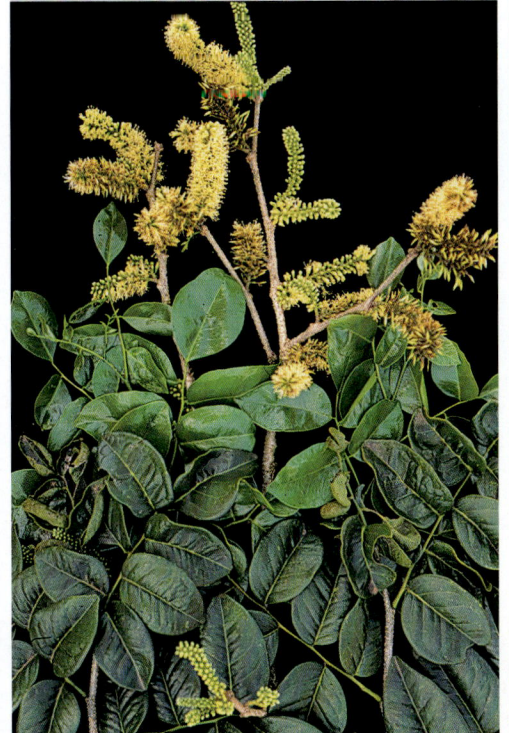

Myroxylon peruiferum L. f.
Exemplar adulto e que se desenvolveu durante toda sua vida fora da mata, no interior do estado de São Paulo.

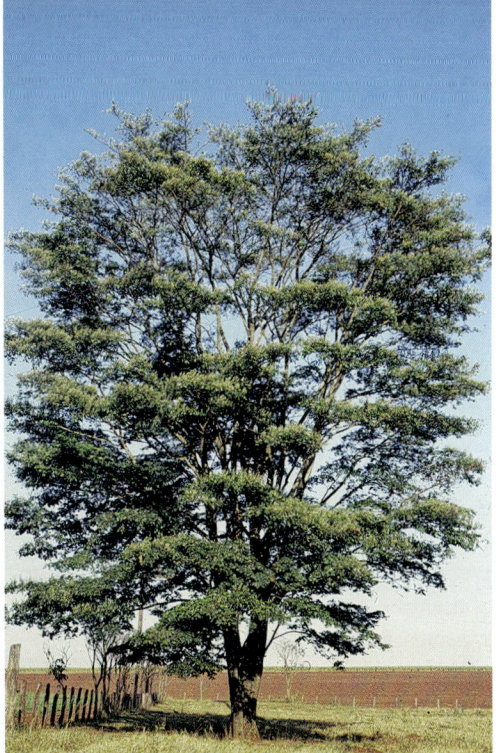

Pterodon emarginatus Vogel

Sin.: *Pterodon polygaliflorus* (Benth.) Benth. *Pterodon pubescens* (Benth.) Benth., *Acosmium inornatum* (Mohlenbr.) Yakovlev, *Sweetia inornata* Mohlenbr.

Angiospermae - Fabaceae-Papilionoideae (Leguminosae-Papilionoideae). **Planta estudada:** H. Lorenzi 1.610 (HPL).

sucupira-branca, faveiro, fava-de-santo-inácio, fava-de-sucupira, sucupira, sucupira-lisa

Características gerais - árvore de copa piramidal e rala, de 8-12 m de altura, com tronco cilíndrico, de 40-60 cm de diâmetro, revestido por casca lisa de cor branco-amarelada, nativa das áreas de cerrado do Brasil Central (Tocantins, Mato Grosso, Goiás, Minas Gerais, São Paulo e Mato Grosso do Sul). Suas raízes ocasionalmente formam expansões ou túberas denominadas de "batata-de-sucupira", constituindo-se em órgãos de reserva da planta. Folhas compostas pinadas, com 30-36 folíolos alternos de 2-3 cm de comprimento. Flores de cor rosada, dispostas em inflorescências paniculadas terminais[3,6]. Os frutos são vagens tipo sâmara arredondadas, indeiscentes e aladas, contendo uma única semente fortemente protegida dentro de uma cápsula fibro-lenhosa e envolvida externamente por uma substância oleosa numa estrutura esponjosa como favos de mel. Multiplica-se apenas por sementes. Ocorre, mais ao norte da distribuição geográfica desta planta, uma outra forma muito semelhante, cuja foto é apresentada na página seguinte, com os mesmos nomes populares e tida hoje, pela maioria dos autores, como a mesma espécie. Suas principais diferenças são a presença de flores azul-violeta e árvores mais altas[3]. Esta planta é frequentemente confundida em publicações populares sobre medicina tradicional com a espécie *Bowdichia virgilioides* Kunth, morfologicamente bem diferente daquela, principalmente os frutos (vagens), porém com os mesmo nomes populares, cuja foto é também apresentada na próxima página para evitar dúvidas.

Usos - a árvore fornece madeira muito dura utilizada em construção civil. A planta inteira é empregada na medicina popular em toda a região de sua ocorrência natural. A casca produz um óleo volátil e aromático, muito eficiente no tratamento do reumatismo, possivelmente o mesmo encontrado nos alvéolos das sementes. As túberas radiculares ou "batatas-de-sucupira" são empregadas no tratamento de diabetes[4].

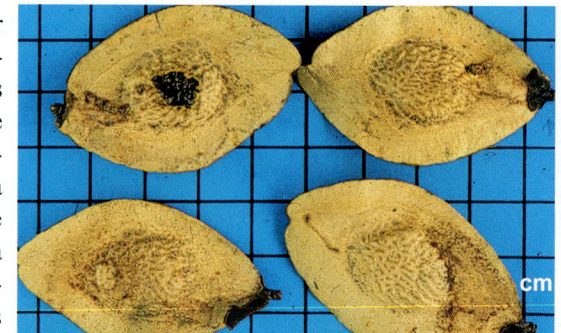

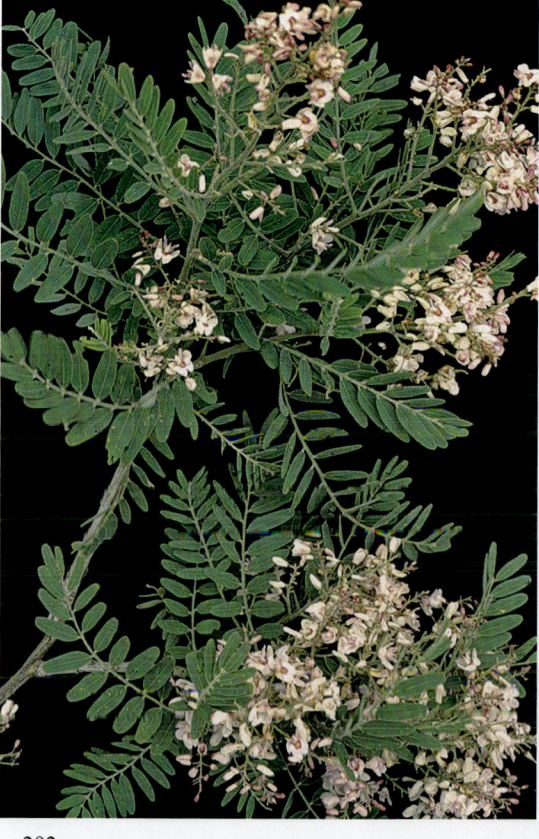

Estudos farmacológicos destinados a validar as propriedades atribuídas pela medicina tradicional, constataram que o óleo dos frutos inibe a penetração na pele humana da cercária da esquistossomose, o estágio larval que causa esquistossomíase (bilharzia). Concluíram ainda que esta propriedade pode ser usada para propósitos profiláticos e foi detectada pela presença, no óleo, da substância 14,15-epoxigeranilgeraniol[5]. Análises fitoquímicas nesta planta isolaram as substâncias ativas isoflavonas[1] e diterpenos[2].

Literatura citada:
1- Braz Filho, R.; O.R. Gottlieb & R.M.V. Assumpção. 1971. The isoflavones of *Pterodon pubescens*. *Phytochemistry 10*: 2835-2836.
2- Fascio, M.; Mors, W.B.; Gilbert, B.; Mahjan, J.R.; Monteiro, M.B.; dos Santos Filho, D. & Vishnewski, W. 1976. Diterpenoid furans from *Pterodon* species. *Phytochemistry 15*: 201-203.
3- Lorenzi, H. 2002. *Árvores Brasileiras: manual de identificação e cultivo de plantas arbóreas nativas do Brasil*. 4ª edição. Vol. I. Instituto Plantarum, Nova Odessa-SP, 384 p.
4- Mors, W.B.; Rizzini, C.T. & Pereira, N.A. 2000. *Medicinal Plants of Brazil*. Reference Publications, Inc., Algonac, Michigan, 501 p.
5- Mors, W.B.; Santos Filho, M.F.; Monteiro, H.J.; Gilbert, B. & Pelegrino, J. 1967. Chemoprophylactic agent in schistosomiasis: 14,15-epoxigeranylgeraniol. *Science 157*: 950-951
6- Braga, R.A. 1976. *Plantas do Nordeste, especialmente do Ceará*. 3. ed. Vol. XLII. Coleção Mossoroense, Mossoró, 540 p.

Pterodon emarginatus Vogel
Planta estudada: H. Lorenzi 1.302 (HPL).
Forma afim de *P. emarginatus*, considerada por alguns botânicos como a mesma espécie, é usada para os mesmos fins.

Bowdichia virgilioides Kunth
Planta estudada: H. Lorenzi 3.440 (HPL).
Espécie com a mesma distribuição geográfica e mesmo nome popular, é muitas vezes erroneamente usada para os mesmos fins.

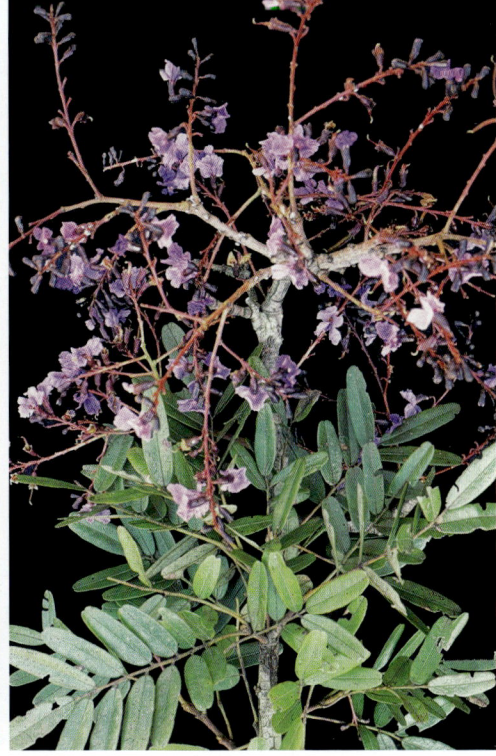

Vataireopsis araroba (Aguiar) Ducke

Sin.: *Andira araroba* Aguiar, *Vouacapoua araroba* (Aguiar) Lyons

Angiospermae - Fabaceae-Papilionoideae (Leguminosae-Papilionoideae). **Planta estudada:** E.R. Salviani 126 (HPL).

araroba, pó-da-bahia, pó-de-goa, amargoso, moina, angelim-amargoso, angelim-pedra, angelim-amarelo, angelim-araroba

Características gerais - árvore de 20 a 35 metros de altura, dotada de copa globosa, pequena. Tronco ereto e cilíndrico de até 90 cm de diâmetro, com casca rugosa sob a qual se pode ver a parte interna de cor rosada que tem odor forte característico. Internamente a madeira possui canais e cavidades verticais onde se acumula um pó amarelo muito amargo. Suas folhas são compostas imparipinadas, com numerosos folíolos, de flores lilases agrupadas em racemos que conferem à planta belo aspecto ornamental. Os frutos são do tipo sâmara com até 10 cm de comprimento de forma falcada e contém uma única semente. Ocorre na floresta pluvial Atlântica, especialmente na Bahia, Espírito Santo, Rio de Janeiro e Minas Gerais[1, 2].

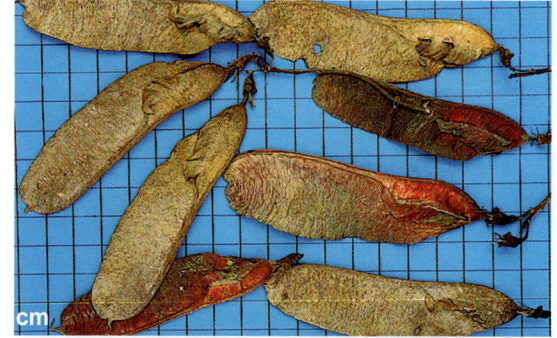

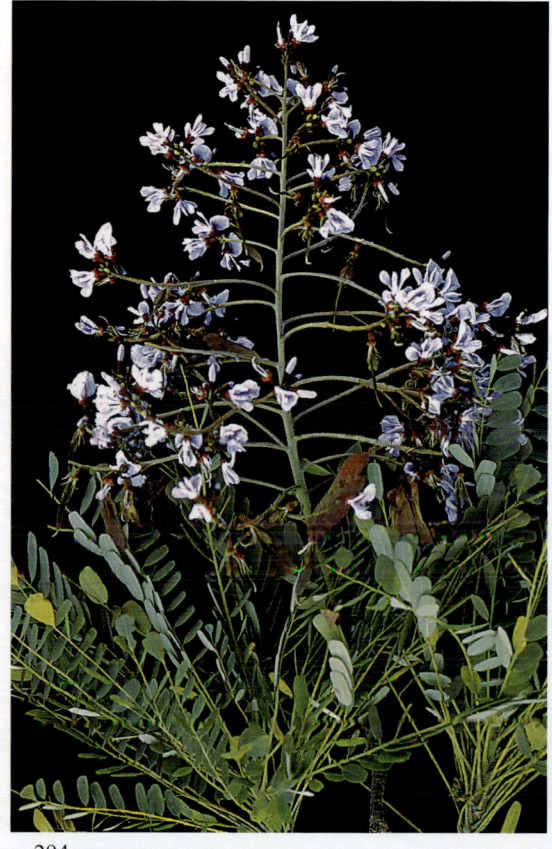

Usos - essa planta é explorada como fornecedora do material pulverulento retirado do interior do tronco e ramos grossos desde os tempos do Brasil colônia sob o nome comercial de "pó-de-goa" ou "pó-da-bahia", levado para a Europa pelos portugueses. Desde então é usado como remédio para tratamento local de micoses e outras patologias da pele, um costume da medicina popular da região. A madeira é empregada localmente em obras de engenharia e marcenaria[1, 2]. O pó é quase totalmente formado por compostos antraquinônicos e antranólicos[3] que, por recristalização com benzeno, fornece a crisarobina bruta. Os resultados de sua análise fitoquímica registram como seus principais componentes a crisofanol-antrona, o éter monometílico da dehidroemodina, e dímeros destes compostos, que são dotados de forte atividade redutora[2, 3]. Seu estudo farmacológico demonstrou atividade inibidora da desidrogenação da glicose-6-fosfato na pele nos casos de psoríase. Sua aplicação na pele é ainda hoje usada no tratamento da psoríase e de micoses, especialmente no tratamento de impigens persistentes, embora muito raramente[2, 4, 5], feita na forma de pomadas ou emulsões para uso local. Estas das ou emulsões para uso local. Estas preparações conferem à pele uma coloração escura seguida de descamação após alguns dias, mesmo em doses mais baixas; além das doses recomendadas pode causar severa irritação e inclusive diarreia e inflamação renal por absorção transdérmica[2, 6], devendo por isso ser manipuladas sempre somente sob a orientação de um farmacêutico.

Literatura citada:

1- Lorenzi, H. 2002. *Árvores Brasileiras: manual de identificação e cultivo de plantas arbóreas nativas do Brasil.* 4ª edição. Vol. I. Instituto Plantarum, Nova Odessa-SP, 384 p.
2- Gruenwald, J.; Brendler, T. & Jaenickke, C. (eds.). 2000. *Physicians Desk References (PDR) for herbal medicines.* Med. Econ. Co., New Jersey, 858 p.
3- Mors, W.B.; Rizzini, C.T. & Pereira, N.A. 2000. *Medicinal Plants of Brazil.* Reference Publications, Inc., Algonac, Michigan, 501 p.
4- Evans, W.C., 1992. *Trease and Evans Pharmacognosy*, Bailliere-Tindal, Philadelphia, 832 p.
5- Reichert, B.; Frerichs, M. et al. 1945. *Tratado de farmácia practica.* Trad. Espanhol de Pio Font Quer. Vol. IX. Editorial Labor, Barcelona, 772 p./ 5 vols.
6- Matos, F.J.A. 2002. *Farmácias Vivas - sistema de utilização de plantas medicinais projetado para pequenas comunidades.* 4 ed. Edições UFC, Fortaleza, 267 p.

Vataireopsis araroba (Aguiar) Ducke
Planta estudada: E.R. Salviani 126 (HPL).
Sementes, tronco e exemplar adulto desta espécie encontrado em estado nativo no Espírito Santo, onde hoje é muito rara, devido à intensa exploração no passado para a retirada do pó-de-araroba.

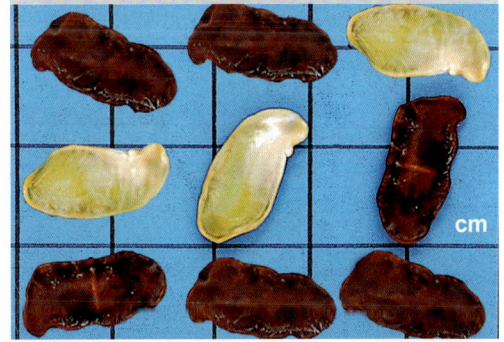

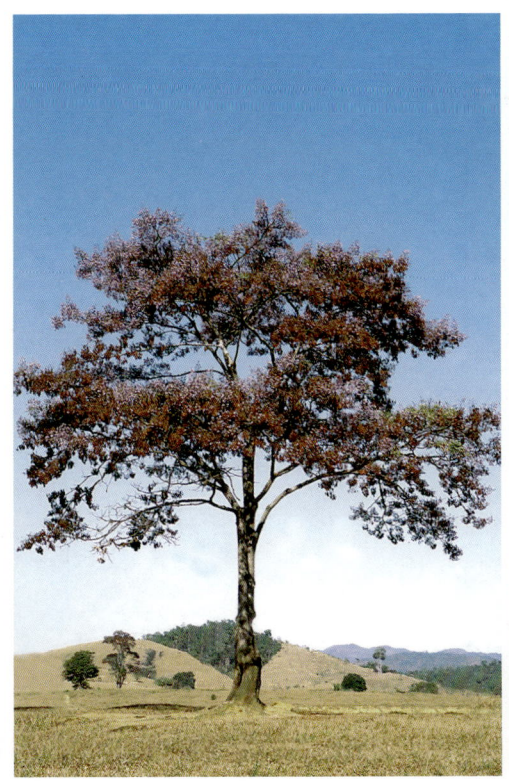

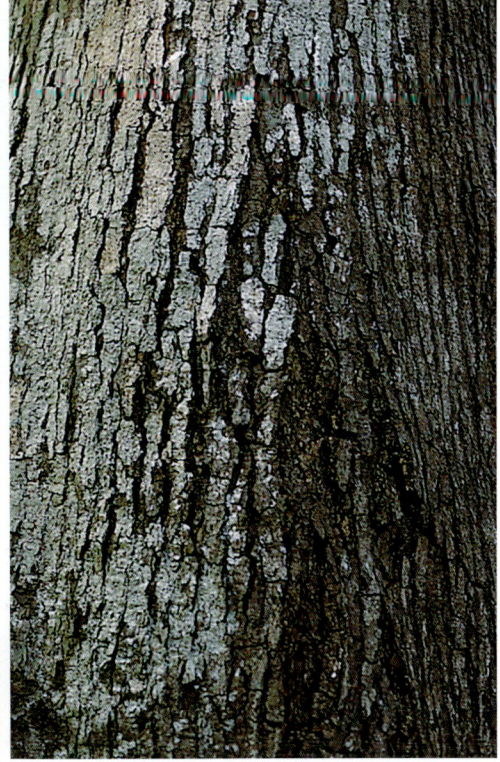

Humiria balsamifera Aubl.

Sin.: *Humiria arenaria* Baill., *Humiria cassiquiari* Suess. & Bergedolt, *Humiria pilosa* Steyerm., *Humiria savannarum* Gleason, *Myrodendron amplexicaule* Willd. *Myrodendron balsamiferum* Raeusch.

Angiospermae - Humiriaceae. **Planta estudada:** H. Lorenzi 1.729 (HPL).

umiri, umiri-de-cheiro, umiri-do-pará, umirizeiro, muréua

Características gerais - árvore perenifólia, de copa ampla, de até 25 m de altura na mata de terra firme da Amazônia e arbusto grande ou arvoreta de 3 a 5 m nas restingas do litoral da Bahia e nas campinaranas de areia branca da Amazônia. Nativa também em todo o litoral Norte e Nordeste, estendendo-se até o Rio de Janeiro. Folhas simples, cartáceas ou coriáceas, totalmente glabras em ambas as faces, com a face inferior mais clara, de 6 a 15 cm de comprimento. Inflorescências cimoso-paniculadas terminais, com flores perfumadas de cor branca. Os frutos são drupas elipsoides, de cor vinácea, de tamanho muito variável conforme a variedade botânica, com polpa carnosa e adocicada[4,7].

Usos - fornece madeira de ótima qualidade para construção civil e naval, bem como para obras externas. Os frutos de algumas variedades são consumidos pelas populações locais. A planta é empregada na medicina caseira em várias regiões do país. Sua casca é aromática. A seiva que exsuda da casca por incisão adquire consistência viscosa em contato com o ar e é denominada de "bálsamo-de-umiri". É reputada como anti-helmíntica, balsâmica e expectorante, sendo considerada substituto ao bálsamo-do-peru ou bálsamo-de-tolu extraído de *Myroxylon peruiferum*[1,5]. Algumas tribos da Amazônia ocidental transformam sua casca em pó e pulverizam-na repetidamente sobre cortes e ferimentos para acelerar sua cicatrização[6]. O decocto da casca é usado para sarar feridas crônicas[3,5]. Nas Guianas, o decocto de sua casca é empregado contra dor de dente, e sua infusão contra a disenteria amebiana[3]. Na composição química da casca é citada a presença de bergenina na concentração de cerca de 3%, e também alguns derivados de uma isocumarina.

Literatura citada:
1- Cid, P. 1978. *Plantas Medicinais e Ervas Feiticeiras da Amazônia*. Ed. Atlantis, São Paulo, 134 p.
2- Dean, B.M. & Walker, J. 1958. A new source of bergenin. *Chem. And Ind.* : 1696-1697.
3- Grenand, P.; Moretti, C. & Jacquemin, H. 1987. *Pharmacopées Traditionnelles en Guyane: Créoles, Palikur, Wayãpi*. Editorial l'ORSTOM, Paris, France, Coll. Mem. No. 108.
4- Lorenzi, H. 2002. *Árvores Brasileiras: manual de identificação e cultivo de plantas arbóreas nativas do Brasil*. 2ª edição. Vol. II. Instituto Plantarum, Nova Odessa-SP, 384 p.
5- Mors, W.B.; Rizzini, C.T. & Pereira, N.A. 2000. *Medicinal Plants of Brazil*. Reference Publications, Inc., Algonac, Michigan, 501 p.
6- Schultes, R.E. & Raffauf, R. F. 1990. *The healing forest - medicinal and toxic plants of the Northwest Amazonia*. Dioskorides Press, Portland, OR, 484 p.
7- Braga, R.A. 1976. *Plantas do Nordeste, especialmente do Ceará*. 3. ed. Vol. XLII. Coleção Mossoroense, Mossoró, 540 p.

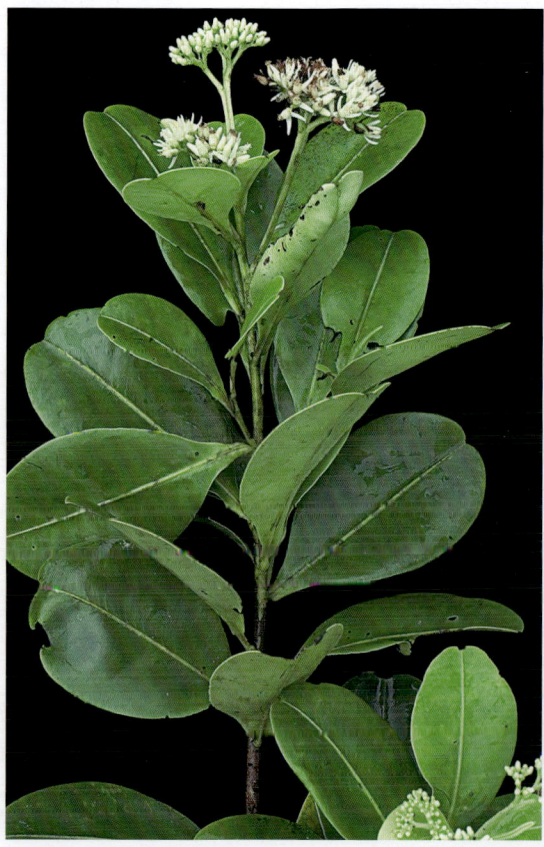

Hypericum perforatum L.

Sin.: *Hypericum nachitschevanicum* Grossh., *Hypericum perforatum* var. *confertiflora* Debeaux, *Hypericum perforatum* var. *microphyllum* H. Lév.

Angiospermae - Hypericaceae. **Planta estudada:** H. Lorenzi 2.114 (HPL).

hipérico, milfurada, milfacadas, erva-de-são-joão, hipericão, orelha-de-gato, alecrim-bravo

Características gerais - subarbusto perene, ereto, ramificado dicotomicamente, de hastes avermelhadas com duas listras longitudinais salientes, de 30-60 cm de altura, nativa da América do Norte. Folhas simples, opostas, sésseis, cartáceas, com muitas glândulas translúcidas que observadas à luz parecem orifícios, daí o nome popular de "milfurada". Flores amarelas, dispostas em panículas corimbiformes terminais. Os frutos são cápsulas ovoides estriadas[5]. Existem no Brasil pelo menos duas espécies nativas deste gênero com características e, possivelmente, propriedades semelhantes: *Hypericum brasiliense* Choisy e *Hypericum connatum* Lam., cujas fotos são apresentadas na página seguinte. O nome popular "erva-de-são-joão", tradução literal da designação em língua inglesa, pode causar confusão com *Ageratum conyzoides* L. (Asteraceae) e *Pyrostegia venusta* (Ker Gawl.) Miers (Bignoniaceae) que são referidas também pelo mesmo nome popular.

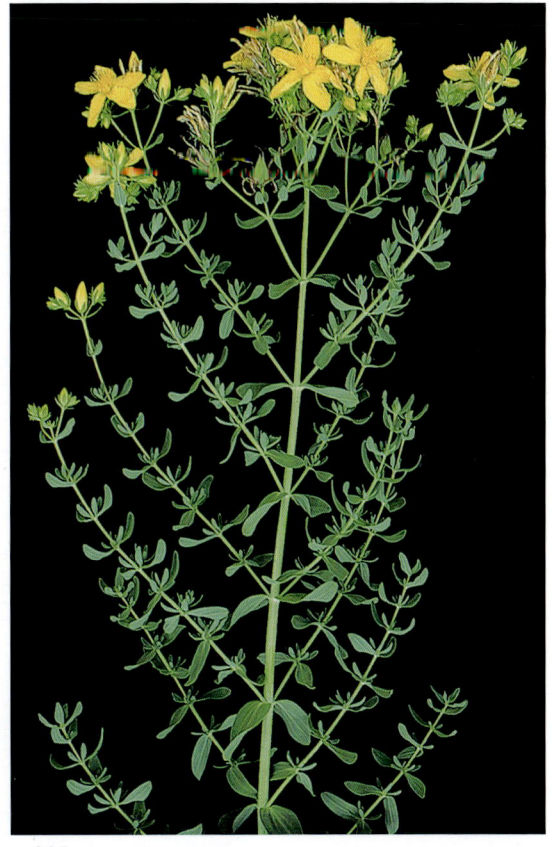

Usos - planta de florescimento exuberante, é ocasionalmente cultivada com fins ornamentais no Sul do Brasil[5]. Contudo, é na medicina tradicional que é mais conhecida, principalmente nos últimos anos pela popularidade de sua ação antidepressiva. Suas propriedades medicinais são conhecidas desde a Idade Média, sendo, em parte, atribuídas ao pigmento vermelho hipericina, que flui como sangue de suas flores quando amassadas entre os dedos. Esta substância é comprovadamente antidepressiva. Todas as partes desta planta são empregadas medicinalmente como adstringente, antisséptica, analgésica, calmante do sistema nervoso, redutora de inflamações e promotora da cicatrização[1,2,3]. É indicada também como remédio eficiente para asma brônquica, bronquite crônica, tosses, cefaleias e dores de origem reumática[4]. Internamente, é utilizada na forma de decocto contra ansiedade (principalmente de crianças) e tensão nervosa, distúrbios da menopausa, síndrome pré-menstrual, ciática e fibroses. Não é recomendável para pacientes com depressão crônica[2]. Externamente é também empregada em casos de queimaduras, escoriações, ferimentos profundos ou muito doloridos envolvendo dano a nervos, dor ciática, neuralgia e cotovelo-de-tenista[2]. As espécies brasileiras, segundo a literatura etnofarmacológica, são empregadas como vulnerária, antiespasmódica e antiofídica e, externamente, na forma de gargarejo contra aftas e estomatite[6]. Na sua composição química, além da hipericina, uma naftodiantrona, são encontrados também, os flavonoides hiperosídeo, rutina amentoflavona, um bioflavonoide, a hiperforina, ácido clorogênico e procianidina. Seu óleo essencial contém mono e sesquitepernos, cetona e álcoois alifáticos. A sua atividade ansiolítica foi cientificamente comprovada através de ensaios clínicos[7].

Literatura citada:
1- Alzugaray, D. & Alzugaray, C. 1996. *Plantas que Curam*. Editora Três, São Paulo, 2 vols.
2- Boorhem, R.L. et al. 1999. *Reader's Digest - Segredos e Virtudes das Plantas Medicinais*. Reader's Digest Brasil Ltda., Rio de Janeiro, 416 p.
3- Bown, D. 1995. *The Herb Society of America - Encyclopedia of Herbs & Their Uses*. Dorling Kindersley Publishing, Inc., New York.
4- Corrêa, A.D.; Siqueira-Batista, R. & Quintas, L.E.M. 1998. *Plantas Medicinais - do cultivo à terapêutica*. 2. ed. Editora Vozes, Petrópolis.
5- Lorenzi, H. & Souza, H.M. 2008. *Plantas Ornamentais no Brasil: arbustivas, herbáceas e trepadeiras*. 4ª edição. Instituto Plantarum, Nova Odessa-SP, 1120 p.
6- Mors, W.B.; Rizzini, C.T. & Pereira, N.A. 2000. *Medicinal Plants of Brazil*. Reference Publications, Inc., Algonac, Michigan, 501 p.
7- Gruenwald, J.; Brendler, T. & Jaenickke, C. (eds.). 2000. *Physicians Desk References (PDR) for herbal medicines*. Med. Econ. Co., New Jersey, 858 p.

***Hypericum brasiliense* Choisy**
Planta estudada: H. Lorenzi 724 (HPL).
Espécie nativa do Brasil e muito semelhante morfologicamente a *H. perforatum*, porém não possuímos nenhuma informação sobre suas propriedades.

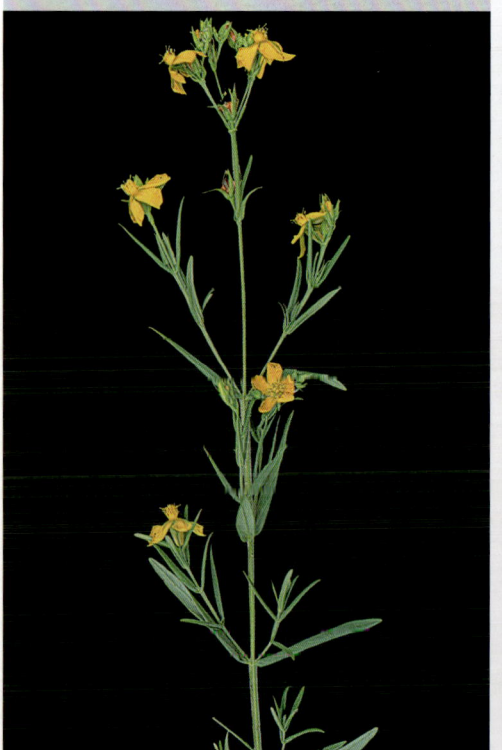

***Hypericum connatum* Lam.**
Planta estudada: H. Lorenzi 2.439 (HPL).
Espécie nativa do Brasil, possui características similares a *H. perforatum*, porém não dispomos de informações sobre suas propriedades.

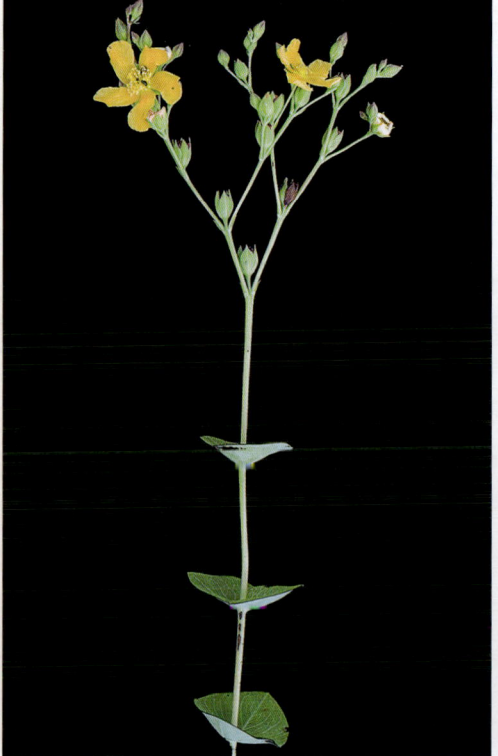

Vismia guianensis (Aubl.) Pers.
Angiospermae - Hypericaceae. **Planta estudada:** H. Lorenzi 1.737 (HPL).

lacre, lacre-branco, goma-lacre, pau-de-febre, pau-de-sangue, caá-opiá, caopiá

Características gerais - árvore pequena de 3-7 m de altura, de copa aberta e irregular, com ramos novos ferrugíneo-pubérulos que exsudam látex de cor amarelo-alaranjada sob ferimento. É nativa de áreas de vegetação secundária de toda a região Amazônica e da costa do Nordeste, onde é considerada planta daninha. Folhas simples, discolores (face inferior marrom-dourada), cartáceas, de 6-15 cm de comprimento. Flores amarelo-esverdeadas, reunidas em inflorescências paniculadas terminais. Os frutos são bagas arredondadas de cor marrom-esverdeada ou ferrugínea, de menos de 1 cm de diâmetro, contendo muitas sementes[4,5,6,7]. Existem no país várias espécies deste gênero com características semelhantes, das quais destacamos *Vismia brasiliensis* Choisy, *Vismia cayennensis* (Jacq.) Pers., *Vismia latifolia* (Aubl.) Choisy e *Vismia japurensis* Reichardt.

Usos - do seu látex ou "goma-resina" é preparada uma goma resinosa denominada "goma-guta americana" utilizada em pintura e para o fabrico de esmalte para unhas. Tanto o seu látex, como suas folhas e casca são de longa data utilizadas na medicina popular da região Amazônica[1]. O chá de sua casca é empregado como tônico, antifebril, drástico e antimicótico(1). A literatura etnofarmacológica registra para sua goma-resina propriedades resolutiva e catártica, com indicação para doenças de pele (dermatoses), principalmente impingem[3,5]. Registra também para a casca e folhas propriedades antipirética (reduzem a febre) e antirreumáticas[3]. Estudos fitoquímicos revelaram que a coloração da goma-resina e dos frutos é atribuída à presença de derivados da antrace, como antraquinonas e vários derivados da antracena parcialmente hidrogenada (antranoides)[2].

Literatura citada:
1- Grenand, P.; Moretti, C. & Jacquemin, H. 1987. *Pharmacopées Traditionnelles en Guyane: Créoles, Palikur, Wayãpi*. Editorial l'ORSTOM, Paris, France, Coll. Mem. No. 108.
2- Marini-Bettòlo, G.-B; Delle Monache, F. & McQuahe, M.M. 1978. Biogenetic correlations of anthranoids in *Vismia* genus. *Acad. Nazionale dei Lincei, Rend. Sc. Fis., Mat. e Nat.* 65: 303-306.
3- Mors, W.B.; Rizzini, C.T. & Pereira, N.A. 2000. *Medicinal Plants of Brazil*. Reference Publications, Inc., Algonac, Michigan, 501 p.
4- Revilla, J. 2002. *Apontamentos para a Cosmética Amazônica*. INPA/SEBRAE, Manaus.
5- Van den Berg, M.E. 1993. P*lantas Medicinais na Amazônia - Contribuição ao seu conhecimento sistemático*. Museo Paraense Emílio Goeldi, Belém, 206 p.
6- Lorenzi, H. 2008. *Plantas Daninhas do Brasil: terrestres, aquáticas, parasitas e tóxicas*. 4ª edição. Instituto Plantarum, Nova Odessa-SP, 672 p.
7- Schultes, R.E. & Raffauf, R. F. 1990. *The healing forest - medicinal and toxic plants of the Northwest Amazonia*. Dioskorides Press, Portland, OR, 484 p.

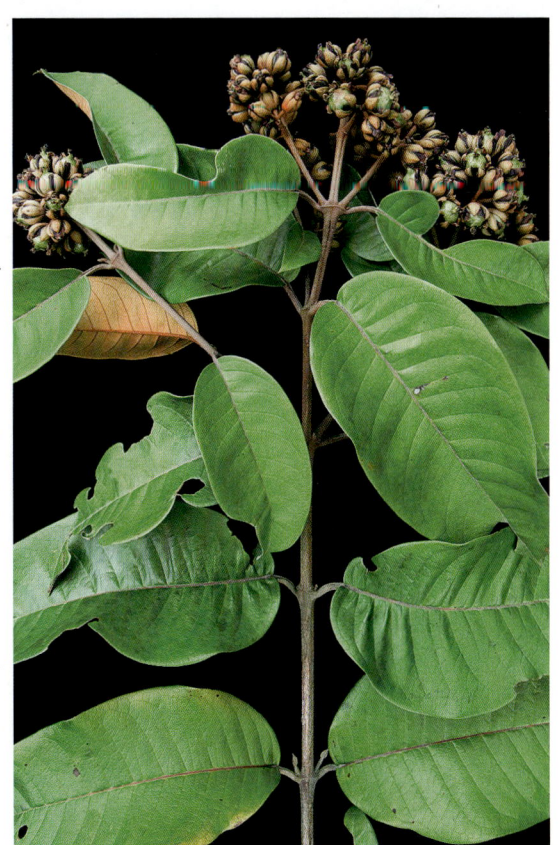

Eleutherine bulbosa (Mill.) Urb.

Sin.: *Sisyrinchium bulbosum* Mill., *Galatea bulbosa* (Mill.) Britton

Angiospermae - Iridaceae. **Planta estudada:** H. Lorenzi 778 (HPL).

marupari, marupazinho, marupá-piranga, palmeirinha, lírio-folha-de-palmeira, wá-ro

Características gerais - herbácea bulbosa e rizomatosa, acaule, entouceirada, de 20-30 cm de altura, nativa da América tropical, incluindo os campos secos da Amazônia brasileira. Os bulbos, com escamas semelhantes à cebola, são de cor vinho externamente, exsudando látex branco quando cortados. Folhas simples, inteiras, plissadas longitudinalmente, de cerca de 25 cm de comprimento. Flores brancas ou rosadas, dispostas numa panícula ampla no ápice de um longo escapo rígido acima da folhagem, que se abrem apenas ao por do sol. Multiplica-se facilmente por bulbos, tornando-se persistente em muitas áreas a ponto de ser considerada "planta daninha"[1,8]. Nas regiões Sul e Sudeste perde a parte aérea durante o inverno e na região Nordeste formam touceiras decumbentes. É também ocasionalmente cultivada no país a espécie *Eleutherine plicata* Herb. ex Klatt, com características muito semelhantes e possuindo as mesmas propriedades, sendo, contudo, considerada por muitos autores como a mesma espécie.

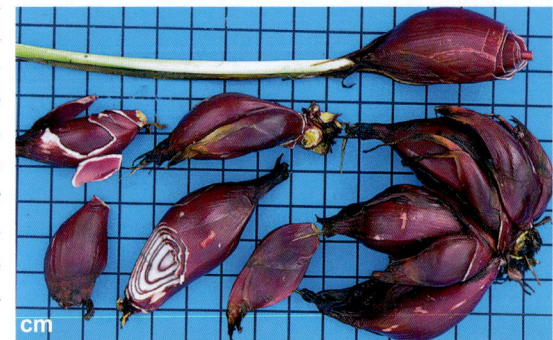

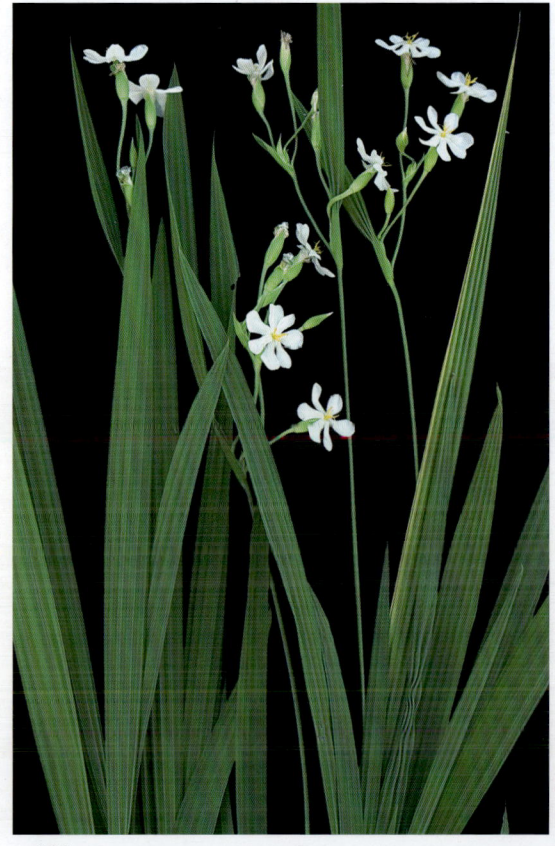

Usos - esta planta é amplamente utilizada na medicina caseira de quase todo o país, principalmente na região Amazônica, hábito este iniciado pelas populações indígenas desta região. Não há, porém, comprovação cientifica de sua eficácia nem da segurança de suas preparações. Segundo manda a tradição popular, os rizomas são empregados contra gastralgia, histeria, diarreia e vermes intestinais[5,7]. Tem também reputação de ter uma ação antifertilidade, sendo empregada no Haiti como contraceptivo[4,9]. Ao extrato desta planta são atribuídas propriedades antimicrobianas e ação dilatadora da coronária, potencialmente útil no tratamento de doenças cardíacas[2,3]. Como medicação caseira, na Amazônia, é usada para o tratamento de diarreia e amebíase, fervendo-se 2 bulbos cortados em pequenos pedaços durante 15 minutos em ½ litro de água e ingerindo-se uma xícara (chá) antes das refeições. Não guardá-la para o dia seguinte[1,7]. Os indígenas das Guianas empregam seus bulbos para o preparo de emplastro em aplicação externa contra contusões e ferimentos visando acelerar a cicatrização. Já seu suco com sal é usado como medicação interna contra epilepsia[4]. São citados na sua composição química a presença de naftoquinonas[6] e antraquinonas do tipo crisofanol[4], além de uma sapogenina esteroidal[1,8].

Literatura citada:
1- Albuquerque, J.M. 1989. *Plantas Medicinais de Uso Popular*. ABEAS, Brasília, 100 p.
2- Chen, C.C.; Y.P. Chen et al. 1984. *Chem. Pharm. Bull. 32*: 166.
3- Dig, J. & Huang, H. 1982. *Zhongcaoyao 13*: 499.
4- Grenand, P.; Moretti, C. & Jacquemin, H. 1987. *Pharmacopées Traditionnelles en Guyane: Créoles, Palikur, Wayãpi*. Editorial l'ORSTOM, Paris, France, Coll. Mem. No. 108.
5- Mors, W.B.; Rizzini, C.T. & Pereira, N.A. 2000. *Medicinal Plants of Brazil*. Reference Publications, Inc., Algonac, Michigan, 501 p.
6- Nguyen, X.T., T.H. Nguyen & H.P. Dang. 1983. *Rev. Pharm.* 82.
7- Schultes, R.E. & Raffauf, R. F. 1990. *The healing forest - medicinal and toxic plants of the Northwest Amazonia*. Dioskorides Press, Portland, OR, 484 p.
8- Vieira, L.S. 1992. *Fitoterapia da Amazônia - Manual de Plantas Medicinais*. 2. ed. Editora Agronômica Ceres, São Paulo, 350 p.
9- Weniger, B.; Haag-Berrurier, M. & Anton, R. 1982. Plants of Haiti used as antifertility agents. *J. Ethnopharmacol. 6*: 67.

Eleutherine bulbosa (Mill.) Urb.
Vista geral de uma plantação desta espécie em horta doméstica em pleno desenvolvimento após o repouso vegetativo do inverno, fotografada no interior do estado de São Paulo.

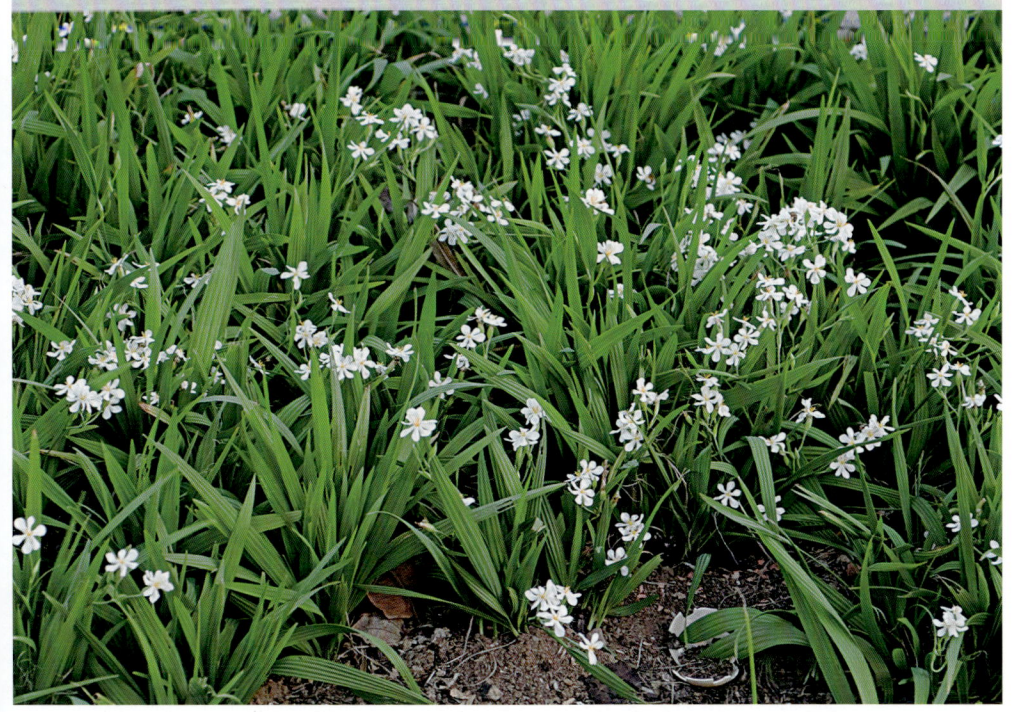

Lavandula angustifolia Mill.
Sin.: *Lavandula vera* DC.

Angiospermae - Lamiaceae (Labiatae). **Planta estuda:** H. Lorenzi 2.077 (HPL).

alfazema, lavanda, lavanda-inglesa

Características gerais - subarbusto perene, aromático, ereto, muito ramificado na base, de coloração geral verde-acinzentada, de 30 a 70 cm de altura, nativo da Europa e cultivado em vários países de clima temperado. Folhas lineares, pequenas, opostas, rígidas e pubescentes. Flores azuis, perfumadas e muito ornamentais, dispostas em racemos terminais. Multiplica-se tanto por sementes como por estacas, desenvolvendo-se no Brasil apenas algumas variedades e somente nas regiões de altitude do Sul[1,4]. Na verdade, a espécie mais adaptada e mais cultivada no país é *Lavandula dentata* L., que possivelmente tem as mesmas propriedades dessa.

Usos - é ocasionalmente cultivada no Sul do país como ornamental e para fins medicinais. Na Europa são cultivadas em larga escala, especialmente no sul da França, para extração de seu óleo essencial usado em perfumaria. São utilizadas na medicina popular, principalmente as inflorescências e menos frequentemente as folhas, que são consideradas estimulante, digestiva, antiespasmódica, tônica, calmante dos nervos e antimicrobiana[3,4] São utilizadas no tratamento da insônia, nevralgia, asma brônquica, cólicas e gases intestinais[2,4]. Para o tratamento das afecções das vias respiratórias, asma, bronquite, tosse, catarro e gripe, sinusite, tensão nervosa, depressão, insônia, vertigens, cistite e enxaqueca, a literatura etnofarmacológica registra o uso de seu chá por infusão, preparado adicionando-se água fervente em uma xícara das médias contendo 1 colher das de sobremesa das inflorescências, na dose de 1 xícara (chá) 3 vezes ao dia[3]. Recomenda também, para os casos de corrimento vaginal, prurido vaginal, sarnas ou piolhos, o banho de assento com seu extrato, preparado por maceração em vinho branco durante 3 dias de 2 colheres das de sopa de inflorescências secas[3]. Nos casos de sarnas e piolhos o tratamento é feito pela aplicação no couro cabeludo com chumaço de algodão embebido nesta mesma preparação[3]. Na sua composição química estão registrados o óleo essencial constituído de cariofileno, dos álcoois geraniol, furfurol, linalol e seus ésteres, bem como cumarinas, taninos, saponina ácida e princípio amargo[1,2,3,4].

Literatura citada:
1- Albuquerque, J.M. 1989. *Plantas Medicinais de Uso Popular*. ABEAS, Brasília, 100 p.
2- Corrêa, A.D.; Siqueira-Batista, R. & Quintas, L.E.M. 1998. *Plantas Medicinais - do cultivo à terapêutica*. 2. ed. Editora Vozes, Petrópolis.
3- Panizza, S. 1998. *Plantas que Curam (Cheiro de Mato)*. 3. ed. IBRASA, São Paulo, 280 p.
4- Vieira, L.S. 1992. *Fitoterapia da Amazônia - Manual de Plantas Medicinais*. 2. ed. Editora Agronômica Ceres, São Paulo, 350 p.

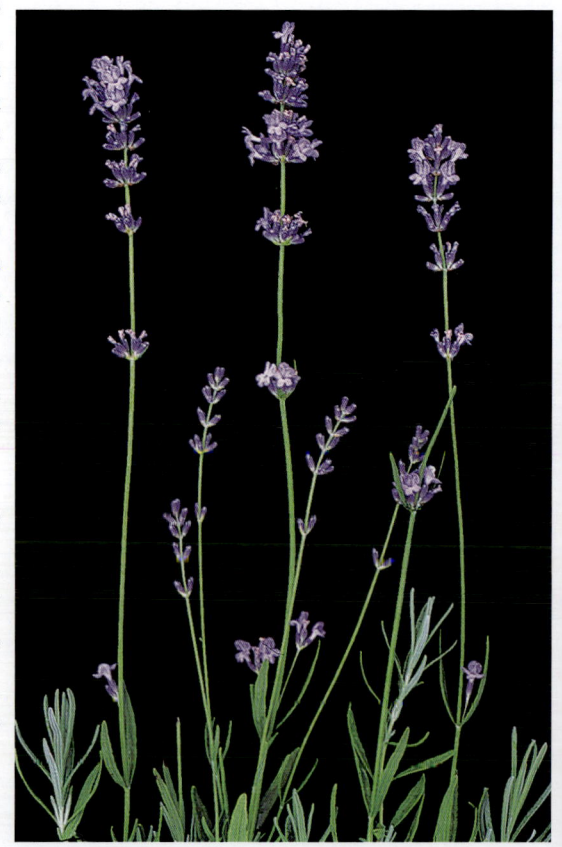

Leonotis nepetifolia (L.) R. Br.

Sin.: *Phlomis nepetifolia* L., *Leonorus kwebensis* N.E. Br.

Angiospermae - Lamiaceae (Labiatae). **Planta estudada:** H. Lorenzi 2.201 (HPL).

cordão-de-frade, cordão-de-são-francisco, catinga-de-mulata, emenda-nervos, pau-de-praga, ribim, corda-de-frade, cordão-de-frade-verdadeiro, cordão-de-frade-pequeno, cauda-de-leão, tolonga, rubim, rubim-de-bola, corindiba

Características gerais - planta herbácea ou subarbustiva anual, ereta, pouco ramificada, fortemente aromática, de caule quadrangular, de 80-160 cm de altura, originária da África tropical e naturalizada em todo o Brasil. Folhas membranáceas, simples, opostas, longo-pecioladas, com a face inferior de cor verde-esbranquiçada, de 5-12 cm de comprimento. Flores labiadas de cor alaranjada, com sépalas terminadas em ponta aguda e áspera, reunidas em inflorescências globosas axilares distribuídas ao longo da haste à semelhança de um cordão com nós que os frades usavam na cintura, daí a razão de alguns de seus nomes populares[7]. Cresce espontaneamente em lavouras agrícolas e terrenos baldios, onde é considerada planta daninha.

Usos - as flores são melíferas. Todas as partes da planta são empregadas na medicina popular, embora a eficácia e a segurança de seu uso não tenham sido ainda comprovadas cientificamente, portanto sua utilização vem sendo feita com base na tradição popular. São atribuídas às suas preparações propriedades tônica, estimulante, diurética, febrífuga, sudorífica, carminativa e antiespasmódica. Seu uso é feito, principalmente, para tratar casos de bronquite crônica, tosses, asma brônquica, dores de origem reumática (gota e ácido úrico) e nos casos de dispepsia e astenia[1,3,5,11]. É considerada particularmente eficiente nos casos de inflamação urinária, auxiliando na eliminação do ácido úrico[3] e icterícia[12]. A literatura etnofarmacológica registra, também, sua utilização nos casos de hemorragia uterina[9,11] e, pelos nativos das Guianas, o emprego de suas inflorescências para estimular a secreção da bile e melhorar a digestão. O decocto de suas folhas é usado como antidisentérico e para dissolver cálculos renais[6]. Em uso externo, na forma de banhos aromáticos é indicada contra reumatismo, nevralgias e úlceras e, na forma de cataplasma contra contusões. A decocção para ser usada em banhos é preparada com a fervura por ½ hora de 20 g de folhas e hastes da planta fresca para cada litro de água[1,3,11]. Estudos farmacológicos feitos com o chá e com o extrato hidroalcoólico desta planta provocaram, nos animais da experiência, um relaxamento da musculatura lisa, aumento da força de contração do coração *in vitro* e, na preparação com útero isolado de cobaia um relaxamento dose-dependente[4], além de ter ação antiedematogênica e antimicrobiana com *Bacillus subtilis* e *Staphylococcus aureus*[12]. Análises fitoquímicas revelaram a presença em sua composição de diterpenos[2,8] e de uma nova cumarina[10], lactonas sesquiterpênicas[5] no seu óleo essencial[11].

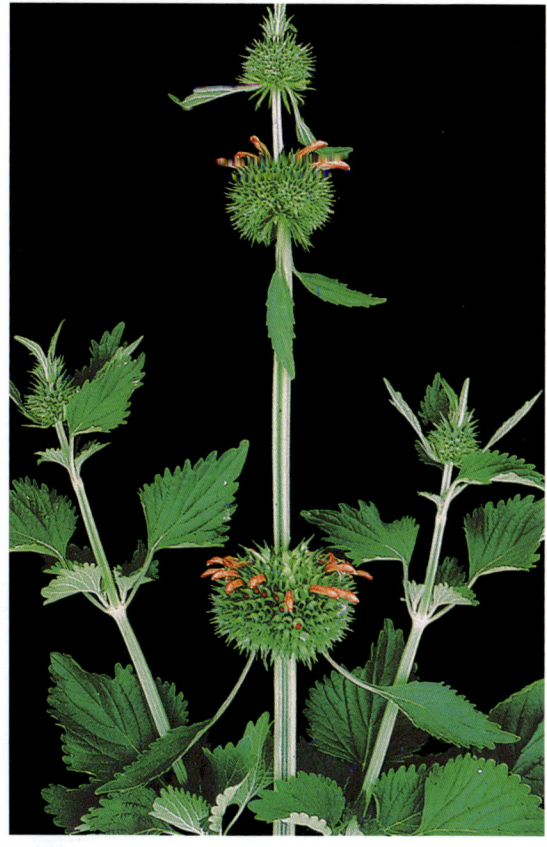

além de flavonoides, glicosídeos, triterpenoides e cafeína[12].

Literatura citada:
1- Alzugaray, D. & Alzugaray, C. 1996. *Plantas que Curam*. Editora Três, São Paulo, 2 v.
2- Baghy, M.O.; Smith, C.R. & Watt, I.A. 1965. Labdallenic acid. A New allenic acid from *Leonotis nepetaefolia* seed oil. *J. Org. Chem. 30*: 422.
3- Boorhem, R.L. et al. 1999. *Reader's Digest - Segredos e Virtudes das Plantas Medicinais*. Reader's Digest Brasil Ltda., Rio de Janeiro, 416 p.
4- Calixto, J.B.; Yunes, R.A. & Rae, G.A. 1991. Effect of crude extract from *Leonotis nepetaefolia* (Labiatae) on rat and guinea-pig smooth muscle and rat cardiac muscle. *J. Pharmacol. 43*: 529-534.
5- Corrêa, A.D.; Siqueira-Batista, R. & Quintas, L.E.M. 1998. *Plantas Medicinais - do cultivo à terapêutica*. 2. ed. Editora Vozes, Petrópolis.
6- Grenand, P.; Moretti, C. & Jacquemin, H. 1987. *Pharmacopées Traditionnelles en Guyane: Créoles, Palikur, Wayãpi*. Editorial l'ORSTOM, Paris, France, Coll. Mem. No. 108.
7- Lorenzi, H. 2008. *Plantas Daninhas do Brasil: terrestres, aquáticas, parasitas e tóxicas*. 4ª edição. Instituto Plantarum, Nova Odessa-SP, 672 p.
8- Machand, P.S. 1973. Methoxynepetofolin, a new labdane diterpene from *Leonotis nepetaefolia. Tetrahedron Lett. 21*: 1907.
9- Mors, W.B.; Rizzini, C.T. & Pereira, N.A. 2000. *Medicinal Plants of Brazil*. Reference Publications, Inc., Algonac, Michigan, 501 p.
10- Purushothanan, K.K.; Vasanth, S.; Connoly, J.D. & Labbe, C. 1976. 4,6,7- Trimethoxy-5-methoxychromen-2-one: a new coumarin from *Leonotis nepetaefolia. J. Chem. Soc. Perkin 1*: 2594.
11- Vieira, L.S. 1992. *Fitoterapia da Amazônia - Manual de Plantas Medicinais*. 2. ed. Ed. Agr. Ceres, São Paulo, 350 p.
12- Robineau, L.G. (ed.). 1995. *Hacia uma farmacopea caribeña / TRAMIL 7*. Enda-Caribe UAG & Universidad de Antioquia, Santo Domingo, 696 p.

Leonotis nepetifolia (L.) R. Br.
Vista geral de uma população densa desta planta infestando uma lavoura agrícola no interior do estado de São Paulo, onde é considerada planta daninha.

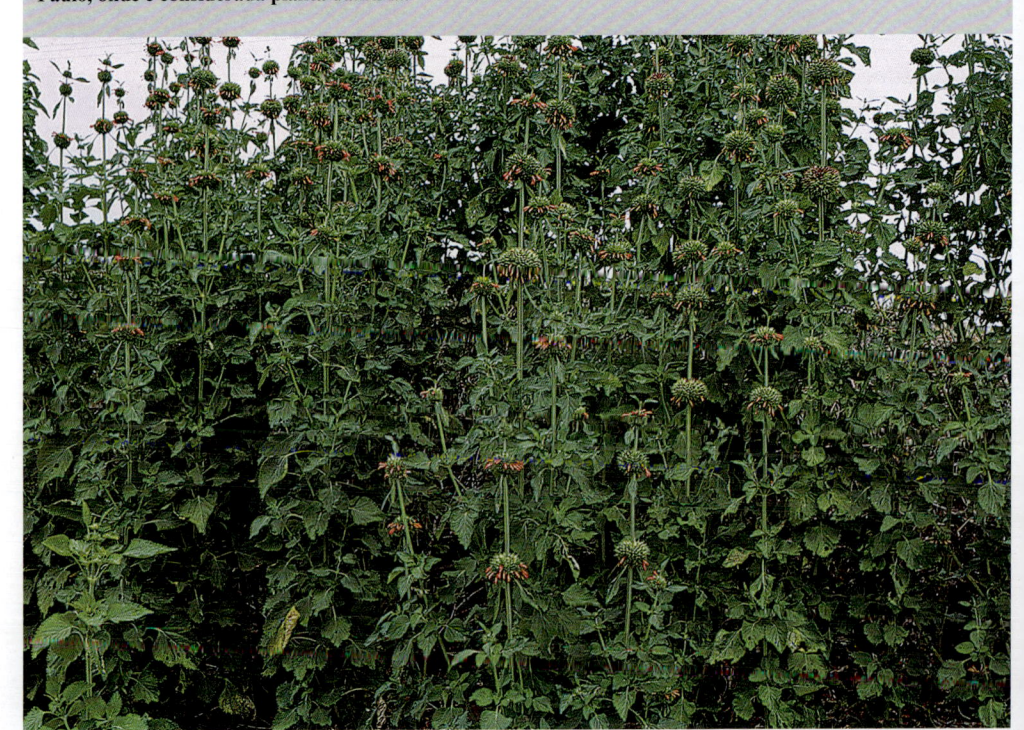

Leonurus sibiricus L.

Sin.: *Leonurus manshuricus* Yabe, *Leonurus sibiricus* var. *grandiflora* Benth.

Angiospermae - Lamiaceae (Labiatae). **Planta estudada:** H. Lorenzi 1.930 (HPL).

rubim, macaé, erva-macaé, erva-das-lavadeiras, erva-dos-zangões, joão-magro, marroio, quinino-dos-pobres, mané-magro, pau-pra-tudo, mané-turé, lavantina, levantina, cordão-de-são--francisco, chá-de-frade, erva-de-santo-filho, amor-deixado, pasto-de-abelha, ana-da-costa, estrela

Características gerais - erva anual ou bienal, ereta, muito aromática, ramificada, de hastes quadrangulares, de 40-120 cm de altura, nativa da China, Sibéria e Japão e naturalizada em quase todo o território brasileiro, principalmente no Sul e Sudeste. Folhas simples e profundamente divididas (as superiores pouco divididas), membranáceas, de cor bem mais clara na face inferior, opostas e pecioladas, de 4-14 cm de comprimento. Flores labiadas de cor azulada, com sépalas rígidas, reunidas em inflorescências axilares fasciculadas[3]. É considerada planta daninha quando cresce em lavouras agrícolas e terrenos baldios. Alguns botânicos consideram esta planta como pertencente à espécie *Leonurus japonicus* Houtt. A espécie *Leonurus cardiaca* L. (cuja foto é apresentada na página seguinte), comum no hemisfério norte e provavelmente nunca cultivada no Brasil, possui características e propriedades semelhantes.

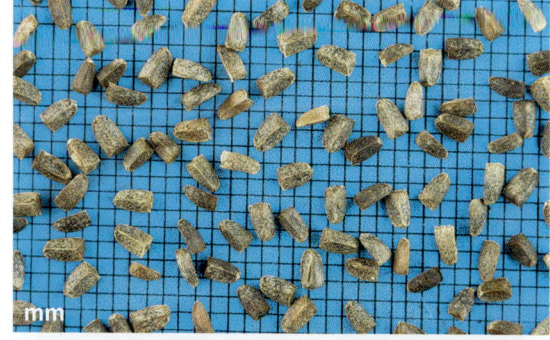

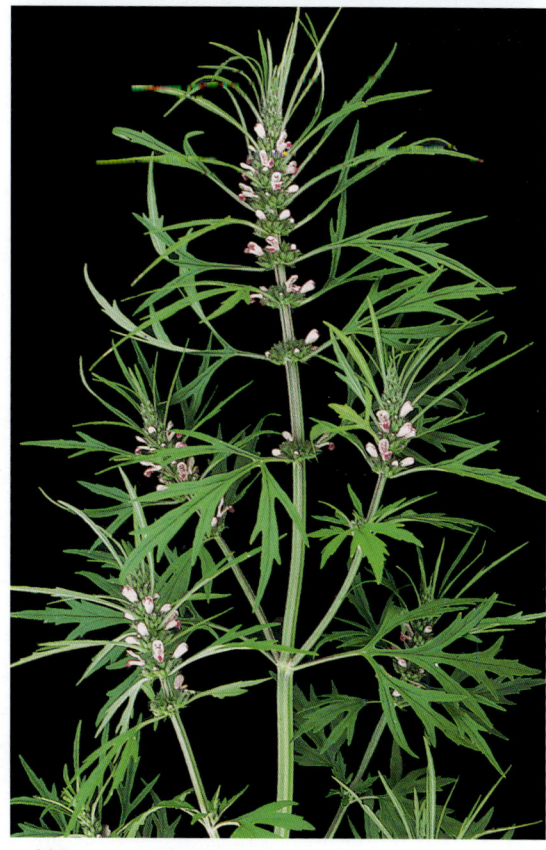

Usos - planta de crescimento espontâneo em quase todo o Brasil. Todas as partes desta planta vêm sendo empregadas na medicina popular em todo o mundo há séculos, sendo seu primeiro registro na literatura do ano 106 da Era Cristã[2]. Mais recentemente vem sendo usada também em algumas regiões do Brasil. É considerada amarga e diurética, estimulante da circulação e capaz de fazer baixar a pressão sanguínea, além de regular a menstruação e eliminar toxinas[2]. Embora a eficácia e a segurança do uso desta planta não sejam, ainda, comprovadas cientificamente, sua utilização vem sendo feita com base na tradição popular. São atribuídas às suas preparações propriedades úteis nos casos de gastralgia, dispepsia e malária com o uso das folhas e, para o tratamento de bronquite e tosse comprida usando as flores[4]. A planta inteira e as sementes são empregadas em medicina popular nos casos de sangramento pós-parto, menstruação excessiva e dolorida, bem como contra edema, abscessos e problemas renais inclusive cálculos[2]. A literatura etnofarmacológica recomenda que sempre sejam empregadas suas partes verdes na preparação dos chás e que deve ser evitado o seu uso por mulheres grávidas[1,2]. Estudos farmacológicos com todas as espécies deste gênero têm provado que são eficazes como calmantes do coração e antitrombóticas[2]. Em sua composição química foi determinada a presença de estaquidrina[5], um alcaloide frequente em várias plantas de diversos gêneros botânicos.

Literatura citada:
1- Boorhem, R.L. et al. 1999. *Reader's Digest - Segredos e Virtudes das Plantas Medicinais*. Reader's Digest Brasil Ltda., Rio de Janeiro, 416 p.
2- Bown, D. 1995. *The Herb Society of America - Encyclopedia of Herbs & Their Uses*. Dorling Kindersley Publishing, Inc., New York.
3- Lorenzi, H. 2008. *Plantas Daninhas do Brasil: terrestres, aquáticas, parasitas e tóxicas*. 4ª edição. Instituto Plantarum, Nova Odessa-SP, 672 p.
4- Mors, W.B.; Rizzini, C.T. & Pereira, N.A. 2000. *Medicinal Plants of Brazil*. Reference Publications, Inc., Algonac, Michigan, 501 p.
5- Murakami, S. 1943. Stachydrin in *Leonurus sibiricus. Acta Phytochim.* (Japão) *13*: 161-184.

Leonurus sibiricus L.
Vista geral de uma população homogênea desta planta crescendo numa lavoura agrícola, onde é considerada planta daninha.

Leonurus cardiaca L.
Espécie raramente cultivada no país, é muito semelhante e possui as mesmas propriedades de *Leonurus sibiricus* L.

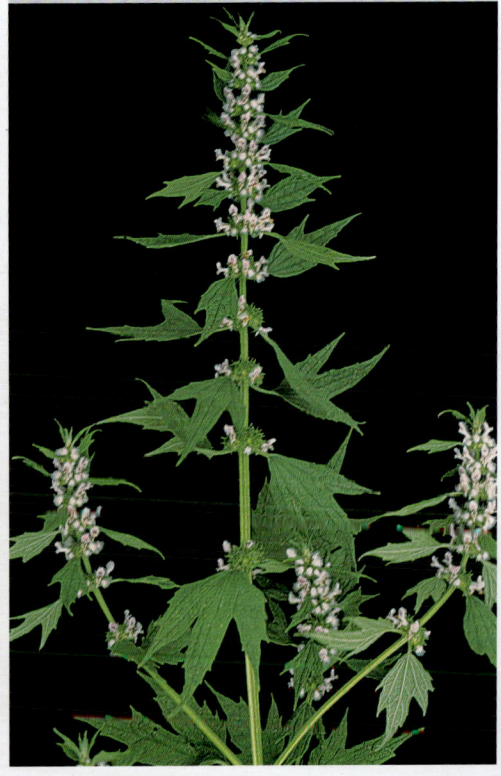

Leucas martinicensis (Jacq.) R. Br.
Sin.: *Clinopodium martinicense* Jacq.

Angiospermae - Lamiaceae (Labiatae). **Planta estudada:** H. Lorenzi 27 (HPL).

cordão-de-frade, cordão-de-são-francisco, pau-de-praga, catinga-de-mulata

Características gerais - erva anual, ereta ou ascendente, aromática, pouco ramificada, de 30-50 cm de altura, pubescente, de caule quadrangular, originária da América Central e naturalizada em todo o Brasil. Folhas simples, opostas, pecioladas, com lâmina membranácea, pilosa em ambas as faces, de 3-6 cm de comprimento. Flores minúsculas, brancas, reunidas em glomérulos globosos axilares, distribuídos ao longo dos ramos. Multiplica-se apenas por sementes[1,5,8].

Usos - ocorre com relativa frequência em quase todo o Brasil em lavouras agrícolas, terrenos baldios e beira de estradas, sendo considerada pelos agricultores como planta daninha. A sua parte aérea é empregada na medicina popular do Nordeste e de outras regiões do país. Embora a eficácia e a segurança do uso desta planta não sejam, ainda, comprovadas cientificamente, sua utilização vem sendo feita com base na tradição popular que a preconiza como sudorífica, carminativa, tônica, antinevrálgica e antiespasmódica[3,7]. Seu infuso e também o decocto são utilizados como medicação calmante, anti-inflamatória, antirreumática e contra doenças renais[1] A literatura etnofarmacológica registra também; o emprego do infuso e do decocto, feitos somente com as folhas, como sudorífico, carminativo, e nos casos de gota e artrite[7]. Os resultados de ensaio farmacológico feito com o extrato metanólico do caule em animais de laboratório, mostraram atividade hipotensora, relaxante e estimulante da musculatura lisa[2]. Num outro estudo foi detectada uma significativa atividade antidiarreica bem como uma ação bactericida contra *Shigella* e *Salmonella*, germes patogênicos causadores de diarreias[6]. A análise fitoquímica desta planta resultou na identificação de um glicosídeo iridoide. [4].

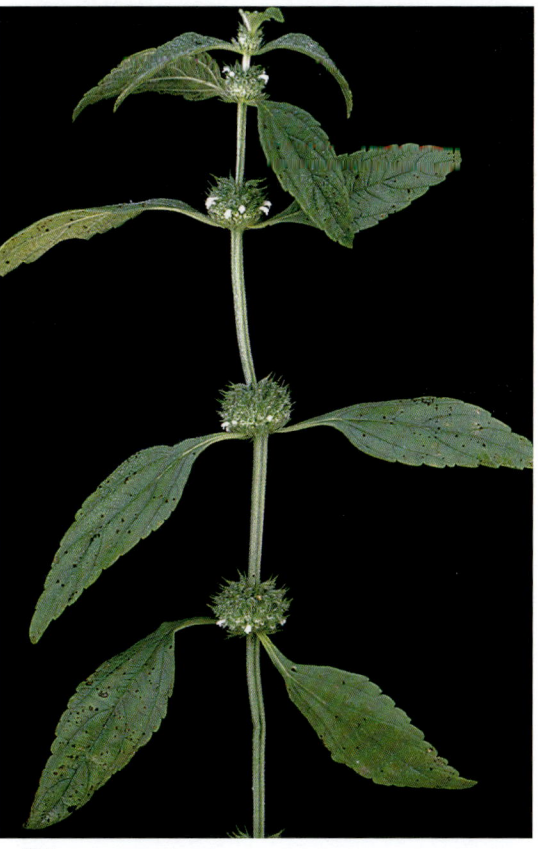

Literatura citada:
1- Agra, M. F. 1996. *Plantas da medicina popular dos Cariris Velhos, Paraíba, Brasil*. Editora União/PNE, João Pessoa, 125 p.

2- Chagnon, M. 1984. General pharmacologic inventory of medicinal plants of Rwanda. *J. Ethnopharmacol. 12*(3): 239-251.

3- Correa, M. P. 1931. *Dicionário das Plantas Úteis do Brasil e das Exóticas Cultivadas*. Vol. II. Ministério da Agricultura, Rio de Janeiro.

4- Kooiman, P. 1972. The occurrence of iridoid glycosides in the Labiatae. *Acta Bot. Neerl. 21*: 417-427.

5- Lorenzi, H. 2008. *Plantas Daninhas do Brasil: terrestres, aquáticas, parasitas e tóxicas*. 4ª edição. Instituto Plantarum, Nova Odessa-SP, 672 p.

6- Maykere-Faniyo, R. et al. 1984. Study of Rwandese medicinal plants used in the treatment of diarrhea I. *J. Ethnopharmacol. 26*(2): 101-109.

7- Mors, W.B.; Rizzini, C.T. & Pereira, N.A. 2000. *Medicinal Plants of Brazil*. Reference Publications, Inc., Algonac, Michigan, 501 p.

8- Lorenzi, H. 2008. *Plantas Daninhas do Brasil: terrestres, aquáticas, parasitas e tóxicas*. 4ª edição. Instituto Plantarum, Nova Odessa-SP, 672 p.

Marrubium vulgare L.

Sin.: *Marrubium hamatum* Kunth, *Marrubium vulgare* var. *lanatum* Benth.

Angiospermae - Lamiaceae (Labiatae). **Planta estudada:** M.E. Van den Berg 140 (UEFS).

marroio, marroio-comum, malvão, marroio-branco, bom-homem, erva-virgem, hortelã--grande, hortelã-da-folha-grossa, hortelã-do-maranhão

Características gerais - herbácea anual, ereta, pouco ramificada, algumas vezes com ramos prostrados, fortemente aromática, de ramos tipicamente quadrangulares e sulcados, pubescentes, de 30 a 60 cm de altura, nativa da Europa, Ásia e norte da África e, ocasionalmente cultivada no Brasil. Folhas simples, curto-pecioladas, semicarnosas, com nervuras impressas, de 4,5 a 6,0 cm de comprimento. Inflorescências axilares e terminais, multifloras, congestas, com flores labiadas de cor róseo-esbranquiçada ou branca. Multiplica-se apenas por sementes[5,6].

Usos - a planta é ocasionalmente cultivada em jardins e hortas domésticas do país, principalmente no Sul, para uso na medicina caseira. O seu uso na medicina tradicional remonta à Idade Média na Europa. O relato mais antigo do seu emprego data de 400 anos A.C., quando o médico grego Hipócrates mencionou a planta em um trabalho sobre infertilidade feminina[3]. Erva amarga e aromática, é também antisséptica e expectorante, utilizada para reduzir inflamação e aliviar espasmos, além de aumentar a taxa de transpiração e o fluxo biliar[4]. Ao chá das folhas se atribui atividade diurética, febrífuga, béquica, expectorante, antiespasmódica, estimulante digestivo e cardíaca[1,6]. É uma fonte de sabor para alguns remédios contra tosse e resfriados, além de ser eficaz como aperitivo, uma vez que sabores amargos estimulam a produção de ácidos pelo estômago, aumentando o apetite[2,3]. Internamente é empregada contra bronquite, asma, tosse e resfriados, tosse-comprida, febre tifoide, palpitações e problemas do fígado e da vesícula[2,4,5]. Na sua composição química destacam-se a presença de marrubina, taninos, glicosídeos, ácido gálico e óleo essencial[1,2,6].

Literatura citada:

1- Albuquerque, J.M. 1989. *Plantas Medicinais de Uso Popular*. ABEAS, Brasília, 100 p.

2- Alzugaray, D. & Alzugaray, C. 1996. *Plantas que Curam*. Editora Três, São Paulo, 2 vols.

3- Boorhem, R.L. et al. 1999. *Reader's Digest - Segredos e Virtudes das Plantas Medicinais*. Reader's Digest Brasil Ltda., Rio de Janeiro, 416 p.

4- Bown, D. 1995. *The Herb Society of America - Encyclopedia of Herbs & Their Uses*. Dorling Kindersley Publishing, Inc., New York.

5- Van den Berg, M.E. 1993. *Plantas Medicinais na Amazônia - Contribuição ao seu conhecimento sistemático*. Museo Paraense Emílio Goeldi, Belém, 206 p.

6- Vieira, L.S. 1992. *Fitoterapia da Amazônia - Manual de Plantas Medicinais*. 2. ed. Editora Agronômica Ceres, São Paulo, 350 p.

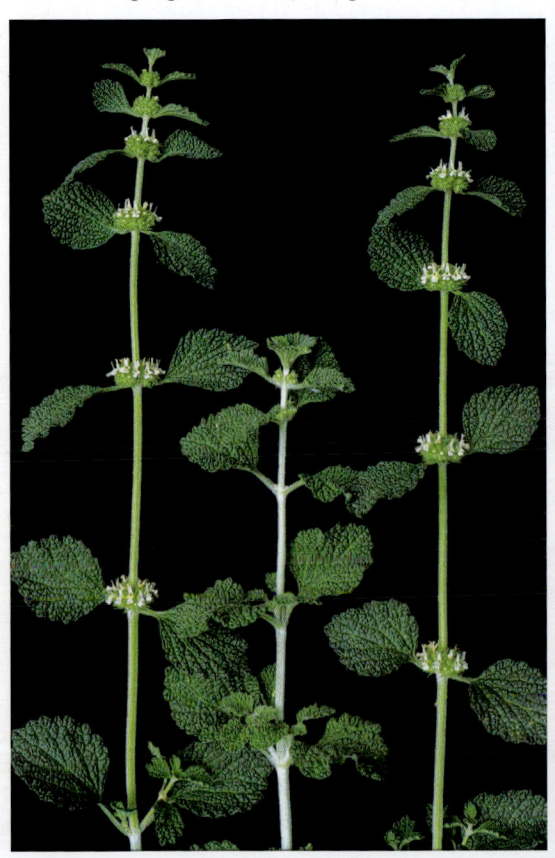

Marsypianthes chamaedrys (Vahl) Kuntze

Sin.: *Hyptis chamaedrys* (Vahl) Willd., *Marsypianthes hyptoides* Mart. ex Benth., *Marsypianthes arenosa* Brandegee, *Clinopodium chamaedrys* Vahl

Angiospermae - Lamiaceae (Labiatae). **Planta estudada:** H. Lorenzi 10 (HPL).

paracari, paracaru, betônica-brava, hortelã-do-campo, erva-do-paracari, alfavaca-de-cheiro, rabugem-de-cachorro, erva-de-cobra, coração-de-frade, vassoura, boia-caá, hortelã-do-brasil

Características gerais - herbácea anual, aromática, de ramos prostrados ou decumbentes, pubescente, muito ramificada, de 30 a 60 cm de altura, nativa do continente americano e encontrada em todo o território brasileiro. Folhas simples, membranáceas, pecioladas, densamente revestidas por pubescência branco-translúcida, de 2 a 4 cm de comprimento. Flores violetas, dispostas em fascículos (capítulos) longo-pedunculados axilares. Multiplica-se por sementes[2].

Usos - planta de crescimento vigoroso em lavouras agrícolas perenes, pastagens, terrenos baldios e beira de estradas, onde é considerada planta daninha. A planta é amplamente usada na medicina caseira. É considerada aromática, febrífuga, antiespasmódica e carminativa, sendo empregada na forma de banhos quentes contra o reumatismo articular[3]. O chá de suas raízes é usado contra anemia e dor de cabeça[3]. O suco da planta é utilizado tanto interna como externamente contra mordedura de cobra, bem como esfregado sobre a pele contra mordidas de mosquitos e pernilongos[2]. Indígenas da Amazônia Ocidental usam uma mistura de suas folhas com as de *Lippia alba* em decocção para o tratamento de diarreia[4]. Nas Guianas é usado a infusão de suas hastes e folhas como bebida digestiva, como laxativa e para aliviar dores intestinais; já o seu decocto é usado contra dor de cabeça[1]. As análises fitoquímicas registram em seus tecidos a presença de óleo essencial e de um novo composto denominado chamaedridiol[4]. Estudos farmacológicos conduzidos aqui no Brasil com esta planta confirmaram suas propriedades anti-inflamatórias e analgésicas[3].

Literatura citada:

1- Grenand, P.; Moretti, C. & Jacquemin, H. 1987. *Pharmacopées Traditionnelles en Guyane: Créoles, Palikur, Wayãpi*. Editorial l'ORSTOM, Paris, France, Coll. Mem. No. 108.

2- Lorenzi, H. 2008. *Plantas Daninhas do Brasil: terrestres, aquáticas, parasitas e tóxicas*. 4ª edição. Instituto Plantarum, Nova Odessa-SP, 672 p.

3- Mors, W.B.; Rizzini, C.T. & Pereira, N.A. 2000. *Medicinal Plants of Brazil*. Reference Publications, Inc., Algonac, Michigan, 501 p.

4- Menezes, F.S. et al. 1998. Chamaedrydiol, an ursane triterpene from *Marsypianthes chamaedrys*. *Phytochem.* 48 (2): 323-25.

5- Pereira, E.F.R. & Pereira, N.A. 1988. Atividade anti-inflamatória e analgésica de um extrato etanólico do paracari ou boia-caá (*Marsypianthes hyptoides* (Mart.), Lamiaceae. *An. Acad. Brasil. Ciências* 60: 263-264.

6- Schultes, R.E. & Raffauf, R. F. 1990. *The healing forest - medicinal and toxic plants of the Northwest Amazonia*. Dioskorides Press, Portland, OR, 484 p.

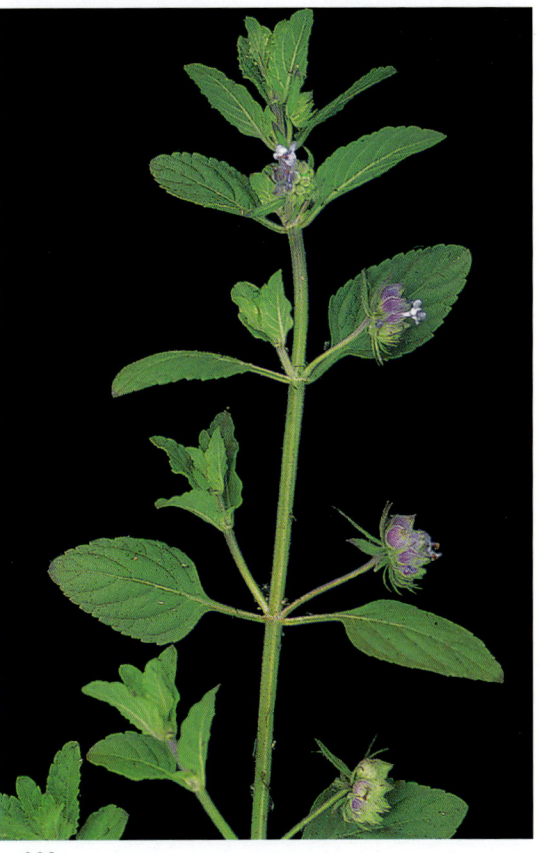

Melissa officinalis L.

Sin.: *Melissa bicornis* Klokov

Angiospermae - Lamiaceae (Labiatae). **Planta estudada:** H. Lorenzi 3.464 (HPL).

cidreira, erva-cidreira, cidreira-verdadeira, melissa, cidrilha, meliteia, chá-da-frança, limonete, citronela-menor, melissa-romana, erva-luísa, salva-do-brasil, chá-de-tabuleiro

Características gerais - herbácea perene, aromática, ramificada desde a base, ereta ou de ramos ascendentes, de 30-60 cm de altura, nativa da Europa e Ásia e cultivada no Brasil. Folhas membranáceas, rugosas, de 3-6 cm de comprimento. Flores de cor creme, dispostas em racemos axilares, produzidas apenas nas regiões de altitude do Sul. Multiplica-se por estacas e sementes[1,2].

Usos - é cultivada nas regiões temperadas como aromatizante de alimentos e para fins medicinais desde tempos remotos, tendo sido introduzida no Brasil há mais de um século. As suas folhas e inflorescências são empregadas na forma de chá, de preferência com a planta fresca, como calmante nos casos de ansiedade e insônia[1,3] e também como medicação contra dispepsia, gripe, bronquite crônica, cefaleias, enxaqueca, dores de origem reumática, para normalizar as funções gastrointestinais[2,3] e, externamente, no tratamento de manifestações virais[6]. O seu chá por infusão, preparado adicionando-se água fervente em 1 xícara (chá) contendo uma colher (sobremesa) de folhas e ramos frescos ou secos bem picados, na dose de uma xícara (chá) pela manhã e outra à noite, é recomendado contra dores de cabeça, problemas digestivos, cólicas intestinais, ansiedade e nervosismo[2]. Recomenda-se também como banho relaxante de imersão durante 15 minutos, o infuso, preparado pela adição de ½ litro de água fervente sobre 15 colheres (sopa) de folhas e ramos florais picados[2]. Seu óleo essencial submetido a ensaios farmacológicos demonstrou uma ação bacteriostática[4,5]. Os seus taninos diferem dos normalmente encontrados em outras plantas, atribuindo-se a estes, forte ação virustática, principalmente sobre o vírus Herpes Simplex I, causador do herpes labial[6]. Na sua composição química é registrada a presença de óleo essencial rico em citral, citronelal, citronelol, limoneno, linalol e geraniol, taninos, ácidos triterpenoides, flavonoides, mucilagens, resinas e substâncias amargas[1,2,3], bem como glicosídeos dos álcoois presentes no óleo essencial[7]. A composição do seu óleo essencial é semelhante, até certo ponto, ao de um dos quimiotipos de *Lippia alba*[8].

Literatura citada:

1- Corrêa, A.D. et al. 1998. *Plantas Medicinais - do cultivo à terapêutica*. 2. ed. Editora Vozes, Petrópolis.
2- Panizza, S. 1998. *Plantas que Curam (Cheiro de Mato)*. 3. ed. IBRASA, São Paulo, 280 p,
3- Simões, C.M.O. et al. 1998. *Plantas da Medicina Popular no Rio Grande do Sul*. 4. ed. Editora da Unversidade/UFRGS, Porto Alegre, 174 p
4- Möse, J.R. & Lukas, G. 1957. *Arzneim. Forsch.* 7: 687-692
5- Wagner, H. & Sprinkmeyer. L. 1973. *Deutsch. Apoth. Ztg. 113*(30): 1159-1166.
6- Dorner, W. 1985. *Pharmazie in unserer Zeit 14*(4): 112-121.
7- Gruenwald, J. et al. (eds.). 2000. *Physicians Desk References (PDR) for herbal medicines*. Med. Econ. Co., New Jersey, 858 p.
8- Matos, F.J.A et al., 1996, Essential oil composition of two chemotypes of *Lippia alba* grown in Northeast Brazil. *J. Ess. Oil Res. 8*: 695-698.

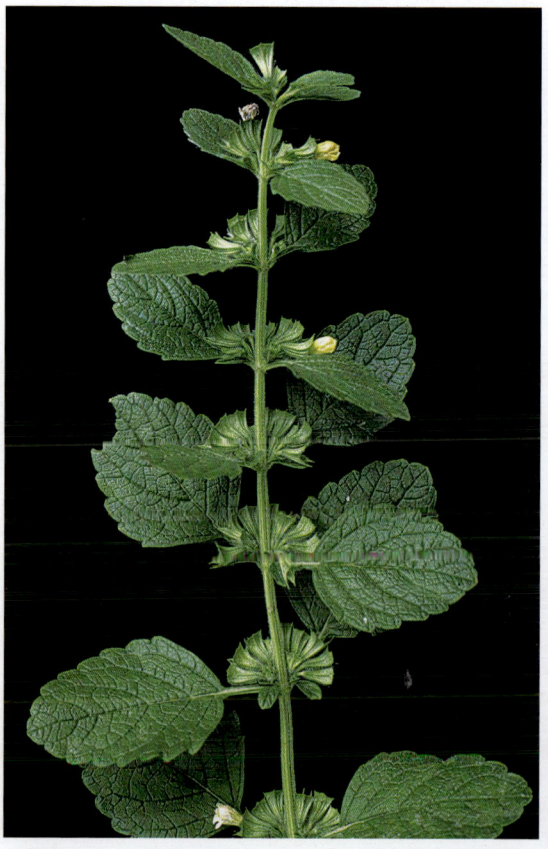

Mentha arvensis L.

Sin.: *Mentha arvensis* var. *villosa* S.R. Stewart, *Mentha austriaca* Jacq., *Mentha lapponica* Wahlenb.

Angiospermae - Lamiaceae (Labiatae). **Planta estudada:** H. Lorenzi 1.796 (HPL).

hortelã-do-brasil, hortelã-japonesa, vique, hortelã, menta, hortelã-pimenta, hortelã-das--cozinhas, menta-inglesa

Características gerais - erva anual ou perene, ereta, de 30 a 60 cm de altura, com folhas oval--oblongas ou oblongo-lanceoladas, levemente denteadas, pubescentes e muito aromáticas, medindo 2 a 7 cm de comprimento. Flores esbranquiçadas, reunidas em inflorescências terminais. Toda a planta tem odor e sabor mentolado forte. É uma espécie tradicionalmente cultivada no Oriente, em especial no Japão, de onde foi trazida para o Brasil por imigrantes daquele país. Seu cultivo foi aprimorado pelo Instituto de Química Agrícola do Rio de Janeiro, visando o fornecimento de mentol para o Ocidente, interrompido com a guerra – em 1942 o Brasil passou a produzir todo o mentol necessário para o consumo nos países aliados. É cultivada em larga escala no Sudeste do Brasil e no Paraguai para produção de mentol e do óleo essencial parcialmente desmentolado. No Nordeste do Brasil é mantida em pequenos cultivos caseiros para uso nas praticas da medicina popular com o nome comum "vique" [1,2,3]. É também cultivada no Brasil em hortas domésticas a espécie *Mentha spicata* L., com características e propriedades mais ou menos semelhantes, cuja foto é apresentada na página seguinte.

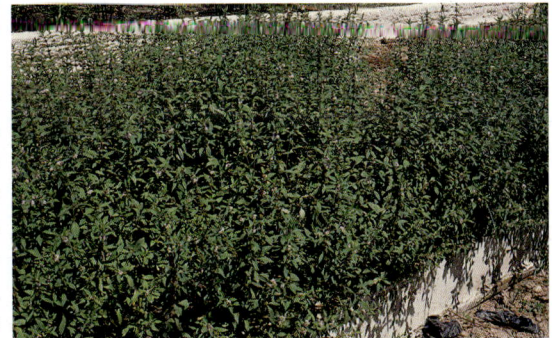

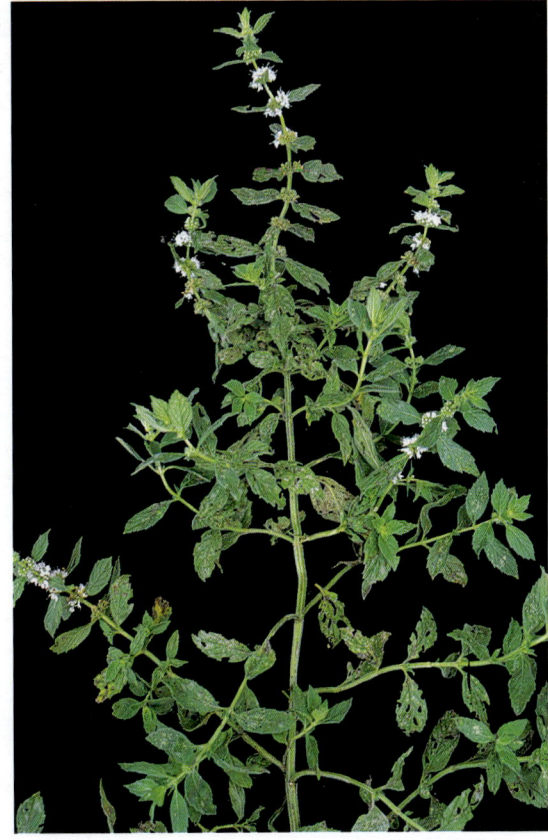

Usos - toda a parte aérea da planta é utilizada para fins medicinais. Em farmácia e confeitaria, ela ou seu óleo essencial são usados para conferir sabor e odor de menta a remédios e balas; na indústria de cosméticos serve para conferir sensação refrescante a loções e cremes para barba e, pastas de dentes. A literatura etnofarmacológica registra o seu uso em medicina popular, atribuindo-lhe as propriedades antidispéptica, antivomitiva, descongestionante nasal e antigripal, incluindo seu emprego de forma especial no caso de dor de cabeça e coceira na pele[3,4]. As folhas e o óleo essencial podem ser cheirados lentamente como desobstruente nasal e para alivio do mal-estar respiratório do início da gripe. Por causa do alto teor de mentol, esta forma de tratamento não deve ser aplicada em excesso porque pode provocar paralisia respiratória, quando fortemente aspirado. Para tratamento de problemas gástricos, acompanhados ou não de vômito, usa-se o chá do tipo abafado (infusão), preferencialmente gelado e preparado colocando sobre 6 a 10 folhas da planta água fervente em quantidade suficiente para uma xícara das médias que deve ser coberta até esfriar[1,2,3]. Seu estudo fitoquímico registra como principal componente das folhas o óleo essencial com cerca de 2% de rendimento, contendo até 70% de *l*-mentol acompanhado de menores quantidades de outros álcoois, cetonas e hidrocarbonetos terpênicos[1,2,4,5]. Nos extratos obtidos de toda a parte aérea da planta foi verificada a presença de beta-sitosterol, de vários derivados glicosilados do mentol, lipídios, açúcares, proteínas e aminoácidos[5]. O estudo farmacológico do óleo essencial destaca como importante sua atividade contra bactérias e fungos e como colagogo. O emprego desta planta e de seu óleo essencial é aprovado em todo o mundo como medicação útil nos casos de resfriado comum, tosse, bronquite, febre, calafrios, inflamações na boca e na faringe, dores e tendência a infecções[3]. O óleo essencial mantido sob refrigeração deixa cristalizar o mentol que pode ser separado e, a essência desmentolada que contém ainda 37,3% é utilizada como aromatizante em dentrifícios e produtos farmacêuticos e pode substituir o de hortelã-pimenta (*Mentha* x *piperita*), embora este seja preferido devido a seu aroma mais fino e mais agradável. As seguintes receitas feitas com o seu óleo essencial são usadas na medicina caseira: a)- beber um copo com água, chá ou suco aromatizado com 2 gotas do óleo essencial, 2 a 3 vezes ao dia para alívio de problemas no estômago; b)- compressa localizada, preparada com a água aromatizada com 10 a 29 gotas em um copo, para aliviar sensação de aperto no peito, o que serve também para coceiras; c)- massagear as têmporas com 1 a 2 gotas para aliviar a dor de cabeça, o que se consegue também usando as folhas frescas[3].

Mentha spicata L.
Planta estudada: H. Lorenzi 1.171 (HPL).
Espécie de "menta" semelhante a *Mentha arvensis*, também cultivada no Brasil, com aplicações mais ou menos semelhantes.

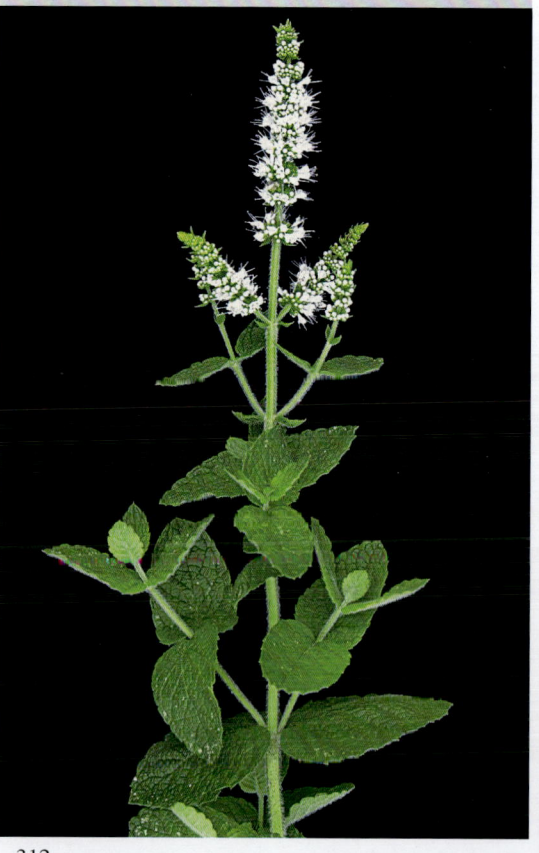

Literatura citada:
1- Guenther, E. (ed.). 1974. *The essential oils*. Vol. III. Robert E. Krieger Publishing, Huntington, New York, 6 vols. Chap. 2: Essential oils of the plant family Labiatae - Japanese mint oil.
2- Nuñez, D.R. & Castro, C.O. 1992. Ethnobotany of Labiatae. *In*: Harley, R.M., Reynolds, T. (eds.). *Advances in Labiatae Science*. Grean Britain, The Royal Botanic Gardens, 568p., p. 455-73.
3- Gruenwald, J.; Brendler, T. & Jaenickke, C. (eds.). 2000. *Physicians Desk References (PDR) for herbal medicines*. Med. Econ. Co., New Jersey, 858 p.
4- Matos, F.J.A. 2002. *Plantas Medicinais - guia de seleção e emprego de plantas usadas em fitoterapia no nordeste do Brasil*. Imprensa Universitária/ Edições UFC, Fortaleza, 344 p.
5- Sousa, M.P.; Matos, M.E.O.; Matos, F.J.A. et al. 1991. *Constituintes químicos de plantas medicinais brasileiras*. Imprensa Universitária/UFC, Fortaleza, 416 p.

Mentha x *piperita* var. *citrata* (Ehrh.) Briq.

Sin.: *Mentha citrata* Ehrh., *Mentha aquatica* var. *glabrata* Benth.

Angiospermae - Lamiaceae (Labiatae). **Planta estudada:** H. Lorenzi 1.364 (HPL).

hortelã, hortelã-pimenta, menta, menta-inglesa, hortelã-apimentada, hortelã-das-cozinhas, menta-inglesa, sândalo

Características gerais - erva aromática, anual ou perene de mais ou menos 30 cm de altura, semiereta, com ramos de cor verde escura a roxa-purpúrea. Folhas elíptico-acuminadas, denteadas, pubescentes e muito aromáticas. É originária da Europa de onde foi trazida no período de colonização do país, sendo muito cultivada como planta medicinal em canteiros de jardins e quintais em todo Brasil. Na região Nordeste, somente as plantas cultivadas nas serras úmidas de clima de montanha florescem uma vez por ano. Seu cultivo é feito a partir de pedaços dos ramos subterrâneos, devendo ser replantada a cada seis meses para garantir a boa qualidade da planta[1, 2, 3].

Usos - desde a mais remota antiguidade, esta e outras plantas deste mesmo gênero são utilizadas como condimento de carnes e massas, bem com para fins medicinais, alimentícios e cosméticos. A literatura etnobotânica registra suas propriedades espasmolíticas, antivomitivas, carminativas, estomáquicas e anti-helmínticas, por via oral e, antibacterianas, antifúngicas e antiprurido em uso tópico[3,4]. A análise fitoquímica das folhas registra como principal componente o óleo essencial extraído das folhas por hidrodestilação, rico na mistura de mentol, mentona e mentofurano, responsável pelo seu agradável odor. Por isso, é empregado para dar sabor e odor a remédios, produtos cosméticos e guloseimas[4,5]. A variedade *Mitchum* desta espécie, cultivada na Inglaterra, é a que produz o óleo de melhor qualidade[1]. As folhas e seu óleo essencial têm propriedades antiespasmódica, anti-inflamatória, antiúlcera e antiviral determinadas com auxílio de ensaios farmacológicos. Tanto na medicina oficial como nas práticas caseiras da medicina popular, as folhas são usadas na forma de chá do tipo abafado (infusão), para os casos de má digestão, náuseas e sensação de empachamento, causada por acúmulo de gases no aparelho digestivo. O chá gelado é um excelente antivomitivo; morno, pode ser usado como gargarejo e bochecho nas inflamações da boca, das gengivas e mesmo de ferimentos, contusões e prurido[1,3,5].

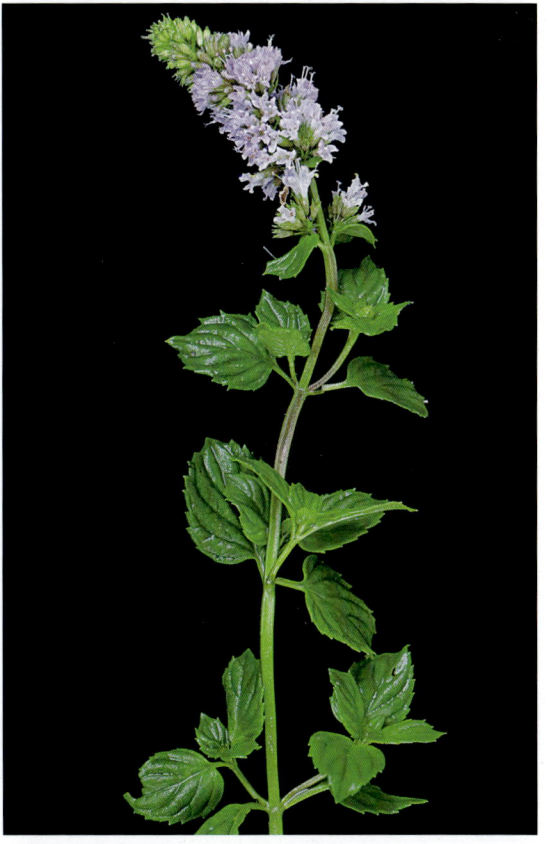

Literatura citada:
1- Matos, F.J.A. 2002. *Plantas Medicinais - guia de seleção e emprego de plantas usadas em fitoterapia no nordeste do Brasil*. Imprensa Universitária/ Edições UFC, Fortaleza, 344 p.
2- Simões, C.M.O. et al. 2001. *Farmacognosia - da planta ao medicamento*. Editora da Universidade/UFRGS/ UFSC, Porto Alegre/Florianópolis, 833 p.
3- Gruenwald, J.; Brendler, T. & Jaenickke, C. (eds.). 2000. *Physicians Desk References (PDR) for herbal medicines*. Med. Econ. Co., New Jersey, 858 p.
4- Goutam, M.P.; Jain, P.C. & Singh. K.V. 1980. Activity of some essential oils against dermatophytes. *Indian Drugs 17*(09): 269-70
5- Sousa, M.P. et al. 1991. *Constituintes químicos de plantas medicinais brasileiras*. Imprensa Universitária/UFC, Fortaleza, 416 p.
Sousa, M.P. et al. 1991. *Constituintes químicos de plantas medicinais brasileiras.* Imprensa Universitária/ UFC, Fortaleza, 416 p.

Mentha pulegium L.
Sin.: *Mentha daghestanica* Boriss., *Pulegium daghestanicum* (Boriss.) Holub, *Pulegium vulgare* Mill.

Angiospermae - Lamiaceae (Labiatae). **Planta estudada:** H. Lorenzi 3.458 (HPL).

poejo, poejinho, poejo-das-hortas, poejo-real, poejo-do-rei, erva-de-são-lourenço, hortelã-miúda, menta-miúda, menta-selvagem, vique

Características gerais - erva prostrada, perene, graminoide, com cerca de 10 cm de altura, com folhas muito aromáticas, de margem inteira e limbo pontilhado de glândulas translúcidas, de menos de 1 cm de comprimento. Flores de corola violeta, reunidas em fascículos nas axilas das folhas. Originária da Europa, Ásia e Península Arábica, é aclimatada em quase todos os países de clima temperado[1].

Usos - as plantas colhidas durante a floração são empregadas em todos os países onde ocorre, na forma de infuso preparado da maneira usual, no tratamento caseiro de desordens digestivas, amenorreia, isto é, regras diminuídas, gota, resfriados e para aumentar a micção, segundo a literatura etnofarmacológica[1,2,3]. Sua administração em doses elevadas, equivalentes a 5 g do óleo essencial, tem ação abortiva e hepatotóxica, isto é, pode provocar problemas no fígado, o que motivou sua classificação e de seu óleo essencial como não recomendáveis para uso oral, na Europa e nos Estados Unidos[1]. Em aromaterapia são atribuídas ao óleo essencial desta planta propriedades mucolítica, anticatarral, tônica e estimulante, hipertensiva e cardiotônica, carminativa, estimulante hepatobiliar e emenagoga, com indicações para tratamento de bronquite catarral crônica, bronquite asmática, coqueluche, leucorreia e dismenorreia[2]. Externamente é usada para tratamento de afecções da pele[1]. Os resultados de seu estudo químico e farmacológico relatam a presença de até 2% de óleo essencial, cujo principal componente é a pulegona, substância responsável pelo seu cheiro e por suas ações tóxicas, acompanhada de mentona e isomentona, bem como de flavonoides, especialmente diosmina e hesperidina. Contém também o ácido rosmárico, um dos princípios ativos do alecrim (*Rosmarinum officinalis*)[1]. Embora sem comprovação experimental conduzida cientificamente, a planta e seu óleo essencial são considerados como antimicrobianos, inseticidas e repelentes de cães e gatos[1].

Literatura citada:
1- Gruenwald, J.; Brendler, T. & Jaenickke, C. (eds.). 2000. *Physicians Desk References (PDR) for herbal medicines*. Med. Econ. Co., New Jersey, 858 p.
2- Franchomme, P.; Jollois, R.; et Pénoël, D. 1995. *L'aromathérapie exactement - enciclopédie de l'utilkisation therapeutique frs huilles essentialles*. Roger Jollois, Limoges (France), 446 p.
3- Matos, F.J.A. 2002. *Plantas Medicinais - guia de seleção e emprego de plantas usadas em fitoterapia no nordeste do Brasil*. Imprensa Universitária/Edições UFC, Fortaleza, 344 p.

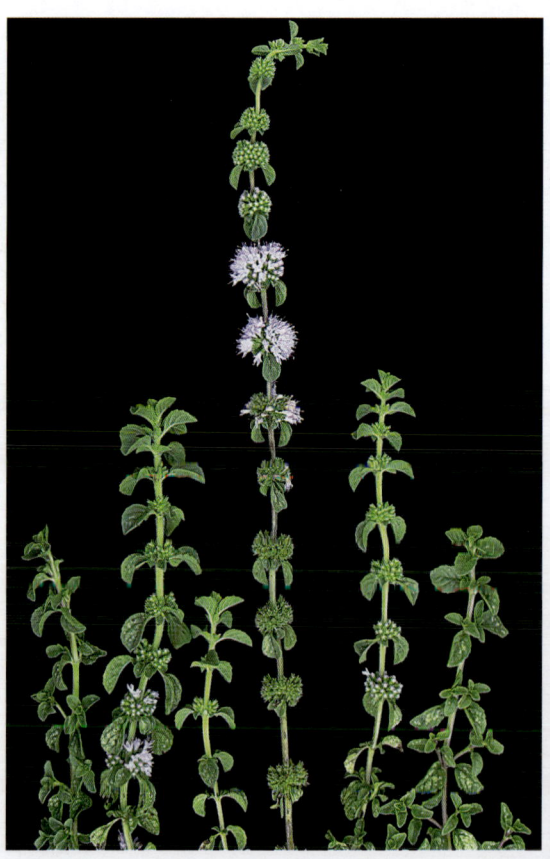

Mentha x *villosa* Huds.
Angiospermae - Lamiaceae (Labiatae). **Planta estudada:** H. Lorenzi 1.361 (HPL).

hortelã-rasteira, hortelã-de-panela, hortelã, menta-vilosa

Características gerais - erva perene, ereta, com 30-40 cm de altura, híbrida originada do cruzamento de *Mentha spicata* x *M. suaveolens* realizado na Europa e hoje cultivada em vários países, inclusive no Brasil. Folhas ovais, curtamente pecioladas, com aroma forte e bem característico. As flores, quando aparecem, ficam dispostas em espigas curtas terminais. No plantio inicial as mudas se desenvolvem bem em solos ricos em húmus e umidade, formando estolhos que crescem horizontalmente e dão origem a novos caules como se fossem novas plantas. Tem grande importância medicinal e social por sua ação contra microparasitas intestinais, recentemente descoberta. A escolha da planta certa para fins medicinais é dificultada pela existência de vários tipos de hortelã muito parecidos entre si, o que exige a obtenção de mudas em locais de confiança, onde exista o seu cultivo controlado[1].

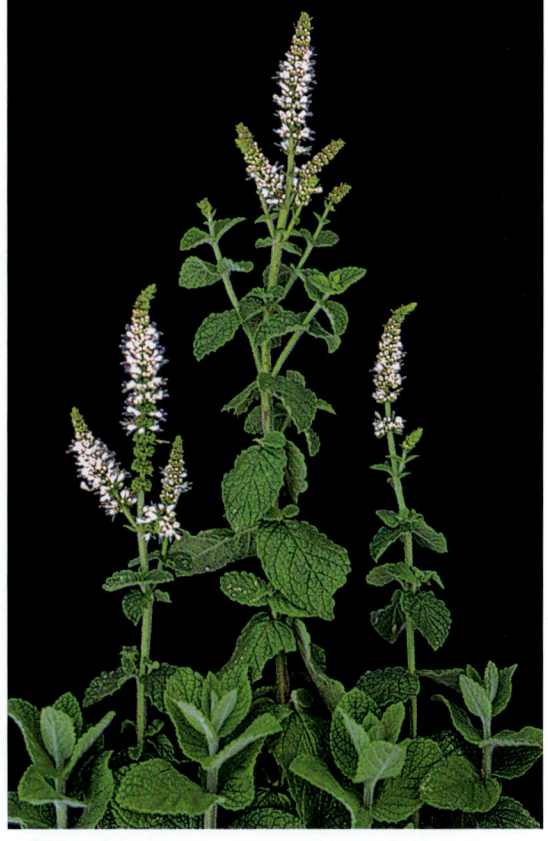

Usos - desde a mais remota antiguidade, esta e outras plantas congêneres, são utilizadas como condimento de carnes e massas, bem como para fins medicinais. A literatura etnobotânica registra como suas propriedades as ações: espasmolítica, antivomitiva, carminativa, estomáquica e anti-helmíntica, por via oral, bem como antisséptica e antiprurido, por via local[1,2]. Seu mais recente uso médico é no tratamento contra ameba, giárdia e tricomonas, resultante da investigação da prática caseira com o uso do pó da folha de hortelã para tratar crianças acometidas de "diarreia-de-sangue" nos arredores de Recife. A planta foi de início identificada como *Mentha crispa* L., designação ainda hoje encontrada na literatura[3]. No ensaio clínico para avaliação desta atividade, seu extrato hidroalcoólico administrado por cinco dias mostrou um percentual de cura de 95% dos casos de amebíase e 70% dos casos de giardíase, em mais de cem adultos e crianças, tendo mostrado um elevado índice de cura na tricomoníase urogenital, bem como na esquistossomose experimental[4,5,6,7]. O estudo químico do seu óleo essencial registra a presença de quantidades de 30 a 90% de óxido de piperitenona[6,8], mas ainda não se conseguiu determinar se é este ou outro componente que age como seu princípio ativo. O tratamento contra ameba e giárdia pode ser feito com o pó das folhas em 3 doses diárias por cinco dias sucessivos; pode-se usar, também, a tintura das folhas a 20% na dose de 50 gotas três vezes ao dia, durante o mesmo tempo especificado para o pó[1]. Para o tratamento da tricomoníase urogenital recomenda-se que, além da tintura por via oral, usar o creme vaginal preparado na mesma concentração da tintura, embora isto requeira a ação do farmacêutico[1,7]. O pó pode ser preparado a partir das folhas que são colhidas e postas para secar, à sombra, em ambiente ventilado, ou na estufa do fogão ou no forno quente, porém apagado, até que fiquem bem secas e facilmente trituráveis[1]. Crianças de cinco a treze anos devem tomar 1/4 de uma colherinha das de café (100-150 mg); crianças maiores e adultos podem tomar ½ colherinha (200 a 300 mg); o tratamento deve ser repetido após dez dias, devendo-se observar durante e depois os cuidados de higiene pessoal e familiar[1].

Literatura citada:

1- Matos, F.J.A. 2002. *Plantas Medicinais - guia de seleção e emprego de plantas usadas em fitoterapia no nordeste do Brasil*. Imprensa Universitária/Edições UFC, Fortaleza, 344 p.

2- Barbosa Filho, J.M.; Borba, M.O.P. et al. 1992. Constituintes químicos do extrato butanólico de *Mentha* x *villosa* Huds. (Labiatae). In: Simpósio de Plantas Medicinais do Brasil, 12, Curitiba. *Resumos*... p.109.

3- Cesário de Melo, A.; Santana, E.R.; Almeida, E. R. et al. Observações sobre o tratamento de enteroparasitoses com *Mentha crispa*. In: Simpósio de Plantas Medicinais do Brasil, 9, Rio de Janeiro. *Resumos*... p.11.

4- Borba, M.O.P.; Kobayashi, S. et al. 1990. Frações ativas da *Mentha crispa* sobre cultura de *Endamoeba histolytica* - cepa SAW 1627 (Parte II). In: Simpósio de Plantas Medicinais do Brasil, 11, João Pessoa. *Resumos*... p.4-69.

5- Borba, M.O.P.; Silva, J.F.; Montenegro, L. et al. 1990. Frações ativas de *Mentha crispa* sobre camundongos albinos Swiss infectados com *Schistosoma mansoni* cepa São Lourenco da Mata (Parte I). In: Simpósio de Plantas Medicinais do Brasil, 11, João Pessoa. *Resumos*... p.4-90.

6- Hiruma, C.A. 1993. Estudo químico e farmacológico do óleo essencial das folhas de *Mentha X villosa* Hudson. Dissertação (Mestrado) - Universidade Federal da Paraíba, João Pessoa, 95 p.

7- Santana, C.F.; Almeida, E.R.; Santos, E.R. et al. 1992. Action of *Mentha crispa* hydroethanolic extract in patients bearing intestinal protozoan. *Fitoterapia 63*: 409-410.

8- Matos, F.J.A.; Machado, M.I.L. et al. 1999. Essential Oil of *Mentha* x *villosa* Huds. from northeastern Brazil, *J. Essent. Oil Res. 11*: 41-44.

Mentha x *villosa* Huds.
Vista geral de um plantio caseiro desta espécie perene no interior do estado de São Paulo.

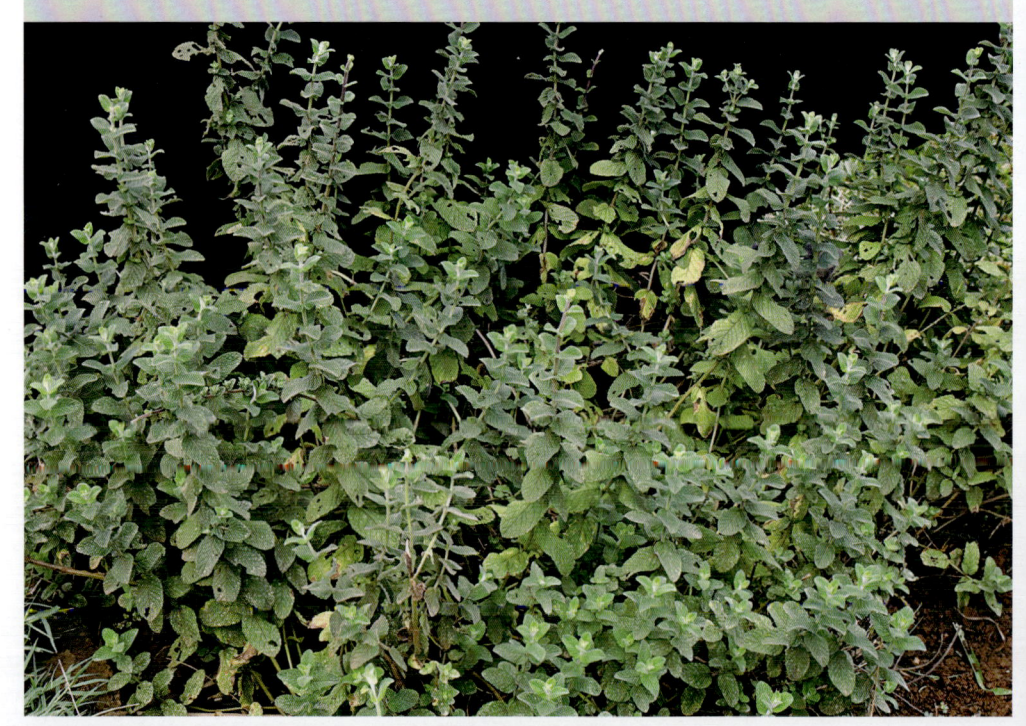

Mesosphaerum suaveolens (L.) Kuntze

Sin.: *Hyptis suaveolens* (L.) Poit., *Ballota suaveolens* L., *Bystropogon suaveolens* (L.) L'Her., *Hyptis congesta* Leonard, *Schaueria suaveolens* (L.) Hassk.

Angiospermae - Lamiaceae (Labiatae). **Planta estudada:** A. Amaral Jr. et al. 355 (HPL).

alfavacão, alfazema-de-caboclo, alfazema-brava, alfavaca-brava, alfavaca-de-caboclo, cheirosa, salva-limão, bamburral, betônica-brava, mentrasto-graçu, são-pedro-caá, melissa-de-pison, cheirosa, pataquera, betônia-branca, batônia, celine, mentrasto-do-grande, erva-cidreira, chá-de-frança

Características gerais - subarbusto anual, ereto, ramificado, fortemente aromático, de hastes quadranguladas, de 0,50 a 1,90 m de altura, nativo de todo o continente americano. Folhas opostas, membranáceas, glandular-pubescentes, de 4 a 8 cm de comprimento e muito aromáticas. Flores pequenas, sésseis, protegidas por brácteas filiformes, de cor azul-rosada, reunidas em pequenos grupos nas axilas foliares do ápice dos ramos. Multiplica-se apenas por sementes. As espécies *Hyptis atrorubens* Poit., encontrada no Norte do país e *Cantinoa mutabilis* (Rich.) Harley & J.F.B.Pastore, do Sul e Sudeste, cujas fotos são apresentadas na página seguinte, possuem propriedades e algumas características semelhantes[1,6].

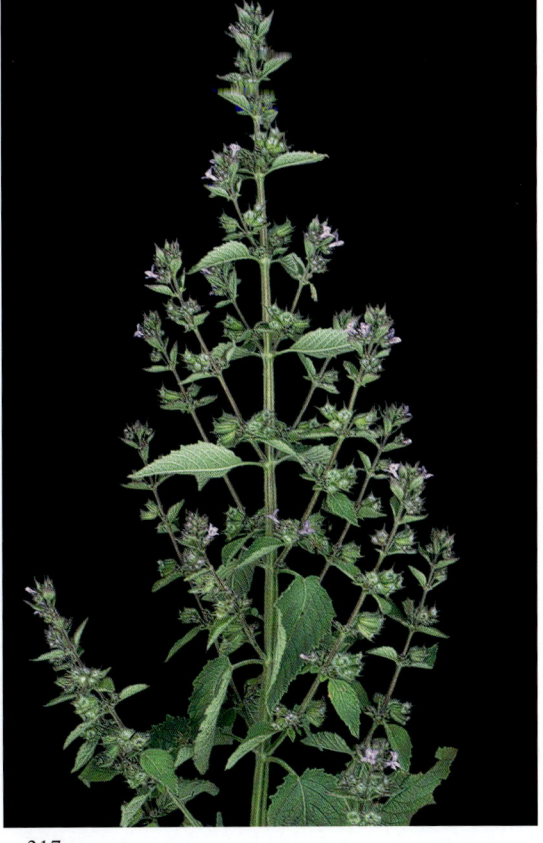

Usos - planta amplamente distribuída em todo o território brasileiro, onde ocorre espontaneamente em solos agrícolas, beira de estradas e terrenos baldios, sendo considerada planta daninha. É empregada na medicina caseira em algumas regiões, principalmente no Nordeste. A infusão de suas flores é usada para aliviar cólicas menstruais, problemas digestivos[1] e, também para tratamento da gota[4]. As flores são também indicadas contra gripes, febres e para problemas respiratórios em geral[2]. As flores e folhas são empregadas na forma de cigarro para o tratamento das cefaléias e como odontálgicas[1]. Vários estudos já foram conduzidos com esta planta visando validar as propriedades atribuídas pela medicina tradicional, tendo sido constatadas atividades antitumorais e hipoglicemiantes[3], hipotensora, vasodilatadora, espasmogênica e, contraditoriamente espasmolítica[8] e estrogênica[5]. Alguns estudos constataram possuir também atividade bactericida e fungicida contra vários microrganismos[9], além de uma potente atividade moluscicida contra o caramujo *Bulinus globosus*[7]. Na sua composição química, encontram-se as seguintes classes de compostos: no óleo essencial obtido das folhas, monoterpenoides e sesquiterpenoides e, entre os compostos fixos, diterpenoides, triterpenoides e esteroides[1]. A presença de elevado teor de cineol no óleo essencial das folhas[10] permite o seu uso como antigripal, na forma de inalação com vapor d'água, mesmo depois de secas. O amplo emprego desta planta nas práticas caseiras da medicina popular e sua abundância, especialmente no Nordeste do Brasil, na época das chuvas, são motivos suficientes para sua escolha como tema de estudos químicos, farmacológicos e clínicos visando sua validação como medicamento eficaz e seguro.

Literatura citada:

1- Agra, M. F. 1996. *Plantas da medicina popular dos Cariris Velhos, Paraíba, Brasil*. Editora União/PNE, João Pessoa, 125 p.
2- Agra, M.F.; Rocha, E.A.; Formiga, S.C. & Locatelli, E. 1994. Plantas medicinais dos Cariris Velhos, Paraíba. Parte I: subclasse Asteridae. *Rev. Bras. Farm. 75*(3): 61-64.
3- Aswal, B.S. et al.1984. Screening of Indian plants for biological activity. Part X. *Indian J. Exp. Biol. 22*(6): 312-332.
4- Corrêa, M.P. 1926-1975. *Dicionário das Plantas Úteis do Brasil e das Exóticas Cultivadas*. Ministério da Agricultura, Rio de Janeiro, 6 vols.
5- Kamboj, V.P. 1988. A review of Indian medicinal plants with interceptive activity. *Indian J. Med. Res. 4*: 336-355.
6- Lorenzi, H. 2008. *Plantas Daninhas do Brasil: terrestres, aquáticas, parasitas e tóxicas*. 4ª edição. Instituto Plantarum, Nova Odessa-SP, 672 p.
7- Okungi, C.O. & Iwu, M.M. 1988. Control of schistosomosis using Nigerian medicinal plants as molluscicides. *Int. J. Crude. Drug. Res. 26*(4): 246-252.
8- Saluja, A.K. & Santini, D.D. 1993. Pharmacological investigation of the unsaponifiable matter of *Hyptis suaveolens*. *Fitoterapia 64*(1): 3-6.
9- Singh, G.; Upadhyay, R.K. & Rao, R.K. 1992. Fungitoxic activity of the volatile oil of *Hyptis suaveolens*. *Fitoterapia 63*(5): 462-465.

Cantinoa mutabilis (Rich.) Harley & J.F.B.Pastore
Planta estudada: H. Lorenzi 2.285 (HPL).
Espécie nativa do Sul e Sudeste, possui propriedades similares a *M. suaveolens*.

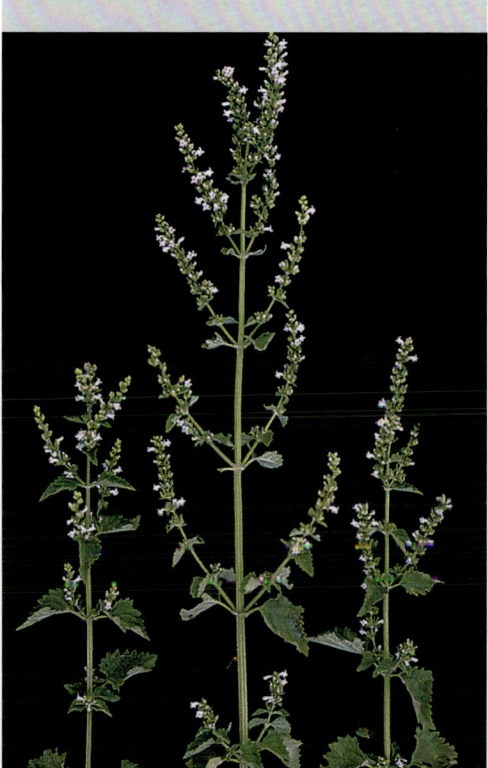

Hyptis atrorubens Poit.
Planta estudada: H. Lorenzi 1.701 (HPL).
Espécie nativa do Norte do Brasil, possui propriedades semelhantes a *M. suaveolens*.

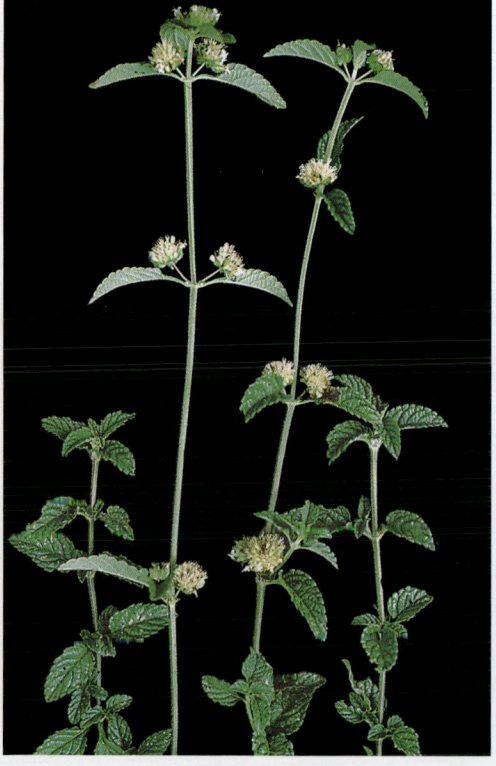

Ocimum basilicum L.
Sin.: *Ocimum thyrsiflorum* L.

Angiospermae - Lamiaceae (Labiatae). **Planta estudada:** H. Lorenzi 263 (HPL).

alfavaca, alfavaca-cheirosa, alfavaca-da-américa, alfavaca-de-vaqueiro, alfavaca-do-mato, alfavacão, basílico-grande, basilicão, basílicum-grande, erva-real, folhas-largas-dos-cozinheiros, manjericão, manjericão-da-flor-branca, manjericão-da-folha-larga, manjericão-de-molho, manjericão-doce, manjericão-grande, quioiô, remédio-de-vaqueiro

Características gerais - subarbusto aromático, anual, ereto, muito ramificado, de 30-50 cm de altura, nativo da Ásia tropical e introduzido no Brasil pela colônia italiana. Folhas simples, membranáceas, com margens onduladas e nervuras salientes, de 4-7 cm de comprimento. Flores brancas, reunidas em racemos terminais curtos. Multiplica-se por sementes e estacas[2].

Usos - é muito cultivada em quase todo o Brasil em hortas domésticas para uso condimentar e medicinal, sendo inclusive comercializada na forma fresca em feiras e supermercados. Existem cultivares de folhagem arroxeada para uso ornamental. É uma erva aromática, restaurativa, que alivia espasmos, baixa a febre e melhora a digestão, além de ser efetiva contra infecções bacterianas e parasitas intestinais[6]. O seu chá é considerado estimulante digestivo, antiespasmódico gástrico, galactógeno, béquico e antirreumático[1,5,6]. É recomendado para problemas digestivos em geral (estomacal, hepático, vesícula biliar e gases intestinais) na forma de infusão, preparado adicionando-se água fervente em 1 xícara (chá) contendo 1 colher (sobremesa) de folhas e inflorescências picadas, ministrando-se 1 xícara (chá) do coado antes das principais refeições[2]. Recomenda-se este mesmo chá adoçado com 1 colher (sobremesa) de mel para problemas das vias respiratórias (tosses noturnas, gripes, resfriados e bronquites[2]). Em algumas regiões do país é usado para problemas da boca e garganta na forma de bochechos e gargarejos com o seu chá em decocção, preparado fervendo-se ½ litro de água com 50 gramas de folhas secas ou 100 gramas de folhas frescas[3]. Não é recomendado o seu uso para gestantes nos 3 primeiros meses da gravidez[2]. Sua análise química revelou a presença de taninos, flavonoides, saponinas, cânfora e no óleo essencial: timol, metil-chavicol, linalol, eugenol, cineol e pireno[1,2,3].

Literatura citada:
1- Albuquerque, J.M. 1989. *Plantas Medicinais de Uso Popular*. ABEAS, Brasília, 100 p.
2- Panizza, S. 1998. *Plantas que Curam (Cheiro de Mato)*. 3. ed. IBRASA, São Paulo, 280 p.
3- Vieira, L.S. 1992. *Fitoterapia da Amazônia - Manual de Plantas Medicinais*. 2. ed. Editora Agronômica Ceres, São Paulo, 350 p.
4- Corrêa, M.P. 1926-1975. *Dicionário das Plantas Úteis do Brasil e das Exóticas Cultivadas*. Ministério da Agricultura, Rio de Janeiro, 6 vols.
5- Corrêa, A.D.; Siqueira-Batista, R. & Quintas, L.E.M. 1998. *Plantas Medicinais - do cultivo à terapêutica*. 2. ed. Editora Vozes, Petrópolis.
6- Bown, D. 1995. *The Herb Society of America - Encyclopedia of Herbs & Their Uses*. Dorling Kindersley Publishing, Inc., New York.

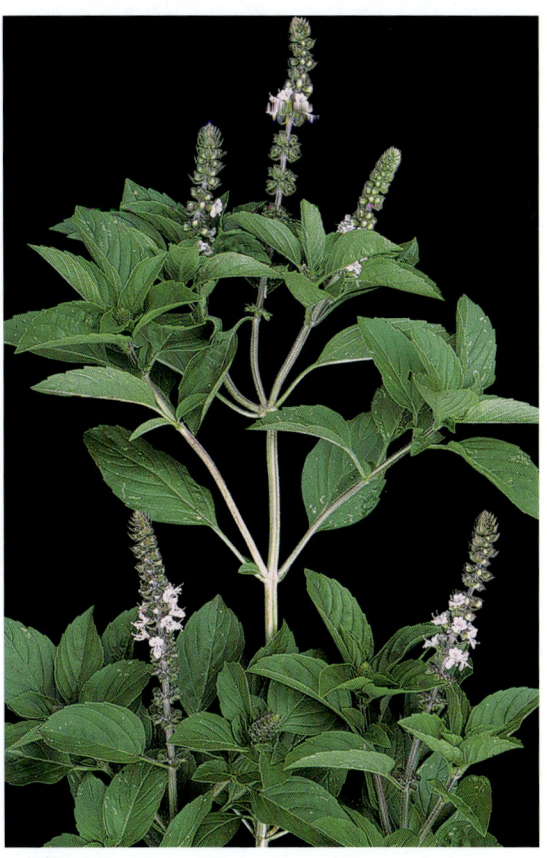

Ocimum gratissimum L.
Sin.: *Ocimum guineense* Schumach. & Thonn., *Ocimum viride* Willd.

Angiospermae - Lamiaceae (Labiatae). **Planta estudada:** H.Lorenzi 1.093 (HPL).

alfavacão, alfavaca, alfavaca-cravo

Características gerais - subarbusto aromático, ereto, com até 1 m de altura, originário do oriente e subespontâneo em todo o Brasil e do qual existem diversos quimiotipos, inclusive o designado como *eugenolifero* descrito simplificadamente nesta monografia. Folhas ovalado-lanceoladas, de bordos duplamente dentados, membranáceas, de 4-8 cm de comprimento. Flores pequenas, roxo-pálidas, dispostas em racemos paniculados eretos e geralmente em grupos de três. Fruto do tipo cápsula, pequeno, possuindo 4 sementes esféricas. Tem aroma forte e agradável que lembra o cravo-da-índia[1].

Usos - nas práticas usuais da medicina caseira suas folhas são usadas na preparação de banhos antigripais, especialmente em crianças e, para tratar casos de nervosismo e paralisia; usam-nas, também em chás como carminativos, sudoríficos e diuréticos; por seu sabor e odor semelhantes ao do cravo-da-índia, é usado também como condimento em culinária[2]. De acordo com estudos da composição química da planta, o óleo essencial das folhas (3,60%) contém eugenol (77,3%), 1,8-cineol (12,1%), b-cariofileno (2,3%), (Z)-ocimeno (2,1%) o que justifica seu uso na confecção de licores e como sucedâneo do óleo de cravo-da-índia[3,4]. Novas análises mostraram que o teor máximo de eugenol ocorre às 12:00 horas do dia e o mínimo na coleta das 17:00 horas, enquanto o 1,8-cineol, princípio balsâmico de ação antisséptica pulmonar e expectorante tem seu maior teor no fim do dia e pela manhã, quando então, a planta deve ser colhida para o preparo dos banhos antigripais em crianças[2,4]. Dentre as ações biológicas experimentadas, esta planta age como larvicida e repelente de insetos de longa duração (mais que duas horas); seu óleo essencial tem ação bactericida e analgésica de uso em odontologia, devidas ao eugenol[5]. Várias espécies de *Ocimum* (Lamiaceae), são plantas classicamente fornecedoras de óleos essenciais, sendo a principal delas *Ocimum basilicum* L., que é o manjericão-branco, ou manjericão-do-molho, largamente utilizado como tempero de pratos especiais e aromatizante de licores e perfumes finos[5].

Literatura citada:

1- Corrêa, M.P. 1926. *Dicionário das Plantas Úteis do Brasil e das Exóticas Cultivadas*. Vol. I. Ministério da Agricultura, Rio de Janeiro.

2- Matos, F.J.A. 2000. *Plantas Medicinais - guia de seleção e emprego de plantas usadas em fitoterapia no nordeste do Brasil*. 2. ed. Imprensa Universitária/Edições UFC, Fortaleza, 344 p.

3- Mors, W.B. & Rizzini, C.T. 1966. *Useful plants of Brasil*. HoldenDay, San Francisco, 166 p.

4- Silva, M.G.V. 1996. *Óleos essenciais: Contribuição ao táxon genérico Ocimum e análise por espectrometria de RMN^{13}C*. Tese (Doutorado em Química Orgânica) - UFC, Fortaleza, 219 p.

5- Sousa, M.P. et al. 1991. *Constituintes químicos de plantas medicinais brasileiras*. Imprensa Universitária/UFC, Fortaleza, 416 p.

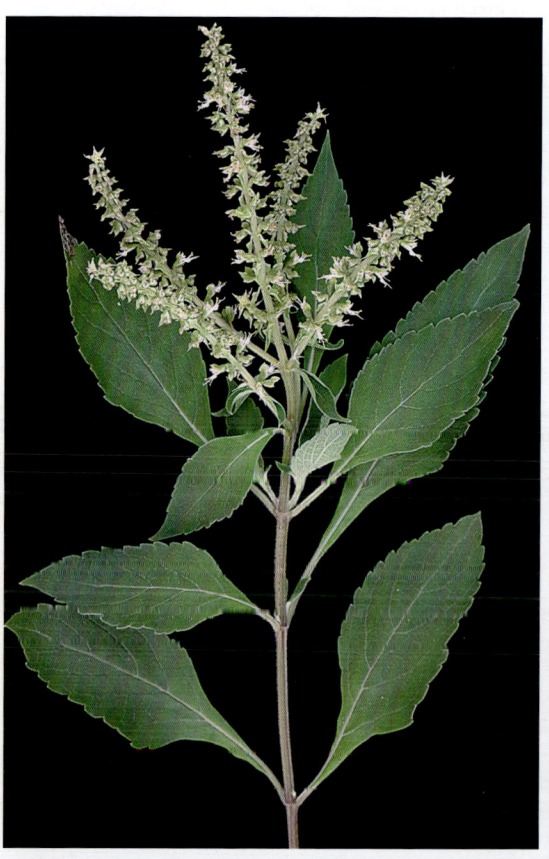

Ocimum carnosum (Spreng.) Link & Otto ex Benth.
Sin.: *Ocimum selloi* Benth.

Angiospermae - Lamiaceae (Labiatae). **Planta estudada:** H. Lorenzi 1.995 (HPL).

elixir-paregórico, alfavaca-cheiro-de-anis, alfavaca, atroveran

Características gerais - subarbusto perene, aromático, ereto, ramificado, de 40-80 cm de altura, nativo do Sul do Brasil. Folhas simples, opostas, membranáceas, de 4-7 cm de comprimento, com aroma semelhante ao da essência de anis. Flores pequenas, de cor branca, dispostas em racemos terminais curtos. Os frutos são aquênios de cor escura que não se separam facilmente da semente. Multiplica-se tanto por sementes como por estacas, preferindo para o seu desenvolvimento terrenos bem drenados a meia-sombra[2]. Ocorre também no Sul e Sudeste do Brasil, principalmente na região litorânea, a espécie *Ocimum campechianum* Mill. (Sin.: *Ocimum micranthum* Willd.), com características e propriedades mais ou menos semelhantes[3].

Usos - cultivada em jardins e hortas domésticas de todo Centro-Sul do Brasil como planta condimentar e medicinal. Na medicina caseira, tanto as folhas como as inflorescências são usadas, preferencialmente frescas. São consideradas digestivo-estomacais e hepático-biliares, sendo empregadas para eliminar gases intestinais, contra gastrite, vômitos, tosse, bronquite, gripe, febre e resfriado[2,3]. Para problemas digestivo-estomacais é recomendado o seu chá por infusão, preparado despejando-se água fervente sobre 1 colher (sobremesa) de folhas e inflorescências picadas em 1 xícara (chá), na dose de 1 xícara (chá) do coado 2-3 vezes ao dia, pela manhã e antes das principais refeições[2]. Para problemas das vias respiratórias recomenda-se o xarope preparado com o mesmo infuso acima, porém um pouco mais concentrado, adicionando-se sobre o seu coado 2 xícaras (chá) de açúcar cristal e levado ao fogo brando até dissolvê-lo, administrando-o 1 colher (sopa) 2-3 vezes ao dia; para crianças ministrar a metade desta dose[2]. O decocto das folhas da espécie *O. campechianum* é usado em algumas regiões para amenizar mordidas de insetos e até de escorpião, sendo também considerada diurética, diaforética, carminativa, antiespasmódica e antiasmática. Da mesma forma como *O. selloi,* é empregada para problemas das vias respiratórias (gripe, resfriado, tosse, bronquite, etc.)[1].

Literatura citada:
1- Mors, W.B.; Rizzini, C.T. & Pereira, N.A. 2000. *Medicinal Plants of Brazil*. Reference Publications, Inc., Algonac, Michigan, 501 p.
2- Panizza, S. 1998. *Plantas que Curam (Cheiro de Mato)*. 3. ed. IBRASA, São Paulo, 280 p.
3- Corrêa, M.P. 1926-1975. *Dicionário das Plantas Úteis do Brasil e das Exóticas Cultivadas*. Ministério da Agricultura, Rio de Janeiro, 6 vols.

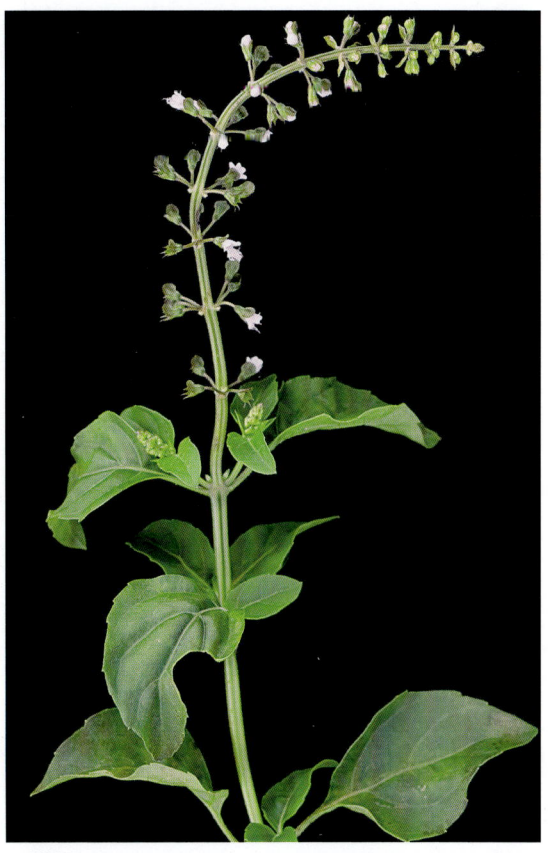

Ocimum tenuiflorum L.
Sin.: *Ocimum sanctum* L., *Geniosporum tenuiflorum* Merr.
Angiospermae - Lamiaceae (Labiatae). **Planta estudada:** E.R. Salviani 414 (HPL).

tulási, alfavaca-da-índia, basílico-sagrado, manjericão-santo

Características gerais - erva ereta, perene, com até 90 cm de altura, geralmente menos, ramificada e aromática. Suas folhas medem até 5 cm, são elípticas ou quase arredondadas, denteadas com o limbo revestido de micropelos glandulosos que contêm o óleo essencial responsável pelo aroma característico da planta. É nativa da Índia e uma das plantas sagradas e veneradas pelos Hindus. Sua introdução no Brasil se deve a adeptos da medicina Ayurvédica, há cerca de 20 anos. É também referida pelo nome "tulsi"[1]. Ocorre na região litorânea do Sudeste, Nordeste e Amazônia a espécie *Ocimum campechianum* Mill. (Sin.: *Ocimum micranthum* Willd.) e popularmente conhecida por "alfavaca" com características morfológicas muito semelhantes, contudo de propriedades medicinais desconhecidas e ocasionalmente usadas para o mesmo fim desta espécie [9].

Usos - o emprego de seu chá, bebido em cerimoniais para o tratamento de males do corpo e da mente e os benefícios obtidos com simples presença da planta são documentadas na literatura indiana por cinco milênios. Além de seu uso como planta milagrosa, encontra emprego na medicina Ayurvédica, na forma de chá ou de suas folhas frescas ou secas pulverizadas para tratar resfriado, dor de cabeça, problemas gástricos e do coração[1]. Resultados de seu estudo fitoquímico registram a presença de 0,4 a 0,8% de óleo essencial contendo até 30% de cineol acompanhado de acetato-de-bornila, beta-elemeno, metil-eugenol, neral, beta-pineno, canfeno e alfa-pineno. São registrados também os ácidos rosmarínico e ursólico como princípios ativos mais importantes, bem como de vários esteroides e outros correlatos, de flavonoides[2, 3]. Farmacologicamente é dotada de propriedade adaptogênica caracterizada por promover uma melhora geral da saúde e da sensação de bem estar, da oxigenação dos tecidos, além da ação antioxidativa neutralizante dos radicais livres, bem como propriedade anti-histamínica, anti-inflamatória e antimicrobiana local e sistêmica, bem como atividade hipoglicemiante, anti-hipertensivo, hipolipemiante, imunomodulador, febrífugo, antiulcerogênico, antirreumático e radio-protetor[4, 5, 6, 7]. O chá para uso caseiro pode ser preparado por infusão de 6 a 10 folhas frescas em meia xícara das de chá e deve ser bebido na dose de uma xícara ao dia. Pode-se usar também 30 a 40 gotas três vezes ao dia da tintura a 20%, preparada nas oficinas farmacêuticas[8].

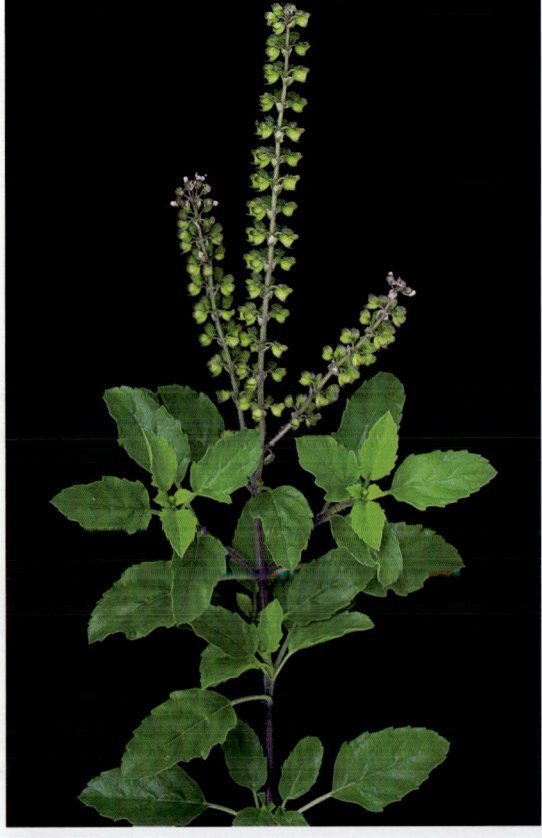

Literatura citada:

1- 008A Hindu Primer - Devasthanam. A Hindu resource where faith and scholarship meet - A Sacred Plant: Tulasi in http://www.sanskrit.org. acessado em 17 /04/2008.
2- Zheljazkov, V.D. et al., Content, Composition, and Bioactivity of the Essential Oils of Three Basil Genotypes (two *Ocimum basilicum* L. and one *Ocimum sanctum* L. (syn. *O. tenuiflorum* L.) as a Function of Harvesting, *J. Agric. Food Chem.*, 56(2), 380-385, 2008.
3- Trevisan, M.T.S; Silva, M,G,V.; Pfundstein, B.; Spiegelhalder, B. & Owen, R.W. 2006. Characterization of the Volatile Pattern and Antioxidant Capacity of Essential Oils from Different Species of the Genus *Ocimum. J. Agric. Food Chem.* 54 (12), 4378-4382.
4- Sen, P.; Maiti, P.C.; Puri, S.; Ray, A.; Audulov, N.A.; Valdaman, A.V. 1992. Mechanism of anti-stress activity of *Ocimum sanctum* Linn, eugenol and *Tinospora malabarica* in experimental animals. *Indian J. Exp. Biol.* 30(7): 592-6.
5- Mandal, S.; Das, D.N.; De, K.; Ray, K.; Roy, G.; Chaudhuri, S.B.; Sahana, C.C.; Chowdhuri, M.K. 1993. *Ocimum sanctum* L. a study on gastric ulceration and gastric secretion in rats. *Indian J. Physiol. Pharmacol.* 37(1): 91-2.
6- Singh, S.; Majumdar, D.K.; Yadav, M.R. 1996. Chemical and pharmacological studies on fixed oil of *Ocimum sanctum*. *Indian J. Exp. Biol.* 34(12): 1212-5.
7- Devi, U.P.; Ganasoundari, A.; Vrinda, B.; Srinivasan, K.K.; Unnikrishnan, M.K. 2000. Radiation protection by the *Ocimum* flavonoids orientin and vicenin: mechanisms of action. *Radiat. Res.* 154(4): 455-60.
8- Matos, F.J.A. 2007. *Plantas Medicinais - guia de seleção e emprego de plantas usadas em fitoterapia no nordeste do Brasil*. 3. ed. Imprensa Universitária/Edições UFC, Fortaleza.
9- Lorenzi, H. 2008. *Plantas Daninhas do Brasil: terrestres, aquáticas, parasitas e tóxicas*. 4ª edição. Instituto Plantarum, Nova Odessa-SP, 672 p.

Ocimum campechianum Mill. (Sin.: *Ocimum micranthum* Willd.)
Planta estudada: H. Lorenzi 1.932 (HPL).
Ramo florífero e hábito desta espécie que é casionalmente empregada com os mesmos fins medicinais de *Ocimum tenuiflorum* L., com a qual se assemelha morfologicamente.

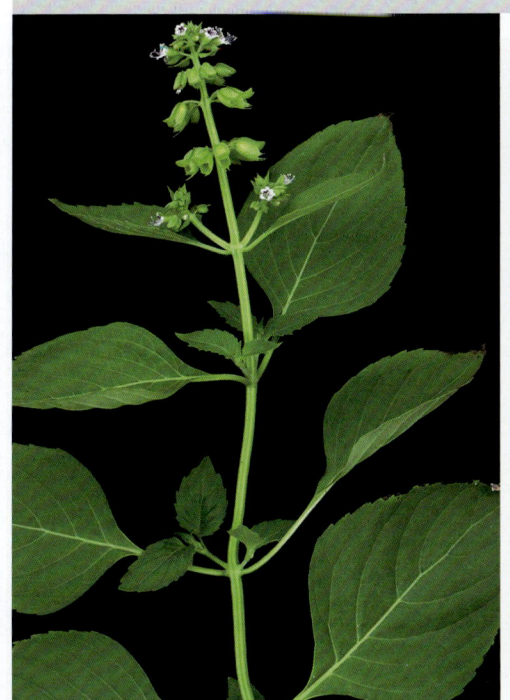

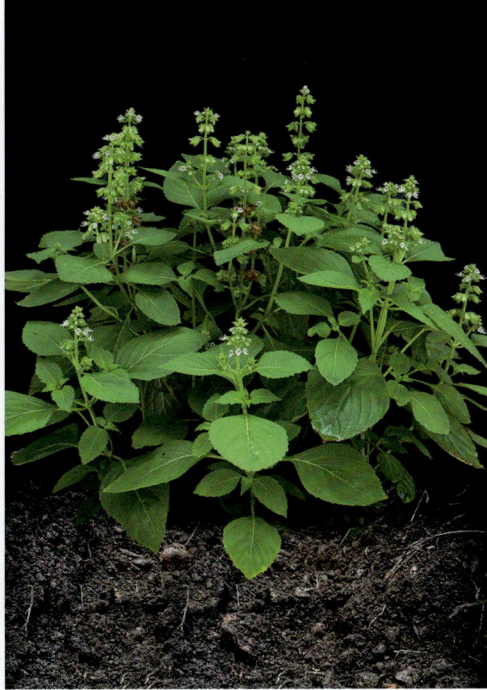

Origanum vulgare L.

Sin.: *Micromeria formosana* C. Marquand, *Origanum creticum* Lour., *Origanum dilatatum* Klokov, *Origanum normale* D. Don, *Origanum puberulum* Klokov

Angiospermae - Lamiaceae (Labiatae). **Planta estudada:** G.F. Árbocz 1.200 (HPL).

orégano, manjerona-baiana, manjerona-selvagem, manjerona, orégão, ouregão

Características gerais - planta herbácea, perene, ereta, aromática, de hastes algumas vezes arroxeadas, de 30-50 cm de altura, nativa de regiões montanhosas e pedregosas do sul da Europa e cultivada no Brasil. Folhas esparso-pubescentes, de 1-2 cm de comprimento. Flores esbranquiçadas, róseas ou violáceas, reunidas em inflorescências paniculadas terminais[1,2]. É muito semelhante a *Origanum majorana* L. (manjerona-verdadeira), também cultivada no Brasil.

Usos - é cultivada no Sul e Sudeste do Brasil como especiaria de largo uso na culinária de origem italiana, sendo ingrediente indispensável no preparo da famosa "pizza". O seu óleo é usado na composição de aromatizantes de alimento e de perfume. A planta inteira é empregada na medicina caseira, cujo hábito também se originou na cultura italiana. A literatura etnofarmacológica atribui a esta planta propriedades estimulantes do sistema nervoso, forte ação analgésica[2], espasmolítica, sudorífica, estimulante da digestão e da atividade uterina, bem como expectorante brando[2,3]. E referido o emprego medicinal de suas folhas e inflorescências na forma de infusão ou decocto, como medicação caseira para tratar gripes e resfriados, indigestão, flatulência, distúrbios estomacais e de cólicas menstruais[1,2,3,4]. A maceração de suas inflorescências em vinho durante 10 dias, preparada na concentração de 50 g para 1 litro, resulta numa bebida doce, aperiente, béquica e digestiva muito popular[2], empregada contra bronquite, asma, artrite e dores musculares[3]. Na Itália existe o hábito popular de usar compressa feita com uma almofada cheia de suas inflorescências frescas e brevemente aquecidas para aliviar as dores do torcicolo[2]. Na homeopatia é usada para aumentar a excitabilidade sexual[5]. Na composição química de suas folhas e inflorescências destaca-se a presença de até 1% de óleo essencial, com teor de cerca de 40 a 70% de carvacrol, acompanhado de borneol, cineol, terpineol, terpineno e timol[4,5]. A manjerona (*Origanum majorana* L.) tem aroma mais delicado e aplicações similares na culinária e na medicina, tendo, porém atividade relaxante mais acentuada e, ao contrário do orégano comum, é empregada geralmente em estado fresco[3].

Literatura citada:
1- Alzugaray, D. & Alzugaray, C. 1996. *Plantas que Curam*. Editora Três, São Paulo, 2 vols.
2- Boorhem, R.L. et al. 1999. *Reader's Digest - Segredos e Virtudes das Plantas Medicinais*. Reader's Digest Brasil Ltda., Rio de Janeiro, 416 p.
3- Bown, D. 1995. *The Herb Society of America - Encyclopedia of Herbs & Their Uses*. Dorling Kindersley Publishing, Inc., New York.
4- Corrêa, A.D.; Siqueira-Batista, R. & Quintas, L.E.M. 1998. *Plantas Medicinais - do cultivo à terapêutica*. 2. ed. Editora Vozes, Petrópolis.
5- Gruenwald, J.; Brendler, T. & Jaenickke, C. (eds.). 2000. *Physicians Desk References (PDR) for herbal medicines*. Med. Econ. Co., New Jersey, 858 p.

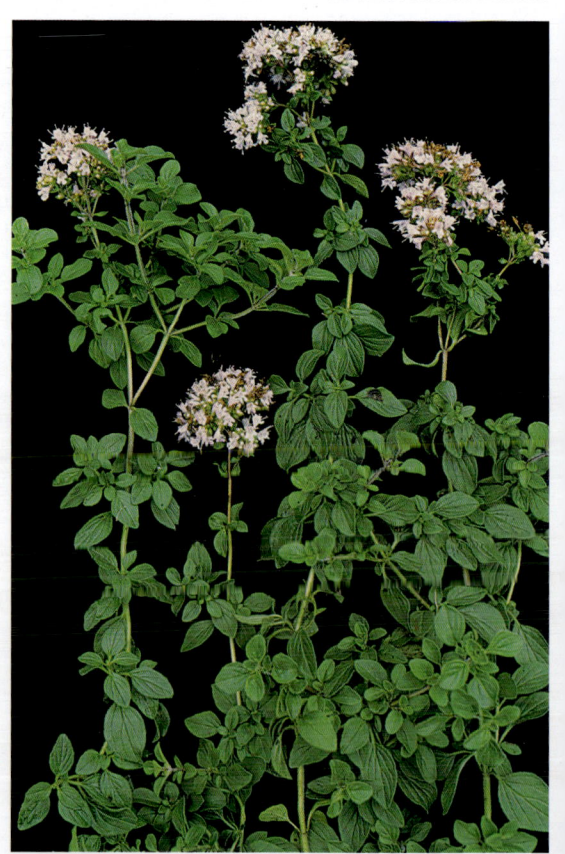

Hyptis radicans (Pohl) Harley & J.F.B.Pastore
Sin.: *Peltodon radicans* Pohl
Angiospermae - Lamiaceae (Labiatae). **Planta estudada:** H. Lorenzi 3.111 (HPL).

paracari, hortelã-do-mato, rabugem-de-cachorro

Características gerais - herbácea prostrada, perene, levemente aromática, com enraizamento nos nós, ramificada, de ramos angulados, de 30-40 cm de comprimento, nativa de quase todo o Brasil, com maior frequência nas regiões de altitude do Sudeste. Folhas simples, coriáceas, opostas, com nervuras salientes que conferem à superfície aspecto rugoso, de cor levemente mais clara na face inferior, de 1,5-3,0 cm de comprimento. Inflorescências axilares, em glomérulos multifloros globosos, com flores pequenas de cor branca. Os frutos são aquênios globosos de cor escura. Multiplica-se tanto por sementes como por estacas enraizadas ou estolões[3]. Ocorre na região Sul, principalmente nos campos de altitude (Planalto Meridional), a espécie *Peltodon longipes* Benth., com características e propriedades semelhantes e conhecida popularmente pelos nomes de "hortelã-do-campo", "santa-maria" e "alfavaca-de-cheiro".

Usos - esta planta cresce espontaneamente como ruderal em pastagens e terrenos baldios, sendo considerada por alguns como planta daninha. É, contudo, na medicina popular que é mais conhecida em quase todo o Brasil. Suas folhas e ramos na forma de decocto e infusão são consideradas peitorais, sedativas para tosse e asma e carminativas (causa a liberação de gás estomacal e intestinal favorecendo o apetite e a digestão)[1,3]. Externamente é empregada na forma de banho para tratamento de dermatoses diversas[1]. Na forma de cataplasma aplicada localmente sobre a área afetada, é empregada contra mordeduras de escorpião e cobra[1]. Já a espécie *Peltodon longipes* é utilizada como estimulante e emenagoga (regula e induz à menstruação normal)[1]. Um estudo químico com esta planta mostrou que seus tecidos contém ácido ursólico[2].

Literatura citada:
1- Mors, W.B.; Rizzini, C.T. & Pereira, N.A. 2000. *Medicinal Plants of Brazil*. Reference Publications, Inc., Algonac, Michigan, 501 p.
2- Zelnik, R.et al. 1978/79. Chemistry of the Brazilian Labiatae. The occurence of ursolic acid in *Peltodon radicans* Pohl. *Mem. Inst. Butantan 42*: 357-361.
3- Corrêa, M.P. 1926-1975. *Dicionário das Plantas Úteis do Brasil e das Exóticas Cultivadas*. Ministério da Agricultura, Rio de Janeiro.

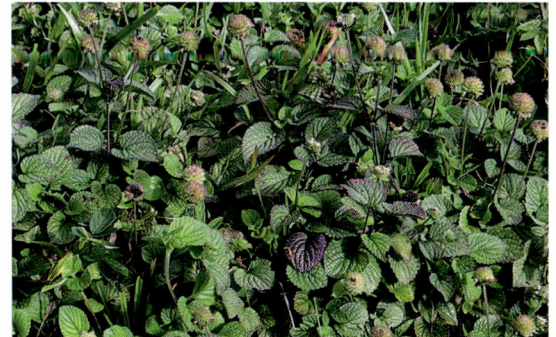

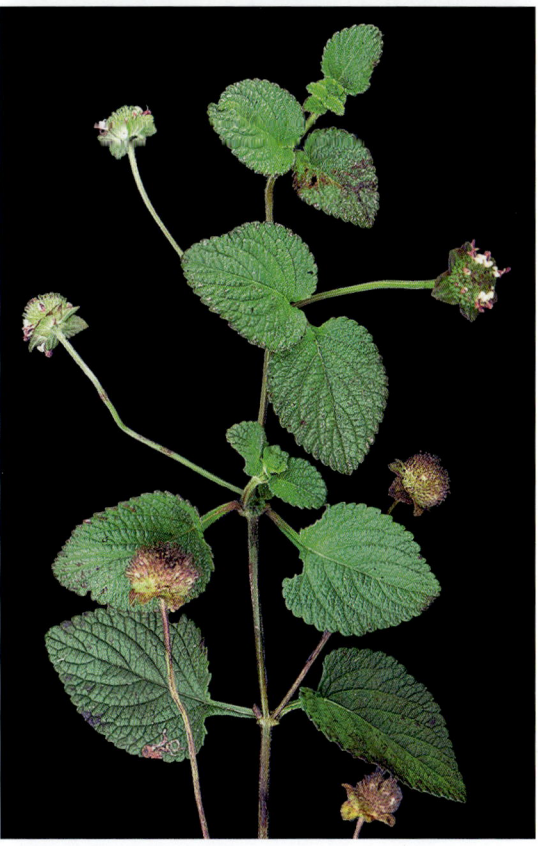

Plectranthus amboinicus (Lour.) Spreng.
Sin.: *Coleus amboinicus* Lour., *Coleus aromaticus* Benth.

Angiospermae - Lamiaceae (Labiatae). **Planta estudada:** H. Lorenzi 3.411 (HPL).

malvarisco, malvariço, malvaísco, hortelã-graúda, hortelã-grande, hortelã-da-folha-grossa, hortelã-de-folha-graúda, hortelã-da-bahia, malva-do-reino, malva-de-cheiro

Características gerais - erva grande perene, ereta, muito aromática, tomentosa, semicarnosa, de 40 cm a 1 m de altura. Folhas deltoide-ovais, de base truncada e margem denteada, quebradiças, com nervuras salientes no dorso, medindo 4 a 10 cm de comprimento; há uma forma cultivada com folhas variegadas e usada ocasionalmente como ornamental. Flores azulada-claras ou róseas, em longos racemos interrompidos que só aparecem quando a planta é cultivada em locais de clima ameno[1,2]. É originária da Ilha de Amboino na Nova Guiné e cultivada em todos os países tropicais e subtropicais, inclusive no Brasil em hortas caseiras para fins medicinais. Parece muito com a malva-santa (*Plectranthus barbatus* Andrews) apresentada em outro capítulo, da qual difere por possuir folhas não flexíveis, quebradiças e sem o sabor amargo próprio desta última; é facilmente multiplicada por estaquia, mas, apesar de perene, exige replantio a cada 2 anos em novo local para obter sempre um ótima vegetação[2].

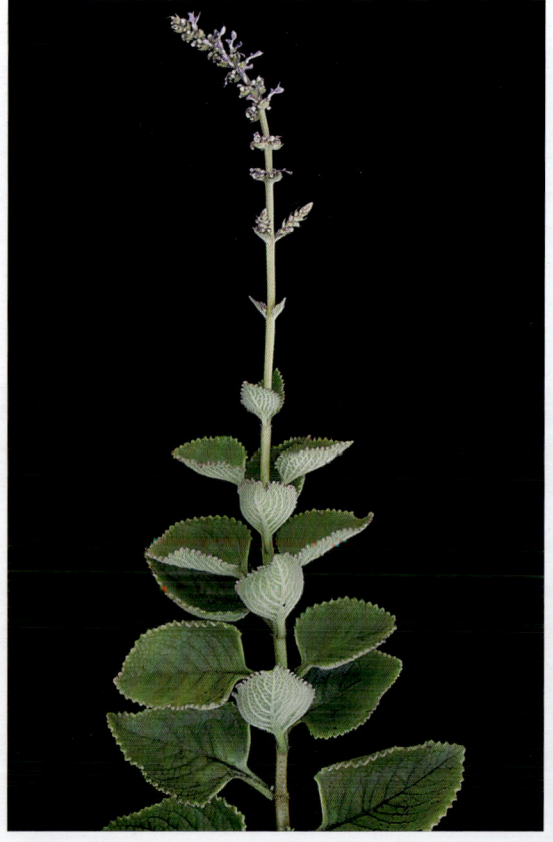

Usos - em vários países esta planta é considerada um bom sucedâneo do orégano em saladas e massas[1]. Informações etnofarmacológicas referem o uso de suas folhas na preparação de xaropes caseiros para tratamento da tosse, dor de garganta e bronquite, conhecido como lambedor-de-malva e no tratamento de feridas por leishmaniose cutânea; referem também o uso do sumo das folhas como medicação oral para problemas ovarianos e uterinos, inclusive nos casos de cervicite. O xarope ou lambedor, no dizer popular nordestino, é preparado, aquecendo-se 30 a 40 folhas frescas diretamente com chama baixa, com um copo de açúcar disposto em camadas alternadas até tornar líquida toda esta mistura, ao qual se pode adicionar enquanto quente, o cozimento (decocto) de chambá (*Justicia pectoralis*) feito com meia xícara das folhas picadas, o que melhora sua eficácia[2]. As balas ou pirulitos contra tosse e dor de garganta são preparados com o xarope apurado da maneira convencional. Toma-se o xarope na dose de uma ou duas colheres das de sopa três vezes ao dia. As balas, pirulitos ou as folhas inteiras podem ser usados um a um, até seis por dia[2]. Para obtenção do sumo tritura-se e espreme-se as folhas em quantidade suficiente para encher duas colheres das de sopa, que deve ser bebida em jejum, diariamente, por até três semanas[3]. Sua análise fitoquímica registra a presença de óleo essencial rico em timol e sesquiterpenos, mucilagem, quercetina, luteolina e diversos outros flavonoides e alguns ácidos triterpênicos[1,4,5,6]. Em recente estudo neurofarmacológico o extrato das folhas mostrou interessante ação antiepiléptca[7]. Apesar da escassez de estudos de avaliação de sua eficácia e segurança, vem sendo usada como medicação anti-inflamatória e para o tratamento da tosse e bronquite com base na tradição popular. Entretanto, considerando a presença do timol em seu óleo essencial, justifica-se o uso das folhas como antisséptico bucal e para tratamento de feridas, enquanto os flavonoides podem ser os responsáveis por sua ação anti-inflamatória.

Literatura citada:

1- Robineau, L.G. (ed.). 1995. *Hacia uma farmacopea caribeña / TRAMIL 7*. Enda-Caribe UAG & Universidad de Antioquia, Santo Domingo, 696 p.

2- Matos, F.J.A. 2002. *Farmácias Vivas - sistema de utilização de plantas medicinais projetado para pequenas comunidades*. 4 ed. Edições UFC, Fortaleza, 267 p.

3- Matos, F.J.A. 2002. Banco de dados de plantas medicinais do projeto Farmácias-Vivas. UFC/LPN, Fortaleza, CE.

4- Vasquez, F. A.; Gutke, H.J.; Ross, G. et al. 1998. Chemical and biological Studies on essential oil of *Coleus amboinicus* Lour. In: *Annual Congress of the Society of Medicinal Plant Research*. Wien. Abstracts p. 8.J66.

5- Brieskorn, C.H. & Riedel, W. 1977. Flavonoids from *Coleus amboinicus*. *Planta Med. 31*: 308-10.

6- Craveiro, A.A.; Fernandes, G.F.; Andrade, C.H.S. et al. 1981. *Óleos essenciais de plantas do Nordeste*. Edições UFC, Fortaleza, 209 p.

7- Busnego, Mª.T. & Perez-Saad, H. 1999. Efecto antiepiléptico del *Plectranthus amboinicus* (Lour.) Spreng. (oregano-francés). *Rev. Neurol.*, Havana, *29* (4): 388-389.

Plectranthus amboinicus (Lour.) Spreng.
Vista geral de um conjunto desta planta em plena floração, cultivada em horta doméstica no interior do estado de São Paulo.

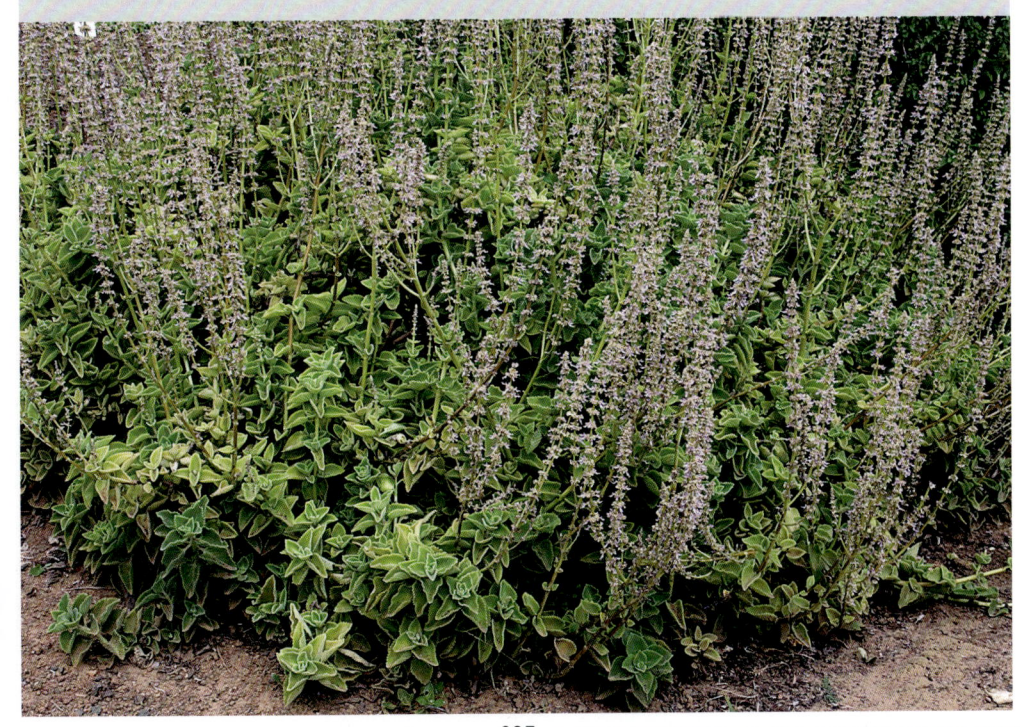

Plectranthus barbatus Andrews

Sin.: *Coleus barbatus* (Andrews) Benth., *Coleus forskohlii* (Willd.) Briq.

Angiospermae - Lamiaceae (Labiatae). **Planta estudada:** H. Lorenzi 771 (HPL).

falso-boldo, boldo, boldo-brasileiro, boldo-do-reino, alum, boldo-nacional, malva-santa, malva-amarga, sete-dores, boldo-do-jardim, boldo-do-brasil, falso-boldo, folha-de-oxalá

Características gerais - planta herbácea ou subarbustiva, aromática, perene, ereta quando jovem e decumbente após 1-2 anos, pouco ramificada, de até 1,5 de altura. Folhas opostas, simples, ovalada de bordos denteadas, pilosas, medindo 5 a 8 cm de comprimento e de sabor muito amargo, flexíveis mesmo quando secas, sendo mais espessas e suculentas quando frescas. Flores azuis, dispostas em inflorescências racemosas apicais. É originária da Índia, trazida para o Brasil provavelmente no período colonial [1, 2].

Usos - informações etnofarmacológicas incluem o uso das folhas desta planta em todos os Estados do Brasil como medicação afamada para tratamento dos males do fígado e de problemas da digestão. Sua análise fitoquímica registra a presença de 0,1-0,3% de óleo essencial rico em guaieno e fenchona, substâncias responsáveis pelo seu aroma e, alguns constituintes fixos de natureza terpênica como a barbatusina e outros compostos[1,3]. O ensaio farmacológico do extrato aquoso de suas folhas mostrou ação hipossecretora gástrica, diminuindo não só o volume de suco gástrico como a sua acidez[4]. Embora o uso popular desta planta possa ser justificado pela comprovação experimental da atividade hipossecretora gástrica, ainda não se conhecem seus princípios ativos responsáveis por esta ação e nem foi identificada a substância responsável pelo sabor amargo tão característico das folhas, mas, surpreendentemente ausente nos ramos, mesmo quando herbáceos. Os resultados de sua análise fitoquímica registram a presença de barbatusina, ciclobarbatusina, cariocal, além dos triterpenoides e esteroides[1,5,6]. Pode, portanto, ser usada no tratamento para controle da gastrite, na dispepsia, azia, mal-estar gástrico (estômago embrulhado), ressaca e como amargo estimulante da digestão e do apetite. Usa-se o chá ou o extrato aquoso feito de preferência com a folha fresca. O chá é do tipo abafado (infuso), feito com 3 ou 4 folhas com água fervente em quantidade bastante para uma xícara das médias. Toma-se uma a três xícaras do chá, adoçado ou não, opcionalmente [2]. Esta planta parece com o malvariço (*Plectranthus amboinicus*) que tem propriedades bem diferentes, mas pode ser facilmente reconhecida pelo seu sabor amargo, ausente nos talos, cheiro diferente do malvariço e por possuir folhas macias e dobráveis. O nome popular "boldo" é aplicado também a outras plantas. O verdadeiro boldo (*Peumus boldus* Molina) é uma arvoreta do Chile cujas folhas secas e quebradiças com cheiro de mastruço (*Che-*

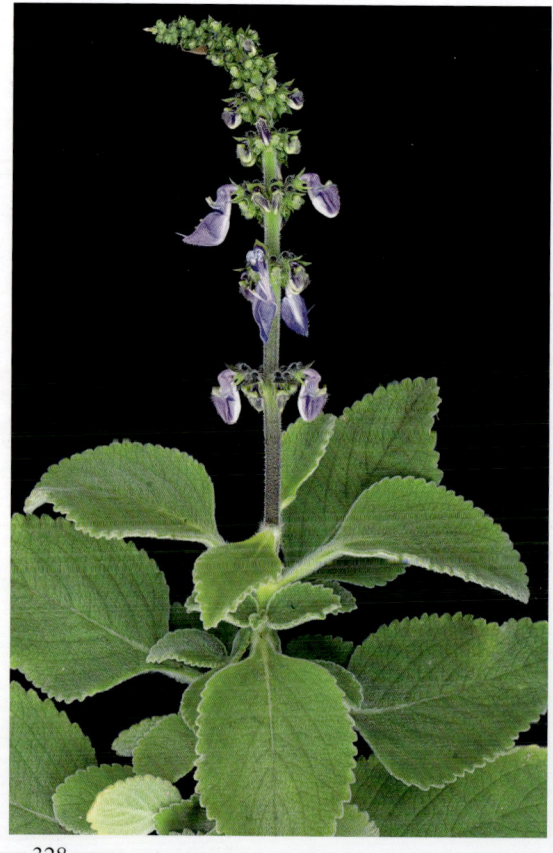

nopodium ambrosioides L.) são encontradas no comércio, porém não cultivadas no Brasil. Há ainda um falso boldo ou boldo-grande (*Plectranthus grandis*), muito parecido com *P. barbatus* do qual difere por ter os talos tão amargos quanto as folhas, e o boldo-gambá – *Plectranthus ornatus* Codd, erroneamente apresentado na edição anterior como *P. neochilus* (fotos de ambos mostrados abaixo). Outra planta usada como boldo é a *Vernonia condensata* da família Asteraceae, conhecida também por alumã ou macelão e tratada em outro capítulo deste livro.

Literatura citada:
1- Albuquerque, R.L. 2000. Contribuição ao estudo químico de plantas medicinais do Brasil: *Plectranthus barbatus* Andr., *Plectranthus amboinicus* (Lour.) Spreng. Dissertação (Mestrado), Fortaleza, 123 p.
2- Matos, F.J.A. 2002. *Plantas Medicinais - guia de seleção e emprego de plantas usadas em fitoterapia no nordeste do Brasil*. Imprensa Universitária/Edições UFC, Fortaleza, 344 p.
3- Sousa, M.P.; Matos, M.E.O.; Matos, F.J.A. et al. 1991. *Constituintes químicos de plantas medicinais brasileiras*. Imprensa Universitária/UFC, Fortaleza, 416 p.
4- Lapa, A.J.; Fischman, L.A.; Skoropa, L.A.; Souccar, C. 1991. The water e extract of *Coleus barbatus* Benth. decreases gastric secretion in rats. *Mem. Inst. Oswaldo Cruz*, 86, Supl. II, 141-43.
5- Zelnik, R.; Lavie, D.; Levy, E.C.; Wang, A.H.J.; Iain, C.P. 1977. Barbatusin and ciclobutatusin, two novel diterpenoids from *Coleus barbatus* Bentham. *Tetrahedron*, Great Britain, Pergamon Press, 33, 1457-67.
6- Kelecon, A., C. dos Santos. 1985. Cariocal, a new seco-abietane diterpene from the labiatae *Coleus barbatus*. *Tetrahedron Lett.*, 26, 3659-62, Eng.

Plectranthus grandis (Cramer) R. Willemse
Planta estudada: H. Lorenzi 3.465 (HPL).
Planta herbácea muito semelhante a *Plectranthus barbatus*, é também usada para os mesmos fins na medicina popular.

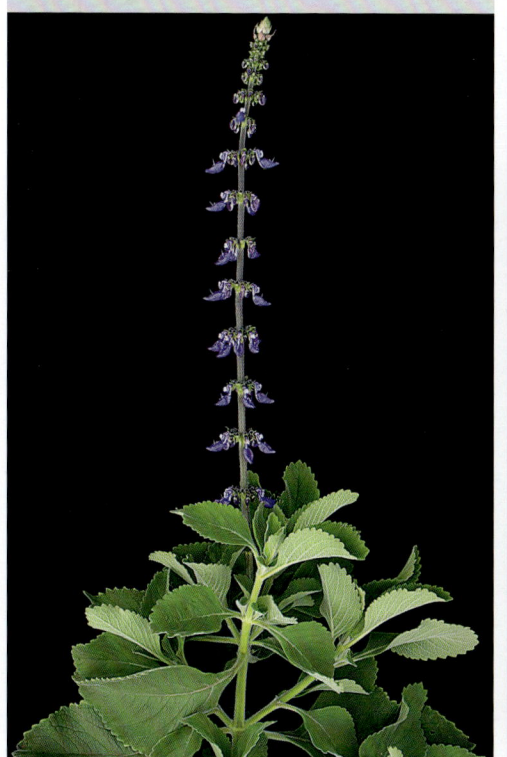

Plectranthus ornatus Codd
Planta estudada: H. Lorenzi 1.441 (HPL).
Planta herbácea muito aromática, é também um dos "boldos" com usos mais ou menos semelhates a *Plectranthus barbatus*.

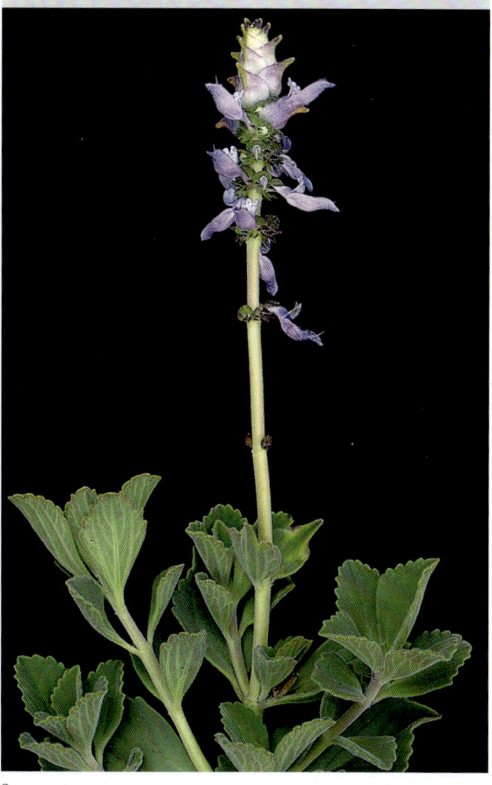

Rosmarinus officinalis L.
Angiospermae - Lamiaceae (Labiatae). **Planta estudada:** H. Lorenzi 1.707 (HPL).

alecrim, alecrim-comum, alecrim-de-casa, alecrim-de-cheiro, alecrim-de-horta, alecrim-de--jardim, alecrim-rosmarinho, erva-cooada, erva-da-graça, flor-de-olimpo, rosa-marinha, rosmarinho, rosmarino

Características gerais - pequena planta de porte subarbustivo lenhoso, ereto, pouco ramificado, de até 1,5 m de altura. Folhas lineares, coriáceas e muito aromáticas, medindo 1,5 a 4 cm de comprimento por 1 a 3 mm de espessura. Flores azulado-claras, pequenas e de aroma forte muito agradável. É nativa da região Mediterrânea e cultivada em quase todos os países de clima temperado de Portugal à Austrália. Seu cultivo pode ser feito a partir de mudas preparadas por estaquia ou mergulhia, crescendo bem em solo rico em calcário e em ambientes úmidos de clima ameno. Existem mais de 10 variedades em cultivo desta planta, todas para o mesmo uso, porém com aromas diferentes[1,3,3,9,11].

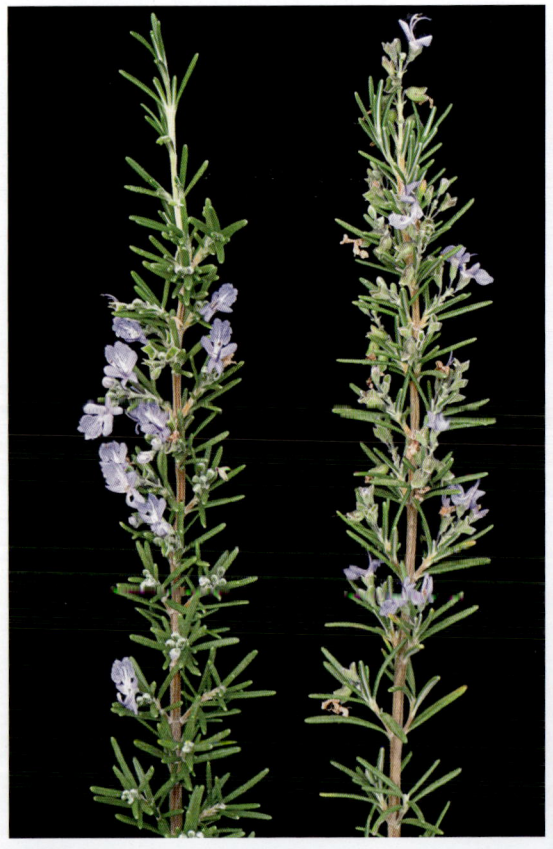

Usos - as folhas, flores e frutos secos e triturados formam uma excelente mistura para uso como tempero de carnes e massas. Seu uso medicinal é referido na literatura etnofarmacológica, que cita o emprego de suas folhas na medicina tradicional de vários países na forma de chá do tipo abafado (infusão), usado como medicação para os casos de má digestão, gases no aparelho digestivo, dor de cabeça, dismenorreia, fraqueza e memória fraca. O estudo das informações sobre esta planta permitiu selecionar como indicação aceita internacionalmente, no tratamento caseiro nos casos de hipertensão, problemas digestivos, perda de apetite e, externamente, nos sintomas de reumatismo[1,3,10]. Ensaios farmacológicos comprovaram suas propriedades espasmolítica sobre a vesícula e o duodeno, colerética, protetora hepática, e antitumoral[1,3]. A análise fitoquímica registrou para suas folhas a presença de óleo essencial constituído de uma mistura de componentes voláteis que é responsável pelo seu odor típico, dentre os quais os principais são cineol, alfa-pineno e cânfora e, entre os compostos não voláteis, o ácido cafeico, diterpenos amargos, flavonoides e triterpenoides[1,3,4,5]. Em uso tópico local é considerada cicatrizante, antimicrobiana contra *Staphylococcus* e *Monilia* e estimulante do couro cabeludo. Por via oral é diurético, colagogo, colerético, carminativo e também anti-inflamatório intestinal, sendo o uso de seu chá recomendado inclusive para o tratamento por via oral de cistite e enterocolites e de hemorroidas inflamadas. O chá deve ser do tipo abafado (infusão), feito com uma colher das de chá (cerca de 2 g) das folhas posta em infusão com água fervente, em quantidade suficiente para uma xícara das médias. Bebe-se uma xícara três vezes ao dia. Para uso em banhos e lavagens locais, faz-se um chá abafado com 50 g das folhas em um litro de água. Apesar de ser pouco tóxica, a ingestão de grande quantidade das folhas pode provocar intoxicação com aparecimento de sono profundo, espasmos, gastroenterite, sangue na urina, irritação nervosa e nas doses maiores, morte[1,2].

Literatura citada:
1- Gruenwald, J.; Brendler, T. & Jaenickke, C. (eds.). 2000. *Physicians Desk References (PDR) for herbal medicines*. Med. Econ. Co., New Jersey, 858 p.
2- Matos, F.J.A. 2002. *Plantas Medicinais - guia de seleção e emprego de plantas usadas em fitoterapia no nordeste do Brasil*. Imprensa Universitária/Edições UFC, Fortaleza, 344 p.
3- Sousa, M.P.; Matos, M.E.O.; Matos, F.J.A. et al. 1991. *Constituintes químicos de plantas medicinais brasileiras*. Imprensa Universitária/UFC, Fortaleza, 416 p.
4- Reichert, B.; Frerichs, M. et al. 1945. *Tratado de farmácia practica*. Trad. Espanhol de Pio Font Quer. Vol. III. Editorial Labor, Barcelona, 2372 p./ 5 vols.
5- Simões, C.M.O. et al. 2001. *Farmacognosia - da planta ao medicamento*. Editora da Universidade/UFRGS/UFSC, Porto Alegre/Florianópolis, 833 p.
6- Boorhem, R.L. et al. 1999. *Reader's Digest - Segredos e Virtudes das Plantas Medicinais*. Reader's Digest Brasil Ltda., Rio de Janeiro, 416 p.
7- Bown, D. 1995. *The Herb Society of America - Encyclopedia of Herbs & Their Uses*. Dorling Kindersley Publishing, Inc., New York.
8- Braga, R.A. 1976. *Plantas do Nordeste, especialmente do Ceará*. 3. ed. Coleção Mossoroense, Mossoró, 540 p.
9- Corrêa Jr., C., Ming, L.C. & Scheffer, M.C. 1994. *Cultivo de Plantas Medicinais, Condimentares e Aromáticas*. FUNEP, Jaboticabal. 151 pp.
10- Silva jr., A.A. 2003. *Essentia Herba - Plantas Bioativas - Volume 1*.EPAGRI, Florianópolis. 441 pp.
11- Castro, L.O. & Chemale, V.M. 1995. *Plantas Medicinais, Condimentares e Aromáticas - Descrição e cultivo*. Livraria e Editora Agropecuária Ltda, Guaíba, 195 p.

Rosmarinus officinalis L.
Vista geral de um plantio comercial adulto desta planta no interior do estado de São Paulo.

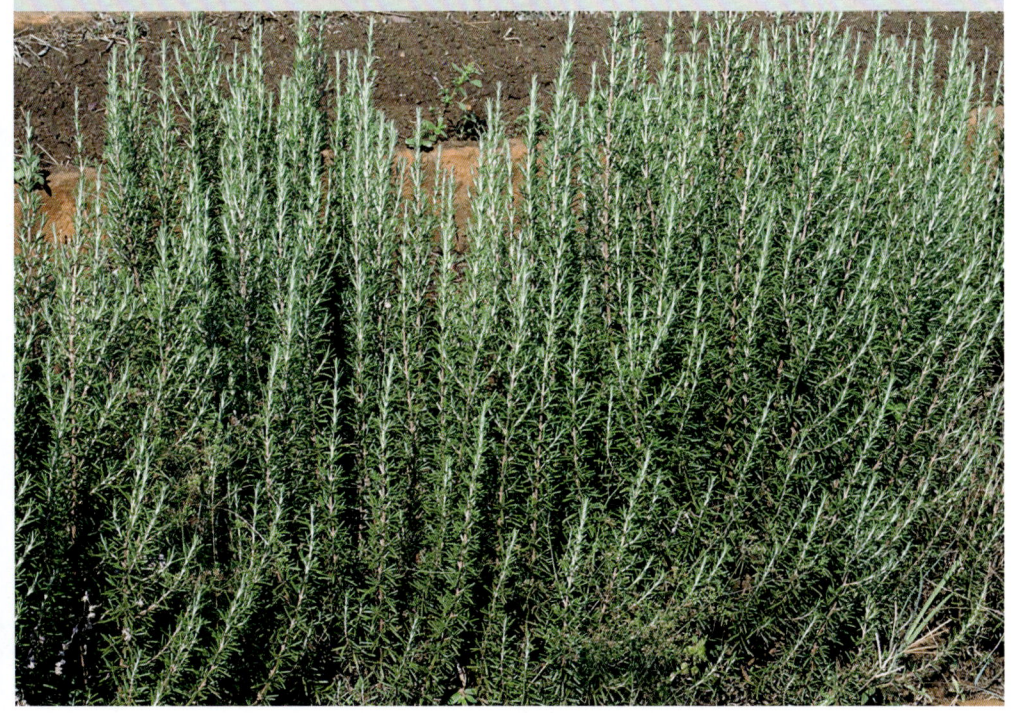

Salvia officinalis L.
Angiospermae - Lamiaceae (Labiatae). **Planta estudada:** H. Lorenzi 1.705 (HPL).

chá-da-frança, chá-da-grécia, erva-sagrada, sabiá, sal-das-boticas, salva, salva-comum, salva-das-boticas, salva-de-remédio, salva-dos-jardins, salva-ordinária, sálvia, sálvia-comum

Características gerais - herbácea perene, fortemente aromática, ereta ou decumbente, ramificada na base formando aspecto de touceira, de 30-60 cm de altura, nativa da região Mediterrânea da Europa. Folhas simples, denso-pubescentes, de 3-6 cm de comprimento. Flores pouco frequentes em nossas condições, de cor violácea, reunidas em espigas terminais longas[3,5,6].

Usos - suas folhas são amplamente empregadas como condimento na culinária de vários países desde tempos medievais, sendo também cultivada no hemisfério norte como planta ornamental[3]. Seu uso mais comum, contudo, é na medicina tradicional, cuja origem data também da Idade Média[2]. Suas folhas e inflorescências são empregadas internamente para indigestão, problemas de fígado, contra lactação, salivação e suor excessivos, contra ansiedade, depressão e problemas de menopausa[2]. É usada também como auxiliar no tratamento da gota, contra dispepsia, astenia, diabetes, bronquite crônica e intestino preso[1,5]. Contra sudorese excessiva das mãos e axilas e problemas de indigestão, é indicado o chá por infusão de suas folhas e flores, preparado adicionando-se água fervente a uma xícara (chá) contendo 1 colher (sobremesa) deste material picado, na dose de 1 xícara (chá) duas vezes ao dia[4]. Para problemas de menopausa e menstruais recomenda-se o extrato de folhas e inflorescências maceradas em vinho-branco durante 8 dias, na dose de 1 cálice 3 vezes ao dia[4]. Deve-se evitar o consumo desta planta em excesso ou durante longos períodos seguidos, bem como sua administração a mulheres grávidas e a pacientes epiléticos[2]. É empregada também em uso externo contra mordidas de insetos, infecções de pele, gengiva, garganta e boca (aftas e mau hálito)[4,5]. Na sua composição química destaca-se a presença de óleos essenciais ricos em terpenos (50% de tuiona, 15% de cineol, cânfora, borneol, ácido ursólico), taninos, glicosídeos diterpênicos, flavonoides, ácido rosmarínico, substância estrogênica, saponinas e substância amarga[1,4,5].

Literatura citada:
1- Corrêa, A.D.; Siqueira-Batista, R. & Quintas, L.E.M. 1998. *Plantas Medicinais - do cultivo à terapêutica*. 2. ed. Editora Vozes, Petrópolis.
2- Bown, D. 1995. *The Herb Society of America - Encyclopedia of Herbs & Their Uses*. Dorling Kindersley Publishing, Inc., New York.
3- McHoy, P. & Westland, P. 1994. *The Herb Bible*. Barnes & Noble Inc., New York, 224 p.
4- Panizza, S. 1998. *Plantas que Curam (Cheiro de Mato)*. 3. ed. IBRASA, São Paulo, 280 p.
5- Vieira, L.S. & Albuquerque, J.M. 1998. *Fitoterapia Tropical - Manual de Plantas Medicinais*. FCAP - Serviço e Documentação e Informação, Belém.
6- Braga, R.A. 1976. *Plantas do Nordeste, especialmente do Ceará*. 3. ed. Coleção Mossoroense, Mossoró, 540 p.

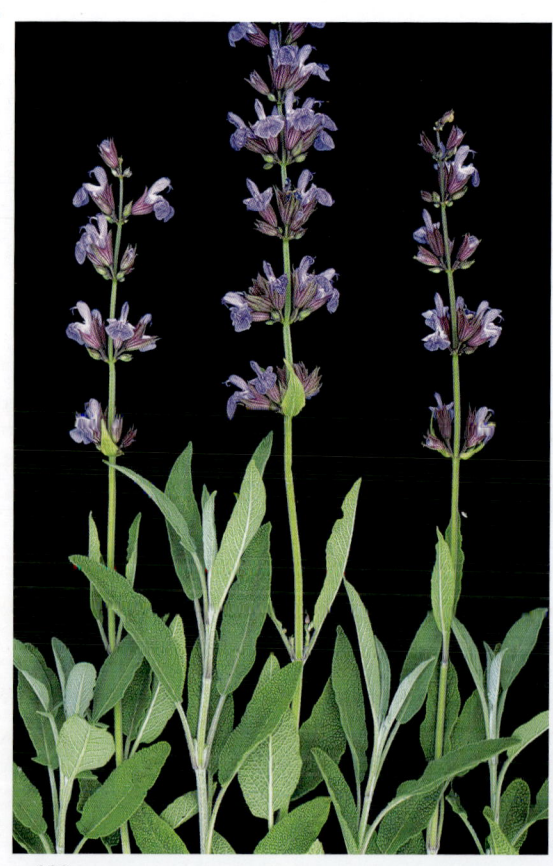

Tetradenia riparia (Hochst.) Codd

Sin.: *Iboza riparia* (Hochst.) N.E. Br., *Moschosma riparium* Hochst., *Ibosa bainesii* N.E. Br., *Iboza galpinii* N.E. Br.

Angiospermae - Lamiaceae (Labiatae). **Planta estudada:** H. Lorenzi 1.594 (HPL).

incenso, mirra, mirra-africana, limonete, pluma-de-névoa

Características gerais - planta de porte arbustivo bem ramificado, com ramos frágeis e altura de 1 a 3 m. Em seu continente de origem, a África, pode alcançar o porte de árvore. As folhas têm pecíolo longo, de forma ovalada ou arredondada, de superfície (lâmina) rugosa e glandular-pubescente em ambas as faces, margens crenadas ou denteadas, de odor forte e agradável, de textura flexível e pegajosa ao tato. As flores, vistas em seu país de origem e nas regiões Sul e Sudeste do Brasil, são numerosas, esbranquiçadas ou róseas, suavemente perfumadas e reunidas em panículas terminais de grande efeito ornamental. Não floresce, porém, quando cultivada nas regiões tropicais do Brasil, contudo tem florescimento exuberante no Sul. Para fins medicinais deve ser coletada logo antes do uso, pois é difícil secá-la e rapidamente adquire cor escura[1].

Usos - a planta é tradicionalmente usada na forma de infusão, tomada diariamente no tratamento caseiro de problemas respiratórios, tosse, dor de cabeça e do estômago, diarreia, hidropisia, angina do peito, febre, malária e dengue. Externamente é usado o seu extrato na forma de compressas aplicadas localmente para aliviar dores de cabeça, de dentes e como antisséptico. Essas indicações embora sejam aceitas pelos adeptos da medicina Ayurvédica, requerem ainda ensaios clínicos desenvolvidos conforme as normas da medicina ocidental.

Contém 1.9% de um óleo essencial constituído principalmente de alfa-terpineol, fenchona, álcool beta-fenchílico, beta-cariofileno e álcool perílico, além de ibozol, alfa-pironas e tetradenolídio[3]. O óleo essencial mostrou, em ensaios biológicos, ação repelente de insetos, especialmente *Anopheles gambiae* e moderada atividade antimalárica contra *Plasmodium falciparum*[5]. São citadas ainda atividade espasmolítica do sandara-copimaradienediol em nível semelhante ao da papaverina, nas contrações induzidas experimentalmente em íleo de cobaias e nas contrações induzidas em aorta de coelho [6]. O extrato hidroalcoólico de suas folhas, por sua vez, inibiu o desenvolvimento de culturas de

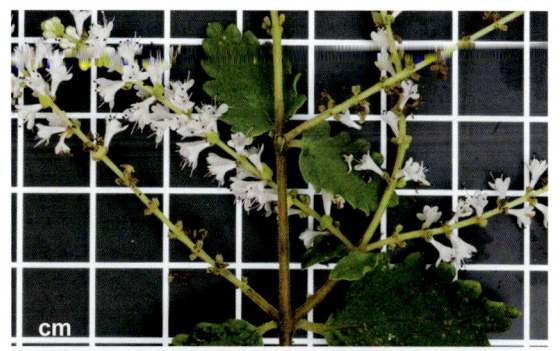

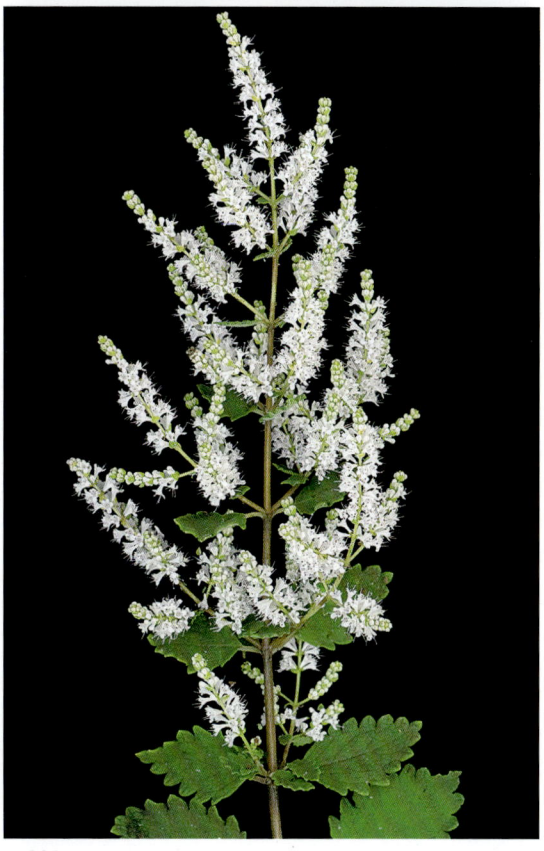

Staphylococcus aureus, Mycobacterium smegmatis, Microsporum canis, Trichophyton mentagrophytes e *Bacillus subtilis*[7].

Literatura citada:
1- Lorenzi, H. & Souza, H.M. 2008. *Plantas Ornamentais no Brasil: arbustivas, herbáceas e trepadeiras*. 4ª edição. Instituto Plantarum, Nova Odessa-SP, 1120 p.
2- Van Puyvelde, L. et al. 1986. Active principles of *Tetradenia riparia*. I. Antimicrobial activity of 8(14), 15-sandaracopimaradiene-7 alpha, 18-diol. *J. Ethnopharmacology 17*(3): 269-75.
3- Van Puyvelde, L.; De Kimpe, N. 1998. Tetradenolide, an à-Pyrone from *Tetradenia riparia*. *Phytochemistry* 49(4): 115.
4- Omolo, M.O.; Okinyo, D.; Ndiege, I.O.; Lwande, W.; Hassanali, A. 2004. Repellency of essential oils of some Kenyan plants against *Anopheles gambiae*. *Phytochemistry* 65(20): 2797-802.
5- Campbell, W.E.; Gammon, D.W.; Smith, P.; Abrahms, M.; Purvest, T.D. 1997. Composition and antimalarial activity in vitro of the essential oil of *Tetradenia riparia*. *Planta Med. 63*(3): 270-2.
6- Van Puyvelde, L. et al. 1987. Active Principles of *Tetradenia riparia*; II. Antispasmodic Activity of 8(14), 15-Sandaracopimaradiene-7á, 18-diol. *Planta Med.* 53: 156-158.
7- Cantrell, C.L. et al. 2001. Antimycobacterial Plant Terpenoids. *Planta Med.* 67: 685-694.
8- Vlietinck, J. et al. 1995. Screening of hundred Rwandese medicinal plants for antimicrobial and antiviral properties. *Journal of Ethnopharmacology* 46(1): 31-47.

Tetradenia riparia (Hochst.) Codd
Exemplar adulto em plena floração, fotografado no litoral sul de Santa Catarina, onde é cultivado com fins ornamentais.

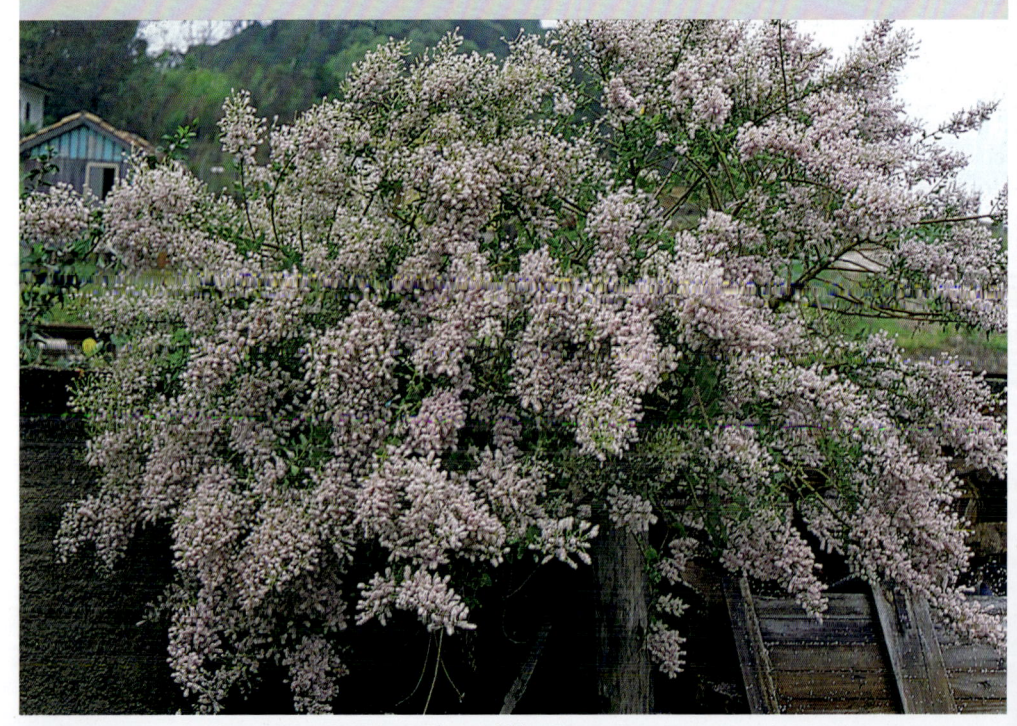

Thymus vulgaris L.
Angiospermae - Lamiaceae (Labiatae). **Planta estudada:** H. Lorenzi 1.700 (HPL).

tomilho, timo

Características gerais - subarbusto perene, ereto, ramificado, entouceirado, muito aromático, de 20-30 cm de altura, com a base dos ramos lenhosa e rasteira, nativo da região Mediterrânea e cultivado no Sul e Sudeste do Brasil. Folhas pequenas, opostas, de formas variadas e quase sésseis, levemente pubescentes e de coloração mais clara na face inferior. Flores pequenas, de cor esbranquiçada, reunidas em inflorescências espigadas axilares. Multiplica-se por sementes[1].

Usos - suas folhas e ramos novos, de sabor levemente amargo e picante e com aroma canforáceo, é amplamente empregado na culinária como condimento de carnes, peixes, pizzas, verduras e legumes. É também empregado na indústria de perfumes e como aromatizante natural de bebidas (licores). O timol, componente de seu óleo essencial, é importante ingrediente de cremes dentais. É, contudo, na medicina tradicional que o seu emprego é mais popular, tanto em uso interno como externamente. É uma erva aromática, adstringente e expectorante, que melhora a digestão, relaxa espasmos e controla a tosse, com propriedades fortemente antisséptica e antifúngica[2]. São empregadas principalmente suas folhas e inflorescências na forma de chá por infusão, preparado adicionando-se água fervente em 1 xícara (chá) contendo 1 colher (sopa) deste material picado e, administrado na dose de 1 xícara (chá) 2-3 vezes ao dia contra gripe, resfriado, tosse e para desobstrução das vias respiratórias. Pode-se adoçá-lo com mel ou açúcar para melhorar o sabor[1,2]. Não deve ser administrada para mulheres grávidas[2]. É recomendada principalmente para uso externo, como banho estimulante e para fortalecer os cabelos, diminuindo sua queda. O chá por decocção, preparado com 2 colheres (sopa) de folhas e flores picadas em 1 copo de água em fervura durante alguns minutos, deve ser aplicado sobre o couro cabeludo em massagem durante 15 minutos[1]. Recomenda-se também contra reumatismo articular e escaras de decúbito, em aplicação localizada com chumaço de algodão duas vezes ao dia o seu extrato ácido, preparado com 3 colheres (sopa) de folhas e flores picadas em 1 xícara (chá) de vinagre branco deixados em maceração durante 7 dias[1]. Estudos fitoquímicos indicam a presença de óleos essenciais (timol, carvol, borneol, linalol e geraniol), saponinas ácidas, pectinas, resinas e princípios amargos[1].

Literatura citada:
1- Panizza, S. 1998. *Plantas que Curam (Cheiro de Mato)*. 3. ed. IBRASA, São Paulo, 280 p.
2- Bown, D. 1995. *The Herb Society of America - Encyclopedia of Herbs & Their Uses*. Dorling Kindersley Publishing, Inc., New York, 424 p.

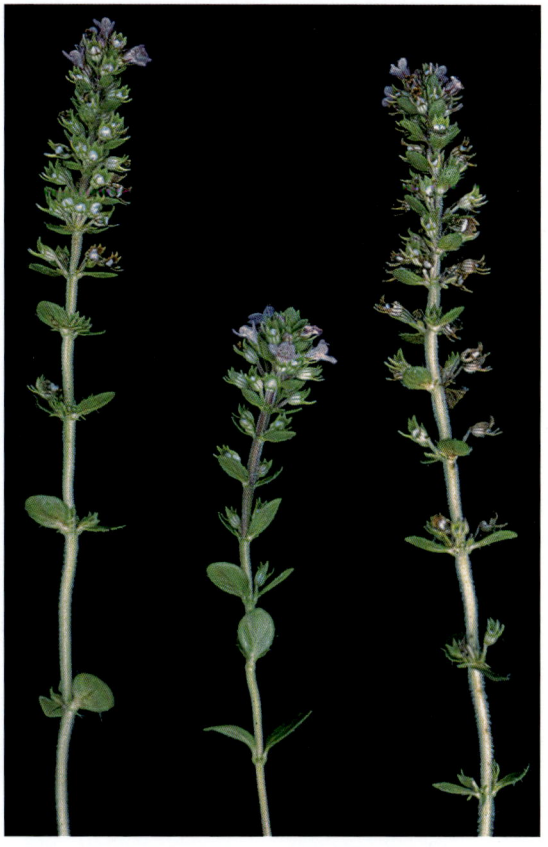

Vitex agnus-castus L.
Angiospermae - Lamiaceae (Labiatae). **Planta estudada:** H. Lorenzi 2.606 (HPL).

alecrim-de-angola, alecrim-do-norte, limba, pau-de-angola

Características gerais - arbusto grande ou arvoreta, de 1,5-3,0 m de altura, nativo da África, de onde foi trazido para o leste do Brasil pelos escravos. Folhas compostas palmadas, aromáticas, com 5-7 folíolos lanceolados, cinéreo-tomentosos na face inferior, de 5-11 cm de comprimento. Flores labiadas azuis, dispostas em inflorescências paniculiformes axilares e terminais. Os frutos são drupas globosas de cor roxo-escura e raramente produzidas em nossas condições. Multiplica-se principalmente por estacas[1,4].

Usos - é uma planta cultivada em quase todos os jardins e quintais domésticos do Norte e Nordeste do país, quer por razões místicas, quer para fins medicinais. Erva pungente, doce-amarga, levemente adstringente e relaxante, que regula as funções hormonais, promove a lactação e alivia dores e espasmos[2]. O chá de suas folhas é considerado diurético, antidisentérico e expectorante, sendo empregado contra hematúria, hemorroidas e diabetes[1,2]. É empregada internamente ainda para problemas menstruais e de menopausa, lactação insuficiente e ejaculação involuntária[2]. Na forma de banhos, o seu chá é reputado como anti-inflamatório nos casos de erisipela[1]. O chá de suas folhas é indicado ainda para reumatismo, diarreia, gastralgia, amenorreia e bronquite[3,4]. Suas folhas frescas moídas em mistura com gordura até formar uma pasta são aplicados topicamente ao redor do pescoço na forma de compressas contra gripe e resfriado[3]. Análises químicas de suas folhas revelaram na sua composição a presença de nitrato de potássio, sais de cálcio e fósforo[1].

Literatura citada:
1- Albuquerque, J.M., de. 1989. *Plantas Medicinais de Uso Popular.* ABEAS, Brasília. 100 pp.
2- Bown, D. 1995. *The Herb Society of America Encyclopedia of Herbs & Their Uses.* Dorling Kindersley Publishing Inc. New York.
3- Mors, W.D., C.T. Rizzini & N.A. Pereira. 2000. *Medicinal Plants of Brazil.* Reference Publications, Inc. Algonac, Michigan.
4- Van den Berg, M.E. 1993. *Plantas Medicinais na Amazônia - Contribuição ao seu conhecimento sistemático.* Museo Paraense Emílio Goeldi, Belém, 206 p.

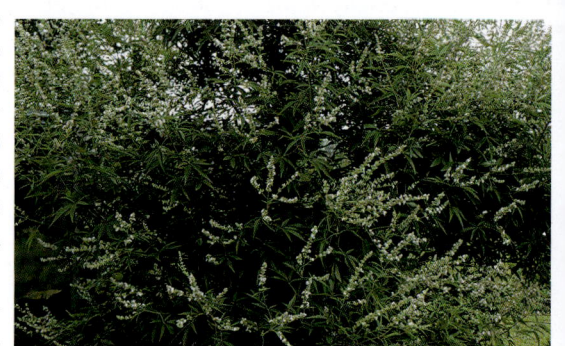

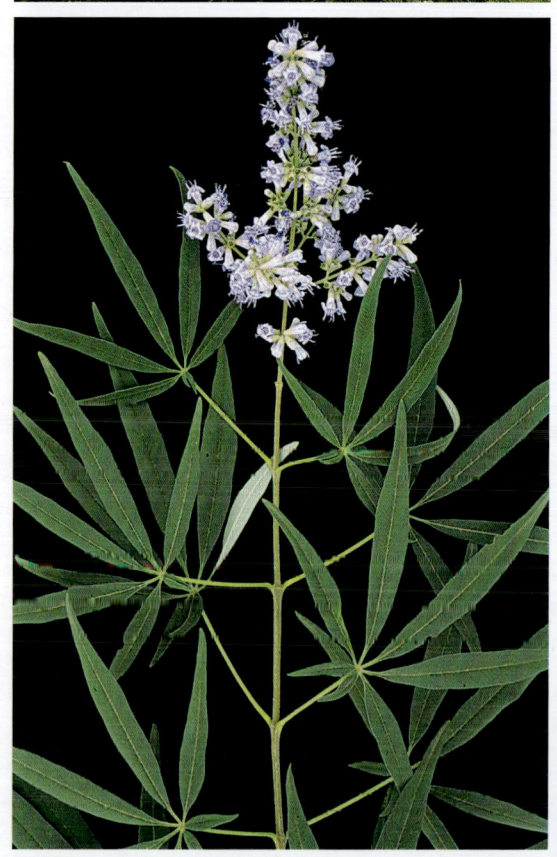

Aniba canelilla (Kunth) Mez

Sin.: *Aniba elliptica* A.C. Sm., *Cryptocarya canelilla* Kunth

Angiospermae - Lauraceae. **Planta estudada:** E.R. Salviani 1.442 (HPL).

preciosa, casca-preciosa, pau-rosa, casca-do-maranhão, folha-preciosa

Características gerais - árvore perenifólia, de 20-25 m de altura, com tronco de 40-70 cm de diâmetro, revestido por casca avermelhada e muito aromática, nativa da região Amazônica na floresta de terra firme. Folhas simples, glabras, cartáceas, de 12-20 cm de comprimento. Flores pequenas, de cor amarelada, reunidas em inflorescências paniculadas terminais. Os frutos são bagas ovoides de cor escura[1]. Ocorre também na região Amazônica *Aniba rosaeodora* Ducke (Sin.: *Aniba duckei* Kosterm.) que é o verdadeiro "pau-rosa", com características semelhantes.

Usos - fornece madeira de ótima qualidade, apropriada para mobiliário e construção civil. A planta tem uma longa história de uso na medicina caseira, cuja origem é atribuída aos índios da Amazônia, que a utilizam por séculos. É empregada contra o artritismo, esgotamento nervoso, além de ser considerada redutora da albumina do sangue[1]. Na medicina tradicional, o chá de sua casca e folhas é considerado antiespasmódico, digestivo, eupéptico, peitoral e excitante, sendo empregada para artrites, hidropisia, catarro crônico, sífilis, leucorreia, aerofagia e males do coração[2]. Análises fitoquímicas de seus tecidos indicam a seguinte composição: eugenol, linalol, metileugenol, anabasina, anibina e tanino[5]. O forte aroma de canela de sua casca é atribuído a um composto nitrogenado muito peculiar denominado "1-nitro-2-feniletano"[4]. A espécie *Aniba rosaeodora*, apesar de sua semelhança morfológica, tem no óleo essencial, de aroma perfumado, a sua principal importância. É extraído pela destilação da madeira triturada e amplamente utilizado na indústria de perfumes no país e no mundo. O óleo essencial é empregado também na medicina caseira para amenizar a dor após a extração de dentes, embebendo-o em algodão e aplicando-se sobre o ferimento[2]. Além disso, seu óleo essencial é empregado para acnes, resfriados, tosse, dermatites e cuidados com a pele, febres, dor de cabeça, infecções diversas e ferimentos, tensão nervosa e náusea[3]. O principal componente de seu óleo é o "linalol". Os principais componentes fixos são pironas, incluindo um pseudo-alcaloide, anibina[6,7].

Literatura citada:

1- Silva, M.F. de et al. 1977. *Nomes Vulgares de Plantas Amazônicas.* INPA, Manaus.

2- Mors, W.B., C.T. Rizzini & N.A. Pereira. 2000. *Medicinal Plants of Brazil.* Reference Publications, Inc. Algonac.

3- Taylor, L. 1969. Rosewood (*Aniba canelilla, Aniba rosaeodora* Technical Report). Raintree Nutr., Inc. Database on the Internet.

4- Gottlieb, O.R. & S.T. Magalhães. 1959. Occurrence of 1-nitro-2-phenylethane in *Ocotea pretiosa* e *Aniba canelilla. J. Org. Chem. 24*: 2070-2071.

5- Gottlieb, O.R. & M.T. Magalhães. 1960. Essential oil of the bark and wood of *Aniba canelilla. Perf. Essent. Oil Record 51*:69-70.

6- Mors, W.B. et al. 1957. The chemistry of rosewood. Isolation and structure of anibine and 4-methoxyparacotoin. *J. Am. Chem. Soc. 79*:4507-4511.

7- Mors, et al. 1962. Naturally occurring aromatic derivatives of monocyclic alpha-pyrones. In: L. Zechmeister (ed.), Progress in the Chemistry of Organic Natural Products *20*:131-164. Springer-Verlag, Vienna.

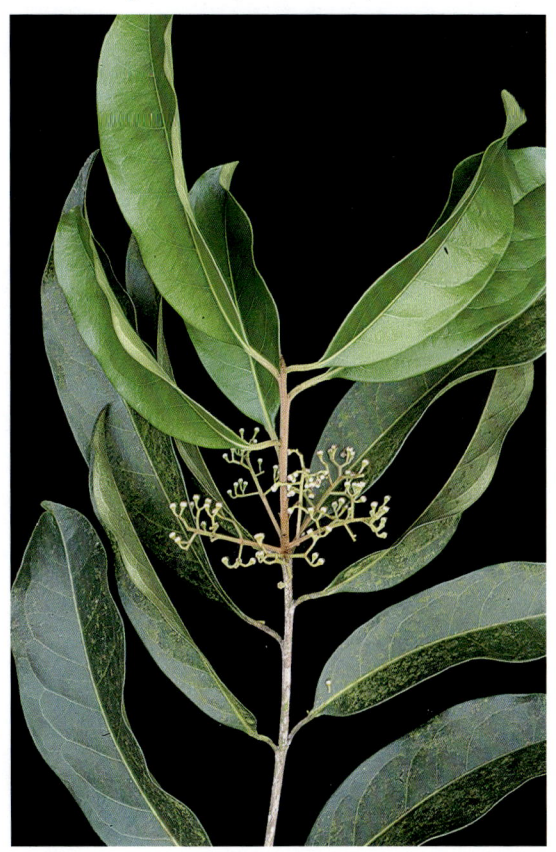

Cinnamomum verum J. Presl

Sin.: *Cinnamomum zeylanicum* Blume

Angiospermae - Lauraceae. **Planta estudada:** H. Lorenzi 1.066 (HPL).

canela, canela-verdadeira, canela-de-cheiro, canela-da-índia, canela-de-tubo, canela-do-ceilão, canela-rainha

Características gerais - árvore aromática de 6 a 12 m de altura, com folhas opostas, ovadas ou ovado-lanceoladas, trinervadas. Flores numerosas, reunidas em racemos ramificados e dispostos em panículas terminais, de cor esverdeado-amarelada. Fruto do tipo drupa ovoide ou ovoide-oblonga, contendo uma semente elipsoide. É originária do Sri Lanka e do sudoeste da Índia e cultivada em vários países do mundo inclusive no Brasil[1,2].

Usos - a casca seca dos ramos jovens, desprovida da epiderme e da parte externa, enroladas sobre si mesmas ou em pó, constitui a canela do comércio, usada desde a mais remota antiguidade como aromatizante de sabor típico e agradável, na culinária, em perfumaria e em farmácia. Dela se extrai industrialmente o óleo essencial[2,3,4]. A literatura etnofarmacológica cita o uso popular desta planta no tratamento caseiro de diarreia infantil, gripe, verminoses, dor de dente, mau-hálito e vômito[5]. No Brasil se atribui ao chá por infusão, preparado da maneira habitual sem ferver, propriedades estomáquica e sudorífica. É internacionalmente aceito seu uso nos casos de problemas gástricos e de perda de apetite. Em Farmácia são empregados como corretivos do odor e do sabor na preparação de alguns medicamentos a canela em pó e seu óleo essencial[2,3]. Seu estudo fitoquímico registra como principal componente até 4% de óleo essencial rico em cinamaldeído, acompanhado de ácido cinâmico, eugenol e linalol, além de mucilagem, tanino, diterpenos especiais de atividade inseticida, proantocianinas e açúcares (sacarose, frutose e manitol) que lhe conferem o sabor adocicado[4]. Ensaios farmacológicos mostraram que o óleo essencial e seu principal componente têm atividade antibacteriana e antifúngica contra microrganismos que provocam moléstias do aparelho respiratório. Tanto o chá da casca desta planta como o seu óleo essencial apresentam propriedades estomáquica, carminativa e emenagoga. A presença de tanino confere à canela propriedade adstringente. Em ensaios toxicológicos praticados com altas doses, a sua essência (óleo) produziu irritação das mucosas e hematúria[3].

Literatura citada:

1- Corrêa, M.P. 1926. *Dicionário das Plantas Úteis do Brasil e das Exóticas Cultivadas*. Vol. I, Ministério da Agricultura, Rio de Janeiro.
2- Gruenwald, J.; Brendler, T. & Jaenickke, C. (eds.). 2000. *Physicians Desk References (PDR) for herbal medicines*. Med. Econ. Co., New Jersey, 858 p.
3- Simões, C.M.O. et al. 2001. *Farmacognosia - da planta ao medicamento*. Ed. da Universidade/ UFRGS/UFSC, Porto Alegre/Florianópolis, 833 p.
4- Sousa, M.P.; Matos, M.E.O.; Matos, F.J.A. et al. 1991. *Constituintes químicos de plantas medicinais brasileiras*. Impr. Universitária/UFC, Fortaleza, 416 p.
5- Boorhem, R.L. et al. 1999. *Reader's Digest - Segredos e Virtudes das Plantas Medicinais*. Reader's Digest Brasil Ltda., Rio de Janeiro, 416 p.

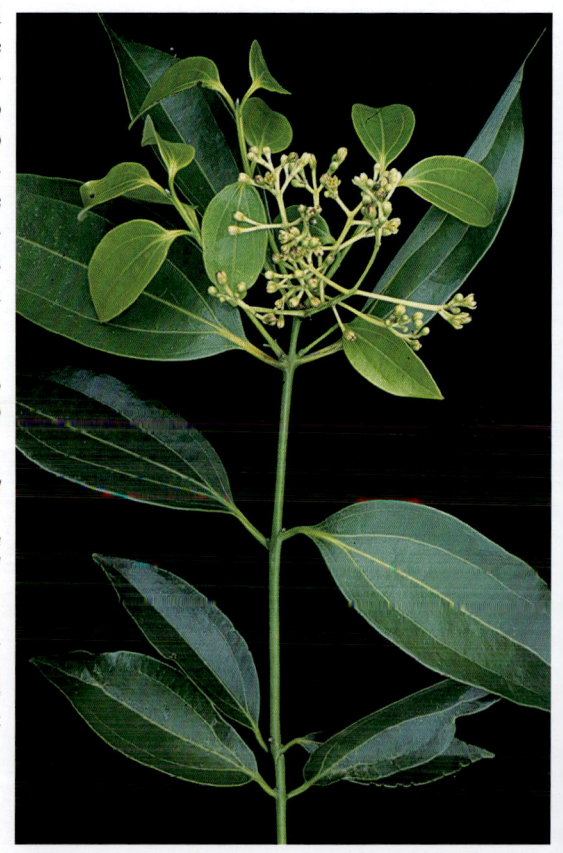

Laurus nobilis L.
Angiospermae - Lauraceae. **Planta estudada:** H. Lorenzi 938 (HPL).

loureiro, guacararaíba, louro, louro-de-apolônio, louro-comum, loureiro-dos-poetas, loureiro--de-apolo, loureiro-de-presunto, loureiro-ordinário

Características gerais - arbusto grande ou arvoreta de 2-4 m de altura (árvore de 7-14 m nas regiões de origem), ramificada, perenifólia, aromática, nativa da Ásia Menor e cultivada no Sul e Sudeste do Brasil. Folhas simples, coriáceas, de 4-8 cm de comprimento. Flores amareladas, reunidas em fascículos axilares. Os frutos são bagas globosas de cor preta quando maduros[3,4].

Usos - suas folhas são largamente empregadas na culinária de vários países como condimento, tanto de pratos salgados como doces[2,3]. É considerada planta nobre pelos antigos gregos, de tal forma que coroavam com seus ramos e folhas os seus heróis. A expressão "laureado" = premiado foi adotada pelos romanos em alusão à coroa de louro usada nas premiações. A expressão usada entre nós "os louros da vitória" é também alusiva a esta planta. É também empregada em muitas regiões na medicina tradicional, sendo considerada estimulante do apetite e da digestão, antisséptica e resolutiva[2,5]. É utilizada nos casos de dispepsia, anorexia, flatulência, cólicas, astenia e de dores reumáticas[1]. Externamente é empregada contra reumatismo e como antisséptica (contra caspa e piolhos) e fungos dos pés[2]. Contra distúrbios da digestão (sensação de peso no estômago e gases intestinais) e estados gripais (acompanhados de mal-estar e cansaço) é indicado o seu chá, preparado adicionando-se água fervente a 1 xícara (chá) contendo 1 colher (sobremesa) de folhas picadas, na dose de 1 xícara (chá) antes das principais refeições[4]. Como antisséptico para a pele, como relaxante muscular, contra mau cheiro dos pés e no combate a fungos, parasitos e suor, é indicado banho de imersão por 15 minutos em seu chá, preparado com 5 colheres (sopa) de folhas picadas em 1 litro de água em fervura por 10 minutos[4]. É indicado também contra reumatismo e contusões, em aplicação localizada de suas folhas picadas e frutos, preparada com 1 colher (sopa) de cada em 1 xícara (café) de óleo, esquentados em banho-maria por 1 hora[4,5]. Na sua composição química citam-se a presença de óleo essencial, pectinas, taninos, açúcares, terpenos (geraniol, linalol, cineol, eugenol, terpineno e pineno), ácidos graxos e substâncias amargas[1,4].

Literatura citada:
1- Anderson, D.C.; Siqueira-Batista, R. & Quintas, L.E.M. 1998. *Plantas Medicinais - do cultivo à terapêutica*. 2. ed. Editora Vozes, Petrópolis.
2- Bown, D. 1995. *The Herb Society of America - Encyclopedia of Herbs & Their Uses*. Dorling Kindersley Publishing, Inc., New York.
3- McHoy, P. & Westland, P. 1994. *The Herb Bible*. Barnes & Noble Inc., New York, 224 p.
4- Panizza, S. 1998. *Plantas que Curam (Cheiro de Mato)*. 3. ed. IBRASA, São Paulo, 280 p.
5- Vieira, L.S. & Albuquerque, J.M. 1998. *Fitoterapia Tropical - Manual de Plantas Medicinais*. FCAP - Serviço de Documentação e Informação, Belém.

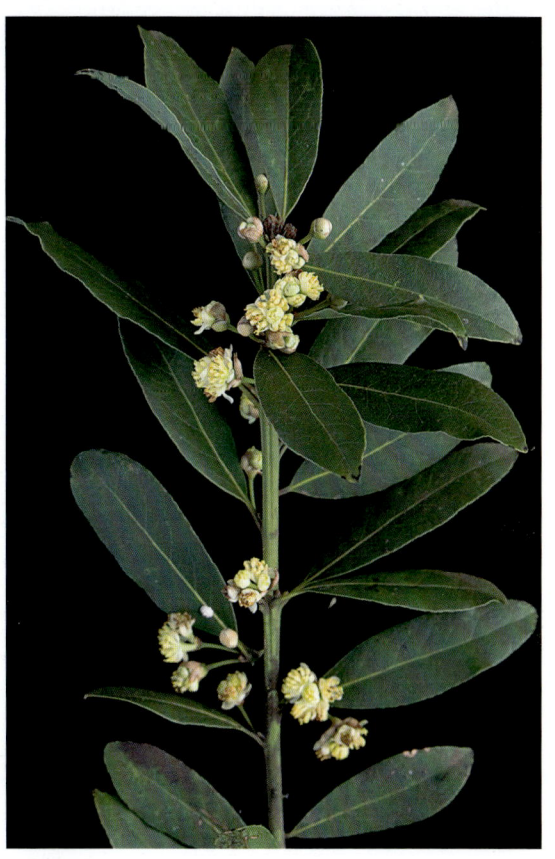

Ocotea odorifera (Vell.) Rohwer
Sin.: *Laurus odorifera* Vell., *Ocotea pretiosa* (Nees) Mez
Angiospermae - Lauraceae. **Planta estudada:** H. Lorenzi 3.419 (HPL).

canela-cheirosa, canela-de-sassafrás, canela-funcho, canela-parda, canela-sassafrás, casca-cheirosa, louro-cheiroso, sassafrás, sassafrás-amarelo, sassafrás-preto, sassafrás-rajado, sassafrazinho

Características gerais - árvore perenifólia, de 8-20 m de altura, aromática, de copa globosa e densa com aspecto de guarda-chuva, com tronco tortuoso e canelado de 40-70 cm de diâmetro, nativa da Bahia até o Rio Grande do Sul na mata Atlântica e nos campos de altitude do Sudeste e do Planalto Meridional (mata de pinhais). Folhas brilhantes, coriáceas, de 7-14 cm de comprimento. Inflorescências paniculadas terminais, formadas por flores pequenas, hermafroditas, perfumadas, de cor branco-amarelada. Os frutos são drupas elípticas lisas, de cerca de 2,5 cm de comprimento, com uma fina polpa carnosa que por sua vez é envolvida até quase o meio pelo receptáculo carnoso, contendo uma única semente de igual formato. Todas as partes desta planta apresentam odor forte de óleo essencial quando amassadas[3]. Ocorre na região Amazônica a espécie arbórea *Licaria puchury-major* (Mart.) Kosterm. (puchuri), com características semelhantes. (foto na próxima página).

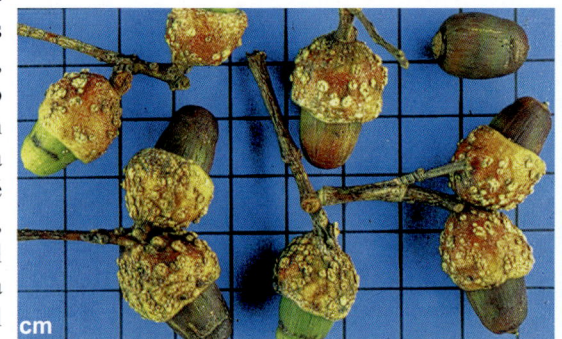

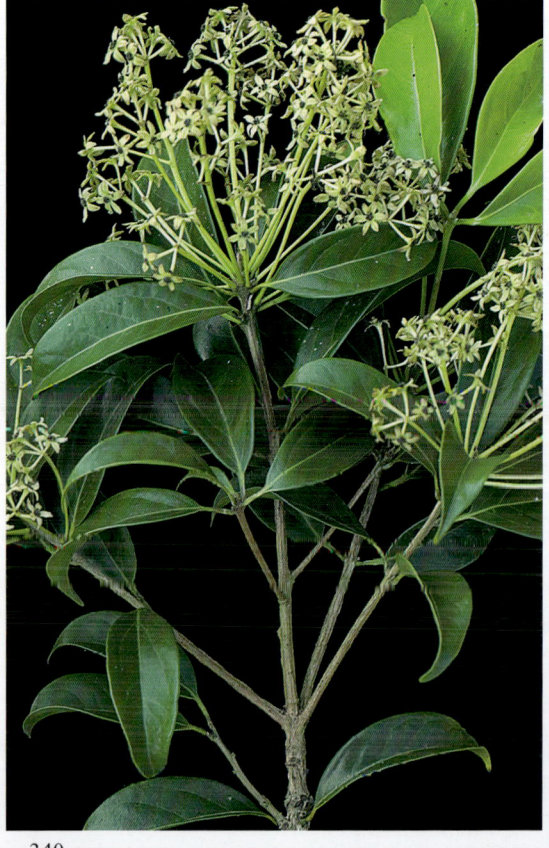

Usos - fornece madeira de ótima qualidade para mobiliário e construção civil, bem como para construção artesanal de tonéis para aguardentes, conferindo à bebida seu aroma e sabor agradáveis. Todas as partes desta planta, inclusive a madeira, são empregadas para extração do óleo essencial mediante destilação. Entre os seus principais componentes está o safrol, amplamente utilizado em perfumaria, medicina e como combustível de naves espaciais[7]. O teor de safrol no óleo essencial é variável para cada região, podendo chegar a 1% quando destilado de plantas que crescem no Planalto Catarinense. Em algumas regiões o safrol é parcialmente substituído pelo metil-eugenol[6]. O óleo é muito empregado no preparo de medicamentos com propriedades sudoríficas, antirreumáticas, antissifilíticas, diuréticas e como repelente de mosquitos. Este óleo é o substituto natural do óleo sassafrás norte-americano, extraído da espécie *Sassafras albidum* (Nutt.) Nees e do óleo de pau-rosa extraído da espécie amazônica *Aniba rosaeodora* Ducke. Nas práticas caseiras da medicina tradicional, suas flores e casca são muito empregadas para o tratamento de várias moléstias, principalmente como sudorífica, depurativa do sangue, diurética e antirreumática[5,6], embora não existam estudos que comprovem a eficácia e a segurança destes tratamentos[5]. Na composição do óleo essencial destaca-se o safrol com um teor de 84%[2,4] e quantidades menores de propenil e alilbenzenos[1].

Literatura citada:
1- Aiba, O.J.; Gottlieb, O.R. & Magalhães, M.T. 1976. In: "Tabulated phytochemical reports". *Phytochemistry 5*: 2025-2028.
2- Hickey, M.J. 1948. Investigation of the chemical constituents of Brazilian sassafrás oil. *J. Org. Chemistry 13*: 443-446.
3- Lorenzi, H. 2002. *Árvores Brasileiras: manual de identificação e cultivo de plantas arbóreas nativas do Brasil*. 4ª edição. Vol. I. Instituto Plantarum, Nova Odessa-SP, 384 p.
4- Machado, R.D. 1945. Algumas considerações sobre o óleo de sassafrás. *Bol. Divulgação Instituto Nacional de Óleos* (3): 21-30.
5- Mors, W.B.; Rizzini, C.T. & Pereira, N.A. 2000. *Medicinal Plants of Brazil*. Reference Publications, Inc., Algonac, Michigan, 501 p.
6- Rizzini, C.T. & Mors, W.B. 1976. *Botânica Econômica Brasileira*. Editora da USP, São Paulo.
7- Teixeira, M.L. & Barros, L.M. de. 1992. Avaliação do teor de óleo essencial da canela-sassafrás (*Ocotea pretiosa* (Nees) Mez, na região do sul do estado de Minas Gerais. In: Congresso Nacional sobre Essências Nativas, 2, São Paulo. *Anais*.

Ocotea odorifera (Vell.) Rohwer
Exemplar adulto desta espécie, com a forma característica de copa quando cresce isolada, fotografada na Serra da Mantiqueira - MG.

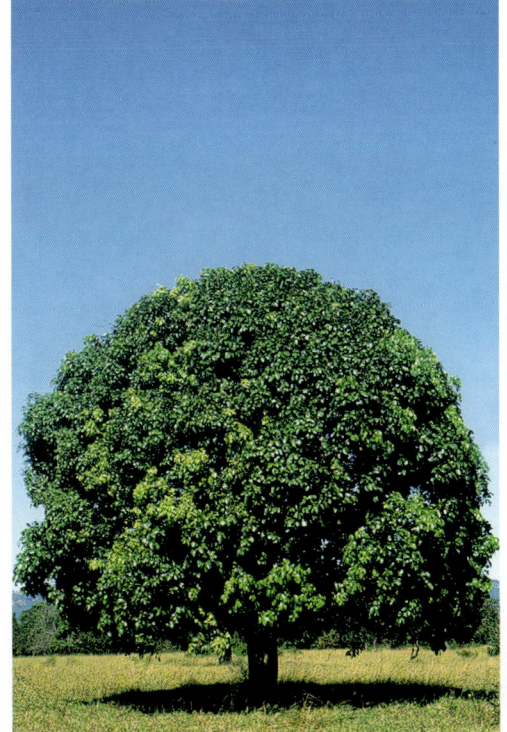

Licaria puchury-major (Mart.) Kosterm.
Espécie amazônica arbórea, de composição mais ou menos semelhante a *Ocotea odorifera*.

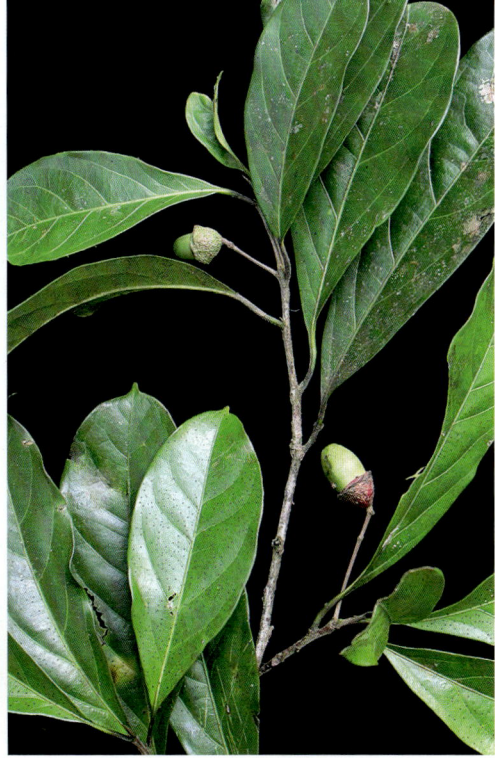

Persea americana Mill.

Sin.: *Persea drymifolia* Schltdl. & Cham., *Persea gratissima* C.F. Gaertn., *Laurus persea* L., *Persea floccosa* Mez, *Persea gigantea* L.O. Williams, *Persea nubigena* L.O. Williams

Angiospermae - Lauraceae. **Planta estudada:** H. Lorenzi 3.466 (HPL).

abacateiro, abacate, louro-abacate, pera-abacate

Características gerais - árvore de copa arredondada e densa, de 12-20 m de altura, nativa da América Central. Folhas simples, cartáceas, de 9-18 cm de comprimento, com tronco curto de 40-70 cm de diâmetro, revestido por casca parda e áspera. Flores andróginas ou hermafroditas, pequenas, perfumadas, de cor verde-amarelada, reunidas em racemos axilares e terminais, formadas na primavera e muito procuradas por abelhas; como os órgãos femininos das flores desenvolvem-se antes dos masculinos e a fecundação é necessária para a produção de frutos, convencionou-se dividir as cultivares de abacateiro em grupos A e B de acordo com a hora do dia em que se formam os órgãos reprodutivos, devendo-se sempre plantar junto árvores dos dois grupos para que a frutificação ocorra. Os frutos são drupas piriformes, ovaladas ou globosas dependendo da variedade, com polpa carnosa e comestível, de até mais de 1 kg de peso, contendo geralmente uma única semente grande[9]. É originária da América tropical na região compreendida entre o México e o Peru, tendo sido introduzido no Brasil em 1809, existindo hoje em cultivo dezenas de variedades, com forma e tamanho de folhas e frutos muito diferentes. Multiplica-se apenas por sementes[1,2,3,4,9].

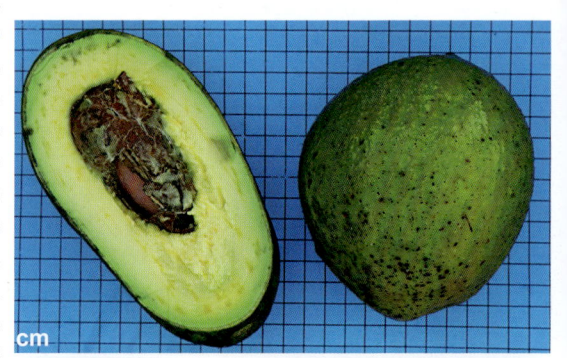

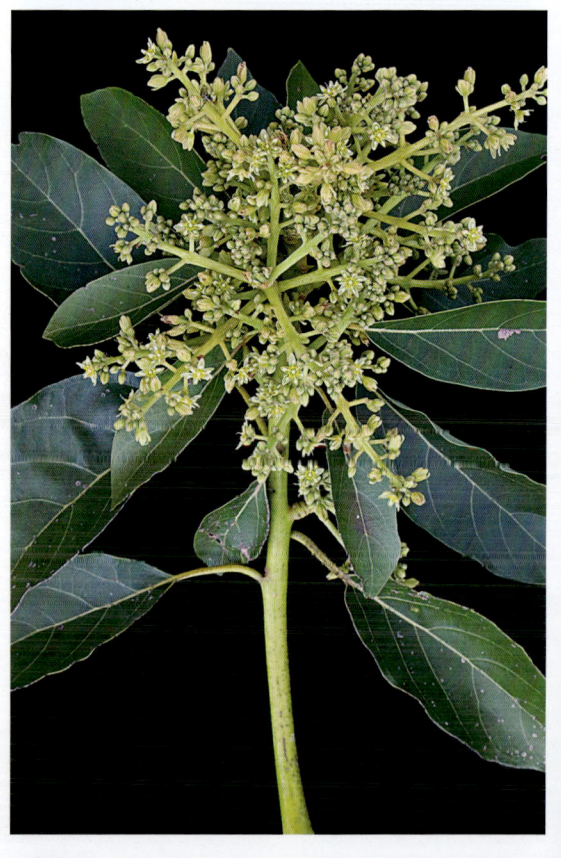

Usos - é amplamente cultivada em todas as regiões tropicais e subtropicais do país para produção de frutos, os quais são consumidos *in natura* e industrializados para vários fins. O abacateiro é muito rico em informações etnofarmacológicas que lhe atribuem numerosas e variadas propriedades medicinais, talvez pelo grande valor nutritivo de seus frutos que supera qualquer outro em proteínas, sais minerais e vitaminas, sendo, no entanto deficiente em açúcar e vitamina C. Assim, embora não existam justificativas científicas para as propriedades medicinais atribuídas ao abacate, existe um grande receituário usado pela medicina popular. A polpa dos frutos, comprovadamente nutritiva, é considerada na medicina tradicional como carminativa e útil contra o ácido úrico, enquanto os chás obtidos das folhas, da casca e das sementes raladas são considerados úteis como diurético, antirreumático, carminativo, antianêmico, antidiarrêico e anti-infeccioso para os rins e bexiga[1,2,5,8], além de estimulante da vesícula biliar, estomáquico, emenagogo e balsâmico[5,8]. O extrato alcoólico caseiro, preparado com uma colher das de sopa de folhas secas picadas e outra de semente ralada, em uma xícara de álcool a 60% e deixada repousar por 5 dias e acrescentado de uma pedra de cânfora, é indicado em uso externo para dores reumáticas, contusões e dores de cabeça[4]. Segundo a mesma fonte, a insuficiência hepática e a retenção da secreção biliar podem ser tratadas com o chá de suas folhas novas administrado duas vezes ao dia[3] na dose de 2 colheres das de sopa quando preparado com 20 g/l deste material verde por litro de água, ou na dose de 1 colher das de sopa quando preparado com 10 g/l do material seco por litro de água[4]. A propalada atividade diurética foi cientificamente avaliada pelo Programa de Pesquisa de Plantas Medicinais, do Ministério da Saúde, através de ensaio clínico do chá. O resultado desta avaliação mostrou que o uso do chá provoca o aumento no total diário do número de micções, porém não aumenta o volume urinário no mesmo período. Este resultado explica a crença, mas não a justifica[6]. O óleo extraído da polpa do fruto é estável, não secativo e rico em vitaminas A, B, D, E e G, fitosterol e lecitina, o que justifica ser o principal ingrediente de preparações cosméticas para proteção da pele[7]. Análises fitoquímicas realizadas nas várias partes desta planta têm indicado a presença de taninos, mucilagem, ácidos málico e acético, dopamina, asparagina, metil-eugenol, metil-chavicol e perseitol, além de carboidratos, proteínas, óleo essencial, sais minerais, gorduras e pigmentos[1,4].

***Persea americana* Mill.**
Exemplar adulto encontrado em cultivo no interior do estado de São Paulo.

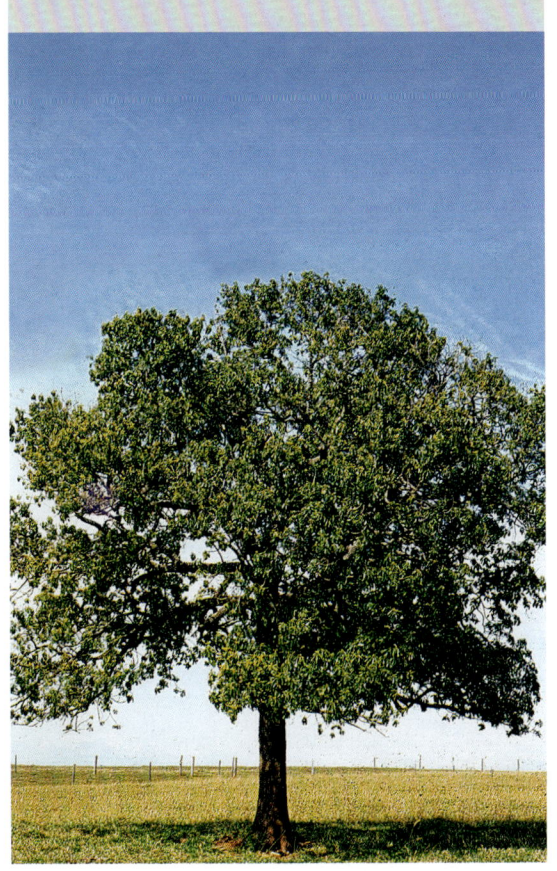

Literatura citada:

1- Albuquerque, J.M. 1989. P*lantas Medicinais de Uso Popular*. ABEAS, Brasília, 100 p.
2- Braga, R.A. 1960. *Plantas do Nordeste, especialmente do Ceará*. 2. ed. Imprensa Oficial, Fortaleza, 540 p.
3- Balbach, A. 1985. *As Plantas Curam*. 3. ed. Editora Missionária, São Paulo, 472 p.
4- Panizza, S. 1998. *Plantas que Curam (Cheiro de Mato)*. 3. ed. IBRASA, São Paulo, 280 p.
5- Vieira, L.S. 1992. *Fitoterapia da Amazônia - Manual de Plantas Medicinais*. 2. ed. Editora Agronômica Ceres, São Paulo, 350 p.
6- CEME (a completar).
7- Gruenwald, J.; Brendler, T. & Jaenickke, C. (eds.). 2000. *Physicians Desk References (PDR) for herbal medicines*. Med. Econ. Co., New Jersey, 858 p.
8- Boorhem, R.L. et al. 1999. *Reader's Digest - Segredos e Virtudes das Plantas Medicinais*. Reader's Digest Brasil Ltda., Rio de Janeiro, 416 p.
9- Lorenzi, H.; Bacher, L.; Lacerda, M. & Sartori, S. 2006. *Frutas Brasileiras e Exóticas Cultivadas: (de consumo in natura)*. Instituto Plantarum, Nova Odessa-SP, 672 p.

Bertholletia excelsa Bonpl.

Sin.: *Bertholletia nobilis* Miers

Angiospermae - Lecythidaceae. **Planta estudada:** H. Lorenzi 1.771 (HPL).

amêndoa-da-américa, amêndoa-do-pará, castanha, amendoeira-da-américa, castanha-do-brasil, castanha-do-pará, castanha-mansa, castanha-verdadeira, castanheira, castanheira-do-brasil, castanheiro-do-pará, castanheiro, júvia, nhá-nhá, tocari, toucá, tucá, tucari, turuni

Características gerais - árvore semidecídua de grande porte (30-50 m de altura e considerada uma das mais altas da flora brasileira), com tronco retilíneo e cilíndrico de 100-180 cm de diâmetro, revestido por casca sulcada de cor acinzentada-escura, nativa de toda a região Amazônica, tanto do Brasil como dos países vizinhos, principalmente sobre terrenos pedregosos e bem drenados. Folhas simples, coriáceas, glabrescente, de 25-36 cm de comprimento, levemente mais clara na face inferior. Flores grandes, perfumadas, de cor amarela, reunidas em panículas de racemos. Os frutos são grandes cápsulas lenhosas esféricas, sem abertura para sair a semente, de até 2 kg de peso, com 10-14 cm de diâmetro, contendo 12-25 sementes (castanhas), as quais amadurecem e caem no período de dezembro a março[1,10].

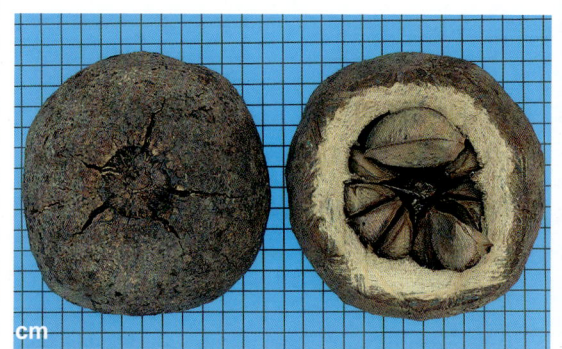

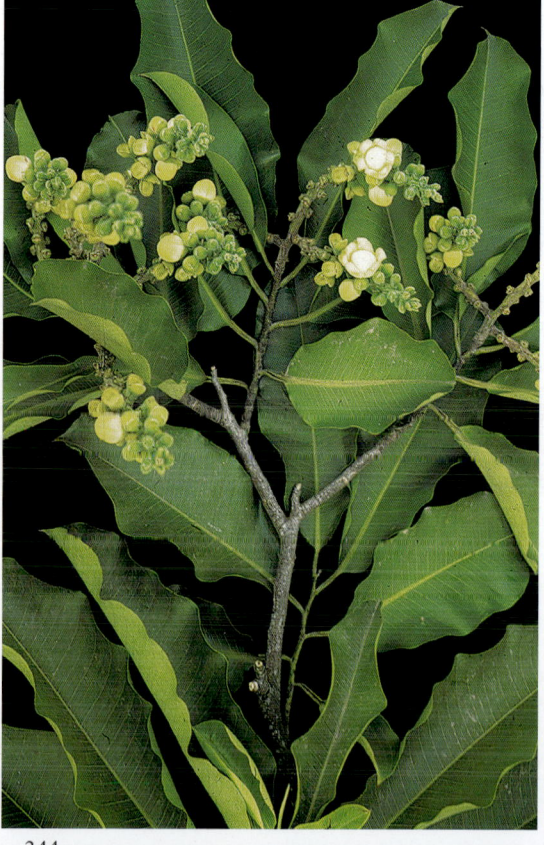

Usos - sua semente constitui a famosa "castanha-do-pará" ou "castanha-do-brasil", amplamente exportada e consumida em todo o mundo. Sua exploração comercial iniciada no século XVII, apesar de ainda estar alicerçada no extrativismo, constitui hoje numa das principais atividades da economia amazônica; o seu cultivo ainda é incipiente, contudo como importância potencial. Suas castanhas contêm cerca de 70% de óleo e 17% de proteína. O óleo é utilizado localmente na alimentação, iluminação e para o fabrico de sabão e cosméticos[3]. Os índios amazônicos têm usado suas castanhas por séculos como base da sua alimentação. Na Amazônia brasileira o chá de sua casca é empregado para o tratamento de males do fígado[2]. A infusão de suas sementes são utilizadas para problemas estomacais[4,5]. A castanha é uma rica fonte de selênio, um antioxidante importante nas reações metabólicas do organismo[6,9]. As proteínas encontradas na castanha são muito ricas em aminoácidos sulfurados como cisteína(8%) e metionina (18%), sendo também ricas nos aminoácidos glutamina, arginina e ácido glutâmico[7]. O óleo da castanha contém principalmente os ácidos graxos palmítico, oleico e linoleico e, em pequena quantidade os ácidos esteárico e mirístico, além de fitoesteróis. O seu óleo é atualmente usado na composição de sabonetes, shampoos e produtos para cabelos. É considerado um dos melhores condicionadores para cabelo, devolvendo-os brilho, maciez e sedosidade. Também entra na composição de produtos para pele por ser um excelente umidificador. Os cremes com sua composição proporcionam maciez à pele, ajudando a lubrificá-la e a mantê-la hidratada[8].

Bertholletia excelsa Bonpl.
Castanhas (sementes) e exemplar adulto fotografado no habita natural em Tomé Açu - PA.

Literatura citada:

1- Lorenzi, H. 2002. *Árvores Brasileiras: manual de identificação e cultivo de plantas arbóreas nativas do Brasil*. 4ª edição. Vol. I. Instituto Plantarum, Nova Odessa-SP, 384 p.

2- Schultes, R.E. & Raffauf, R. F. 1990. *The healing forest - medicinal and toxic plants of the Northwest Amazonia*. Dioscorides Press, Portland, OR, 484 p.

3- Smith, N. et al. 1992. *Tropical Forests and their Crops*. Comstock Publishing, NY.

4- Mors, W.B.; Rizzini, C.T. & Pereira, N.A. 2000. *Medicinal Plants of Brazil*. Reference Publications, Inc., Algonac, Michigan, 501 p.

5- Branch, L.C. & Silva, I.M.F. da. 1983. Folk Medicine of Alter do Chão, Pará, Brazil. *Acta Amazônica* 13(5/6): 737-797.

6- Duke, J.A. 1986. *Handbook of Northeastern Indian Medicinal Plants*. Quarterman Publications, MA.

7- Sun, S.S. et al. 1987. Properties biosynthesis and processing of a sulfur-rich protein in Brazil nut (*Bertholletia excelsa* H.B.K.). *Eur. J. Biochem.* 162: 477-483.

8- Taylor, L. 1969. Brazilian Peppertree (*Schinus molle Technical Report*). Raintree Nutrition, Inc. Database on the Internet.

9- Chang, J.C. et al. 1995. Selenium content of Brazil nuts from two geographic locations in Brazil. *Chemosphere*.

10- Lorenzi, H.; Bacher, L.; Lacerda, M. & Sartori, S. 2006. *Frutas Brasileiras e Exóticas Cultivadas: (de consumo in natura)*. Instituto Plantarum, Nova Odessa-SP, 672 p.

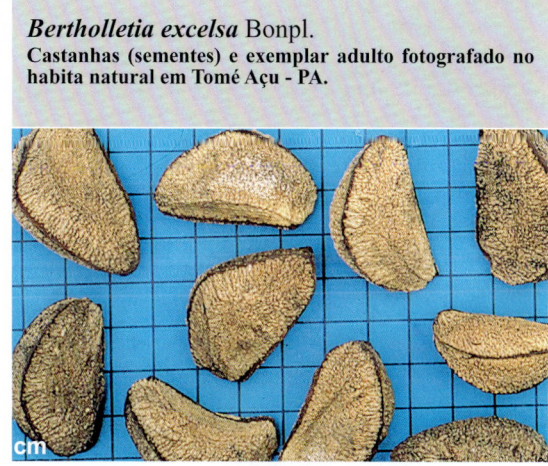

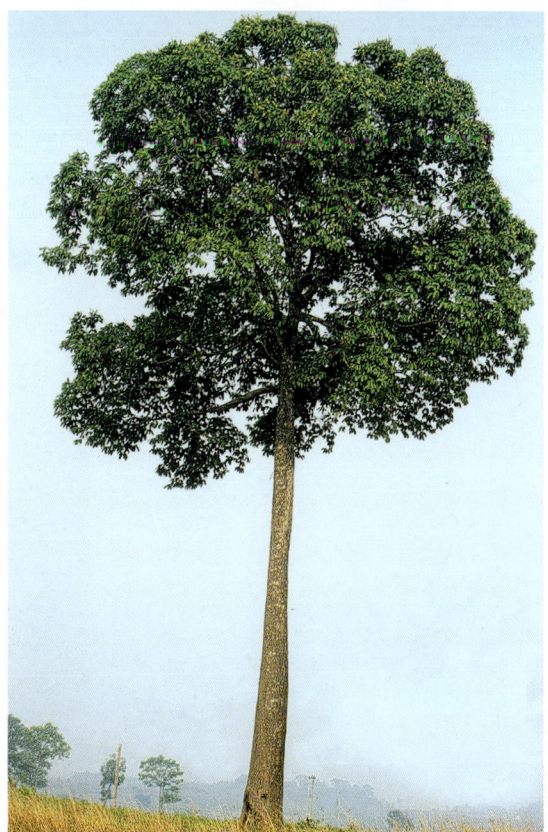

Spigelia anthelmia L.

Sin.: *Spigelia anthelmia* var. *nervosa* (Steud.) Progel, *Spigelia nervosa* Steud., *Spigelia quadrifolia* Stokes, *Spigelia multispica* Steud., *Spigelia domingensis* Gand.

Angiospermae - Loganiaceae. **Planta estudada:** H. Lorenzi 2.267 (HPL).

arapabaca, erva-lombrigueira, lombrigueira

Características gerais - erva anual, ereta, pouco ramificada, de caule oco e glabro, com 15-35 cm de altura, nativa de áreas abertas e sob distúrbio da América tropical, incluindo o Brasil. Folhas simples, membranáceas, opostas, com nervuras impressas na face superior, de 5-9 cm de comprimento. Flores pequenas, de cor violáceo-clara, dispostas em espigas terminais. Multiplica-se apenas por sementes. É mais frequente nas regiões tropicais do país (Norte, Nordeste e Centro-Oeste), a onde chega a ser considerada planta daninha na agricultura[1,7].

Usos - esta planta é extensamente empregada na medicina caseira das regiões tropicais do país, principalmente na Amazônia, hábito este herdado das populações indígenas que até hoje a utilizam para eliminar vermes intestinais. Todas as partes desta planta são empregadas na forma de chá como vermífugo poderoso; em doses elevadas pode ser tóxico, devendo-se tomar cuidado[2,3,6]. Suas raízes são consideradas mais ativas do que as folhas, tanto como purgativo enérgico (catártica) como para expulsar vermes intestinais (vermífuga)[3]. Acredita-se que suas folhas secas possuem atividade inseticida onde são deixadas (armazenadas), possivelmente agindo também como repelentes[3]. Um estudo realizado em 1985 determinou a toxicidade do extrato aquoso de suas folhas, estimando sua LD 50 em 222 mg/kg de peso vivo[5]. Análises fitoquímicas de seus tecidos tem indicado a presença de isoquinolina e um iridoide do tipo actinidina, considerados princípios cardiotônicos ativos[4].

Literatura citada:

1- Lorenzi, H. 2008. *Plantas Daninhas do Brasil: terrestres, aquáticas, parasitas e tóxicas*. 4ª edição. Instituto Plantarum, Nova Odessa-SP, 672 p.

2- Albuquerque, J.M. 1989. *Plantas Medicinais de Uso Popular*. ABEAS, Brasília, 100 p.

3- Mors, W.B.; Rizzini, C.T. & Pereira, N.A. 2000. *Medicinal Plants of Brazil*. Reference Publications, Inc., Algonac, Michigan, 501 p.

4- Wagner, H.; Seegert, K.; Gupta, M.P.; Exposito-Avella, M. & Solis, P. 1986. Cardiotone Wirkstoffe aus *Spigelia anthelmia*. Planta Medica 52. 376-381.

5- Esposito-Avella, M. et al. 1985. Pharmacological Screening of Panamanian Medicinal Plants Part 1. *International Journal Crude Research* 23: 17-25.

6- Grenand, P.; Moretti, C. & Jacquemin, H. 1987. *Pharmacopées Traditionnelles en Guyane: Créoles, Palikur, Wayãpi*. Editorial l'ORSTOM, Paris, France, Coll. Mem. No. 108.

7- Braga, R.A. 1976. *Plantas do Nordeste, especialmente do Ceará*. 3. ed. Vol. XLII. Coleção Mossoroense, Mossoró, 540 p.

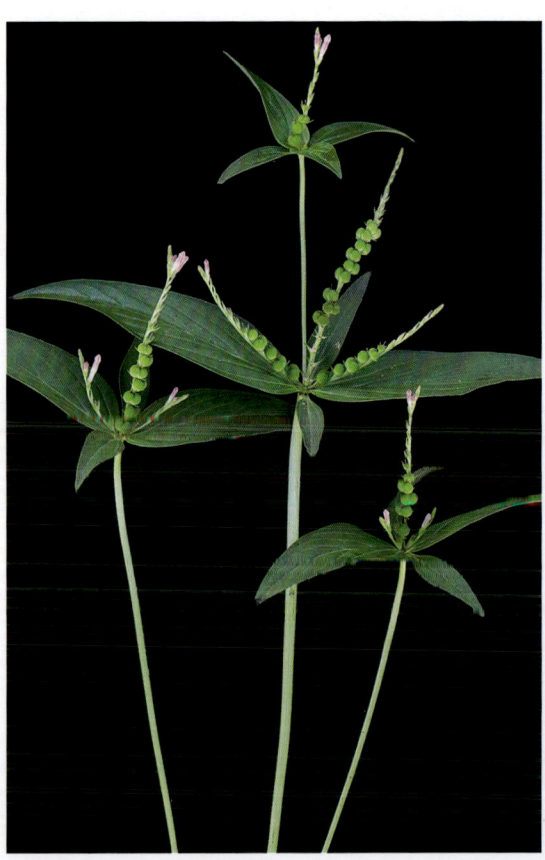

Strychnos pseudoquina A. St.-Hil.
Sin.: *Geniostoma febrifugum* Spreng.

Angiospermae - Loganiaceae. **Planta estudada:** H. Lorenzi 1.250 (HPL).

**quina-branca, quina-do-campo, quineira, quina, quina-do-cerrado, quina-grossa, falsa-
-quina, quina-cruzeiro, quina-da-chapada, quina-de-periquito, quina-de-mato-grosso**

Características gerais - árvores de copa alongada e densa, com tronco grosso e cascudo, de 4-9 m de altura, nativa dos cerrados de todo o Brasil. Folhas simples, opostas, coriáceas, brilhantes e glabras na face superior e ferrugíneo-pubescentes na inferior, visivelmente 5-nervadas na face superior, de 5-12 cm de comprimento. Flores de cor creme, perfumadas, reunidas em pequenas panículas axilares. Os frutos são drupas globosas. Multiplica-se por sementes[2].

Usos - fornece madeira de pequenas dimensões e de média qualidade, empregada apenas localmente para a confecção de móveis e utensílios diversos. Os frutos são comestíveis. Sua casca é ocasionalmente utilizada na medicina caseira em determinadas regiões do Brasil, algumas vezes até como substituto da quina-quina para tratar doentes de malária. Embora a eficácia e a segurança do uso desta planta ainda não tenham sido comprovadas cientificamente, sua utilização vem sendo feita com base na tradição popular, como medicação amarga, tônica, febrífuga, indicada principalmente contra moléstias do baço, fígado e estômago[1]. Algumas espécies deste gênero são consideradas narcóticas[1]. Análises fitoquímicas revelaram nesta planta, principalmente na casca, a presença de flavonoides[3] e de alcaloides[3,4] diferentes da quinina, princípio ativo antimalárico da quina-quina. São também usadas como substituto da quina-verdadeira (*Cinchona calisaya* Wedd.), outras espécies de árvores de casca muito amarga ocorrentes no Brasil, como *Coutarea hexandra* (Jacq.) K. Schum. e *Remijia ferruginea* (A. St.-Hil.) DC., ainda que não contenham quinina[5].

Literatura citada:
1- Mors, W.B.; Rizzini, C.T. & Pereira, N.A. 2000. *Medicinal Plants of Brazil*. Reference Publications, Inc., Algonac, Michigan, 501 p.
2- Lorenzi, H. 2002. *Árvores brasileiras*. 2ª edição. Vol. II. Instituto Plantarum, Nova Odessa-SP, 384 p.
3- Nicolette, M.; Goulart, M.O.F; Lima, R.A.; Goulart, A.E.; Delle Monache, F. & Marini-Bettòlo, G.B. 1984. Flavonoids and alkaloids from *Strychnos pseudoquina*. *J. Nat. Prod. 47*: 953-957.
4- Delle Monache, F.; Tucci, A.P. & Marini-Bettòlo, G.B. 1969. The occurrence of nor-dihydrotoxiferine in *Strychnos pseudoquina* A. St.-Hil. *Tetrahedron Lett. 25*: 2009-2010.
5- Matos, F.J.A. 1999. *Plantas da medicina popular do Nordeste - propriedades atribuídas e propriedades confirmadas*. EDUFC, Fortaleza, 79 p.

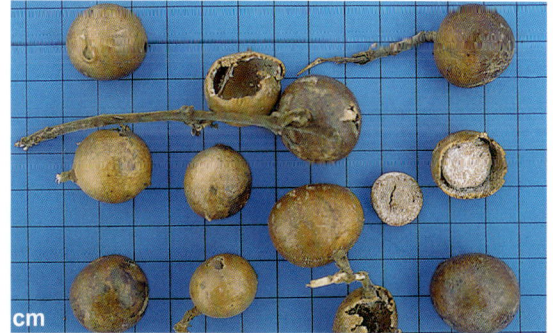

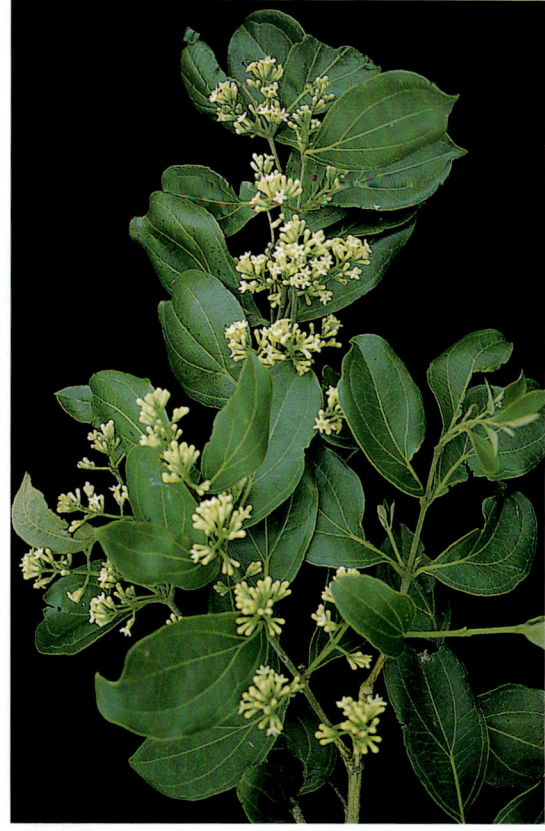

Cuphea carthagenensis (Jacq.) J.F. Macbr.

Sin.: *Cuphea balsamona* Cham. & Schltdl., *Lythrum carthagenense* Jacq., *Balsamona pinto* Vand., *Cuphea elliptica* Koehne, *Parsonsia balsamona* (Cham. & Schltdl.) Standl., *Parsonsia pinto* (Vand.) H. Heller, *Cuphea pinto* Koehne, *Cuphea divaricata* Pohl ex Koehne, *Cuphea peplidioides* Martel ex Koehne

Angiospermae - Lythraceae. **Planta estudada:** H. Lorenzi 1.354 (HPL).

sete-sangrias, pé-de-pinto, erva-de-sangue, guanxuma-vermelha

Características gerais - planta anual, herbácea, ereta, pouco ramificada, de caule avermelhado e com abundante pilosidade glandulosa e áspera, de 20-50 cm de altura. Folhas simples, opostas, ásperas, de cor mais clara na face inferior, de 1,5-3,5 cm de comprimento. Flores de cor lilás, dispostas em grupos de 2-4 nas axilas foliares. Multiplica-se apenas por sementes. Existem no Brasil pelo menos mais duas espécies deste gênero com características, propriedades e nomes populares semelhantes, *Cuphea racemosa* (L. f.) Spreng. e *Cuphea calophylla* Cham. & Schltdl. (Sin.: *Cuphea mesostemon* Koehne)[2]. É nativa de toda a América do Sul e ocorre como planta ruderal de crescimento espontâneo em pastagens e terrenos baldios de todo o Brasil, mas é indesejada por pecuaristas e agricultores.

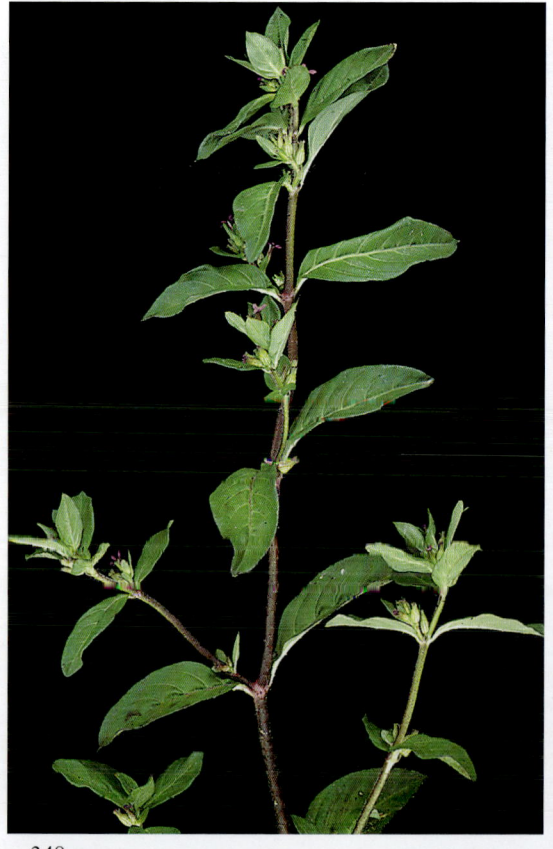

Usos - toda a planta é muito empregada na medicina tradicional em quase todas as regiões do país. Embora a eficácia e a segurança do seu uso não tenham sido ainda comprovadas cientificamente, sua utilização vem sendo feita com base apenas na tradição popular. São atribuídas às suas preparações propriedades diaforética, diurética, laxativa, antiluética (antissifilítica), sendo empregada também para problemas de hipertensão arterial e arteriosclerose[3]. A literatura etnofarmacológica recomenda o uso desta planta sob a forma de chá, de xarope e de extrato alcoólico, por via oral e, em compressas locais, para fins diferentes[4]. O chá preparado adicionando-se água fervente a uma xícara das de chá contendo uma colher das de chá da planta inteira picada, é indicado como diurético, contra arteriosclerose, hipertensão arterial e palpitação do coração, tomado na dose de uma xícara de 1 a 3 vezes ao dia. O xarope, preparado adicionando-se ao chá acima descrito uma xícara das médias cheia de açúcar e levando-se a mistura ao fogo até dissolvê-lo completamente e administrado na dose de uma colher das de sopa 2 a 3 vezes ao dia, é usado para aliviar a sensação de respiração difícil, tosse dos cardíacos, irritação das vias respiratórias e insônia. Na forma de xarope, o extrato alcoólico preparado com duas colheres das de sopa da planta inteira picada, deixada em maceração durante 8 dias, em uma xícara das médias, contendo álcool de cereais a 70% e administrado na dose de uma colher das de café diluído em um pouco de água, 2 a 3 vezes ao dia, é indicado contra o nervosismo e como diurético, depurativo e ativador da circulação sanguínea e da função intestinal; as compressas e lavagens são feitas com chumaço de algodão molhado no cozimento (decocto), preparado com uma colher das de sopa da planta picada posta a ferver com um copo de leite por três minutos e aplicado sobre a área afetada pela manhã e a noite, é indicado contra afecções da pele em geral. O seu uso não é indicado para crianças[4]. Estudo farmacológico de avaliação das propriedades preconizadas pela medicina tradicional, concluiu que o seu extrato bruto mostrou efeito hipotensor e anticolinestérico em animais, bem como uma significativa atividade estimulante da contração da musculatura lisa[1]. Na sua composição química destaca-se a presença de óleos essenciais, taninos, pigmentos, mucilagens, saponinas e flavonoides[4].

Literatura citada:
1- Ericeira, V.R.; Martins, M.M.R.; Souccar, C. & Lapa, A.J. 1984. Atividade farmacológica do extrato etanólico da "sete--sangrias", *Cuphea balsamona* Cham. In: Simpósio de Plantas Medicinais do Brasil, VIII, Manaus. *Resumos*... p.35.
2- Lorenzi, H. 2008. *Plantas Daninhas do Brasil: terrestres, aquáticas, parasitas e tóxicas*. 4ª edição. Instituto Plantarum, Nova Odessa-SP, 672 p.
3- Mors, W.B., Rizzini, C.T. & Pereira, N.A. 2000. *Medicinal Plants of Brazil*. Reference Publications, Inc., Algonac, Michigan, 501 p.
4- Panizza, S. 1998. *Plantas que Curam (Cheiro de Mato)*. 3. ed. IBRASA, São Paulo, 280 p.

Cuphea racemosa (L. f.) Spreng.
Planta estudada: H. Lorenzi 31 (HPL).
Planta herbácea nativa, empregada na medicina popular mais ou menos para os mesmos fins que *C. carthagenensis*.

Cuphea calophylla Cham. & Schltdl.
Planta estudada: H. Lorenzi 3.508 (HPL).
Espécie afim de *C. carthagenensis*, é empregada na medicina popular em algumas regiões para os mesmos fins.

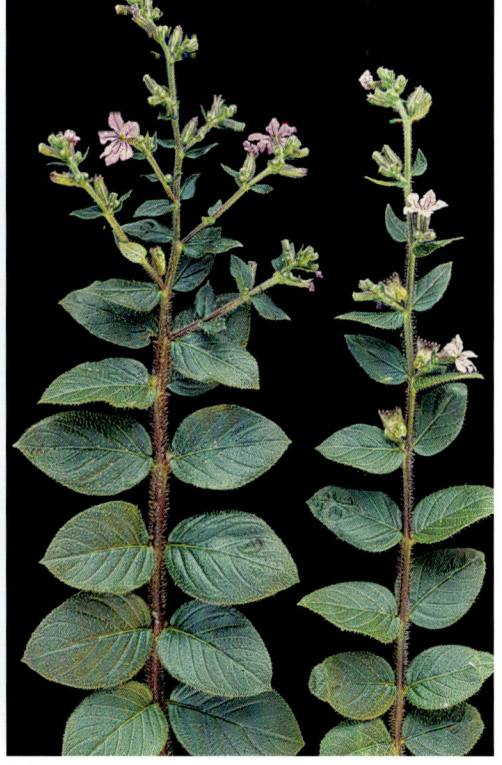

Punica granatum L.
Angiospermae - Lythraceae. **Planta estudada:** H. Lorenzi 1.795 (HPL).

romãzeiro, romãzeira, romã, romeira, granada, milagrada, milagreira, miligrã, romeira-de-granada, miligrana

Características gerais - arbusto ramoso ou arvoreta de até 3 m de altura, com folhas simples, cartáceas, dispostas em grupo de 2 ou 3, de 4-8 cm de comprimento. Flores solitárias, constituídas de corola vermelho-alaranjada e um cálice esverdeado, duro e coriáceo. Frutos do tipo baga, globoides, medindo até 12 cm, com numerosas sementes envolvidas por um arilo róseo, cheio de um líquido adocicado. É, muito provavelmente, originária da Ásia e espalhada em toda a região do Mediterrâneo, sendo cultivada em quase todo o mundo, inclusive no Brasil[1,2].

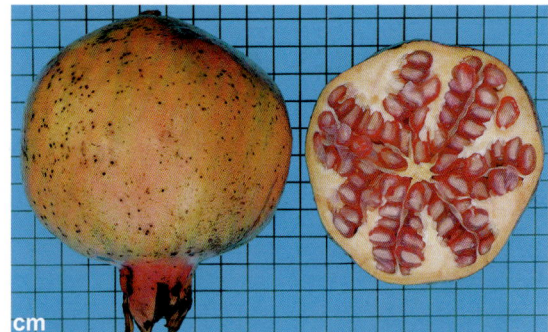

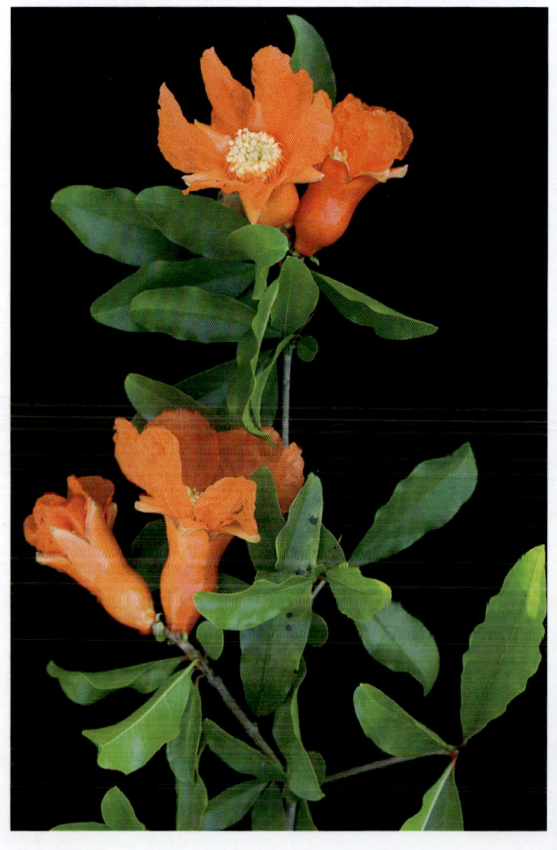

Usos - seus frutos são comestíveis. A literatura etnofarmacológica refere o uso do pericarpo, que é a parte externa do fruto, para tratamento de inflamações na boca e na garganta e, do líquido do arilo das sementes contra catarata, apenas com base na tradição. De longa data se conhece a atividade das cascas do caule e da raiz desta planta contra vermes chatos (solitária), diarreia crônica e disenteria amebiana, cuja ação é justificada pela presença do alcaloide isopeletierina e seus análogos[3,7]. Externamente, na forma de infusão em bochechos e gargarejos, é usada contra gengivites e faringites e, em banhos contra afecções vaginais e leucorreias[6,7]. A análise fitoquímica desta planta registra, além dos alcaloides, a presença de até 28% de taninos gálicos nas cascaS do caule e dos frutos e, em menor quantidade, nas folhas; nas sementes foi registrada 7% de um óleo fixo, que entre seus ácidos graxos está principalmente o ácido punícico[4,5]. Os ensaios farmacológicos realizados com extratos do pericarpo mostraram: atividade contra as bactérias patogênicas, inibição superior do crescimento de tumores experimentais, enquanto os taninos isolados do pericarpo se mostraram ativos contra o vírus HVS-2 do herpes genital, inibindo sua replicação e bloqueando, em cultura de células, a sua adsorção nas células testadas. Já o suco do fruto liofilizado deu bons resultados no tratamento da despigmentação da pele, na forma de creme. Mesmo considerando que a eficácia e segurança dessas preparações ainda não foram comprovadas através de ensaios clínicos, as propriedades químicas e farmacológicas descritas permitem recomendar várias preparações para os tratamentos caseiros com esta planta. Assim, nas inflamações da boca e da garganta pode-se mascar pequenos pedaços secos ou frescos da casca do fruto como se fossem pastilhas ou usar o cozimento (decocto), preparado com uma colher das de sopa dos pedacinhos da casca em água suficiente para uma xícara das médias, na forma de bochecho ou gargarejo ou em compressas; nos casos de herpes genital pode-se fazer lavagens e compressas nos locais afetados com o mesmo tipo de cozimento; nas infestações por tênia deve-se usar o cozimento preparado com 40 a 60 g de pó da casca do tronco ou da raiz, com 100 a 200 cc de água, fervendo-se a mistura por dez minutos, que deve ser coada ainda quente através de um pano fino; toma-se esta dose em três a quatro porções no espaço de uma hora e, uma hora depois da última dose, deve ser administrado um purgante de folhas de sena[2]. Quem não tolera o seu sabor muito amargo e adstringente (travoso) próprio da planta, pode juntar suco de limão ou xarope de gengibre ou de hortelã ao cozimento (decocto), o que melhora seu sabor. Esta mesma preparação pode ser usada para eliminar vermes de gatos e cachorros, nas doses correspondentes de 5 g para gatos e de 20 g para cães, administradas uma a duas vezes por ano[2]. Entretanto, apesar da baixa toxicidade do extrato alcoólico do fruto (DL_{50}=280 mg/kg), seu uso por via oral deve ser feito com cautela, pois a ingestão dos alcaloides ou do extrato em quantidade equivalente a 80 gramas da planta ou mais, produz grave intoxicação que atinge o sistema nervoso central, provocando paralisação dos nervos motores e consequente morte por parada respiratória[1,5]. Por este motivo, a administração oral como anti-helmíntico somente deve ser feita se os alcaloides estiverem sob a forma de tanato, que não é absorvível pelo homem, mas continua ativo sobre os vermes chatos e por causa dessa ação tóxica seu uso em crianças com menos de 12 anos só pode ser feito sob orientação médica[1,2,5].

Exemplar adulto cultivado com fins ornamentais no estado do Paraná.

Literatura citada:

1- Gruenwald, J.; Brendler, T. & Jaenickke, C. (eds.). 2000. *Physicians Desk References (PDR) for herbal medicines*. Med. Econ. Co., New Jersey, 858 p.

2- Matos, F.J.A. 2002. *Plantas Medicinais - guia de seleção e emprego de plantas usadas em fitoterapia no nordeste do Brasil*. Imprensa Universitária/ Edições UFC, Fortaleza, 344 p.

3- Reichert, B. et al. 1945. *Tratado de farmácia practica*. Trad. Espanhol de Pio Font Quer. Vol. IX. Editorial Labor, Barcelona, 772 p./ 5vols.

4- Robineau, L.G. (ed.). 1995. *Hacia uma farmacopea caribeña / TRAMIL 7*. Enda-Caribe UAG & Universidad de Antioquia, Santo Domingo, 696 p.

5- Sousa, M.P.; Matos, M.E.O.; Matos, F.J.A. et al. 1991. *Constituintes químicos de plantas medicinais brasileiras*. Imprensa Universitária/UFC, Fortaleza, 416 p.

6- Boorhem, R.L. et al. 1999. *Reader's Digest - Segredos e Virtudes das Plantas Medicinais*. Reader's Digest Brasil Ltda., Rio de Janeiro, 416 p.

7- Bown, D. 1995. *The Herb Society of America - Encyclopedia of Herbs & Their Uses*. Dorling Kindersley Publishing, Inc., New York.

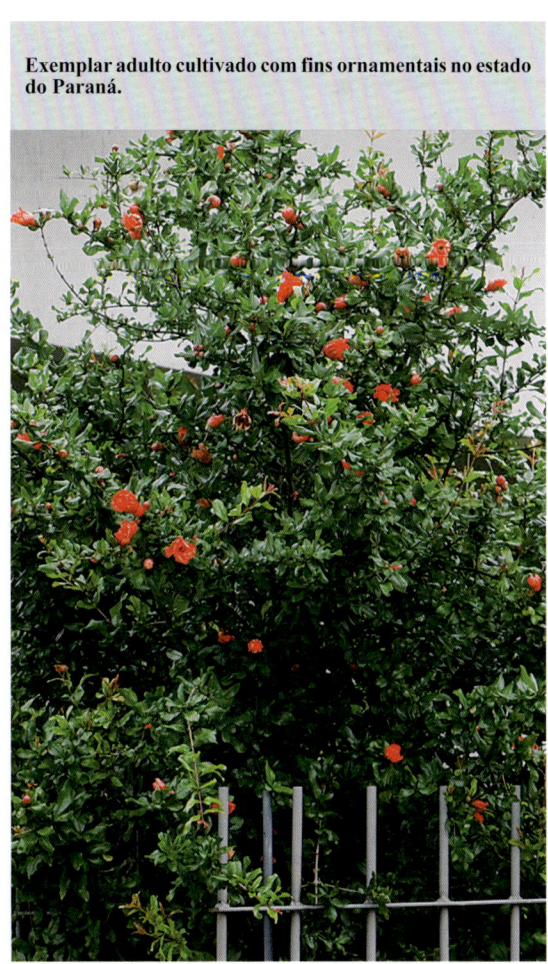

Banisteriopsis caapi (Spruce ex Griseb.) C.V. Morton

Sin.: *Banisteria caapi* Spruce ex Griseb., *Banisteria quitensis* Nied., *Banisteriopsis quitensis* (Nied.) C.V. Morton, *Banisteriopsis inebrians* C.V. Morton

Angiospermae - Malpighiaceae. **Planta estudada:** H. Lorenzi 2.719 (HPL).

caapi, yagê, iagê, ayahuasca, jagube, cipó, mariri, mão-de-onça, tiwaco-mariri

Características gerais - trepadeira lenhosa, robusta, com hastes tortuosas e grossas, nativa da região Amazônica em matas de terra firme. Folhas simples, pecioladas, glabras, subcoriáceas, de 8 a 12 cm de comprimento. Flores rosadas, dispostas em inflorescências paniculadas axilares. Frutos do tipo sâmara, bialados, de cor paleácea quando maduros[1]. Multiplica-se por sementes.

Usos - esta planta é considerada pela comunidade indígena, acima de tudo, um medicamento, servindo para o tratamento de muitas doenças, pois acreditam que conseguem sua força através da comunicação com o mundo espiritual de onde vem a doença e a morte – comunicação esta resultante da visão alucinógena induzida pelo seu extrato. As denominações yagê e ayahuasca são usadas para designar tanto a planta como a bebida ritualística, preparada com o extrato dos ramos desta planta misturado com o extrato das folhas de *Psychotria viridis* Ruiz & Pav., a chacrona, que são ricas em N,N-dimetiltriptamina. Esta bebida é usada em rituais religiosos de algumas tribos amazônicas para alcançar o estado de transe dos xamãs em sessões de cura e de proteção da tribo. Este tipo de uso, no entanto, não é mais exclusivo dessas tribos, pois tem sido adotado recentemente, também, por grupos organizados em seitas místicas como o "Santo-Daime" e a " União do Reino Vegetal ", tanto na região Amazônica como em outras regiões do país e até mesmo do exterior, cujos membros se reúnem para ingerirem essa bebida cerimonial[5,6], já vulgarizada com o nome de "chá". Alguns grupos adicionam a esta mistura outras espécies com o propósito de prolongar a atividade alucinógena ou para aumentar sua ação. Na sua composição química destaca-se a harmina, principal alcaloide beta-carbolíinico de sua casca[3,4,7], seguido da harmalina e tetrahidroharmina[5], além de outros constituintes do mesmo grupo[2] que são dotados de atividade inibidora da monoaminooxidase (MAO), ação necessária para permitir que a substância ativa da chacrona, alcance níveis cerebrais capazes de produzir as alucinações[7].

Literatura citada:
1- Gruenwald, J. et al. (eds.). 2000. *Physicians Desk References (PDR) for herbal medicines*. Med. Econ. Co., New Jersey, 858 p.
2- Chen, A.L. & Chen, K.K. 1939. Harmine, the alkaloid of caapi. *Quart. J. Pharm. Pharmacol. 12*: 30-36.
3- Hashimoto, Y. & Kawanishi, K. 1975. New organic bases from Amazonian *Banisteriopsis caapi*. *Phytochemistry 14*: 1633-1635.
4- Hochstein, F.A. & Paradies, A.M. 1957. Alkaloids of *Banisteria caapi* and *Prestonia amazonica*. *J. Am. Chem. Soc. 79*: 5735-5738.
5- Mors, W.B.; Rizzini, C.T. & Pereira, N.A. 2000. *Medicinal Plants of Brazil*. Reference Publications, Inc., Algonac, Michigan, 501 p.
6- Schultes, R.E. & Raffauf, R. F. 1990. *The healing forest - medicinal and toxic plants of the Northwest Amazonia*. Dioscorides Press, Portland, 484 p
7- McKenna, D., Towers, G. & Abbot, F. 1984. Monoamine oxidase inhibitors in South American hallucinogenic plants: tryptamine and ß-carbolines constituents of ayahuasca. *J. Ethnopharmaco. 10* (2): 195-223.

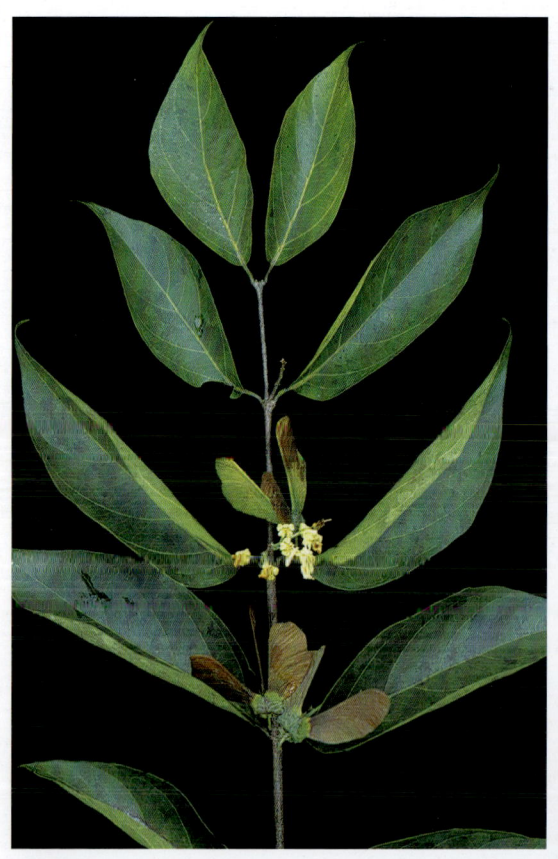

Byrsonima intermedia A. Juss.
Angiospermae - Malpighiaceae. **Planta estudada:** H. Lorenzi 1.155 (HPL).

muricizeiro, murici, muruci, murici-do-campo, baga-de-tucano

Características gerais - arbusto muito ramificado, de ramos ascendentes e eretos, de base lenhosa com grande xilopódio, de 1-4 m de altura, nativo dos cerrados do Brasil, principalmente em solos arenosos. Folhas coriáceas, de 3-6 cm de comprimento. Flores amarelas, com glândulas visíveis no cálice, reunidas em racemos terminais de 5-10 cm de comprimento. Os frutos são drupas globosas, de cor amarela, com cerca de 1 cm de diâmetro, contendo uma única semente[1,2]. Existem nos cerrados mais 3 espécies desse gênero com características e propriedades mais ou menos similares: *Byrsonima coccolobifolia* Kunth, *Byrsonima sericea* DC. e *Byrsonima verbascifolia* (L.) DC.

Usos - os frutos, de sabor agridoce, são consumidos no meio rural. Todas as partes desta planta são empregadas pelas populações rurais no tratamento de várias moléstias. O chá de suas folhas é empregado contra diarreias, infecções intestinais e como protetor da mucosa intestinal[2]. O chá de suas raízes, preparado pela fervura de 1 colher (sopa) de raízes picadas em ½ litro de água, é indicado para feridas crônicas, chagas, afecções da boca e da garganta, através da aplicação no local afetado com algodão embebido no chá[2]. Este mesmo chá é também indicado para corrimento vaginal em banho de assento 2 a 3 vezes ao dia[2]. A casca de *Byrsonima verbacifolia* é laxativa, adstringente e febrífuga[3]. Análises fitoquímicas realizadas nesta planta revelaram a presença de taninos, fitoesteróis, pigmentos, açúcares e gorduras[2]. Estudos com *B. verbacifolia* documentaram a presença de triterpenoides em sua casca[4] e, taninos, flavonoides e triterpenos nas folhas[5].

Literatura citada:
1- Lorenzi, H. 2008. *Plantas Daninhas do Brasil: terrestres, aquáticas, parasitas e tóxicas*. 4ª edição. Instituto Plantarum, Nova Odessa-SP, 672 p.
2- Panizza, S. 1998. *Plantas que Curam (Cheiro de Mato)*. 3. ed. IBRASA, São Paulo, 280 p.
3- Mors, W.B.; Rizzini, C.T. & Pereira, N.A. 2000. *Medicinal Plants of Brazil*. Reference Publications, Inc., Algonac, Michigan, 501 p.
4- Gottlieb, O.R.; Mendes, P.H. & Magalhães, M.T. 1975. Triterpenoids from *Byrsonima verbacifolia*. *Phytochemistry 14*: 1456.
5- Dossech, C. et al. 1980. Étude chimique des feuilles de *Byrsonima verbacifolia* Rich. *Plantes Méd. Phytothérap. 14*: 130-142.

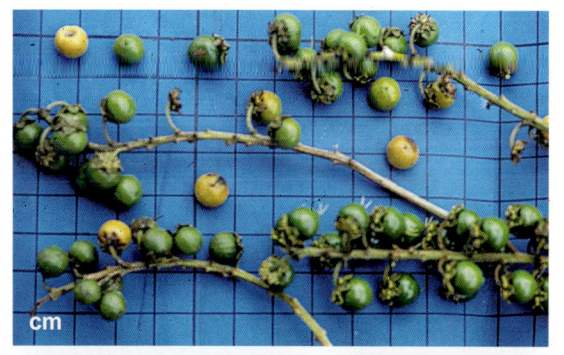

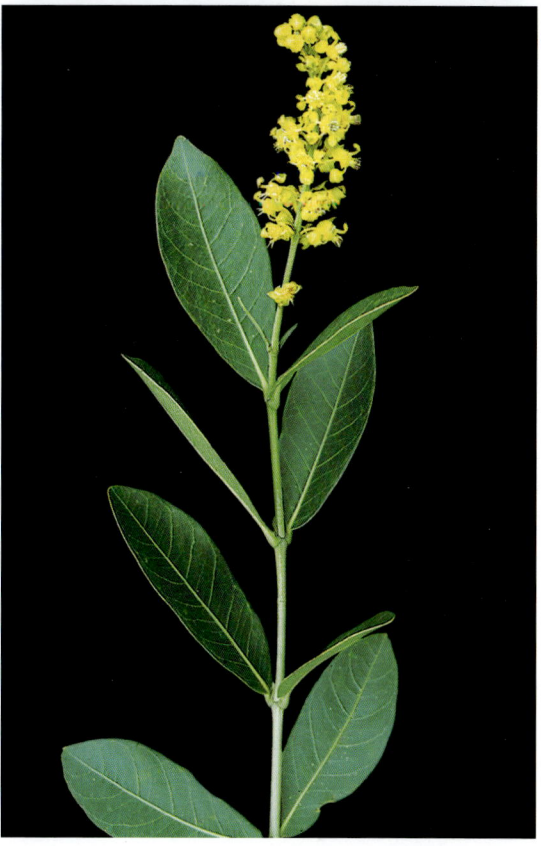

Malpighia emarginata DC.

Sin.: *Malpighia punicifolia* var. *obovata* Nied., *Malpighia lucida* var. *vulgaris* Nied., *Malpighia retusa* Benth.

Angiospermae - Malpighiaceae. **Planta estudada:** H. Lorenzi 3.470 (HPL).

aceroleira, acerola, cereja-das-antilhas

Características gerais - arbusto de 3-6 m de altura, originário da América Central e muito cultivado no Brasil. Quando adulta esta planta frutifica 3 a 4 vezes por ano. Embora possa ser cultivada facilmente por sementes, sua multiplicação deve ser feita por estaquia ou alporquia, para garantir que a qualidade dos frutos seja igual à da planta-mãe[1,2]. A sua denominação botânica tem sido controversa, porém agora está definido que *Malpighia glabra* L. (usada na edição anterior) e *M. punicifolia* L. também muito usada, referem-se a uma mesma espécie, diferente da nossa "aceroleira".

Usos - os frutos são consumidos ao natural ou na forma de suco, refresco e sorvete, como fonte excepcional de vitamina C (uma xícara do suco puro contém de 1 até 5 g desta vitamina)[2,3]. Por isso, serve também, para enriquecer com vitamina C, outros sucos de frutas tropicais que sejam pobres nesta vitamina, como os de pitanga e maracujá. Estudos farmacológicos têm registrado as propriedades da vitamina C como antioxidante e anti-infecciosa por aumentar a resistência e neutralizadora dos radicais livres, o que contribui para retardar o envelhecimento[2]. Embora a dose mínima seja de 2-3 frutas por dia, pode-se beber, diariamente, um ou mais copos do refresco, recentemente preparado, como medicação durante a convalescença e nos casos de recaídas frequentes de gripe ou de outras doenças infecciosas, assim como quando o trabalho ou o exercício exige muito esforço físico. O maior teor de vitamina está nos frutos quase maduros (amarelos), embora o sabor do fruto maduro seja mais agradável. Foi verificado que a polpa mantida congelada perde lentamente a vitamina C, enquanto os frutos congelados não perdem, sendo também mais facilmente separados para uso diário[2,4].

Literatura citada:
1- Lopes, R.; Bruckner, C.H. et al. 2000. Avaliação de característica do fruto de genótipos de aceroleira (*Malpighia emarginata* DC.). *Revista CERES*, Viçosa, v.47, n.274, p.627-638.
2- Matos, F.J.A. 2000. *Plantas Medicinais - guia de seleção e emprego de plantas usadas em fitoterapia no nordeste do Brasil*. 2. ed. Ed. UFC, Fortaleza.
3- Medeiros, R.B. de. 1969. Proportion of ascorbic, dehydroascorbic and diketogulonic acids in green or ripe acerola (*Malpighia punicifolia*). *Rev. Bras. Med.* 26(7): 398-400
4- Leme Junior, J. et al. 1973. Variation of ascorbic acid and beta-carotene content in lyophilized cherry from the West Indies (*Malpighia punicifolia* L.). *Arch Latinoam Nutr.*

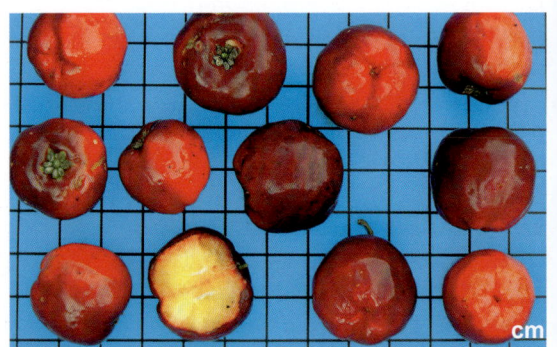

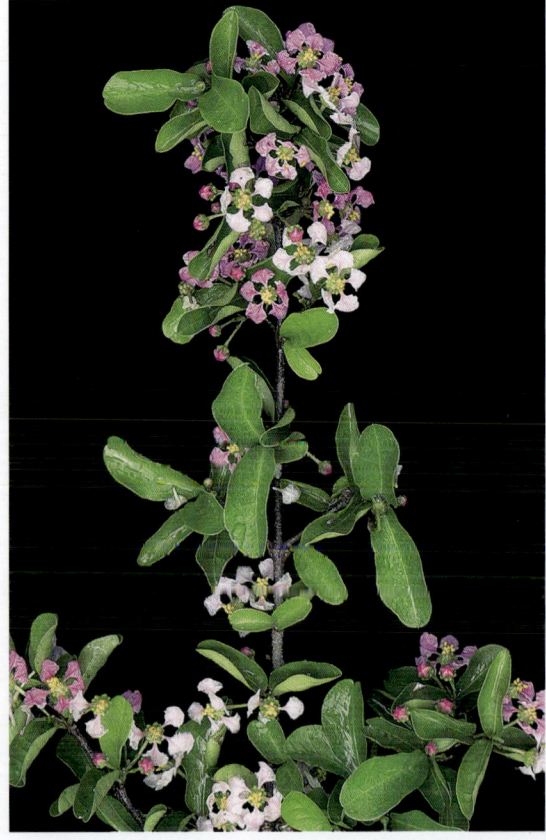

Gossypium herbaceum L.
Sin.: *Gossypium hirsutum* L.

Angiospermae - Malvaceae. **Planta estudada:** H. Lorenzi 3.469 (HPL).

algodoeiro, algodão, algodão-herbáceo, algodão-mocó, algodão-anual

Características gerais - subarbusto ou arbusto de aspecto variável e até 2 m de altura, pouco ramificado, com folhas coriáceas, pubescentes e trilobadas. Flores amarelas com grandes brácteas denteadas. Os frutos são cápsulas oblongas, deiscentes, com as sementes cobertas de longas fibras brancas que ficam expostas quando o fruto se abre. Existem inúmeras variedades cultivadas em todo o mundo tropical e subtropical, especialmente para aproveitamento das fibras celulósicas, originados de dois troncos básicos: asiático (*Gossypium herbaceum* L. e *G. arboreum* L.) ou americano (*Gossypium barbadense* L.)[1,2]. As variedades cultivadas economicamente no Brasil atualmente pertencem à espécie *Gossypium herbaceum* L. (fotos ao lado). O algodão-mocó, semiperene, cultivado no Nordeste, pertence à raça *marie galante* enquanto que as variedades anuais cultivadas no resto do Brasil pertencem à raça *latifolium,* porém ambos os grupos pertencem à espécie *G. herbaceum* L[6].

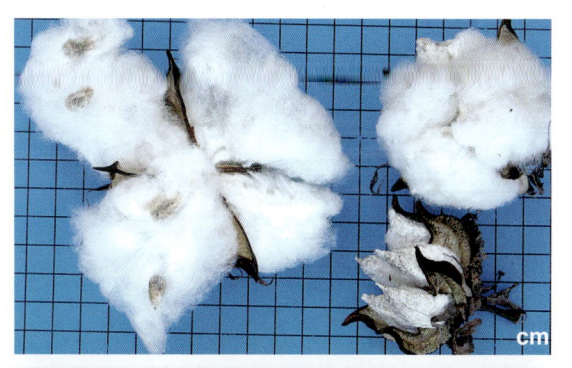

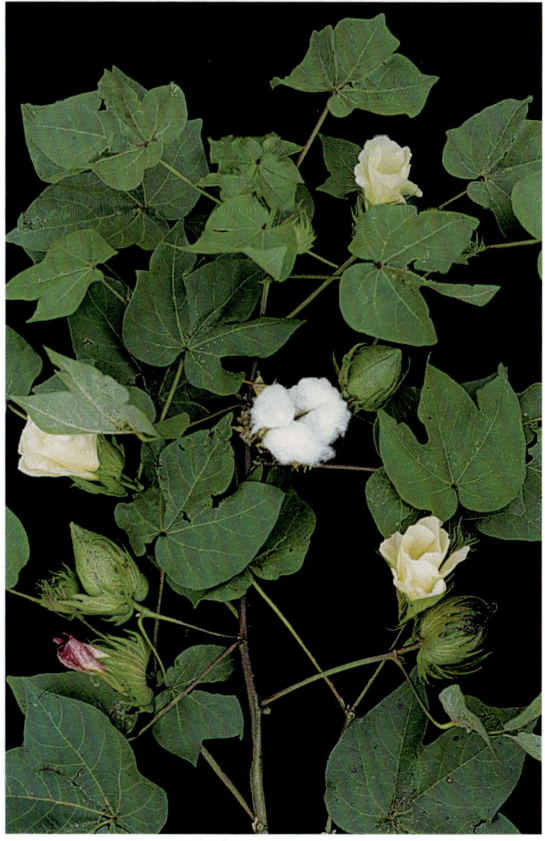

Usos - é cultivado, principalmente, para fornecimento de matéria-prima para fins industriais: produção das fibras usadas na fiação e tecelagem, de gordura vegetal e ração para alimentação animal a partir das sementes. São usadas como medicinais as folhas, a casca da raiz e as sementes[3]. Embora a eficácia e a segurança do uso desta planta não tenham sido ainda comprovadas cientificamente, sua utilização vem sendo feita com base na tradição popular em quase todos os países onde ocorre. No Brasil, a literatura etnofarmacológica refere seu uso na forma de chá, preparado com folhas, da maneira habitual, como medicação caseira para tratamento de disenteria e hemorragia uterina; cita também o emprego local das folhas machucadas como cicatrizante, do chá da raiz para os casos de falta de memória, amenorreia, distúrbios da menopausa e impotência sexual, das flores e frutos ainda verdes, em casos de micoses como frieiras, panos brancos e pretos e impingens, friccionados localmente[4]. O óleo extraído das sementes, além de seu largo uso em culinária e na indústria de sabão, é empregado como purgativo, vermífugo para lombrigas (ascaricida) e, localmente, como emoliente e para combater piolhos da cabeça e do corpo[4,5]. A análise fitoquímica dos botões florais registra a presença de óleo essencial contendo compostos carbonílicos, hidrocarbonetos, álcoois e indol; registra também resinas, esteróis, triterpenoides, açúcares, ácidos graxos e aminoácidos na casca da raiz[3,4,5]. Os constituintes mais importantes do algodoeiro são o gossipol e seus derivados, substância tóxica para animais não ruminantes e que estão presentes nas sementes e, em menor quantidade, na casca da raiz, nas folhas e flores. Estas substâncias conferem à planta certo grau de resistência ao ataque de insetos e de fungos patogênicos como os dos gêneros *Penicillium* e *Cladosporium*. O gossipol é usado na China como anticoncepcional masculino, por sua propriedade de inibir a espermatogênese. Tem também aplicação na indústria de polímeros vinílicos, inseticida e de produtos de borracha[3,4,5].

Literatura citada:
1- Corrêa, M.P. 1926. *Dicionário das Plantas Úteis do Brasil e das Exóticas Cultivadas*. Vol. I. Ministério da Agricultura, Rio de Janeiro, 774 p.
2- Braga, R.A. 1960. *Plantas do Nordeste, especialmente do Ceará*. 2. ed. Imprensa Oficial, Fortaleza, 540 p.
3- Gruenwald, J.; Brendler, T. & Jaenickke, C. (eds.). 2000. *Physicians Desk References (PDR) for herbal medicines*. Medical Economics Co., New Jersey, 858 p.
4- Sousa, M.P.; Matos, M.E.O.; Matos, F.J.A. et al. 1991. *Constituintes químicos de plantas medicinais brasileiras*. Imprensa Universitária/UFC, Fortaleza, 416 p.
5- Robineau, L.G. (ed.). 1995. *Hacia uma farmacopea caribeña / TRAMIL 7*. Enda-Caribe UAG & Universidad de Antioquia, Santo Domingo, 696 p.
6- Inglez de Souza, J.S.; Peixoto, A.M.; Toledo, F.F. (org.). 1989. *Enciclopédia Agrícola Brasileira*. Vol. I. A-B. EDUSP, Piracicaba. 500 p.

Gossypium herbaceum L.
Vista geral de um plantio comercial no interior do estado de São Paulo, destinado à produção de fibras e de sementes para extração de óleo.

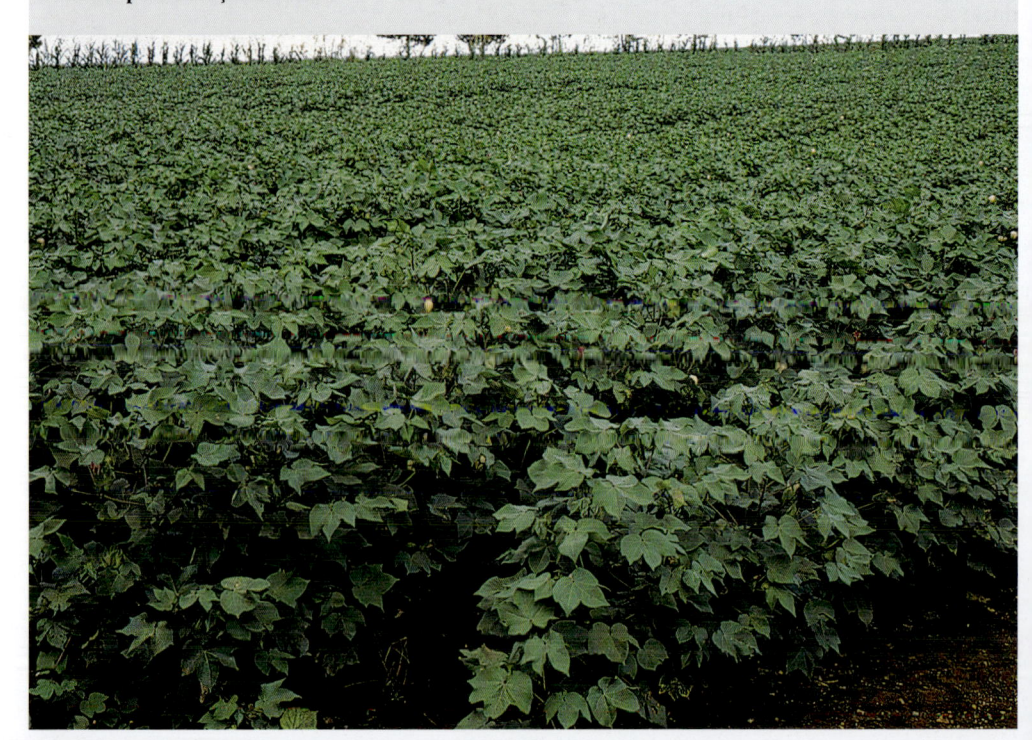

Guazuma ulmifolia Lam.

Sin.: *Guazuma coriacea* Rusby, *Guazuma invira* (Willd.) G. Don, *Guazuma tomentosa* Kunth, *Guazuma polybotra* Cav., *Theobroma guazuma* L., *Guazuma ulmifolia* var. *tomentella* K. Schum., *Guazuma ulmifolia* var. *tomentosa* (Kunth) K. Schum., *Guazuma utilis* Poepp., *Guazuma bubroma* Tussac, *Bubroma guazuma* (L.) Willd.

Angiospermae - Malvaceae. **Planta estudada:** G.F. Árbocz 1.838 (HPL).

araticum-bravo, embira, embireira, embiru, envireira, fruta-de-macaco, guamaca, guaxima--macho, guaxima-torcida, ibixuna, mutamba, mutamba-verdadeira, mutambo, pau-de-bicho, pau-de-pomba, periquieira, pojó

Características gerais - árvore de copa arredondada e densa, de 8-16 m de altura, nativa em quase todo o território brasileiro, principalmente na floresta semidecídua da bacia do Paraná.

Folhas simples com pubescência estrelada em ambas as faces, de 10-14 cm de comprimento. Flores amareladas, reunidas em inflorescências axilares. Os frutos são cápsulas lenhosas globosas, deiscentes, de cor preta e com a superfície provida de espículas rígidas[1,12].

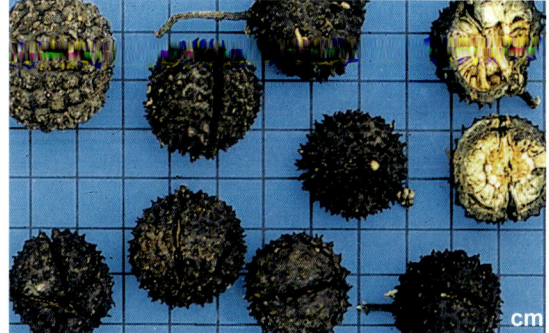

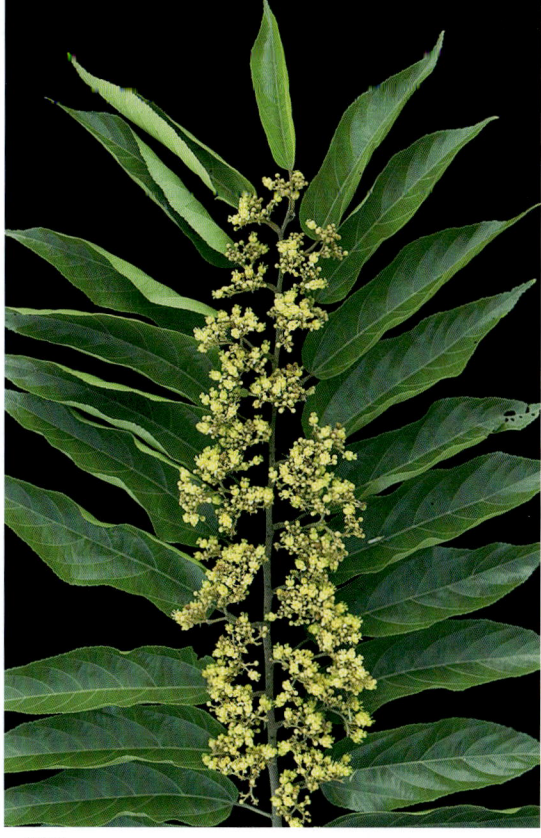

Usos - fornece madeira de baixa qualidade para caixotaria e sua casca fibrosa é empregada em cordoaria. Seu extrato mucilaginoso obtido por cozimento de pedaços de seu caule, é amplamente utilizado na fabricação artesanal de rapadura, na região canavieira do Ceará, como agente de clarificação do caldo da cana durante a fervura[11]. Suas folhas e raízes são empregadas na medicina caseira em todas as regiões onde esta planta é encontrada, com base na tradição popular, mas sua eficácia e segurança não foram, ainda, comprovadas cientificamente. Em Belize, o chá de suas folhas é empregado contra disenteria e diarreia, para o tratamento de problemas relacionados com a próstata e como um estimulante uterino para facilitar o parto[2]. No México esta planta tem uma longa história de uso indígena, sendo o chá da casca empregado para facilitar o parto, para aliviar as dores gastrointestinais, para tratar asma, febre, diarreia e disenteria[4]. Na medicina tradicional do Peru o chá de sua casca e folhas é empregado no tratamento de doenças renais e hepáticas e para disenteria[5]. Na Guatemala é usada principalmente para o tratamento de problemas gastrintestinais, o que já foi clinicamente provado num estudo conduzido em 1990[7]. No Brasil sua casca é considerada diaforética, sendo usada para tosse e bronquite, asma, pneumonia, febres e para problemas hepáticos[3]. Os frutos, embora não sejam oleaginosos, são usados no Nordeste do Brasil para preparação de um óleo para cabelo, reputado excelente para impedir sua queda, o "óleo-de-mutamba", obtido por fervura dos frutos em óleo comestível ao qual se junta, posteriormente, uma essência perfumada[10]. Sua longa história de uso eficaz na medicina tradicional estimulou a partir de 1968 a realização de pesquisas visando a sua validação. Já nos primeiros estudos com animais, constatou-se que extratos de sua casca possuíam atividades: cardiotônica, hipotensora, relaxante muscular e estimulante uterino[6]. Outros estudos *in vitro* têm demonstrado que extratos de suas folhas e casca possuem atividades: bactericida e antifúngica contra muitos germes patógenos[7,8,9]. O amplo emprego desta planta nas práticas caseiras da medicina popular e como fornecedora de mucilagem de modo artesanal é motivo suficiente para sua escolha como tema de estudos químicos, farmacológicos, clínicos e técnicos, visando sua validação como medicamento eficaz e seguro ou mesmo para seu aproveitamento industrial.

Literatura citada:

1- Lorenzi, H. 2002. *Árvores Brasileiras: manual de identificação e cultivo de plantas arbóreas nativas do Brasil*. 4ª edição. Vol. I. Instituto Plantarum, Nova Odessa-SP, 384 p.
2- Arvigo, R. & Balick, M. 1993. *Rainforest Remedies, One Hundred Healing Herbs of Belize*. Lotus Press, Twin Lakes, WI.
3- Cruz, G.L. 1995. *Dicionário das Plantas Úteis do Brasil*. 5. ed. Editora Bertrand, Rio de Janeiro.
4- Dominguez, X. et al. 1985. Screening of Medicinal Plants Used by Huastec Mayans of Northeastern Mexico. *J. Ethnopharmacol. 13*(2): 139-156.
5- Ramirez, V.R. et al. 1988. *Vegetales Empleados en Medicina Tradicional Norperuano*. Banco Agrário Del Peru & Nacional Univ. Trujillo. Trujillo. 54 pp.
6- Vieira, J.E.V. et al. 1968. Pharmacologic Screening of Plants from Northeast Brazil. II. *Rev. Brasil. Farm. 49*: 67-75.
7- Caceres, A.; A. Cano; B. Samayoa & L. Aguilar. 1990. Plants used in Guatemala for the treatment of gastrointestinal disorders. 1. Screening of 84 plants against enterobacteria. *J. Ethnopharmacol. 30*(1): 55-73.
8- Caceres, A. et al. 1987. Screening of Antimicrobial Activity of Plants Popularly Used in Guatemala for the Treatment of Dermatomicosal Deseases. *J. Ethnopharmacol. 20*(3): 223-237.
9- Caceres, A. et al. 1993. Plants Used in Guatemala for the Treatment of Gastrointestinal Disorders. III. Confirmation of Activity Against Enterobacteria of 16 plants. *J. Ethnopharmacol. 38*(1): 31-38.
10- Cesar, G. 1956. *Curiosidades de nossa flora*. Recife. 230 pp.
11- Matos, F.J.A., observação etnobotânica de campo, não publicada.
12 - Braga, R.A. 1976. *Plantas do Nordeste, especialmente do Ceará*, 3ª. edição, Coleção Mossoroense, Fortaleza. 540 pp.

Guazuma ulmifolia Lam.
Exemplar adulto de cerca de 10 m de altura, fotografado no interior do estado de São Paulo.

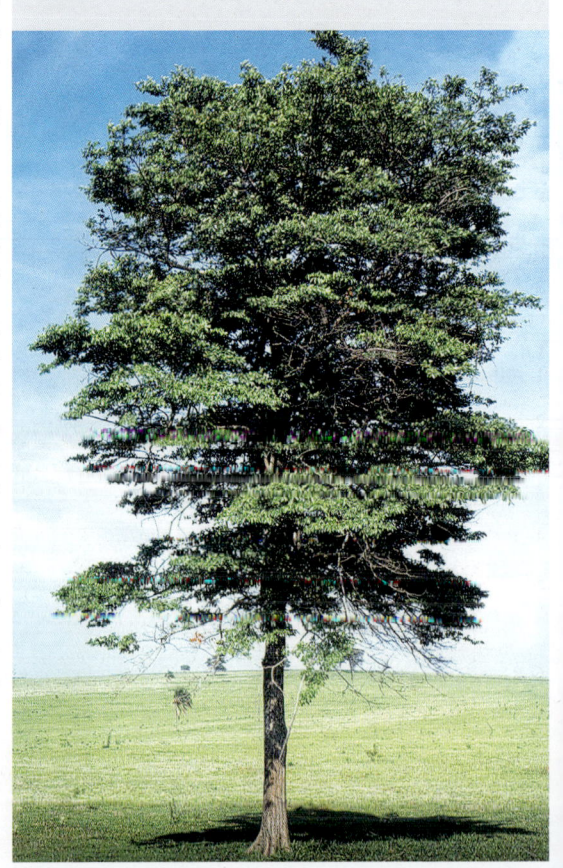

Hibiscus sabdariffa L.

Sin.: *Hibiscus cruentus* Bertol., *Hibiscus fraternus* L., *Sabdariffa rubra* Kostel., *Hibiscus palmatilobus* Baill.

Angiospermae - Malvaceae. **Planta estudada:** E.R. Salviani 1.438 (HPL).

vinagreira, rosela, caruru-azedo, azedinha, caruru-da-guiné, azeda-da-guiné, quiabo-azedo, quiabo-róseo, quiabo-roxo, rosélia, groselha, quiabo-de-angola, groselheira

Características gerais - subarbusto anual ou bienal, ereto, ramificado, de caule arroxeado, de 80-140 cm de altura, nativo da África. Folhas alternas, verde-arroxeadas, longo-pecioladas, inteiras na base da planta e 3 ou 4 lobadas no ápice, com margens denteadas, de 5-12 cm de comprimento. Flores solitárias, axilares, de corola amarela. Os frutos são cápsulas revestidas por pelos híspidos.

Usos - esta planta é cultivada em jardins e hortas caseiras, tanto para fins ornamentais como para aproveitamento de suas brácteas e sépalas empregados na confecção de geleias (groselha), preparadas amassando-se 5 colheres (sopa) deste material até formar uma pasta, adicionando-se 3 colheres (sopa) de açúcar cristal e levando-se a fervura em fogo brando, mexendo no para não grudar até atingir o ponto de geleia[3]. Com suas folhas se prepara o famoso arroz-de-cuchá, prato típico da cozinha maranhense. Suas raízes são amargas e utilizadas em algumas regiões para o preparo de um aperitivo. Suas folhas, raízes e frutos são amplamente empregados na medicina caseira em quase todo o Brasil. O chá de suas folhas e raízes é considerado emoliente, estomáquico, antiescorbútico, diurético e febrífugo[1,2]. As brácteas e sépalas florais possuem sabor ácido e são empregadas para baixar febres, enquanto que as sementes são consideradas tônicas e diuréticas[2]. É recomendado o seu chá por infusão, preparado pela adição de 1 xícara (chá) de água fervente sobre uma colher (sopa) de cálices e brácteas de suas flores, na dose de 1 xícara (chá) uma a três vezes ao dia, para problemas digestivo--estomacais, como refrescante intestinal, diurético e como protetor das mucosas (bucal, bronquial e pulmonar)[3]. Estudos fitoquímicos registram a presença em sua parte aérea de ácido málico, ácido hibíscico e uma lactona do ácido hidroxicítrico[2,4,5]. As flores contém hibiscitrina, um glucosídeo derivado do flavonol[2,6], mucilagens, ácidos orgânicos (cítrico, málico e tartárico), flavonoides e derivados antociânicos[3].

Literatura citada:

1- Albuquerque, J.M., de. 1989. *Plantas Medicinais de Uso Popular*. ABEAS, Brasília. 100 pp.
2- Mors, W.B.; C.T. Rizzini & N.A. Pereira. 2000. *Medicinal Plants of Brazil*. Reference Publications, Inc. Algonac, Michigan.
3- Panizza, S. 1998. *Plantas que Curam (Cheiro de Mato)* - 3a edição. IBRASA, São Paulo.
4- Pratt, D.S. 1912. Roselle. *Philippine J. Science* 7:201-205.
5- Griebe, C. 1942. Über die Konstitution und den Nachweis von Hibiscussäure [(+)*allo*-Oxycitronensäurelacton)]. *Z. Unters. Lebensmittel* 83:481-486.
6- Rao, P.S. & T.R. Seshadri. 1942. Isolation of hibiscitrin from the flowers of *Hibiscus sabdariffa*: constitution of hibiscetin. *Proc. Indiana Acad. Sci. 15A*:148-153.

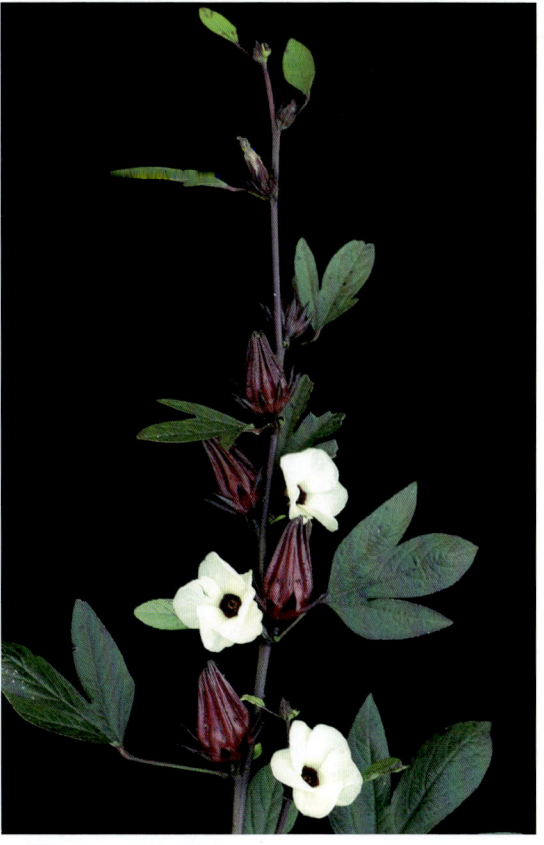

Malva sylvestris L.

Sin.: *Malva grossheimii* Ijin

Angiospermae - Malvaceae. **Planta estudada:** H. Lorenzi 3.474(HPL).

malva, malva-alta, malva-de-botica, malva-grande, malva-maior, malva-rosa, malva-selvagem, malva-silvestre, malva-verde, rosa-chinesa, rosa-marinha

Características gerais - planta herbácea, bienal ou perene, ereta ou decumbente, ramos com casca fibrosa, de 40-70 cm de altura, nativa da Europa e ocasionalmente cultivada no Sul do Brasil. Folhas simples, com nervação palmada, de margens lobadas e irregularmente serreadas, revestidas de pelos ásperos, de 7-15 cm de comprimento. Flores vistosas de cor púrpura ou vários tons de róseo, dispostas solitariamente nas axilas foliares[1,3]. Os frutos são aquênios discoides semelhantes aos das nossas "guanxumas". Ocorre no Brasil a espécie *Malva parviflora* L., com características e nomes populares um tanto semelhantes a esta e, ocasionalmente, empregada como substituto[5].

Usos - é cultivada como ornamental nos países de clima temperado. Entre nós é mais conhecida como planta medicinal, hábito este comum na Europa desde a antiguidade, quando também servia como hortaliça muito apreciada. Plínio e Dioscórides, na Idade Média, já indicavam o seu sumo para evitar indisposições, amolecer o ventre e tratar queimaduras e picadas de insetos[1,6]. Esta planta é uma erva mucilaginosa e levemente adstringente, citada na literatura etnofarmacológica como medicação capaz de suavizar a irritação dos tecidos e reduzir inflamações[2]. Suas folhas, flores e frutos são empregados como infusão no tratamento de bronquite crônica, tosse, asma, enfisema pulmonar e coqueluche, bem como nos casos de colite e constipação intestinal[2,3,4]. Em dose excessiva é considerada laxativa[1,2]. Externamente, na forma de banho localizado, é empregada contra afecções da pele, contusões, furúnculos, abcessos e mordidas de insetos e, na forma de bochechos e gargarejos, contra inflamações e afecções da boca e garganta[1,2,3,4]. Os resultados de ensaio clínico realizado com 120 pacientes com diversas afecções do trato respiratório, principalmente bronquite crônica, classificados como excelentes ou bons, abrangeram 77% dos casos[6], validando, assim, o seu uso nestas indicações. A análise fitoquímica registrou a presença de 10 a 20% de mucilagem, acompanhada de menores quantidades de caroteno, vitaminas C e do complexo B. As sementes contêm 18 a 25% de proteínas e cerca de 35% de gordura[6].

Literatura citada:
1- Boorhem, R.L. et al. 1999. *Reader's Digest - Segredos e Virtudes das Plantas Medicinais.* Reader's Digest Brasil Ltda., Rio de Janeiro.
2- Bown, D. 1995. *The Herb Society of America - Encyclopedia of Herbs & Their Uses.* Dorling Kindersley Publishing Inc. N. York.
3- Alzugaray, D. & C. Alzugaray. 1996. *Plantas que Curam.* Editora Três, São Paulo. 2 Vol.
4- Corrêa, A.D., R. Siqueira Batista & L.E.M. Quintas 1998. *Plantas Medicinais - do cultivo à terapêutica* - 2ª. Edição. Editora Vozes. Petrópolis.
5- Lorenzi, H. 1982. *Plantas Daninhas do Brasil - terrestres, aquáticas, parasitas, tóxicas e medicinais.* Editora Plantarum. Nova Odessa.
6- Cáceres, A., 1996, *Plantas de uso medicinal em Guatemala,* Editorial Universitária, Universidad de San Carlos, Guatemala, 402 pp.

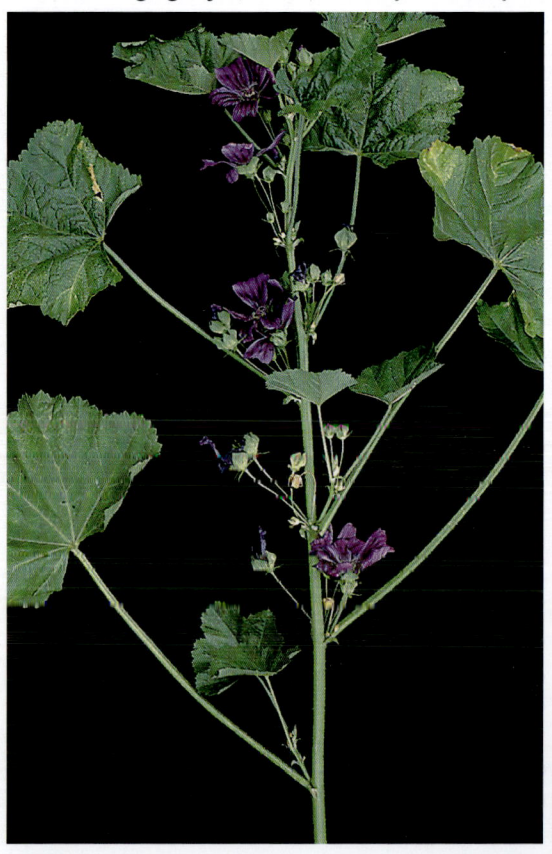

Sida rhombifolia L.

Sin.: *Malva rhombifolia* (L.) E.H.L. Krause, *Sida alba* Cav., *Sida angustifolia* Mill., *Sida compressa* Wall., *Sida pringlei* Gand., *Sida hondensis* Kunth, *Sida insularis* Hatus., *Sida rhombifolia* var. *rhomboidea* (Roxb. ex Fleming) Mast., *Sida retusa* L., *Sida rhomboidea* Roxb. ex Fleming, *Napaea rhombifolia* (L.) Moench

Angiospermae - Malvaceae. **Planta estudada:** H. Lorenzi 3.471 (HPL)

guanxuma, malva, relógio, vassoura-do-campo, vassoura-relógio, mata-pasto, vassourinha

Características gerais - planta herbácea ou subarbustiva, anual ou perene, ereta, fibrosa, pouco ramificada, de 30 a 80 cm de altura, nativa do continente americano e amplamente encontrada em todo o território brasileiro. Folhas simples, pecioladas, membranáceas, medindo de 1 a 3 cm de comprimento. Flores amarelas, solitárias ou em pequenos grupos, axilares, que se abrem somente pela manhã. Multiplica-se apenas por sementes. Ocorrem no país também como ruderal outras espécies deste gênero e gêneros afins com características e propriedades semelhantes, das quais se destaca *Sida acuta* Burm. f. (Sin.: *Sida carpinifolia* L. f.) e *Sidastrum micranthum* (A. St.-Hil.) Fryxell, cujas fotos são apresentadas na próxima página [4].

Usos - cresce espontaneamente com grande vigor em solos cultivados com lavouras anuais e perenes, beira de estradas e terrenos em todo o país, sendo considerada séria planta daninha na agricultura. A planta é amplamente empregada na medicina caseira em todo o país e até no exterior, embora a eficácia e a segurança do seu uso não tenham sido, ainda, comprovadas cientificamente. Sua utilização vem sendo feita, portanto, com base na tradição popular, sendo atribuídas às suas preparações principalmente as seguintes propriedades: emoliente, tônica, estomáquica, febrífuga, calmante e anti-hemorroidal[2,3]. Suas folhas, muito valorizadas devido à sua mucilagem e gosto agradável, são utilizadas na forma de chá contra diarreia[1]. Suas folhas são emolientes, as quais são mastigadas e aplicadas topicamente como solução de urgência no campo, para aliviar dores ocasionadas por picadas de insetos; a mucilagem de suas folhas em suspensão na água é indicada para fortalecer o crescimento dos cabelos[5]. A infusão de suas raízes é utilizada na Índia no tratamento do reumatismo[1]. Na sua composição química tem sido relatada a presença de três tipos de alcaloides, que também são encontrados em outras espécies do gênero, especialmente criptolepina e vascina, além de efedrina nas raízes[6,7,8], enquanto na parte aérea estão presentes oito tipos de esteroides, saponinas e mucilagem, como componente mais abundante[8]. Tanto a planta fresca como seu extrato clorofórmico mostraram regular atividade antimicrobiana contra *Staphylococcus aureus, Escherichia coli* e *Saccharomyces cerevisiae*[8], bem como uma ação anti-inflamatória local devido às saponinas, sendo, por isso, recomendado seu emprego local para o tratamento de entorses e dores nas articulações[8].

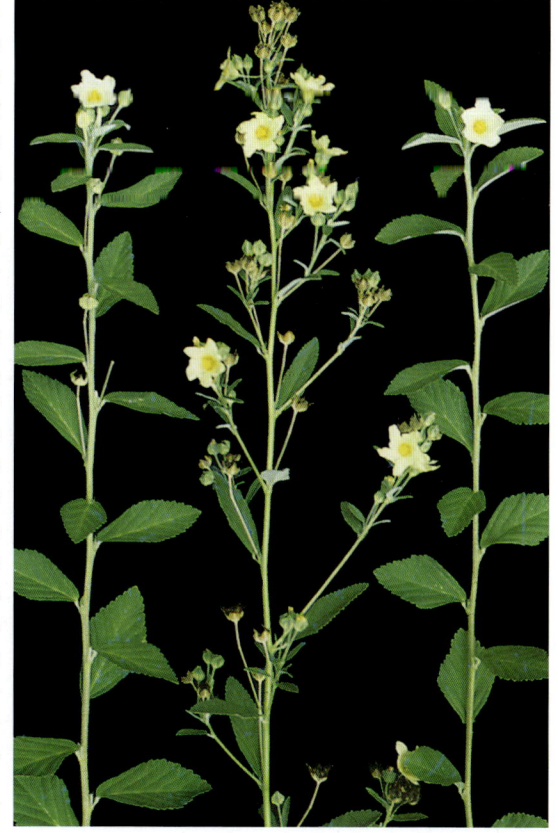

Literatura citada:

1- Boorhem, R.L. et al. 1999. *Reader's Digest - Segredos e Virtudes das Plantas Medicinais*. Reader's Digest Brasil Ltda., Rio de Janeiro. 416 p.
2- Caribé, J. & J.M. Campos. 1977. *Plantas que Ajudam o Homem*, 5ª. ed. Cultrix/Pensamento, São Paulo.
3- Grenand, P., C. Moretti. & H. Jacquemin. 1987. *Pharmacopées Traditionnelles en Guyane: Créoles, Palikur, Wayãpi*. Editorial 1-ORSTROM, Coll. Mem No. 108. Paris, France.
4- Lorenzi, H. 2008. *Plantas Daninhas do Brasil - terrestres, aquáticas, parasitas e tóxicas*, 4ª edição. Instituto Plantarum. Nova Odessa - SP. 672 pp.
5- Mors, W.B.; C.T. Rizzini & N.A. Pereira. 2000. *Medicinal Plants of Brazil*. Reference Publications, Inc. Algonac, Michigan. 501 pp.
6- Prakash, A., R.K. Varma & S. Ghosal. 1981. Alkaloid constituents of *Sida acuta, Sida humilis, Sida rhombifolia* and *Sida spinosa*. *Planta Medica 43*: 384-388.
7- Schultes, R.E. & R. F. Raffauf. 1990. *The Healing Forest. Medicinal and Toxic Plants of the Northwest Amazonia*. Dioscorides Press. Portland, OR.
8- Robineau, L. G. (ed.), 1995, *Hacia una farmacopea caribeña / TRAMIL 7,* enda-caribe UAG & Universidad de Antioquia,. Santo Domingo, 696 pp.
9- Braga, R. 1976. *Plantas do Nordeste, Especialmente do Ceará - 3a. edição*. Coleção Mossoroense, Fortaleza. 540 pp.

Sida acuta Burm. f. (Sin.: *S. carpinifolia* L. f.)
Planta estudada: E.R. Salviani 1.211 (HPL).
Espécie afim de *S. rhombifolia*, possui características e propriedades mais ou menos semelhantes.

Sidastrum micranthum (A. St.-Hil.) Fryxell
Planta estudada: H. Lorenzi 3.482 (HPL).
Espécie afim de *S. rhombifolia*, é igualmente utilizada na medicina popular em algumas regiões do país.

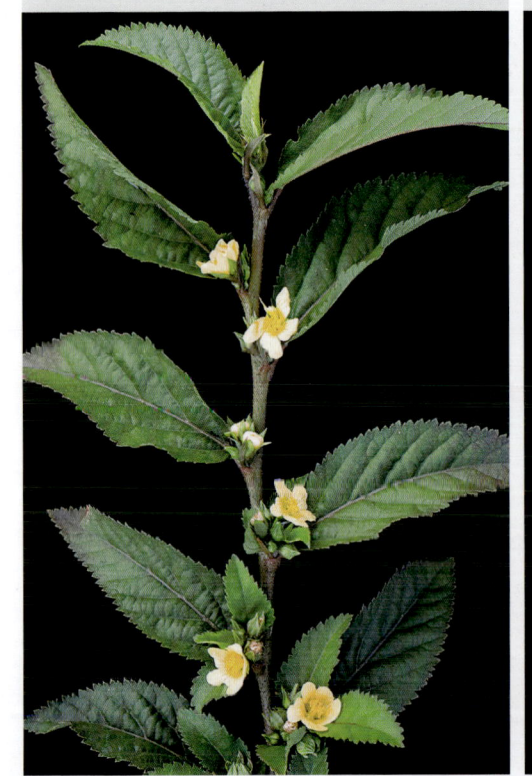

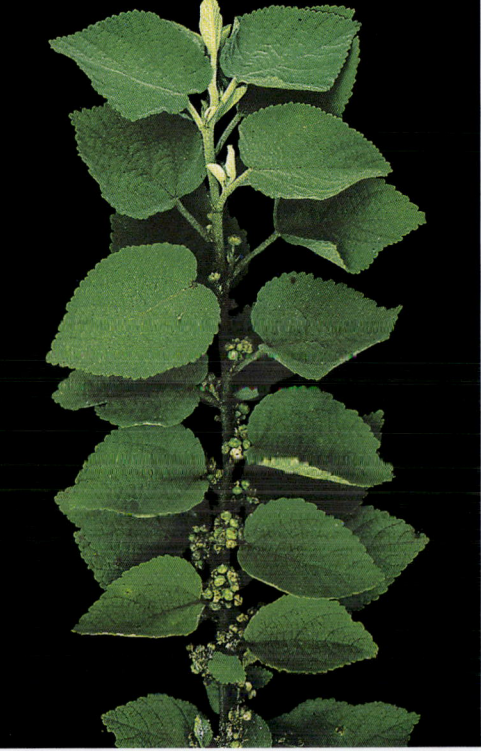

Theobroma cacao L.

Sin.: *Cacao guianensis* Aubl., *Cacao sativa* Aubl., *Theobroma leiocarpum* Bernoulli, *Theobroma pentagonum* Bernoulli, *Theobroma sphaerocarpum* A. Chev., *Theobroma sativa* (Aubl.) Lign. & Le Bey, *Cacao minus* Gaertn.

Angiospermae - Malvaceae. **Planta estudada:** H. Lorenzi 3.512 (HPL).

cacao, cacau, cacaueiro, cacao-forasteiro, cacau-da-bahia, cacau-do-brasil, cacau-verdadeiro, chocolate, maçaroca

Características gerais - árvore de pequeno porte (até 6 m de altura), de copa globosa e baixa. Folhas simples, coriáceas, de 12-24 cm de comprimento. Flores inseridas no tronco e nos ramos principais na axila das folhas caducas. Os frutos são cápsulas bacáceas, indeiscentes, medindo até 25 cm de comprimento, de cor amarela ou vinácea, contendo 20 - 40 sementes ovoides embebidas numa polpa adocicada e levemente aromática. É nativa nas florestas tropicais das Américas Central e do Sul, incluindo a Amazônia brasileira. No Brasil, é cultivada principalmente em Rondônia e na Bahia[1,2]. A espécie *Theobroma speciosum* Willd. ex Spreng., da região Amazônica, cuja foto é apresentada na página seguinte, possui propriedades e usos mais ou menos semelhantes.

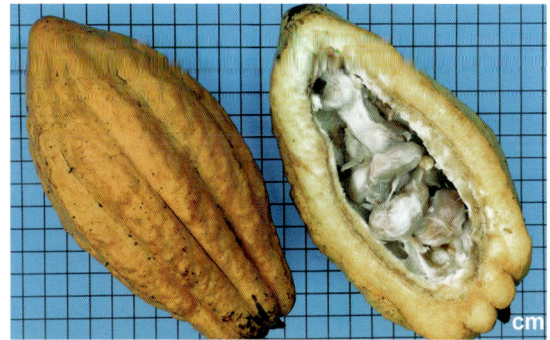

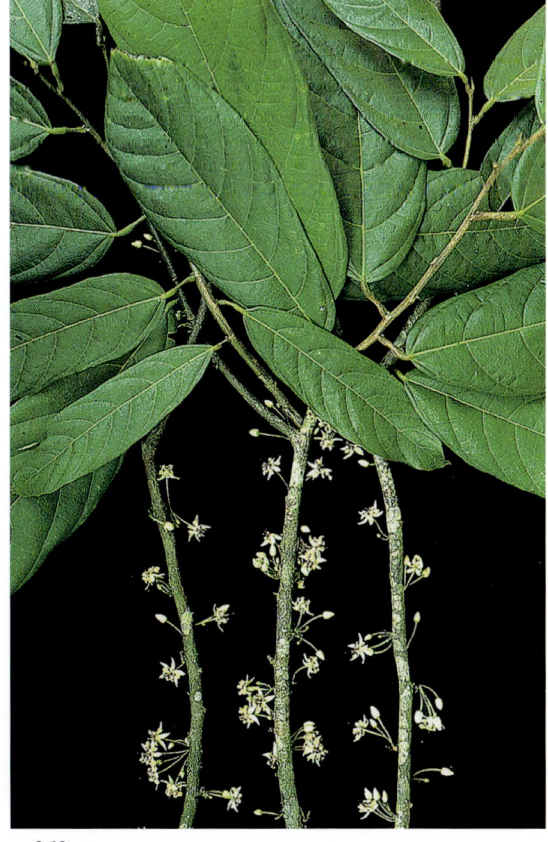

Usos - de sua polpa fresca prepara-se o suco e o sorvete e a partir das sementes obtém-se o cacau - produto comercial utilizado para a fabricação do chocolate através de uma sequência de etapas que começa pela fermentação espontânea das sementes livres de parte da polpa que, seguida de secagem e leve tostação, desenvolvem o aroma e a cor característicos[3,4,5]. As sementes são usadas, principalmente na produção do chocolate, que é constituído de uma mistura de gordura de cacau com açúcar, aromatizantes, leite e outros constituintes, sendo usado como alimento energético em sobremesas e, como bebida quente, para dar maior resistência ao frio[5]. As primeiras evidências do consumo de cacau datam de milhares de anos. Cristóvão Colombo descobriu o cacau em sua viagem ao continente Americano em 1492 e levou amostras do mesmo para a Europa. Sua popularidade, contudo, só se iniciou anos mais tarde quando Cortes - navegador espanhol, o descobriu entre os Astecas no México e o levou à Europa. Os espanhóis melhoraram sua receita adicionando açúcar e cozimento para melhorar o sabor. Seu consumo, nessa época, era privilégio apenas das pessoas ricas. Somente em 1828 com o advento da "prensa de cacau" que permitiu a extração da "manteiga-de-cacau" de suas sementes, iniciou-se a produção de "chocolate sólido" como conhecemos hoje[7]. Os resultados das análises fitoquímicas e bromatológicas registram para as sementes preparadas, além de 50 a 57 de gordura, 1-3% de teobromina e menos de 1% de cafeína, esteróis, substâncias proteicas, vitaminas do grupo B, açúcares, traços de vitamina D_2, aminas, epicatequina, flavonoides e procianidinas que oxidadas dão a sua cor característica[5,6]. A gordura, conhecida como manteiga de cacau, é constituída principalmente dos glicerídeos dos ácidos esteáricos, palmíticos, mirístico, oleico e linoleico[4,5]. Por sua propriedade emoliente é usado para proteger as mãos, lábios, mamilo e na fabricação de batons e supositórios. Suas propriedades farmacológicas são devidas a teobromina e compreendem uma ação diurética e vasodilatadora, estimulante do SNC e do coração análogas às da cafeína. A teobromina também está presente, porém, em teores mais baixos, em outras plantas brasileiras como *Ilex paraguariensis* cujas folhas servem para preparar o chá-mate, e *Paullinia cupana,* o guaraná[5].

Literatura citada:
1- Corrêa, M.P. 1926. *Dicionário das Plantas Úteis do Brasil e das Exóticas Cultivadas* - vol. -01. Ministério da Agricultura, Rio de Janeiro.
2- Lorenzi, H. 2002. *Árvores Brasileiras: manual de identificação e cultivo de plantas arbóreas nativas do Brasil.* 4ª edição. Vol. I. Instituto Plantarum, Nova Odessa-SP, 384 p.
3- Rizzini, C.T. & W.B. Mors. 1976. *Botânica econômica brasileira,* Ed. USP/EPU, São Paulo, 207 pp, 36 pranchas
4- Gruenwald, J., T. Brendler & C. Jaenickke, C. (eds.). 2000. *Physicians Desk References (PDR) for herbal medicines,* Med. Econ. Co, New Jersey, 858 pp.
5- Sousa, M.P., M.E.O. Matos, F.J.A. Matos et al. 1991. *Constituintes químicos de plantas medicinais brasileiras,* Impr. Universitária/UFC, Fortaleza, 416 pp.
6- Simões, C.M.O., E.P. Schenkel, G. Gosmasn et al. 2001. *Farmacognosia - da planta ao medicamento,* Ed. Univ./ UFRGS/UFSC, Porto Alegre/Florianópolis, 833 pp.
7- Taylor, L. 1969. Cocoa (*Theobroma cacao Technical Report).* Raintree Nutrition, Inc. Database on the Internet.

Theobroma speciosum Willd. ex Spreng.
Planta estudada: H. Lorenzi 3.383 (HPL).
Espécie afim ao cacaueiro comum, possui propriedades e usos semelhantes.

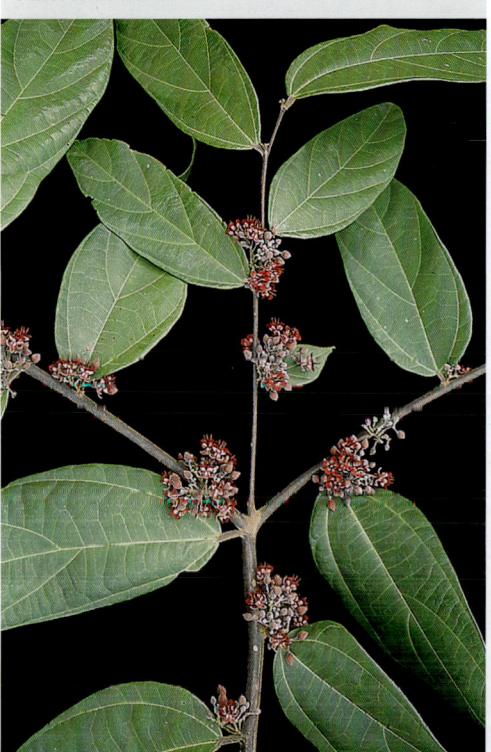

Theobroma cacao L.
Exemplar adulto, cultivado para produção de frutos no sul da Bahia, a principal região produtora de cacau do país.

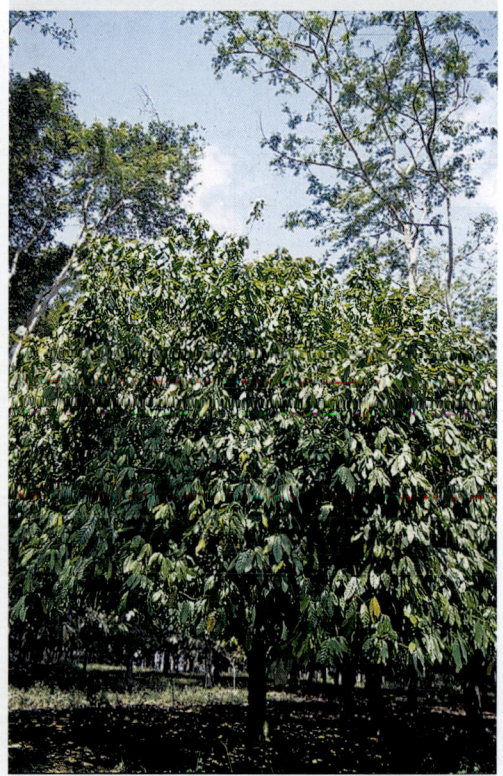

Theobroma grandiflorum (Willd. ex Spreng.) K. Schum.
Sin.: *Bubroma grandiflorum* Willd. ex Spreng., *Theobroma macrantha* Bernoulli
Angiospermae - Malvaceae. **Planta estudada:** H. Lorenzi 3.519 (HPL).

cupuaçu, cupuaçu-verdadeiro

Características gerais - árvore de 6 a10 m, de copa alongada e densa, nativa da região Amazônica. Seus frutos são muito grandes, podendo atingir 30 cm de comprimento com 5 kg de peso, constituídos por uma polpa suculenta e cremosa de sabor característico que compreende um terço de seu volume, aderida a 10 a 15 sementes ovaladas grandes. Os frutos são muito apreciados pelos índios amazônicos e hoje é uma das frutas preferidas de todas as populações daquela região, constituindo-se numa fonte importante de alimentação[1,3]. É utilizada sua polpa para consumo, tanto na forma de sucos, como de sorvetes, cremes, geleias e doces. A remoção da polpa aderida fortemente das sementes é uma operação trabalhosa e efetuada através de tesoura. Recentemente foi encontrado na natureza um exemplar produzindo frutos sem sementes, o qual está sendo multiplicado vegetativamente para ser disseminado entre os agricultores. Os frutos amadurecem durante os meses chuvosos (janeiro a abril). Suas sementes são dispersas por pássaros e macacos que consomem avidamente sua polpa. Os índios da região Amazônica vêm cultivando esta planta por séculos, hábito esse que foi adotado também pelas comunidades brancas que emigraram para a região ao longo dos rios. Hoje é cultivada também em outras regiões tropicais do Brasil, principalmente no sul da Bahia e na região litorânea do Nordeste.

Usos - algumas tribos indígenas da Amazônia, principalmente os Tikunas, utilizam suas sementes moídas para controle de dores abdominais, bem como para os casos de parto difícil[1]. A análise fitoquímica de suas sementes constatou a presença de 48% de gordura branca, sucedânea da manteiga-de-cacau[3] e da substância identificada como ácido tetrametilúrico – provavelmente um novo alcaloide[2].

Literatura citada:

1- Taylor, L. 1969. Cupuaçu (*Theobroma grandiflorum* Technical Report). Raintree Nutrition, Inc. Database on the Internet.
2- Schultes, R.E. & R. F. Raffauf. 1990. *The Healing Forest. Medicinal and Toxic Plants of the Northwest Amazonia*. Dioscorides Press. Portland, OR.
3- Braga, R. 1976. *Plantas do Nordeste, Especialmente do Ceará*. Coleção Mossoroense - Volume XLII. 540 pp.

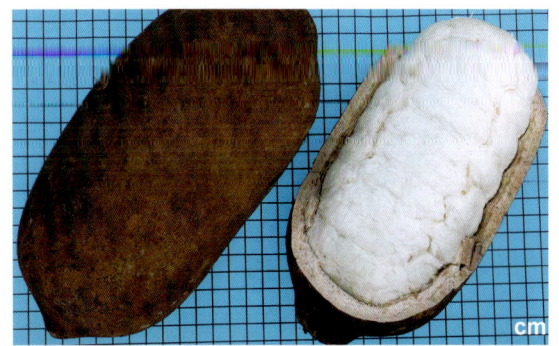

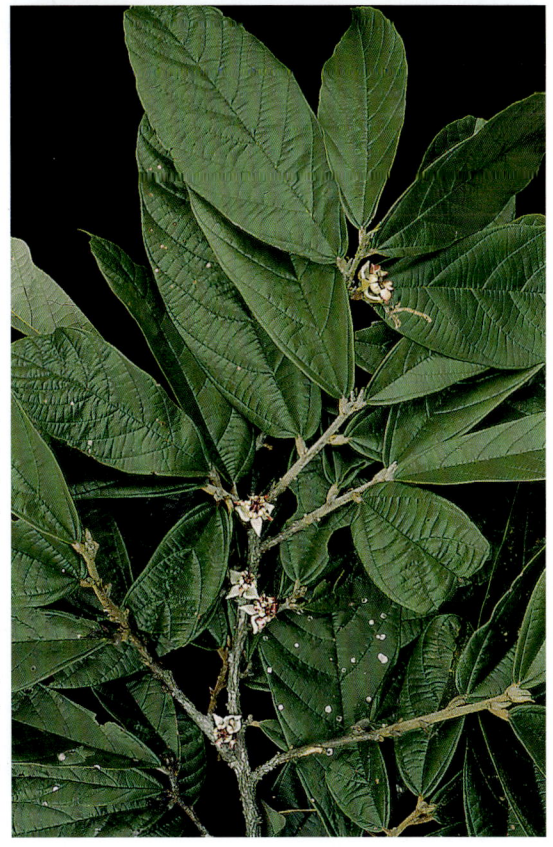

Waltheria communis A. St.-Hil.

Sin.: *Waltheria douradinha* A. St.-Hil.

Angiospermae - Malvaceae. **Planta estudada:** E.R. Salviani 724 (HPL).

douradinha, douradinha-do-campo, malva-branca, valva-veludo

Características gerais - herbácea ou subarbusto perene, ereto ou de ramos decumbentes, pubescente, de casca fibrosa, pouco ramificada, de 20-50 cm de altura, nativa de Minas Gerais até o Rio Grande do Sul, principalmente em campos de terrenos pedregosos e bem drenados de altitude (campos rupestres). Folhas simples, cartáceas, alternas, curto-pecioladas, de superfície branco-tomentosa, com indumento denso em ambas as faces e com nervuras sulcadas na face superior, de 4-7 cm de comprimento. Inflorescências em glomérulos pubescentes e densos, predominantemente terminais, com flores de cor amarelo-ouro. Multiplica-se apenas por sementes[2]. Ocorrem no Brasil, principalmente nos cerrados e nos campos, outras espécies deste gênero com características e propriedades semelhantes, das quais destacamos *Waltheria indica* L. (Sin.: *Waltheria americana* L.), cuja foto é apresentada na página seguinte[2].

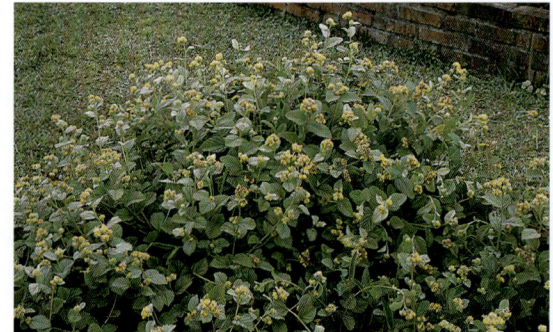

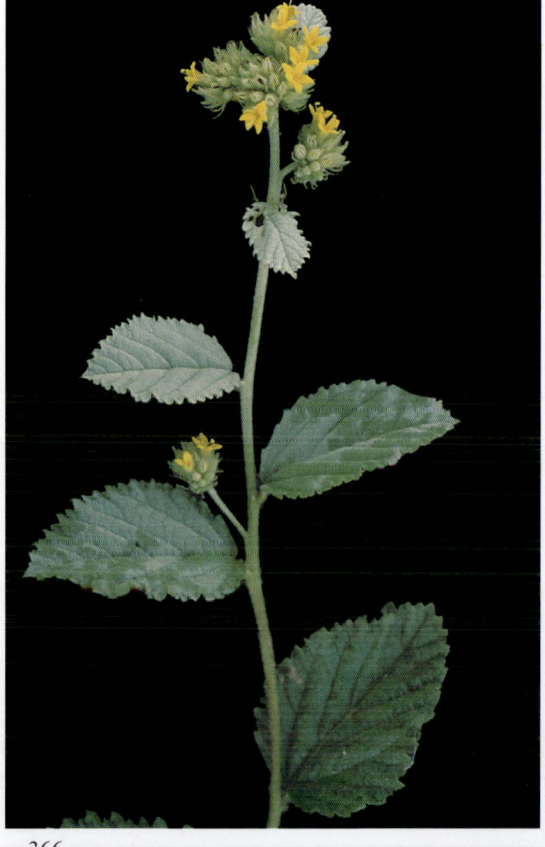

Usos - algumas espécies deste gênero, principalmente *Waltheria indica* L., crescem espontaneamente em lavouras agrícolas perenes, beira de estradas, pastagens e terrenos baldios, sendo consideradas "plantas daninhas". Esta planta é amplamente empregada na medicina caseira em várias regiões do país, onde é considerada estimulante, emética, sudorífica e diurética[3]. É indicada contra disenteria, catarro-brônquico, afecções dos pulmões, blenorragia e cistite (inflamação da bexiga)[3]. A tintura das cascas é utilizada no Sul do país como tônico cardíaco e a casca dos ramos e folhas são consideradas diuréticas e hipotensoras[5]. Atua de maneira muito eficaz contra afecções pulmonares, tosse e bronquite na forma de infusão de suas folhas, preparadas pela adição de 1 litro de água fervente em 20 gramas deste material picado, ingerindo-se 4-5 xícaras (chá) por dia[1]. É considerada depurativo enérgico e emoliente, sendo empregada nas doenças sifilíticas, bem como para amolecer tumores e debelar úlceras crônicas em aplicações externas[1]. Estudos farmacológicos comprovaram as ações: hipotensora, cardiotônica e diurética dos alcaloides, taninos e saponinas encontrados na casca das hastes e folhas[6]. Da casca dos ramos foram isolados alcaloides ciclopeptídicos[7]. É rica em óleo etéreo e mucilagem, funcionando como estimulante, sudorífica, emética, diurética e antidisentérica, sendo indicada especialmente no tratamento da cistite e blenoragia[1]. Já a espécie *Waltheria indica* na forma de decocto ou infusão da planta inteira é utilizada como antissifilítica e na forma de compressa para o tratamento de feridas[4].

Literatura citada:
1- Alzugaray, D. & C. Alzugaray. 1996. *Plantas que Curam.* Editora Três, São Paulo. 2 Vol.
2- Lorenzi, H. 2008. *Plantas Daninhas do Brasil - terrestres, aquáticas, parasitas e tóxicas,* 4ª edição. Instituto Plantarum. Nova Odessa - SP. 672 pp.
3- Mors, W.B., C.T. Rizzini & N.A. Pereira. 2000. *Medicinal Plants of Brazil*. Reference Publications, Inc. Algonac, Michigan. 501 pp.
4- Rodrigues, V.E.G. & D.A. de Carvalho. 2001. *Plantas Medicinais no Domínio dos Cerrados.* Editora UFLA. Lavras, MG. 180 pp.
5- Simões, C.M.O. et al. 1998. *Plantas da Medicina Popular no Rio Grande do Sul.* URGS - Editora da Unversidade, Porto Alegre.
6- Wasicky, R. et al. 1964. *Planta Medica 12*: 13-26.
7- Greenstein, J.P. et al. 1950. *J. Biol. Chem. 204*: 210.
8- Braga, R. 1976. *Plantas do Nordeste, Especialmente do Ceará - 3a. edição*. Coleção Mossoroense, Fortaleza. 540 pp.

Waltheria indica L. (Sin.: *Waltheria americana* L.)
Planta estudada: H. Lorenzi 1.320 (HPL).
Espécie típica do cerrado, possui propriedades e usos mais ou menos semelhantes a *W. communis*. Vista de seu ramo florífero e de uma população.

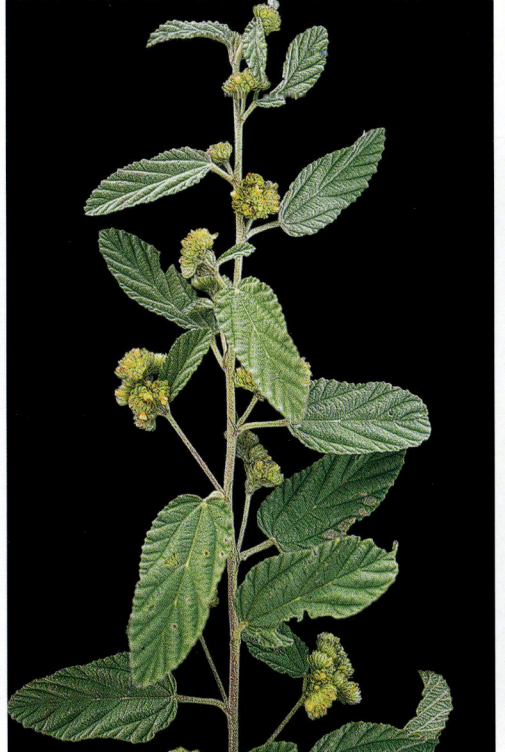

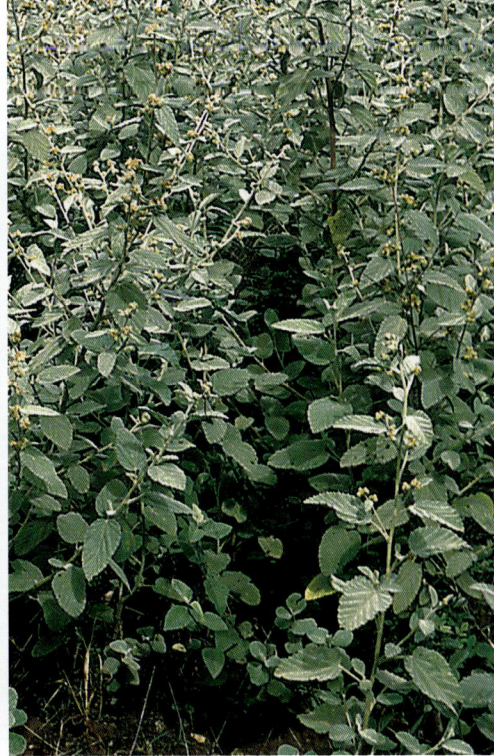

Azadirachta indica A. Juss.

Sin.: *Melia azadirachta* L., *Melia indica* (A. Juss.) Brandis

Angiospermae - Meliaceae. **Planta estudada:** H. Lorenzi 2.122 (HPL).

nim, margosa

Características gerais - árvore de tamanho mediano a grande, originária da Índia onde é considerada planta sagrada; internacionalmente é conhecida como Neem, nome adaptado para "nim" no Brasil. No Nordeste alcança até 20 m de altura, comumente muito menos. Tem folhas compostas que medem até 30 cm, com 6 a 9 pares de folíolos de pecíolo curto, opostos, de cor verde-escura, alongados, assimétricos e ligeiramente denteados nas margens, medindo até 7 cm. As flores são muito perfumadas, bem pequenas, esbranquiçadas, numerosas e dispostas em panículas. Os frutos são do tipo drupa, de forma elipsoide, com cerca de 2 cm de comprimento, contendo polpa mucilaginosa revestindo a semente oleaginosa[1].

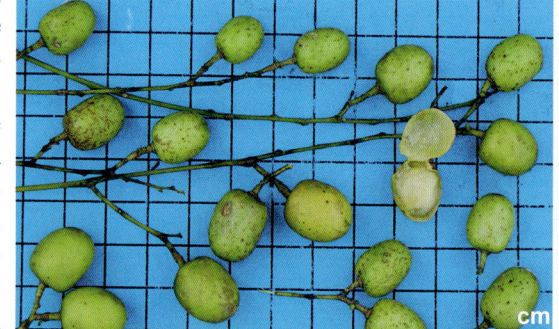

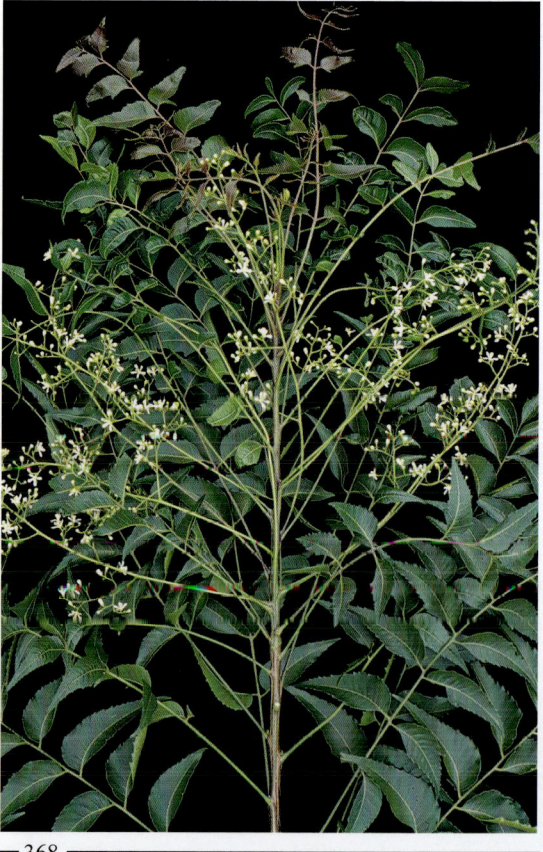

Usos - as folhas, as sementes e o óleo de "nim" são milenarmente empregados na Índia como medicamento de largo espectro curativo e preventivo de muitos males e como inseticida e repelente de insetos[2,3]. Mais recentemente numerosos estudos químicos, farmacológicos e clínicos têm comprovado muitas de suas propriedades atribuídas pela medicina Ayurvédica indiana[6,7,6]. Em sua composição química são descritos muitos compostos dos tipos terpenoides fenólicos, carotenoides, esteroides, cetonas e um óleo fixo que contém como principais substâncias ativa como inseticida a azadaractina, salannina, meliantriol e nimbina[2,3,6]. O óleo extraído das sementes é antiviral, bactericida e fungicida, larvicidas para anofelinos e piolhos e quando queimado na lampada a querosene é repelente para *Anofelis* e *Culex* do meio ambiente[4]. Em ensaios farmacológicos, o extrato alcoólico das folhas mostrou ação hepatocitoprotetora capaz de reverter danos hepáticos causados pelo paracetamol, além de uma atividade anti-inflamatória considerada melhor que a da fenilbutasona[6,7]. No ensaio clínico odontológico realizado com controle microbiológico frente a *Streptococcus mutans* e *Lactobacilus* spp, mostrou atividade redutora da placa dental, justificando o hábito indiano de higienização dos dentes com essa planta[8]. Noutro ensaio clínico foi demonstrada sua ação hipossecretora gástrica que explica seu emprego contra gastrite e úlcera gástrica[9]. A medicina Ayurvédica indiana aconselha o uso do "nim" no tratamento das diversas patologias listadas a seguir: gastrite e úlcera gástrica: tomar três vezes ao dia uma xícara do chá obtido por fervura durante 20 minutos, de 5-6 g das folhas secas e pulverizadas, em 3 l de água e aromatizado com folhas de hortelã-japonesa; reumatismo articular e gota: tomar nas mesmas doses, o seu cozimento feito, porém, com apenas 2 l de água. Segundo a literatura sua atividade anti-inflamatória é igual ou maior do que as da fenilbutazona e da aspirina; diabetes: tomar diariamente uma xícara do cozimento preparado com 10 g do pó das folhas em 2 l de água. Alterar a dose conforme a glicemia; malária: tomar três vezes ao dia uma xícara do chá obtido por fervura durante 20 minutos, de 30 g das folhas secas. Toda essas ações continuam sendo estudadas com vistas à sua avaliação sob o ponto de vista da metodologia médico-farmacêutica ocidental.

Literatura citada:

1- Lorenzi, H., 2003. *Árvores Exóticas no Brasil - madeireiras, ornamentais e aromáticas*, Instituto, Plantarum, Nova Odessa, S.P. 352 pp.
2- Rahmachari, G., *Neem - An Omnipotent Plant: A Retrospection, ChemBioChem, 5(4), 408-421, 2004.
3- Isman, M.B., Neem and other notanical insecticides:barriers to Commercialization. *Phytoparasitica* 25(4):339-344(1997).
4- Sharma, V.P., Ansari, M.A., Personal protection from mosquitoes (Diptera: Culicidae) by burning neem oil in kerosene. *J Med Entomol.* 31(3):505-7, 1994.
5- Jacobson, M., Review of neem research in the United States. In: Locke, J.C., and Lawson, R.H. (eds.) *Proceedings of a workshop on neem's potential in pest management programs.*
6- Subapriya, R., Nagini, S., Medicinal properties of neem leaves: a review. *Curr Med. Chem. Anti--Canc. Agents.*, 5(2), 149-6, 2005.
7- Biswas, K., Banerjee, C.,I.,R.K., & Bandyopadhyay, U., Biological activities and medicinal properties of neem (*Azadirachta indica*). *Current Science*, 82(11), 1336-1345, 2002;
8- Pai, M.R., Acharya, L., Dudupa, N., Evaluation of antiplaque activity of *Azadirachta indica* leaf extract gel - A six week clinical study. *J. Ethnopharmacol.*, 90(1), 99-103, 2004.
9- Bandyopadhyay, U., Biswas, K., Sengupta, A., Moitra, P., Dutta, P., Sarkar, D., Debnath, P., Ganguly, C.K., Banerjee, R.K. Clinical studies on the effect of Neem (*Azadirachta indica*) bark extract on gastric secretion and gastroduodenal ulcer. *Life Sci.*, 75(24), 2867-78, 2004.

Azadirachta indica A. Juss.
Vista de um exemplar adulto desta espécie, fotografado no Instituto Agronômico de Campinas.

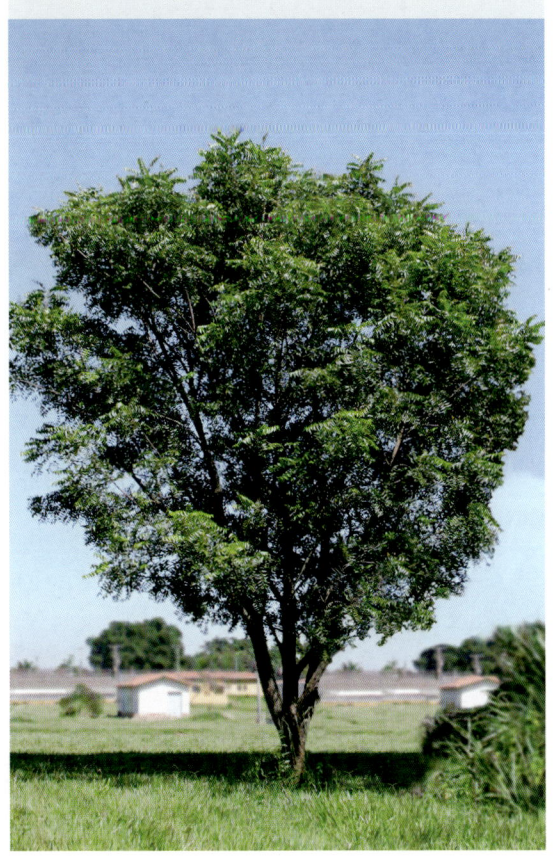

Carapa guianensis Aubl.

Sin.: *Carapa nicaraguensis* C. DC., *Carapa slateri* Standl., *Carapa macrocarpa* Ducke, *Granatum guianense* (Aubl.) Kuntze, *Granatum nicaraguensis* (C. DC.) Kuntze, *Guarea mucronulata* C. DC.

Angiospermae - Meliaceae. **Planta estudada:** H. Lorenzi 3.486 (HPL).

andiroba, andiroba-saruba, carapá, carapa, iandiroba, iandirova, nandiroba

Características gerais - árvore de 20-30 m de altura, de copa globosa densa, com tronco de 50-120 cm de diâmetro, nativa de toda a região Amazônica, em várzeas secas e alagadiças, bem como no Norte do Brasil, do Pará até o sul da Bahia. Folhas compostas pinadas de 80-120 cm de comprimento, com 12-18 folíolos. Flores discretas, pequenas, perfumadas, de cor creme. Os frutos são cápsulas lenhosas, globoso-anguladas, deiscentes, de 8-14 cm de diâmetro, contendo 5-10 sementes de 4-5 cm de comprimento[1].

Usos - as sementes encerram 65% de óleo insetífugo e medicinal extraído localmente por processo primitivo. O óleo é amplamente usado na região Amazônica para iluminação das malocas, bem como para lustrar móveis. Além do óleo das sementes, também as folhas e cascas são empregadas na medicina caseira, tanto pelos índios como pela população não-índígena local. Algumas tribos usam o óleo como solvente para os corantes vegetais que usam para pintar o corpo e para mumificar cabeças humanas obtidas como troféu de guerra. O óleo em mistura com cinza e casca de cacau é empregado localmente para a manufactura artesanal de um sabão medicinal usado contra problemas de pele e como repelente para insetos[2]. Entre as principais propriedades medicinais atribuídas ao seu óleo, sua ação anti-inflamatória e reumática são extremamente eficazes[3]. É usado também como repelente de insetos e para o tratamento de problemas de pele[4,5]. Adicionalmente, é usado contra carrapatos, pulgas, piolhos e sarnas do couro cabeludo, e para mordidas de insetos. O óleo de andiroba é comercializado no Brasil e, além do uso medicinal, faz parte da composição de produtos para cabelos visando conferir brilho e sedosidade aos mesmos. É também usado no Brasil, tanto puro como em mistura com outros produtos naturais, topicamente para ferimentos e escoriações, ou na forma de massagens terapêuticas por atletas e praticantes de lutas marciais[4,6]. A composição do óleo é representado por estearina, pelos ácidos graxos oleico e mirístico e em menor quantidade pelos ácidos palmítico e linoleico[2].

Literatura citada:

1- Lorenzi, H. 2002. *Árvores Brasileiras*. 4ª edição, Vol. I. Instituto Plantarum, Nova Odessa-SP, 384 p.
2- Taylor, L. 1969. Andiroba (*Carapa guianensis Technical Report*). Raintree Nutrition, Inc. Database on the Internet.
3- Hammer, M.L. et al. 1993. Tapping an Amazonian plethora: four medicinal plants of Marajó Island, Pará (Brazil). *J. Ethnopharmacol.* 40(1):53-75.
4- Morton, J.F. 1981. *Atlas of Medicinal Plants of Middle America.* Charles C. Thomas, Illinois.
5- Van den Berg, E. 1983. *Plantas Medicinais na Amazonia.* Museu Goeldi, Belém.
6- Pinto, G.P. 1956. O óleo de andiroba. In: *Boletim Técnico*, Instituto Agronômico do Norte 31, p 119.

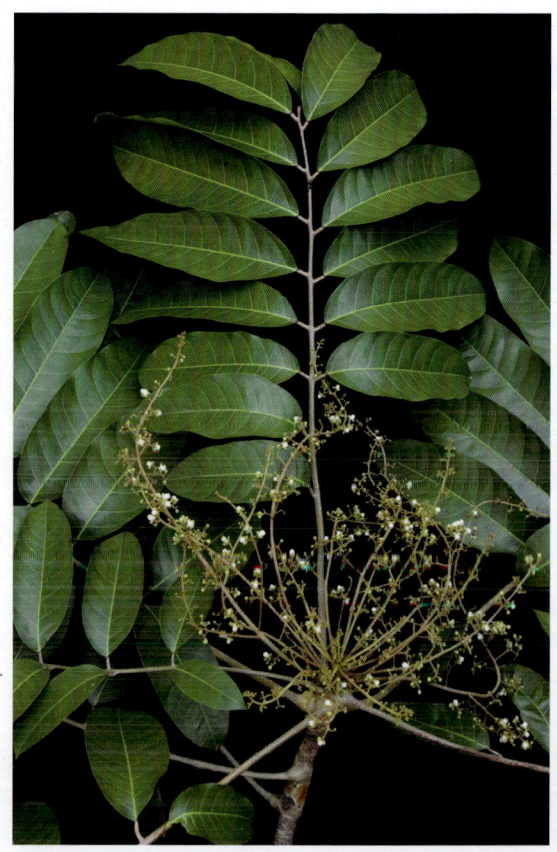

Cedrela odorata L.

Sin.: *Surenus brownii* Kuntze, *Surenus glaziovii* (C. DC.) Kuntze, *Surenus mexicana* (M. Roem.) Kuntze, *Surenus velloziana* (M. Roem.) Kuntze, *Cedrela guianensis* A. Juss., *Cedrela hassleri* (C. DC.) C. DC., *Cedrela longipetiolulata* Harms, *Cedrela paraguariensis* Mart., *Cedrela mexicana* M. Roem., *Cedrela velloziana* M. Roem., *Cedrela glaziovii* C. DC., *Cedrela adenophylla* Mart., *Cedrela sintenisii* C. DC., *Cedrela brachystachya* (C. DC.) C. DC., *Cedrela rotunda* S. F. Blake, *Cedrela yucatana* S.F. Blake, *Cedrela ciliolata* S.F. Blake, *Cedrela palustris* Handro, *Cedrela odorata* var. *xerogeiton* Rizzini & Heringer, *Cedrela cubensis* Bisse

Angiospermae - Meliaceae. **Planta estudada:** H. Lorenzi 1.070 (HPL).

cedro, cedro-do-amazonas, cedro-amargo, cedro-rosa, cedro-do-brejo, cedro-pardo, cedro-vermelho, acaju, cedro-branco, cedro-cheiroso

Características gerais - árvore de 20-35 m de altura, de copa rala e ampla, nativa da região Amazônica até a o Brasil Central. Folhas compostas pinadas, com folíolos cartáceos de 8-15 cm de comprimento. Flores pequenas, unissexuais, de cor creme, reunidas em inflorescências paniculadas grandes. Os frutos são cápsulas lenhosas deiscentes, de 2-4 cm de comprimento, contendo muitas sementes aladas[1,5]. Ocorre no Sul e Sudeste do Brasil a espécie *Cedrela fissilis*, com características semelhantes e possivelmente também com as mesmas propriedades.

Usos - a árvore fornece madeira de ótima qualidade para confecção de mobiliário de luxo, lambris, forros e para construção civil em geral. Sua folhas e cascas são empregadas na medicina tradicional no Brasil e em vários países da América do Sul. É considerada febrífuga, adstringente, vermífuga, antirreumática e antimalárica, sendo usada também na forma de banhos para dores do corpo, resfriados, gripes e febres[2]. Análises fitoquímicas de sua madeira encontraram dois limonoides (tetranortriterpenos)[4]. As propriedades antimaláricas desta planta já foram comprovadas num estudo farmacológico *in vitro* utilizando seu extrato bruto sobre dois clones de *Plasmodium falciparum*, agente causal da malária, sendo que um deles possuía resistência ao quinino. Nos testes em que utilizou-se vários limonoides extraídos desta e de outras plantas, em vez do extrato bruto, constatou-se que o limonoide "gedunin" extraído desta planta proporcionou uma eficácia maior que o quinino[3].

Literatura citada:

1- Lorenzi, H. 2002. *Árvores Brasileiras: manual de identificação e cultivo de plantas arbóreas nativas do Brasil.* 2ª edição. Vol. II. Instituto Plantarum, Nova Odessa-SP, 384 p.

2- Mors, W.B.; Rizzini, C.T. & Pereira, N.A. 2000. *Medicinal Plants of Brazil.* Reference Publications, Inc. Algonac. 501 pp.

3- Mackinnon, S. et al. 1997. Antimalarial activi-ty of tropical Meliaceae extracts and gedunin derivatives. *J. Nat. Prod.* 60(4):336-341.

4- Adeoye, S.A. & Bekoe, D.A. 1965. The molecular structure of *Cedrela odorata* substance B. *J. Chem. Soc., Chem. Comm.*: 301-302.

5- Braga, R. 1976. Plantas do Nordeste, Especialmente do Ceará. Coleção Mossoroense, Fortaleza. 540 pp.

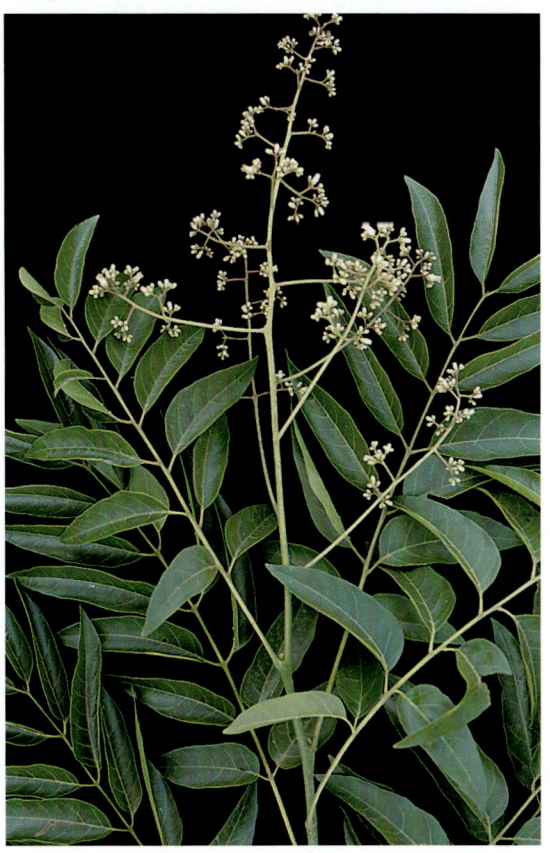

Guarea guidonia (L.) Sleumer

Sin.: *Guarea campestris* C. DC., *Guarea trichilioides* L., *Guarea eggersii* C. DC., *Guarea francavillana* C. DC., *Guarea leticiana* Harms, *Guarea puberula* Pittier, *Guarea rubescens* C. DC., *Guarea multijuga* A. Juss., *Guarea guara* (Jacq.) P. Wilson, *Guarea rusbyi* (Britton) Rusby, *Samyda guidonia* L., *Sycocarpus rusbyi* Britton

Angiospermae - Meliaceae. **Planta estudada:** H. Lorenzi 3.472 (HPL).

açafroa, bilreiro, camboatã, canjerana-miúda, carrapeta-verdadeira, cedrão, cedro-branco, cedroana, guaré, jataúba, jataíba, jataúba-branca, jitó, gitó, macuqueiro, macaqueiro, marinheiro, pau-bala, pau-de-sabão, peloteira, taúva

Características gerais - árvore de copa globosa e densa, de 15 a 20 m de altura, com grosso tronco de 50 a 80 cm de diâmetro, nativa de quase todo o Brasil desde região Amazônica até o Rio de Janeiro, São Paulo e Mato Grosso do Sul. Tem folhas compostas pinadas medindo de 30 a 40 cm de comprimento, com 6 a 10 pares de folíolos subcoriáceos, com 15 a 25 cm de comprimento. Flores róseo-esbranquiçadas, dispostas em racemos axilares de 20-30 cm de comprimento. Os frutos são cápsulas globosas ou oblongas, deiscentes, de cor rosada, contendo 3-5 sementes envoltas por arilo vermelho. Multiplica-se apenas por sementes[2]. Ocorre nas regiões Nordeste e no Sudeste, com o nome popular de jitó, *Guarea macrophylla* subsp. *tuberculata* (Vell.) T.D. Penn., com o mesmo aspecto geral e propriedades semelhantes[7].

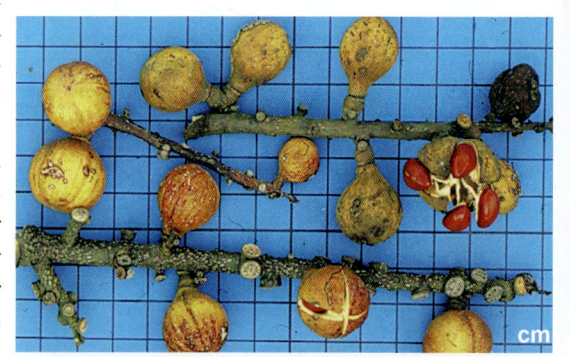

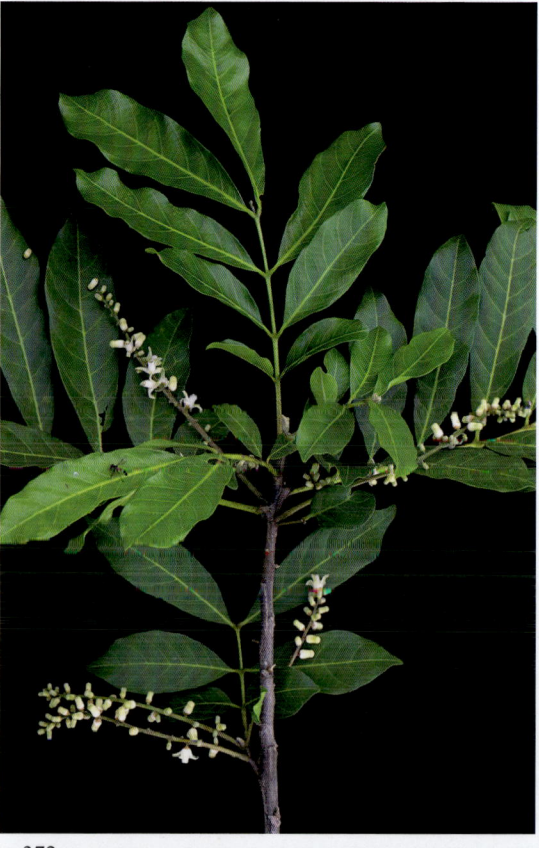

Usos - fornece madeira própria para construção civil e naval, carpintaria, obras internas, carroçarias e caixotaria. Todas as partes desta planta são empregadas na medicina caseira em muitas regiões do país – embora a eficácia e a segurança do uso de suas preparações não tenham sido, ainda, comprovadas cientificamente – cuja utilização vem sendo feita com base na tradição popular. Assim, à casca do tronco que é amarga, são atribuídas propriedades adstringente, purgativa, febrífuga e abortiva[4] e a casca das raízes, além de ter as mesmas propriedades, é utilizada contra hidropsia e gota e, na forma de banhos, para aliviar inflamações de origem artrítica ou traumática[4]. As sementes maceradas em bebidas alcoólicas, são também usadas com esta mesma indicação, enquanto a infusão de suas folhas é purgativa e emética[4]. Estudos farmacológicos com o extrato etanólico de suas sementes apresentaram, nos animais da experiência, atividade anti-inflamatória compatível com a indicação popular[5]. Os resultados de sua análise fitoquímica registram a presença de triterpenos do tipo limonoides[1], inclusive na casca das raízes, vários dos quais apresentaram propriedades inibidoras sobre o crescimento das células[3]. Já o extrato bruto de suas folhas e frutos mostraram atividade antiviral sobre o agente causador da falsa-raiva que ataca os porcos (PRV ou *Pseudorabies virus*), doença altamente contagiosa e que provoca, principalmente, aborto ou natimortos nas fêmeas infectadas[6]. A gravidade desta doença é motivo suficiente para que se faça a avaliação desta propriedade nas outras espécies de meliáceas brasileiras nativas como o cedro e outras, ou introduzidas como "neem" e o "cinamomo".

Guarea guidonia (L.) Sleumer
Vista das sementes e de um exemplar adulto desta espécie que cresceu fora da mata durante toda sua vida, fotografado no interior do estado de São Paulo.

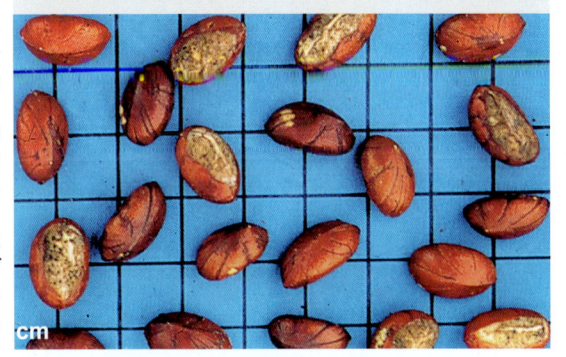

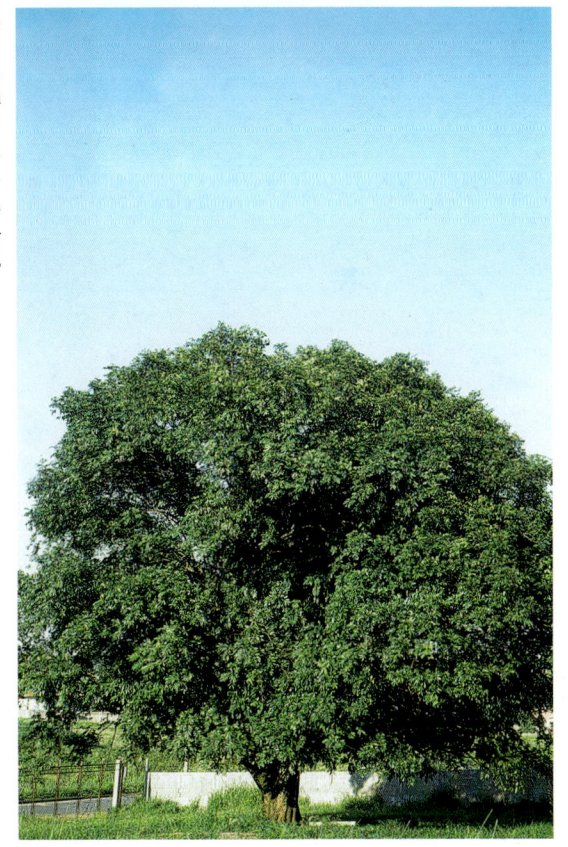

Literatura citada:

1- Grenand, P., C. Moretti. & H. Jacquemin. 1987. *Pharmacopées Traditionnelles en Guyane: Créoles, Palikur, Wayãpi.* Editorial 1-ORSTROM, Coll. Mem No. 108. Paris, France.
2- Lorenzi, H. 2002. *Árvores Brasileiras: manual de identificação e cultivo de plantas arbóreas nativas do Brasil*. 4ª edição. Vol. I. Instituto Plantarum, Nova Odessa-SP, 384 p.
3- Lukacòva, V., J. Polonsky, C. Moretti, G.R. Pettit & J.M. Schmidt. 1982. Isolation and structure of 14,15-epoxiprieurianin from the South American tree *Guarea guidonia. J. Nat. Prod.* 45: 288-294.
4- Mors, W.B., C.T. Rizzini & N.A. Pereira. 2000. *Medicinal Plants of Brazil*. Reference Publications, Inc. Algonac, Michigan. 501 pp.
5- Oga, S., J.A. Sertié, A. Basile & S. Hanada. 1981. Anti-inflammatory effect of crude extract from *Guarea guidonia. Planta Medica* 42: 310-312.
6- Simoni, I.C., V. Munford, J.D. Felício & A.P. Lins. 1996. Antiviral activity of crude extracts of *Guarea guidonia. Braz. J. Med. Biol. Res.* 29: 647-650.
7- Braga, R.A. 1960. *Plantas do Nordeste, especialmente do Ceará*, 2. ed. Impr. Oficial, Fortaleza, 540 p.

Cissampelos pareira L.

Sin.: *Cissampelos bojeriana* Miers, *Cissampelos caapeba* L., *Cissampelos cocculus* Poir., *Cissampelos haenkeana* C. Presl, *Cissampelos mauritiana* Thouars, *Cissampelos nephrophylla* Bojer, *Cissampelos pareira* var. *haenkeana* (C. Presl) Diels, *Cissampelos violifolia* Rusby, *Dissopetalum mauritianum* (Thouars) Miers

Angiospermae - Menispermaceae. **Planta estudada:** H. Lorenzi 3.396 (HPL).

abuta, abutua, barbasco, butua

Características gerais - planta dioica, trepadeira, de base lenhosa, com ramos de vários metros de comprimento que chegam ao topo de grandes árvores, nativa do Brasil. Folhas simples, arredondadas, glabras na face superior e revestidas por uma pubescência sedosa na inferior. Flores pequenas, amareladas, as femininas com 1 sépala e 1 pétala e as masculinas com 4 sépalas e 4 pétalas. Os frutos são drupas globosas, vermelhas, de superfície híspida. Ocorrem também no Brasil outras espécies deste gênero, com propriedades e usos mais ou menos semelhantes. As espécies mais importantes são: *Cissampelos sympodialis* Eichler (mais comum no Nordeste), *Cissampelos glaberrima* A. St.-Hil. (das regiões Sul e Sudeste) e *Cissampelos ovalifolia* DC. (comum no cerrado)[9]. As fotos das duas primeiras são apresentadas na página seguinte para auxiliar na identificação.

Usos - esta planta vem sendo usada pelos indígenas da América do Sul por centenas de anos para a cura de inúmeras doenças, principalmente aquelas relacionadas às mulheres[1,2]. O chá das folhas, casca e raízes moídas é usado por indígenas da Amazônia para problemas menstruais, dores pré e pós natal, bem como para estancar hemorragias uterinas[2,3]. Algumas tribos também a usam como analgésico oral e para febres[4,5]. Nos dias atuais na medicina tradicional esta planta é usada na forma de chás das raízes e folhas como diurética, expectorante, emenagoga e febrífuga e, para prevenir riscos de aborto, para aliviar menorragia e estancar hemorragias uterinas[8]. Registros recentes tem mostrado que esta planta também vem sendo usada em algumas regiões contra inflamação dos testículos e para problemas renais menores[3]. As raízes de *Cissampelos glaberrima* são consideradas tônica, febrífuga, estomáquica, antiasmática e suforífica[9]. Já o decocto das raízes de *Cissampelos sympodialis* é adicionalmente considerado resolutivo e amargo, sendo indicado contra leucorreia, amenorreia e para melhorar a respiração em crianças com asma e bronquite[9]. Estudos fitoquímicos com *C. pareira* encontraram alcaloides comuns às demais espécies desta família, como saponinas, esteróis, triterpenos, óleos etéreos, politerpenos e polifenóis[6]. Contém também a substância "tetrandrina" com atividades analgésica, anti-inflamatória e febrífuga comprovadas, validando assim algumas das propriedades atribuídas a esta planta pela medicina tradicional[7]. Um estudo famacológico com o extrato radicular de *C. sympodialis* confirmou sua atividade broncodilatadora[10].

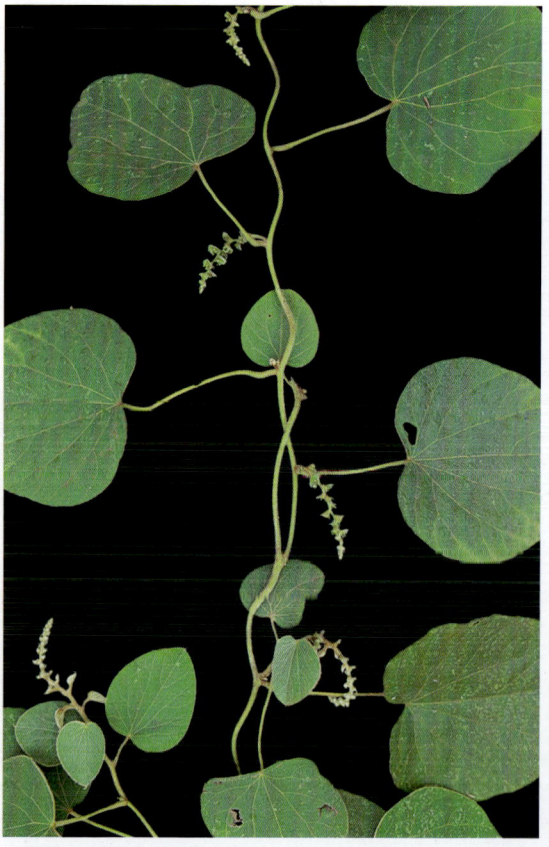

Literatura citada:

1- Bernardes, A. 1984. *A Pocket Book of Brazilian Herbs*. Shogun Editora e Arte Ltda. Rio de Janeiro.
2- Rutter, R.A. 1990. *Catalogo de Plantas Utiles de la Amazonia Peruana*. Instituto Linguístico de Verano. Yarinacocha, Peru.
3- Schwontkowski, D. 1993. *Herbs of the Amazon - Traditional and Common Uses*. Science Student Brain Trust Publishing, Utah.
4- Duke, J.A. & Vasquez, R. 1994. *Amazonian Ethnobotanical Dictionary*. CRC Press Inc., Boca Raton, FL.
5- Basu, D.K. 1970. Studies on curariform activity of hyatinin methochloride, an alkaloid of *Cissampelos pareira*. Jpn. J. Pharmacol.
6- Schultes, R.E. & Raffauf, F. 1990. *The Healing Forest. Medicinal and Toxic Plants of the Northwest Amazonia*. R. F. Dioscorides Press. Portland, OR.
7- *Powerful and Unusual Herbs from the Amazon and China,* 1993-1995. The World Preservation Society, Inc.
8- Taylor, L. 1998. *Herbal Secrets of the Rainforest*. Prima Publishing, Inc. Rocklin, Ca. 315 pp.
9- Mors, W.B.; C.T. Rizzini & N.A. Pereira. 2000. *Medicinal Plants of Brazil*. Reference Publications, Inc. Algonac, Michigan. 501 pp.
10- Thomas, G. et al. 1.995. Preliminary studies on the hydroalcoholic extract of the root of *Cissampelos sympodialis* Eichl. in guinea-pig tracheal strips and bronchoalveolar leucocytes. *Phitotherapy Res*. 9, 173-177.
11- Braga, R. 1976. *Plantas do Nordeste, Especialmente do Ceará - 3a. edição*. Coleção Mossoroense, Fortaleza. 540 pp.

Cissampelos glaberrima A. St.-Hil.
Planta estudada: H. Lorenzi 2.415 (HPL).
Espécie afim de *C. pareira*, é nativa da Mata Atlântica do Sul e Sudeste e possui propriedades mais ou menos semelhantes a esta.

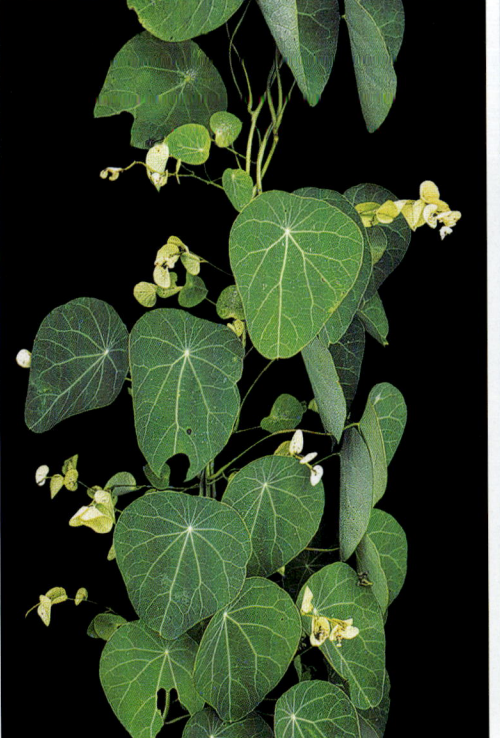

Cissampelos sympodialis Eichler
Planta estudada: E.R. Salviani 1.431 (HPL).
Planta também trepadeira muito comum no Nordeste, tem as mesmas aplicações na medicina popular que *C. pareira*.

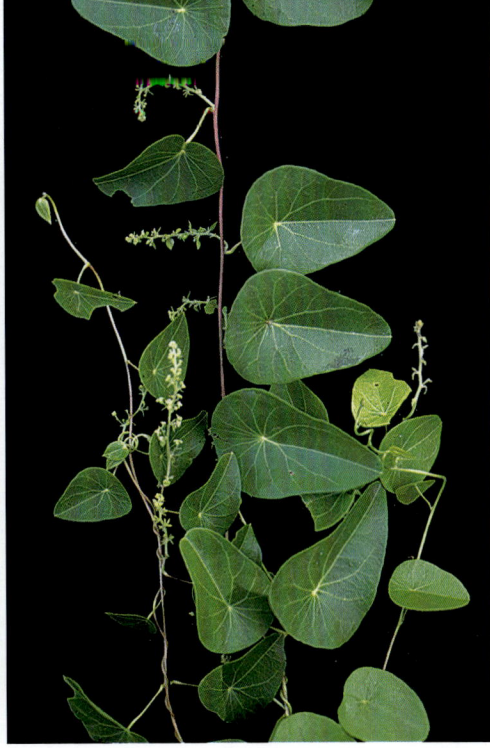

Brosimum gaudichaudii Trécul

Sin.: *Alicastrum gaudichaudii* (Trécul) Kuntze, *Brosimum gaudichaudii* fo. *macrophyllum* Hassl., *Brosimum pusillum* Hassl., *Brosimum glaucifolium* Ducke

Angiospermae - Moraceae. **Planta estudada:** H. Lorenzi 481 (HPL).

maminha-cadela, mama-cadela, mama-de-cadela, mamica-de-porco, algodão-do-campo, mururerana, inhoré, inharé, espinho-de-vintém, maminha-de-cachorra, mamica-de-cachorra, apê-do-sertão, manacá-do-campo, amoreira-do-mato, conduru, conduro, conduri, algodãozinho

Características gerais - árvore, arvoreta ou arbusto decíduo, lactescente, de porte variável dependendo da região de ocorrência (2-3 m no estado de São Paulo até 6-8 m em Goiás e Tocantins), nativa dos cerrados secos do Piauí até São Paulo e Centro-Oeste. Folhas simples, alternas, curto-pecioladas, subcoriáceas, lactescentes, de margens levemente onduladas, com nervuras bem visíveis, glabras na face superior e esparso-pubescentes na inferior, de 3-13 cm de comprimento. Flores amareladas, muito pequenas, reunidas em inflorescências capituliformes axilares (duas por axila). Os frutos são drupas compostas, oblongas, de cor amarelo-alaranjada, de até 3 cm de diâmetro, com polpa carnosa, adocicada e comestível[3,5].

Usos - fornece madeira de média qualidade, empregada apenas localmente em marcenaria e em construções rurais. Os frutos são consumidos *in natura* a nível local. Suas raízes, cascas e folhas são amplamente empregadas na medicina popular em muitas regiões do país. O extrato de suas raízes, folhas e da casca do caule é usado topicamente no tratamento do vitiligo e outras manchas da pele[1,4,5], o qual é preparado espremendo-se 1 xícara (chá) destes materiais diluído em 1 litro de água, em decocção ou decocto, passando-se, após repouso de 24 horas, 2 vezes por dia nas partes afetadas[1,5]. É também indicado, em uso interno na forma de decocto de suas raízes e folhas, contra moléstias que requerem um depurativo do sangue, como doenças reumáticas, intoxicações crônicas, dermatoses em geral, má circulação sanguínea, etc.[1,5]. A planta inteira na forma de infusão é também empregada contra gripe, resfriado e bronquite[5]. Na sua composição química foram encontradas as furocumarinas bergapteno e psoraleno[2,6].

Literatura citada:

1- Caribé, J. & J.M. Campos. 1977. *Plantas que Ajudam o Homem*, 5ª. ed. Cultrix/Pensamento, São Paulo. 321 pp.
2- Lima, O.A. & O. Ribeiro. 1967. Ocorrência de bergapteno na Morácea *Brosimum gaudichaudii*. Na. Assoc. Bras. Química 26: 67-71.
3- Lorenzi, H. 2002. *Árvores Brasileiras*. 2ª edição. Vol. II. Instituto Plantarum, Nova Odessa-SP, 384 p.
4- Mors, W.B.; C.T. Rizzini & N.A. Pereira. 2000. *Medicinal Plants of Brazil*. Reference Publications, Inc. Algonac, Michigan.
5- Rodrigues, V.E.G. & D.A. de Carvalho. 2001. *Plantas Medicinais no Domínio dos Cerrados*. Editora UFLA, Lavras. 180 pp.
6- Vilegas, W., G.L. Pozetti & J.H.Y. Vilegas. 1993. Coumarins from *Brosimum gaudichaudii*. J. Nat. Prod. 56: 416-417.

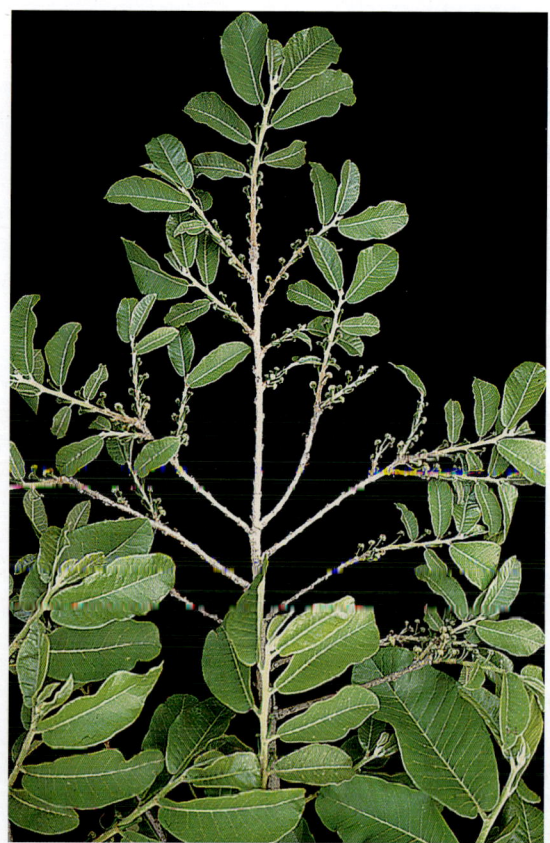

Dorstenia cayapia Vell.

Sin.: *Dorstenia asaroides* Hook. *Dorstenia pseudo-opifera* Hassl., *Dorstenia vitifolia* Gardner

Angiospermae - Moraceae. **Planta estudada:** E.R. Salviani 627 (HPL).

caapiá, caiapiá, apií, caiapiá-açu, caiapiá-verdadeiro, carapá, carapiá, carapiá-do-grande, chupa--chupa, conta-de-cobra, contra-erva, contra-veneno, eiú, taropé, teju-açu, liga-osso, liga-liga

Características gerais - erva rasteira ou semiereta, rizomatosa, de 15-25 cm de comprimento, nativa do Brasil. Folhas simples, membranáceas, reniformes, opacas, longo-pecioladas, de 3-7 cm de comprimento. Flores muito pequenas, unissexuais, reunidas num receptáculo capituliforme. Multiplica-se principalmente por rizomas[1,6]. Ocorre também no Brasil a espécie *Dorstenia brasiliensis* Lam., com características e propriedades semelhantes.

Usos - seu uso na medicina popular é amplo nas regiões Norte e Nordeste do país, onde lhes são atribuídas propriedades analgésica, anti-inflamatória, diaforética, digestiva, diurética, emenagoga, febrífuga, purgativa, tônica, estimulante e estomáquica[4]. São empregadas com esta finalidade suas folhas, raízes, rizomas e infrutescências, tanto na forma de chá, como de pó da planta seca e pulverizada e também da goma ou amido extraído dos rizomas, designado como goma de caapiá[6]. O chá preparado por decocção ou infusão de seus rizomas, quase sempre referido como raízes, é usado como digestivo, diurético, sudorífico, antifebril, antianêmico, emenagogo e como medicação caseira contra bronquites e cólicas uterinas[1,7]. Tem sido empregado por populações indígenas e rurais com estas mesmas indicações e também como contra-veneno nos casos de picada de cobras e, para tratamento da febre tifoide e outras infecções do aparelho digestivo, das vias respiratórias e da atonia digestiva[1,4]. Há registro na literatura etnofarmacológica do uso de suas folhas na forma de compressas locais para consolidar fraturas ósseas[4,6] e dos rizomas, na forma de cataplasma, como anti-inflamatório e anestésico de ação local[7]. O resultado de ensaio farmacológico, envolvendo esta e várias outras plantas usadas na medicina popular contra picada de cobra, registra para esta planta forte efeito anti-inflamatório e analgésico[5]. Na sua composição química são citadas substâncias tânicas, dorstenina, caapina e ácido dorstênico[1], além de furocumarinas e psoraleno, especialmente nos rizomas[2,3].

Literatura citada:
1- Albuquerque, J.M., de. 1989. *Plantas Medicinais de Uso Popular.* ABEAS, Brasília. 100 pp.
2- Bauer, L. & I.B. Noll. 1986. Furocumarinas em *Dorstenia brasiliensis*. Caderno de Farmácia (Porto Alegre) 2: 163-170.
3- Kuster, R.M. et al. 1994. Furocoumarins from the rhizomes of *Dorstenia brasileiensis*. Phytochemistry 36: 221-223.
4- Mors, W.B., C.T. Rizzini & N.A. Pereira. 2000. *Medicinal Plants of Brazil*. Reference Publications, Inc. Algonac.
5- Ruppelt, B.M. et al. 1991. Pharmacological screening of plants recommended by folk medicine as anti-snake venom - I. Analgésic and anti-inflamatory activities. Mem. Inst. Oswaldo Cruz 86(suppl. 2): 203-205.
6- Van den Berg, M.E. 1993. *Plantas Medicinais na Amazônia - Contribuição ao seu conhecimento sistemático*. Museo Paraense Emílio Goeldi, Belém.
7- Rodrigues, V.E.G. & D.A. de Carvalho. 2001. *Plantas Medicinais no Domínio dos Cerrados*. Editora UFLA. Lavras, MG. 180 pp.

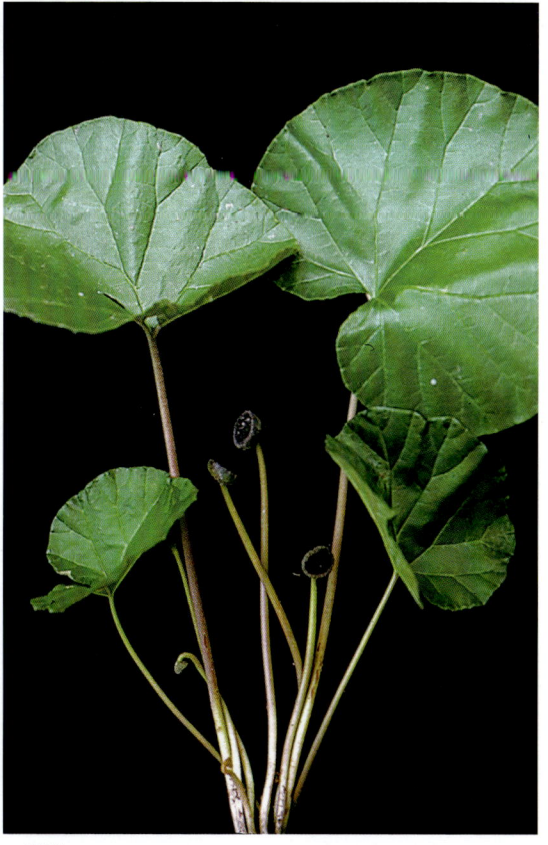

Ficus carica L.
Angiospermae - Moraceae. **Planta estudada:** H. Lorenzi 3.015 (HPL).

figo, figueira-da-europa, figueira, figueira-mansa, figueira-de-baeo, figueira-comum

Características gerais - arbusto grande ou arvoreta de 3-5 m de altura, ramificado, lactescente, nativa possivelmente do sudeste Asiático e amplamente cultivado no Sul e Sudeste do Brasil. Folhas cartáceas, simples com 5-7 lobos, de cor mais clara na face inferior. Flores muito pequenas, reunidas no interior de uma inflorescência fechada (sicônio), exceto pela extremidade superior, denominada de "ostíolo", que após a fecundação das flores femininas formam os verdadeiros frutos (aquênios duros, chamados na prática de sementes). O "figo", que na prática é chamado de "fruto" é, na verdade, um conjunto de frutos verdadeiros, ou seja, um "fruto composto", de 8-10 cm de comprimento, de cor verde ou arroxeada[3,4].

Usos - é amplamente cultivada em quase todo o mundo para a produção de frutos, que são consumidos tanto *in natura* como industrializados na forma de doces, geleias, compotas e cristalizados. São bem conhecidos os doces de figo verde produzidos em nível caseiro e industrial em todo o país. É considerado alimento restaurador de energia, tendo, inclusive, a reputação de retardador do envelhecimento, principalmente se consumido fresco em jejum com mel e suco de limão[3]. É amplamente empregada na medicina tradicional em algumas regiões do país como emoliente peitoral e laxativa, para o tratamento de prisão de ventre, bronquite, tosses, gripe e resfriado, bem como contra inflamações da boca e garganta[1,2,4]. A literatura etnofarmacológica recomenda o seu chá contra tosse, gripe e resfriado, na dose de uma colher das de sopa, duas a três vezes ao dia (para crianças utilizar metade desta dose) e, preparado por fervura durante três minutos, de um figo seco misturado com uma colher das de sobremesa de folhas secas picadas, em água suficiente para dar uma xícara das médias[3]; o mesmo chá ingerido em jejum com o remanescente do fruto cozido no dia anterior é recomendado como laxante suave para crianças[3]. O látex extraído da planta sob ferimento é recomendado para remoção de verrugas, calos e sardas, em aplicação local de uma gota deste líquido fresco, evitando-se sua exposição ao sol por causa do risco de queimaduras[3,4,5] devido a presença no fruto de furanocumarinas, especialmente psoraleno e bergapteno, substâncias fotossensibilizantes; em sua composição foram registradas também a presença de ácidos orgânicos, mucilagem, pectina, açúcares e vitaminas B e C[5].

Literatura citada:
1- Alzugaray, D. & C. Alzugaray. 1996. *Plantas que Curam*. Editora Três, São Paulo. 2 vol.
2- Bown, D. 1995. *The Herb Society of América - Encyclopedia of Herbs & Their Uses*. Dorling Kindersley Publishing Inc. New York.
3- Panizza, S. 1998. *Plantas que Curam (Cheiro de Mato)* - 3a edição. IBRASA, São Paulo.
4- Vieira, L.S. & J.M. Albuquerque. 1998. *Fitoterapia Tropical - Manual de Plantas Medicinais*. FCAP -Serviço e Documentação e Informação. Belém.
5- Gruenwald, J. et al (eds.), 2000, *Physicians Desk References (PDR) for herbal medicines*, Med. Econ. Co, New Jersey, 858 p.

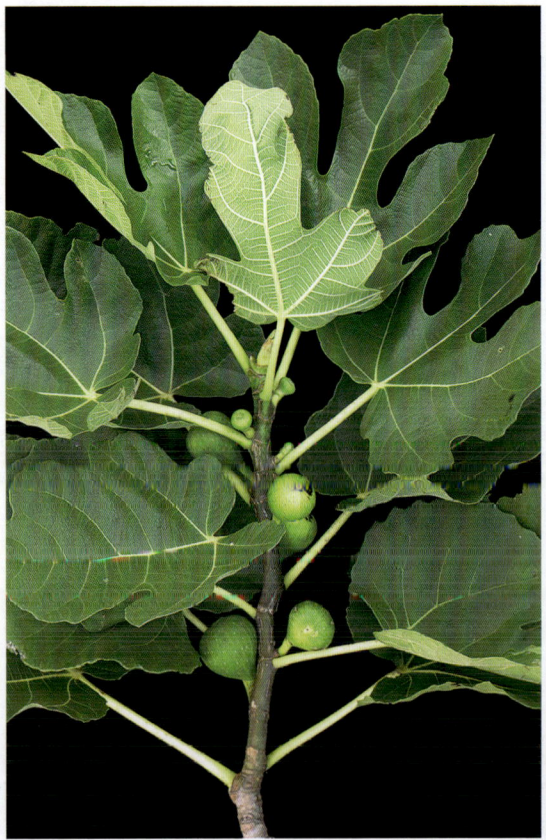

Ficus insipida Willd.

Sin.: *Ficus anthelmintica* Mart., *Ficus glabrata* Kunth, *Ficus segoviae* Miq., *Ficus mexicana* (Miq.) Miq., *Ficus radulina* S. Watson, *Ficus crassiuscula* Warb. ex Standl., *Pharmacosycea angustifolia* Liebm.

Angiospermae - Moraceae. **Planta estudada:** H. Lorenzi 981 (HPL).

apuí-açu, caxinguba, coaxinguba, figueira, figueira-do-mato, figueira-branca, gameleira-branca, gameleira-roxa, lombrigueira, figueira-do-brejo, mata-pau

Características gerais - árvore lactescente, de 8 a 19 m de altura, dotada de copa ampla e aberta, com tronco curto, de 40 a 70 cm de diâmetro, nativa de quase todo o território brasileiro em várias formações vegetais de várzeas úmidas e inundáveis. Folhas longo-pecioladas, coriáceas, glabras em ambas as faces, de 12 - 22 cm de comprimento, com estípulas estreitas e atenuadas. Receptáculos floríferos subsésseis, globosos, de 2,0 a 2,5 cm de diâmetro. Infrutescências (sicônios) obovoides, lisas, de 2,5 a 4,0 cm de diâmetro. Multiplica-se tanto por sementes como por estacas[3,6]. Existem outras espécies deste gênero com características semelhantes e usadas também com a mesma finalidade, destacando-se *Ficus gardneriana* (Miq.) Miq. e *Ficus gomelleira* Kunth & C.D. Bouché.

Usos - fornece madeira de baixa qualidade, empregada apenas para caixotaria, confecção de brinquedos e como lenha. A planta é também empregada na medicina caseira de algumas regiões. Com base na tradição seu látex é considerado anti-helmíntico, tendo, porém, ação purgativa drástica e até mesmo corrosiva[4,5,6], sendo recomendado também contra ancilostomose e no tratamento da icterícia[4]. Aos frutos são atribuídas propriedades afrodisíacas e estimulantes da memória[1,4,5,6]. Nas Guianas os indígenas usam o látex de *Ficus gardneriana* na forma de emplastro contra dores abdominais[1]. O chá da casca de outra espécie (*Ficus gameleira* Standl.), é usado por via oral como medicação tônica, depurativa e antissifilítica e externamente para o tratamento de úlceras por meio de lavagens locais. Apesar de ser muito usada, existem na literatura poucas informações sobre seus constituintes químicos; mesmo assim foram encontradas referências sobre a presença de alcaloides, esteróis, triterpenos, cumarinas e flavonoides[1], bem como, especificamente nas folhas, vários triterpenos e o psoraleno[2], substância de ação fotossensibilizante.

Literatura citada:
1- Grenand, P., C. Moretti. & H. Jacquemin. 1987. *Pharmacopées Traditionnelles en Guyane: Créoles, Palikur, Wayãpi*. Editorial 1-ORSTROM, Coll. Mem No. 108. Paris, France.
2- Lopes, D., C.T. Villela, M.A.C. Kaplan & J.P.P. Carauta. 1993. Moretenolactone, a â-lactone hopanoid from *Ficus insípida. Phytochemistry 34*: 279-280.
3- Lorenzi, H. 2002. *Árvores Brasileiras*. 4ª edição. Vol. I. Instituto Plantarum, Nova Odessa-SP, 384 p.
4- Mors, W.B.; C.T. Rizzini & N.A. Pereira. 2000. *Medicinal Plants of Brazil*. Reference Publications, Inc. Algonac, Michigan.
5- Schultes, R.E. & R. F. Raffauf. 1990. *The Healing Forest. Medicinal and Toxic Plants of the Northwest Amazonia*. Dioscorides Press. Portland, OR.
6- Van den Berg, M.E. 1993. *Plantas Medicinais na Amazônia* - Museo Paraense Emílio Goeldi, Belém.
7- Braga, R. 1976. *Plantas do Nordeste, Especialmente do Ceará*. Coleções Mossoroense, Fortaleza. 540

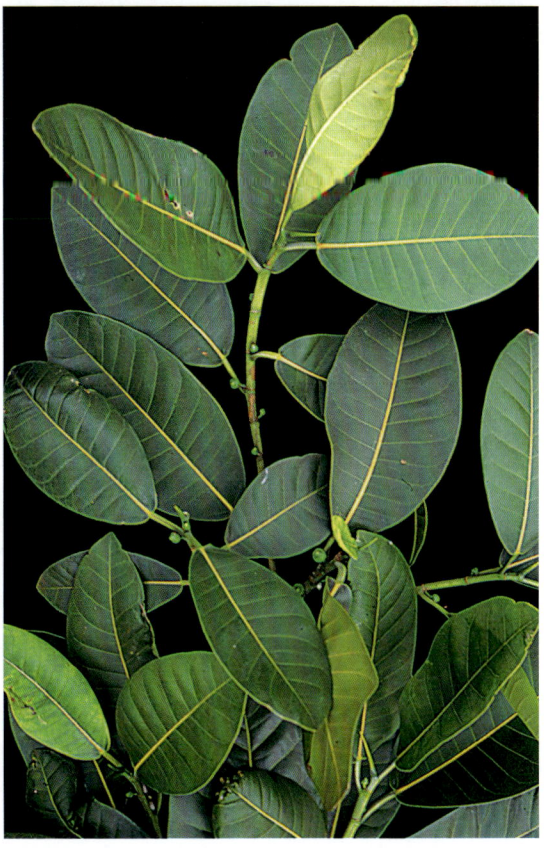

Ficus gomelleira Kunth & C.D. Bouché
Planta estudada: H. Lorenzi 1.600 (HPL).
Espécie afim de *F. insipida*, possui propriedades semelhantes e também empregada para os mesmos fins na medicina popular.

Ficus eximia Schott
Planta estudada: H. Lorenzi 638 (HPL).
Árvore de médio porte nativa de quase todo o Brasil, possui propriedades e usos mais ou menos semelhantes à espécie *F. insipida*.

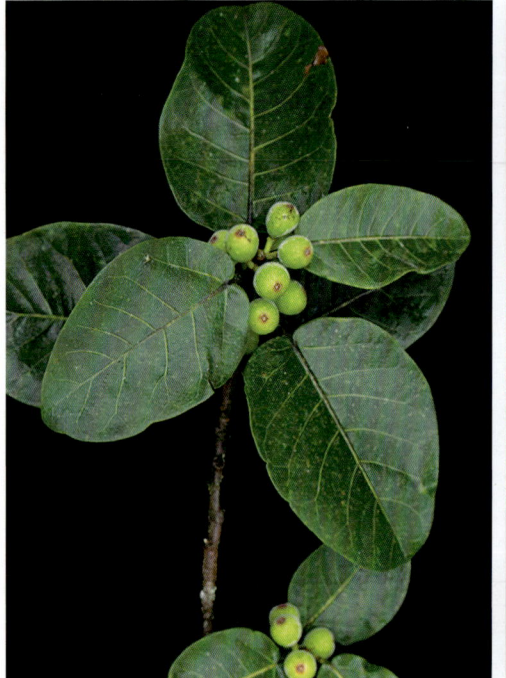

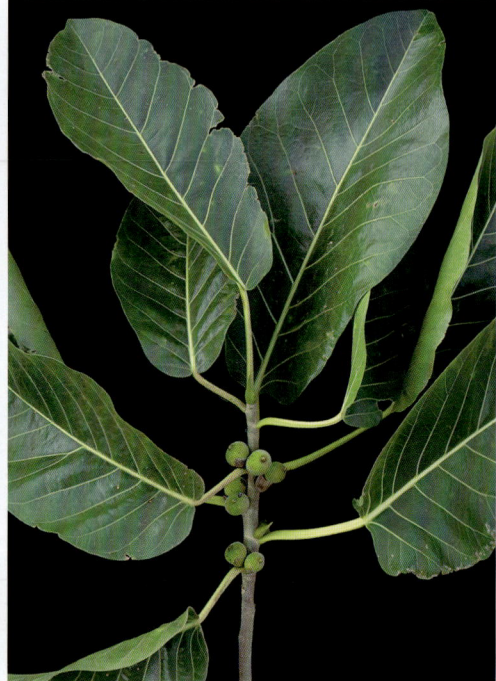

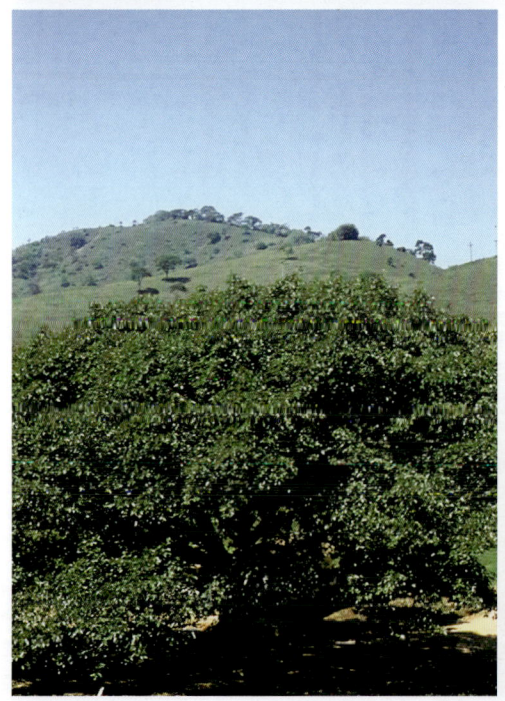

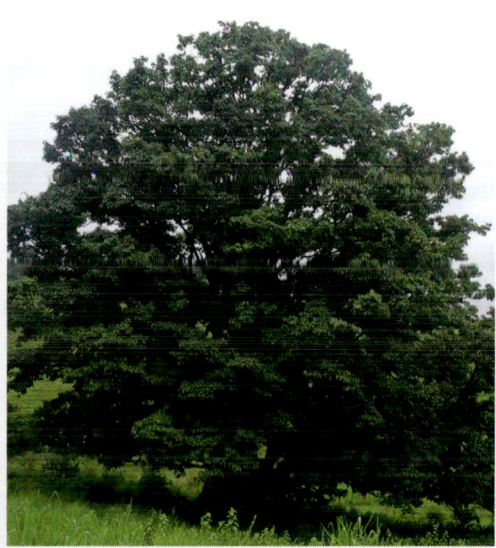

Moringa ovalifolia Dinter & Berger

Sin.: *Moringa oleifera* Lam., *Guilandina moringa* L., *Moringa pterygosperma* Gaertn., *Moringa zeylanica* Burmann

Angiospermae - Moringaceae. **Planta estudada:** E.R. Salviani 1.415 (HPL).

moringa, cedro, quiabo-de-quina

Características gerais - pequena árvore de até 10 m de altura, de copa rala, com folhas compostas bipinadas, de folíolos obovais, pequenos e glabros. Flores esbranquiçadas, grandes, em racemos pendentes. Os frutos são do tipo cápsula alada e deiscente com aspecto de uma vagem, com seção triangular, medindo até 35 cm de comprimento e marcado pelas sementes em seu interior; estas são trialadas e oleaginosas. É originária da África tropical e cultivada no Brasil como planta ornamental e medicinal, onde atinge porte bem menor[1,2,3].

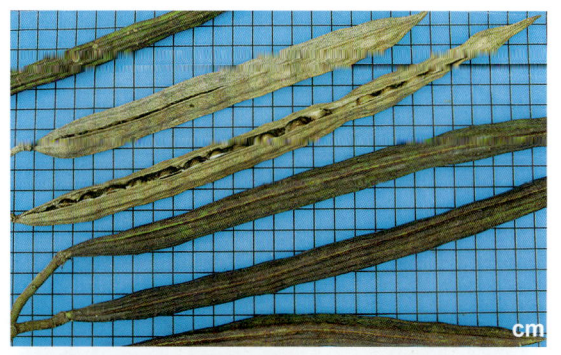

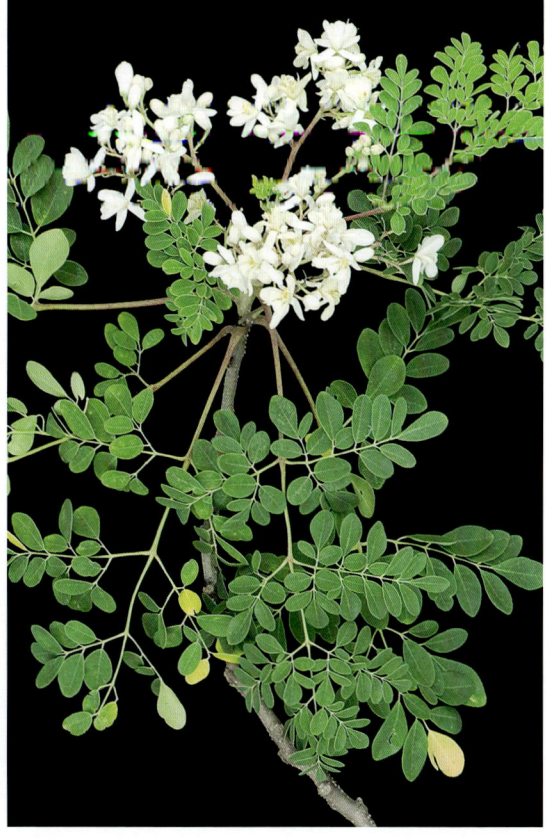

Usos - a literatura etnofarmacológica registra muito pouco o uso desta planta no Brasil, por tratar-se de introdução e cultivo recentes. A maior parte das informações se refere, principalmente ao seu uso tradicional na Índia. Lá, as sementes tostadas e as flores são usadas como alimento, enquanto as sementes cruas e recentemente amassadas, são aplicadas externamente em ferimentos infectados e, na forma de lavagens ou compressas para o tratamento da gota, dores reumáticas e como cicatrizante de feridas. As folhas cozidas com feijão ou na forma de salada com vinagreira, são consideradas como tendo elevado valor alimentício e, no Brasil, especialmente na região Nordeste, chega a fazer parte da merenda escolar em alguns municípios interioranos[3,4]. As raízes de sabor acre e picantes são usadas na Índia como abortiva e cicatrizante de feridas, enquanto o sumo extraído das folhas ou das raízes se emprega como rubefaciente local e, internamente, para melhorar o apetite e auxiliar a digestão. Um importante uso das sementes é como agente purificador de água com tecnologia desenvolvida na África[5] e na Guatemala, já aplicada no Brasil sob orientação do ESPLAR, cuja sede em Fortaleza estimula seu cultivo e oferece um cartilha com instruções para aplicação desta técnica. Seu estudo fitoquímico registra para as sementes a presença de 38% de óleo fixo, muito rico em ácido oleico. Além do óleo, as sementes contêm como componente mais importante, a pterigospermina, princípio dotado de atividade antimicrobiana, e principal responsável pelo seu emprego na medicina popular no Brasil; sua preparação para uso pode ser feita retirando-se primeiro o tegumento da semente (casca) e amassando-se o material esbranquiçado com um pouco de vaselina ou óleo de cozinha até formar uma pomada, que deve ser aplicada de imediato, uma vez que seu agente antimicrobiano é destruído rapidamente por ação da luz do sol e oxigênio do ar. Dos componentes da casca da raiz foi isolado uma fração do extrato que mostrou, *in vitro*, atividade bactericida contra *Vibrio cholerae*, bem como vários glicosinolatos, um dos quais com atividade hipotensora. Testes experimentais permitiram demonstrar que um complexo glicoproteico das sementes atua como agente de coagulação e floculação. Experiências mostraram que a fração proteica misturada com bentonita remove da água cerca de 90% das cercárias de *Schistosoma mansoni*, tornando-a potável e sem risco de contaminação[4,5]. O extrato das folhas mostrou-se capaz de reduzir o nível de glicose no sangue de pacientes diabéticos. Experiências com animais de laboratório utilizando as raízes de moringa demonstraram uma atividade anti-inflamatória e cicatrizante de feridas. Resultados semelhantes foram obtidos utilizando o extrato de suas sementes[3]. A importância destas propriedades e a grande frequência de seu uso tradicional são motivos suficientes para a escolha desta planta como tema de estudos químicos, farmacológicos e clínicos mais aprofundados, visando sua validação medicinal nas várias indicações, principalmente considerando que se trata já de uma cultura em expansão no Norte e no Nordeste do país.

Literatura citada:
1- Corrêa, M.P. 1926. *Dicionário das Plantas Úteis do Brasil e das Exóticas Cultivadas* - vol. -01. Ministério da Agricultura, Rio de Janeiro.
2- Fruenwald, J., T. Brendler & C. Jaenickke (eds.), 2000. *Physicians Desk References (PDR) for herbal medicines*, Med. Econ. Co, New Jersey, 858 pp,
3- Sousa, M.P., M.E.O. Matos, F.J.A. Matos et al. 1991. *Constituintes químicos de plantas medicinais brasileiras,* Impr. Universitária/UFC, Fortaleza, 416 pp.
4- Matos, F.J.A. 2002. *Plantas Medicinais - guia de seleção e emprego de plantas usadas em fitoterapia no nordeste do Brasil*. Impr. Universitaria / Edições UFC, Fortaleza, 344 pp.
5- Ndabigengesere, A., K.S. Narasiah & B.G. Talbot. 1995. Active agents and mechanism of coagulation of turbid waters using *Moringa oleifera*. *Water Res.*, v.29,n.2,p.703-10.

Moringa ovalifolia Linter & Berger
Exemplares adultos desta espécie, cultivado no estado do Ceará.

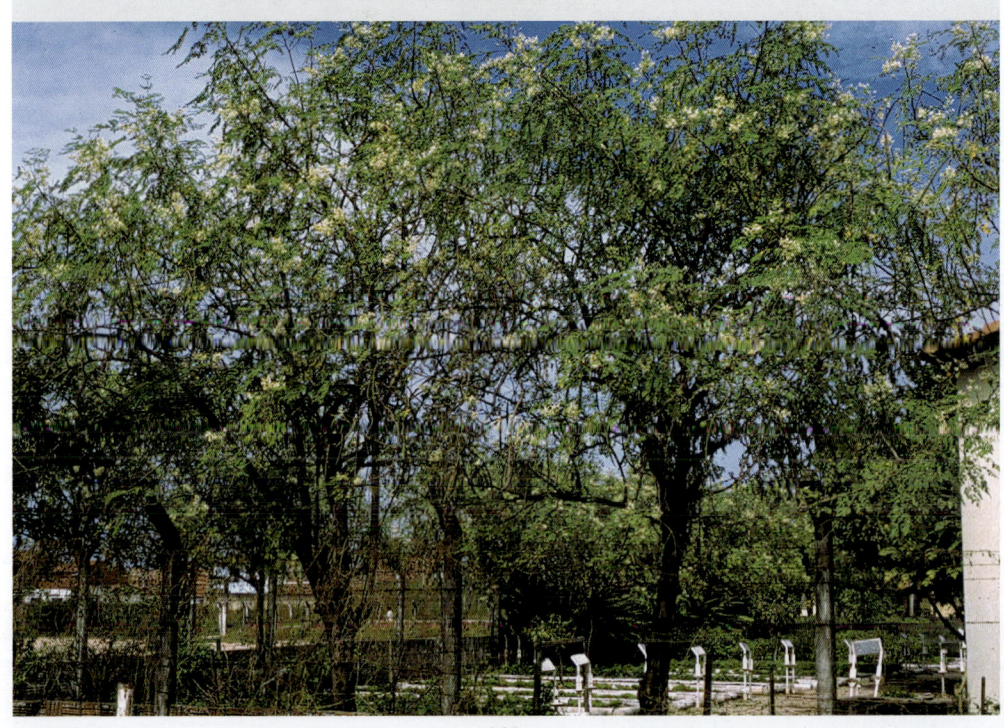

Virola surinamensis (Rol. ex Rottb.) Warb.

Sin.: *Myristica surinamensis* Rol. ex Rottb., *Palala surinamensis* (Rol. ex Rottb.) Kuntze, *Virola glaziovii* Warb., *Virola sebifera* var. *longifolia* Lam.

Angiospermae - Myristicaceae. **Planta estudada:** H. Lorenzi 3.473 (HPL).

ucuúba, ucuúba-branca, árvore-do-sebo, bicuíba, noz-moscada (PA), ucuúba-amarela, ucuúba-cheirosa, ucuúba-verdadeira, uncuúba-branca, uncuúba-da-várzea, andiroba (CE)

Características gerais - árvore de copa mais ou menos piramidal, de 25 a 35 m de altura, com ramos novos ferrugíneo-tomentosos e tronco cilíndrico de 60 a 90 cm de diâmetro, nativa de florestas alagadiças de toda a região Amazônica, estendendo-se até o Maranhão e Pernambuco. Tem folhas simples, alternas, subcoriáceas, de 10 a 15 cm de comprimento. Flores pequenas, amareladas, dispostas em inflorescências paniculadas axilares. Os frutos são cápsulas globosas ou oblongas, deiscentes, medindo 1,5 a 2,2 cm de diâmetro. Ocorre na Mata Atlântica do Sul e Sudeste a espécie *Virola bicuhyba* (Schott ex Spreng.) Warb., (Sin.: *Virola oleifera* (Schott) A.C. Smith.), com características e propriedades muito similares, cujas fotos são apresentadas na próxima página[4].

Usos - a árvore fornece madeira leve, utilizada para compensados, estruturas de móveis, miolo de portas, caixotaria e pasta celulósica. Suas sementes são ricas em gordura (60-70%), utilizadas principalmente como combustível. Suas folhas, cascas e resina do tronco são empregadas na medicina popular regional, principalmente contra males do estômago, cólicas intestinais, erisipelas, inflamações, ferimentos e como cicatrizante[6, 8]. À resina da casca é atribuída a propriedade resolutiva ou rubefaciente[6]. O decocto da casca auxilia no controle de úlceras, erisipelas, infecções e ferimentos[6]. O chá das folhas é empregado para problemas estomacais[6,8]. A substância gordurosa contida nas sementes é usada externamente em massagens contra aftas e hemorroidas[6]. Os indígenas Wayãpi das Guianas usam as raízes aéreas novas que surgem na base do tronco para o preparo de decocção ingerida contra tosse[3]. Já os Palikur empregam a casca como remédio corrente, usado tanto como emoliente nos casos de feridas e erisipelas, como desinfetante oral nos casos de abscessos dentários

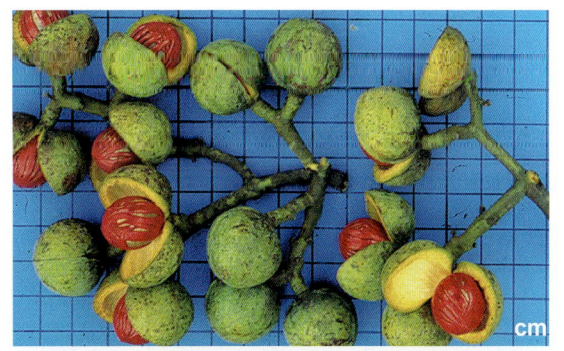

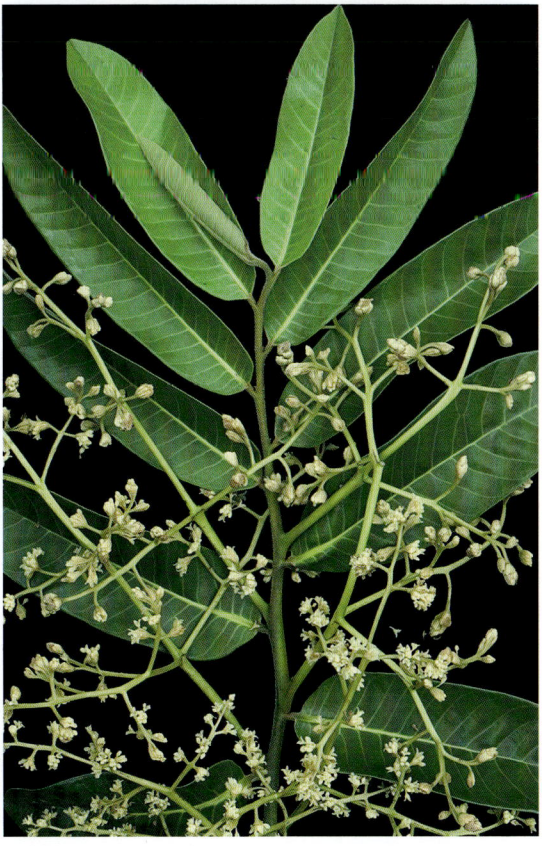

[3]. Estas indicações, no entanto, ainda não tiveram comprovação quanto a sua eficácia e segurança, sendo baseadas apenas na tradição popular. O estudo químico desta planta, entretanto, revelou a presença de diarilpropanoides na madeira[2] e neolignanas nas folhas, compostos que apresentam interessantes propriedades biológicas[2,5]. A aplicação da neolignana obtida desta espécie num ensaio para avaliação da capacidade protetora contra a penetração de cercárias, forma larval do agente causador da esquistossomose, apresentou a maior eficiência entre as neolignanas extraídas de quarenta espécies de plantas diferentes, cortando um elo da cadeia infecciosa *Schistosoma*-homem-caramujo-cercária-homem, que ocorre quando qualquer parte do corpo do homem é mergulhada em água contendo estas larvas.

Virola bicuhyba (Schott ex Spreng.) Warb.
Sin.: *Virola oleifera* (Schott) A.C. Sm.
Planta estudada: H. Lorenzi 3.485 (HPL).
Espécie afim de *V. surinamensis*, é nativa da Mata Atlântica e possui propriedades mais ou menos semelhantes a esta.

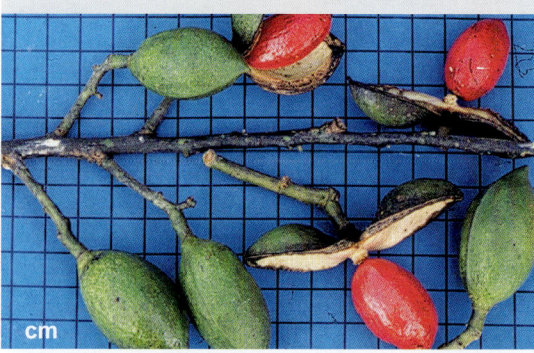

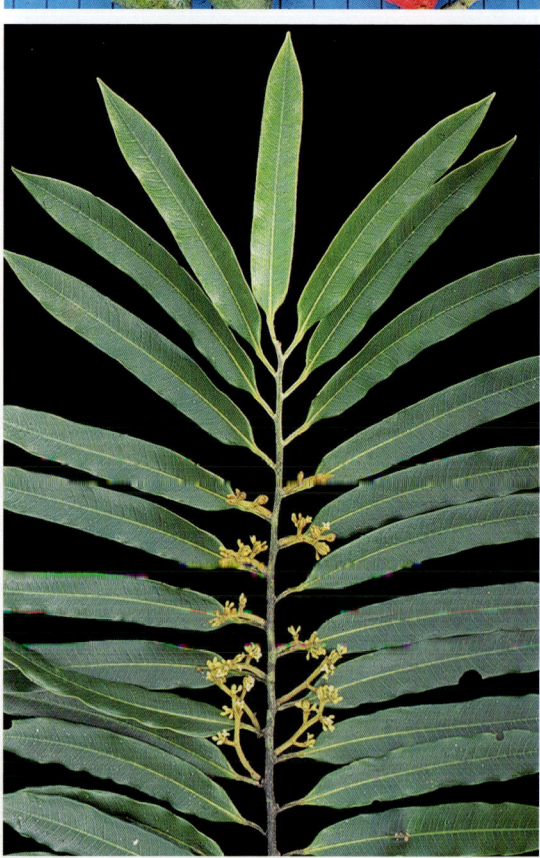

Literatura citada:
1- Barata, L.E.S.; Baker, P.M.; Gottlieb, O.R. & Rúveda, E.A. 1987. Neolignans of *Virola surinamensis*. *Phytochemistry 17*: 783-786.
2- Gottlieb, O.R.. Loureiro, A.A.; Carneiro, M.S. & da Rocha, A. I. 1973. The chemistry of Brazilian Myristicaceae. II. The distribution of diarylpropanoids in amazonian *Virola* species. *Phytochemistry 12*: 1830.
3- Grenand, P.; Moretti, C. & Jacquemin, H. 1987. *Pharmacopées Traditionnelles en Guyane: Créoles, Palikur, Wayãpi*. Editorial l'ORSTOM, Paris, France, Coll. Mem. No. 108.
4- Lorenzi, H. 2002. *Árvores Brasileiras: manual de identificação e cultivo de plantas arbóreas nativas do Brasil*. 4ª edição. Vol. I. Instituto Plantarum, Nova Odessa-SP, 384 p.
5- Lopes, N.P.; Blumenthal, E.F.A.; Cavalheiro, A.J.; Kato, M.J. & Yoshida, M. 1996. Neolignans, y-lactones and propiophenones of *Virola surinamensis* (Rol.) Warb. *Phytochemistry 43*: 1089-1092.
6- Mors, W.B.; Rizzini, C.T. & Pereira, N.A. 2000. *Medicinal Plants of Brazil*. Reference Publications, Inc., Algonac, Michigan, 501 p.
7- Schultes, R.E. & Raffauf, R. F. 1990. *The Healing Forest - Medicinal and Toxic Plants of the Northwest Amazonia*. Dioscorides Press, Portland, OR, 484 p.
8- Van den Berg, M.E. 1993. *Plantas Medicinais na Amazônia - Contribuição ao seu conhecimento sistemático*. Museo Paraense Emílio Goeldi, Belém, 206 p.

Eucalyptus globulus Labill.
Angiospermae - Myrtaceae. **Planta estudada:** H. Lorenzi 3.475 (HPL).

árvore-da-febre, comeiro-azul, eucalipto, gomeiro-azul, mogno-branco, eucalipto-limão

Características gerais - árvore de grande porte medindo até 60 m de altura, com folhas coriáceas, opostas, de dois tipos morfológicos diferentes – as dos ramos jovens são azuladas, largas e peltadas, porém as dos ramos maduros são mais estreitas, lanceoladas ou em forma de foice. A foto abaixo mostra os diferentes tipos de folhas existentes numa mesma árvore. Flores e botões florais solitários na axila das folhas. Os frutos são operculados, medindo até 1,5 cm de comprimento. É raro a floração e frutificação desta espécie no Brasil. É originária da Tasmânia e introduzida no Sul do Brasil no início do século XX, porém hoje é raramente cultivada. Hoje, outras espécies congêneres são cultivadas em muitas regiões de clima tropical e subtropical do Brasil, para obtenção da madeira como combustível, ou de celulose para fabricação de papel e para extração do óleo essencial medicinal. Outras espécies de eucalipto também são usadas no Brasil para uso medicinal como *Eucalyptus tereticornis* Sm. e *Eucalyptus citriodora* Hook. (fotos desta última na próxima página).

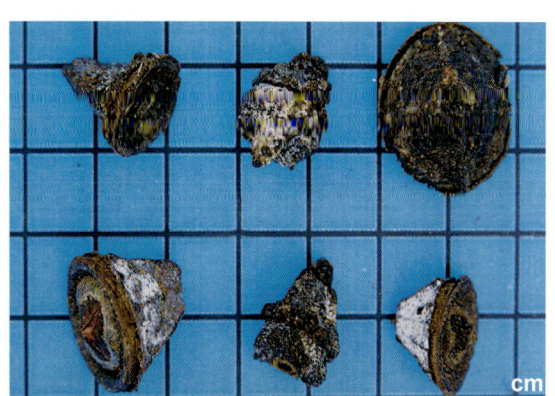

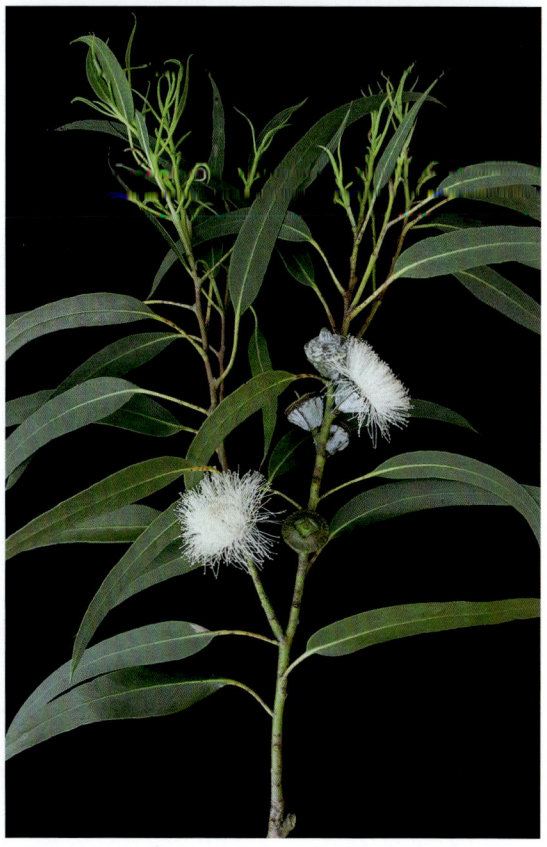

Usos - as folhas dos ramos adultos, colhidos no verão e secas ao ar, são usadas tanto nas práticas caseiras da medicina popular, como pela indústria farmacêutica para obtenção da tintura e do óleo essencial de onde é separado o eucaliptol, em ambos os casos como anticatarral. Nas práticas caseiras, o chá preparado com 4-6 folhas bem picadas em água fervente na quantidade suficiente para uma xícara das médias, é usado para fazer a inalação dos vapores de água fervente com as folhas e também empregada para o tratamento da gripe, congestão nasal e sinusite. A análise fitoquímica das folhas mostra como principal componente o óleo essencial que tem mais até 80% de 1,8-cineol ou eucaliptol, acompanhado de vários monoterpenos, sesquiterpenos, álcoois, cetonas, aldeídos e ésteres[1,2]; na madeira ocorrem vários constituintes fixos, compreendendo taninos, flavonoides como a quercetina e triterpenoides pentacíclicos, além de outras substâncias fenólicas; nas folhas, além do óleo essencial, foram isolados taninos, os ácidos gálico, glicólico e glicérico, glicosídeos flavônicos, quercetina, campferol e triterpenoides e, cera com composto dicetônico com forte atividade antioxidante; vários compostos denominados euglobais e macrocarpais, já foram identificados nas folhas e nos botões florais, alguns deles com atividade biológica compatível com o uso da planta como fitoterápico[3]. Os ensaios de avaliação de sua atividade farmacológica demonstraram que tanto o óleo essencial como o extrato aquoso das folhas são ativos contra *Staphylococcus aureus*, o componente macrocarpal A mostra também atividade antibacteriana, os macrocarpais A e D são eficazes no tratamento da laringite, os A e E são dotados de atividade anti-HIV Rtase. Os compostos euglobais tem atividade anti-inflamatória, especialmente o euglobal-III e a eucaliptona, também isolada das folhas, é ativa contra bactérias cariogênicas, especialmente *Streptococcus mutans* e *S. sobrinus*. O eucaliptol é largamente usado para aromatizar ambientes, em loções e em preparações farmacêuticas para uso local e interno. Inalado age como estimulante expectorante. Em uso local, o cineol serve como anestésico suave e antisséptico, sendo recomendado em cosméticos para remover manchas da pele, com a vantagem de não causar irritação; por sua propriedade de ser absorvido pela pele e eliminado pelos pulmões é usado também em unguentos antigripais. Esta espécie não se adaptou ao clima do Nordeste do Brasil e, por isso, vem sendo substituída, para fins medicinais, nessa região, pelo *E. tereticornis* Smith, cujo teor de cineol é um pouco mais baixo e, por *Lippia microphylla* Cham., planta silvestre abundante no interior do Nordeste, que fornece até 2,0% de óleo essencial com até 54% de cineol, que são plantas mais acessíveis ao povo da região[5]. A aplicação de suas preparações em crianças deve ser feita com o máximo cuidado por causa do risco de provocar espasmo da glote ou dos brônquios depois de uma forte aspiração[2]. Tem sido muito comum e injustificado o uso do *E. citriodora* nas práticas caseiras da medicina popular cujo óleo essencial não contém cineol e sim citronelal, cujas propriedades são bem diferentes.

Eucalyptus citriodora Hook.
Frutos e ramo florífero desta espécie muito cultivada no Sudeste e ocasionalmente também usada na medicina caseira à semelhança de *E. globulus*.

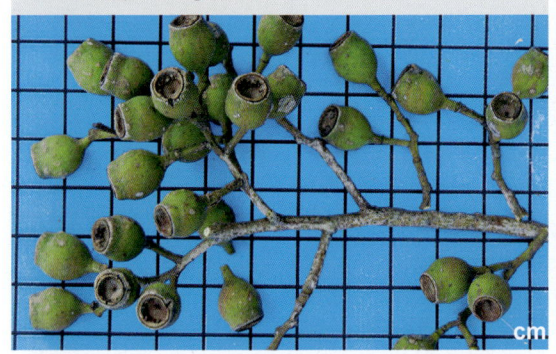

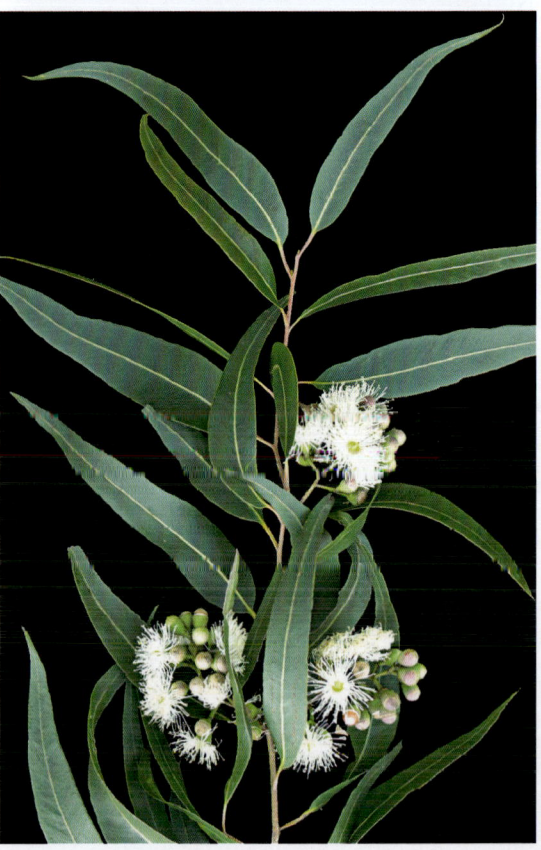

Literatura citada:
1- Costa, A.F. 1975. *Farmacognosia*. 3.ed. Vol. I. Fundação Calouste Gulbenkian, Lisboa, 1031p./ 3 vols.
2- Gruenwald, J.; Brendler, T. & Jaenickke, C. (eds.). 2000. *Physicians Desk References (PDR) for herbal medicines*. Med. Econ. Co., New Jersey, 858 p.
3- Boelens, M.H. 1984. Essential Oils and Aroma Chemicals from *Eucalyptus globulus* Labill. *Perfumer & Flavorist*, v.9, p.1-6, 8-10, 12-14. Dec /Jan 1985.
4- Sousa, M.P.; Matos, M.E.O.; Matos, F.J.A. et al. 1991. *Constituintes químicos de plantas medicinais brasileiras*. Impr. Universitária/UFC, Fortaleza, 416 p.
5- Matos, F.J.A. 2000. *Plantas Medicinais - guia de seleção e emprego de plantas usadas em fitoterapia no nordeste do Brasil*. 2. ed. Imprensa Universitária/Edições UFC, Fortaleza, 344 p.

Eugenia uniflora L.

Sin.: *Eugenia brasiliana* (L.) Aubl., *Eugenia costata* Cambess., *Eugenia indica* Mich., *Eugenia lacustris* Barb. Rodr., *Eugenia michelii* Lam., *Eugenia microphylla* Barb. Rodr., *Eugenia parkeriana* DC., *Stenocalyx brunneus* O. Berg, *Stenocalyx affinis* O. Berg, *Stenocalyx impuctatus* O. Berg, *Stenocalyx glaber* O. Berg, *Stenocalyx lucidus* O. Berg, *Stenocalyx dasyblastus* O. Berg, *Stenocalyx michelii* (Lam.) O. Berg, *Stenocalyx strigosus* O. Berg, *Stenocalyx uniflorus* (L.) Kausel, *Myrtus brasiliana* L., *Plinia rubra* L., *Plinia pedunculata* L. f.

Angiospermae - Myrtaceae. **Planta estudada:** H. Lorenzi 3.480 (HPL).

pitanga, ibipitanga, pitanga-branca, pitanga-do-mato, pitanga-rósea, pitanga-roxa, pitangatuba, pitangueira, pitangueira-vermelha, ubipitanga, ginja, jinja

Características gerais - arbusto ou árvore semidecídua, de 4 a 10 m de altura, rizomatosa, copa estreita, de tronco liso de cor pardo-clara. Folhas simples, cartáceas, de 3-7 cm de comprimento, com aroma característico quando amassadas. Flores de cor branca, solitárias ou em grupos de 2-3 nas axilas e nas extremidades dos ramos. Frutos do tipo drupa, globosos e sulcados, brilhantes e de cor vermelha, amarela ou preta, com polpa carnosa e agridoce, contendo 1 a 2 sementes. As raízes (rizomas) têm a propriedade de rebrotar sob a árvore, produzindo verdadeiras touceiras. É nativa do Brasil desde o Planalto Meridional até as restingas litorâneas do Nordeste até o Sul[4,12]. É amplamente cultivada em pomares domésticos de todo o Brasil para produção de frutos. Nos cerrados ocorre a espécie *Eugenia pitanga* (O. Berg) Kiaersk., de porte arbustivo (menos de 1 m de altura), porém com frutos e características semelhantes, cuja foto é apresentada na página seguinte.

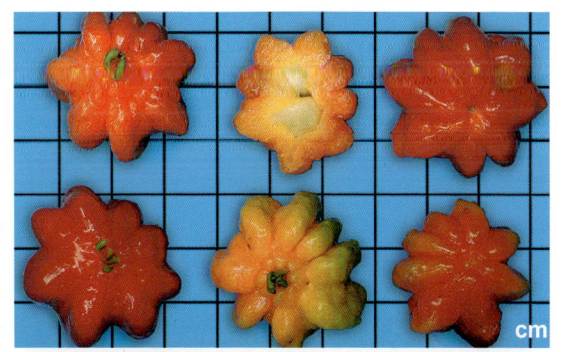

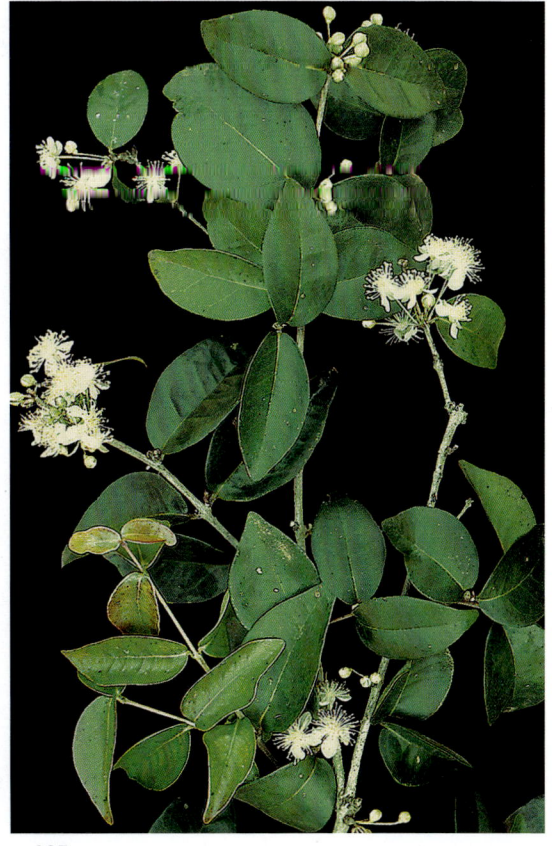

Usos - os frutos são medianamente ricos em vitamina C e consumidos tanto *in natura* como na forma de sucos, geleias e doces. Embora a eficácia e a segurança do uso desta planta na medicina popular não tenham sido, ainda, comprovadas cientificamente, sua utilização vem sendo feita com base na tradição popular que atribui às suas preparações várias propriedades. Assim, suas folhas e frutos são empregadas na medicina caseira em várias regiões do país por serem consideradas excitante, febrífuga, aromática, antirreumática e antidisentérica[1,5,10]. A literatura etnofarmacológica recomenda nos casos de diarreias infantis, verminoses e febres infantis o chá de suas folhas na dose de meio a um copo, após cada evacuação, preparado adicionando-se água fervente em um copo contendo uma colher das de sopa de folhas bem picadas[6], e bebido aos poucos, se possível um colher a cada cinco minutos. Contra bronquites, tosses, febres, ansiedade, hipertensão arterial e verminoses é indicado o extrato alcoólico, preparado com duas colheres das de sopa de folhas picadas e deixado em maceração durante 7 dias em uma xícara das médias com álcool de cereais a 70%, que deve ser ministrado na dose de 10 gotas diluídas em água, duas vezes ao dia [6]. Vários ensaios farmacológicos feitos com o extrato das folhas desta planta permitiram evidenciar as seguintes propriedades: atividade inibitória da enzima xantina-oxidase por ação dos flavonoides presentes em suas folhas[9], ausência de ação redutora do nível de colesterol na hipercolesterolemia experimental em experimento sobre o metabolismo dos lipídeos, usando macacos como animais de experiência[3], além de atividade antibacteriana contra alguns germes patogênicos[2]. Em sua composição química são encontrados óleo essencial, tanto nas folhas como nos frutos, vários sesquiterpenos[7,8,11], além de taninos, pigmentos flavonoides e antocianicos, saponinas, sais minerais e um pouco de vitamina C[6].

Eugenia pitanga (O. Berg) Kiaersk.
Planta estudada: G.F. Árbocz 1.820 (HPL).
Arbusto de menos de 1,5 m de altura, do cerrado, com propriedades e usos similares à *E. uniflora*.

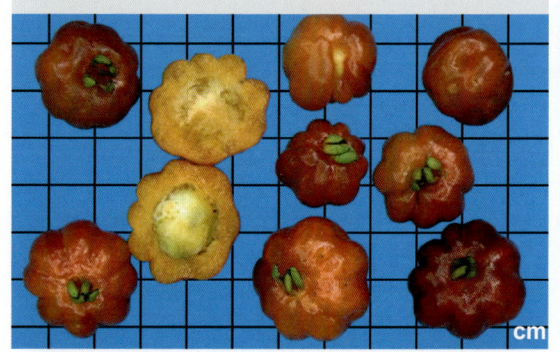

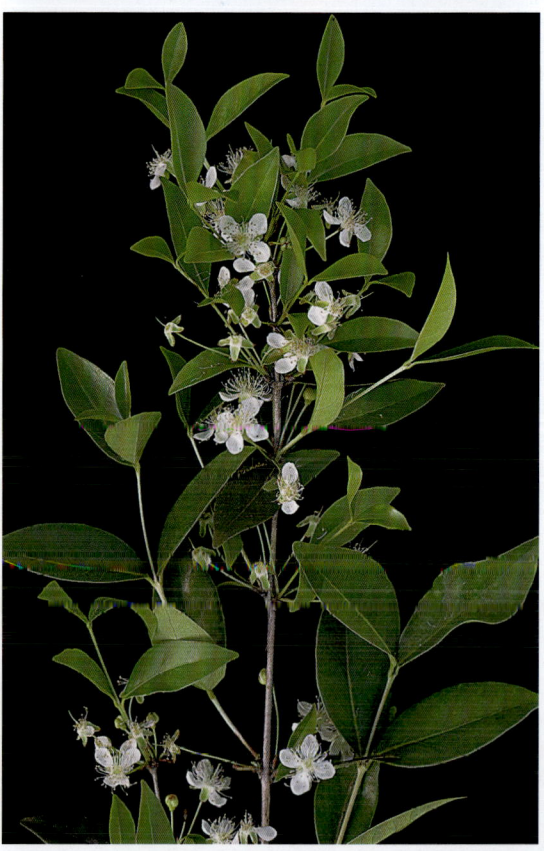

Literatura citada:
1- Albuquerque, J.M. 1989. *Plantas Medicinais de Uso Popular*. ABEAS/MEC, Brasília, 100 p.
2- Fadey, M.O. & Akpan, U.E. 1989. Antibacterial activities of the leaf extracts of *Eugenia uniflora* Linn. (synonym. *Stenocalyx michelii* Linn.), Myrtaceae. *Phytotherapy Research 3*: 154-155.
3- Ferro, E. et al. 1988. *Eugenia uniflora* leaf extract and lipid metabolism in *Cebus spella* monkeys. *J. Ethnopharmacol. 24*: 321-325.
4- Lorenzi, H. 2002. *Árvores Brasileiras*. 4ª edição. Vol. I. Instituto Plantarum, Nova Odessa-SP, 384 p.
5- Mors, W.B.; Rizzini, C.T. & Pereira, N.A. 2000. *Medicinal Plants of Brazil*. Reference Publications, Inc., Algonac, Michigan, 501 p.
6- Panizza, S. 1998. *Plantas que Curam (Cheiro de Mato)*. 3. ed. IBRASA, São Paulo, 280 p.
7- Rücher, G. et al. 1971. Die Struktur des isofuranodiens aus *Stenocalyx michelii* (Myrtaceae). *Phytochemistry 10*: 221-224.
8- Rücher, G. et al. 1977. Neue Inhaltstoffe aus *Stenocalyx michelii*. *Planta Medica 31*: 322-327.
9- Schmeda-Hirschmann, G.; Theoduloz, C.; Franco, L.; Ferro, E. & Arias, A.R. de. 1987. Preliminary pharmacological studies on *Eugenia uniflora* leaves. Xanthine oxidase inhibitory activity. *J. Ethnopharmacol. 21*: 183-186.
10- Vieira, L.S. 1992. *Fitoterapia da Amazônia Manual de Plantas Medicinais*. 2. ed. Editora Agronômica Ceres, São Paulo, 350 p.
11- Weyerstahl, P. et al. 1988. Volatile constituents of *Eugenia uniflora* leaf oil. *Planta Medica 54*: 546-549.
12- Lorenzi, H.; Bacher, L.; Lacerda, M. & Sartori, S. 2006. Frutas Brasileiras e Exóticas Cultivadas. Instituto Plantarum, Nova Odessa-SP, 672 p.

Myrciaria dubia (Kunth) McVaugh

Sin.: *Psidium dubium* Kunth, *Eugenia divaricata* Benth., *Eugenia grandiglandulosa* Kiaersk., *Myrciaria caurensis* Steyerm., *Myrciaria divaricata* (Benth.) O. Berg, *Myrciaria lanceolata* O. Berg, *Myrciaria paraensis* O. Berg, *Myrciaria phillyraeoides* O. Berg, *Myrciaria riedeliana* O. Berg, *Myrciaria spruceana* O. Berg

Angiospermae - Myrtaceae. **Planta estudada:** H. Lorenzi 346 (HPL).

camu-camu

Características gerais - arbusto muito ramificado, de 2-3 m de altura, encontrado em estado nativo em regiões pantanosas e inundáveis da Amazônia Ocidental. Folhas simples, inteiras, opostas, de 4-6 cm de comprimento. Flores grandes, de cor branca, reunidas em pequenas inflorescências paniculadas terminais. Os frutos são globosos, de cor arroxeada, com polpa carnosa e ácida, que amadurecem na época das cheias dos rios Amazônicos. Multiplica-se por sementes.

Usos - os frutos desta planta contém o mais alto teor de vitamina C (ácido ascórbico) conhecido até o momento, cujo conteúdo atinge 21.000 a 50.000 ppm, ou seja, 2-5 gramas por 100 g de fruto [1 apud 4,5]. Para se ter uma ideia desta grandeza, basta lembrar que a laranja contém 500 a 1.250 ppm, enquanto que a acerola contém 16.000 a 45.000 ppm[1 apud 4,5]. Comparado com a laranja, o camu-camu oferece 30 vezes mais vitamina C, 10 vezes mais ferro, 3 vezes mais niacina (vitamina B1), 2 vezes mais riboflavina (vitamina B2) e 50% mais fósforo[2]. Fruto de origem silvestre teve sua importância aumentada por causa de seu alto teor de vitamina C, tendo surgido, em consequência, um mercado para seus frutos, até então consumidos apenas localmente. A maior parte de sua produção é ainda extrativa, contudo já vem sendo iniciado o seu cultivo em várias regiões tropicais do país. Geralmente é consumido na forma de sucos, contudo na Amazônia peruana é utilizado também para o preparo de sorvetes, bebidas e geleias[4]. Do mesmo modo que a acerola, o seu suco pode ser servido misturado a outros de sabor mais forte, mas de teor de vitamina C baixo, como o maracujá, o limão, a pitanga, além de outros[5].

Literatura citada:

1- Beckstrom-Sternberg, S. & Ducke, J.A. *Ethnobotany and Phytochemical Databases*. U.S. Depto. of Agriculture, Agric. Research Service, USA.
2- Duke, J. & Vasquez, R. 1994. *Amazonian Ethnobotanical Dictionary*. CRC Press, Inc., Boca Raton.
3- Revilla, J. 2001. *Plantas da Amazônia: oportunidades econômicas e sustentáveis*. 2. ed. SEBRAE/INPA, Manaus, 405 p.
4- Taylor, L. 1998. Herbal secrets of the rainforest. Prima Health Publishing, Rocklin, CA, 315 p.
5- Matos, F.J.A. 2002. *Plantas Medicinais - guia de seleção e emprego de plantas usadas em fitoterapia no nordeste do Brasil*. Edições UFC, Fortaleza, 344 p.

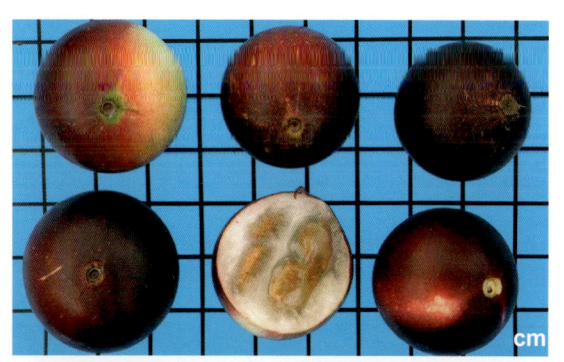

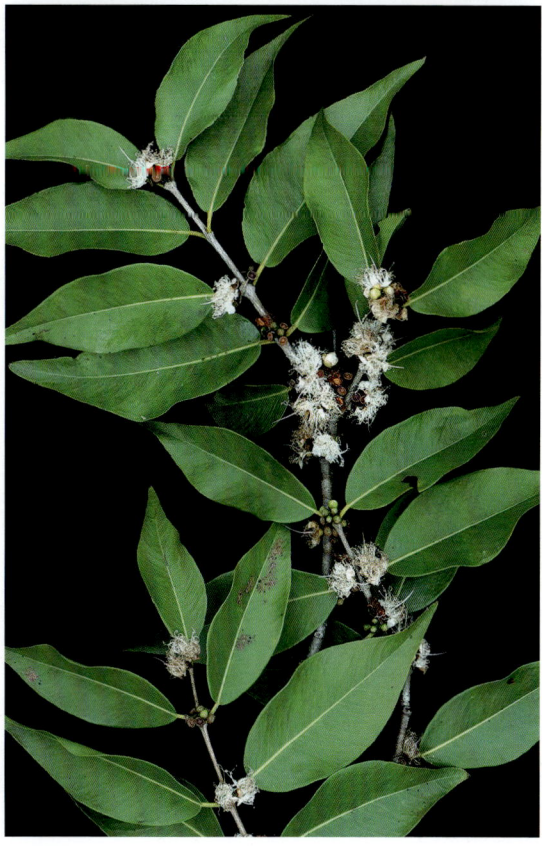

Psidium guajava L.

Sin.: *Psidium pumilum* Vahl, *Psidium igatemyensis* Barb. Rodr., *Myrtus guajava* (L.) Kuntze, *Guajava pyrifera* (L.) Kuntze, *Psidium guajava* var. *cujavillum* (Burman) Krug & Urb.

Angiospermae - Myrtaceae. **Planta estudada:** H. Lorenzi 3.476 (HPL).

araçá-das-almas, araçá-goiaba, araçá-guaçu, araçá-guaiaba, araçu-guaçu, araçu-uaçu, goiaba, goiaba-branca, goiaba-comum, goiaba-maçã, goiaba-pera, goiaba-vermelha, goiabeira, goiabeira-branca, guaiaba, guaiava, guaíba, guava

Características gerais - arvoreta frutífera de copa aberta, de até 7 m de altura, com folhas opostas, oblongas, subcoriáceas e aromáticas. Flores alvas, solitárias ou em grupos de 2-3 nas axilas das folhas. Fruto do tipo baga, com polpa doce e levemente aromática, medindo até 10 cm de diâmetro, com sementes pequenas e muito duras. É nativa da América do Sul, desde a Venezuela até o Rio de Janeiro e cultivada em todos os países de clima tropical. São bem conhecidas suas duas variedades mais comuns, a de frutos com polpa vermelha (*P. guajava* var. *pomifera*) e a de polpa branca (*P. guajava* var. *pyrifera*)[1,2,7,8]. Para fins medicinais deve ser podada e regada frequentemente para estimular a produção dos gomos foliares terminais (olhos) que são as partes medicinais da planta[3].

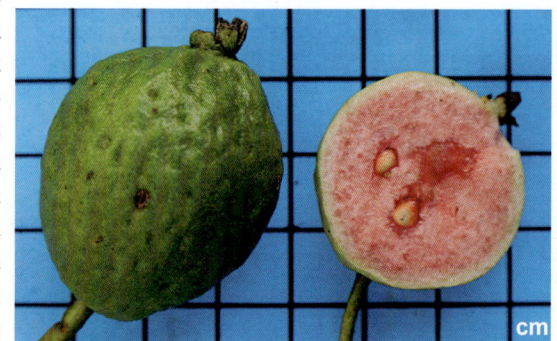

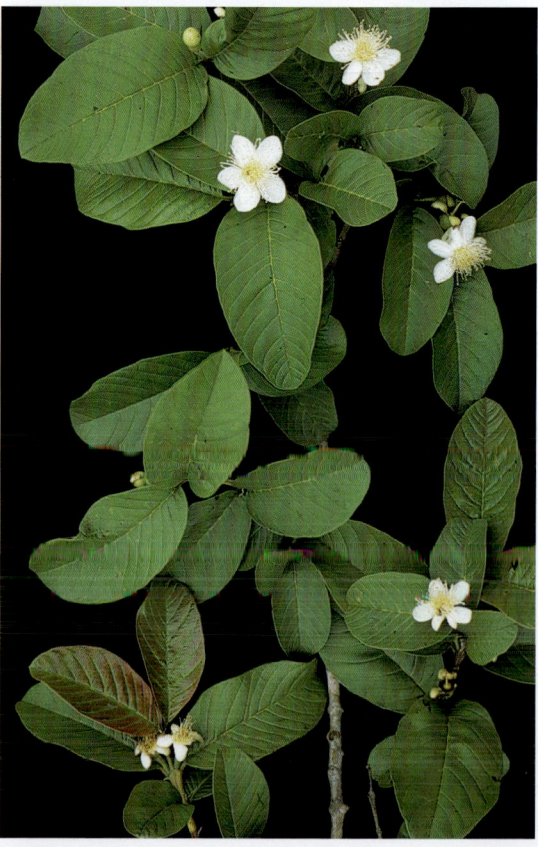

Usos - é cultivada em todo o país para produção de frutos, dos quais existem numerosas variedades em cultivo. Como planta medicinal, segundo a literatura etnofarmacológica, é a planta unanimemente mais usada no tratamento caseiro de diarreias na infância; é referido, também, o uso do chá em bochechos e gargarejos no tratamento de inflamações da boca e da garganta ou em lavagens locais de úlceras e na leucorreia[3,4]. Sua análise fitoquímica registra nas folhas a presença de óleo volátil rico em bisaboleno e outros sesquiterpenos, além dos acetais dietoximetano e dietoxietano que dão o aroma aos frutos; nas sementes foi identificado o ácido linoleico como principal constituinte de seu óleo fixo[2,5]. Entre os constituintes químicos fixos das folhas encontram-se vários taninos elágicos, predominando a pedunculagina e as guavinas, acompanhadas de beta-sitosterol, triterpenoides e, como princípio ativo antidiarreico, a quercetina e a arabino-quercetina[2,6]. O extrato aquoso do "olho" (broto) da goiabeira, mostrou intensa atividade contra *Salmonela, Serratia* e *Staphylococcus,* germes muitas vezes responsáveis por graves diarreias de origem microbiana, mais forte na variedade de polpa vermelha e muito mais fraca nas folhas adultas e cascas[3]. O chá por infusão é preparado adicionando-se água fervente, em quantidade suficiente para uma xícara das médias, sobre 3 a 4 brotos (olhos), incluindo o primeiro par de folhas jovens já crescidas mas ainda tenras; bebe-se uma ou mais xícaras ao dia ou logo após cada defecação líquida; para os casos de diarreia infantil o chá deve ser preparado com 15 a 20 "olhos" em um litro d'água, fervida junto com uma colher das de sopa de açúcar e uma colherinha de sal, sendo usado como soro rehidratante caseiro, a ser administrado em pequenas doses, a cada cinco ou dez minutos[3,6]. A extensa experiência popular, aliada aos resultados da experiência científica, permitem recomendar o uso do chá dos brotos da goiabeira vermelha no tratamento das diarreias como medicação anti-infecciosa e rehidratante.

Psidium guajava var. ***pomifera*** L.
Detalhe dos frutos e exemplar adulto, fotografado em cultivo no interior do estado de São Paulo.

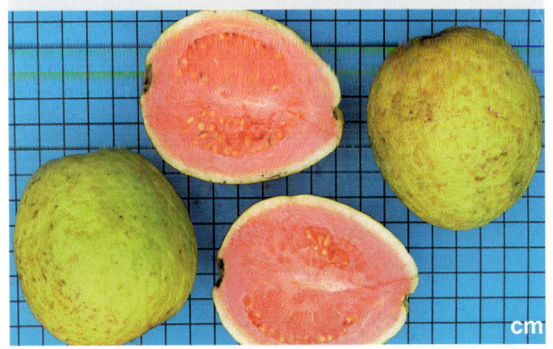

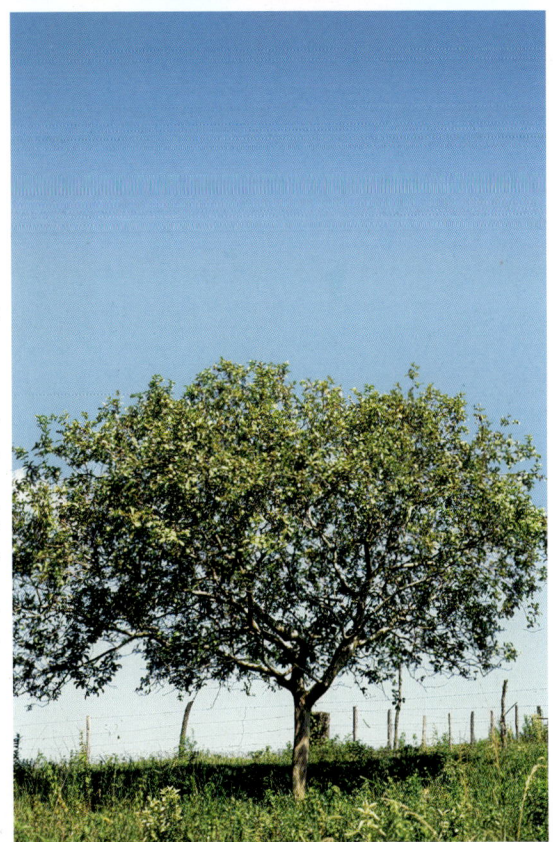

Literatura citada:

1- Lorenzi, H. 2002. *Árvores Brasileiras: manual de identificação e cultivo de plantas arbóreas nativas do Brasil.* 4ª edição. Vol. I. Instituto Plantarum, Nova Odessa-SP, 384 p.

2- Robineau, L.G. (ed.). 1995. *Hacia uma farmacopea caribeña / TRAMIL 7.* Enda-Caribe UAG & Universidad de Antioquia, Santo Domingo, 696 p.

3- Matos, F.J.A. 2002. *Farmácias Vivas: sistema de utilização de plantas medicinais projetado para pequenas comunidades.* 4 ed. Edições UFC, Fortaleza, 267 p.

4- Carricondo, C. 2000. *Introdução ao uso de fitoterápicos nas patologias de APS.* CNMP, Olinda, 102 p.

5- Craveiro, A.A.; Fernandes, G.F.; Andrade, C.H.S. et al. 1981. *Óleos essenciais de plantas do Nordeste.* Edições UFC, Fortaleza, 209 p.

6- Sousa, M.P.; Matos, M.E.O.; Matos, F.J.A. et al. 1991. *Constituintes químicos de plantas medicinais brasileiras.* Imprensa Universitária/UFC, Fortaleza, 416 p.

7- Lorenzi, H.; Bacher, L.; Lacerda, M. & Sartori, S. 2006. *Frutas Brasileiras e Exóticas Cultivadas: (de consumo in natura).* Instituto Plantarum, Nova Odessa-SP, 672 p.

8- Braga, R.A. 1976. *Plantas do Nordeste, especialmente do Ceará.* 3. ed. Coleção Mossoroense, Mossoró, 540 p.

Syzygium aromaticum (L.) Merr. & L.M. Perry

Sin.: *Caryophyllus aromaticus* L., *Myrtus caryophyllus* Spreng., *Jambosa caryophyllus* Nied.

Angiospermae - Myrtaceae. **Planta estudada:** G.F. Árbocz 2.417 (HPL).

craveiro-da-índia, craveiro, cravinho, cravinho-da-índia, cravo, cravo-aromático, cravo--de-doce, cravo-da-índia, cravo-das-molucas, cravo-de-cabecinha, cravo-fétido, cravo--girofle, girofle, girofleiro

Características gerais - árvore sempre verde, de copa alongada característica, de até 10 m de altura. Folhas inteiras, oblongas, longo-pecioladas, aromáticas, de 7-11 cm de comprimento. Flores longo-pedunculadas, pequenas, aromáticas, róseas ou avermelhadas, dispostas em corimbos terminais. Frutos do tipo drupa elipsoide, de cor vermelha. É originária da Índia e cultivada em vários países tropicais, inclusive no Brasil (sul da Bahia)[1,2,7,8].

Usos - esta planta é explorada principalmente para produção dos botões florais que são usados para extração industrial do óleo de cravo. Suas folhas, frutos e outras partes da planta são também aproveitadas como matéria-prima para a mesma finalidade; os botões florais (cravos), depois de secos e parcialmente privados do óleo, são usados como especiaria para dar sabor e odor especiais aos alimentos, doces e medicamentos. Informações etnobotânicas referem seu uso na forma de chá como carminativo nos casos de acúmulo de gases no aparelho digestivo e, também, como estimulante das funções digestivas[2,3]. Os estudos fitoquímicos do cravo registram como principal componente a presença de até 90% de óleo essencial, composto quase que totalmente de eugenol acompanhado por cerca de 60 componentes em pequena concentração[4]. Citam ainda, como componentes fixos, a presença de mucilagem, ceras, gomas, resinas, flavonoides, triterpenoides livres e glicosilados, do ácido gálico e da eugeniina, um tanino elágico com atividade antiviral contra herpes simples[3]. Resultados de ensaios farmacológicos mostraram que, além desta atividade, o cravo e alguns de seus componentes têm atividade antioxidante, antiagregante plaquetária, ou seja, protetora contra trombose, bem como significativa atividade antimicrobiana contra fungos e bactérias, demonstrada experimentalmente, inclusive contra *Clostridium botulinum*

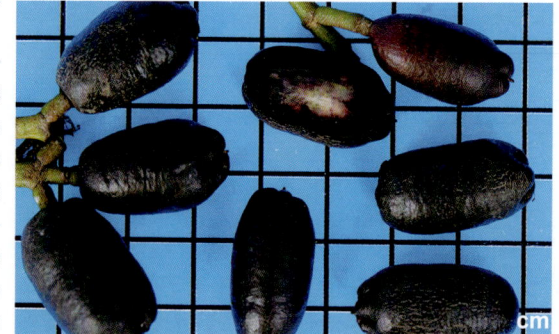

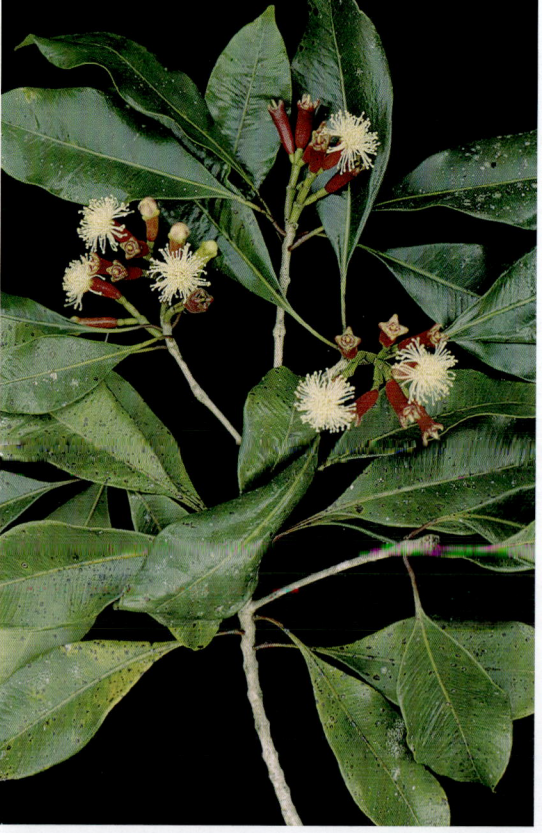

e *Trichomonas vaginalis*, *in vitro*[3]. O eugenol e o próprio óleo de cravo são também muito usados em odontologia para o tratamento e obturação de dentes, por seu efeito antisséptico e analgésico- odontológico, observados no local da aplicação. Em química, encontram emprego na síntese da vanilina, que é o princípio aromático dos frutos de *Vanilla planifolia*, a baunilha. O eugenol ocorre, em teor relativamente alto, também em outras plantas brasileiras de famílias diferentes: nas folhas do cravinho-do-maranhão (*Dicypellium caryophyllatum*) – uma Lauraceae, nos ramos da canelinha-brava (*Croton zehntnerii* quimiotipo *eugenoliferum*) – uma Euphorbiaceae e, na alfavaca-cravo (*Ocimum gratissimum* quimiotipo *eugenoliferum*)[4, 5, 6].

Syzygium aromaticum (L.) Merr. & L.M. Perry
Detalhe dos "cravos" (botões florais secos como usados na culinária) e exemplar adulto, fotografado em cultivo no litoral do estado de São Paulo.

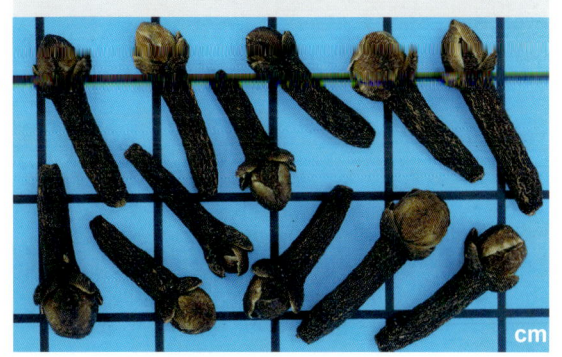

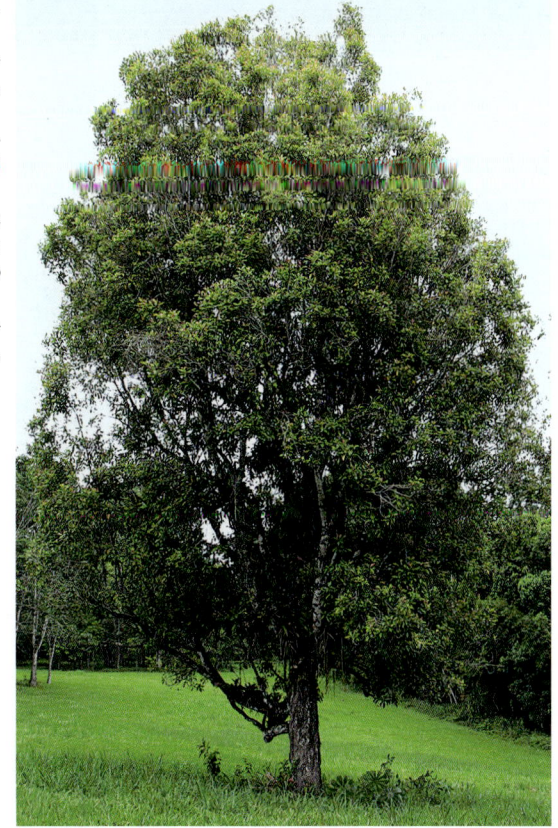

Literatura citada:

1- Corrêa, M.P. 1984. *Dicionário das Plantas Úteis do Brasil e das Exóticas Cultivadas*. Vol. II. Instituto Brasileiro de Desenvolvimento Florestal, Rio de Janeiro, p.2707/ 6 vols. Craveiro da Índia.

2- Reichert, B. et al. 1945. *Tratado de farmácia practica*. Trad. Espanhol de Pio Font Quer. Vol. IX. Editorial Labor, Barcelona, 772 p./ 5 vols., p.2707

3- Sousa, M.P.; Matos, M.E.O.; Matos, F.J.A. et al. 1991. *Constituintes químicos de plantas medicinais brasileiras*. Imprensa Universitária/UFC, Fortaleza, 416 p.

4- Craveiro, A.A.; Fernandes, G.F.; Andrade, C.H.S. et al. 1981. *Óleos essenciais de plantas do Nordeste*. Edições UFC, Fortaleza, 209 p.

5- Mors, W.B.; Rizzini, C.T. & Pereira, N.A. 2000. *Medicinal Plants of Brazil*. Reference Publications, Inc., Algonac, Michigan, 501 p.

6- Rizzini, C.T. & Mors, W.B. 1976. *Botânica Econômica Brasileira*. Editora da USP, São Paulo, 207 p. 36 pranchas.

7- Lorenzi, H.; Souza, H.M.; Torres, M.A.V. & Bacher, L.B. 2003. *Árvores Exóticas no Brasil: madeireiras, ornamentais e aromáticas*. Instituto Plantarum, Nova Odessa-SP, 384 p.

8- Braga, R.A. 1976. *Plantas do Nordeste, especialmente do Ceará*. 3. ed. Coleção Mossoroense, Mossoró, 540 p.

Syzygium cumini (L.) Skeels

Sin.: *Myrtus cumini* L., *Eugenia cumini* (L.) Druce, *Eugenia jambolana* Lam., *Syzygium jambolanum* (Lam.) DC., *Calyptranthes oneillii* Lundell

Angiospermae - Myrtaceae. **Planta estudada:** H. Lorenzi 2.964 (HPL).

jambolão, cereja, jamelão, jalão, jambol, jambu, jambul, azeitona-do-nordeste, ameixa--roxa, azeitona, murta

Características gerais - árvore de até 10 m de altura, com folhas simples e frutos de cor roxo--escura, com uma única semente coberta de polpa comestível, mucilaginosa, doce, mas adstringente. É originária da Indomalásia, China e Antilhas e cultivada em vários países, inclusive no Brasil[1].

Usos - os frutos são consumidos em sucos ou mesmo *in natura*. Informações etnofarmacológicas incluem o uso das cascas desta planta como medicação hipoglicemiante para controle da diabete[2]. Este uso é referido, também, na literatura farmacêutica mais antiga que lista os nomes de antigos medicamentos para diabéticos, comercializados sob os nomes de Antimellin e Diamina, produzidos na Europa a partir dos frutos secos importado do Brasil e faz referência ao seu aproveitamento pela indústria brasileira de fitoterápicos, na preparação de extrato fluido[1,3]. Entretanto, apesar de ter atividade hipoglicemiante comprovada em vários depoimentos, esta planta têm sido muito pouco estudada, inclusive quimicamente. Análise fitoquímica antiga registra a presença, nos frutos, de amido, tanino, ácido gálico, uma resina fenólica e jambulol ($C_{16}H_8O_9$) – composto de natureza química mal definida; contém também gordura derivada dos ácidos palmítico, esteárico e oleico, fitoesterol, além da presença de ácido cinâmico, quercetina e de um glicosídeo chamado antimelina. A preparação usada para controle da glicose era feita fervendo-se uma colher das de café (0,3 g) do pó dos frutos ou das sementes secas, em água suficiente para encher uma xícara média (150 ml); este cozimento deveria ser bebido na dose de 1 2 xícaras, até 4 vezes ao dia, conforme o resultado sobre a glicemia[2].

Literatura citada:
1- Reichert, B.; Frerichs, M. et al. 1945. *Tratado de farmácia practica*. Trad. Espanhol de Pio Font Quer. Vol. II. Ed. Labor, Barcelona, 2372 p./ 5 vols., p.1909
2- Matos, F.J.A. 2002. *Plantas Medicinais - guia de seleção e emprego de plantas usadas em fitoterapia no nordeste do Brasil*. Imprensa Universitária/ Edições UFC, Fortaleza, 344 p.
3- Coimbra, R. 1942. *Notas de fitoterapia - catálogo dos dados sobre plantas utilizadas em medicina e farmácia*. Ed. Carlos da Siva Araújo S.A., 388 p.

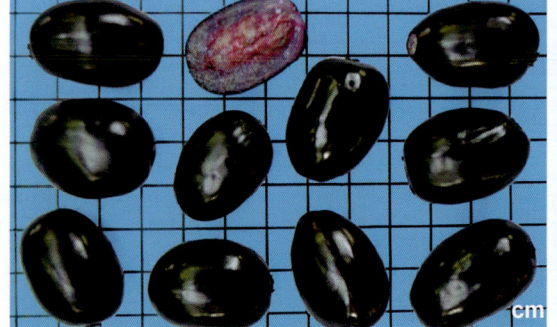

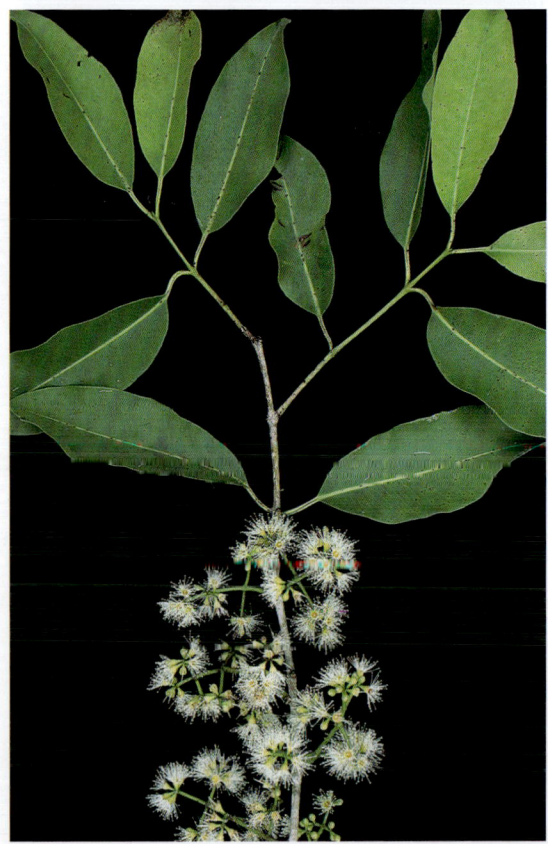

Boerhavia diffusa L.

Sin.: *Boerhavia adscendens* Willd., *Boerhavia caribaea* Jacq., *Boerhavia coccinea* Mill., *Boerhavia erecta* L., *Boerhavia diffusa* var. *leiocarpa* (Heimerl) C.D. Adams, *Boerhavia diffusa* var. *mutabilis* R. Br., *Boerhavia viscosa* Lag. & Rodr., *Boerhavia repens* var. *diffusa* (L.) Heimerl ex Hook. f.

Angiospermae - Nyctaginaceae. **Planta estudada:** E.R. Salviani 621 (HPL).

erva-tostão, pega-pinto, agarra-pinto, amarra-pinto, bredo-de-porco, solidônia, barriguinho, batata-de-porco, erva-de-porco, tangaracá, erva-de-porco, tangaracá

Características gerais - herbácea bienal ou perene, suculenta, com muitos ramos vegetativos rasteiros e eretos, ramificados, de 50-70 cm de altura (pendão floral), com raiz tuberosa, nativa de todo o Brasil e da América tropical. Folhas carnosas, simples, glabras, de cor verde mais clara na face inferior, de 4-8 cm de comprimento. Flores pequenas, esbranquiçadas ou vermelhas, reunidas em glomérulos sobre panículas terminais dispostas bem acima da folhagem. Os frutos são pequenas cápsulas com pelos glandulares que se aderem à roupa e à pele[1]. Multiplica-se principalmente por sementes.

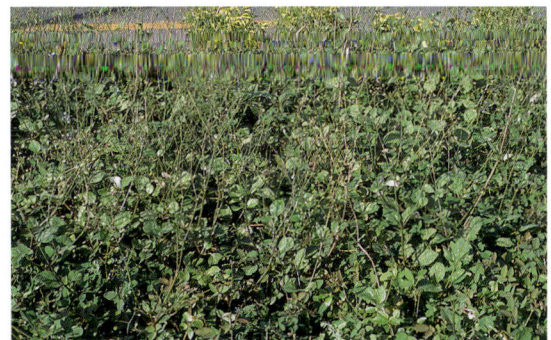

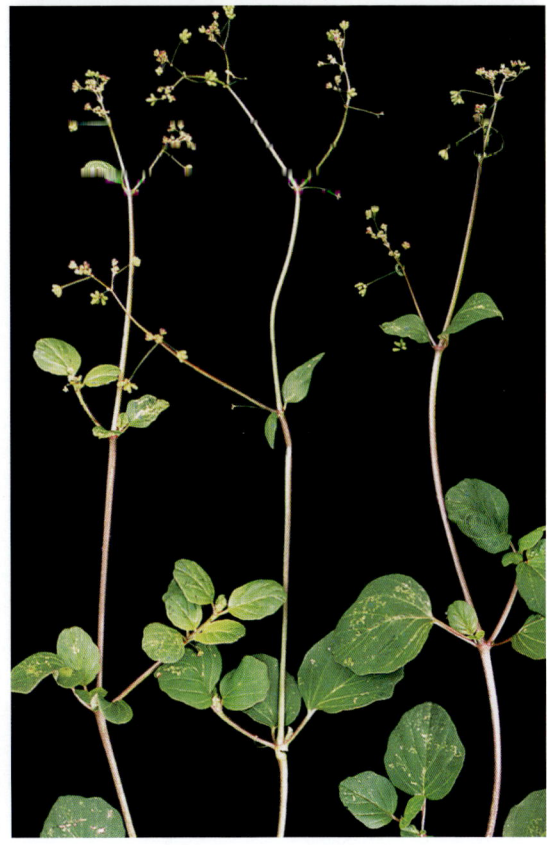

Usos - é uma planta muito comum em lavouras agrícolas perenes e áreas abertas sob distúrbio, como beira de estradas e terrenos baldios, sendo considerada na agricultura uma "planta daninha". Suas raízes tem sido amplamente utilizadas na medicina natural no Brasil, onde é considerada particularmente extraordinária no tratamento dos males do fígado[2,3,15]. É também recomendada para hepatite, icterícia, pedra na vesícula e rins, cistite, como diurética, colagoga e hipotensiva. Na forma de cataplasma das raízes moídas e fervidas é usada contra mordedura de cobra e bicho de pé[2,3,4]. É também muito empregada na medicina tradicional da Índia, onde suas raízes são utilizadas para os males do fígado, vesícula, rins e problemas urinários[8,14]. Nos estudos clínicos, a propriedade diurética desta planta foi a primeira a ser validada[5]. Em outro estudo conduzido nos anos 50, concluiu-se que baixas doses (10-300 mg/kg) produziram forte ação diurética, enquanto doses maiores que 300 mg/kg produziram um efeito contrário[6]. Um estudo farmacológico concluiu que o extrato radicular pode aumentar em até 100% a quantidade de urina em 24 horas com dose de apenas 10 mg/kg de peso corporal[8]. O grande sucesso do uso desta planta para problemas hepáticos, foi validado quando pesquisadores demonstraram que seu extrato radicular proporcionou atividade anti-hepatotóxica em animais, protegendo o fígado de numerosas toxinas introduzidas[7,9]. Sua forte atividade colerética também já foi confirmada através de ensaio clínico publicado em 1991[7]. Já foram também confirmadas por estudos farmacológicos com animais as propriedades: hipotensiva[10], antiamébica[11], hemostática ou anti-hemorrágica[12] e antiespasmódica[13].

Literatura citada:
1- Lorenzi, H. 2008. *Plantas Daninhas do Brasil: terrestres, aquáticas, parasitas e tóxicas*. 4ª edição. Instituto Plantarum, Nova Odessa-SP, 672 p.
2- Cruz, G.L. 1995. *Dicionário das Plantas Úteis do Brasil*. 5. ed. Editora Bertrand, Rio de Janeiro.
3- Mors, W.B.; Rizzini, C.T. & Pereira, N.A. 2000. *Medicinal Plants of Brazil*. Reference Publications, Inc., 501 p.
4- Coimbra, R. 1994. *Manual de Fitoterapia*. 2. ed. Editora Cejup, Belém.
5- Aragão, E.M.B. 1909. De la *Boerhavia hirsuta* Willd., "tangaracá", employée comme diuretique. *Progrès Médical 23*(25): 386-387.
6- Chowdhury, A. et al. 1955. *Boerhavia diffusa* - Effect on Diuresis and Some Renal Enzymes. *Ann. Biochem. Exp. Med. 15*: 119-126.
7- Chandan, B.K.; Sharma, A.K. & Anand, K.K. 1991. *Boerhavia diffusa*: a study of its hepatoprotective activity. *J. Ethnopharmacol. 31*: 299-307.
8- Mudgal, V. 1975. Studies on Medicinal Properties of *Convolvulus pluricaulis* and *Boerhavia diffusa*. *Planta Medica 28*:62-64.
9- Mishra, J.P. et al. 1980. Studies on the Effet of Indigenous Drug *Boerhavia diffusa* Rom. on Kidney Regeneration. *Indian J. Pharmacy 12*: 59-61.
10- Hansen, K. et al. 1995. *In Vitro* Screening of Traditional Medicines for Anti-Hypertensive Effect Based on Inhibition of the Angiotensin Converting Enzyme (Ace). *J. Ethnopharmacol. 48*(1): 43-51.
11- Sohni, Y. et al. 1995. The antiamoebic Effect of a Crude Drug Formulation of Herbal Extracts Against *Entamoeba histolytica in Vitro* and *in Vivo*. *J. Ethnopharmacol. 45*(1): 43-52.
12- Antifertility Studies on Plants. Anon: *Indian Counc. Med. Res. - Ann. Rep. Director General* :63-64 (1978).
13- Dhar, M. et al. 1968. Screening of Indian Plants for Biological Activity: Part I. *Indian J. Exp. Biol. 6*: 232-247.
14- Anis, M. et al. 1994. Medicinal Plantlore of Aligarh, India. *Int. J. Pharmacog. 32*(1): 59-64.
15- Panizza, S. 1998. *Plantas que Curam (Cheiro de Mato)*. 3. ed. IBRASA, São Paulo, 280 p.

Boerhavia diffusa L.
População densa desta espécie crescendo em área ruderal no estado do Mato Grosso, onde cresce espontaneamente e também considerada planta daninha.

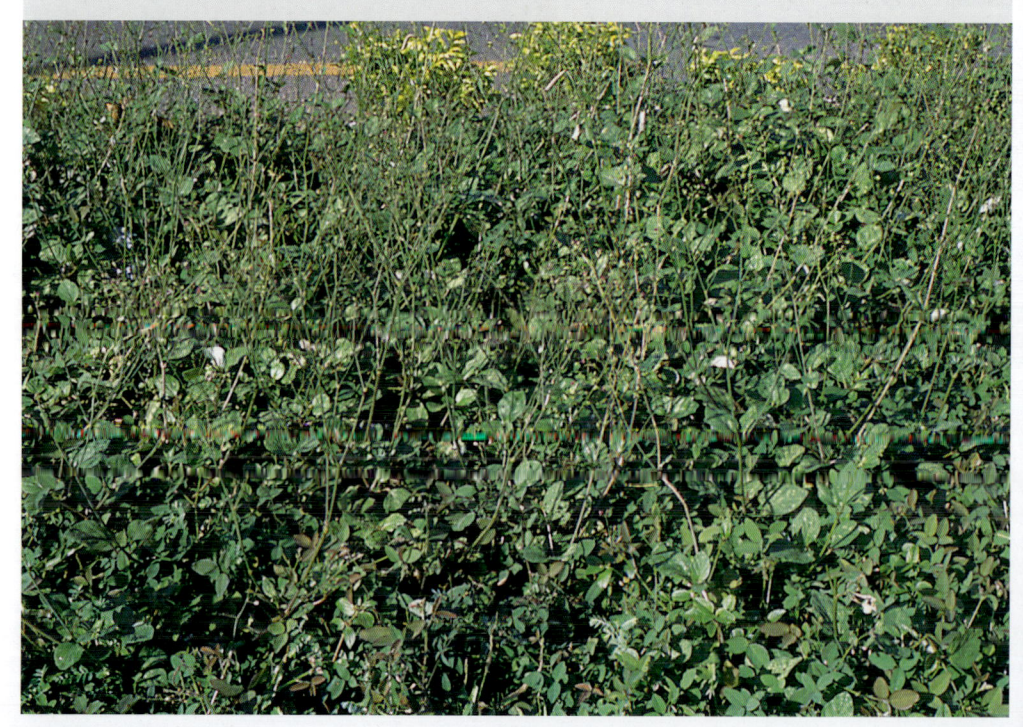

Mirabilis jalapa L.

Sin.: *Mirabilis odorata* L., *Nyctago jalapa* (L.) DC., *Mirabilis dichotoma* L.

Angiospermae - Nyctaginaceae. **Planta estudada:** H. Lorenzi 3.477 (HPL).

batata-de-purga, belas-noites, bela-noite, boa-noite, bonina, jalapa, maravilha, maravilha-de-forquilha, pó-de-arroz, jalapa-falsa, beijos-de-frade, bons-dias, boa-morte, erva-de-santa-catarina, flor-das-quatro-horas

Características gerais - herbácea ereta e muito ramificada, de 60-80 cm de altura, com raízes tuberosas. É nativa da América tropical e naturalizada em todo o Brasil. Folhas membranáceas, de 8-14 cm de comprimento. Flores com tubo longo, nas cores maravilha, amarela, vermelha ou branca. Frutos globosos, rugosos, de cor preta. Multiplica-se por sementes e pelas raízes tuberosas[1].

Usos - planta muito florífera e ornamental, é amplamente cultivada em jardins domésticos com fins decorativos, tornando-se espontânea em muitas regiões. É empregada na medicina natural em muitos países, principalmente na Índia. É considerada como antimicótica, antimicrobiana, antivirótica, antibacteriana, diurética, carminativa, catártica, purgativa, estomáquica, tônica e vermífuga[3]. É raramente utilizada no Brasil, apesar de ser cultivada ou ocorrer como subespontânea em todo o país. Para o tratamento da conjuntivite, recomenda-se moer suas raízes tuberosas em mistura com a pimenta-do-reino até formar uma pasta, ingerindo-a uma vez por dia durante três dias. Contra infecções fúngicas (micoses) recomenda-se extrair o suco de suas folhas e aplicá-la diretamente sobre a área infectada duas vezes ao dia até sua cura[3]. Contra vermes intestinais (lombrigas e oxiúros) é recomendada na forma de xarope, preparado amassando-se em pilão 1 colher (sobremesa) de suas raízes tuberosas fatiadas, 1 colher (sopa) de açúcar e 1 xícara (chá) de água fervente, ministrando-se em jejum 1 xícara (chá) e repetindo-se o tratamento a cada 3 dias até a completa eliminação dos vermes[2]. Recomenda-se também em uso externo contra feridas, contusões e afecções da pele (pruridos, eczemas, erisipelas, urticárias e coceiras) na forma de cataplasma, preparada amassando-se em pilão 2 colheres (sopa) de folhas e flores até formar uma pasta, a qual é aplicada na área afetada sobre gaze durante a noite toda[2]. Análises fitoquímicas de suas sementes revelaram a presença de peptídeos ricos em cisteína, os quais já possuem estudos documentados indicando atividade antifúngica sobre várias espécies, inclusive ação inibitória sobre bactérias *Gram*-positivas[4].

Literatura citada:

1- Lorenzi, H. & Souza, H.M. 2008. *Plantas Ornamentais no Brasil: arbustivas, herbáceas e trepadeiras*. 4ª edição. Instituto Plantarum, Nova Odessa-SP, 1120 p.

2- Panizza, S. 1998. *Plantas que Curam (Cheiro de Mato)*. 3. ed. IBRASA, São Paulo, 280 p.

3- Taylor, L. 1969. Clavillia (*Mirabilis jalapa Technical Report)*. Raintree Nutrition, Inc. Database on the Internet.

4- Cammue, B.P.A. et al. 1992. Isolation and characterization of a novel class of plant antimicrobial peptide from *Mirabilis jalapa* L. seeds. *J Biol. Chem. 267*: 2228-2233.

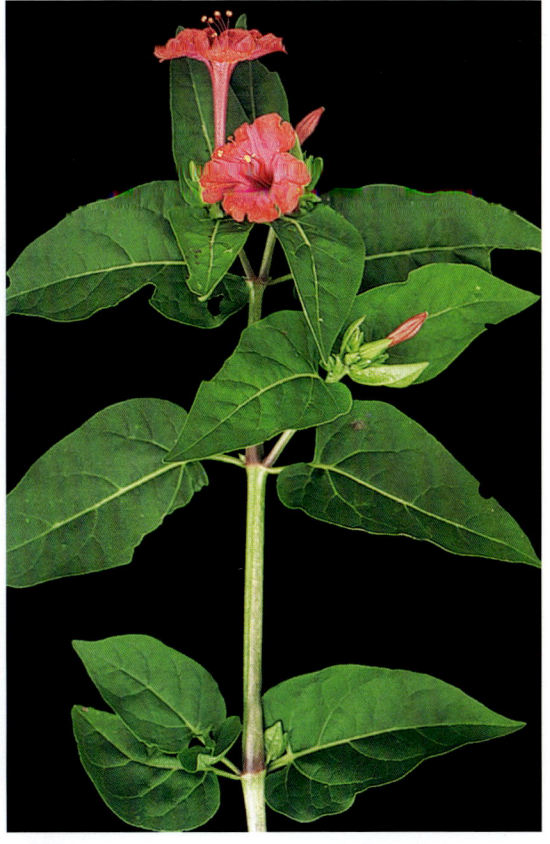

Ptychopetalum uncinatum Anselmino
Angiospermae - Olacaceae. **Planta estudada:** H. Lorenzi 2750 (HPL).

marapuama, mara-puama, muirapuama, marapama

Características gerais - arvoreta de 4-5 m de altura, decídua, nativa da região Amazônica, onde é ocasional na mata de terra firme em lugares ligeiramente úmidos. Folhas cartáceas, de ápice abruptamente acuminado, totalmente glabras em ambas as faces, de 6-10 cm de comprimento por 2-3 cm de largura. As flores, de cor branca e discretas, possuem forte e penetrante perfume semelhante ao "jasmim"[7]. Os frutos são cápsulas oblongas de cor marrom. Multiplica-se apenas por sementes. Esta planta foi erroneamente apresentada na edição anterior como *Ptychopetalum olacoides* Benth., a qual é muito semelhante a *P. uncinatum*, possuindo os mesmos nomes populares e propriedades.

Usos - desde tempos remotos os índios amazônicos vem usando todas as suas partes com fins medicinais, mas suas cascas e raízes são as principais partes utilizadas nos dias de hoje. Desde o início do século XX suas propriedades despertaram o interesse dos herbalistas da Europa e de outros países da América do Sul. Os índios a usam internamente na forma de chás para tratamento da impotência sexual, para problemas neuromusculares, gripe, reumatismo e, astenia cardíaca e gastrointestinal. É também usada externamente na forma de banhos para tratamento da paralisia e do beri-beri[2]. Sua reputação de "planta afrodisíaca" é bem conhecida de longa data entre os herbalistas, contudo seu efeito tônico sobre o sistema nervoso, seu poder antirreumático e para solução de desordens gastrointestinais é igualmente bem conhecido[1,2], propriedades estas confirmadas por um estudo farmacológico publicado em 1925[4]. Esta planta figura na Farmacopeia Brasileira desde os anos 50 e ainda é listada na Pharmacopeia Herbalística Britânica. É recomendada pela Assoc. Britânica de Medicina Herbalística para o tratamento de disenteria e impotência[8]. Um ensaio clínico conduzido em Paris com 262 pacientes masculinos sem desejo sexual e impotentes mostrou que 62% tiveram um efeito positivo quando tomaram extrato desta planta[6]. Estudos conduzidos para determinar seus componentes ativos, iniciados nos anos 20 e continuados até a década de 80, encontraram ácidos graxos de cadeia longa, esteróis, cumarina, alcaloides (principalmente muirapuamine) e óleos essenciais[5].

Literatura citada:
1- Bernardes, A. 1984. *A Pocketbook of Brazilian Herbs*. Shogun Editora e Arte Ltda, Rio de Janeiro.
2- Schultes, R.E. & Raffauf, R. F. 1990. *The Healing Forest - Medicinal and Toxic Plants of the Northwest Amazonia*. Dioscorides Press, Portland, 484 p.
3- Murray, M.T. 1995. *The Healing power of Herbs*. Prima Publishing, Inc. Rocklin, Ca.
4- Da Silva, R.D. 1925. Medicinal Plants of Brazil - Botanical and Pharmacognostic Studies. Muira Puama. *Revista Brasileira de Medicina Pharmacológica* 1(1): 37-41.
5- Duke, J.A. 1985. *Handbook of Medicinal Herbs*. Ed. CRC Press, Boca Raton, FL.
6- Waynberg, J. 1990. Contributions to the Clinical Validation of the Traditional Use of *Ptycopetalum guyanna*. In: First International Congress on Ethnopharmacology, Strasbourg, France.
7- Freitas da Silva, M. et all. 1977. *Nomes Vulgares de Plantas Amazônicas*. INPA, Manaus, 222 p.

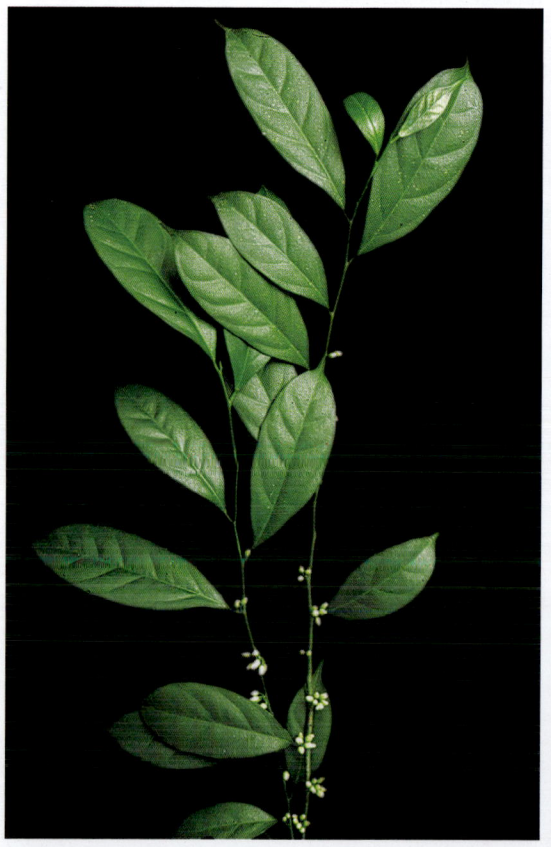

Ximenia americana L.

Sin.: *Ximenia aculeata* Crantz, *Ximenia fluminensis* M. Roem., *Ximenia multiflora* Jacq., *Ximenia montana* Macfad., *Ximenia americana* var. *ovata* DC., *Ximenia verrucosa* M. Roem., *Pimecaria odorata* Raf.

Angiospermae - Olacaceae. **Planta estudada:** V.C. Souza 28504 (ESA).

ameixa-da-terra, ameixa-da-caatinga, limão-bravo, limãozinho-da-praia, ameixa-da-bahia (PE), ameixa-de-espinho (PE)

Características gerais - arbusto ou árvore pequena, espinhosa, de casca avermelhada, lisa, com folhas pequenas, simples, inteiras, alternas pecioladas, oblongas, glabras, com flores branco-amareladas, pilosas providas de aroma recendendo a flor de laranjeira, dispostas em racemos curtos, axilares ou terminais. Tem frutos aromáticos, do tipo drupa subglobosa de cor amarelo-alaranjada, medindo de 1,5 a 2 cm de diâmetro, envolvendo uma única semente com amêndoa branca. É uma planta cosmopolita tropical de ocorrência silvestre, principalmente na América do Sul e na África, inclusive nos tabuleiros litorâneos do Nordeste do Brasil, onde ocorre, também *Ximenia coriacea* Engl., de nome popular de "ameixa-brava" que tem frutos também comestíveis, porém um pouco maiores, amarelos e de sabor ácido agradável com os mesmos usos[1,2,8].

Usos - tanto no Brasil como na África, a medicina popular e a medicina indígena atribuem aos seus frutos propriedades alimentícias e, às cascas, na forma de pó ou de extrato aquoso, propriedades adstringentes e cicatrizantes no tratamento caseiro de feridas e úlceras, bem como do decocto das cascas, nos casos de inflamação na região genital e de crises hemorroidais em banhos de assento[1,2,3].

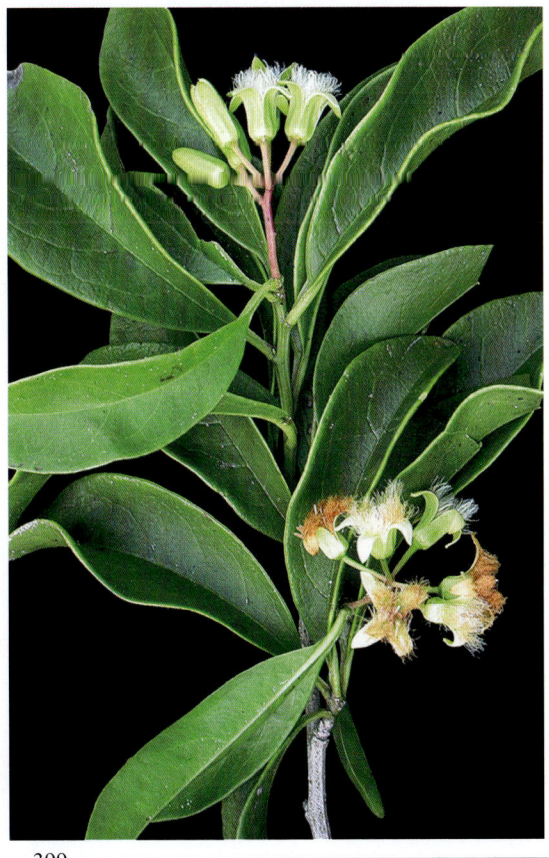

Os resultados da análise fitoquímica registram a presença de taninos, flavonoides, alcaloides, saponinas, antaquinonas, amido, glicosideos e princípios amargos nas cascas[3,4,5] e um teor de 70% de óleo fixo tipo oleína e menor teor de ácidos insaturados nas sementes, bem como outro tipo óleo encontrado nas raízes de plantas africanas contendo compostos acetilênicos e dotado de atividade pesticida[5]. Noutros ensaios mostraram possuir atividade antimicrobiana contra *Escherichia coli*, *Pseudomonas aeruginosa* e *Candida albicans*[5]. Experimentos feitos com o extrato da casca apresentaram e comprovaram sua atividade antitumoral contra vários tipos de células malignas por ação da riproximina, um princípio ativo de natureza proteica encontrado nas cascas[6,7]. Com base nessas propriedades determi-nadas experimentalmente e nas informações sobre seu emprego na medicina tradicional brasileira e africana desta planta, considera-se justificável seu uso na forma de cozimento da casca como medicação caseira adstringente e cicatrizante indicada para o tratamento de feridas e ulcerações na pele e nas mucosas. Sua preparação pode ser feita como se descreve a seguir: quebra-se a entrecasca em pequenos pedaços depois de bem lavada. Em seguida põe-se o que couber numa xícara das médias (aproximadamente 50 g) e deixa-se ferver por 5 a 10 minutos em água suficiente para um copo. Depois de fria reserva-se o cozimento e ferve-se, mais uma vez o bagaço com a mesma quantidade de água. Côa-se novamente e se junta os dois cozimentos filtrados que deve ficar em repouso durante 24 horas. Decanta-se com cuidado o líquido escuro, porém límpido e completa-se o volume total para meio litro. Rotula-se e guarda-se. Este cozimento, feito com o devido cuidado e higiene, pode ser usado até três meses após sua preparação, Caso apareça mofo no decorrer desse tempo, não deve ser mais usado. Nos casos de ferimentos extensos causados por raladura ou queimaduras da pele, o cozimento deve-ser diluído ao meio com soro fisiológico ou água, para evitar a formação de crosta espessa que permite o desenvolvimento bacteriano e fomação de puz. Nas inflamações da boca e da garganta pode ser usado, puro ou diluído, em bochechos e gargarejo e, por via oral, na dose de uma colher das de sopa até 4 vezes ao dia, misturada com um pouco de água açucarada, nos casos de gastrite e de úlcera no estômago, diariamente, por três ou mais semanas ou de um dia, nos casos de azia e mal estar do estômago. O tratamento local de hemorroidas e de raladura do colo do útero feito com a aplicação de compressas com gaze embebida no cozimento de ameixa-da-terra, geralmente chega a resultados satisfatórios ao fim de duas a três semanas. O tampão intravaginal deve ser deixado em contato por um período de apenas duas a três horas. No caso de aparecerem sinais de irritação local deve-se suspender o tratamento e procurar o médico.

Literatura citada:

1- Braga, R.A. 1960. *Plantas do Nordeste, especialmente do Ceará*. 2. ed. Imprensa Oficial, Fortaleza, 540 p.
2- Mors, W.B.; Rizzini, C.T. & Pereira, N.A. 2000. *Medicinal Plants of Brazil*. Reference Publications, Inc., Algonac, Michigan, 501 p.
3- Morais, S.M. et al. 2005. Plantas medicinais usadas pelos índios Tapebas do Ceará. *Brazilian Journal of Pharmacognosy* 15(2): 169-177.
4- Ogunleye, D.S. & Ibitoye, S.F. 2003. Studies of antimicrobial activity and chemical constituents of *Ximenia americana*. *Tropical Journal of Pharmaceutical Research* 2:(2) 239-241.
5- Fatope, M.O.; Adoum, O.A. & Takeda, Y. 2000. C(18) Acetylenic Fatty Acids of *Ximenia americana* with Potential Pesticidal Activity, *J. Agric. Food Chem.* 48(5): 1872-1874.
6- Voss, C. et al. 2006. Identification of potent anticancer activity in *Ximenia americana* aqueous extracts used by African traditional medicine. *Toxicology and Applied Pharmacology*. 211(3), 177-187.
7- Voss, C. 2006. Identification and characterization of riproximin, a new type II ribosome-inactivating protein with antineoplastic activity from *Ximenia americana* The FASEB Journal, Maryland, v. 20, 194-1196, In; http://www.fasebj.org/cgi/content/abstract/20/8/1194. Accessed May, 21, 2008.
8- Lorenzi, H.; Bacher, L.; Lacerda, M. & Sartori, S. 2006. *Frutas Brasileiras e Exóticas Cultivadas: (de consumo in natura)*. Instituto Plantarum, Nova Odessa-SP, 672 p.

***Ximenia americana* L.**
Vista geral de seus frutos maduros

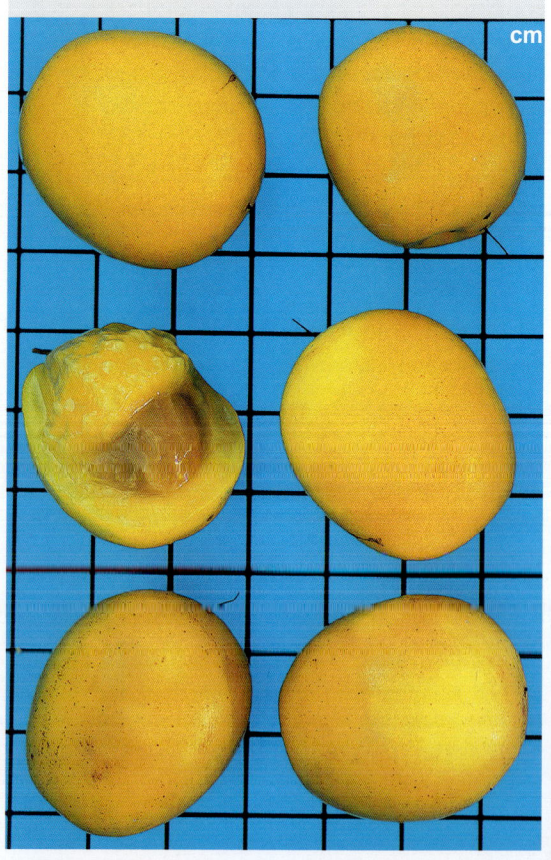

Averrhoa carambola L.

Angiospermae - Oxalidaceae. **Planta estudada:** H. Lorenzi 3483 (HPL).

carambola, carambola-doce, caramboleira, limão-de-caiena, camerunga

Características gerais - árvore perenifólia, de 4-6 m, de copa densa, arredondada e baixa, originária possivelmente da Índia e Malásia. Folhas compostas pinadas, com 5-10 folíolos cartáceos, quase glabros, de 4-6 cm de comprimento. Flores pequenas, de cor purpurácea ou rósea, dispostas em racemos axilares curtos. Os frutos são bagas alongadas formadas por 5 gomos salientes, de cor amarelada ou alaranjada, contendo polpa carnosa aromática e agridoce[1,2].

Usos - é amplamente cultivada em quase todo o Brasil em pomares domésticos para produção de frutos, os quais são muito saborosos e apreciados. São consumidos tanto *in natura*, como na forma de doces, geleias, sucos e compotas. Suas folhas e frutos são empregados na medicina caseira em várias regiões do país, sendo consideradas: excitante do apetite, antidisentérica, antiescorbútica e febrífuga[1]. É recomendado o consumo de seus frutos para regimes de emagrecimento e o seu suco misturado com laranja como refrescante intestinal, porém faz restrição de seu uso para pessoas portadoras de sensibilidade ao ácido oxálico e com enfermidades renais[2]. Recomenda-se o chá de suas folhas para pessoas diabéticas, preparado adicionando-se água fervente em 1 xícara (chá) contendo 1 colher (sopa) de folhas picadas frescas, na dose de 1 xícara (chá) antes das refeições[1]. Para afecções da pele (erupções, pruridos intensos, eczemas e vermelhidão) e contra picadas de inseto, é recomendado o seu uso externo na forma de cataplasma, preparada amassando-se em pilão 1 colher (sopa) de folhas frescas picadas e aplicada sobre a área afetada duas a três vezes ao dia e deixando agir por um período de 15 minutos. Na sua composição destaca-se a presença nas folhas, de alcaloides, saponinas, taninos, glicosídeos, ácido oxálico, enxofre e ácido fórmico e, nos frutos, ácidos orgânicos e vitamina C[2].

Literatura citada:
1- Corrêa, M.P. 1926-1975. *Dicionário das Plantas Úteis do Brasil e das Exóticas Cultivadas*. Vol. II. Ministério da Agricultura, Rio de Janeiro.
2- Panizza, S. 1998. *Plantas que Curam (Cheiro de Mato)*. 3. ed. IBRASA, São Paulo, 280 p.

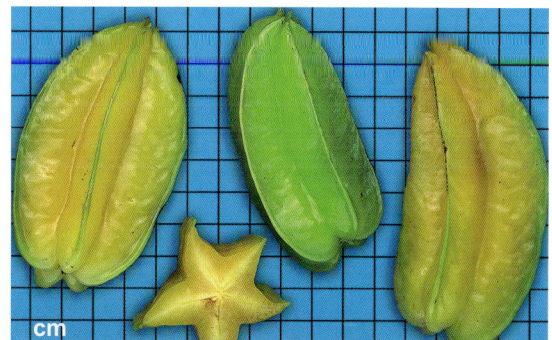

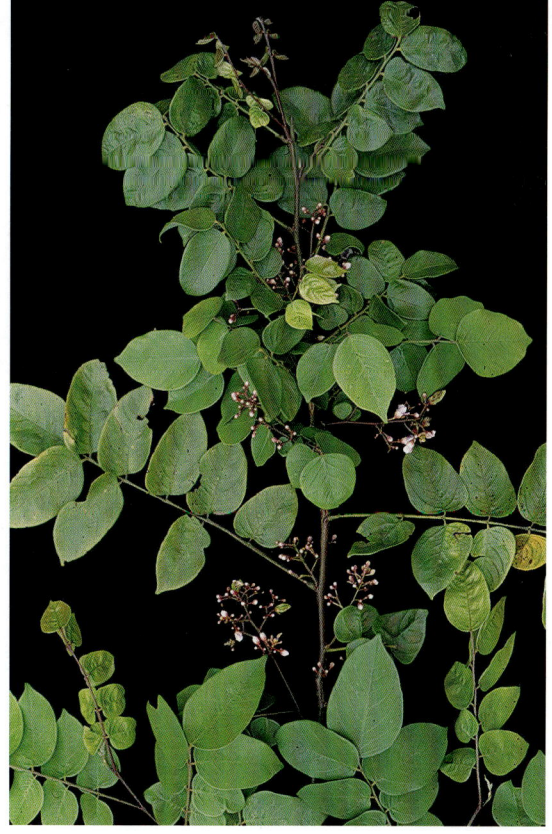

Argemone mexicana L.

Sin.: *Argemone leiocarpa* Greene, *Argemone mexicana* var. *ochroleuca* (Sweet) Lindl., *Argemone mexicana* var. *lutea* Kuntze, *Argemone spinosa* Moench, *Argemone versicolor* Salisb., *Argemone vulgaris* Spach, *Argemone ochroleuca* Sweet, *Argemone mucronata* Dum. Cours. ex Steud., *Argemone sexvalis* Stokes, *Echtrus trivialis* Lour.

Angiospermae - Papaveraceae. **Planta estudada:** H. Lorenzi 2.090 (HPL).

cardo-santo, figueira-do-inferno, papoula-espinhosa, papoula-do-méxico, figo-do-inferno, cardo-amarelo, cardo-santa-maria, papoula-de-espinho, cardo-bento

Características gerais - planta espinhosa, de porte herbáceo, com até 1 m de altura, anual, com folhas lobadas, sésseis. Flores grandes com pétalas de cor amarela-brilhante, muito vistosas. Fruto do tipo cápsula deiscente, oblongo-angulosa, fortemente aculeado, com numerosas sementes oleaginosas, pretas e esféricas. Suas partes exsudam um látex amarelo quando feridas. É originária do México, mas encontrada também na Índia, África do Sul e Brasil, como planta daninha medianamente frequente em solos cultivados ou não, em toda parte tropical do Brasil. É parente próxima da planta que produz o ópio – *Papaver somniferum* L. e de *Papaver rhoeas* L., cultivada como ornamental por suas belas flores vermelhas[1].

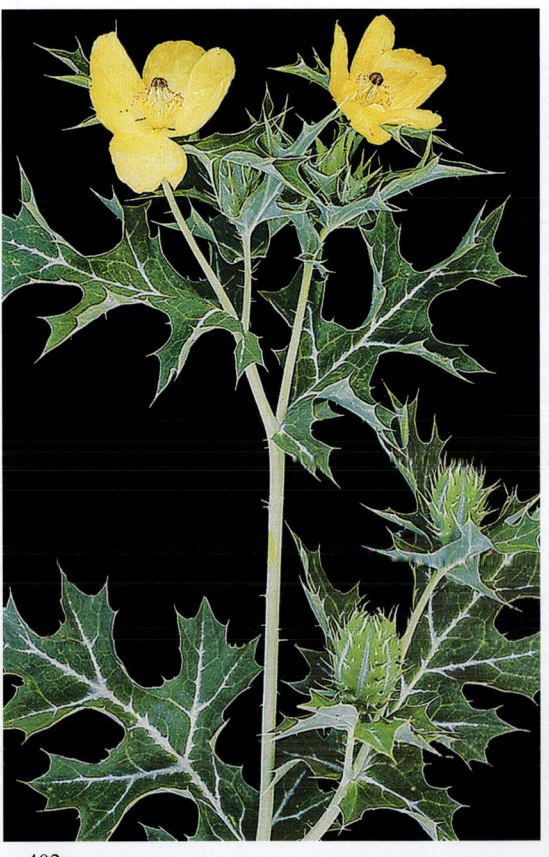

Usos - planta usada na medicina popular de todos os países tropicais, especialmente na Índia e no México. A literatura etnofarmacológica cita o uso das raízes e da parte aérea nas práticas caseiras da medicina popular brasileira no tratamento da inflamação da bexiga, do seu látex contra úlceras e inflamações oculares e das folhas como emoliente e anestésico. Nos casos de dor de dente e abcessos nas gengivas usa-se o chá na forma de bochechos; o chá é feito, fervendo-se uma colher das de sopa de folhas trituradas em água suficiente para uma xícara das médias. Como medicação calmante e narcótica nos casos de insônia e inquietação nervosa é indicado o infuso, preparado adicionando-se 1 xícara das médias de água fervente sobre uma colher das de café das sementes bem trituradas; doses maiores servem como purgativo e vomitivo[2]. A análise fotoquímica[3] desta planta registra para as sementes um óleo fixo (20-40%) derivado do ácido linoleico, cetoácidos e outros ácidos graxos de cadeia saturada maior, além de flavonoides. sendo a luteolina o principal. A torta é rica em proteína mas seu uso alimentício é prejudicado pela presença de alcaloides isoquinolínicos tóxicos que podem provocar degeneração progressiva e necrose nas células do fígado. Nos países produtores de mostarda para alimentação humana, a intoxicação é muito comum, devido à mistura destas sementes com as de Argemone que têm o mesmo tamanho e são coletadas juntas pelas colhedeiras mecânicas. A ingestão do óleo contaminado provoca edema das pernas, fígado crescido, ataxia e glaucoma. O óleo das sementes é útil na agricultura por sua ação contra o nematoide do solo Meloidogyne incognita. A análise fitoquímica registrou nas folhas e no látex a presença dos alcaloides diidrosanguinarina e berberina, acompanhados de outros análogos, bem como do triterpenoide beta-amirina e de vários glicosídeos flavônicos da quercetina e da ramnetina, ácido vanílico e uma mistura de aminoácidos. Diferentes efeitos farmacológicos da planta foram observados nos ensaios efetuados: o extrato aquoso das folhas mostrou atividade anti-inflamatória, a infusão aquosa das flores induziu forte contração do músculo aórtico e inibição dos movimentos dos intestinos, além do relaxamento do tônus muscular; em preparações com órgãos isolados de animais de laboratório, induziu também à sonolência, aumento da frequência respiratória, sedação, diminuição da motilidade, passividade, alienação, catatonia e potencializou o sono barbitúrico, provavelmente por ação dos alcaloides. A berberina é citada também como princípio ativo de outra planta medicinal, *Berberis vulgaris* L., usada na terapêutica alopática e na homeopática. Os numerosos estudos químicos e farmacológicos desenvolvidos com esta planta desaconselham o uso de qualquer de suas partes, tanto nas práticas caseiras como nas preparações fitoterápicas, tendo em vista, especialmente, os efeitos colaterais hepatotóxicos.

Literatura citada:
1- Lorenzi, H. 2008. *Plantas Daninhas do Brasil: terrestres, aquáticas, parasitas e tóxicas*. 4ª edição. Instituto Plantarum, Nova Odessa-SP, 672 p.
2- Dias-da-Rocha, F. 1945. *Formulário therapeutico de plantas medicinaes cearenses, nativas e cultivadas*. Tipografia Progresso, Fortaleza, 258 p.
3- Sousa, M.P.; Matos, M.E.O.; Matos, F.J.A. et al. 1991. *Constituintes químicos de plantas medicinais brasileiras*. Imprensa Universitária/UFC, Fortaleza, 416 p.

Argemone mexicana L.
Vista geral de uma densa população em área agrícola do interior do estado de São Paulo, onde é considerada planta daninha.

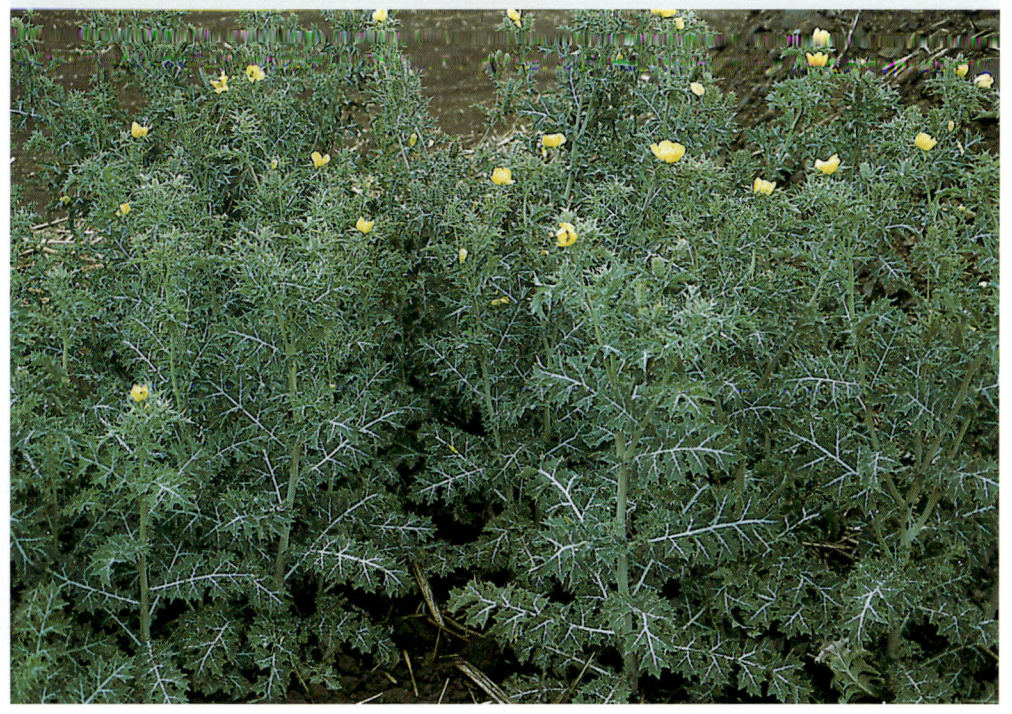

Chelidonium majus L.

Sin.: *Chelidonium grandiflorum* DC.

Angiospermae - Papaveraceae. **Planta estudada:** H. Lorenzi 3.488 (HPL).

celidônia, quelidônia, erva-das-verrugas, erva-dos-calos, figatil, grande-quelidônia, figol, celidônia-maior, erva-andorinha, papoula-das-andorinhas

Características gerais - herbácea perene, ereta, rizomatosa, muito ramificada, com látex amarelo--alaranjado, de 40 a 70 cm de altura. Folhas compostas pinadas, alternas, com cinco folíolos irregulares completamente desprovidos de pelos, que têm cor bem mais clara na face inferior. Flores amarelas, dispostas em racemos terminais curtos. Frutos do tipo cápsula alongada, deiscentes, de cor verde, com várias sementes pequenas. Multiplica-se por sementes e rizomas[4,5]. É nativa da Europa e Ásia, sendo ocasionalmente cultivada como ornamental nas regiões de altitude do Sul do Brasil, onde naturalizou-se como uma planta infestante de terrenos baldios e beira de estradas.

Usos - é empregada na medicina popular dos países europeus há séculos, onde é considerada depurativa e anti-inflamatória, capaz de melhorar o fluxo da bilis, estimula a atividade uterina e circulatória, agindo também como antiespasmódica, analgésica, diurética e laxativa[1,2]. É utilizada principalmente contra os males do fígado e da vesícula e para problemas digestivos[2]. A literatura etnofarmacológica registra esta planta como remédio ativador das funções hepáticas e biliares e para eliminar cálculos biliares; é usada na forma de macerado, preparado com uma folha fresca, inteira e amassada, em uma xícara das médias com água, deixando-se a mistura em repouso por uma noite, para ser administrada na dose de uma xícara por dia, em jejum[4]. Como regularizador e normalizador da taxa de colesterol do sangue é recomendado seu uso na forma de extrato alcoólico, preparado com três colheres das de sopa da planta inteira (fresca ou seca) maceradas em uma xícara (chá) de álcool de cereais a 70% durante uma semana, tomando-se uma colher das de café diluída em um pouco de água, 30 minutos antes das principais refeições[4]. Nos países do hemisfério norte é também indicada para artrite, reumatismo, febre intermitente, bronquite, erupções cutâneas, úlcera e câncer de pele[2]. A ingestão de uma dose excessiva causa sono, irritação da pele, tosse irritante e dificuldade de respiração. Não deve ser administrada para mulheres grávidas[2]. O látex alaranjado e fresco, obtido através de ferimentos feitos em suas folhas e ramos, é tido como útil para eliminar verrugas e calos em aplicação localizada[1]. Na sua composição química existem, resinas, flavonoides, óleo essencial, mucilagem e pigmento amarelo e principalmente os alcaloides coptisina (principal), protopina e sanguinarina; esta última substância é também encontrada em outra Papaveraceae – o cardo-santo do Nordeste do Brasil (*Argemone mexicana*

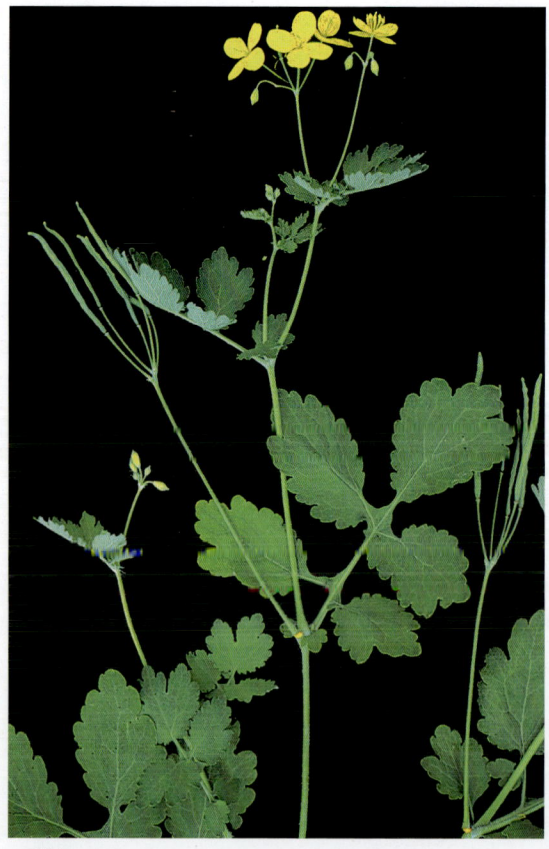

L.), mas, apesar de ser da mesma família da papoula produtora de ópio, não contém morfina nem os alcaloides que a acompanham[1,4]. Uma longa série de trabalhos científicos, inclusive ensaios clínicos, permitem considerar esta planta como um medicamento de efeito analgésico fraco, colagogo, antimicrobiano, anticancerígeno e imunoestimulante inespecífico, o que, em grande parte, justifica o uso das práticas caseiras baseadas na tradição[3].

Literatura citada:
1- Corrêa, A.D.; Siqueira-Batista, R. & Quintas, L.E.M. 1998. *Plantas Medicinais - do cultivo à terapêutica*. 2. ed. Editora Vozes, Petrópolis.
2- Bown, D. 1995. *The Herb Society of America - Encyclopedia of Herbs & Their Uses*. Dorling Kindersley Publishing, Inc., New York.
3- Gruenwald, J.; Brendler, T. & Jaenickke, C. (eds.). 2000. *Physicians Desk References (PDR) for herbal medicines*. Medical Economics Co., New Jersey, 858 p.
4- Panizza, S. 1998. *Plantas que Curam (Cheiro de Mato)*. 3. ed. IBRASA, São Paulo, 280 p.
5- Lorenzi, H. & Souza, H.M. 2008. *Plantas Ornamentais no Brasil: arbustivas, herbáceas e trepadeiras*. 4ª edição. Instituto Plantarum, Nova Odessa-SP, 1120 p.

Chelidonium majus L.
Vista geral de uma densa população desta planta em um terreno baldio no plantalto de Santa Catarina, onde cresce espontaneamente.

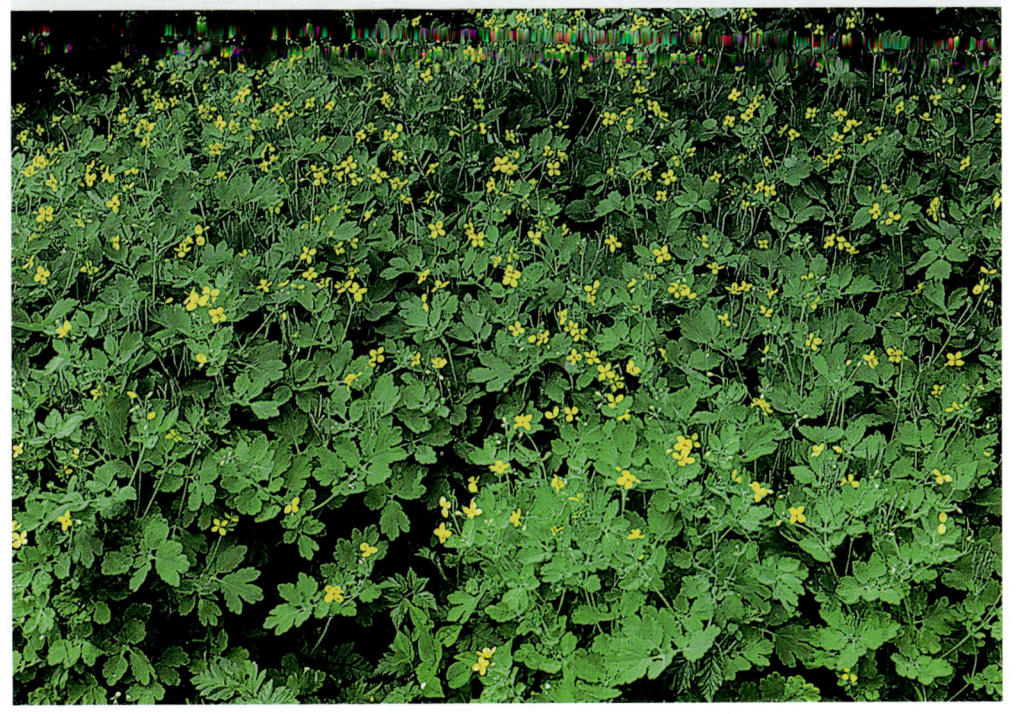

Fumaria officinalis L.
Angiospermae - Papaveraceae. **Planta estudada:** H. Lorenzi 1.841 (HPL).

fumária, fel-da-terra, moleirinha, molarinha, erva-moleirinha, erva-molarinha, fumo-da-terra, capenoide, sangue-de-cristo

Características gerais - herbácea delicada, anual, pouco ramificada, subereta ou prostrada, de aroma de fumo, com ramos de pouco mais de 30 cm de comprimento, nativa de áreas montanhosas da Europa e naturalizada no Sul do Brasil. Folhas compostas pinadas, com 3-5 folíolos membranáceos, de margens profundamente partidas, de cor verde-acinzentada, com menos de 0,5 cm de comprimento. Flores purpúreas ou róseas, pequenas, tubulosas, dispostas em racemos axilares frouxos. Os frutos são pequenas cápsulas deiscentes, contendo minúsculas sementes[5].

Usos - planta introduzida para fins medicinais no Sul do país, logo escapou ao cultivo e tornou-se espontânea em hortas, jardins e lavouras de cereais, onde é hoje considerada planta daninha. Suas propriedades medicinais são conhecidas desde tempos remotos, havendo citações sobre sua ação na secreção biliar e nas funções hepáticas nos manuscritos de Dioscórides no século I e de Galeno no século II DC[2]. Segundo a literatura etnofarmacológica toda a parte aérea da planta em floração é utilizada na medicina tradicional, como medicação amarga, tônica, de efeito laxativo e diurético brandos, que melhora a função do fígado e da vesícula biliar e reduz a inflamação[2,4]. Em uso interno é considerada também antiescorbútica, aperitiva, depurativa e antiácida, sendo indicada contra cólicas da vesícula e distúrbios digestivos de origem hepática[1,2,3,4]. Como diurética e depurativa, é recomendada a ingestão de 2 xícaras das médias por dia de sua infusão, preparada adicionando-se 200 ml de água fervente em um recipiente contendo 20 gramas de inflorescências picadas[1]. É tóxica em altas doses ou por uso prolongado, podendo causar tontura e sono como sintomas da intoxicação[3,4]. Em uso tópico, isto é, externamente, é empregada como detergente para limpeza dos olhos no caso de conjuntivite e para limpeza dermatológica no tratamento de eczema, dermatite e outras afecções da pele[2,3]. O estudo da composição química de suas flores destaca a presença de fumarina e outros alcaloides, do ácido fumárico e taninos[2,4].

Literatura citada:
1- Alzugaray, D. & Alzugaray, C. 1996. *Plantas que Curam*. Editora Três, São Paulo, 2 v.
2- Boorhem, R.L. et al. 1999. *Reader's Digest - Segredos e Virtudes das Plantas Medicinais*. Reader's Digest Brasil Ltda., Rio de Janeiro, 416 p.
3- Bown, D. 1995. *The Herb Society of America - Encyclopedia of Herbs & Their Uses*. Dorling Kindersley Publishing, Inc., New York, 424 p.
4- Corrêa, A.D.; Siqueira-Batista, R. & Quintas, L.E.M. 1998. *Plantas Medicinais - do cultivo à terapêutica*. 2. ed. Editora Vozes, Petrópolis, 246 p.
5- Lorenzi, H. 2008. *Plantas Daninhas do Brasil: terrestres, aquáticas, parasitas e tóxicas*. 4ª edição. Instituto Plantarum, Nova Odessa-SP, 672 p.

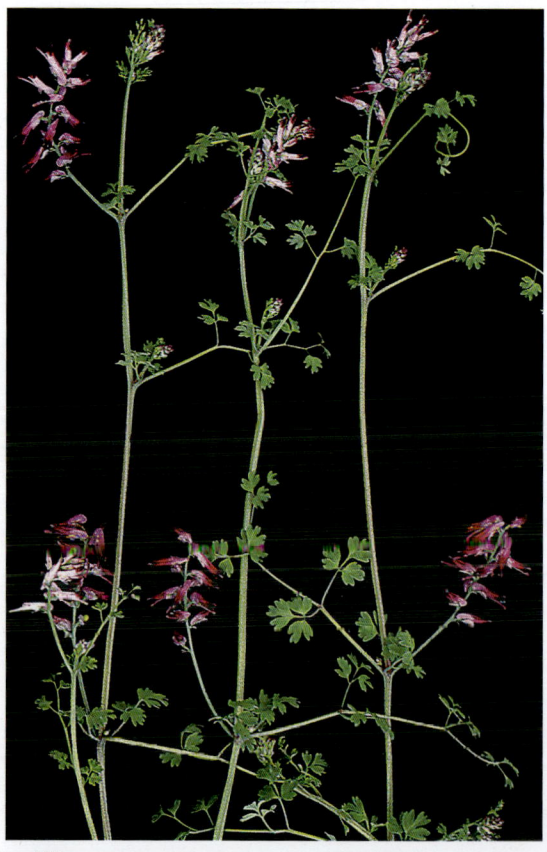

Papaver rhoeas L.
Angiospermae - Papaveraceae. **Planta estudada:** H. Lorenzi 1.195 (HPL).

papoula, papoula-rubra, papoula-vermelha, papoula-vermelha-dos-campos, papoula-comum, papoula-ordinária, papoula-das-searas, papoula-solitária, papoula-dos-cereais, dormideira-silvestre, borboleta

Características gerais - herbácea anual, ereta, pubescente, pouco ramificada, lactescente, de 30-60 cm de altura, nativa nos campos rupestres do Mediterrâneo oriental (Turquia, Grécia, Palestina, Síria, Iraque, etc) e cultivada no Brasil como planta ornamental. Folhas inteiras, pecioladas, de margens profundamente partidas, de cor verde-azulada, com 15-25 cm de altura. Flores muito vistosas, grandes, de cor vermelha, dispostas solitariamente no ápice de longas hastes que as dispõem bem acima da folhagem. Os frutos são cápsulas oblongas, deiscentes, contendo numerosas sementes pequenas de cor marrom-escura[1,2,4]. A espécie *Papaver somniferum* L. (dormideira), cuja foto é apresentada na próxima página, é ocasionalmente cultivada no Brasil e possui aplicações medicinais semelhantes; de seus frutos se extrai o ópio, com propriedades narcóticas e de consumo proibido no país. Outra espécie deste gênero também cultivada no país é *Papaver orientale* L., porém apenas para fins ornamentais.

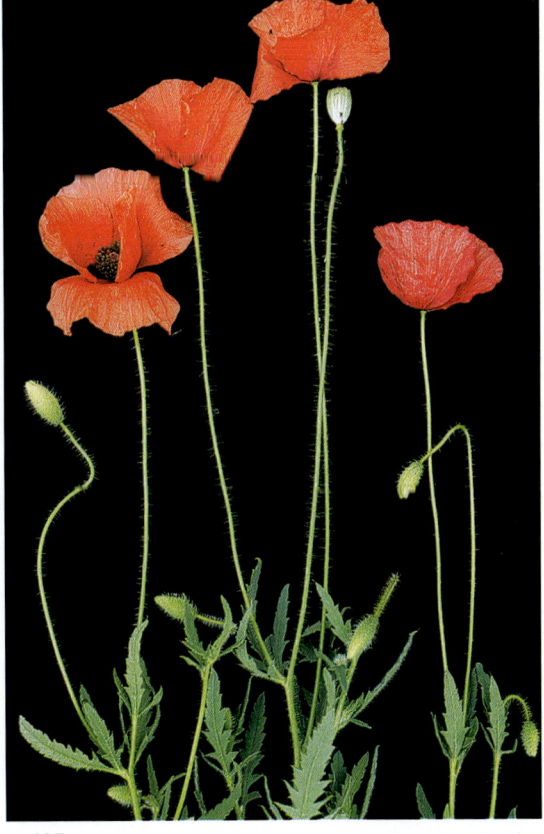

Usos - é cultivada no Sul e Sudeste do Brasil como planta ornamental em jardins de pleno sol, o mesmo ocorrendo em todo o mundo temperado, onde é também considerada planta daninha de lavouras de cereais[4]. Suas sementes moídas são utilizadas ocasionalmente como condimento na culinária[1,2]. É empregada na medicina popular desde tempos remotos nas suas regiões de origem como medicação para o sistema respiratório, contudo desde essa época é sabido que deve-se respeitar as doses recomendadas para evitar intoxicação[3]. É comum, na área de origem, a morte de animais por ingestão da planta encontrada em pastagem [1]. Suas pétalas, que contém morfina, são consideradas adstringente, expectorante e sedativa, usadas como analgésica, antiespasmódica e estimulante da digestão[3]. Suas preparações feitas com as pétalas são empregadas contra tosse, insônia, má-digestão, dores pouco intensas, azia, gastrite e distúrbios digestivos de origem nervosa[1,2,3]. As pétalas para uso medicinal devem ser grandes e de cor bem vermelha, devendo ser colhidas em plena floração, dessecadas e, para garantir sua conservação, devem ser dispostas em camadas finas em lugar seco[2,3]. A espécie *Papaver somniferum* L. é cultivada principalmente na Ásia para a produção do ópio, que é o látex seco, cuja extração é obtida por incisões transversais nos frutos ainda verdes sem tirá-los da planta. Em sua composição se encontram os alcaloides morfina, heroína, codeína, papaverina e narcotina, que, contudo, não existem nas suas sementes. Suas propriedades narcóticas, velhas conhecidas de muitas civilizações orientais desde tempos remotos, produzem dependência e são, por isso, responsáveis pelo crescente e dificilmente controlável número de viciados e traficantes desta droga. Seu uso, de início livre, foi proibido ainda no século XVIII, na época em que o vício de fumá-lo em cachimbos especiais atingiu a China[1].

Literatura citada:
1- Alzugaray, D. & Alzugaray, C. 1996. *Plantas que Curam*. Editora Três, São Paulo, 2 v.
2- Boorhem, R.L. et al. 1999. *Reader's Digest - Segredos e Virtudes das Plantas Medicinais*. Reader's Digest Brasil Ltda., Rio de Janeiro, 416 p.
3- Bown, D. 1995. The Herb Society of America - Encyclopedia of Herbs & Their Uses. Dorling Kindersley Publishing, Inc., New York, 424 p.
4- Lorenzi, H. & Souza, H.M. 2008. *Plantas Ornamentais no Brasil: arbustivas, herbáceas e trepadeiras*. 4ª edição. Instituto Plantarum, Nova Odessa-SP, 1120 p.

Papaver orientale L.
Planta estudada: H. Lorenzi 1.111 (HPL).
Espécie semelhante à *P. rhoeas*, porém o seu cultivo no Brasil é destinado apenas para uso ornamental em jardins de pleno sol.

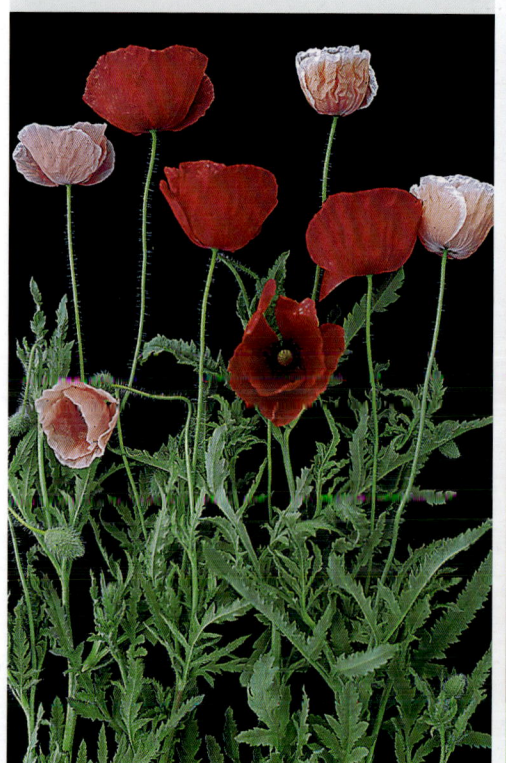

Papaver somniferum L.
Planta estudada: H. Lorenzi 3.492 (HPL).
Espécie afim de *P. rhoeas*, possui algumas propriedades semelhantes, porém o seu cultivo é proibido por ser a produtora do ópio.

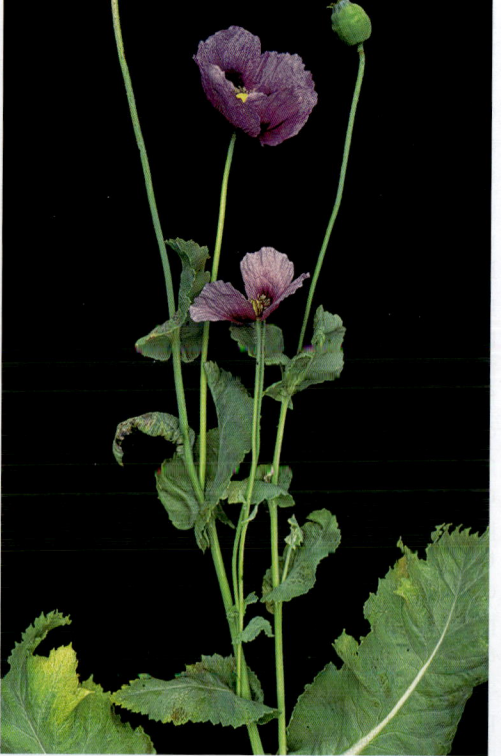

Passiflora edulis Sims

Angiospermae - Passifloraceae. **Planta estudada:** H. Lorenzi 2.223 (HPL).

maracujá, maracujá-de-suco, maracujá-azedo, maracujá-liso, maracujá-peroba, maracujazeiro, maracujá-ácido

Características gerais - trepadeira vigorosa com gavinhas, perene, de folhas alternas, trilobadas, com duas pequenas glândulas nectaríferas na base do limbo, próximas a inserção do curto pecíolo, com flores típicas das plantas deste gênero. É amplamente cultivada, especialmente no Nordeste do Brasil para fins industriais[1,4,5,7]. Várias espécies de maracujá, silvestres ou cultivadas, são tradicionalmente conhecidas no âmbito da medicina popular em quase todos os países ocidentais. Algumas estão incluídas nas Farmacopeias ou aceitas oficialmente para uso medicinal, como *Passiflora alata* Curtis no Brasil e *Passiflora incarnata* L. na América do Norte e na França. Várias outras espécies, tanto silvestres como cultivadas, são também utilizadas pelo povo, com as mesmas indicações.

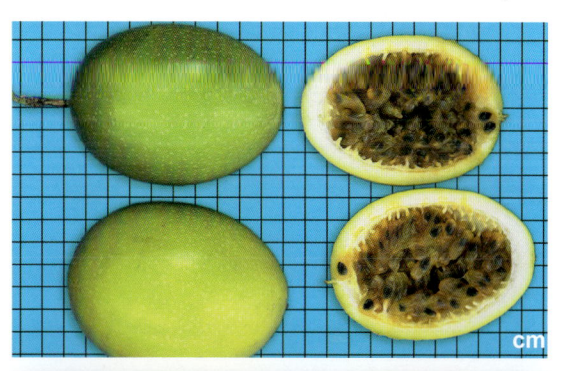

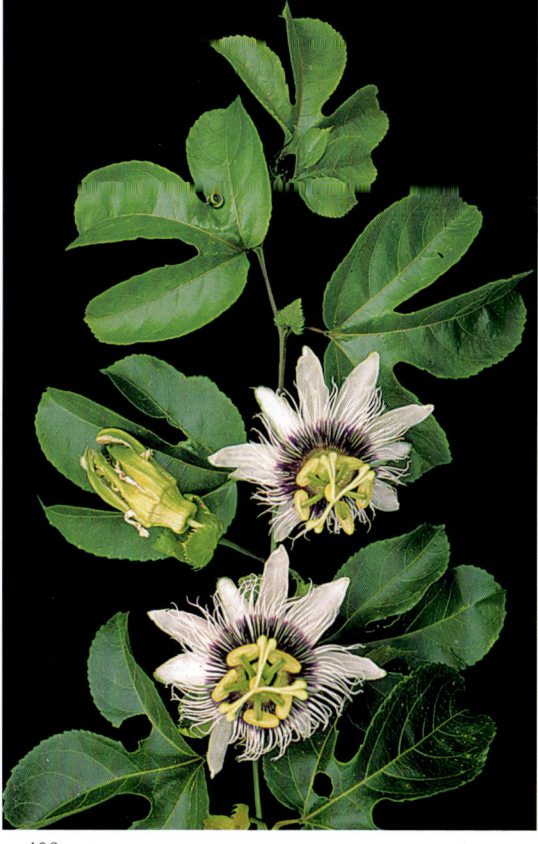

Usos - os frutos são usados na preparação de bebida refrescante ou em batidas feitas com cachaça ou vodka e açúcar. A literatura etnofarmacológica registra o uso das folhas, dos diversos maracujás, na forma de chá, como um calmante e suave indutor do sono. *Passiflora edulis* foi selecionada para estudo pelos especialistas brasileiros por ser cultivada em larga escala. Os resultados de ensaios farmacológicos pré--clínicos aplicados a extratos das folhas, demonstraram a existência de propriedades compatíveis com a indicação popular, mas ainda não permitiram a sua validação como medicação sedativa[1]. Os estudos mais antigos, sobre esta planta, citam o harmano – alcaloide também conhecido pelo nome de passiflorina, como seu princípio ativo[2,4]. Outro constituinte cuja presença foi determinada por sua análise fitoquímica é a cardioespermina, um glicosídeo cianogênico considerado inócuo quanto ao efeito sedante, porém que se transforma em ácido cianídrico tóxico por hidrólise, o que torna recomendável a fervura demorada do chá para eliminá-lo e evitar doses altas e, o tratamento repetido por longos períodos[1]. Novos estudos feitos com outra espécie de *Passiflora* citam a crisina, um flavonoide ativo com propriedades tranquilizante e miorrelaxante, semelhantes aos benzodiazepínicos, como seu principio. Noutro estudo foram identificados novos flavonoides livres e glicosilados, inclusive a isovitexina, cuja maior concentração ocorre logo antes do aparecimento das primeiras flores, mas sua eficácia e segurança ainda requerem comprovação científica. Enquanto isso não acontece, sua utilização na forma de chá contra nervosismo e insônia, foi referendada pela comissão alemã de validação de plantas medicinais e continua sendo feita com base na tradição popular em vários países do mundo ocidental. O chá utilizado é do tipo cozimento (decocto) e para prepará-lo, põe-se a ferver em recipiente descoberto 3-4 folhas frescas (10 g) bem picadas, ou 3-5 g do pó de folhas dessecadas, em água suficiente para uma xícara (150 ml); toma-se uma xícara à noite para induzir o sono ou duas a três xícaras ao dia como tranquilizante, por períodos nunca superiores a uma semana[1]. Entretanto, o amplo emprego desta planta nas práticas caseiras da medicina tradicional de vários povos é motivo suficiente para sua escolha como tema de estudos químicos, farmacológicos e clínicos mais aprofundados visando sua real validação como medicamento.

Passiflora alata Curtis
Planta estudada: H. Lorenzi 1.631 (HPL).
Espécie nativa de quase todo o Brasil, é um tanto semelhante à *P. edulis* e possui os mesmos princípios, sendo utilizada para os mesmos fins.

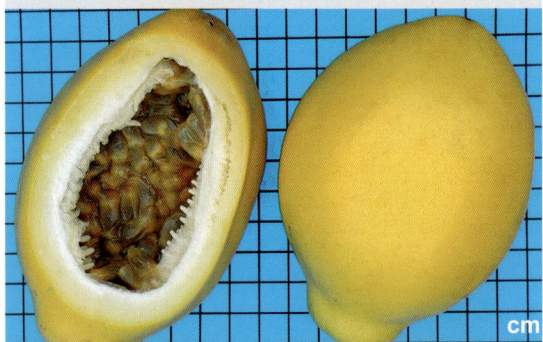

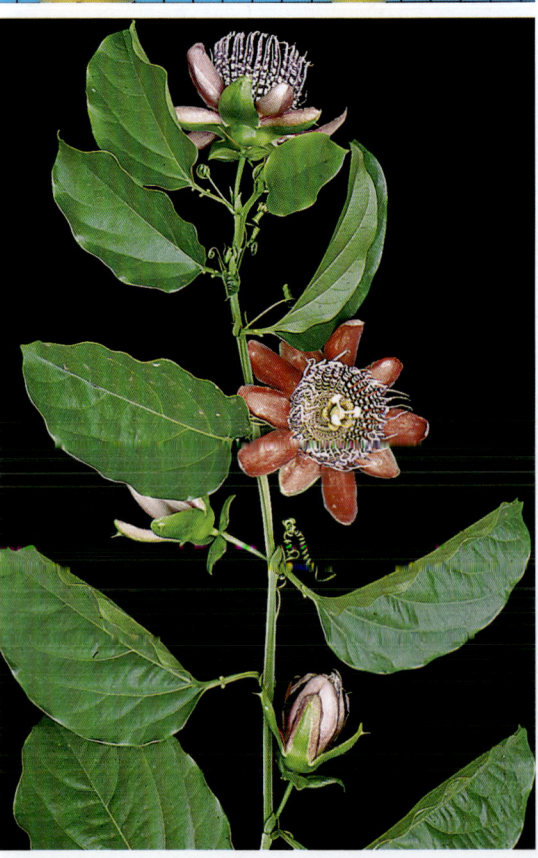

Literatura citada:
1- Matos, F.J.A. 2002. *Plantas Medicinais - guia de seleção e emprego de plantas usadas em fitoterapia no nordeste do Brasil*. Imprensa Universitária/ Edições UFC, Fortaleza, 344 p.
2- Simões, C.M.O. et al. 2001. *Farmacognosia - da planta ao medicamento*. Editora da Universidade/ UFRGS/UFSC, Porto Alegre/Florianópolis, 833 p.
3- Medina, J.H.; Paladini, A.C.; Wolfma, C. et al. 1990. Chrysin (5,7-di-OH-flavone), a naturally-occurring ligand for benzodiazepine receptors, with anticonvulsant properties. *Biochem Pharmacol. 40*(10): 2227-31,
4- Gruenwald, J.; Brendler, T. & Jaenickke, C. (eds.). 2000. *Physicians Desk References (PDR) for herbal medicines*. Medical Economics Co., New Jersey, 858 p.
5- Robineau, L.G. (ed.). 1995. *Hacia uma farmacopea caribeña / TRAMIL 7*. Enda-Caribe UAG & Universidad de Antioquia, Santo Domingo, 696 p.
6- Medina, J.H.; Paladini, A.C.; C. Wolfma; Destein, M.L.; Calvo, D.; Diaz, L.E. & Pena, C. 1991. C. Chrysin (5,7-di-OH-flavone), a naturally-occurring ligand for benzodiazepine receptors, with anticonvulsant properties. *Biochem Pharmacol*, 40(10).2227-31.
7- Lorenzi, H.; Bacher, L.; Lacerda, M. & Sartori, S. 2006. *Frutas Brasileiras e Exóticas Cultivadas: (de consumo in natura)*. Instituto Plantarum, Nova Odessa-SP, 672 p.

Passiflora incarnata L.

Angiospermae - Passifloraceae. **Planta estudada:** H. Lorenzi 2.500 (HPL).

flor-da-paixão, maracujá, maracujá-guaçu, maracujá-silvestre, passiflora

Características gerais - herbácea trepadeira, pouco vigorosa, com flores perfumadas de cor branca na parte interna das pétalas e azul-clara ou rosada na corona (conjunto de filamentos da base dos órgãos sexuais). Folhas simples, alternas, profundamente trilobadas, pecioladas, serradas e finamente pubescentes, tendo nas axilas estípulas e gavinhas. Frutos ovalados, de cor verde-clara com polpa branca. Nativa na região compreendida entre o sul dos Estados Unidos até a Argentina. No Sul do país ocorre a espécie *Passiflora caerulea* L., com características e usos mais ou menos semelhantes.

Usos - é empregada na medicina caseira, principalmente no Sul do país, ora sob a forma de chá feito com as folhas, ora sob a forma de refresco preparado com a parte suculenta do fruto, sendo, neste caso mais comum o uso de *P. edulis* Sims, cujo aproveitamento industrial tem como subproduto o óleo extraído das sementes[4]. Seu uso em medicina tradicional data da época da colonização das Américas pelos espanhóis, que aprenderam a usá-las com os índios Astecas, tornando-a rapidamente conhecida na Europa como sedativo, calmante, antiespasmódico e tônico dos nervos[6], através de relato feito por um médico espanhol no ano de 1569, sobre o uso do seu chá pelos indígenas no Peru[7]. Na América do Norte, sua introdução se deu em meados de 1800, por aceitação do chá usado pelos índios e escravos na região sul dos Estados Unidos como sedativo e remédio para dor de cabeça[6]. Uma destas preparações, o chá das folhas de *P. edulis*, teve sua ação neuroléptica como um tranquilizante suave confirmada por ensaio farmacológico e clínico[5]. Estudos químicos iniciais revelaram como constituintes importantes o alcaloide harmano[4,8], também conhecido pelo nome de passiflorina, bem como os glicosídeos cianogênicos: cianocardina, tetrafilina e ginocandina[3,4]; novos estudos levaram à identificação do flavonoide crisina em *P. caerulea* L., que foi considerado como seu princípio ativo por ser, farmacologicamente, um ligante dos receptores benzodiaze-pínicos, de ação depressora do sistema nervoso central e relaxante muscular[9]. *Passiflora incarnata*, a mais estudada das espécies, contém até 2,5% de flavonoides, em particular, as C-

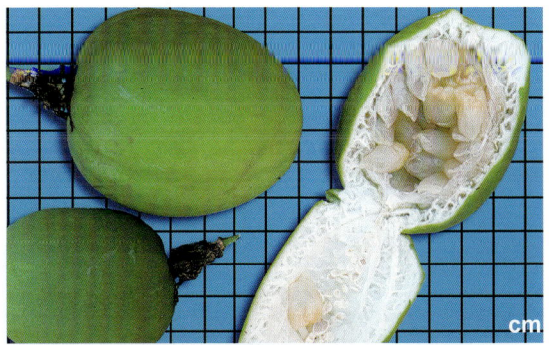

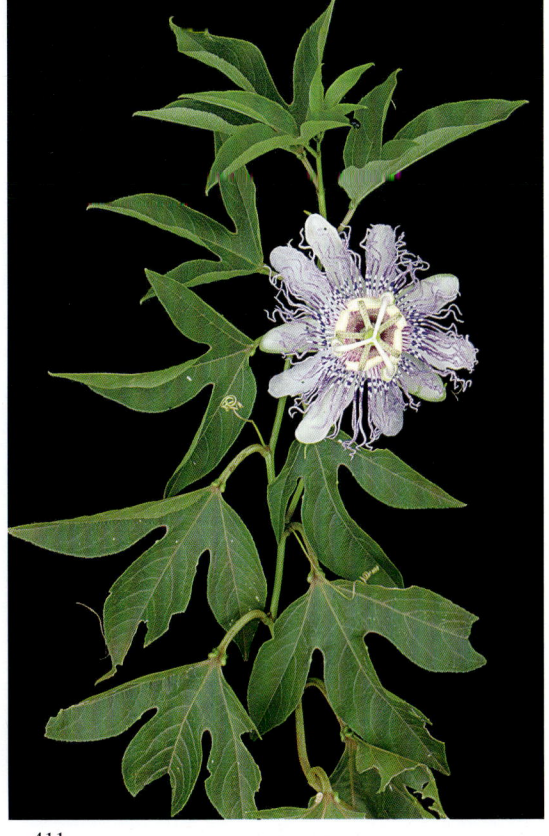

-glicosil-flavonas derivadas da iso-vitexina, schafotosina, iso-orientina, vicenina e lucenina, especialmente se as plantas forem frequentemente podadas[3]. Aceita-se hoje que a propriedade neuroléptica observada com o uso dos chás de folhas dos maracujás, deve ser devida ao complexo fitoterápico formado pela ação sinérgica de seus componentes e não a um único destes componentes[8]. A preparação do chá sedativo deve ser feita fervendo-se bem, as folhas em recipiente descoberto, para eliminar o excesso de ácido cianídrico liberado pelos glicosídeos cianogênicos. Para isso, põe-se a ferver 6-10 g de folhas frescas ou 3-5 g de folhas secas em água suficiente para uma xícara das de chá, que deve ser bebida, de preferência à noite, para induzir o sono; pode-se beber o chá preparado da mesma maneira na dose de duas a três xícaras ao dia, como tranquilizante[10].

Passiflora caerulea L.
Planta estudada: H. Lorenzi 2.458 (HPL).
Espécie nativa do Sul do Brasil, é semelhante à *P. incarnata*, possuindo também os mesmos princípios e utilizada para os mesmos fins.

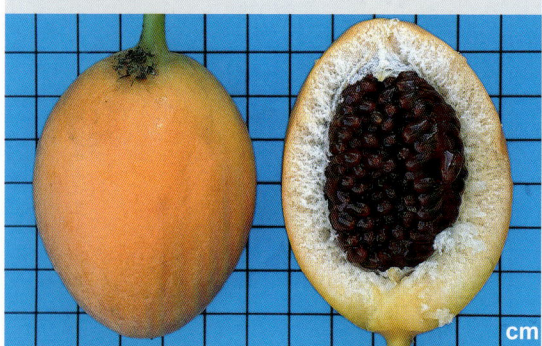

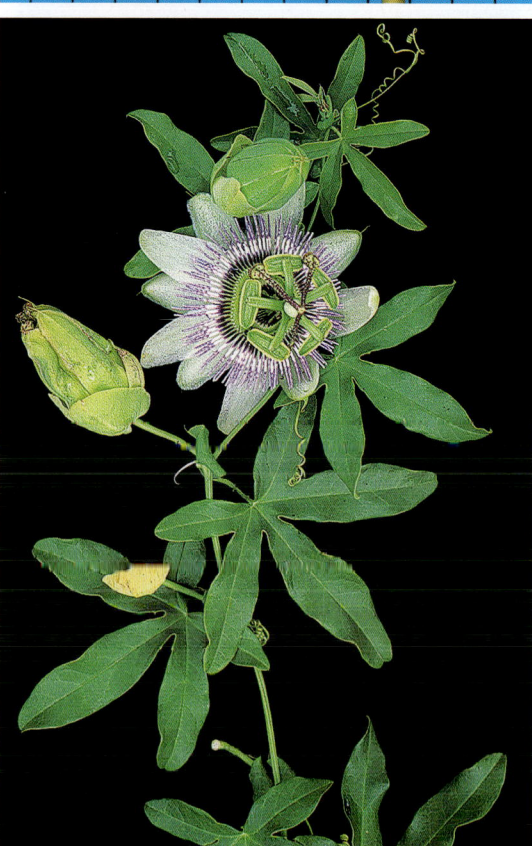

Literatura citada:

1- Simões, C.M.O., L.A. Mentz et al. *Plantas da medicina popular do Rio Grande do Sul*. 4ª. edição, Ed.da Universidade/UFRGS, Porto Alegre, 174 pp.
2- Simões, C.M.O. et al. 2001. *Farmacognosia - da planta ao medicamento*. Editora da Universidade/UFRGS/UFSC, Porto Alegre/Florianópolis, 833 p.
3- Gruenwald, J.; Brendler, T. & Jaenickke, C. (eds.). 2000. *Physicians Desk References (PDR) for herbal medicines*. Med. Econ. Co., New Jersey, 858 p.
4- Robineau, L.G. (ed.). 1995. *Hacia uma farmacopea caribeña / TRAMIL 7*. Enda-Caribe UAG & Universidad de Antioquia, Santo Domingo, 696 p.
5- Matos, F.J.A. 2000. *Plantas Medicinais - guia de seleção e emprego de plantas usadas em fitoterapia no nordeste do Brasil*. 2. ed. Imprensa Universitária/Edições UFC, Fortaleza, 344 p.
6- Duke, J. & Vasquez, R. 1994. *Amazonian Ethnobotanical Dictionary*. CRC Press, Inc., Boca Raton, FL.
7- Mowrey, D. 1986. *The Scientific Validation of Herbal Medicine*. Keats Publishing, Inc., New Canaan, CT.
8- Mors, W.B.; Rizzini, C.T. & Pereira, N.A. 2000. *Medicinal Plants of Brazil*. Reference Publications, Inc., Algonac, Michigan, 501 p.
9- Medina, J.H.; Paladini, A.C.; Wolfman, C. et al. 1990. Chrysin (5,7-di-OH-flavone), a naturally occurring ligand for benzodiazepine receptors, with anticonvulsant properties. *Biochem Pharmacol.* 40(10): 2227-31.
10- Matos, F.J.A. 1998. *Farmácias Vivas: sistema de utilização de plantas medicinais projetado para pequenas comunidades*. 3. ed. Edições UFC, Fortaleza, 220 p.

Sesamum orientale L.

Sin.: *Sesamum indicum* L.

Angiospermae - Pedaliaceae. **Planta estudada:** H. Lorenzi 6507 (HPL).

gergelim, gergelim-branco, gergelim-preto

Características gerais - grande erva ereta com 1 a 2 m de altura, mais ou menos pubescente, de folhas opostas, lobadas ou partidas na parte inferior do caule e menores, alternas, oblongo--lanceoladas na parte superior, com flores solitárias, vistosas, de coloração variável desde alvas a vermelhas e fruto do tipo cápsula loculicida, com 2 a 3 cm de comprimento, tendo interiormente 4 fileiras de sementes que medem cerca de 2 mm. É originária da Índia ou das Ilhas Samoa, tendo sido introduzida no Brasil vindo da costa da Guiné, na África. É muito cultivada nos países de clima tropical e subtropical de todo o mundo, inclusive de norte a sul do Brasil[1, 2].

Usos - Sua maior utilidade é como produtora do óleo das sementes de amplo uso nas indústrias de produtos alimentícios, farmacêuticos e cosméticos. Os levantamentos etnofarmacológicos e farmacológicos registram seu emprego nas práticas caseiras da medicina popular como medicação restauradora em geral, no tratamento das sequelas de acidente vascular cerebral (AVC), bem como medicação cotidiana caseira, considerada pelo povo como estimulante das defesas orgânicas e da sensação de bem-estar[1, 2]. Os resultados de seu estudo fitoquímico e farmacológico registram para as sementes a presença de duas lignanas, a sesamina, de atividade imunossupressora, e a sesamolina, o beta-sitosterol de ação anti-inflamatória nos casos de inflamação benigna da próstata, mal frequente no homens após os 60 anos, o campesterol, bem como de 50 a 98% de óleo, constituído principalmente de glicerídeos dos ácidos oleico e linolêico. Na clínica, o óleo tem sido usado na forma de enema para amolecer as fezes endurecidas por prisão de ventre prolongada, enquanto em uso tópico, encontra aplicação na remoção de escaras e calosidades e como óleo de massagem nos casos de dores reumáticas nas articulações[2, 3]. A sesamina é encontrada, também, em diversas plantas dos gêneros *Zanthoxylum*, algumas das quais são conhecidas como "limãozinho", *Ocotea*, como as "canelas" do mato e *Piper*, muitas das quais são denominadas de "pimenta--longa" pelo povo. Todas têm várias espécies silvestres comuns no Brasil[6].

Literatura citada:

1- Braga, R.A. 1960. *Plantas do Nordeste, especialmente do Ceará*. 2. ed. Imprensa Oficial, Fortaleza.

2- Gruenwald, J.; Brendler, T. & Jaenickke, C. (eds.). 2000. *Physicians Desk References (PDR) for herbal medicines*. Med. Econ. Co., New Jersey, 858 p.

3- Evans, W.C. 1992. *Trease and Evans Pharmacognosy*. Bailliere-Tindal, Philadelphia, 832 p.

4- Matos, F.J.A. 1999. *Plantas da medicina popular do Nordeste - propriedades atribuídas e propriedades confirmadas*. EDUFC, Fortaleza, 79 p.

5- Sousa, M.P.; Matos, M.E.O.; Matos, F.J.A. et al. 1991. *Constituintes químicos de plantas medicinais brasileiras*. Imprensa Universitária/UFC, Fortaleza.

6- Ikan, R. 1969. *Natural Products - A laboratory Guide*. Academic Press, London, 301 p.

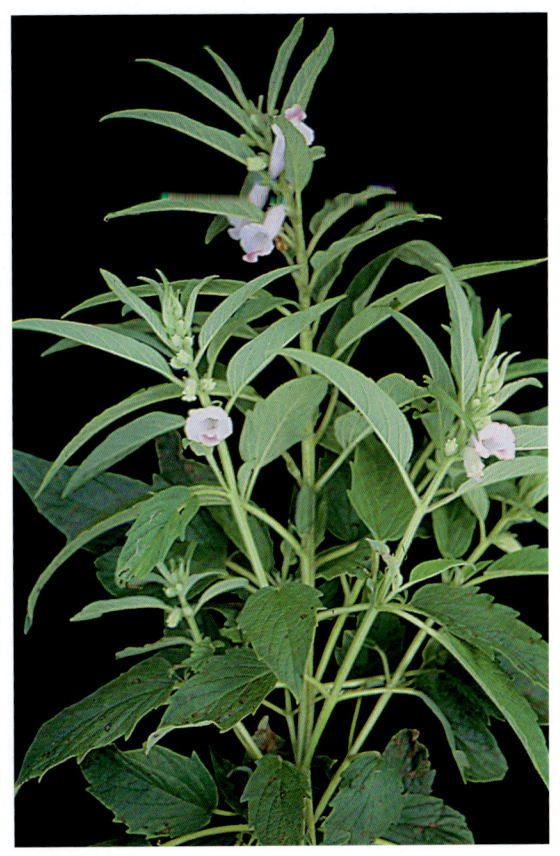

Phyllanthus niruri L.

Sin.: *Diasperus niruri* (L.) Kuntze, *Phyllanthus asperulatus* Hutch., *Phyllanthus filiformis* Pav. ex Baill., *Phyllanthus lathyroides* Kunth, *Phyllanthus niruri* var. *genuinus* Müll. Arg.

Angiospermae - Phyllanthaceae. **Planta estudada:** H. Lorenzi 3.521 (HPL).

arranca-pedras, arrebenta-pedra, conami, erva-pomba, erva-pombinha, fura-parede, quebra-pedra, quebra-pedra-branco, quebra-panela, saudade-da-mulher, saúde-da-mulher, saxífraga

Características gerais - erva ruderal, ereta, anual, ramificada horizontalmente, glabra, medindo até 40-80 cm de altura. Folhas simples, membranáceas, medindo até 1 cm de comprimento e dispostas nos ramos parecendo uma folha composta. Flores diminutas, inseridas nas axilas das folhas, mas viradas para baixo. Frutos do tipo cápsula tricoca com aproximadamente 1 mm de diâmetro, muito procurados pelos pássaros. Ocorre em quase toda a região tropical, inclusive até o sul da América do Norte. Cresce especialmente durante o período da estação chuvosa em todo tipo de solo, sendo comum sua ocorrência nas fendas de calçadas, terrenos baldios, quintais e jardins, em todos os estados brasileiros. O nome popular "quebra-pedra" designa, além desta espécie, várias outras do mesmo gênero *Phyllanthus*, todas muito parecidas entre si, tendo como mais comuns: *P. amarus* Schumach. & Thonn. no Nordeste, *P. tenellus* Roxb. do Sul e Sudeste, cujas fotos são apresentadas na página seguinte, além de *P. urinaria* L. na região Norte, *P. sellowianus* Müll. Arg., *P. orbiculatus* Rich. e algumas outras[1,2,3,4].

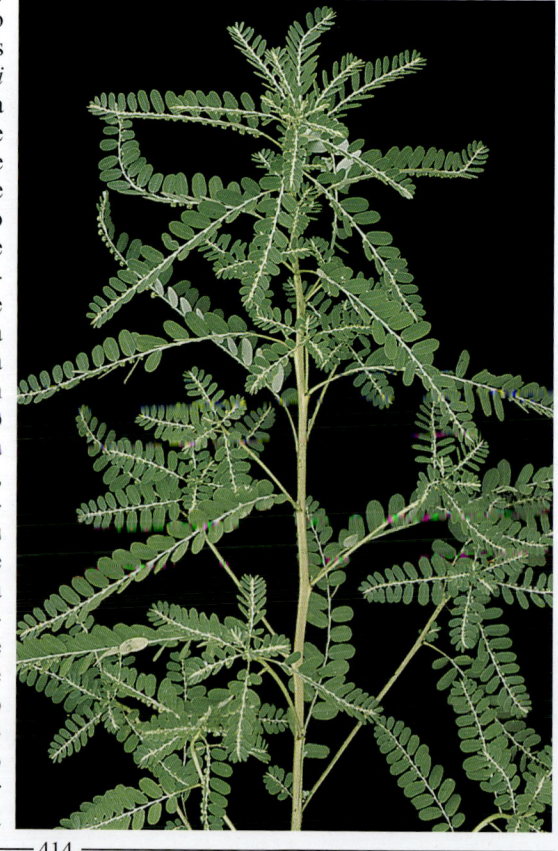

Usos - seu uso em medicina popular é referido, de longa data, na literatura etnofarmacológica, unanimemente, como remédio para os rins, para eliminar pedra dos rins e para urinar mais[5]. Estudos de suas propriedades farmacológicas apresentaram resultados que justificam a crença popular e esclarecem que sua administração promove um relaxamento dos ureteres que, aliado a uma ação analgésica, facilita a descida dos cálculos, geralmente sem dor nem sangramento, aumenta a filtração glomerular e a excreção de ácido úrico[6,7]. Estes resultados justificam o uso do quebra-pedra para tratamento da litíase renal (pedra nos rins) e, provavelmente, no reumatismo gotoso e outras afecções caracterizadas por taxas elevadas de ácido úrico. *P. amarus* e *P. niruri* mostraram forte atividade contra o vírus da hepatite B quando administrados através de injeção[8] por que por via oral, provavelmente é inativado no estômago. Para contornar este inconveniente, permitindo sua administração por via oral, se propõe o uso de cápsulas de desintegração entérica, que passa pelo estômago e só vai ser dissolvida no intestino onde é absorvida[5]. Prepara-se o chá por fervura durante dez minutos de 30 a 40 g da planta fresca, ou 10 a 20 g da planta seca para um litro d'água; o cozimento (decocto) filtrado pode ser conservado na geladeira até o dia seguinte; toma-se uma xícara de cada vez, três vezes ao dia[5,7]. As cápsulas de desintegração entérica só podem ser preparadas em laboratório pelo farmacêutico. A análise fitoquímica desta planta registra a presença de vários flavonoides, lignanas, triterpenoides e de um alcaloide pirrolizidínico. Não se sabe, porém se a atividade da planta depende de um único princípio ativo ou do complexo fitoterápico, que é o conjunto de várias substâncias ativas[7]. Por causa da potencial ação tóxica do alcaloide, não se deve ultrapassar as doses recomendadas e, embora se tenha determinado nesta planta uma atividade protetora dos hepatócitos, é conveniente interromper o uso do chá por uma semana após cada período de três, nos tratamentos demorados. O consideravelmente amplo emprego desta planta nas práticas caseiras da medicina popular, é motivo suficiente para sua escolha como tema de estudos químicos, farmacológicos e clínicos mais aprofundados, visando sua validação como medicamento eficaz e seguro, contra litíase renal e o reumatismo gotoso. Sua ação antiviral na hepatite B já é patente de um laboratório norte-americano.

Literatura citada:

1- Gruenwald, J.; Brendler, T. & Jaenickke, C. (eds.). 2000. *Physicians Desk References (PDR) for herbal medicines*. Medical Economics Co., New Jersey, 858 p.
2- Lorenzi, H. 2008. *Plantas Daninhas do Brasil: terrestres, aquáticas, parasitas e tóxicas*. 4ª edição. Instituto Plantarum, Nova Odessa-SP, 672 p.
3- Robineau, L.G. (ed.). 1995. *Hacia uma farmacopea caribeña / TRAMIL 7*. Enda-Caribe UAG & Universidad de Antioquia, Santo Domingo, 696 p.
4- Webster, G.L. 1970. A review of *Phyllanthus* (Euphorbiaceae) in continental United States. *Brittonia* 22: 44-76.
5- Matos, F.J.A. 2002. *Farmácias Vivas: sistema de utilização de plantas medicinais projetado para pequenas comunidades*. 4 ed. Edições UFC, Fortaleza, 267 p.
6- Calixto, J. B.; Yunes, R.A. et al. 1984. Antiespasmodic effect of an alkaloid extracted from *Phyllanthus sellowianus* - A comparative study with pappaverine. *Brasilian J. Med. Biol. Research*, São Paulo, v.1 /, p.313-321.
7- Sousa, M.P.; Matos, M.E.O.; Matos, F.J.A. et al. 1991. *Constituintes químicos de plantas medicinais brasileiras*. Imprensa Universitária/UFC, Fortaleza, 416 p.
8- Millman, I.; Venkateswaran, P.S. et al. 1986. Medicament for treating viral hepatitis. *Eur. Patent. Appl.*, Berlin, EP 199, 429, 26/oct/1986.

Phyllanthus tenellus Roxb.
Planta estudada: H. Lorenzi 3.524 (HPL).
Espécie afim de *P. niruri*, tem os mesmos usos.

Phyllanthus amarus Schumach. & Thonn.
Planta estudada: H. Lorenzi 3.522 (HPL).
Espécie afim de *P. niruri*, tem os mesmos usos.

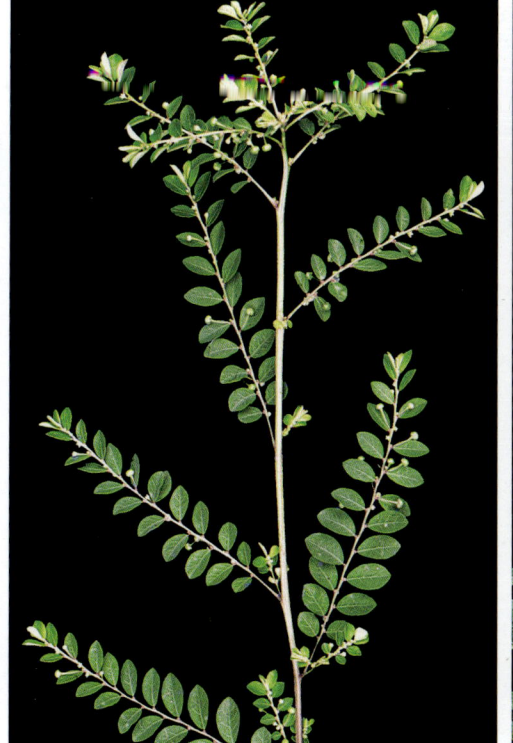

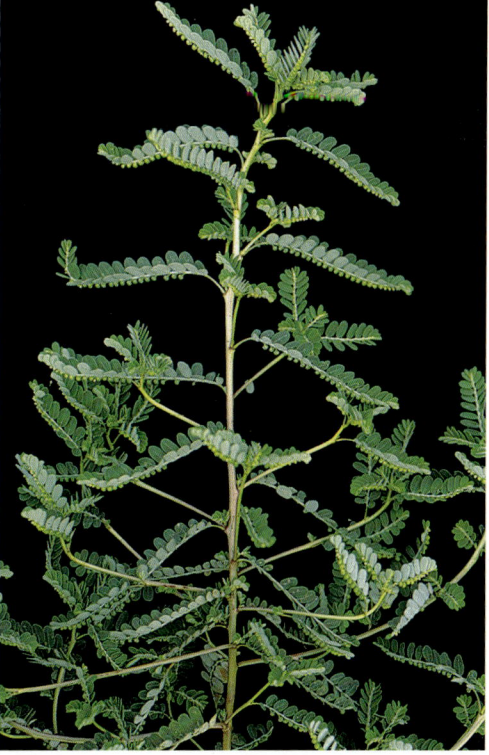

Petiveria alliacea L.
Sin.: *Petiveria foetida* Salisb.

Angiospermae - Phytolaccaceae. **Planta estudada:** H. Lorenzi 3.487 (HPL).

guiné, erva-de-guiné, cagambá, cangambá, embiaiendo, embirembo, emboaembo, emburembo, enraiembo, tipi, erva-de-tipi, erva-de-pipi, pipi, tipi-verdadeiro, amansa-senhor, macura-caá, erva-de-alho, gambá, gerataca, gorana-timbó, gorarema, gorazema, iratacaca, macura, ocoembro, paraacaca, paracoca, pau-de-guiné, raiz-de-congonha, raiz-de-gambá, raiz-de-guiné, raiz-de-pipi, raiz-do-congo, mucuracaá

Características gerais - herbácea ereta, perene, rizomatosa, com leve aroma de alho, de cerca de 70 cm de altura, com flores discretas, dispostas em longas inflorescências racemosas. É nativa da região Amazônica e possui hábito persistente em algumas regiões, tornando-se difícil de ser erradicada[5]. O fruto é uma cápsula pequena, cuneiforme e dotada de espinhos que lhe servem de meio de disseminação por se prenderem em animais e roupas de transeuntes.

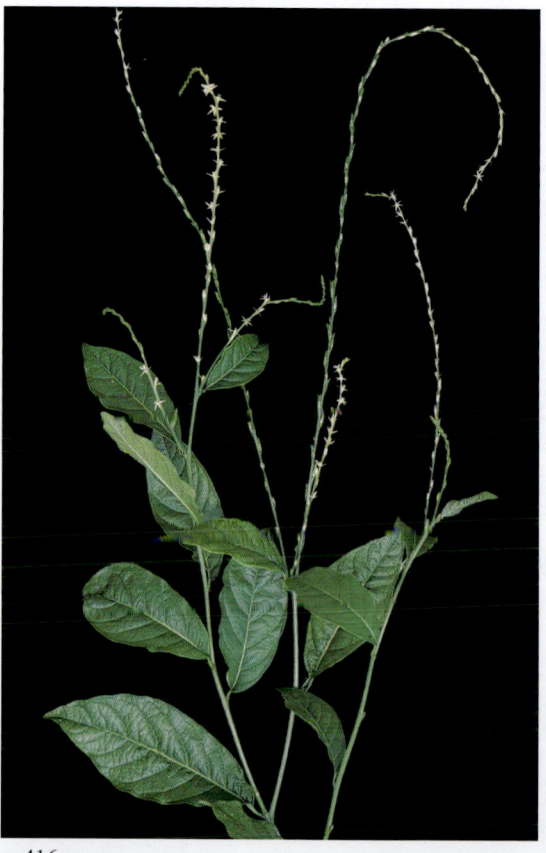

Usos - é largamente cultivada em hortas e jardins domésticos de todas as regiões tropicais do Brasil com fins ornamentais, místicos e medicinais, principalmente nas regiões de influência da umbanda[5]. Na medicina caseira é considerada antiespasmódica, diurética, sudorífica e emenagoga, sendo usada na forma de infusão fraca das folhas ou das raízes contra hidropsia, artrite, reumatismo, malária, memória fraca e para induzir abortos[6,9]. Em doses elevadas ou repetidas é considerada tóxica, devendo-se tomar muito cuidado quando usada oralmente[1]. No Brasil colonial os escravos a denominavam de "remédio-de-amansar-senhor" o que demonstra terem conhecimento de seu efeito tóxico[9,10]. Nas práticas medicinais caseiras, uma infusão de apenas dois gramas de material seco por litro de água é usada, para uma dose de meio copo desta infusão duas ou três vezes ao dia. As raízes parecem ser mais ativas que as folhas, sendo consideradas analgésica e anestésica[3]. Na literatura encontra-se a recomendação de seu uso externo contra afecções bucais e infecções da garganta na forma de chá por infusão, preparado com uma colher das de sopa de folhas secas picadas e uma colher das de sobremesa da raiz picada em uma xícara das de chá de água fervente, fazendo-se, depois de morna, gargarejos ou bochechos duas vezes ao dia[9]. Também é recomendada em aplicação tópica localizada contra contusões, traumatismos, dores lombares, reumáticas e de cabeça[9]. Estudos fitoquímicos e farmacológicos mostraram que esta planta contém um possível princípio ativo hipoglicemiante; extratos de folhas e pó dos ramos promoveram um decréscimo de mais de 60% na concentração de açúcar do sangue uma hora após ter sido administrada a ratos do sexo masculino tornados diabéticos experimentalmente[4]. Na forma de cataplasma das folhas, usada de cataplasma das folhas, usada externamente, tem sido empregada contra dor de cabeça, dores reumáticas e outras dores em aplicação localizada. Tem também poder inseticida[2]. Na sua composição foram encontradas além de cumarinas, saponinas, flavonoides, taninos[7,10], principalmente os sulfetos orgânicos, trissulfeto de dialila, benziltiol e outros análogos, responsáveis por suas ações e pelo odor de alho. O amplo emprego desta planta nas práticas caseiras da medicina popular é motivo suficiente para sua seleção como tema de estudos químicos, farmacológicos e clínicos mais aprofundados, visando sua validação como medicamento eficaz, seguro e certamente muito útil.

Literatura citada:
1- Hoyos, L.S. et al. 1992. Evaluation of the genotoxic effects of a Fol. Medicine, *Petiveria alliacea* (Ananu). *Mutant Res.* 280 (1): 29-34.
2- Johnson, L.; Williams, L.A,D, & Roberts, E.V. 1977. An insecticidal and Acaricidal Polysulfide Metabolite from the Roots of *Petiveria alliacea*. *Pesticide Science* 50 (3).
3. Lima, T.C ; Morato, G.S. & Takahashi, R.N. 1991. Evaluation of anticonceptive effect of *Petiveria alliacea* (Guine) in animais. *Mem. Inst. Oswaldo Cruz* 86(Suppl)2: 153-158.
4- Lores, R.I, & Cires, P.M. 1990. *Petiveria alliacea* L. (ananu). Study of the hypoglycemic effect. *Med Interne* 28(4). 347-352.
5- Lorenzi, H. & Souza, H.M, 2008. *Plantas Ornamentais no Brasil: arbustivas, herbáceas e trepadeiras*. 4ª edição. Instituto Plantarum, Nova Odessa-SP, 1120 p.
6- Oluwole, F.S. & Bolarinwa, A.F. 1998. The uterine contractile effect of *Petiveria alliacea* seeds. *Fitoterapia* 69(1). 3 6
7- Panizza, S. 1998. *Plantas que Curam (Cheiro de Mato)*. 3. ed. IBRASA, São Paulo, 280 p.
8- Braga, R.A. 1960. *Plantas do Nordeste, especialmente do Ceará*. 2. ed. Imprensa Oficial, Fortaleza, 540 p.
9- Mors, W.B.; Rizzini, C.T. & Pereira, N.A. 2000. *Medicinal Plants of Brazil*. Ref. Publications, Inc., Algonac, Michigan, 501 p.
10- Rocha, A.B. 1969. Thin layer chromatographic analisis of coumarins and preliminary test for some active substances in the root of *Petiveria alliacea* L. *Rev. Fac. Farm. Odont. Araraquara* 3(1): 65-72.
11- Taylor, L. Anamu (*Petiveria alliacea*) Report. Raintree Database on the Internet.

Petiveria alliacea L.
Vista geral de uma densa população em terreno baldio no interior do estado de São Paulo.

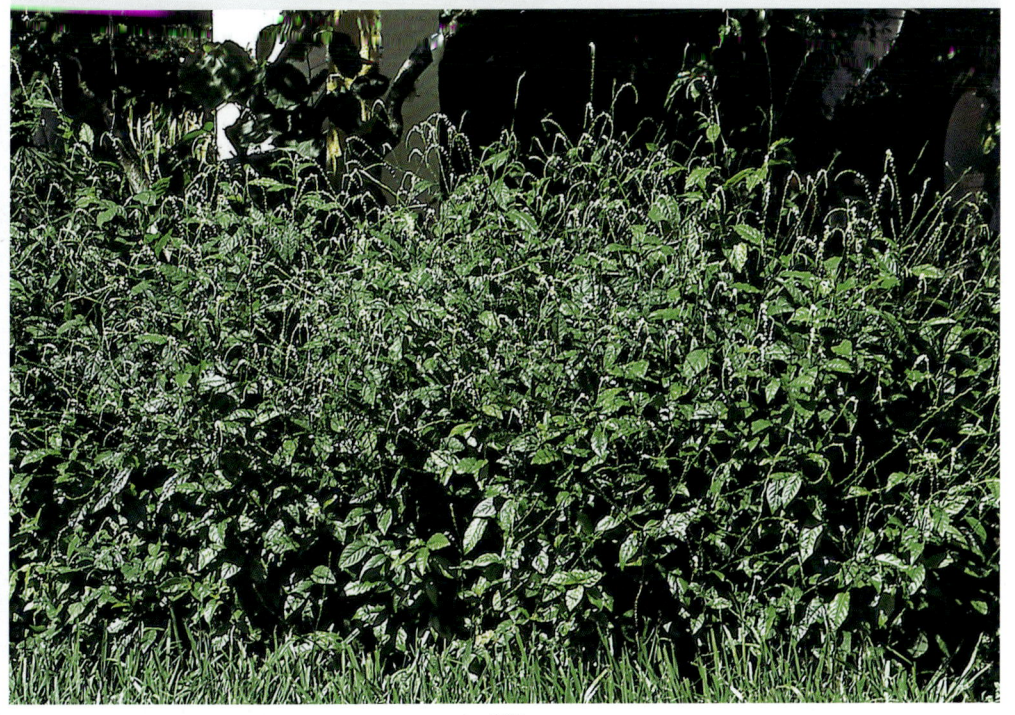

Peperomia pellucida (L.) Kunth

Sin.: *Piper pellucidum* L., *Micropiper pellucidum* (L.) Miq., *Peperomia concinna* (Haw.) A. Dietr., *Peperomia pellucida* var. *minor* Miq., *Peperomia pellucida* var. *pygmaea* Willd. ex Miq., *Peperomia translucens* Trel., *Piper concinnum* Haw.

Angiospermae - Piperaceae. **Planta estudada:** G.F. Árbocz 2.549 (HPL).

erva-jaboti, erva-de-jaboti, comida-de-jaboti, maria-mole, ximbuí, alfavaca-de-cobra

Características gerais - herbácea anual, semiereta, tenra e carnosa, ramificada, de 20-40 cm de altura ou comprimento, nativa principalmente do Norte e Nordeste do Brasil, onde é encontrada em áreas ruderais de meia-sombra, ou em pomares, hortas e jardins como planta daninha. Folhas simples, alternas, membranáceas, glabras, brilhantes, de 1-3 cm de comprimento. Inflorescências em espigas terminais e axilares, com flores andróginas muito pequenas de cor esverdeada. Multiplica-se principalmente por sementes[1,4,5].

Usos - seus ramos e folhas tenras são empregados na culinária rural da região Amazônica, principalmente como refogados. Todas as suas partes são empregadas na medicina caseira na região Norte do país como hipotensor e forte diurético, na forma de chá por infusão e como emoliente e antipruriginoso na forma de emplastro ou de compressas locais[1,3,4,5]. A literatura etnofarmacológica registra também seu emprego para combater tosse e dor de garganta[3,4]. É reputada ainda como remédio contra arteriosclerose das coronárias, o que serviria para prevenir enfarto do miocárdio[3]. Os indígenas das Guianas usam-na para curar feridas e chagas (vulnerária) em aplicação local; por via oral, como chá refrescante é considerada hipotensor e, de mistura com leite é indicada contra gengivite, nevralgias dentárias entre outras afecções bucais[2]. O emprego desta planta nas práticas caseiras da medicina popular na prevenção do enfarto coronariano é motivo suficiente para sua escolha como tema de futuros estudos químicos, farmacológicos e clínicos visando sua validação como medicamento eficaz e seguro.

Literatura citada:

1- Albuquerque, J.M. 1989. *Plantas Medicinais de Uso Popular*. ABEAS/MEC, Brasília, 100 p.
2- Grenand, P.; Moretti, C. & Jacquemin, H. 1987. *Pharmacopées Traditionnelles en Guyane: Créoles, Palikur, Wayãpi*. Editorial l'ORSTOM, Paris, France, Coll. Mem. No. 108.
3- Mors, W.B.; Rizzini, C.T. & Pereira, N.A. 2000. *Medicinal Plants of Brazil*. Reference Publications, Inc., Algonac, Michigan, 501 p.
4- Van den Berg, M.E. 1993. *Plantas Medicinais na Amazônia - Contribuição ao seu conhecimento sistemático*. Museo Paraense Emílio Goeldi, Belém, 206 p.
5- Vieira, L.S. 1992, *Fitoterapia da Amazônia - Manual de Plantas Medicinais*. 2. ed. Editora Agronômica Ceres, São Paulo, 350 p.
6- Braga, R.A. 1976. *Plantas do Nordeste, especialmente do Ceará*. 3. ed. Vol. XLII. Coleção Mossoroense, Mossoró, 540 p.

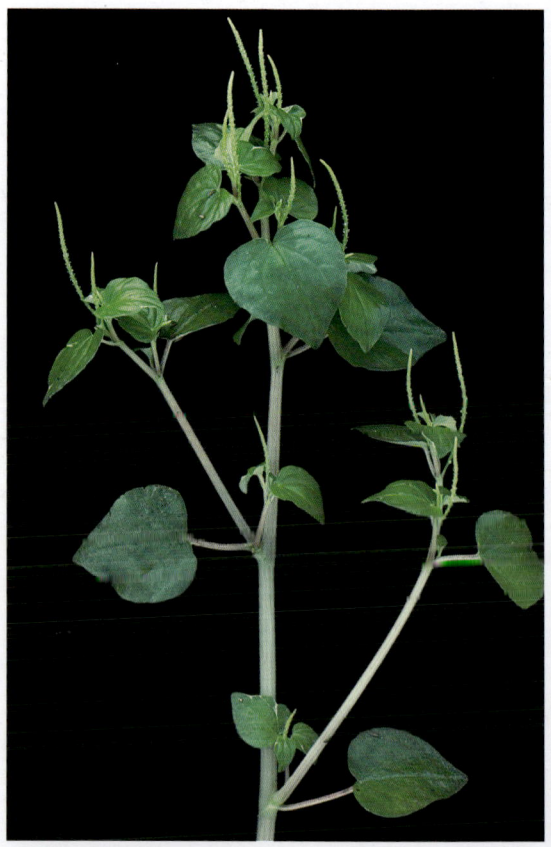

Piper aduncum L.

Sin.: *Artanthe adunca* (L.) Miq., *Artanthe celtidifolia* (Kunth) Miq., *Artanthe elongata* (Vahl) Miq., *Artanthe galleoti* Miq., *Piper aduncifolium* Trel., *Piper anguillaespicum* Trel., *Piper angustifolium* Lam., *Piper celtidifolium* Kunth, *Piper disparispicum* Trel., *Piper elongatifolium* Trel., *Piper elongatum* Vahl, *Piper fatoanum* C. DC., *Piper flavescens* (C. DC.) Trel., *Piper herzogii* C. DC., *Piper intersitum* Trel., *Piper kuntzei* C. DC., *Piper submolle* Trel., *Piper multinervium* M. Martens & Galeotti, *Steffensia adunca* (L.) Kunth

Angiospermae - Piperaceae. **Planta estudada:** H. Lorenzi 3.491 (HPL).

aduncum, aperta-ruão, aperta-joão, matico-falso, jaborandi-falso, falso-jaborandi, jaborandi-do-mato, pimenta-do-fruto-ganchoso, caá-peba, nhandi, cheirosa

Características gerais - arbusto ereto, ramificado, perenifólio, de hastes articuladas e nodosas, de 2-4 m de altura, nativo do Sudeste do Brasil. Folhas simples, inteiras, cartáceas, opacas em ambas as faces, com a inferior finamente pubescente, de 10-17 cm de comprimento. Flores pequenas e discretas, reunidas em espigas alongadas, densas e curvas, de 7-14 cm de comprimento. Multiplica-se por sementes[3]. Existem no Brasil outras espécies deste gênero com características e propriedades semelhantes, sendo as principais: *Piper cavalcantei* Yunck. e *Piper arboreum* Aubl. (Sin.: *Piper tuberculatum* Jacq.) (fotos apresentadas na próxima página), além de *Piper callosum* Ruiz & Pav., *Piper marginatum* Jacq., *Piper mollicomum* Kunth, *Piper mikanianum* (Kunth) Steud., *Piper angustifolium* Lam. e *Piper colubrinum* (Link ex Kunth) Link ex C. DC.

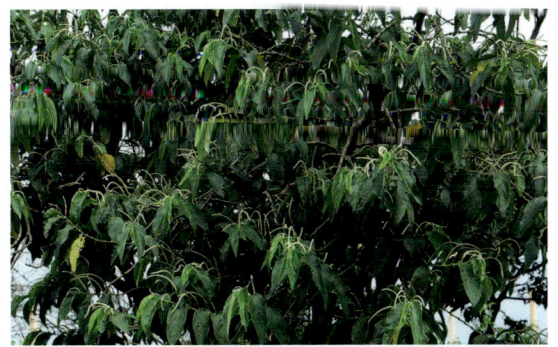

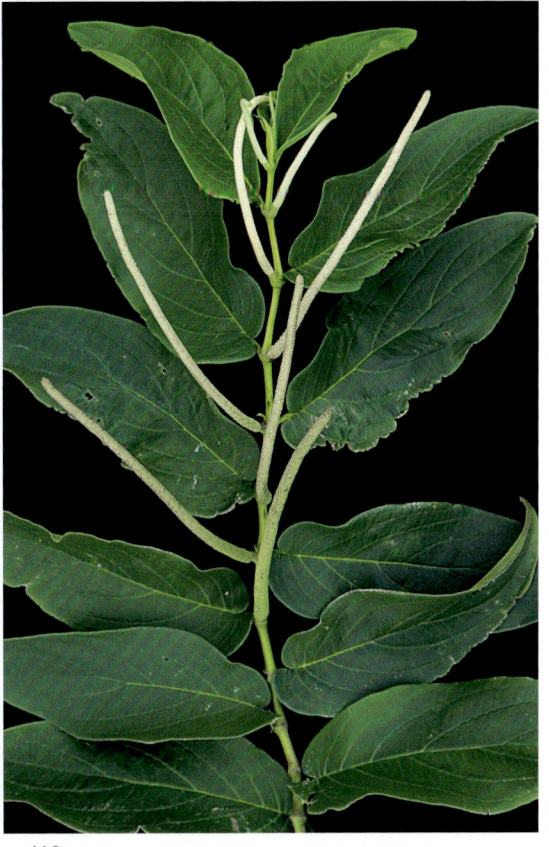

Usos - é uma planta de ocorrência espontânea em pastagens e beira de matas do Sudeste, onde é considerada "planta daninha". Ocasionalmente é cultivada com fins ornamentais, contudo, é na medicina natural, que sua popularidade é maior, embora as indicações terapêuticas registradas na literatura ainda não tenham amparo científico, no trabalho de avaliação da eficácia e da segurança das preparações indicadas. Assim, o chá ou a infusão alcoólica de suas folhas, raízes e frutos é empregado como tônico, carminativo, antiespasmódico, contra blenorragia e para afecções do fígado, vesícula e do baço[7]. Às folhas são atribuídas propriedades tônica, estomáquica e antiespasmódica e, às raízes ação eficaz contra picada de cobra[4], ação estimulante e colagoga; externamente é usada contra a erisipela[4]. Um estudo publicado em 1978, sobre seu óleo essencial que contém cerca de 40% de anethole, mostrou que o óleo é ativo contra cercárias, forma intermediária do agente causador da esquistossomose, que é liberada pelos caramujos infectados na água e assim penetram na pele da pessoa que tenha o corpo ou parte dele dentro da água[2]. Análises fitoquímicas permitiram identificar nas folhas desta planta as substâncias C-glicosilflavonas, propiofenonas e derivados do ácido benzoico[5]. Nas folhas da espécie afim *Piper tuberculatum* foram encontrados um derivado do ácido cinâmico[6], a piperlongumina[1] e um alcaloide dimérico pouco comum na natureza[7].

Literatura citada:
1- Braz Filho, R.; Souza, M.P. & Matos, M.E.O. 1981. Piplartine-dimero A, a new alkaloid from *Piper tuberculatum*. *Phytochemistry 20*: 345-346.
2- Frischkorn, C.G.B. & H.E. Frischkorn. 1978. Cercaricidal activity of some essencial oils of plants from Brazil. *Naturwiss*. *65*: 480-483.
3- Lorenzi, H. 2008. *Plantas Daninhas do Brasil: terrestres, aquáticas, parasitas e tóxicas*. 4ª edição. Instituto Plantarum, Nova Odessa-SP, 672 p.
4- Mors, W.B.; Rizzini, C.T. & Pereira, N.A. 2000. *Medicinal Plants of Brazil*. Reference Publications, Inc., Algonac, Michigan, 501 p.
5- Orjaba, J. et al. 1989. Biologically active phenylpropene and benzoic acid derivatives from *Piper aduncum* leaves. *Planta Medica 55*: 619-620.
6- Simmonds, N.W. & Stevens, R. 1956. Occurence of the methylene-dioxy bridge in the phenolic components of plants. *Nature 178*: 752-753.
7- Van den Berg, M.E. 1993. *Plantas Medicinais na Amazônia - Contribuição ao seu conhecimento sistemático*. Museo Paraense Emílio Goeldi, Belém, 206 p.

Piper cavalcantei Yunck.
Planta estudada: H. Lorenzi 3.361 (HPL).
Espécie afim de *Piper aduncum*, possuindo também os mesmos princípios e utilizado para os mesmos fins.

Piper arboreum Aubl. (Sin.: *P. tuberculatum* Jacq.)
Planta estudada: E.R. Salviani 1.740 (HPL).
Planta subarbustiva semelhante a *P. aduncum*, tem propriedades e usos mais ou menos semelhantes.

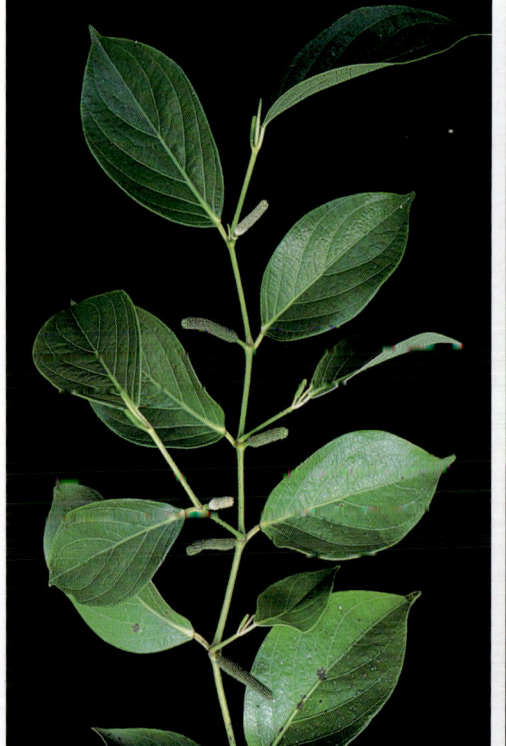

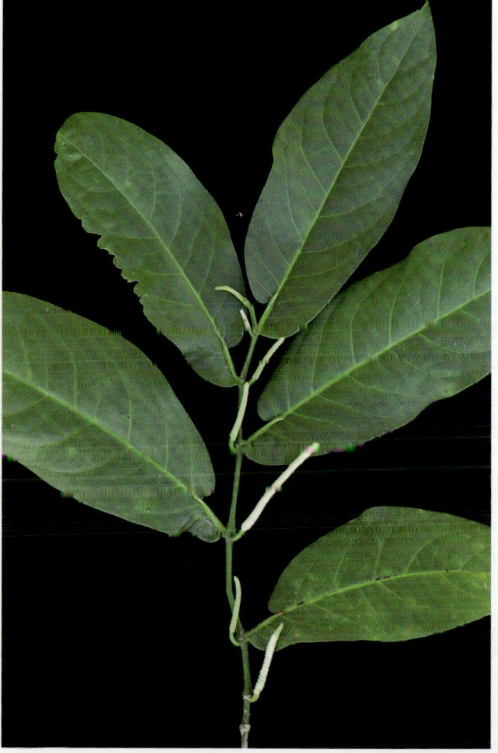

Piper nigrum L.
Angiospermae - Piperaceae. **Planta estudada:** H. Lorenzi 1.491 (HPL).

pimenta-do-reino, pimenta, pimenta-preta

Características gerais - trepadeira perene de caule flexuoso com ramificação dicotômica e pequenas raízes adventícias aderentes ao suporte. As folhas têm 10 a 15 cm de comprimento, são simples, alternas, de forma oval mais ou menos alargada, de ápice acuminado e cor verde escura deixando bem visíveis 5 a 7 nervuras interligadas por nervações transversais. As flores são esbranquiçadas, pequenas e numerosas. Estão dispostas em espigas de 8 a 12 cm pendentes da parte superior dos ramos que geram de 30 a 50 frutos do tipo drupa, pequenos, de cor vermelha quando maduros e se tornam pretos depois de um processo de fermentação controlada e dessecação ao sol. É originária da Índia, mas se cultiva hoje, largamente em quase todos os países de clima tropical, inclusive no Brasil especialmente no Pará[1, 2].

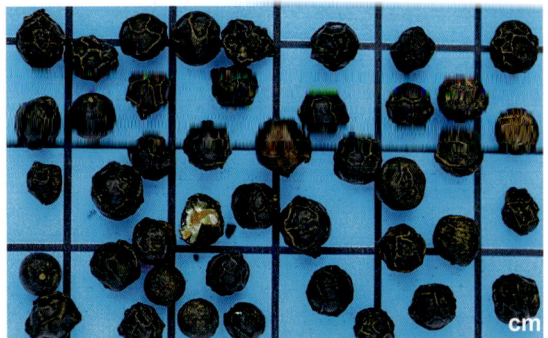

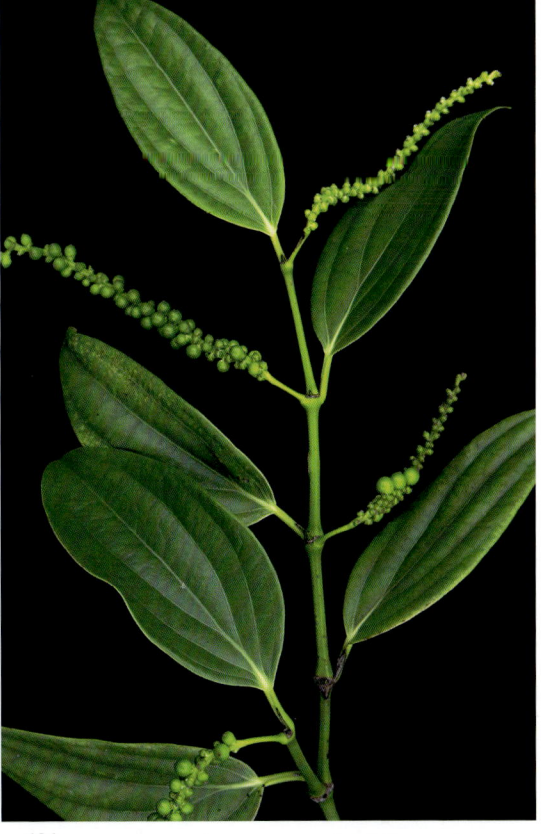

Usos - É o condimento mais utilizado no mundo, seja na forma de frutos secos, inteiros, triturados ou extratos; são secularmente usados para conferir sabor aromático e picante aos alimentos, especialmente carnes e derivados ou como agente de conservação de alimentos[3]. Levantamentos etnofarmacológicos incluem informação sobre seu uso no tratamento caseiro da dor de garganta e de inflamações nas gengivas, deixando uma pastilha na boca durante 1-2 horas, 3-4 vezes por dia. O efeito benéfico pode ser justificado pela presença de princípios ativos de propriedade antimicrobiana. Os resultados de sua análise fitoquímica registram a presença de 45% de polissacarídeos, 10% de óleo fixo, até 2,6% de óleo essencial contendo principalmente sequiterpenos, diversas amidas, piperina, piperilina e piperloeinas A e B, responsáveis pelo sabor picante[2], além das substâncias antimicrobianas: pergumidieno B, isopiperoleina, traquiiona, pellitorina, e N-isobutileicosa-trienamida[5, 6, 7]. Suas principais atividades farmacológicas, comprovadas através de ensaios de laboratório, são caracterizadas por estímulo dos receptores térmicos das glândulas salivares e da secreção gástrica, com influência benéfica sobre as funções digestivas, o que ocorre quando usada como aditivo alimentício[2]. Em aromaterapia é empregada nos casos de hepatopancreatite, odontalgias, má digestão, de laringite e na astenia sexual, com base em suas propriedades anti-inflamatória, antibacteriana, expectorante, fluidificante, estimulante das glândulas digestivas, analgésica e afrodisíaca[6].

Literatura citada:

1- Braga, R.A. 1960. *Plantas do Nordeste, especialmente do Ceará*. 2. ed. Imprensa Oficial, Fortaleza, 540 p.
2- _____ *Piper nigrum*. In: Gruenwald, J.; Brendler, T. & Jaenickke, C. (eds.). 2000. *Physicians Desk References (PDR) for herbal medicines*. Medical Economics. Co., New Jersey, p. 103.
3- _____ . 2000. Reunião obre pimenta-do-reino, Belém - PA. *Anais...* Brasília: Brasil - Ministério da Agricultura e Abastecimento.
4- Pradhan, K.J.; Variyar, P.S. &. Bandekar, J.R. 1999. Antimicrobial Activity of Novel Phenolic Compounds from Green Pepper (*Piper nigrum* L.) *Lebensmittel-Wissenschaft und-Technologie*, 32(2), 121-123.
5- Franchomme, P. et al. 1995. *L'aromethérapie exactement*. Roger Jollois, Limoges.
6- Kollmannsberger, H.; Nitzi, S. & Drawert, F. 1992. Über die Aromastoffzusammen-setzung von Hochdruckextrakten I. Pfeffer (*Piper nigrum* var. *muntok*). *Zeitschrift für Lebensmittel-untersuchung und Forschung A, 194*(6): 541-551.
7- Reddy, S.V.; Srinivas, P.V.; Praveen, P.; Kishore, K.H.; Raju, B.C.; Murthy, U.S. & Rao, J.M. 2004. Antibacterial constituents from the berries of *Piper nigrum*. *Phytomedicine 11*(7-8): 697-700.

Piper nigrum L.
Vista geral de uma lavoura comercial desta planta no estado do Pará, onde é amplamente cultivada.

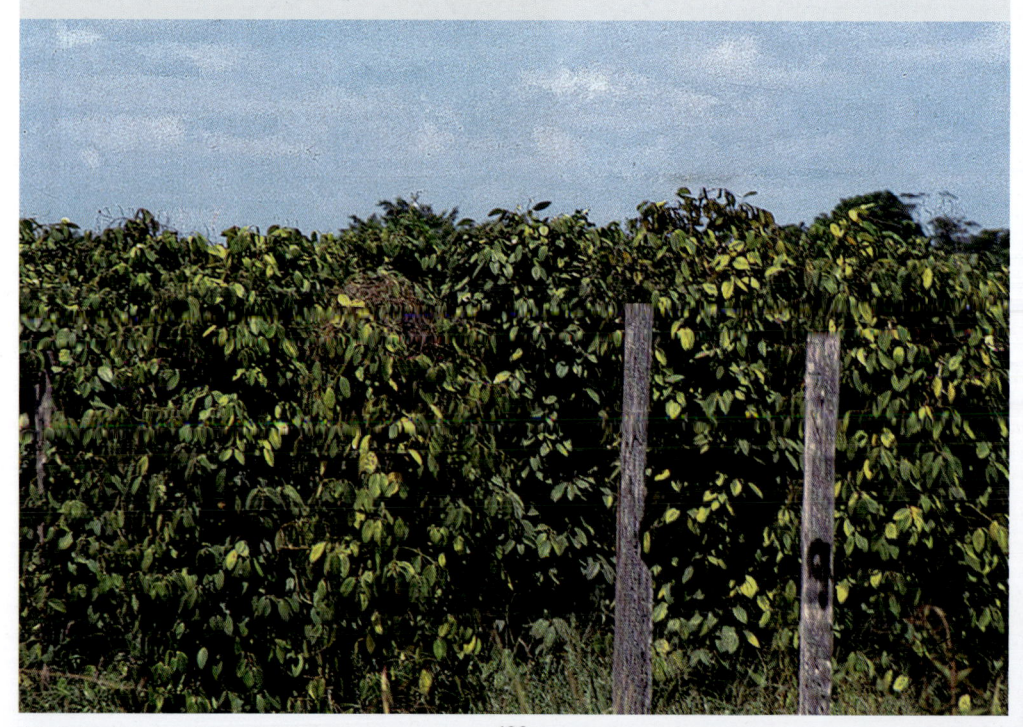

Piper umbellatum L.

Sin.: *Pothomorphe umbellata* (L.) Miq., *Heckeria umbellata* (L.) Kunth, *Heckeria subpeltata* (Willd.) Kunth, *Lepianthes umbellata* (L.) Raf. ex Ramamoorthy, *Piper subpeltatum* Willd., *Pothomorphe subpeltata* (Willd.) Miq., *Peperomia umbellata* (L.) Kunth

Angiospermae - Piperaceae. **Planta estudada:** H. Lorenzi 1.956 (HPL).

pariparoba, aguaxima, caapeba, caapeba-do-norte, caapeba-verdadeira, caena, capeba, capeua, capeva, catajé, malvaísco, malvarisco, lençol-de-santa-bárbara

Características gerais - subarbusto ereto, perene, muito ramificado, com hastes articuladas e providas de nós bem visíveis, de 1,0-2,5 m de altura, nativa de quase todo o Brasil, principalmente do sul da Bahia até MG e SP. Folhas amplas, com as bases preguedas parecendo peltadas, cartáceas, de 15-23 cm de comprimento, com pecíolo de 18-24 cm. Flores pequenas e discretas, de cor creme-esverdeada, reunidas em inflorescências axilares espigadas de 4-8 cm de comprimento. Multiplica-se por sementes[5]. A espécie afim *Piper peltatum* L. (Sin.: *Pothomorphe peltata* (L.) Miq.), de características e propriedades semelhantes, é mais frequente na região Amazônica.

Usos - a planta é ocasionalmente cultivada para fins ornamentais, contudo e mais conhecida na medicina popular de quase todo o Brasil, onde são empregadas suas folhas, hastes e raízes. É considerada diurética, antiepiléptica, antipirética, usada contra doenças do fígado, inchaços e inflamações das pernas, contra erisipela e filariose[6,8]. O decocto das raízes é indicado para doenças do fígado e da vesícula[6]. Como diurética e estimulante das funções estomacais, hepáticas, pancreáticas e do baço é indicado o seu chá, preparado adicionando-se água fervente a 1 xícara (chá) contendo 1 colher (chá) de raízes picadas, na dose de 1 xícara (chá) pela manhã em jejum e outra antes do almoço[7]. Para febre e afecções das vias respiratórias (tosse e bronquite) é indicado o seu xarope, preparado com 1 colher (sopa) de folhas e hastes picadas em 1 xícara (chá) de água em fervura durante 5 minutos, adicionando-se em seguida 2 xícaras (café) de açúcar cristal e levando-se ao fogo novamente até dissolver o açúcar, devendo-se ministrá-lo 1 colher (sopa) 2-3 vezes ao dia, reduzindo-se esta dose pela metade para crianças[7]. A cataplasma de suas folhas é empregada externamente em aplicação localizada para maturação de furúnculos, queimaduras leves, dor de cabeça e reumatismo[6,7]. Um estudo farmacológico com ratos confirmou sua atividade antimalárica sobre *Plasmodium berghei*, tanto via oral como subcutânea[1]. Num outro ensaio provou-se a ausência de atividade mutagênica desta planta[3]. No seu extrato encontrou-se alta atividade antioxidante[2]. Num estudo fitoquímico com esta planta isolou-se e identificou-se o composto "nerolidylcatechol"[4]. Outros compostos citados são: óleo essencial, esteroides, mucilagens, substâncias fenólicas e pigmentos[7].

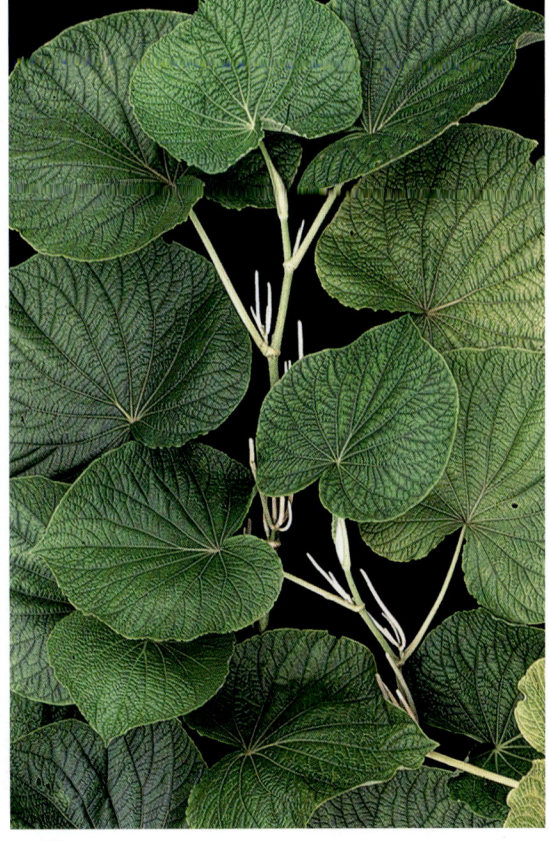

Literatura citada:

1- Amorim, C.Z.; Flores, C.A.; Gomes, B.E.; Marques, A.D. & Cordeiro, R.S.B. 1988. Screening for antimalarial activity in the genus *Pothomorphe. J. Ethnopharmacol. 24*: 101-106.
2- Barros, S.B.M. et al. 1996. Antioxidant activity of ethanolic extracts of *Pothomorphe umbellata* (L.) Miq. (pariparoba). *Ciência e Cultura* (São Paulo) *48*: 114-116.
3- Felzenszwalb, I.; Valsa, J.O.; Araújo,A.C. & Alcântara Gomes, R. 1987. Absence of mutagenicity of *Pothomorphe umbellata* in the salmonella/mammalian-microsome mutagenicity test. *Braz. J. Med. Biol. Res. 20*: 403-405.
4- Kyjoa, A. et al. 1980. 4-Nerolidylcatechol from *Pothomorphe umbellata. Planta Medica 39*: 85-87.
5- Lorenzi, H. & Souza, H.M. 2008. *Plantas Ornamentais no Brasil: arbustivas, herbáceas e trepadeiras*. 4ª edição. Instituto Plantarum, Nova Odessa-SP, 1120 p.
6- Mors, W.B.; Rizzini, C.T. & Pereira, N.A. 2000. *Medicinal Plants of Brazil*. Reference Publications, Inc., Algonac, Michigan, 501 p.
7- Panizza, S. 1998. *Plantas que Curam (Cheiro de Mato)*. 3. ed. IBRASA, São Paulo, 280 p.
8- Van den Berg, M.E. 1993. *Plantas Medicinais na Amazônia - Contribuição ao seu conhecimento sistemático*. Museo Paraense Emílio Goeldi, Belém, 206 p.

Piper umbellatum L. (Sin.: *Pothomorphe umbellata* (L.) Miq.)
Vista geral de uma população densa no habitat natural no estado de Minas Gerais.

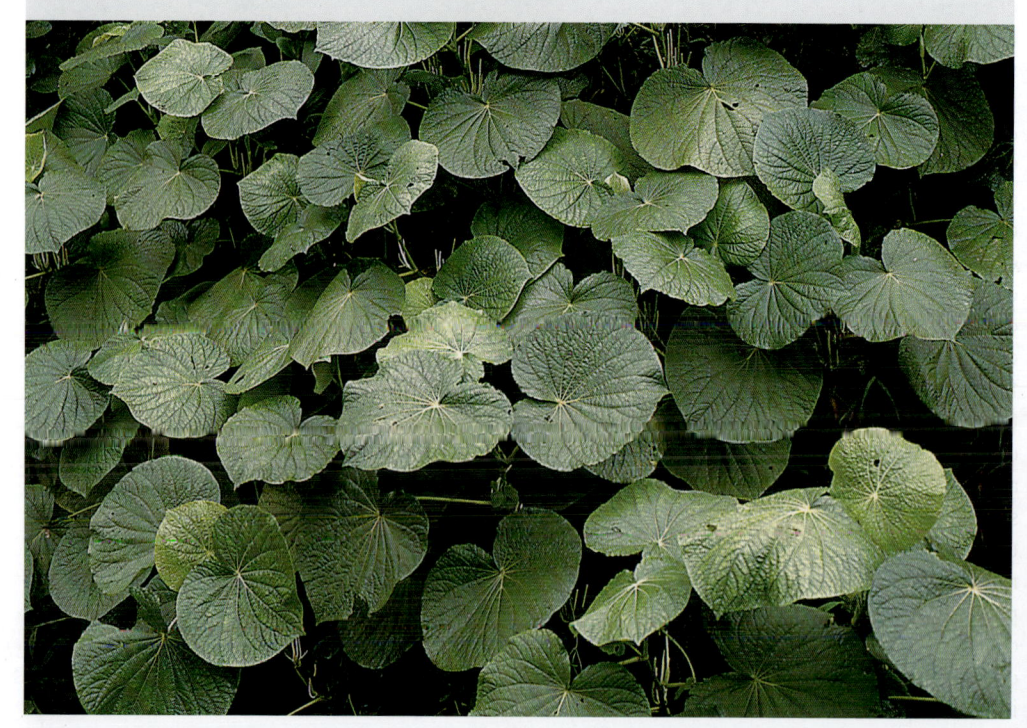

Digitalis purpurea L.
Angiospermae - Plantaginaceae. **Planta estudada:** H. Lorenzi 538 (HPL).

digital, digitalina, dedaleira, abeloura, abeloira, erva-de-são-leonardo, erva-dedal, luvas--de-nossa-senhora, seiva-de-nossa-senhora, dedo-de-dama

Características gerais - planta herbácea bienal ou perene, ereta, pouco ramificada ou ramificada apenas na base, de 60-90 cm de altura, nativa da Europa e norte da África, sendo cultivada no sul do país e até naturalizada em algumas regiões de altitude do Sul e Sudeste. Plantas inicialmente acaules, com folhas dispostas em roseta e com o desenvolvimento da planta tornam-se caulescentes, com folhas de textura membranácea e ásperas, de 6-19 cm de comprimento. Flores róseas, vermelhas, purpúreas ou brancas, com a forma de um dedal, disposta no ápice das hastes como um longo racemo. Multiplica-se apenas por sementes, desenvolvendo bem apenas em regiões de temperaturas mais amenas[5].

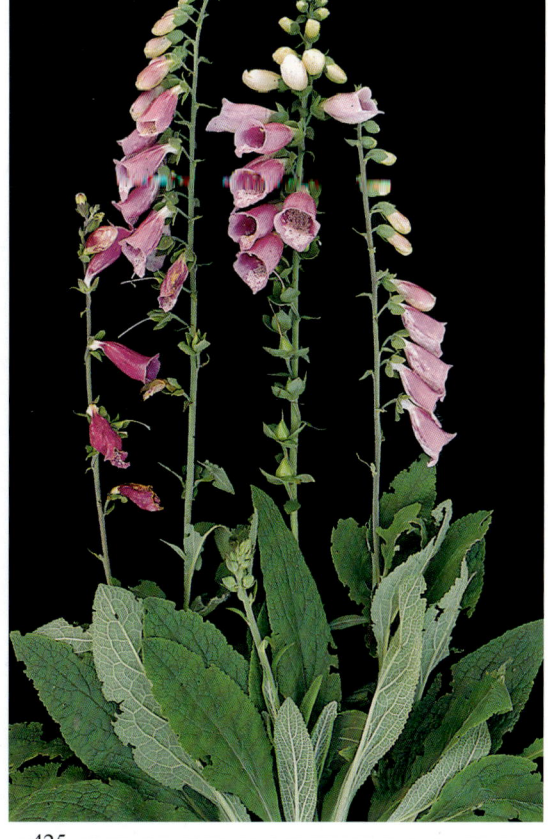

Usos - planta de florescimento exuberante e muito ornamental, é cultivada no sul do país com este objetivo em jardins residenciais e com finalidade farmacêutica, numa tentativa de substituir a importação por material produzido no Brasil. É empregada na medicina tradicional europeia deste o século XVI, sendo considerada a mais bonita, importante, famosa e perigosa das plantas medicinais. Antes da descoberta se sua atividade cardiotônica pelo médico inglês William Withering em 1775, era empregada para o tratamento da hidropisia e vários outros males, como epilepsia e tuberculose[2]. Depois disso suas folhas ou seu extrato estabilizado passaram a ser utilizados para tratamento de doenças cardíacas, principalmente arritmia e insuficiência congestiva, sendo gradativamente substituídos pela digitalina, uma mistura de glicosídeos encontrados em suas folhas. Hoje se usa principalmente a dixitoxina, medicamento estimulante do coração utilizado por milhões de pacientes cardíacos em todo o mundo, que ainda hoje é obtido de suas folhas, que depois de estabilizadas, secas e moídas servem para extração da digitoxina, da digoxina e outros glicosídeos cardioativos, em alto grau de pureza[2,3]. O efeito é atribuído à atividade inotrópica positiva sobre o coração e a uma ação diurética[1,3,4]. Seu uso deve se revestir de muita cautela, pois as doses diárias se depositam cumulativamente no músculo cardíaco, podendo atingir uma concentração de efeito tóxico, com aparecimento de forte arritmia e levando o paciente, eventualmente, à morte por parada do coração em sístole, isto é, o coração fecha e não abre mais. Por isso não é recomendável o seu uso nas práticas caseiras da medicina tradicional e é desaconselhável a sua administração por pessoas desinformadas, pelo grande risco de acidentes tóxicos que podem ser fatais[4]. Apesar de todo o desenvolvimento da química de síntese, a indústria químico-farmacêutica ainda não conseguiu sintetizar nenhum dos glicosídeos de interesse industrial desta planta, nem nenhum sucedâneo tão ou mais eficaz no tratamento da insuficiência cardíaca e, até hoje, esta planta continua sendo cultivada como uma das duas fontes das substâncias ativas. A outra é *Digitalis lanata*, originária da América do Norte, pois na sua composição química são citados, além dos glicosídeos, outras substâncias dos grupos dos taninos, saponinas e dos hexitois, como o inositol[4].

Literatura citada:
1- Alzugaray, D. & Alzugaray, C. 1996. *Plantas que Curam*. Editora Três, São Paulo, 2 v.
2- Boorhem, R.L. et al. 1999. *Reader's Digest - Segredos e Virtudes das Plantas Medicinais*. Reader's Digest Brasil Ltda., Rio de Janeiro, 416 p.
3- Bown, D. 1995. *The Herb Society of America - Encyclopedia of Herbs & Their Uses*. Dorling Kindersley Publishing, Inc., New York.
4- Corrêa, A.D.; Siqueira-Batista, R. & Quintas, L.E.M. 1998. *Plantas Medicinais - do cultivo à terapêutica*. 2. ed. Editora Vozes, Petrópolis.
5- Lorenzi, H. & Souza, H.M. 2008. *Plantas Ornamentais no Brasil: arbustivas, herbáceas e trepadeiras*. 4ª edição. Instituto Plantarum, Nova Odessa-SP, 1120 p.

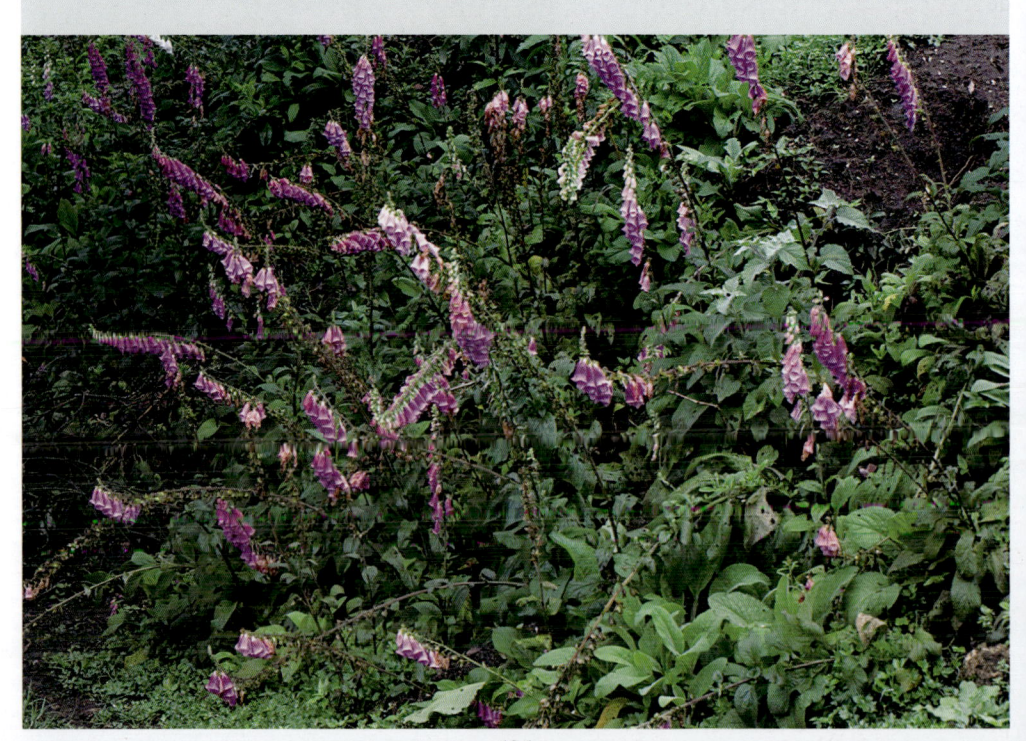

Digitalis purpurea L.
Vista geral de um canteiro desta espécie implantado com fins ornamentais no interior do estado do Paraná.

Plantago major L.

Sin.: *Plantago borysthenica* Wissjul., *Plantago dregeana* Decne., *Plantago latifolia* Salisb., *Plantago officinarum* Crantz
Angiospermae - Plantaginaceae. **Planta estudada:** H. Lorenzi 3.493 (HPL).

plantagem, sete-nervos, tançagem, tanchagem, tanchagem-maior, tanchagem-média, tanchás, tansagem, tranchagem, transagem

Características gerais - pequena erva bienal ou perene, ereta, acaule, de 20-30 cm de altura, nativa da Europa e naturalizada em todo o sul do Brasil. Folhas dispostas em roseta basal, com pecíolo longo e lâmina membranácea com nervuras bem destacadas, de 15-25 cm de comprimento. Flores muito pequenas, dispostas em inflorescências espigadas eretas sobre haste floral de 20-30 cm de comprimento. Estas transformam-se em frutos (sementes) que são facilmente colhidas raspando-se entre os dedos toda a inflorescência. Multiplica-se apenas por sementes[3]. As espécies *Plantago lanceolata* L. e *Plantago australis* Lam., cujas fotos são apresentadas na página seguinte, são também utilizada na medicina popular no Brasil.

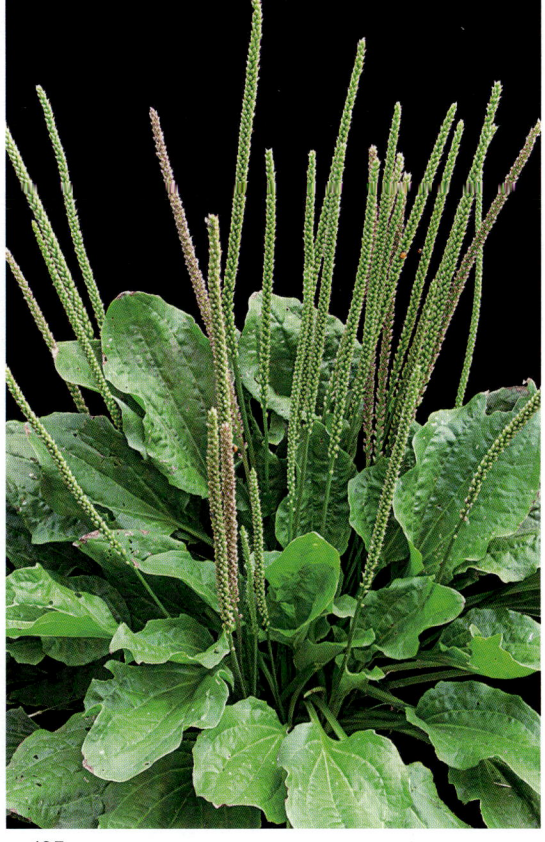

Usos - cresce espontaneamente em terrenos baldios e lavouras perenes (pomares) do sul do Brasil, onde é considerada planta daninha. É, contudo, na medicina caseira que é mais conhecida, cujo uso originou-se na Idade Média na Europa. No Brasil é considerada diurética, antidiarreica, expectorante, hemostática e cicatrizante, sendo empregada contra infecções das vias respiratórias superiores, bronquite crônica e como auxiliar no tratamento de úlceras pépticas[1, 5]. Os indígenas das Guianas usam o decocto de suas flores em mistura com *Chenopodium ambrosioides*, a conhecida "erva-de-santa-maria" do Sul, ou mastruço do Nordeste, para tratar problemas menstruais[2]. São também empregadas nesse país, tanto as flores como as sementes contra conjuntivite e irritações oculares devidas a traumatismos[2]. A literatura etnofarmacológica recomenda tomar, em jejum, o chá de suas sementes, preparado adicionando-se água fervente em um copo contendo 1 colher (sopa) de sementes e deixadas em maceração durante a noite, como laxante e depurativo[3]. Contra afecções da pele (acnes e espinhas) faz-se aplicação localizada sobre a área afetada, com chumaço de algodão embebido em seu chá, preparado com 2 colheres (sopa) de folhas picadas em 1 copo de água em fervura durante 15 minutos, adicionado de 1 colher (sopa) de mel[4]. Recomenda-se ainda a cataplasma de suas folhas amassadas em pilão em mistura com glicerina e espalhadas sobre gaze, aplicada sobre feridas, queimaduras e picadas de insetos[4]. Contra amigdalite, faringite, gengivite, estomatite, traqueíte e como desintoxicante das vias respiratórias de fumantes, é indicado fazer gargarejo de seu chá, 2-3 vezes ao dia, preparado adicionando-se água fervente a 1 xícara (chá) contendo 2 colheres (sopa) de folhas picadas[4]. Nos países do Caribe esta planta é usada, também, no tratamento caseiro da hipertensão e de inflamações[6]. Na sua composição estão presentes flavonoides, esteroides, mucilagens, taninos, saponinas, ácidos orgânicos e alcaloides[4,6]. Um estudo sobre as quantidades de proteínas, açúcares, vitaminas e minerais classifica suas folhas como alimentícias e, considerando a falta de toxicidade de doses de até 25 g da planta por litro d'água, recomenda seu uso como medicação anti-hipertensiva e contra inflamações[6]. O amplo emprego desta planta nas práticas caseiras da medicina popular e seus diversos estudos químicos e farmacológicos preliminares, constituem-se em motivo suficiente para sua escolha como tema de tese envolvendo estudos químicos, farmacológicos e clínicos que venham consolidar sua validação como um medicamento eficaz.

Literatura citada:
1- Anderson, D.C.; Siqueira-Batista, R. & Quintas, L.E.M. 1998. *Plantas Medicinais - do cultivo à terapêutica*. 2. ed. Editora Vozes, Petrópolis.
2- Grenand, P.; Moretti, C. & Jacquemin, H. 1987. *Pharmacopées Traditionnelles en Guyane: Créoles, Palikur, Wayãpi*. Editorial l'ORSTOM, Paris, France, Coll. Mem. No. 108.
3- Lorenzi, H. 2008. *Plantas Daninhas do Brasil: terrestres, aquáticas, parasitas e tóxicas*. 4ª edição. Instituto Plantarum, Nova Odessa-SP, 672 p.
4- Panizza, S. 1998. *Plantas que Curam (Cheiro de Mato)*. 3. ed. IBRASA, São Paulo, 280 p.
5- Vieira, L.S. & Albuquerque, J.M. 1998. *Fitoterapia Tropical - Manual de Plantas Medicinais*. FCAP - Serviço de Documentação e Informação, Belém.
6- Robineau, L.G. (ed.). 1995. *Hacia uma farmacopea caribeña / TRAMIL 7*. Enda-Caribe UAG & Universidad de Antioquia, Santo Domingo, 696 p.

Plantago lanceolata L.
Planta estudada: H. Lorenzi 3.478 (HPL).
Espécie afim de *P. major*, de origem europeia, é também empregada na medicina popular mais ou menos para os mesmos fins.

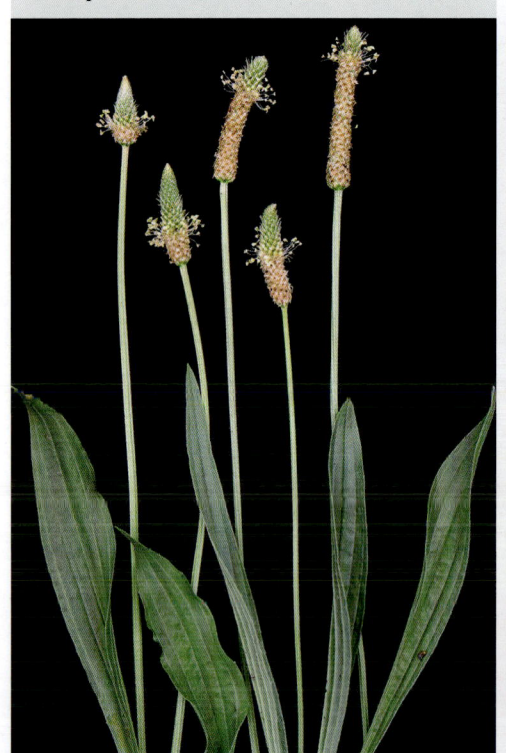

Plantago australis Lam.
Planta estudada: E.R. Salviani 1.194 (HPL).
Espécie nativa do Sul e Sudeste do Brasil, é igualmente empregada na medicina popular como *P. major*.

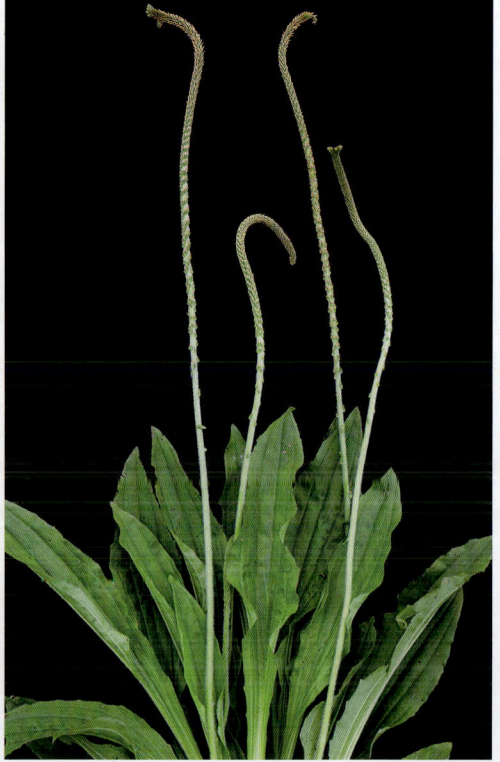

Scoparia dulcis L.

Sin.: *Capraria dulcis* (L.) Kuntze, *Gratiola micrantha* Nutt., *Scoparia grandiflora* Nash, *Scoparia ternata* Forsk.

Angiospermae - Plantaginaceae. **Planta estudada:** H. Lorenzi 3.496 (HPL).

coerana-branca, tapixaba, trapixaba, tupeiçaba, tupeicava, tupeiçava, tupixaba, vassourinha, vassourinha-de-botão, vassourinha-doce, vassourinha-mofina

Características gerais - erva anual de porte herbáceo, ereta, com caule lenhoso, fino e muito ramificada, com ramos em feixes de até 50 cm de altura. Folhas inteiras, cartáceas, de bordos serreados, medindo até 3 cm de comprimento e de cor verde azulada, dispostas em verticilos ou opostas. Flores muito pequenas, brancas, que geram frutos do tipo cápsula, pequenos, globoides, contendo muitas sementes pequeníssimas. É originária da América tropical e cresce como erva daninha, porém de maneira esparsa, em vários países tropicais, inclusive no Brasil e países vizinhos[1,2].

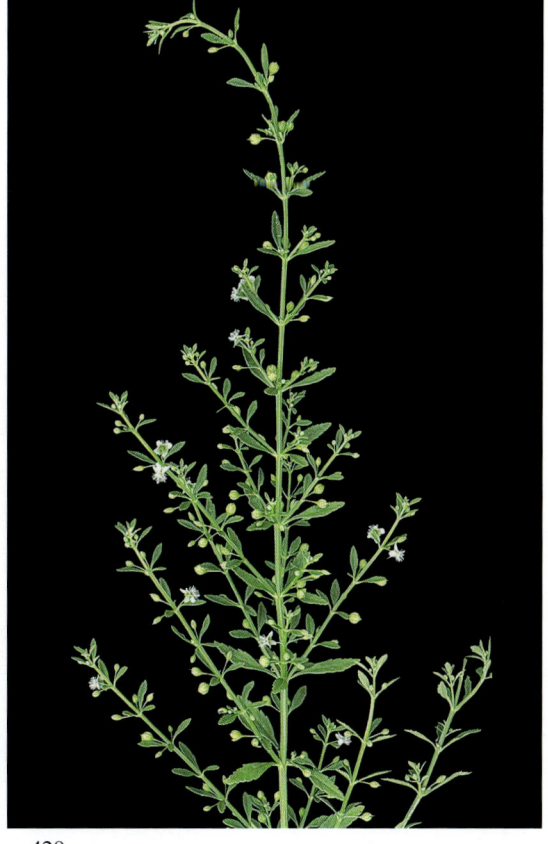

Usos - a planta é considerada planta daninha de pastagens em várzeas úmidas do Sudeste. É também usada popularmente no tratamento caseiro de febres, tosse, bronquite, diarreia, inflamações, dores, males estomacais e dor de dentes, bem como no tratamento de diabetes, da hipertensão arterial, retenção urinária e, sob a forma tópica, nos casos de hemorroidas e picadas de insetos, empregando-se a planta toda ou, em especial, as raízes[2,3]. Grupos indígenas do Equador ingerem o seu chá para reduzir inchaços e dores; os Tikunas, índios da região Amazônica, lavam feridas com o seu decocto e, suas mulheres bebem-no três dias por mês durante a menstruação como contraceptivo e abortifaciente[6]. Os resultados de análises fitoquímicas referem à presença do ácido scopaldúcido A, como principal componente, ao lado de outros triterpeno glutinol e, do flavonoide acacetina, num dos três quimiotipos encontrados na natureza; não se sabe, porém qual ou quais quimiotipos ocorrem no Brasil[3]. Trabalhos mais antigos registram a presença em seus tecidos da antidiabetina ou amelina com atividade hipoglicemiante e hipolipemiante em diabéticos, mas cuja estrutura química ainda não foi determinada, não sendo conhecida, portanto, sua natureza química[4]. Também um efeito cardiotônico[7], bem como propriedades anti-inflamatória e analgésica[8] foram demonstradas em outros estudo farmacológicos. Com base em ensaios farmacológicos dos componentes desta planta, pode-se empregá-la como antiácido no tratamento da dispepsia pela ação do ácido scopaldúcico, como anti-inflamatória em geral e antidiabético e, como medicação caseira nas crises de herpes labial, usando-se para isso o cozimento feito com 20 g, ou 4 colheres das de sopa da planta toda seca e triturada ou somente as raízes, fervendo-se tudo em meio litro d'água; filtra-se, deixa-se esfriar e toma-se, como dose diária ainda experimental, 4 ou 5 xícaras das médias por dia. No caso de herpes labial o tratamento deve ser complementado com a aplicação de compressas na região afetada durante as crises. A planta triturada, peneirada e bem seca pode ser conservada por três meses em frasco bem fechado, para preparação diária do cozimento, porém este deve ser utilizado no mesmo dia em que for feito[4].

Literatura citada:
1- Lorenzi, H. 2008. *Plantas Daninhas do Brasil: terrestres, aquáticas, parasitas e tóxicas*. 4ª edição. Instituto Plantarum, Nova Odessa-SP, 672 p.
2- Braga, R.A. 1960. *Plantas do Nordeste, especialmente do Ceará*. 2. ed. Imprensa Oficial, Fortaleza, 540 p.
3- Sousa, M.P.; Matos, M.E.O.; Matos, F.J.A. et al. 1991. *Constituintes químicos de plantas medicinais brasileiras*. Imprensa Universitária/UFC, Fortaleza, 416 p.
4- Matos, F.J.A. 2002. *Farmácias Vivas: sistema de utilização de plantas medicinais projetado para pequenas comunidades*. 4 ed. Edições UFC, Fortaleza, 267 p.
5- Mors, W.B.; Rizzini, C.T. & Pereira, N.A. 2000. *Medicinal Plants of Brazil*. Reference Publications, Inc., Algonac, Michigan, 501 p.
6- Schultes, R.E. & Raffauf, R. F. 1990. *The Healing Forest - Medicinal and Toxic Plants of the Northwest Amazonia*. Dioscorides Press, Portland, OR, 484 p.
7- Pereira, N.A. 1949. Contribuição ao estudo da tupixava (*Scoparia dulcis* L.). *Rev. Flora Med.* (Rio de Janeiro) *16*: 363-381.
8- Freire, S.M.F. et al. 1993. Analgesic and antiinflammatory properties of *Scoparia dulcis* L. *Phytoterapy Research 7*: 408-414.

Scoparia dulcis L.
Vista geral de uma infestação desta planta em uma área de pastagem do estado de São Paulo, onde é considerada planta daninha.

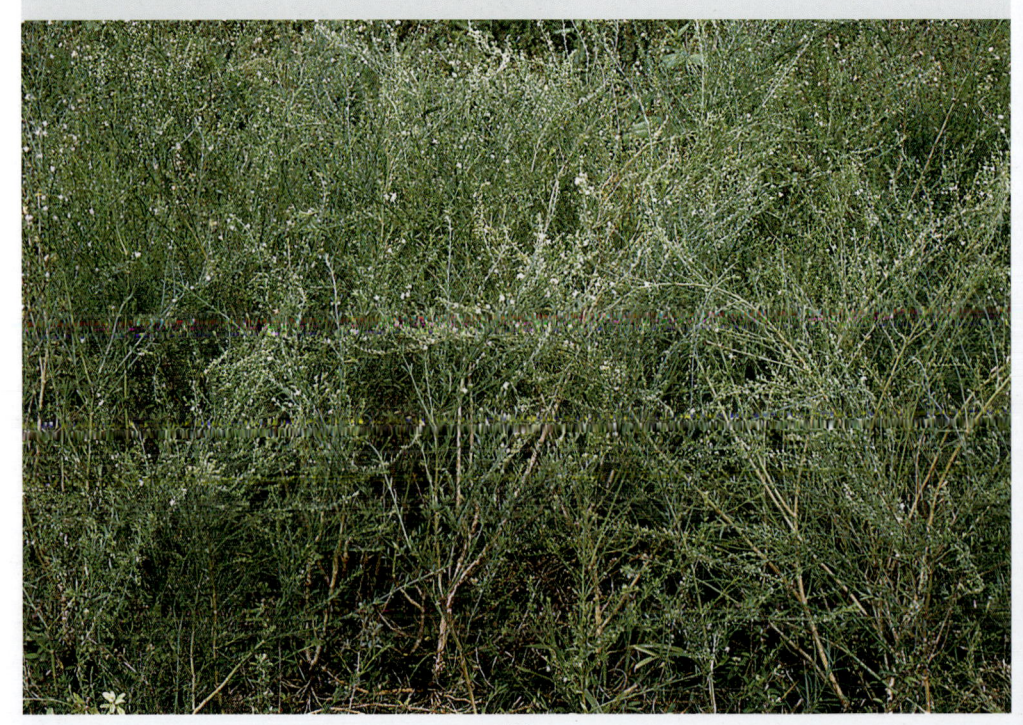

Plumbago scandens L.
Angiospermae - Plumbaginaceae. **Planta estudada:** H. Lorenzi 1.459 (HPL).

caataia, louco, caapomonga, folha-de-louro, jasmim-azul, jasmim-azul-das-restingas, erva-do-diabo, queimadura

Características gerais - subarbusto perene, de ramos escandentes ou trepadores, muito ramificado, de 2-3 m de comprimento, nativo em capoeiras e beira de bosques na caatinga do Nordeste brasileiro. Folhas simples, membranáceas, inteiras, curto-pecioladas, esparso-pubescentes e de cor mais clara na face inferior, com 3-5 cm de comprimento. Flores de corola hipocrateriformes, brancas ou azul-claro, dispostas em racemos axilares ou espigas alongadas. Os frutos são cápsulas pequenas, secas, alongadas e glutinosas, 5-sulcadas e monospérmicas.

Usos - a planta é ocasionalmente cultivada como ornamental e usada na medicina popular na região Nordeste do país com base na tradição popular, mas a eficácia e a segurança de suas preparações não foram, ainda, comprovadas cientificamente. Assim, são atribuídas às preparações de suas raízes, propriedades purgativas e anestésicas locais, empregadas para suavizar dores de dente e de ouvido e para reduzir inflamação das juntas, na forma de decocto ou infusão[3]. O suco de suas raízes frescas é extremamente acre e empregado para remover verrugas[3]. Suas folhas são cáusticas e consideradas eficazes contra unha encravada e, em medicina veterinária, são utilizadas para cauterizar úlceras em cavalos[3]. Suas folhas eram aplicadas por curandeiros na nuca de pessoas insanas, na forma de sinapismo como tratamento para recuperar sua saúde mental, de onde adveio o nome de louco dado a essa planta[4]. Os resultados de estudos fitoquímicos de suas raízes e folhas registram a presença da plumbagina, um derivado naftoquinônico característico da maioria das espécies deste gênero[1,2], enquanto o ensaio farmacológico realizado para averiguar a atividade antimicrobiana mostrou que a plumbagina possui forte ação sobre vários tipos de fungos, inibindo seu crescimento[1].

Literatura citada:
1- Gonçalves de Lima, O.; d'Albuquerque, I.L.; Maciel, G.M. & Maciel, M.C.N. 1968. Substâncias antimicrobianas de plantas superiores. XXVII. Isolamento de plumbagina de *Plumbago scandens* L. *Rev. Inst. Antibióticos* 8: 95-97.
2- Harborne, J.B.1967. Comparative biochemistry of the flavonoids. IV. Correlations between chemistry, pollen morphology and systematics in the family Plumbaginaceae. *Phytochemistry* 6: 1415-1418.
3- Mors, W.B.; Rizzini, C.T. & Pereira, N.A. 2000. *Medicinal Plants of Brazil*. Reference Publications, Inc., Algonac, Michigan, 501 p.
4- Braga, R.A. 1960. *Plantas do Nordeste, especialmente do Ceará*. 2. ed. Imprensa Oficial, Fortaleza, 540 p.

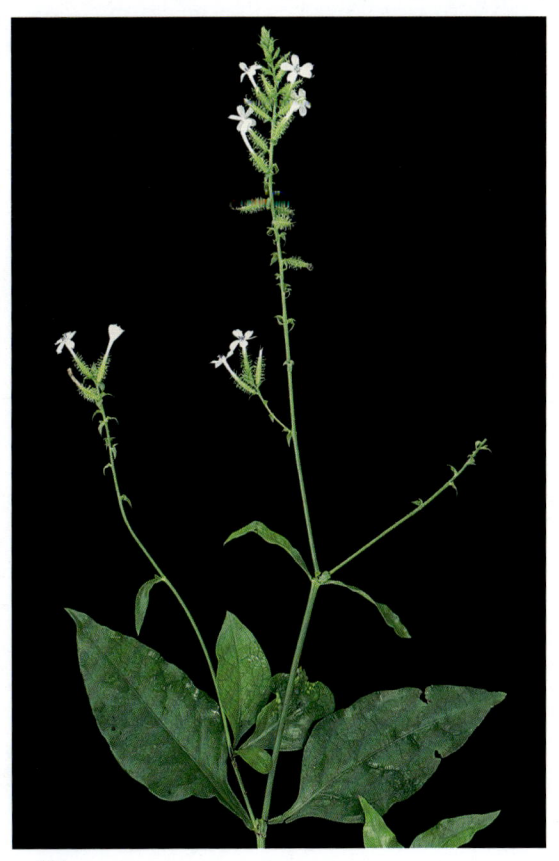

Coix lacryma-jobi L.

Sin.: *Coix agrestis* Lour., *Coix arundinacea* Lam., *Coix exaltata* Jacq., *Coix lacryma* L. *Coix ovata* Stokes, *Lithagrostis lacryma-jobi* (L.) Gaertn., *Sphaerium lacryma* (L.) Kuntze

Angiospermae - Poaceae (Gramineae). **Planta estudada:** H. Lorenzi 3.028 (HPL).

capim-de-contas, lágrima-de-nossa-senhora, capim-de-nossa-senhora, lágrima-de-santa-maria, capiá, conta-de-lágrimas, capim-rosário, biurá, biuri, capim-missanga, lágrima-de-jó, adlaí

Características gerais - herbácea cespitosa, geralmente anual, ereta, de colmos cheios e glabros, com enraizamento nos nós inferiores, de 1,0-1,8 m de altura, originária da Ásia tropical e naturalizada em quase todo o Brasil. Folhas cartáceas, glabras em ambas as faces, com margens serrado-espinescentes, de 10-20 cm de comprimento. Inflorescências terminais e axilares, em racemos curtos e inclinados. Fruto globoso, liso-vernicoso, duro, perolado, de cor esbranquiçada com matizes acinzentadas ou pretas. Multiplica-se apenas por sementes[3].

Usos - planta de crescimento vigoroso e espontâneo, é considerada planta daninha quando cresce onde não é desejada. Os frutos são empregados por indígenas para confecção de adornos e utilizados pela população rural e artistas para trabalhos artesanais, como contas de rosários, colares e utensílios. No interior dos grãos existe uma reserva amilácea rica em proteínas, vitaminas e sais minerais, que pode ser transformada numa farinha de alto valor nutritivo[1]. Esta planta é tradicionalmente usada na medicina popular há séculos, havendo registros de seu uso pelos chineses do ano 200 da Era Cristã, onde ainda é usada hoje, principalmente como diurética e para combater à rigidez das articulações que ocorre em doenças reumáticas[1]. Entretanto a eficácia e a segurança de seu uso ainda não foram comprovadas cientificamente. Sua utilização nos dias de hoje vem sendo feita somente com base na tradição popular. Assim seus frutos (grãos), na forma de tintura ou simplesmente triturados, são usados para reduzir inflamações, aliviar dores e espasmos, baixar a febre e controlar infecções causadas por bactérias e micoses; age também, como tônico da vesícula com efeito sedativo e, em doses elevadas, faz baixar os níveis de açúcar do sangue[2]. É considerada diurética, antisséptica das vias respiratórias e urinárias e antirreumática[1]. Externamente é indicada a tintura em fricções e o decocto em banhos contra reumatismo, segundo a literatura etnofarmacológica[1]. Um estudo farmacológico com esta planta constatou atividade antitérmica, diurética e relaxante muscular; demonstrando também que o efeito relaxante da musculatura é atribuído ao coixol, um dos componentes encontrados nos grãos[1].

Literatura citada:
1- Boorhem, R.L. et al. 1999. *Reader's Digest - Segredos e Virtudes das Plantas Medicinais*. Reader's Digest Brasil Ltda., Rio de Janeiro, 416 p.
2- Bown, D. 1995. *The Herb Society of America - Encyclopedia of Herbs & Their Uses*. Dorling Kindersley Publishing, Inc., New York.
3- Lorenzi, H. 2008. *Plantas Daninhas do Brasil: terrestres, aquáticas, parasitas e tóxicas*. 4ª edição. Instituto Plantarum, Nova Odessa-SP, 672 p.

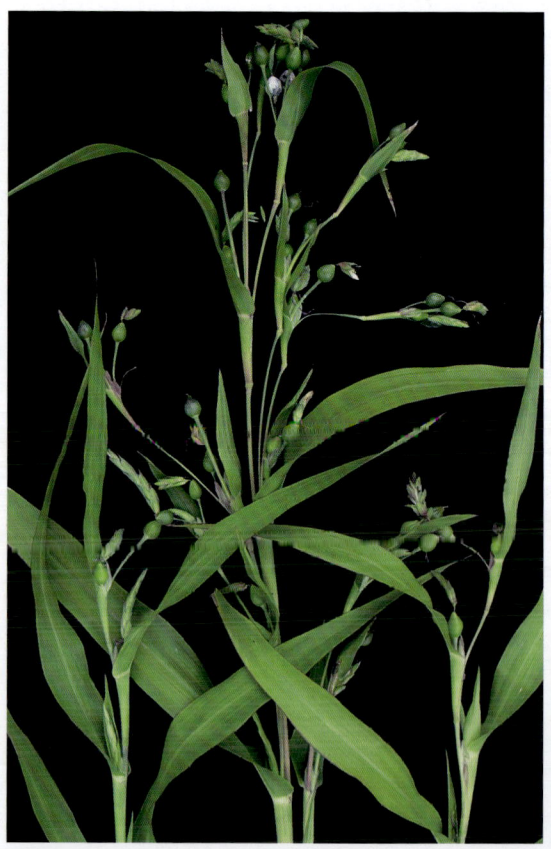

Cymbopogon citratus (DC.) Stapf

Sin.: *Andropogon citratus* DC., *Andropogon cerifer* Hack., *Andropogon nardus* subsp. *ceriferus* (Hack.) Hack., *Andropogon roxburghii* Nees ex Steud.

Angiospermae - Poaceae (Gramineae). **Planta estudada:** H. Lorenzi 3.462 (HPL).

capim-cheiroso, erva-cidreira, capim-cidreira, capim-limão, capim-santo, capim-de-cheiro, capim-marinho, capim-cidró, chá-de-estrada, cidró, citronela-de-java, capim-cidrilho, patchuli, capim-catinga, capim-siri, grama-cidreira, capim-cidrilho, capim-citronela

Características gerais - erva cespitosa quase acaule, com folhas longas, estreitas e aromáticas e, quando recentemente amassadas têm forte cheiro de limão. Flores raras e estéreis em nossas condições. É originária do velho mundo e muito cultivada em quase todos os países tropicais inclusive no Brasil, tanto para fins industriais como em hortas caseiras para uso em medicina tradicional. Para novo plantio os perfilhos devem ser retirados em grupos de três, uma vez por ano, e replantados com espaçamento de 50 x 80 cm. Permite até quatro cortes por ano[1]. É também cultivada no Brasil a espécie *Cymbopogon flexuosus* (Nees ex Steud.) Will Watson, cuja foto é apresentada na página seguinte, de maior porte e com a mesma composição em termos de óleos essenciais.

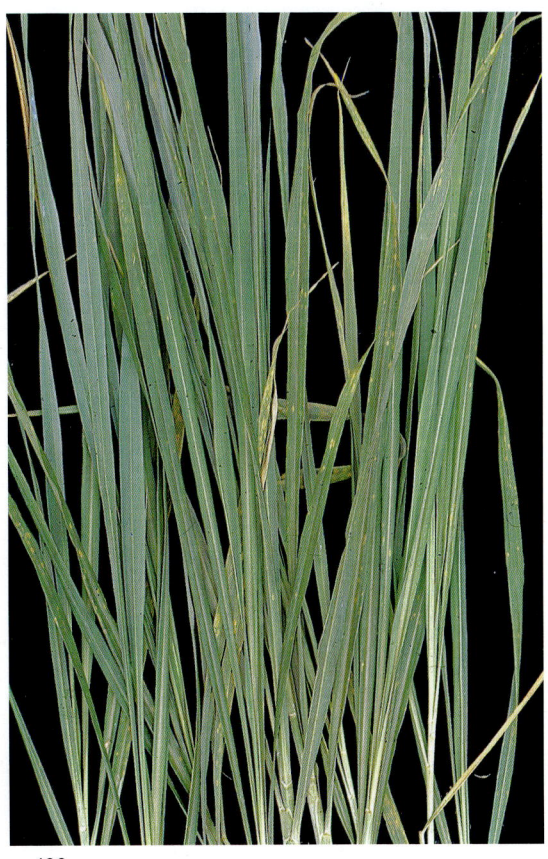

Usos - seu uso é largamente difundido de norte a sul do país na forma de um chá de aroma e sabor agradáveis e de ação calmante e espasmolítica suaves; contêm um pouco menos que 0.5% de óleo essencial[2], que tem atividade antimicrobiana[3] e formado principalmente por citral, ao qual se atribui a atividade calmante e espasmolítica; contém também um pouco de mirceno, princípio ativo de ação analgésica[1,2,4]. O seu chá deve ser do tipo abafado e preparado de preferência com folhas frescas, que têm um sabor mais agradável; é empregado para alívio de pequenas crises de cólicas uterinas e intestinais, bem como no tratamento do nervosismo e estados de intranquilidade, farmacologicamente comprovados. Outra preparação de sabor muito agradável e que tem os mesmo efeitos do chá, é o refresco recentemente preparado com 40 folhas cortadas em pequenos pedaços e trituradas em liquidificador juntamente com o suco de quatro ou seis limões em um litro d´água; esta mistura deve ser coada em peneira fina, adoçada a gosto e posto para gelar; ambas as preparações, chá e refresco, podem ser bebidos à vontade pois são completamente desprovidos de qualquer ação tóxica, mesmo quando tomado muitas vezes no mesmo dia[1]. Recomenda-se porém cuidado para evitar a presença de microfragmentos da folha no chá, os quais poderiam causar pequenas lesões nas mucosas que revestem o aparelho digestivo, da boca aos intestinos[5]. A planta se presta para: extração industrial do óleo essencial a partir de grandes plantios e o óleo produzido encontra emprego como aromatizante de ambiente e, principalmente, como material de partida para síntese da Vitamina A. Alguns produtores vêm substituindo os plantios de *Cymbopogon citratus* por *C. flexuosus*, cujo óleo essencial tem os mesmos componentes e, além disso, por seu porte bem maior, chega a produzir um volume de massa verde três vezes maior numa mesma área.

Literatura citada:

1- Matos, F.J.A. 2000. *Plantas Medicinais - guia de seleção e emprego de plantas usadas em fitoterapia no nordeste do Brasil*. 2. ed. Imprensa Universitária/Edições UFC, Fortaleza, 344 p.

2- Craveiro, A.A.; Fernandes, G.F.; Andrade, C.H.S. et al. 1981. *Óleos essenciais de plantas do Nordeste*. Edições UFC, Fortaleza, 209 p.

3- Gruenwald, J.; Brendler, T. & Jaenickke, C. (eds.). 2000. Physicians Desk References (PDR) for herbal medicines. Medical Economics Co., New Jersey, 858 p.

4- Sousa, M.P.; Matos, M.E.O.; Matos, F.J.A. et al. 1991. *Constituintes químicos de plantas medicinais brasileiras*. Imprensa Universitária/UFC, Fortaleza, 416 p.

5- Robineau, L.G. (ed.). 1995. *Hacia uma farmacopea caribeña / TRAMIL 7*. Enda-Caribe UAG & Universidad de Antioquia, Santo Domingo, 696 p.

Cymbopogon citratus (DC) Stapf
Vista geral de um plantio no interior do estado de São Paulo, onde é cultivado como divisória ou cerca-viva e, principalmente, como no caso presente, como planta supressora de plantas daninhas ao longo de estradas.

Cymbopogon flexuosus (Nees ex Steud.) Will. Watson
Planta estudada: H. Lorenzi 405 (HPL).
Espécie também cultivada no país e com a mesma composição química, sendo atualmente preferida em relação à erva-cidreira comum.

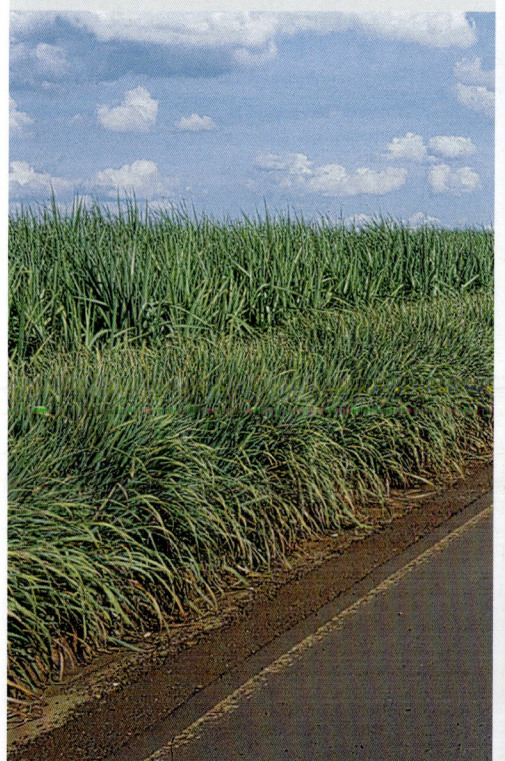

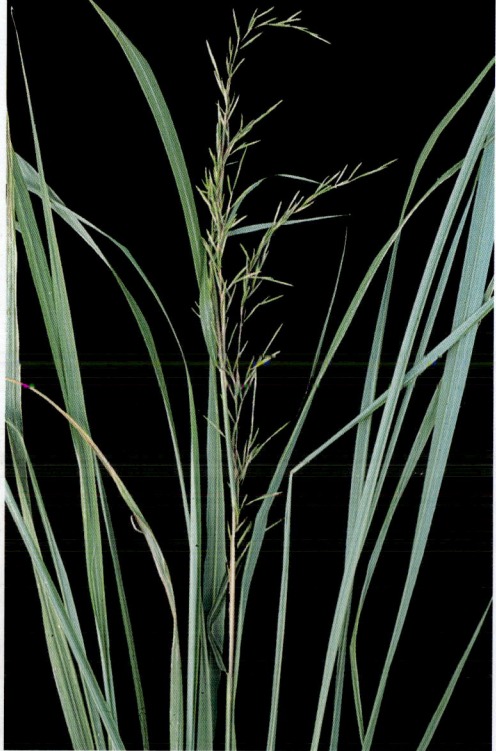

Cymbopogon winterianus Jowitt ex Bor

Angiospermae - Poaceae (Gramineae). **Planta estudada:** E.R. Salviani 1433 (HPL).

citronela, capim-citronela

Características gerais - erva aromática, com cerca de 1 m de altura, formada por folhas longas, que amassadas entre os dedos liberam um forte cheiro que lembra o eucalipto-limão (*Eucalyptus citriodora*). As flores são raras e estéreis em nossas condições[1]. É originária do velho mundo e cultivada nos países tropicais. Seu cultivo permite até quatro cortes por ano, multiplicando-se por separação da touceira e replantada diretamente no campo, no espaçamento de 50 x 80 cm[2].

Usos - o óleo essencial e o extrato obtido por maceração de suas folhas são usados como repelente de insetos e aromatizantes de ambientes. Sua ação se deve à presença de citronelal no óleo, que tem ação fortemente repelente e inseticida sobre vários insetos larva, larvicida para *Aedes aegypti*, o mosquito transmissor da dengue e da febre amarela[5], adulticida para *Culex pipiens*, o incômodo pernilongo conhecido também como muriçoca ou carapanã[6] e contra besouros que prejudicam plantas[7], todas comprovadas experimentalmente[2]. Tem também ação antimicrobiana local e acaricida, especialmente contra os microácaros da poeira do ar que são responsáveis por processos alérgicos respiratórios, comuns em ambientes, através de fumigação conseguida pela queima das folhas secas a sombra ou do próprio óleo diluído no querozene de candieieros, ou por pulverização de uma solução a 20% do óleo em álcool diluído ao meio, em vaporizadores especiais[2]. O citronelal é também o principal componente do óleo das folhas do eucalipto-limão que tem a mesma propriedade aromatizante, especialmente de banheiros e age como repelente de insetos, porém com menor eficiência. A planta se presta para a extração industrial do óleo essencial pela hidrodestilação de grandes quantidades de folha. As vezes é usada na forma de chá para o tratamento de gripe, tosse e resfriado, por ter quase o mesmo cheiro do eucalipto-limão que tem propriedades bem diferentes pela presença de citronelal e ausência do cineol, o principio antigripal desse eucalipto.

Literatura citada:

1- Clayton, W.D.; Harman, K.T. & Williamson, H. (2002 onwards). World Grass Species: Descriptions, Identification, and Information Retrieval. http://www.kew.org/data/grasses-db.html. Accessed 17 April, 2008.

2- Blank, A.F. et al. 2008. In: Matos, S.H. et al. *Plantas Medicinais e Aromáticas Cultivadas no Ceará*. Banco do Nordeste do Brasil, Série BNB Ciência e Tecnologia, n. 02, Fortaleza.

3- Guenther, E. 1972. *The Oils Essential*. Vol. IX. Robert E. Krieger Publishing Company, Huntington, New York, p. 65-13.

4- Franchomme, P.; Jollois, R.; Penoel, D. & Mars, J.M. 1995. *L'aromatherapie, exactement - Encyclopédie de l'uttilisation thérapeutique des huiles essentials*. Roger Jollois Edition, Limoges, France, 446 p.

5- De Mendonça, F.A. et al. 2005. Activities of some Brazilian plants against larvae of the mosquito *Aedes aegypti*. *Fitoterapia* 76(7-8): 629-36.

6- Yajun Ma, P.Y. & Zheng, S. 2005. Adulticidal Activity of Five Essential Oils against *Culex pipiens quinquefasciatus*. *Journal of Pesticide Science* 30(2): 84-89, 2005.

7- Al-Jabr, A.M. 2006. Toxicity and Repellency of Seven Plant Essential Oils to *Oryzaephilus surinamensis* and *Tribolium castaneum*. *Scientific Journal of King Faisal University* 7(1): 49-69.

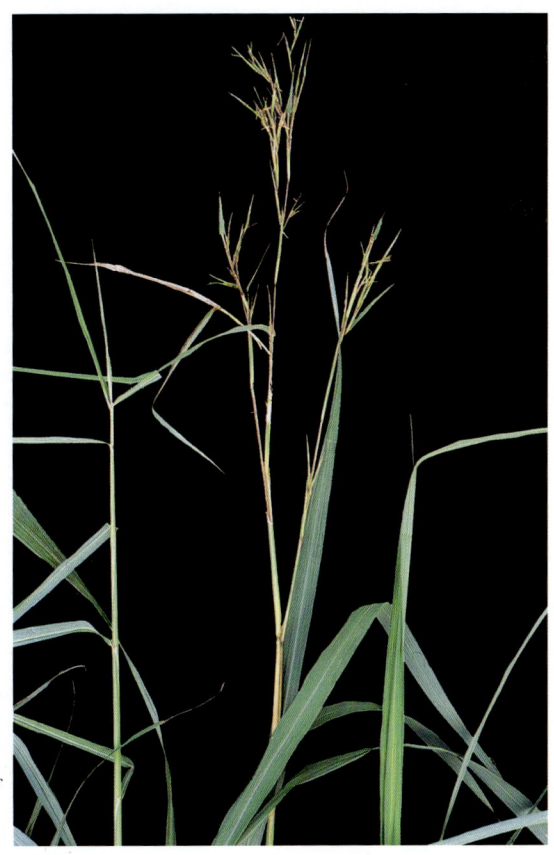

Zea mays L.

Sin.: *Mays americana* Baumg., *Mays zea* Gaertn., *Mayzea cerealis* Raf., *Zea segetalis* Salisb., *Zea americana* Mill., *Zea saccharata* Sturtev., *Zea canina* S. Watson, *Zea erythrolepis* Bonaf., *Zea hirta* Bonaf., *Zea mays* var. *pennsylvanica* Bonaf., *Zea mays* var. *hirta* (Bonaf.) Alef., *Zea mays* var. *precox* Torr., *Zea mays* var. *saccharata* (Sturtev.) L.H. Bailey, *Zea mays* var. *virginica* Bonaf., *Zea vulgaris* Mill.

Angiospermae - Poaceae (Gramineae). **Planta estudada:** H. Lorenzi 3.423 (HPL).

milho, abati, avati, cabelo-de-milho

Características gerais - herbácea anual, ereta, monoica, não ramificada e não entouceirada, de 1,5-2,5 m de altura, nativa da América Central, principalmente do México e amplamente cultivada em todo o Brasil. Folhas lanceoladas, cartáceas, levemente pubescentes, de 30-60 cm de comprimento. Inflorescências masculinas em panículas terminais (pendão) e femininas em espigas axilares com longos estames avermelhados[2].

Usos - é uma das principais produtoras de grãos do planeta, sendo cultivada em todos os países do mundo. Suas espigas ainda verdes são consumidas como legume, sendo um dos principais produtos da culinária de vários países. É amplamente empregada na medicina popular, cuja origem remonta aos Astecas do México que já a usavam contra queimação do coração. É considerada diurética, hipoglicêmica (baixa os níveis de açúcar do sangue), estimula o fluxo biliar, prevenindo a formação de cálculos renais[3]. Seus estigmas e estiletes (cabelo-de-milho), coletados logo que aparecem, são muito empregados na forma de infusão ou maceração como diurético poderoso e eficaz como desinfetante das vias urinárias, sendo indicada nos casos febris, problemas cardíacos, gota e inflamação da bexiga (eliminação do ácido úrico e fosfato) [1,2,4,5]. Seu chá deve ser preparado adicionando-se ½ litro de água fervente em um recipiente contendo 2 colheres (sopa) de cabelo de milho picado, devendo-se beber à vontade durante todo o dia até as 17 horas[1,4,5]; é contraindicado para pessoas com inflamação da próstata[1]. O óleo do gérmen do grão possui ação diurética e emoliente, contém vitamina K e ácido salicílico que é analgésico[2]. As flores femininas possuem o alcaloide alantoína[3]. Seus grãos são ricos em amido, sendo considerados alimentos energéticos e nutritivos e, embora diminua a atividade da tireoide e atue como moderador do metabolismo, não pode ser comparado ao trigo[2].

Literatura citada:
1- Alzugaray, D. & Alzugaray, C. 1996. *Plantas que Curam*. Editora Três, São Paulo, 2 v.
2- Boorhem, R.L. et al. 1999. *Reader's Digest - Segredos e Virtudes das Plantas Medicinais*. Reader's Digest Brasil Ltda., Rio de Janeiro, 416 p.
3- Boorhem, R.L. et al. 1999. Reader's Digest - Segredos e Virtudes das Plantas Medicinais. Reader's Digest Brasil Ltda., Rio de Janeiro, 416 p.
4- Caribé, J. & Campos, J.M. 1977. *Plantas que Ajudam o Homem*. 5. ed. Cultrix/Pensamento, São Paulo.
5- Panizza, S. 1998. *Plantas que Curam (Cheiro de Mato)*. 3. ed. IBRASA, São Paulo, 280 p.

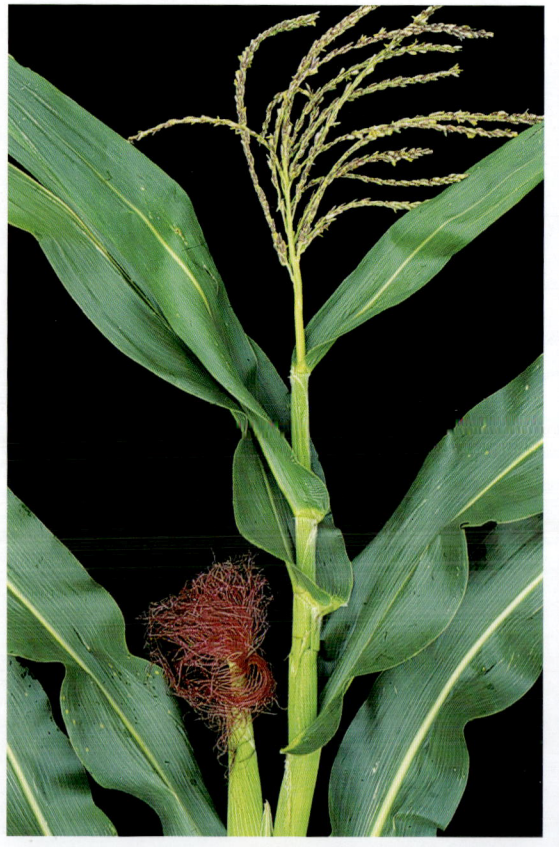

Bredemeyera floribunda Willd. e ***Bredemeyera brevifolia*** (Benth.) A.W. Benn.
Angiospermae - Polygalaceae. **Planta estudada:** H. Lorenzi 3.546 e 2.664 (HPL).

raiz-de-são-joão-da-costa, pau-caixão, pacari, botica-inteira, cabão-de-bugre, laça-vaqueiro, marfim-de-rama, pau-gemada, pau-rendoso, raiz-de-cobra

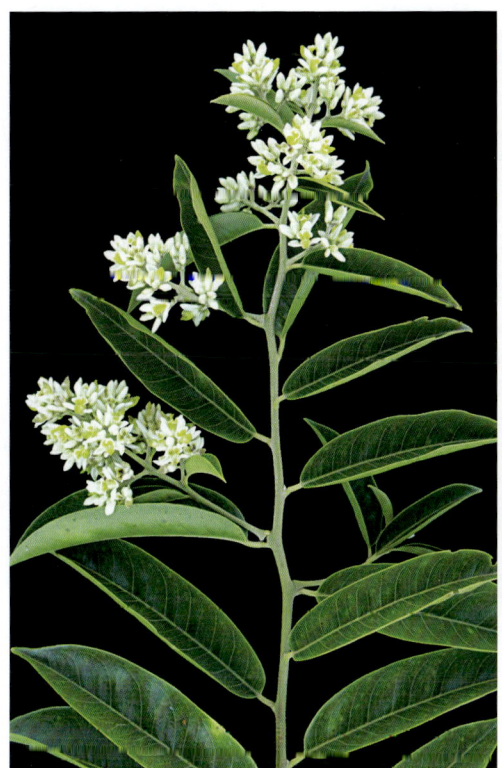

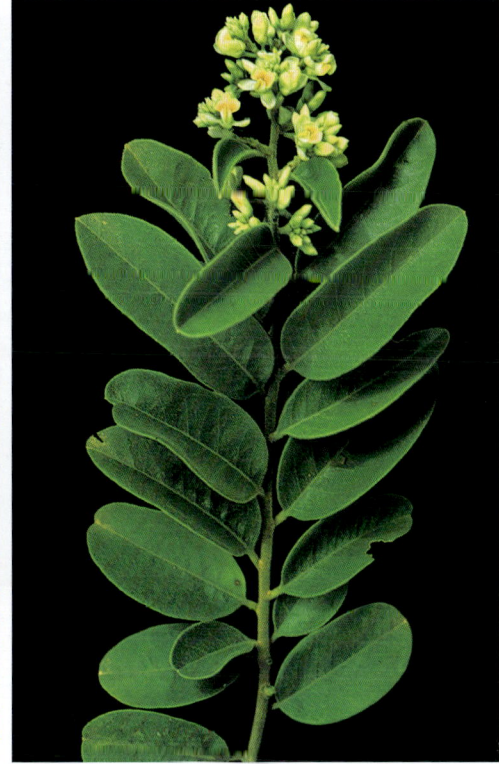

Características gerais - dois grandes grupos de arbustos lenhosos e escandentes, identificados como *Bredemeyera floribunda* (foto acima do lado esquerdo) e *Bredemeyera brevifolia* (foto acima do lado direito). Ambas as espécies são encontradas em quase todo o Brasil. As duas são notáveis por sua intensa floração e muito apreciadas pelos adeptos da medicina popular que atribuem às suas raízes várias propriedades medicinais. Suas folhas são inteiras, simples, glabras e as flores, reunidas em vistosas inflorescências perfumadas, de cor alvo-amarelada, com as asas das sâmaras (frutos) de cor amarela ou vermelha. As raízes têm casca espessa, quase esponjosa, as de crescimento horizontal produzem vários novos pés por brotação nas proximidades da planta-mãe. Quando esmagadas e agitadas com água produzem abundante e persistente espuma.
Usos - Observações de campo do experiente Farmacêutico Felizardo Pinho Pessoa confirmaram sua ação antialérgica e anti-inflamatória em um caso de forte dermatite de contato provocado por contato acidental com a urtiga-cansanção (*Cnidoscolus urens* L. Arthur), cujos sintomas desapareceram em alguns minutos, após a aplicação de compressas feitas com a tintura[1]. A tintura de pacari para uso como antialérgico e anti-inflamatório de ação local, pode ser preparada colocando-se 300 gramas das cascas frescas das raízes, ou 100 g das cascas secas, em 350 cc (três copos e meio) de álcool de cereais, misturado com 650 (quatro copos e meio) de água e deixando-se em maceração durante uma semana, após o que se filtra a tintura através de papel de filtro, algodão ou um pedaço de pano fino bem limpo. A tintura assim preparada deve ser

conservada em frasco de vidro bem fechado. Esta tintura pode ser usada nas práticas caseiras para o tratamento local picadas de abelhas, aranhas, escorpiões e das irritações provocadas por plantas urticantes[1]. No caso de picadas de cobra, em que se recomenda prioritariamente o uso do soro antiofídico, pode-se usar como medida complementar, o tratamento por via oral, nas doses de três xícaras das de cafezinho por dia, combinado da aplicação de compressas locais renovadas à vontade, até que os sintomas desapareçam[1]. Moradores da Chapada do Araripe, no Ceará usam uma medicação caseira para estimular a expectoração em casos de bronquite feita com raiz de *B. brevifolia*, preparada por vigorosa agitação de um pequeno pedaço da casca da raiz com água, usando um garfo e um prato fundo, como se faz com clara de ovo. Daí o nome popular de pau-gemada. A dose diária é de um prato da espuma ingerido parceladamente, ao longo do dia, e repetido por vários dias. As raízes desses dois tipos de planta, além de seu emprego para fins mais nobres, podem ser utilizadas na limpeza dos cabelos, dentes, do mesmo modo que a casca do juazeiro (*Sarcomphalus joazeiro*), na medicina caseira do Nordeste[2]. Interessante coincidência ocorre com o uso desta Poligalácea no Brasil e da sua congênere *Polygala senega* na América do Norte que são. Ambas as plantas saponínicas empregadas para o tratamento de bronquite catarral e gozam de bom conceito como contra-veneno nos casos de picada de cobra, tanto pelo caboclo brasileiro do Cariri, no Ceará e pelos índios norte-americanos. As denominações de raiz-de-cobra para a planta brasileira e *snakeroot* para a norte-americana, mostram a coincidência da crença popular nos dois países[2]. Através de ensaios farmacológicos pré-clínicos realizados nas Universidades Federais do Ceará e do Rio de Janeiro foram determinadas as atividades anti-inflamatória, anti-histamínica e protetora da mucosa gástrica da raiz de pacari[3], além de uma forte ação protetora contra o veneno de jararaca, atribuída a sua saponina[4]. Em outros ensaios o estrato alcoólico das raízes mostrou atividade diurética e levemente hipotensora[6]. Entre seus componentes químicos sobressaem os glicosídeos saponínicos: bredemeyrosidios A, B e C, xantonas pentaoxigenadas e ácidos graxo, especialmente em *B. brevifolia*[7, 8, 9, 10, 11].

Literatura citada:

1- Pinho-Pessoa, F. 1970. Uso de Plantas Medicinais no tratamento antiofídico e das reações ao contato de plantas e animais peçonhentos, no meio rural do Ceará, Fortaleza-CE. (Comunicação pessoal inédita).

2- Matos, F.J.A. 2007. *Plantas Medicinais - guia de seleção e emprego de plantas usadas em fitoterapia no nordeste do Brasil*. 3. ed. Imprensa Universitária/Edições UFC, Fortaleza.

3- Evans, W.C. 1992. *Trease and Evans Pharmacognosy*. Bailliere-Tindal, Philadelphia, 832 p.

4- Rao, V.S.; Viana, G.S.VB.; Gadekha, M.G.T.M.; Silveira, E.R. 1990. Experimental avaluation of *Bredemeyera floribunda* in acute gastric lesions induced by ethanol, acetylsalycytic acid and histamine. *Fitoterapia* 61: 9-12.

5- Soares, A.M.; Ticli, F.K.; Marcussi, S.; Lourenço, M.V.; Januário, A. H.; Sampaio, S.V.; Giglio, J.R.; Lomonte, B.; Pereira, P.S. 2005. Medicinal Plants with Inhibitory Properties Against Snake Venoms. *Current Medicinal Chemistry* 12(22): 2625-2641.

6- Bevevino, L.H.; Vieira, F.S.; Cassola, A.C.; Sanioto, S.M. 1994. Effect of crude extract of roots of *Bredemeyera floribunda* Willd. I. Effect on arterial blood pressure and renal excretion in the rat. *J. Ethnopharmacol.* 43(3): 197-201.

6- Falcão, M.J.C. 1995. Contribuição ao conhecimento químico de plantas do Nordeste. *Bredemeyera floribunda*. Dissertação (Mestrado em Química Orgânica) - UFC, CC, DQOI, Fortaleza.

7- Daros, M.R.; Matos, F.J.A. & Parente, J.P. 1996. A new triterpenoid saponin, bredemeyeroside B. from the roots of *Bredemeyera floribunda*. *Planta Med.* 62(6): 523-7.

8- Pereira, B.M.R.; Daros, M.R.; Parente, J.P. &.Matos, F.J.A. 1996. Bredemeyeroside C, a new saponin from *Bredemeyera floribunda*. *Fitoterapia* 67(4): 323-328.

9- Pereira, B.M.R.; Daros, M.R.; Parente, J.P. 1996. Bredemeyeroside D, a novel triterpenoid saponin from *Bredemeyera floribunda*: A potente snake venom antidote activity on mice. *Phytotherapy Research 10*: 666-669.

10- Oliveira, M.C. de.; Silveira, E.R. 2001. Pentaoxygenated xanthones and fatty acids from *Bredemeyera brevifolia*, *Phytochemistry* 55(7): 847-51.

Caamembeca spectabilis (DC.) J.F.B.Pastore
Sin.: *Polygala spectabilis* DC.
Angiospermae - Polygalaceae. **Planta estudada:** H. Lorenzi 1.235 (HPL).

caamembeca, caá-membeca

Características gerais - subarbusto ereto, perene, pouco ramificado, de 50-90 cm de altura, nativo da região Amazônica, principalmente nos estados do Pará e Maranhão, em matas e capoeiras de terra firme. Folhas membranáceas, de 5-12 cm de comprimento. Flores azul-claro ou azul-esbranquiçadas, reunidas em racemos terminais. Multiplica-se por sementes. A espécie *Asemeia violacea* (Aubl.) J.F.B.Pastore & J.R.Abbott (sin.: *Polygala violacea* Aubl.), cuja foto também é apresentada abaixo, é mais comum no Sul e Sudeste e tem aplicações semelhantes.

Usos - suas raízes têm sido empregadas na medicina natural da Amazônia, hábito este iniciado por algumas tribos indígenas da região do Baixo Rio Amazonas. Embora a eficácia e a segurança do uso desta planta não tenham sido, ainda, comprovadas cientificamente, sua utilização vem sendo feita com base na tradição popular. São atribuídas ao chá de suas raízes atividades expectorante, diaforética, béquica e antidiarreica, bem como propriedades que permitem seu emprego contra hemorroidas e para a cura de disenteria causada por ameba[1,2]. Análises fitoquímicas de suas raízes revelaram a presença de senegina e tenuidina[1]. Já na sua parte aérea as análises indicaram a presença de três xantonas altamente oxigenadas, além do estigmasterol[3].

Literatura citada:
1- Albuquerque, J.M. 1989. *Plantas Medicinais de Uso Popular*. ABEAS/MEC, Brasília, 100 p.
2- Mors, W.B.; Rizzini, C.T. & Pereira, N.A. 2000. *Medicinal Plants of Brazil*. Reference Publications, Inc., Algonac, Michigan, 501 p.
3- Andrade, C.H.S. et al. 1977. The chemistry of Brazilian Polygalaceae. 1. Xanthones from *Polygala spectabilis* L. *Lloydia* 40: 344-346.

Caamembeca spectabilis (DC.) J.F.B. Pastore
Planta estudada: H. Lorenzi 1.235 (HPL).

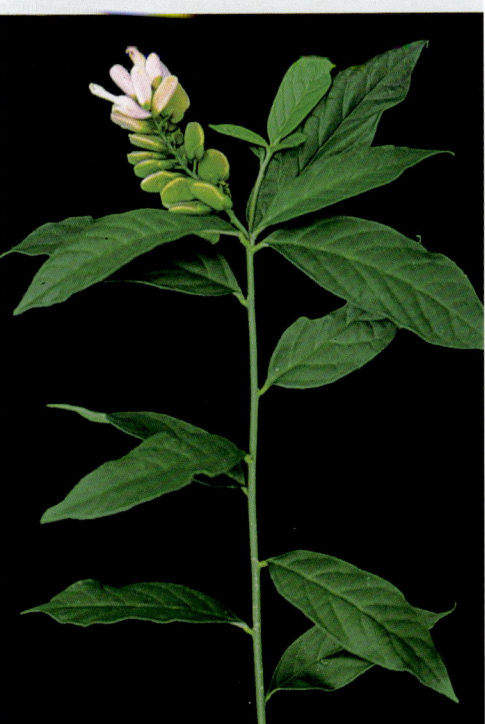

Asemeia violacea (Aubl.) J.F.B.Pastore & J.R.Abbott **Planta estudada:** H. Lorenzi 3.509 (HPL).

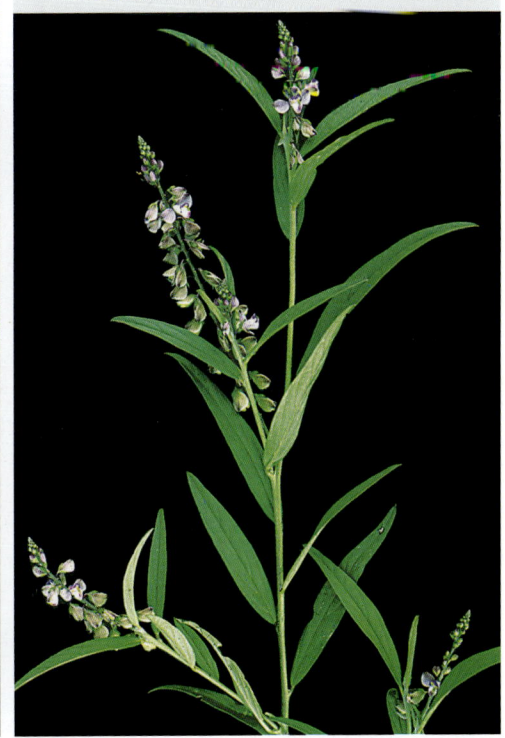

Polygala paniculata L.

Sin.: *Polygala paniculata* var. *leocoptera* S.F. Blake

Angiospermae - Polygalaceae. **Planta estudada:** H. Lorenzi 3.063 (HPL).

barba-de-são-joão, barba-de-são-pedro, bromil, arrozinho, alecrim-de-santa-catarina, alcaçuz-de-santa-catarina, vassourinha

Características gerais - erva ereta, de aparência delicada, bastante ramificada, de 25-40 cm de altura, com ramos finos, nativa de quase todo o Brasil, principalmente na zona costeira de solos arenosos, da Bahia ao Rio Grande do Sul, tanto em áreas abertas como em capoeiras. Folhas simples, membranáceas, de 3-4 cm de comprimento. Flores pequenas, de cor branca, reunidas em panículas terminais. Suas raízes, assim como as de outras espécies do mesmo gênero, possuem forte aroma de salicilato de metila, percebido também, no medicamento conhecido como Gelol[1].

Usos - esta planta tem sido utilizada na medicina natural brasileira por longa data nas regiões costeiras do Sul e Sudeste, embora a eficácia e a segurança do uso de suas preparações não tenham sido ainda comprovadas cientificamente, sua utilização vem sendo feita com base na tradição popular. São atribuídas às suas folhas as propriedades: antiblenorrágica, vomitiva, purgativa, diurética, sendo também útil nos casos de picada de cobra[2]. Análises fitoquímicas tem revelado em sua composição a presença de várias cumarinas[3] e de um óleo essencial que é usado na medicina moderna para o tratamento da asma, bronquite crônica e doenças relacionadas, principalmente em suas raízes e folhas. Estudos farmacológicos com o extrato desta planta mostrou atividade antifúngica (antimicótica) e moluscicida[3]. Num outro estudo, as propriedades terapêuticas das saponinas isoladas de suas raízes foram comparadas com as de outra espécie deste gênero[4]. Outras espécies de *Polygala* encontradas no Nordeste do Brasil, acima da Bahia, são conhecidas popularmente pelo nome de erva-iodex e usadas com os mesmos fins, especialmente em aplicações locais de seu extrato alcoólico em torceduras, machucados ou reumatismo das articulações, cujo sucesso se explica pela presença do salicilato de metila, como ativador da circulação no local de aplicação[5].

Literatura citada:
1- Lorenzi, H. 2008. *Plantas Daninhas do Brasil: terrestres, aquáticas, parasitas e tóxicas*. 4ª edição. Instituto Plantarum, Nova Odessa SP, 672 p.
2- Mors, W.B.; Rizzini, C.T. & Pereira, N.A. 2000. *Medicinal Plants of Brazil*. Reference Publications, Inc., Algonac, Michigan, 501 p.
3- Hamburger, M ; Gupta, M. & Hostettmann, K. 1985. Coumarins from *Polygala paniculata*. *Planta Medica 51*: 215-217.
4- Siqueira, N.C.S. 1983/84. Contribuição aos estudos farmacológicos de *Polygala paniculata* da flora do Rio Grande do Sul. *Tribuna Farmacêutica* (Curitiba) *51/52*: 32-38.

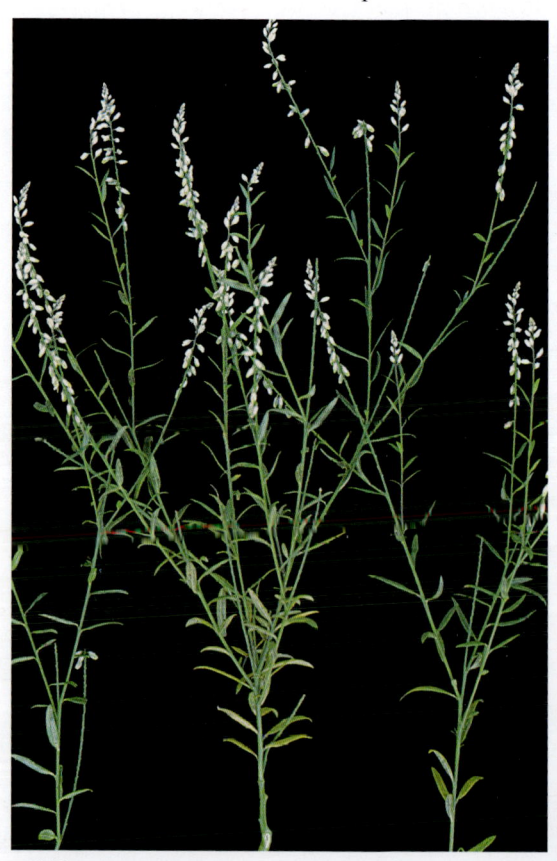

Polygonum hydropiperoides Michx.

Sin.: *Persicaria hydropiperoides* (Michx.) Small, *Persicaria hydropiperoides* var. *setaceum* (Small) Gleason, *Persicaria setacea* (Baldwin) Small, *Polygonum persicarioides* Kunth, *Polygonum virgatum* Cham. & Schltdl.

Angiospermae - Polygonaceae. **Planta estudada:** H. Lorenzi 1.093 (HPL).

acataia, erva-de-bicho, cataia, capiçoba, pimenta-do-brejo, capetiçoba, pimenta-d'água, caichoba, persicária, curage

Características gerais - planta herbácea anual ou perene, aquática, de ramos decumbentes e com nós salientes, pouco ramificada, de 40-60 cm de altura, nativa da Ásia e naturalizada no Sul e Sudeste do Brasil. Folhas membranáceas, alternas, inteiras, geralmente com nervuras avermelhadas, de 4-8 cm de comprimento. Flores pequenas, de coloração branca ou rosada, dispostas em panículas terminais longas[3,6,7]. Existem no país mais três espécies deste gênero, com características e propriedades semelhantes, tendo inclusive os mesmos nomes populares: *Polygonum persicaria* L. e *Polygonum acuminatum* Kunth., cujas fotos são apresentadas na próxima página, além de *Polygonum punctatum* Elliot (Sin.: *Polygonum acre* Lam.).

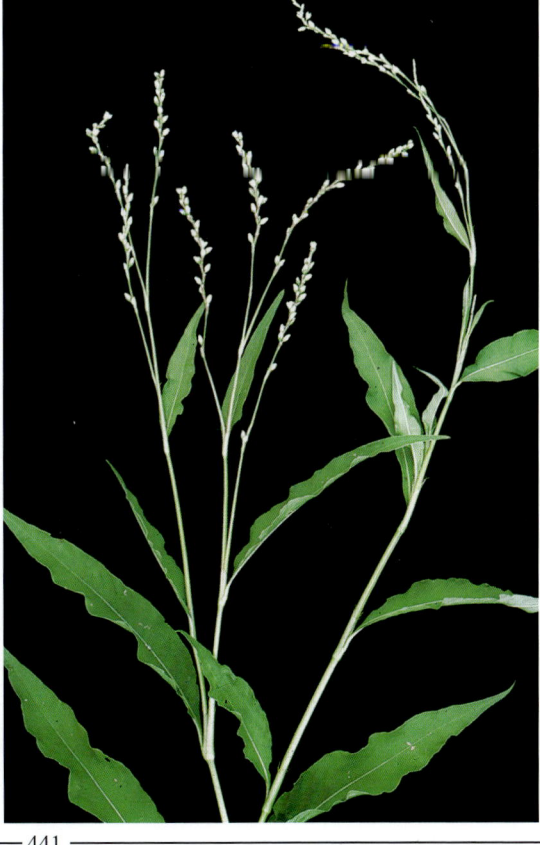

Usos - pelo seu crescimento vigoroso e infestante, é considerada indesejável em áreas agrícolas e canais de drenagem no sul do país. É, contudo, amplamente utilizada na medicina caseira em muitas regiões, onde é considerada adstringente, estimulante, diurética, vermicida, antigonorreica e anti-hemorroidal, sendo empregada também, localmente, contra úlceras de pele, erisipela e artrite[4]. Indígenas das Guianas utilizam um gel preparado de sua seiva como colírio para inflamações dos olhos[2]. Internamente é empregada contra diarreia, parasitoses intestinais, astenia e indisposição[1]. Externamente é utilizada no tratamento de erisipelas, hemorroidas e contras dores de origem reumática[1]. É considerada abortiva, não sendo recomendada para mulheres gestantes[1]. Para afecções das vias urinárias, erisipelas, eczemas, varizes, fragilidade capilar e como estimulante da circulação, a literatura etnofarmacológica consultada recomenda o seu chá, preparado adicionando-se água fervente em 1 xícara (chá) contendo 1 colher (sopa) de folhas e ramos picados, na dose de 1 xícara (chá) três vezes ao dia[5]. Recomenda-a também para uso externo, em aplicações locais de seu chá concentrado contra afecções da pele, feridas e úlceras varicosas e, na forma de banho de assento, contra hemorroidas e como cataplasma, nos casos de reumatismo, artrites e dores musculares[5]. Na sua composição química, destaca-se a presença de flavonoides, saponinas, taninos, ácidos orgânicos, fitosterina, pelargonidina, quercetina, luteolina, rutina e óleo essencial[1,5,7] que contém o poligodial, um diálcool sesquiterpênico tóxico para fungos e dotado de propriedades anti-inflamatória e analgésica compatível com as ações preconizadas para esta planta, pela medicina tradicional[9]. O amplo emprego desta planta nas práticas caseiras da medicina popular, na preparação de fitoterápicos industrializados, bem como os resultados de seus estudos preliminares, são motivos suficientes para sua escolha como tema de tese envolvendo estudos complementares nas áreas da química, farmacologia e clínica, com vista à sua validação como um medicamento eficaz e seguro.

Literatura citada:
1- Anderson, D.C.; Siqueira-Batista, R. & Quintas, L.E.M. 1998. *Plantas Medicinais - do cultivo à terapêutica*. 2. ed. Editora Vozes, Petrópolis.
2- Grenand, P.; Moretti, C. & Jacquemin, H. 1987. *Pharmacopées Traditionnelles en Guyane: Créoles, Palikur, Wayãpi*. Editorial l'ORSTOM, Paris, France, Coll. Mem. No. 108.
3- Lorenzi, H. 2008. *Plantas Daninhas do Brasil: terrestres, aquáticas, parasitas e tóxicas*. 4ª edição. Instituto Plantarum, Nova Odessa-SP, 672 p.
4- Mors, W.B.; Rizzini, C.T. & Pereira, N.A. 2000. *Medicinal Plants of Brazil*. Reference Publications, Inc., Algonac, Michigan, 501 p.
5- Panizza, S. 1998. *Plantas que Curam (Cheiro de Mato)*. 3. ed. IBRASA, São Paulo, 280 p.
6- Vieira, L.S. 1992. *Fitoterapia da Amazônia - Manual de Plantas Medicinais*. 2. ed. Editora Agronômica Ceres, São Paulo, 350 p.
7- Vieira, L.S. & Albuquerque, J.M. 1998. *Fitoterapia Tropical - Manual de Plantas Medicinais*. FCAP - Serviço de Documentação e Informação, Belém.
9- Alves, T.M.A.; Ribeiro, F.L. et al. 2001. Polygodial, the fungitoxic component from Brazilian medicinal plant *Polygonum punctatum*. *Mem.Inst. Osw. Cruz* 91(5): 831-39.

Polygonum persicaria L.
Planta estudada: H. Lorenzi 3.044 (HPL).
Planta comum no Sul e Sudeste do Brasil, é empregada na medicina caseira à semelhança de *P. hydropiperoides*.

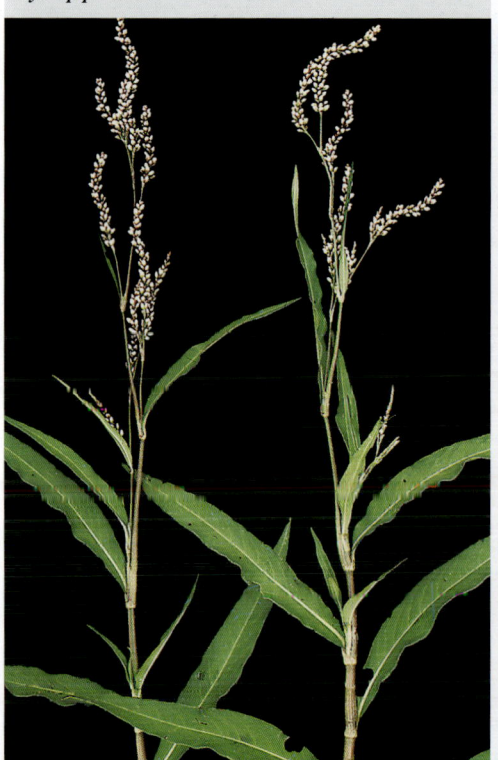

Polygonum acuminatum Kunth.
Planta estudada: H. Lorenzi 2.233 (HPL).
Espécie com características e propriedades semelhantes a *P. hydropiperoides* e igualmente empregada na medicina popular.

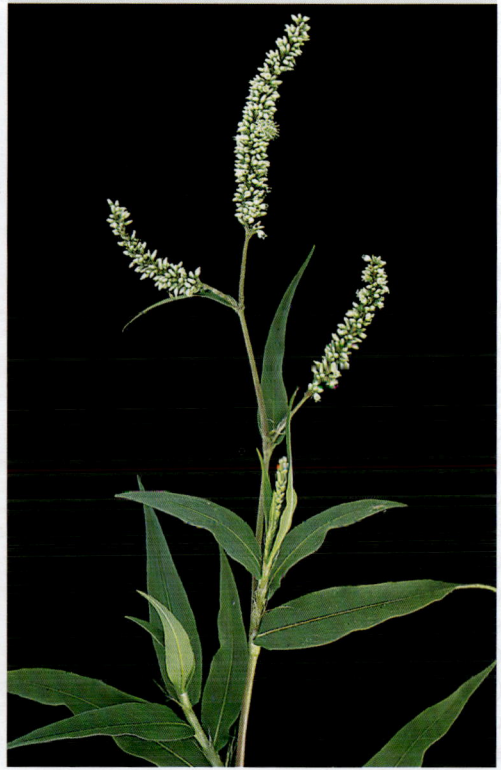

Portulaca oleracea L.

Sin.: *Portulaca consanguinea* Schltdl., *Portulaca marginata* Kunth, *Portulaca neglecta* Mack. & Bush, *Portulaca oleracea* subsp. *sylvestris* Thell., *Portulaca oleracea* var. *opposita* Poelln., *Portulaca retusa* Engelm.

Angiospermae - Portulacaceae. **Planta estudada:** H. Lorenzi 3.481 (HPL).

beldroega, salada-de-negro, caaponga, ora-pro-nóbis, porcelana, bredo-de-porco, verdolaga, beldroega-pequena, beldroega-vermelha, beldroega-da-horta, onze-horas

Características gerais - herbácea prostrada, anual, suculenta, ramificada, completamente glabra, com ramos de cor rosada de 20-40 cm de comprimento, originária provavelmente do norte da África e naturalizada em todo o território brasileiro. Folhas simples, alternas, carnosas, de 1-2 cm de comprimento. Flores solitárias, axilares, de cor amarela, que se abrem apenas na parte da manhã. Os frutos são cápsulas deiscentes, com sementes pretas e brilhantes. Existem formas cultivadas para fins ornamentais desta espécie, com flores muito maiores e de várias cores. Ocorre na região Norte do país a espécie *Portulaca pilosa*, possivelmente com propriedades similares. Multiplica-se apenas por sementes[7,13].

Usos - a planta cresce espontaneamente em solos agrícolas ricos em matéria orgânica, sendo considerada planta daninha. Algumas variedades melhoradas são cultivadas como ornamentais. A parte aérea é consumida em algumas regiões do país na forma de saladas e de refogados. Todas as partes desta planta vêm sendo usada na medicina tradicional há séculos em todo o mundo, sendo de 500 anos A.C. o seu primeiro registro na literatura na China. É considerada sudorífica, emoliente, anti-inflamatória, diurética, vermífuga, antipirética e antibacteriana, sendo empregada internamente contra disenteria (principalmente infantil), enterite aguda, mastite e hemorroidas[2,3,4]. As folhas são indicada também contra cistite, hemoptise, cólicas renais, queimaduras e úlceras[8]. As sementes são consideradas: emenagoga, diurética e anti-helmíntica[4,8]. Indígenas das Guianas usam-na contra diabetes, para problemas digestivos e como emoliente e, externamente, como unguento para problemas musculares[6]. A infusão de suas folhas e ramos é tônica e depurativa do sangue, enquanto que em uso externo aplicadas sobre feridas favorecem a cicatrização[14]. Estudos clínicos tem mostrado que esta planta é uma rica fonte de ácido graxo omega-3, substância importante na prevenção de infartos e no fortalecimento do sistema imunológico[3]. Em outros estudos clínicos concluiu-se que além do efeito hipertensivo de seu extrato aquoso, devido a presença de catecolaminas, verificou-se também uma atividade relaxante da musculatura esquelética[9,10,11]. Estudos fitoquímicos desta planta revelaram ser muito rica em ácido oxálico e sais de potássio (nitrato, cloreto e sulfato)[15]. Contém também derivados da catecolamina (noradrenalina, DOPA e dopamina) em altas concentrações[5,12].

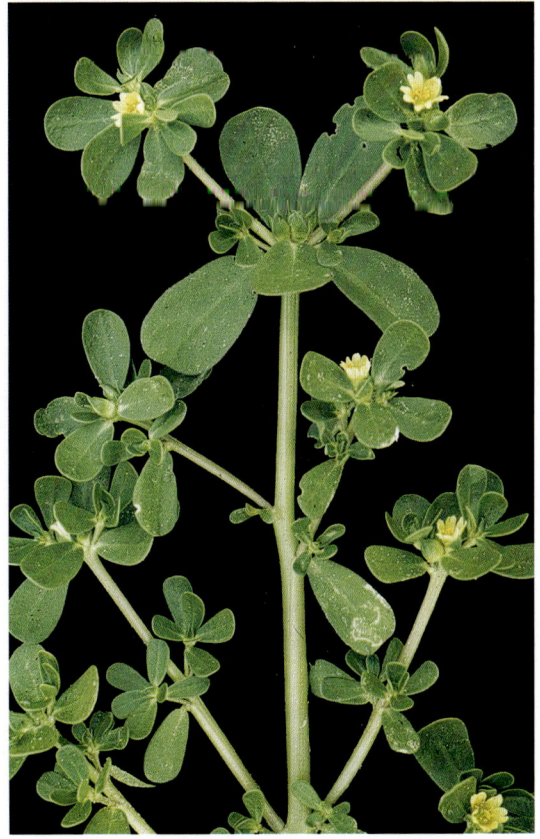

Literatura citada:

1- Alzugaray, D. & Alzugaray, C. 1996. *Plantas que Curam*. Editora Três, São Paulo, 2 v.
2- Boorhem, R.L. et al. 1999. *Reader's Digest - Segredos e Virtudes das Plantas Medicinais*. Reader's Digest Brasil Ltda., Rio de Janeiro, 416 p.
3- Bown, D. 1995. *The Herb Society of America - Encyclopedia of Herbs & Their Uses*. Dorling Kindersley Publishing, Inc., New York.
4- Caribé, J. & Campos, J.M. 1977. *Plantas que Ajudam o Homem*. 5. ed. Cultrix/Pensamento, São Paulo.
5- Feng, P.C.; Haynes, L.Y. & Magnus, K.E. 1961. High concentration of (-)-noradrenaline in *Portulaca oleracea. Nature 191*: 1108.
6- Grenand, P.; Moretti, C. & Jacquemin, H. 1987. *Pharmacopées Traditionnelles en Guyane: Créoles, Palikur, Wayãpi*. Editorial l'ORSTOM, Paris, France, Coll. Mem. No. 108.
7-Lorenzi, H. 2008. *Plantas Daninhas do Brasil: terrestres, aquáticas, parasitas e tóxicas*. 4ª edição. Instituto Plantarum, Nova Odessa-SP, 672 p.
8- Mors, W.B.; Rizzini, C.T. & Pereira, N.A. 2000. *Medicinal Plants of Brazil*. Reference Publications, Inc., Algonac, Michigan, 501 p.
9- Okwuasaba, F.; Ejcke, C. & Parry, O. 1986. Skeletal muscle relaxant properties of the aqueous extract of *Portulaca oleracea. J. Ethnopharmacol. 17*: 139-160.
10- Okwuasaba, F.; Ejcke, C. & Parry, O. 1987. Effect of extracts of *Portulaca oleracea* on skeletal muscle *in vitro. J. Ethnopharmacol. 21*: 55-63.
11- Parry, O.; Ejcke, C. & Okwuasaba, F. 1988. Effects of an aqueous extract of *Portulaca oleracea* leaves on smooth muscle and rat blood pressure. *J. Ethnopharmacol. 22*: 281-283.
12- Smith, R.A. 1977. Phenylethylamine and related compounds in plants. *Phytochemistry 1*: 9-18.
13- Van den Berg, M.E. 1993. *Plantas Medicinais na Amazônia - Contribuição ao seu conhecimento sistemático*. Museo Paraense Emílio Goeldi, Belém, 206 p.
14- Vieira, L.S. 1992. *Fitoterapia da Amazônia - Manual de Plantas Medicinais*. 2. ed. Ed. Agr. Ceres, São Paulo, 350 p.
15- Yasuhe, M. & Honda, Y. 1944. Components of Portulacaceae plants. *J. Pharm. Soc. Japan 64*: 177-178.

Portulaca oleracea L.
Vista geral de uma população desta planta em um área agrícola do estado do Paraná, onde é considerada planta daninha de lavouras anuais.

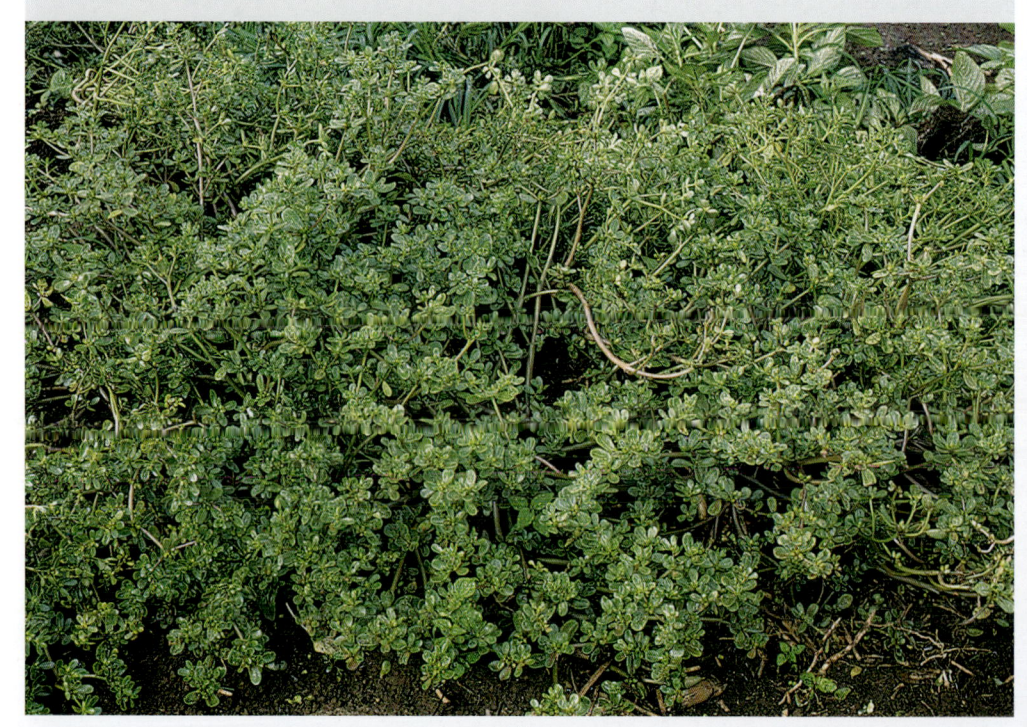

Sarcomphalus joazeiro (Mart.)Hauenshild

Sin.: *Ziziphus joazeiro* Mart., *Ziziphus guaranitica* Malme, *Ziziphus cotinifolia* Reissek

Angiospermae - Rhamnaceae. **Planta estudada:** G.F. Árbocz 2.262 (HPL).

juazeiro, joazeiro, enjoá, enjuá, joá, juá, juá-espinho, juá-de-espinho, juá-fruta, juá-mirim, juazeiro, laranjeira-do-vaqueiro, raspa-de-juá

Características gerais - árvore frondosa de até 16 m de altura, com tronco de 30 a 50 cm e ramos armados de fortes espinhos, formando uma copa mais larga do que alta. Folhas inteiras, semicoriáceas, elípticas, com 3 nervuras bem visíveis partindo da base, de 3-7 cm de comprimento. Flores amarelo-esverdeadas, pequenas, reunidas em inflorescências cimosas. Fruto do tipo drupa, globosa, amarelada, com caroço grande coberto por uma polpa mucilaginosa, branca e doce. É nativa do Nordeste do Brasil ocorrendo próximo aos vales sertanejos desde o estado do Piauí, até o norte de Minas Gerais, aonde se mantém verde, mesmo durante as longas estiagens. É cultivada em pomares domésticos em todo o país. Multiplica-se por sementes[1,2].

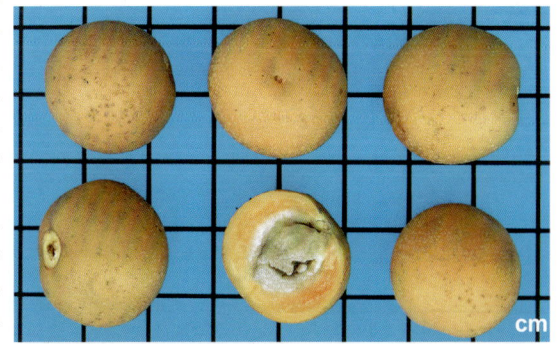

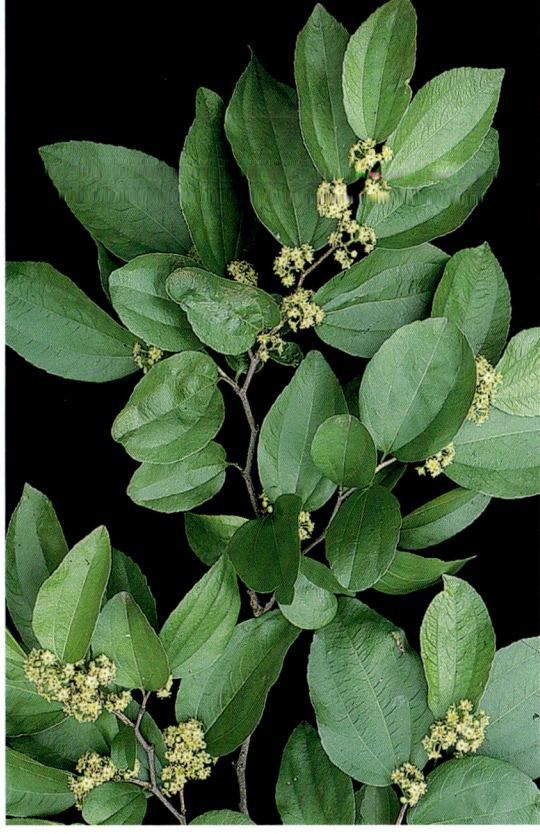

Usos - os frutos são muito apreciados pelos sertanejos em época de fome e pelos caprinos em qualquer época. Cascas e folhas são tradicionalmente usadas na medicina popular do Nordeste, na forma de extrato feito com água, usado por via oral para alívio de problemas gástricos e, externamente, para limpeza dos cabelos e dos dentes e para clarear a pele do rosto, sendo referido inclusive como tônico capilar anticaspa e remédio útil nas doenças da pele[2,3]. As folhas e as cascas, quando agitadas com água, produzem abundante espuma devido a sua propriedade espumígena; a entrecasca pulverizada é muito usada para limpeza dos dentes usando-se um pouco do pó que pode se prender à escova de dente molhada[4]. Os resultados de sua análise fitoquímica registram para os frutos, quando maduros, cerca de 25 mg de vitamina C por 100 g de polpa, mucilagem e açúcares; para a casca é citada a presença de estearato de glicerila, dos triterpenoides ácido betulínico e lupeol, cafeína, um alcaloide, a amfibina-D e, como principais substâncias, as saponinas chamadas jujubosídios[3,5]. Os resultados de ensaios farmacológicos revelam uma atividade antifebril em coelhos usados como animais de experiência[6]; comprovam também que o juazeiro apresenta efeito mais eficaz na diminuição da placa dental do que os dentifrícios convencionais, desestabilizando a placa dental e exercendo uma ação antimicrobiana sobre *Streptococcus mutans*, principal germe causador da cárie dentária resultante da escovação dos dentes com uma suspensão aquosa a 1% da entrecasca pulverizada[3]. Esta experiência foi feita visando a validação do uso de preparações de juazeiro em odontologia. O amplo emprego dessa planta nas práticas caseiras da medicina, odontologia e cosmética aplicadas pelo povo, com base numa longa tradição, é motivo suficiente para sua escolha como tema de estudos fitotécnicos, químicos, farmacológicos e clínicos mais aprofundados, visando o seu aproveitamento.

Literatura citada:

1- Lorenzi, H. 2002. *Árvores Brasileiras: manual de identificação e cultivo de plantas arbóreas nativas do Brasil*. 4ª edição. Vol. I. Instituto Plantarum, Nova Odessa-SP, 384 p.
2- Braga, R.A. 1960. *Plantas do Nordeste, especialmente do Ceará*. 2. ed. Imprensa Oficial, Fortaleza, 540 p.
3- Sousa, M.P.; Matos, M.E.O.; Matos, F.J.A. et al. 1991. *Constituintes químicos de plantas medicinais brasileiras*. Imprensa Universitária/UFC, Fortaleza, 416 p.
4- Matos, F.J.A. 2002. *Farmácias Vivas: sistema de utilização de plantas medicinais projetado para pequenas comunidades*. 4 ed. Edições UFC, Fortaleza, 267 p.
5- Kato, M.; Tomiko, E. & Marden, A.A. 1997. Chemical constituents of stem bark of *Ziziphus joazeiro* Martius. *Rev. Farm. Bioquim.*, Universidade de São Paulo, *33*(1): 47-51.
6- Lorenzi, H.; Bacher, L.; Lacerda, M. & Sartori, S. 2006. *Frutas Brasileiras e Exóticas Cultivadas: (de consumo in natura)*. Instituto Plantarum, Nova Odessa-SP, 672 p.

Sarcomphalus joazeiro (Mart.)Hauenshild
Sementes e um exemplar adulto com sua copa arredondada característica no habitat natural no Vale do São Francisco - Bahia.

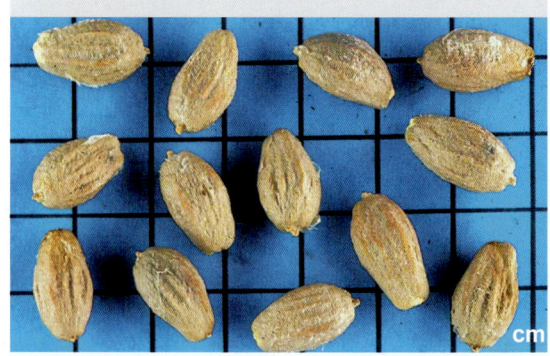

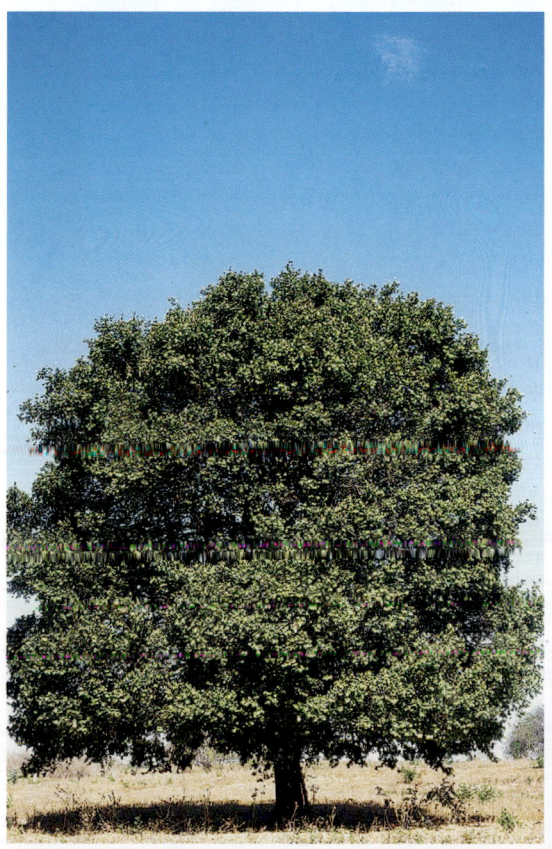

Prunus domestica L.

Sin.: *Prunus communis* Huds., *Prunus domestica* var. *damascena* Ser., *Prunus domestica* subsp. *oeconomica* (Borkh.) C.K. Schneid., *Prunus sativa* subsp. *domestica* (L.) Rouy & Camus

Angiospermae - Rosaceae. **Planta estudada:** H. Lorenzi 3.386 (HPL).

ameixa, ameixa-europeia, ameixeira

Características gerais - árvore caducifólia, de 4-6 m de altura, de copa irregular e rala, nativa da Ásia Menor. Folhas simples, de margens denteadas, opacas e ásperas, de 6-12 cm de comprimento. Flores de cor branca ou rosada, reunidas em glomérulos ao longo dos ramos. Os frutos são drupas de polpa firme e acidulada, mais indicados para produção de passas. Multiplica-se tanto por sementes como por estaquia e alporquia[1].

Usos - planta frutífera pouco cultivada no país, ao contrário de *Prunus salicina* Lindl. (ameixa-japonesa) que é plantada em todas as regiões de clima ameno do Sul e Sudeste do Brasil para produção de frutos de consumo *in natura*.

A ameixa-europeia é também utilizada na medicina natural como nutritivo, digestivo, refrigerante, laxativo, como ativador das funções hepáticas, para tosse e prisão de ventre (intestino preso)[1,2]. Seus frutos parcialmente secos na forma de passa são muito nutritivos e considerados eficazes como ativador das funções hepáticas, como digestivo e refrigerante. Contra intestino preso é indicado em jejum o seu decocto preparado com 3 frutos sem sementes amassados e deixados em maceração por uma noite em um copo de água e fervido após esse período por 3 minutos[1,2]. Além de seu uso isolado, os frutos na forma de passas são também frequentemente adicionados em preparações caseiras com fins laxantes[2]. Para tosses de vários tipos recomenda-se a sua infusão preparada com 3 frutos pretos (passas) em 1 xícara (chá) de água em fervura, adoçando-se com 1 colher (sopa) de mel o seu coado (filtrado); ingerir 1 colher (sopa) 3 vezes ao dia para adultos[1].

Literatura citada:
1- Panizza, S. 1998. *Plantas que Curam (Cheiro de Mato)*. 3. ed. IBRASA, São Paulo, 280 p.
2- Bown, D. 1995. *The Herb Society of America - Encyclopedia of Herbs & Their Uses*. Dorling Kindersley Publishing, Inc., New York.
4- Lorenzi, H.; Bacher, L.; Lacerda, M. & Sartori, S. 2006. *Frutas Brasileiras e Exóticas Cultivadas*. Instituto Plantarum, Nova Odessa-SP, 672 p.

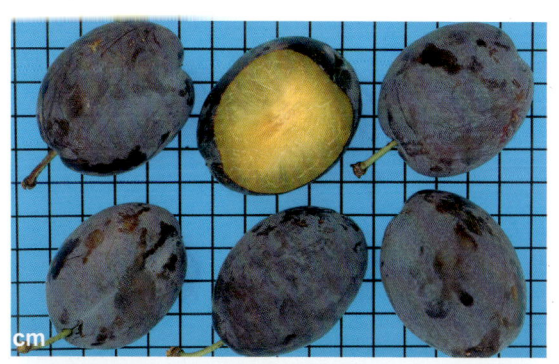

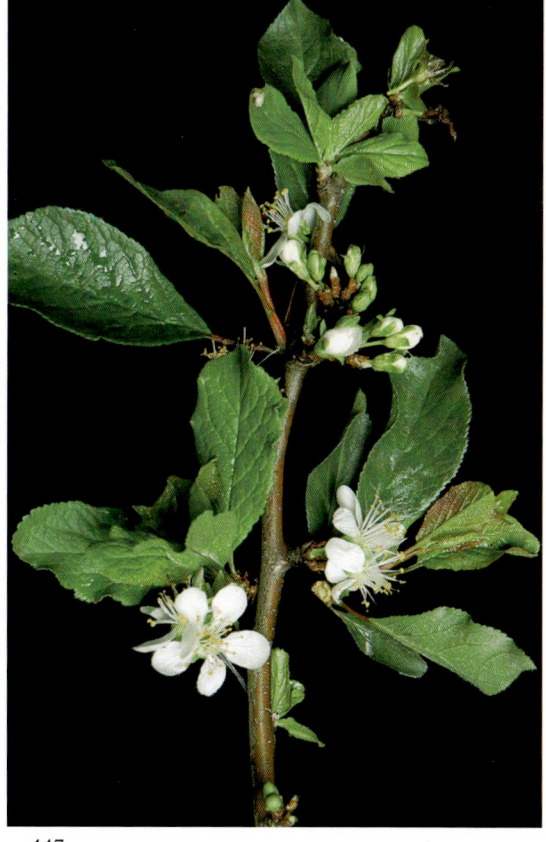

Rubus sellowii Cham. & Schltdl.
Angiospermae - Rosaceae. **Planta estudada:** H. Lorenzi 3.013 (HPL).

amora-brava, amora-branca-do-campo, amora-brasileira, sarça, amoreira, amora-branca, amora-verde, amora-da-mata, amora-silva, amora-de-espinho, sarça-amoreira, amora-preta, amoreira-da-silva, amoreira-do-brasil, amoreira-do-mato, amor-do-mato, silva-branca

Características gerais - arbusto perene, espinhento, muito ramificado, subereto ou decumbente, de 2-3 m de comprimento, nativo de matas ciliares de regiões de altitude de Minas Gerais, Rio de Janeiro, São Paulo e Paraná. Folhas compostas trifolioladas, com pecíolos providos de espinhos em forma de gancho; folíolos cartáceos, tomentosos em ambas as faces e de coloração prateada na face inferior, de 4-8 cm de comprimento. Flores de pétalas brancas e centro amarelado, dispostas em inflorescências paniculadas terminais. Os frutos são bagas globosas, de cor vermelho-escura ou pretos quando completamente maduros, com polpa carnosa e adocicada. Ocorre no Sul e Sudeste do Brasil a espécie *Rubus rosifolius* Sm. (apresentada na foto da página seguinte), com características semelhantes e possivelmente com alguma aplicação também similar[1,4].

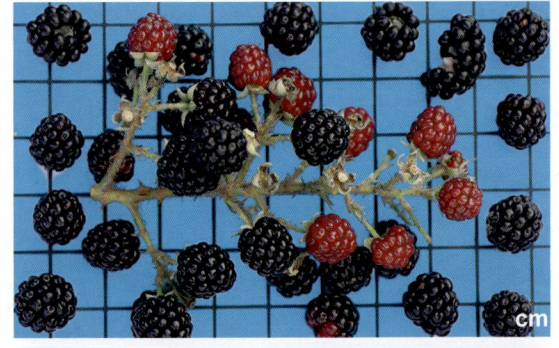

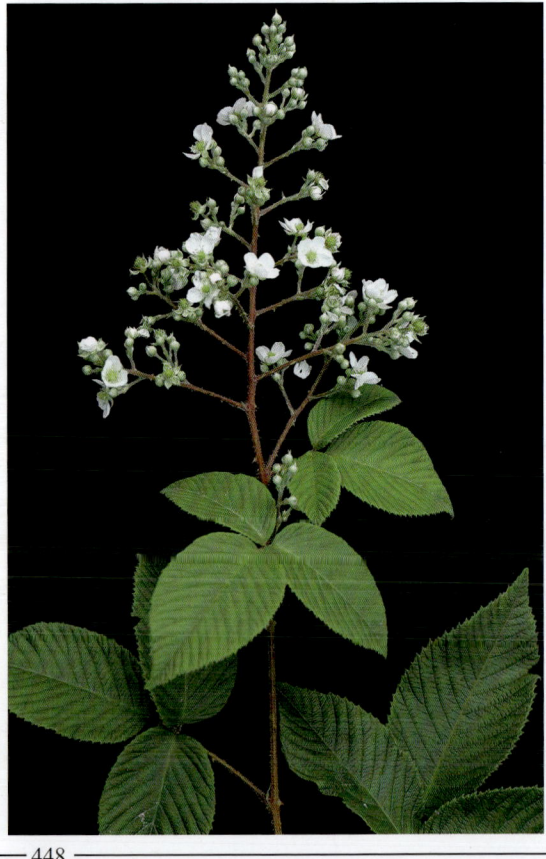

Usos - planta de crescimento vigoroso em áreas abertas de beira de cercas e pastagens, é considerada como planta daninha pelos agricultores em sua área de ocorrência natural. Seus frutos são comestíveis e apreciados pelas populações rurais de sua região de origem, além de serem avidamente procurados pela avifauna. Todas as partes desta planta são empregadas na medicina popular em algumas regiões do país, com base na tradição. Assim, suas raízes são usadas para o preparo de infusão, feita na proporção de 1 colher das de sopa para meio litro de água fervente e administrada na dose de 4 a 6 colheres das de sopa ao dia, como medicação diurética e laxativa[3]. Os frutos ingeridos *in natura* pela manhã são usados, por sua vez, nos casos de diarreia sanguinolenta[2], enquanto o seu chá, preparado na proporção de uma xícara das médias dos frutos por meio litro d'água, é usada como bebida tônica e medicação antidiarreica[3]. A literatura etnofarmacológica considera a sua infusão ou decocto, preparados na proporção de uma xícara das médias dos brotos proporção de uma xícara das médias dos brotos e inflorescências bem picados para um litro de água, como medicação antiespasmódica, devendo ser administrada na dose de 4 ou 5 xícaras das de café ao dia. O chá das folhas preparado por infusão ou decocção, na proporção de 1 xícara das médias para um litro de água e administrado na dose de 3 xícaras das médias ao dia, é usado como diurético[3].

Literatura citada:
1- Lorenzi, H. 2008. *Plantas Daninhas do Brasil: terrestres, aquáticas, parasitas e tóxicas*. 4ª edição. Instituto Plantarum, Nova Odessa-SP, 672 p.
2- Mors, W.B.; Rizzini, C.T. & Pereira, N.A. 2000. *Medicinal Plants of Brazil*. Reference Publications, Inc., Algonac, Michigan, 501 p.
3- Rodrigues, V.E.G. & Carvalho, D.A. 2001. *Plantas Medicinais no Domínio dos Cerrados*. Editora UFLA, Lavras--MG, 180 p.
4- Lorenzi, H.; Bacher, L.; Lacerda, M. & Sartori, S. 2006. *Frutas Brasileiras e Exóticas Cultivadas: (de consumo in natura)*. Instituto Plantarum, Nova Odessa-SP, 672 p.

Rubus rosifolius Sm.
Planta estudada: H. Lorenzi 1.018 (HPL).
Espécie afim de *R. brasiliensis*, possui características e propriedades mais ou menos semelhantes.

Rubus sellowii Cham. & Schltdl.
Vista geral de uma população densa em pastagem no sudoeste de Minas Gerais, onde é considerada planta daninha.

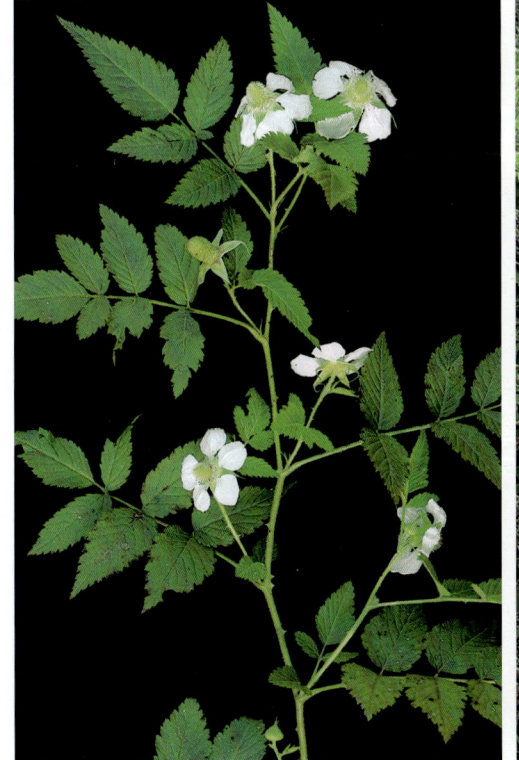

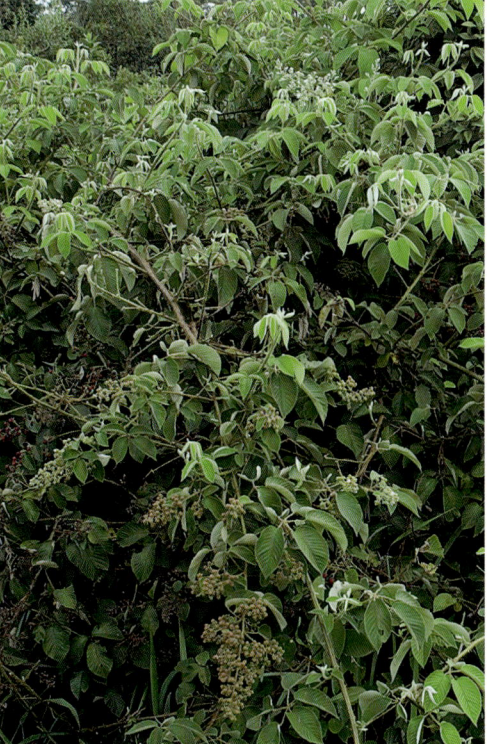

Borreria verticillata (L.) G.Mey.

Sin.: *Spermacoce verticillata* L., *Borreria graminifolia* M. Martens & Galeotti, *Borreria laevigata* M. Martens & Galeotti, *Borreria podocephala* DC., *Borreria stricta* (L. f.) G. Mey., *Borreria molleri* Gand., *Borreria oaxacana* M. Martens & Galeotti, *Borreria verticillata* var. *thymiformis* B.L. Rob., *Spermacoce reclinata* Nees, *Spermacoce molleri* (Gand.) Govaerts, *Spermacoce globosa* Schum. & Thonn.

Angiospermae - Rubiaceae. **Planta estudada:** H. Lorenzi 3.495 (HPL).

vassourinha-de botão, vassourinha, falsa-poaia, cordão-de-frade, poaia-rosário, erva-botão, perpétua-do-mato (CE), cordãozinho-de-frade, poaia-comprida, poaia-preta (CE), perpétua-do-mato, poaia, erva-de-lagarto

Características gerais - herbácea perene, ereta, ramificada principalmente na base, a qual é lenhosa em exemplares velhos, de hastes subangulosas, esparsamente pubescentes, de 30 a 60 cm de altura, nativa do continente Americano, incluindo todo o território brasileiro, principalmente em solos arenosos. É particularmente frequente na orla marítima. Tem folhas simples, subcoriáceas, quase sésseis, de 1 a 3 cm de comprimento, dispostas em grupos nos nós. Flores pequenas, de cor branca, dispostas em glomérulos globosos terminais e axilares semelhantes a capítulos. Os frutos são aquênios oblongos de cor marrom-esverdeada. Multiplica-se principalmente por sementes[6].

Usos - cresce espontaneamente em ares de pastagens, beira de estradas e terrenos baldios, onde é considerada planta daninha. Suas folhas e raízes são empregadas na medicina caseira em várias regiões do país, particularmente no Norte e Nordeste. A literatura etnofarmacológica cita o uso de suas raízes como vomitivo e diurético na forma de infusão que é empregada, também, como medicação caseira contra diarreia infantil[7,11]. Folhas e raízes cozidas são citadas também no preparo de banhos utilizados contra erisipela, hemorroidas e varizes[1,11,12]. Nas Guianas a parte aérea desta planta moída com sal e aquecida é empregada no preparo de emplastro para aplicação localizada em queimaduras[4]. A eficácia e a segurança de todos estes tratamentos ainda não foram comprovadas cientificamente e são baseados apenas na tradição popular. Na sua composição química destaca-se a presença dos alcaloides borrerina e barrerina[8,9] e dos iridoides dafilosídio, esperulosídio e do ácido asperulosídico[10]. A presença de emetina relatada em trabalhos antigos, não foi confirmada nas análises fitoquímicas recentes[8]. Estudos farmacológicos com os alcaloides desta planta revelaram a ocorrência de propriedade antimicrobiana[2,6]. Na parte aérea desta planta foi detectada a presença de óleo essencial contendo os sesquiterpenos guianeno, cariofileno e cadineno que também, inibem o crescimento de bactérias *Gram*-positivas e *Gram*-negativas[3].

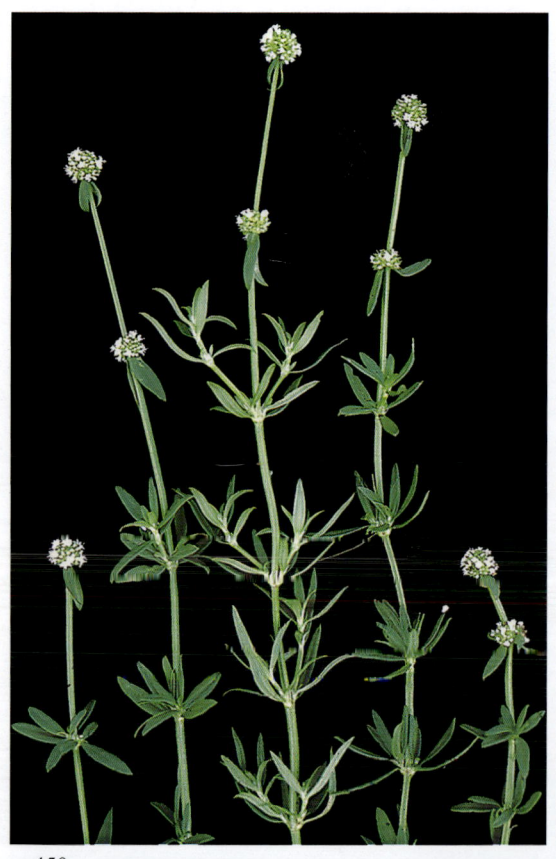

Literatura citada:

1- Albuquerque, J.M. 1989. *Plantas Medicinais de Uso Popular*. ABEAS/MEC, Brasília, 100 p.
2- Balde, A.M. et al. 1989. Antimicrobial alkaloids from *Borreria verticillata*. *Planta Medica* 55: 652.
3- Benjamin, T.V. 1979. Investigation of *Borreria verticillata* na antieczematic plant of Nigeria. *Quarterly Journal of Crude Drug Research 17*(3,4): 135-136.
4- Grenand, P., Moretti, C. & Jacquemin, H. 1987. *Pharmacopées Traditionnelles en Guyane. Créoles, Palikur, Wayãpi*. Editorial l'ORSTOM, Paris, France, Coll. Mem. No. 108.
5- Lorenzi, H. 2008. *Plantas Daninhas do Brasil: terrestres, aquáticas, parasitas e tóxicas*. 4ª edição. Instituto Plantarum, Nova Odessa-SP, 672 p.
6- Maynart, G.; Pousset, J.L.; Mboup, S. & Denis, F. 1980. Action antibactérienne de la borrevine, alcalóide isole de *Borreria verticillata* (Rubiacées). *Compt. Rend. Soc. Biol. 174*: 925-928.
7- Mors, W.B.; Rizzini, C.T. & Pereira, N.A. 2000. *Medicinal Plants of Brazil*. Reference Publications, Inc., Algonac, Michigan, 501 p.
8- Pousset, J.L. et al. 1973. La borrerine: nouvel alcalóide isole du *Borreria verticillata*. *Phytochemistry 12*: 2308-2310.
9- Pousset, J.L.; Cave, A.; Chiaroni, A. & Riche, C. 1977. A novel bis-indole alkaloid. X-Ray crystal structure determination of borreverine and its rearrangement produc on deacetylation. *J. Chem. Soc. Comm.*: 261-262.
10- Sainty, D.; Bailleul, F.; Delaveau, P. & Jacquemin, H. 1981. Iridóides de *Borreria verticillata*. *Planta Medica 42*: 260-264.
11- Vieira, L.S. 1992. *Fitoterapia da Amazônia - Manual de Plantas Medicinais*. 2. ed. Editora Agronômica Ceres, São Paulo, 350 p.
12- Braga, R.A. 1976. *Plantas do Nordeste, especialmente do Ceará*. 3. ed. Vol. XLII. Coleção Mossoroense, Mossoró, 540 p.

Borreria verticillata (L.) G.Mey.
Vista geral de uma população desta espécie em seu habitat natural, em restinga do sul da Bahia.

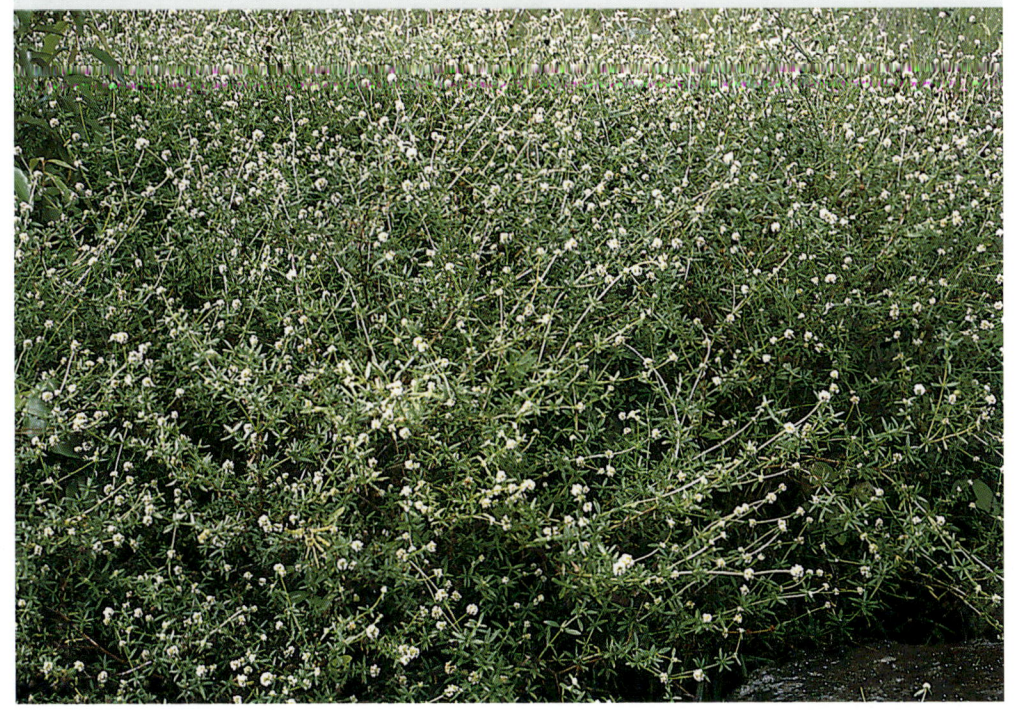

Carapichea ipecacuanha (Brot.) L. Andersson

Sin.: *Psychotria ipecacuanha* (Brot.) Stokes, *Cephaelis ipecacuanha* (Brot.) A. Rich., *Callicocca ipecacuanha* Brot., *Evea ipecacuanha* (Brot.) Standl., *Uragoga ipecacuanha* (Brot.) Baill.

Angiospermae - Rubiaceae. **Planta estudada:** H. Lorenzi 899 (HPL).

cagosanga, cipó-de-camelos, cipó-emético, ipeca-cinzenta, ipeca-de-cuiabá, ipeca-de--mato-grosso, ipeca-do-rio, ipeca-oficinal, ipeca-preta, ipecacuanha, ipecacuanha-anelado, ipecacuanha-legítima, ipecacuanha-preta, ipecacuanha-verdadeira, papaconha, papacuem, picacuanha, poaia, poaia-cinzenta, poaia-das-boticas, poaia-de-mato-grosso, poaia-do--brasil, poaia-do-mato, poaia-legítima, poaia-verdadeira, raiz-emética, raiz-preta, raiz--do-brasil

Características gerais - herbácea ou subarbusto pequeno, de caule fino e lenhoso, quase rasteiro, com ramos de pouco mais de 50 cm de comprimento (geralmente menos), com raízes ou rizomas engrossados. Folhas simples, inteiras, opostas, com estípulas laciniadas interpeciolares, membranáceas, de 10-15 cm de comprimento. Flores de cor branca e reunidas em cimeiras compactas. Os frutos são pequenas drupas globosas de cor vinácea. Ocorre nos lugares úmidos do interior das florestas brasileiras dos estados de Pernambuco, Pará, Bahia, Rio de Janeiro, principalmente em Mato Grosso e Minas Gerais. É cultivada no Brasil, especialmente no Pará e em Matos Grosso e, também, na Índia e na Malásia[1,6]. Devido à intensa coleta nos anos 50, sua população natural foi quase dizimada, correndo hoje sério risco de extinção.

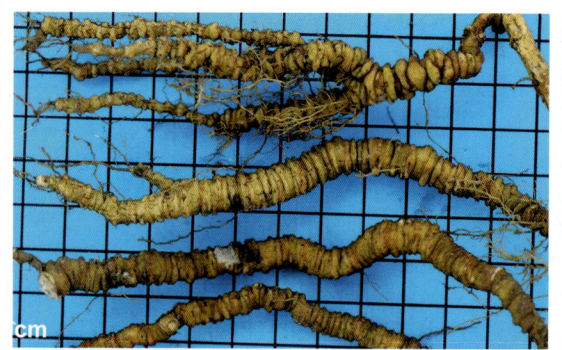

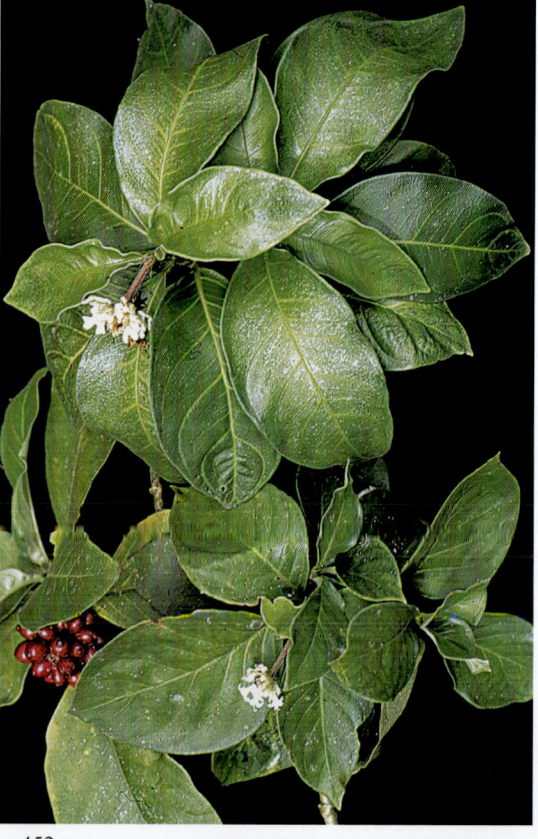

Usos - esta planta já era conhecida como *ipekaaguene* ou "cipó que faz vomitar"; nome dado pelos índios brasileiros antes mesmo da descoberta das Américas; chegou ao conhecimento dos portugueses em 1601 através de um jesuíta e setenta anos depois foi levada para a Europa por Le Gras, mas, somente a partir de 1690 passou a ser usada pela medicina oficial[1]. Ainda hoje seus rizomas e raízes, de preferência os mais grossos e escuros, são colhidos como matéria-prima para a indústria farmacêutica e o comércio de ervas medicinais. O principal constituinte químico dos rizomas e raízes é a emetina que está acompanhada de cefaelina, psicorina e outros alcaloides isoquinolínicos[2,3]. Contém, ainda, ácidos orgânicos, taninos, saponinas, colina, amido e, glicosídeos monoterpênicos isoquinolínicos como o ipecosídio e outros glicosídeos relacionados, além de uma glicoproteína alergizante[2-4]. A emetina tem ação expectorante, quando administrada via oral em baixa dose e, emética se for ingerida em dose alta. Tem também atividade amebicida e, irritante para a pele e mucosas, podendo provocar eritema e pústulas, inflamação nos olhos e determinar crise de espirros e tosse. Como amebicida a ipeca e a emetina são usadas para tratamento da disenteria e do abcesso hepático provocado por protozoário e, como expectorante no tratamento auxiliar da bronquite e da coqueluche[3,4]. Sua ação emética é aproveitada na cura-condicionada do alcoolismo e também como vomitivo, no tratamento de urgência do envenenamento por ingestão de substâncias tóxicas[5]. Ensaios farmacológicos com o extrato bruto de ipeca, em ratos, via oral, indicaram atividade anti-inflamatória e antineoplásica[2,3,5]. Seu emprego como medicamento deve ser feito com cautela porque, em doses altas, pode produzir lesões agudas no coração, fígado, rim, intestino e músculos esqueléticos. Embora a emetina seja, atualmente, produzida por síntese química, ainda são usados xaropes, tintura, extrato alcoólico e pastilhas, preparados pela indústria farmacêutica e farmácias de manipulação[1,3,5]. No Nordeste do Brasil esta planta é substituída, nas práticas medicamentosas caseiras, por uma espécie da família Violaceae – *Hybanthus calceolaria* (L.) Oken (Sin.: *H. ipecacuanha* Oken), na linguagem popular a ipecacuanha--branca ou ipeca-da-praia, ou pepaconha (também apresentada neste livro) – para o tratamento de problemas concomitantes com o início da primeira dentição e para ajudar a expectoração, especialmente em crianças[5].

Carapichea ipecacuanha (Brot.) L. Andersson
Vista geral de uma população desta espécie em seu habitat natural, na Mata Atlântica do sul da Bahia

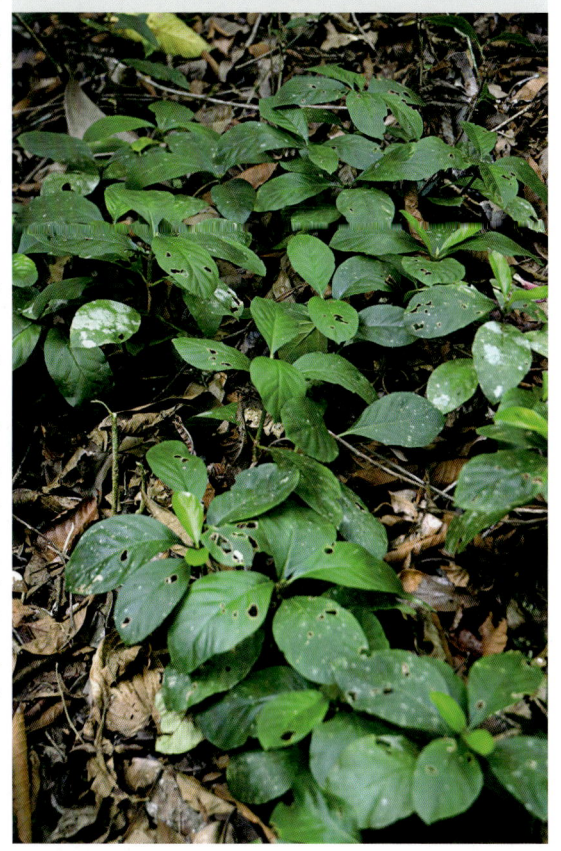

Literatura citada:

1 - Roberts, J.E.; Speedie, M.K. & Tyler, V.E. 1996. *Farmacognosia/biotecnologia*. Ed Premier, São Paulo, 372 p.

2 - Simões, C.M.O., Schenkel, E.P., Gosmann, G. et al. 2001. *Farmacognosia - da planta ao medicamento*. Editora da Universidade/UFRGS/UFSC, Porto Alegre/Florianópolis, 833 p.

3 - Costa, A.F. 1975. *Farmacognosia*. 3.ed. Vol. I. Fundação Calouste Gulbenkian, Lisboa, 1031p./ 3 vols.

4 - Webster Jr. & L.T. 1991. Drogas Utilizadas na Quimioterapia de Infecções por Protozoários. In: Goodman, A.G. & Gilman, L.S. (eds.). *As bases farmacologicas da terapêutica*. Editora Guanabara Koogan, Rio de Janeiro, 195 p.

5 - Sousa, M.P.; Matos, M.E.O.; Matos, F.J.A. et al. 1991. *Constituintes químicos de plantas medicinais brasileiras*. Imprensa Universitária/UFC, Fortaleza, 416 p.

6- Braga, R.A. 1976. *Plantas do Nordeste, especialmente do Ceará*. 3. ed. Vol. XLII. Coleção Mossoroense, Mossoró, 540 p.

Chiococca alba (L.) Hitchc.

Sin.: *Chiococca anguifuga* Mart., *Chiococca brachiata* Ruiz & Pav., *Chiococca filipes* Lundell, *Chiococca macrocarpa* M. Martens & Galeotti, *Chiococca petenensis* Lundell, *Chiococca trisperma* Hook. f., *Lonicera alba* L.

Angiospermae - Rubiaceae. **Planta estudada:** E.R. Salviani 1.435 (HPL).

cainca, cainana, caninana, casinga, cruzeirinha, dambrê, poaia, purga-preta, cipó-cruz, cipó-cruz-verdadeiro, raiz-de-cobra, raiz-amargosa, raiz-de-frade, raiz-de-quina, raiz-fedorenta, raiz-de-serpentária, raiz-preta, quina-de-raiz-preta, curatombo, manacá-de-flor-branca, dambê

Características gerais - arbusto perene, ereto, ramificado, de ramos um tanto escandentes, com cerca de 1,5 m de altura, nativo de quase todo o território brasileiro, em várias formações vegetais. Tem folhas simples, opostas, cartáceas, glabras em ambas as faces, de 3 a 6 cm de comprimento. Flores perfumadas, de cor branca, dispostas em inflorescências paniculadas axilares. Os frutos são bagas globosas. Multiplica-se por sementes.

Usos - é amplamente empregada na medicina caseira em muitas regiões do país, embora a eficácia e a segurança do uso desta planta não tenham sido ainda comprovadas cientificamente. Assim, sua utilização vem sendo feita com base na tradição popular que atribui à casca da raiz uma ação tóxica, contudo é empregada na forma de chá fervido como diurética, purgativa, hidragoga, emenagoga, febrífuga, antiasmática e anti-hidrópica[1,4]. O chá fervido ou decocto da casca das raízes é preparado por fervura durante 15 a 30 minutos de duas colheres das de sopa (10 g) das raízes fragmentadas em 1 litro de água para ser usado na dose de 3 xícaras das médias um vez por dia, como medicação para tratar os casos de hidropisia, albuminúria, anasarca, dor na uretra e desejo constante de urinar[1]. É também indicada contra mordedura de cobra, dartro e linfatismo[4]. Na Amazônia Ocidental, indígenas empregam suas flores perfumadas ou suas raízes fervidas com água para o preparo de um chá reputado muito eficaz como purgativo violento e diurético[6]. O suco obtido por decocção dos frutos é empregado também como purgativo[6]. Estudos farmacológicos com o extrato desta planta confirmaram sua atividade anti-inflamatória e, testes químicos qualitativos indicaram a presença de glicosídeos cardiotônicos, saponinas, taninos e flavonoides[5]. Análises fitoquímicas isolaram também alcaloides[3] e um triterpeno[2].

Literatura citada:
1- Alzugaray, D. & Alzugaray, C. 1996. *Plantas que Curam*. Editora Três, São Paulo, 2 v.
2- Bhattacharyya, J. & E.V.L. Cunha. 1992. A triterpenoid from the root-bark of *Chiococca alba*. *Phytochemistry* 31: 2546-2547.
3- El Abbadi, N.; Weniger, B.; Lobstein, A.; Quirion, J.C. & Anton, R. 1989. New alkaloids of *Chiococca alba*. *Planta Medica* 55: 603-604.
4- Mors, W.B. et al. 2000. *Medicinal Plants of Brazil*. Reference Publications, Inc., Algonac, Michigan
5- Schapoval, E.E.S. et al. 1983. Ensaios químicos e farmacológicos com a *Chiococca alba* (L.) Hitch. Nota prévia. *Anais 2. Simpronat (João Pessoa)*: 289-294.
6- Schultes, R.E. & Raffauf, R. F. 1990. *The Healing Forest - Medicinal and Toxic Plants of the Northwest Amazonia*. Dioscorides Press, Portland, OR, 484 p.

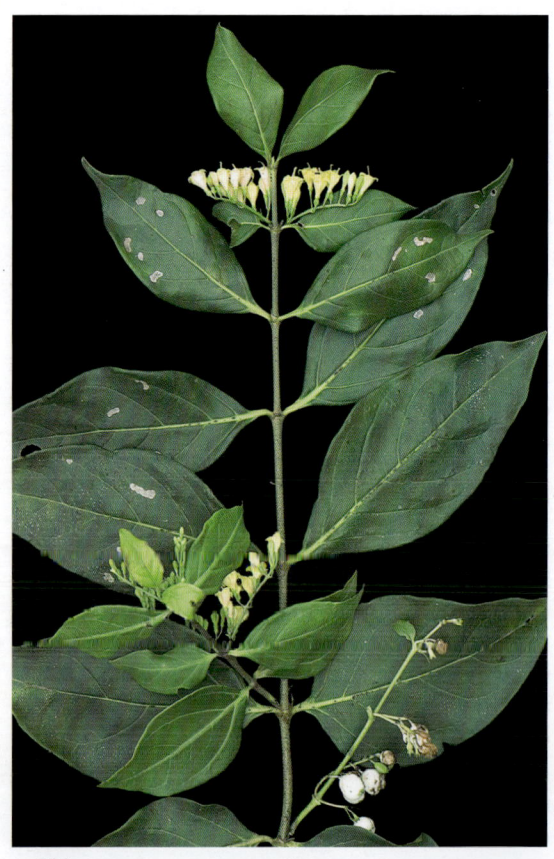

Cinchona officinalis L.

Sin.: *Cinchona calisaya* Wedd., *Cinchona boliviana* Wedd., *Cinchona calisaya* var. *bolviana* Wedd., *Cinchona calisaya* var. *josephiana* Wedd., *Quinquina calisaya* (Wedd.) Kuntze

Angiospermae - Rubiaceae. **Planta estudada:** H. Lorenzi 3.392 (HPL).

quineira, quina-amarela, quina-quina, quina-verdadeira

Características gerais - árvore de 8-12 m de altura, de copa pouco densa e alongada, nativa da face leste da cordilheira dos Andes na Bacia Amazônica em altitudes de 1500 a 3000 m e atualmente cultivada em vários países incluindo o Brasil. Folhas simples, cartáceas, de 8-15 cm de comprimento. Flores esbranquiçadas ou rosadas, reunidas em inflorescências paniculadas axilares e terminais. Existem outras espécies deste gênero com as mesmas propriedades desta, destacando-se *Cinchona pubescens* Vahl (fotos na próxima página), sin.: *Cinchona succirubra* Pav. ex Klotzsch e *Cinchona ledgeriana* (Howard) Trimen.

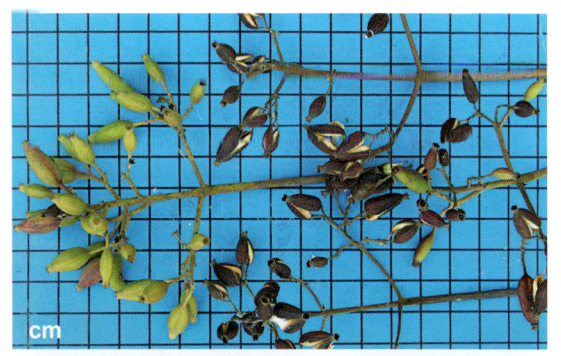

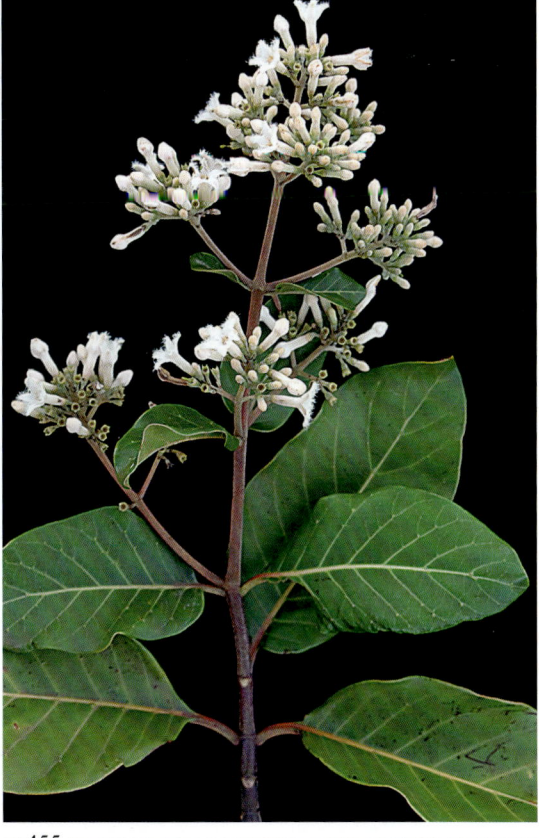

Usos - a descoberta das propriedades curativas da quineira representa um dos fatos mais importante para as regiões tropicais no século XVII, tornando-se a planta mais famosa. Segundo a lenda, o nome *Cinchona* deriva de "Chinchon" nome de um governador do Peru, cuja viúva foi curada de malária em 1638 usando a casca desta árvore. O seu uso medicinal já é conhecido dos europeus desde 1640[1], quase 100 anos antes de ser conhecida e descrita pela botânica. Os padres jesuítas foram os grandes disseminadores das suas virtudes na Europa, entrando oficialmente na Farmacopeia Inglesa em 1677. Os médicos da época deram muito propriedades por ser de ação específica contra a malária[2,3], tornando-se o tratamento mais usado contra esta doença até o século XIX, com resultados impressionantes, além de ser usada para febres, indigestão, males da boca e garganta e até contra o câncer[1]. Em 1820 foi isolado de sua casca o alcaloide "quinino" de ação muito mais eficaz contra a malária que o seu extrato, passando a ser extraído industrialmente e comercializado. Logo os alemães levaram sementes da planta para o sudeste asiático e passaram a dominar a produção da droga no mundo até a Segunda Guerra Mundial[5]. A escassez da droga durante a guerra criou condições para a sua síntese em laboratório, substituindo rapidamente a forma natural. Desde o início de seu uso para a malária, já se conhecia um efeito cardíaco de sua casca, passando a ser usada contra arritmia e outros problemas, tornando-se o medicamento padrão nas terapias cardíacas até o final do século XIX[6]. Estudos fitoquímicos isolaram um outro alcaloide de nome "quinidina" responsável pela ação cardíaca e, até hoje usado em ritmologia, fazendo com que a procura pela casca desta planta continuasse ainda hoje como no passado. Além disso, a quinina natural continua sendo produzida para fins alimentares (água tônica). A maior ênfase para o uso de sua casca nos dias atuais, contudo, é na medicina tradicional brasileira, onde é considerada tônica, estomática e febrífuga, sendo usada para o tratamento da debilidade física, anemia, dispepsia, como estimulante do apetite, distúrbios gastrointestinais, febres, malária e fadiga geral[4,7].

Cinchona pubescens Vahl (Sin.: *C. succirubra* Pav. ex Klotzsch

Espécie afim de *Cinchona calisaya*, possui as mesmas propriedades, porém em menor concentração.

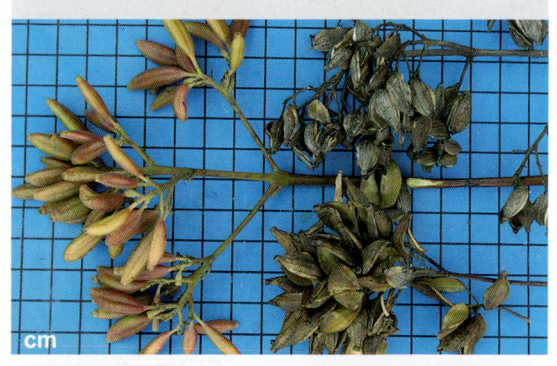

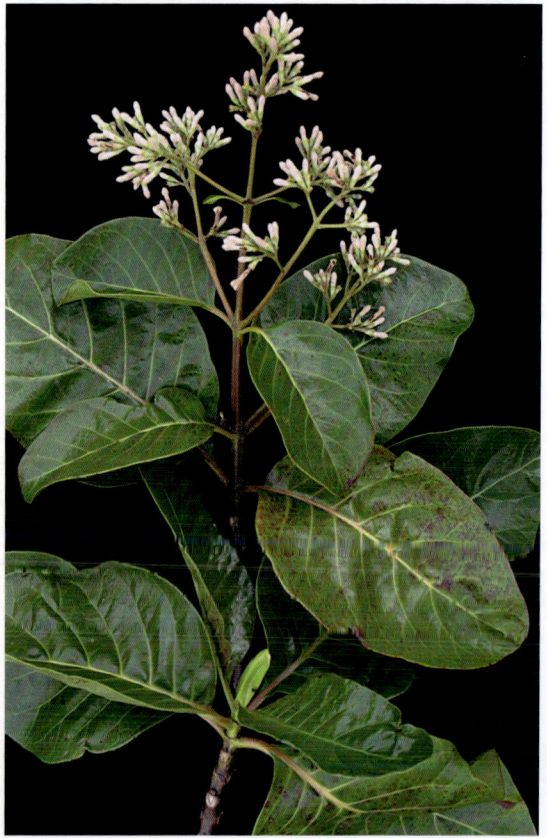

Literatura citada:

1- Monograph: Quinine. Aug. 1993. *The Lawrence Review of Natural Products.* Facts and Comparisons, Inc., St. Louis-MO.
2- Grieve, M. 1971. *A Modern Herbal*. Dover Publications, New York.
3- Bruneton, J. 1995. *Pharmacognosy, Phytochemistry, Medicinal Plants.* Intercept Ltd., Hampshire.
4- Cruz, G.L. 1995. *Dicionário das Plantas Úteis do Brasil*. 5. ed. Editora Bertrand, Rio de Janeiro.
5- Samuelsson, G. 1992. *Drugs of Natural Origin.* Swedish Pharmaceutical Press, Stockholm.
6- Prinz, A. 1990. Discovery of the cardiac effectiveness of cinchona bark and its alkaloids. *Wien Klin Wochenschr 102*(4): 721-723.
7- Coimbra, R. 1994. *Manual de Fitoterapia*. 2. ed. Editora Cejup, Belém.

Coffea arabica L.
Angiospermae - Rubiaceae. **Planta estudada:** H. Lorenzi 2.021 (HPL).

café, cafeiro, café-arábica

Características gerais - arvoreta ou arbusto grande, perene, com até 4 m de altura, ramificado desde a base, dotado de copa densa e alongada. Folhas simples, opostas, totalmente glabras, de superfície brilhante, de 8-12 cm de comprimento. Flores em glomérulos axilares, brancas e suavemente perfumadas. Fruto do tipo baga, vermelho ou amarelo quando maduro, medindo 10 a 15 mm, com duas sementes plano-convexas. Originário da Abissínia e de outras partes da África e cultivado nos países tropicais da Ásia e da América, particularmente no Brasil e na Colômbia[1,2,3,4]. É também cultivado no Brasil, principalmente no Vale do Rio Doce e norte do Espírito Santo o café-robusta (*Coffea canephora* Pierre ex A. Froehner.) com propriedades similares às do café-arábica (fotos na próxima página).

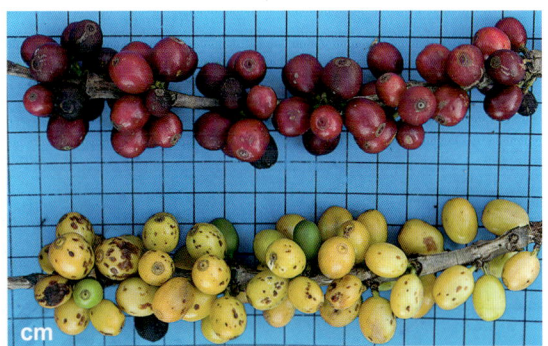

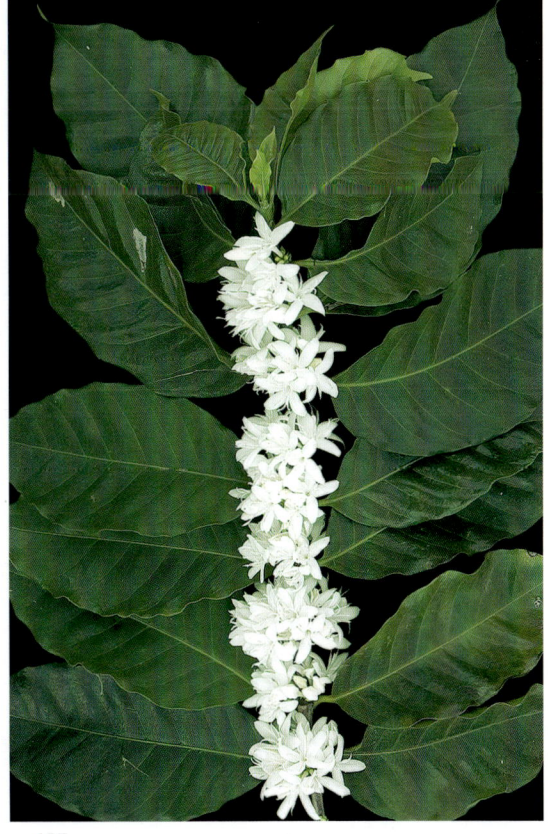

Usos - o café é usado principalmente como bebida estimulante preparada na forma de infuso feito com suas sementes tostadas e moídas de amplo uso em todo o mundo[1]. A literatura etnofarmacológica registra o uso do cozimento (decocto) das folhas em água com sal para limpar o sangue, prática comum no Haiti. O chá obtido por infusão das sementes cruas é tido como hipoglicemiante, na dose de uma xícara por dia ou mais no caso de continuar aparecendo açúcar na urina. À mesma preparação é atribuída uma ação curativa sobre afecções nos olhos, por meio de banhos ou compressas locais com o infuso feito com o café tostado, do modo habitual, diluído com igual parte de água[2,3]. A análise fitoquímica dos grãos de café registra a cafeína como seu princípio ativo, que é encontrado também nas outras partes da planta com exceção das raízes, acompanhada de teofilina e teobromina, hemicelulose e outros carboidratos, ácido clorogênico e trigonelina, que é o ácido-metil-nicotínico; ácidos graxos, esteróis, fenóis, ácidos fenólicos, proteínas e taninos também são encontrados; a torrefação dos grãos verdes modifica a composição química do grão, fazendo aparecer substâncias resultantes da combustão da hemicelulose que dão a cor e o odor característico do café torrado. As folhas contém, além destes mesmos componentes, os ácidos benzoico, cinâmico e ascórbico, quercetina e outros flavonoides[4]. Observações clínicas têm verificado que o processo de preparação da bebida tem influência sobre os níveis de gordura no sangue, favorecendo seu aumento quando o pó é fervido com água e não filtrado. Experiências com voluntários mostraram que o consumo moderado (cinco xícaras por dia) do café filtrado pode exercer um efeito protetor contra a arteriosclerose, aumentando o HDL e reduzindo os efeitos do LDL. Esta observação pode estar relacionada com o efeito hipoglicemiante, causado pela administração a ratos, por via oral, de uma fração esterólica obtida das sementes verdes[2,4].

Em pequenas porções o café estimula o raciocínio, diminui a sonolência e a fadiga, mas em grandes quantidades pode causar o aparecimento de palpitação, insônia, tremor e vertigem. Um decocto mais forte é usado nos casos de envenenamento por alcaloides, provavelmente devido à presença do ácido tânico. O café, preparado com 8 gramas do pó em 750 ml de água dá para seis xícaras médias que contém, cada uma, cerca de 85 mg de cafeína. Como a ação do café depende principalmente da cafeína, que atua como estimulante do sistema nervoso central, rins, músculos e coração, para obtenção do efeito broncodilatador é suficiente tomar uma xícara e meia por dia; um efeito estimulante das secreções do estômago favorável à digestão, é conseguido com o uso de três xícaras; o aparecimento de tensão nervosa e ansiedade pode ocorrer com a dose de cinco xícaras; acima destas doses aparecem os sintomas de intoxicação pela cafeína que pode ser fatal com a ingestão de dez ou mais xícaras[2]. O café pode ser usado terapeuticamente nos casos de hipotonia e sonolência ou de resfriado e enxaqueca associado a analgésicos[3,4]. Mulheres grávidas ou que estejam amamentando devem evitar o uso do café.

Coffea canephora Pierre ex A. Froehner
Lavoura comercial e ramo florífero, fotografados em São Gabriel da Palha - ES.

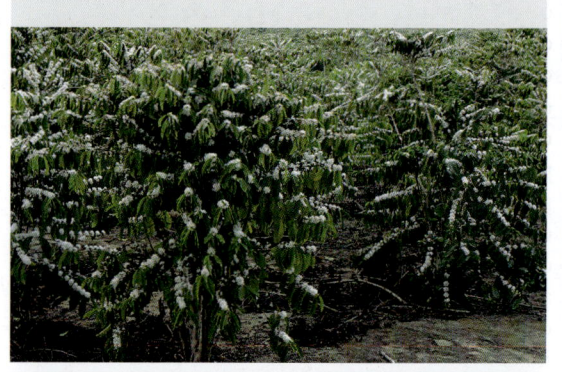

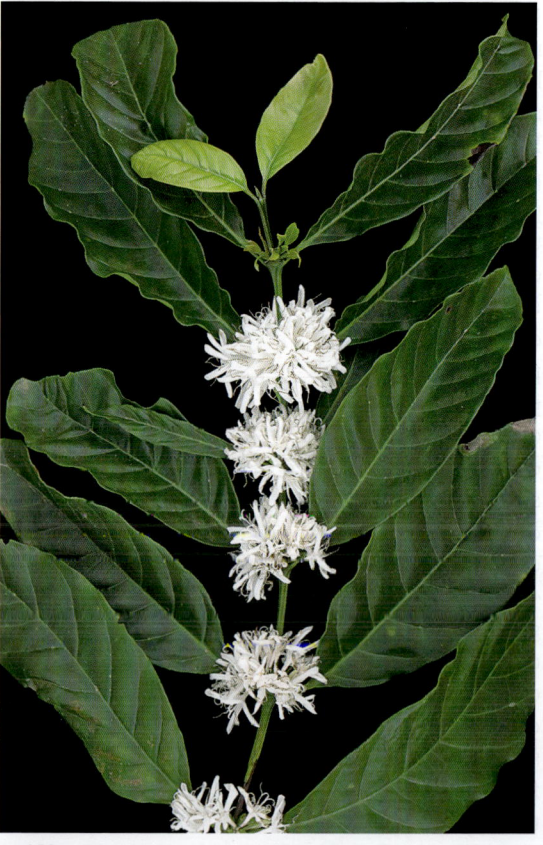

Literatura citada:
1- Corrêa, M.P. 1926. *Dicionário das Plantas Úteis do Brasil e das Exóticas Cultivadas*. Vol. I. Ministério da Agricultura, Rio de Janeiro, 774 p.
2- Gruenwald, J.; Brendler, T. & Jaenickke, C. (eds.). 2000. *Physicians Desk References (PDR) for herbal medicines*. Med. Econ. Co., New Jersey, 858 p.
3- Robineau, L.G. (ed.). 1995. *Hacia uma farmacopea caribeña / TRAMIL 7*. Enda-Caribe UAG & Universidad de Antioquia, Santo Domingo, 696 p.
4- Sousa, M.P.; Matos, M.E.O.; Matos, F.J.A. et al. 1991. *Constituintes químicos de plantas medicinais brasileiras*. Imprensa Universitária/UFC, Fortaleza, 416 p.

Coutarea hexandra (Jacq.) K. Schum.

Sin.: *Coutarea flavescens* Sessé & Moc., *Coutarea lindeniana* Baill., *Coutarea pubescens* Pohl, *Coutarea speciosa* Aubl., *Coutarea campanilla* DC., *Portlandia hexandra* Jacq., *Portlandia speciosa* (Aubl.) Baill.

Angiospermae - Rubiaceae. **Planta estudada:** V.C. Souza 28.679 (HPL).

quina, quina-brava, quina-de-pernambuco, quina-quina, quineira, quina-do-pará, quina--do-piauí, quina-branca, quina-de-don-diogo, amora-do-mato, murta-do-mato

Características gerais - árvore de 4-6 m de altura, de copa densa e globosa, com tronco de 20-30 cm de diâmetro, nativa de quase todo o Brasil, principalmente em regiões de altitude acima de 500 m. Folhas simples, membranáceas, pecioladas, glabras ou levemente pubescentes na página inferior, de 5-12 cm de comprimento. Flores campanuladas, de corola com 6 lobos de cor branca ou rósea, muito ornamentais, de cerca de 5 cm de comprimento, reunidas em inflorescências cimosas axilares. Os frutos são pequenas cápsulas bissulcadas, comprimidas, deiscentes, com sementes membranáceas pequenas[1]. Multiplica-se exclusivamente por sementes. Os exemplares desta espécie encontrados no Ceará, em comparação com os encontrados no Planalto Meridional apresentam algumas pequenas diferenças, cujas fotos ao lado e na página seguinte ilustram este fato.

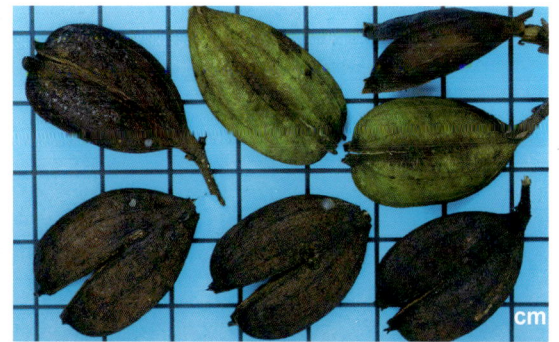

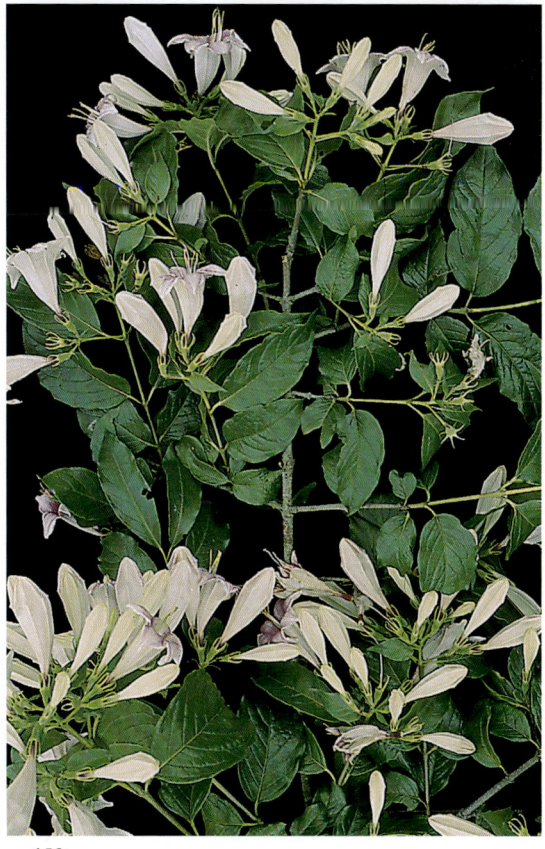

Usos - a árvore é muito ornamental, ocasionalmente utilizada no paisagismo, contudo hoje já muito rara pelo extrativismo predatório (retirada da casca para fins medicinais). É na medicina natural, entretanto, que esta planta tem sua maior importância para a população brasileira. Sua casca é amarga e tônica, utilizada no tratamento da malária em substituição à casca das espécies de *Cinchona*[2], descritas em outro capítulo deste livro. É empregada também em outros países para febres intermitentes, malária, paludismo, feridas e inflamações. Sua casca inferior cozida (decocto) é empregada contra cálculos biliares, bem como para amenizar as dores da vesícula decorrentes da sua presença[3]. Análises fitoquímicas da casca desta planta revelaram ser rica em 4-arilcumarinas (neoflavonoides) e seus glicosídeos[4,5,6,7]. Estudos farmacológicos com seu extrato e com alguns de seus componentes químicos isolados têm validado algumas das propriedades atribuídas à planta pela medicina tradicional. Ensaios farmacológicos com animais tem demonstrado propriedade anti-inflamatória do seu extrato[8]. Um outro estudo utilizando compostos isolados da casca sobre cobaias revelou que uma destas substâncias exerceu efeito relaxante sobre a traqueia[9].

Literatura citada:
1- Lorenzi, H. 2002. *Árvores Brasileiras: manual de identificação e cultivo de plantas arbóreas nativas do Brasil*. 2ª edição. Vol. II. Instituto Plantarum, Nova Odessa-SP, 384 p.
2- Mors, W.B.; Rizzini, C.T. & Pereira, N.A. 2000. *Medicinal Plants of Brazil*. Reference Publications, Inc., Algonac, Michigan, 501 p.
3- Martínez, M.M.G. 1987. *Las Plantas Medicinales Del México*. Ed. Botas, México, DF, 656 p.
4- Reher, G. & Kraus, L. 1982. Charakterisierung eines neuen 4-Arylcoumarin-derivates aus Copalchirinde. *Planta Medica 45*:145-146.
5- Monache, G., delle et al. 1983. 4-Arylcoumarins from *Coutarea hexandra*. *Phytochemistry 22*: 1657-1658.
6- Inuma, M. et al. 1987. Revised structure of neoflavone in *Coutarea hexandra*. *Phytochemistry 26*: 3096-3097.
7- Monache, G., delle et al. 1989. A new neoflavonoid from *Coutarea hexandra*. *Heterocycles 29*:355-357.
8- Almeida, E.R.; Santana, C.F. & Mello, J.F. 1991. Anti-inflammatory activity of *Coutarea hexandra*. *Fitoterapia 62*: 447-448.
9- Araújo, C.C.; Thomas, G. & Paulo, M.Q. 1988. Effects of 5,7,2',5'-tetraacetoxy-4-phenylcoumarin in guinea pig tracheal preparations. *Planta Medica 54*: 494-497.

Coutarea hexandra (Jacq.) K. Schum.
Vista de suas sementes e de um exemplar adulto em plena floração, encontrado no interior do estado de São Paulo.

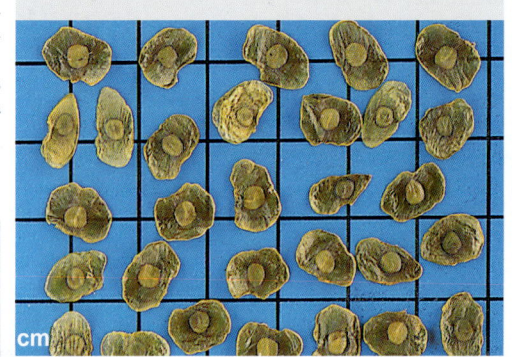

Coutarea hexandra (Jacq.) K. Schum.
Planta estudada: V.C. Souza 28.679 (HPL).
Forma desta espécie encontrada no Ceará, com características levemente diferentes da forma típica, mais comum no Sul e Sudeste do país.

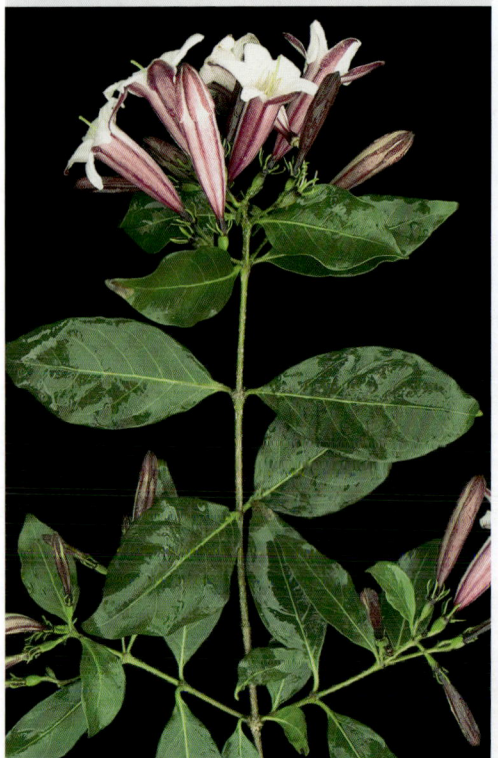

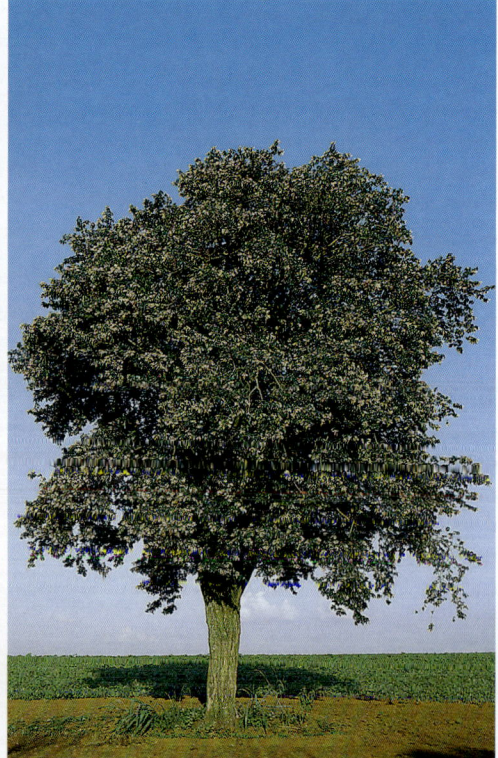

Foto: Haroldo Palo Jr.

Genipa americana L.

Sin.: *Gardenia genipa* Sw., *Genipa americana* var. *caruto* (Kunth) K. Schum., *Genipa barbata* Presl., *Genipa caruto* Kunth, *Genipa codonocalyx* Standl., *Genipa excelsa* K. Krause, *Genipa oblongifolia* Ruiz & Pav., *Genipa pubescens* DC., *Genipa spruceana* Steyerm., *Genipa venosa* Standl.

Angiospermae - Rubiaceae. **Planta estudada:** A. Amaral Jr. 380 (HPL).

jenipapo, penipapeiro, janapabeiro, janipaba, janipapeiro, janipapo, jenipá, jenipapinho, genipapo

Características gerais - árvore de copa estreita, de 8 a 14 m de altura, com tronco liso de 40 a 60 cm de diâmetro, nativa de várzeas úmidas ou encharcadas de todo o território brasileiro. Folhas simples, subcoriáceas, glabras, de 15-35 cm de comprimento. Flores grandes, inicialmente brancas, passando a amarelas após a fecundação, reunidas em fascículos terminais. Os frutos são bagas globosas, tomentosas, de 8 a 10 cm de diâmetro, com polpa adocicada e sementes achatadas de cor creme. Multiplica-se por sementes[4,11]. Ocorre na Mata Atlântica da costa do Espírito Santo e Sul da Bahia a espécie *Genipa infundibuliformis* Zappi & Semir, conhecida popularmente como "jenipapo-liso" (fotos na próxima página), com características e propriedades muito semelhantes ao jenipapeiro comum.

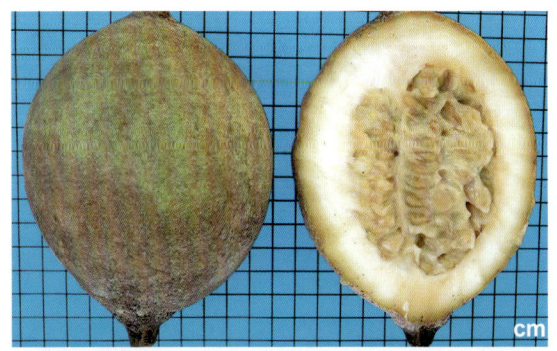

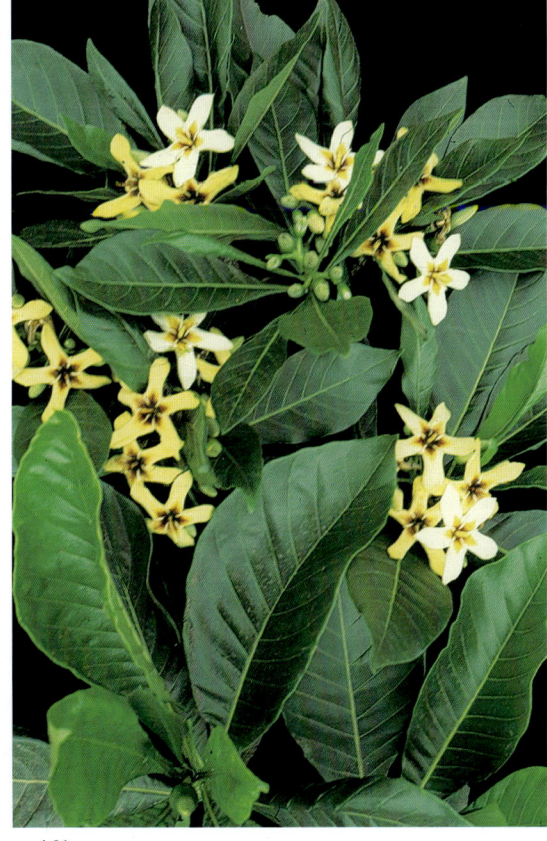

Usos - a árvore fornece madeira de boa qualidade para construção civil e confecção de móveis e peças artesanais. Os frutos são comestíveis e muito apreciados em algumas regiões; quando ainda verdes fornecem um suco de cor inicialmente azulada, e depois preta, muito consumido e utilizado pelos indígenas como corante do corpo. Quando maduros, sua polpa é consumida *in natura* ou transformada em doces, geleias e licor muito afamado no Nordeste. Seu suco fermentado é utilizado para o preparo de vinho e também de licor. Todas as partes desta planta são empregadas na medicina caseira em muitas regiões do país. O chá das raízes é considerado purgativo e antigonorreico[2,5,9]. A casca do tronco é catártica e antidiarreica[2,5] e também empregada externamente como emplastro contra úlceras[2], dores de várias origens e nos casos de faringite[5]. As folhas, na forma de decocto, são indicadas contra diarreia e sífilis. A polpa dos frutos verdes é usada também contra sífilis e para o tratamento de ruptura de umbigo em recém-nascidos[5]. Os frutos maduros são aromáticos, diuréticos e estomáquicos, indicados contra anemia, icterícia, asma, hidropsia, e problemas do fígado e do baço[5, 9], com base na tradição. O mesmo ocorre com índios da Amazônia que usam a polpa dos frutos verdes, em aplicação local, contra dor de dentes[7]. Na composição química dos frutos destacam-se o manitol, iridoide "genipina"[1,10], ácido geniposídico dotado de atividade antitumoral[10], um glucosídeo da genipina[3] e dois outros compostos dessa mesma classe – ácidos genípico e genipínico, os quais mostraram atividade antimicrobiana, inibindo o crescimento de várias espécies de bactérias, de um fungo, uma alga e um protozoário[8]. Pelo alto teor de manitol seu uso é recomendado nos países do Caribe, contra pressão arterial alta[10].

Genipa infundibuliformis Zappi & Semir
Planta estudada: E.R. Salviani 156 (HPL).
Espécie afim de *G. americana*, nativa da Mata Atlântica do ES e BA, possui características e propriedades muito semelhantes.

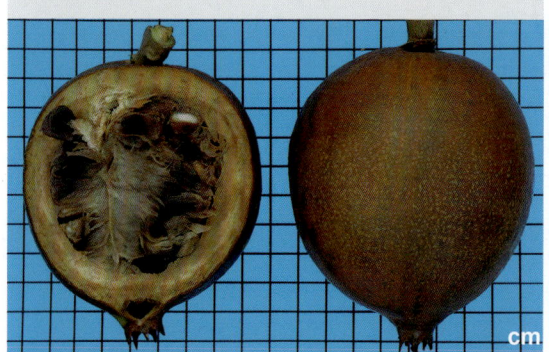

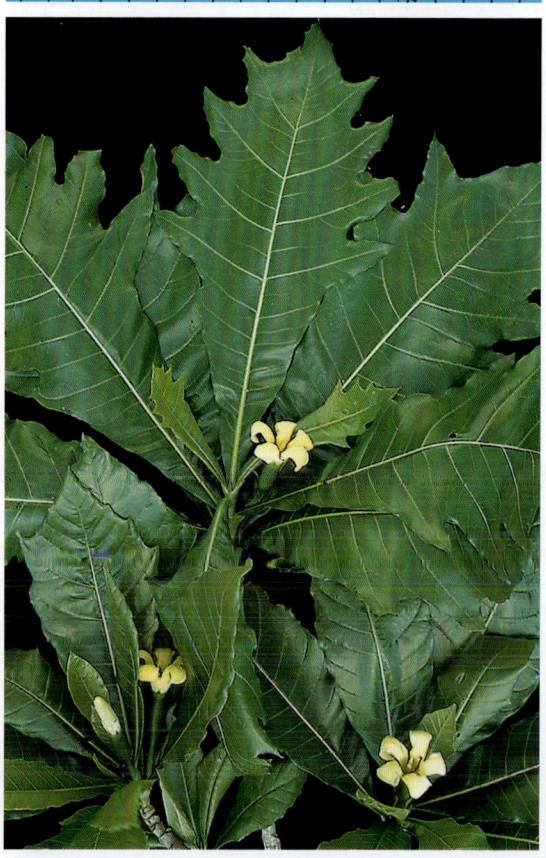

Literatura citada:

1- Djerassi, C.; Gray, J.D. & Kingl, F.A. 1960. Naturally occurring oxygen heterocycles. IX. Isolation and characterization of genipin. *J. Org. Chem. 25*: 2174-2177.

2- Grenand, P.; Moretti, C. & Jacquemin, H. 1987. *Pharmacopées Traditionnelles en Guyane: Créoles, Palikur, Wayãpi*. Editorial l'ORSTOM, Paris, France, Coll. Mem. No. 108.

3- Guarnaccia, R.; Madyastha, K.M.; Tegtmeyer, E. & Coscia, C.J. 1972. Geniposidic acid, an iridoid glucoside from *Genipa americana*. *Tetrahedron Lett. 50*: 5125-5127.

4- Lorenzi, H. 2002. *Árvores Brasileiras: manual de identificação e cultivo de plantas arbóreas nativas do Brasil*. 4ª edição. Vol. I. Instituto Plantarum, Nova Odessa-SP, 384 p.

5- Mors, W.B.; Rizzini, C.T. & Pereira, N.A. 2000. *Medicinal Plants of Brazil*. Reference Publications, Inc., Algonac, Michigan, 501 p.

6- Nakanishi, K. et al. 1965. Phytochemical survey of Malaysian plants. Preliminary chemical and pharmacological Screening. *Chemical and Pharmaceutical Bulletin 13*(7): 882-890.

7- Schultes, R.E. & Raffauf, R. F. 1990. *The Healing Forest - Medicinal and Toxic Plants of the Northwest Amazonia*. Dioscorides Press, Portland, OR, 484 p.

8- Tallent, W.H. 1964. Two new antibiotic cyclopentanoid monoterpenes of plant origin. *Tetrahedron 20*: 1781-1787.

9- Vieira, L.S. 1992. *Fitoterapia da Amazônia - Manual de Plantas Medicinais*. 2. ed. Editora Agronômica Ceres, São Paulo, 350 p.

10- Robineau, L.G. (ed.). 1995. *Hacia uma farmacopea caribeña / TRAMIL 7*. Enda-Caribe UAG & Universidad de Antioquia, Santo Domingo, 696 p.

11- Lorenzi, H.; Bacher, L.; Lacerda, M. & Sartori, S. 2006. *Frutas Brasileiras e Exóticas Cultivadas: (de consumo in natura)*. Instituto Plantarum, Nova Odessa-SP, 672 p.

Hamelia patens Jacq.

Sin.: *Duhamelia odorata* Willd. ex Roem. & Schult., *Duhamelia patens* (Jacq.) Pers., *Duhamelia sphaerocarpa* (Ruiz & Pav.) Pers., *Hamelia viridiflora* Wernham, *Hamelia nodosa* M. Martens & Galeotti, *Hamelia brachystemon* Wernham, *Hamelia coccinea* Sw., *Hamelia intermedia* Urb. & Ekman, *Hamelia sphaerocarpa* Ruiz & Pav., *Hamelia suaveolens* Kunth, *Hamelia tubiflora* Wernham, *Hamelia lanuginosa* M. Martens & Galeotti, *Hamelia ereta* Jacq.

Angiospermae - Rubiaccae. **Planta estudada:** E.R. Salviani 1.761 (HPL).

falsa-erva-de-rato, amélia

Características gerais - arbusto grande, muito ramificado desde a base, de 2-3 m de altura, nativo em quase todas as regiões tropicais do Brasil. Folhas simples, membranáceas, de 10-20 cm de comprimento. Flores muito vistosas, de cor vermelha e amarela, dispostas em numerosas inflorescências terminais, formadas durante quase o ano todo. Frutos globosos, suculentos[1].

Usos - a planta é ocasionalmente cultivada para fins ornamentais em jardins domésticos. O chá de suas folhas e ramos é amplamente utilizado atualmente na medicina caseira em toda a América Latina, hábito esse que se originou em povos indígenas. Em Belize, tanto os índios como a população rural em geral usa suas folhas, ramos novos e flores para preparar um medicamento (chá) para o tratamento de vários tipos de problemas de pele, incluindo brotoejas, acnes, queimaduras, coceiras, cortes, micoses e mordidas e picadas de insetos, bem como para problemas menstruais[2]. No Peru é empregado como anti-inflamatório, antirreumático e antitérmico[3]. Na medicina tradicional da maioria dos países da América Latina é empregado para o tratamento de muitas infecções, incluindo problemas de pele, diarreia, febres, dores pós-parto e problemas menstruais[4,5]. Pesquisas realizadas em vários países tem mostrado que o extrato aquoso ou alcoólico desta planta possui propriedades bactericidas e antifúngicas contra uma ampla gama de organismos patogênicos[4,5,6]. Os principais fitoquímicos ativos encontrados nesta planta incluem alcaloides e flavonoides[3]. Contém vários dos alcaloides oxindólicos presentes também na famosa "unha-de-gato" (*Uncaria tomentosa*) alguns dos quais são amplamente estudados e já patenteados como imunoestimulantes eficazes[7,8].

Literatura citada:

1- Lorenzi, H. & Souza, H.M. 2008. *Plantas Ornamentais no Brasil.* 4ª edição. Instituto Plantarum, Nova Odessa-SP, 1120 p.

2- Arvigo, R. & Balick, M. 1993. *Rainforest Remedies, One Hundred Healing Herbs of Belize.* Lotus Press, Twin Lakes, WI.

3- Aquino, R. et al. 1990. A Flavanone Glycoside from *Hamelia patens. Phytochemistry 29*(7): 2358-2360.

4- Esposito-Avella, M. et al. 1985. Pharmacological Screening of Panamanian Medicinal Plants. Part I. *Intern. Journal of Crude Drug Res. 23*(1): 17-25.

5- Abraham, A.N.L. et al. 1981. Potential Antineoplastic Activity of Cuban Plants. IV. *Rev. Cubana Farm. 15*(1): 71-77.

6- Misas, C.J. et al. 1979. Contribution of the Biological Evaluation of Cuban Plants. VI. *Rev. Cub. Med. Trop. 31*: 45-51.

7- Adams A.A. et al. 1989. HPLC Study of Oxindole Alkaloids from *Hamelia patens. Rev. Latinoamer. Quim. 20*(2): 71-72.

8- Ripperger, H. 1977. Isolation of Isopteropodin from *Hamelia patens. Pharmazie 32*(7): 415-416.

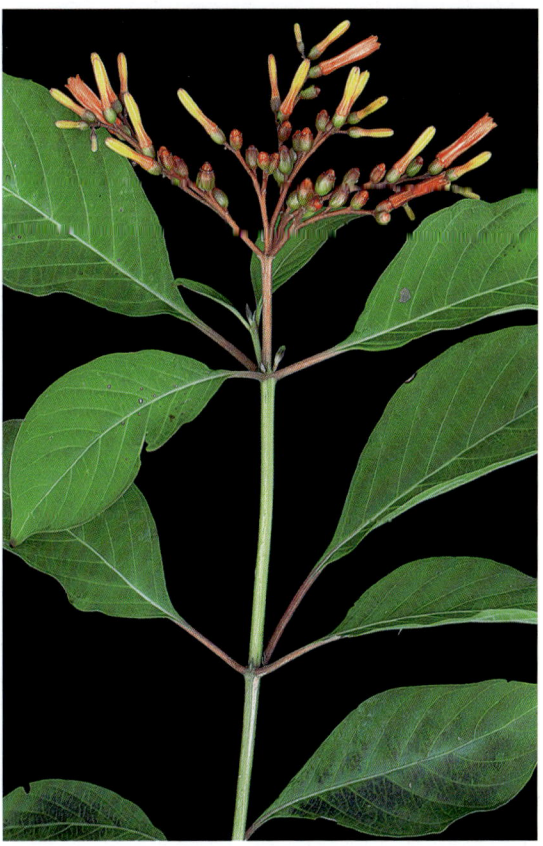

Uncaria guianensis (Aubl.) J.F. Gmel.

Sin.: *Ourouparia guianensis* Aubl., *Uncaria aculeata* Willd., *Nauclea aculeata* (Willd.) Willd., *Uncaria spinosa* Raeusch.

Angiospermae - Rubiaceae. **Planta estudada:** H. Lorenzi 3.494 (HPL).

unha-de-gato, unha-de-cigana, carrapato-amarelo, garra-de-gavião, cat's claw (inglês)

Características gerais - arbusto vigoroso e robusto, pouco ramificado, perenifólio, de ramos escandentes ou trepadores com um espinho em forma de gancho em cada axila foliar, de 30 m de comprimento (quando cresce isolado fora da mata forma uma pequena touceira de hastes mais ou menos verticais de até 5 m de altura). É nativo da Amazônia, principalmente na parte central e noroeste, quase sempre em matas de várzeas inundáveis ou não. Folhas simples, opostas, pecioladas, membranáceas, de 5-10 cm de comprimento. Inflorescências em glomérulos axilares, pedunculados, de forma perfeitamente globosa, com flores branco-amareladas. Existem na América tropical pelo menos 50 espécies deste gênero. Na Amazônia Ocidental, no Amazonas, Acre e Rondônia, ocorre a espécie *Uncaria tomentosa* (Willd. ex Roem. & Schult.) DC., com características e propriedades mais ou menos semelhantes e uma das mais utilizadas na medicina tradicional, principalmente fora do Brasil (foto na próxima página). Diferencia-se de *Uncaria guianensis* principalmente pelos espinhos menos curvos, pelas hastes mais anguladas e pelas folhas um pouco menores. Multiplica-se por sementes e por meios vegetativos[12,14].

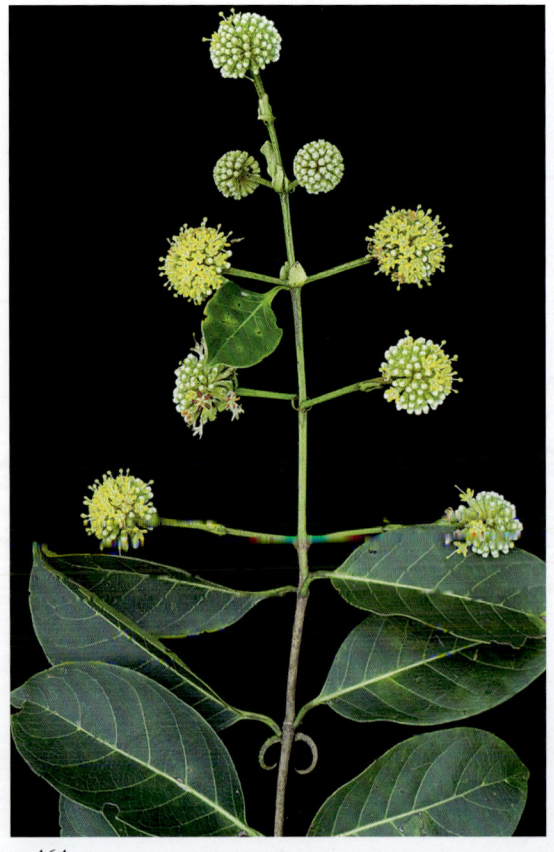

Usos - ambas as espécies de *Uncaria* citadas são amplamente empregadas na medicina caseira para os mesmos fins, indiferentemente[14]. Contudo, alguns autores afirmam que os efeitos de *U. guianensis* são inferiores para alguns tipos de tratamento[12]. Acredita-se que os indígenas do Peru usam-nas pelo menos por 2 mil anos e, hoje, exportam suas hastes e ramos para vários países[14]. Indígenas da Amazônia empregam esta planta para o tratamento de uma ampla gama de moléstias, como asma, artrite, reumatismo, como anti-inflamatório do trato urinário e purificador dos rins, para a cura de ferimentos profundos e controle da inflamação de úlceras gástricas, dores nos ossos e até câncer[10]. O sucesso do seu uso pelas populações indígenas logo despertou a atenção do mundo civilizado, tendo o primeiro registro escrito sobre suas propriedades na década de 60. Logo em seguida iniciaram-se os levantamentos de seus usos étnicos, coletas de material e os primeiros estudos químicos e farmacológicos[7]. Em 1994 a Organização Mundial da Saúde organizou na Suíça uma conferência internacional sobre esta planta, recebendo o reconhecimento oficial como "planta medicinal". Nenhuma outra planta tropical, depois da quina-quina (*Cinchona calisaya*) no século XVII, havia recebido tão ampla atenção[14]. A espécie *U. guianensis* é empregada pelos indígenas do noroeste do Amazonas na forma de chá de seus ramos mais finos para o tratamento de disenteria[13,15]. A maior atenção dispensada a esta planta até hoje é relativo à presença em suas raízes e cascas de alcaloides oxindólicos, com vários estudos relatando o poder de estimular o sistema imunológico em até 50%[7,8,9]. Isto induziu, em todo o mundo, o seu amplo uso como adjuvante no tratamento da AIDS, do câncer e de outras doenças que afetam o sistema imunológico[6]. Outra propriedade desta planta que vem merecendo ampla atenção dos cientistas atualmente é a anti-inflamatória, principalmente os "glicosídeos do ácido quinóvico", considerados os mais potentes anti-inflamatórios encontrados em plantas, capazes de inibir inflamações em até 69%[1,3,11,17]. Com estes resultados validou-se sua longa história de uso indígena desta planta contra artrite e reumatismo, bem como contra outros tipos de inflamações associadas com vários males do estômago e úlceras, onde se mostrou clinicamente eficaz[4]. Esta planta contém ainda outros alcaloides em que estudos farmacológicos demonstraram atividades vasodilatadora e hipotensiva[2,16].

Literatura citada:

1- Aquino, R. et al. 1991. Plant Metabolites. New compounds and anti-inflammatory activity of *Uncaria tomentosa*. *Journal of Natural Products* 54: 453-459.

2- Chan-Xun, C. et al. 1992. Inhibitory effect of rhynchophylline on platelet aggregation and thrombosis. *Acta Pharmacologica Sinica* 13(2): 126-130.

3- Cerri, R. et al. 1988. New quinovic acid glycosides from *Uncaria tomentosa*. *Journal of Natural Products* 51: 257-261.

4- Fazzi, M.A.C. 1989. Evaluacion del *Uncaria tomentosa* (Uña de Gato) en la Prevencion de Ulceras Gástricas de Stress Producidas Experimentalmente en Ratos. Dissertacion. Faculdad de Medicina, Universidad Peruana Cayetano Heredia, Lima.

6- Gontuzzo, E. et al. 1993. Em marcha seria investigacion: Uña de gato y pacientes com el VIH. *De Ciência y Tecnologia* 34.

7- Jones, K. 1995. *Cat's Claw: Healing Vine of Peru*. Sylvan Press, Seattle, 180 p.

8- Keplinger, H. et al. Oxindole Alkaloids Having Properties Stimulating the Immunologic System and Preparation Containing the Same. *United States Patent 5.302.611. 1990*.

9- Matta, S.M. de et al. 1976. Alkaloids and procyanidins of an *Uncaria sp.* from Peru. *Il Farmaco. Ed. Sc.* 31: 527-535.

10- Ocampo, T.P. (ed.). 1994. *Uncaria tomentosa, Aspectos Ethnomédicos, Médicos, Farmacológicos, Botânicos, Agronômicos, Comerciales, Legales, Anthropológicos, Sociales y Políticos*. Instituto de Desarrollo Rural Peruano (IDDERP), Lima, 74 p.

11- Recio, M.C. et al. 1995. Structural requirements for the anti-inflammatory activity of natural triternoids. *Planta Medica* 61(2): 182-185.

12- Revilla, J. 2001. *Plantas da Amazônia: oportunidades econômicas e sustentáveis*. 2. ed. SEBRAE/INPA, Manaus, 405 p.

13- Schultes, R.E. & Raffauf, R. F. 1990. *The Healing Forest - Medicinal and Toxic Plants of the Northwest Amazonia*. Dioscorides Press, Portland, OR, 484 p.

14- Taylor, L. 1998. *Herbal secrets of the rainforest*. Prima Health Publishing, Rocklin, CA, 315 p.

15- Uphof, R.C.R. 1968. *Dictionary of Economic Plants*. 5. ed. Stechert-Hafner, New York.

16- Yano, S. et al. 1991. Ca2, channel-blocking effects of hirsutine, an indole alkaloid from *Uncaria* genus, in the isolated rat aorta. *Planta Medica* 57: 403-405.

17- Yepez, A.M. et al. 1991. Quinovic acid glycosides from *Uncaria guianensis*. *Phytochemistry* 30: 1635-1637.

Uncaria tomentosa (Willd. ex Roem. & Schult.) DC.
Planta em frutificação fotografada no Acre.

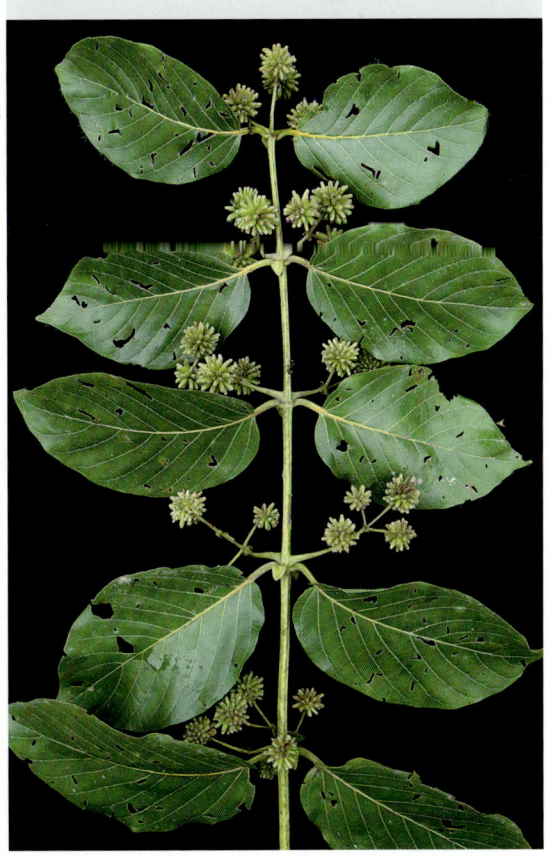

Citrus aurantium L.

Sin.: *Citrus aurantium* var. *amara* L., *Citrus vulgaris* Risso

Angiospermae - Rutaceae. **Planta estudada:** H. Lorenzi 2.365 (HPL).

laranja-amarga, laranja-da-terra, laranja-azeda, laranja-bigarade, laranja-de-sevilha

Características gerais - árvore perenifólia, de copa globosa, muito espinhenta, de 4-6 m de altura. Folhas simples, aromáticas, de pecíolo alado, glabras, de cor verde-escura, medindo 5 a 10 cm de comprimento. Flores de cor branca, muito perfumadas, reunidas em pequenas cimeiras axilares. Frutos globosos do tipo baga, com casca grossa, de cor amarelo-alaranjada e rugosa, de sabor amargo, contendo muitas sementes. Diferencia-se das laranjas doces comuns por ter muito mais espinhos e possuir casca rugosa e muito grossa[1,3,7,8]. É nativa do sudeste asiático e cultivada em pomares domésticos em todo o Brasil. A planta popularmente conhecida por cidra (*Citrus medica* L.), cujas fotos são apresentadas na próxima página, é também usada para fins similares.

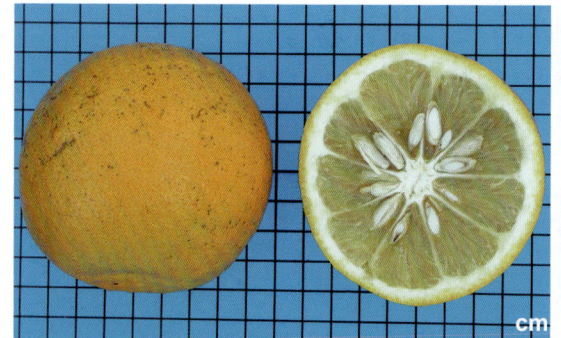

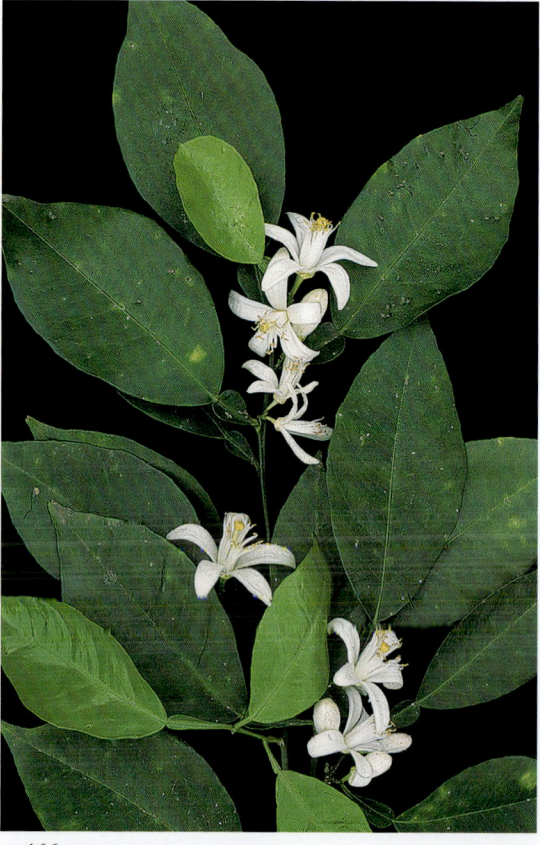

Usos - por ser muito rústica e imune a várias pragas, esta planta foi usada durante muito tempo como porta-enxerto (cavalo) de laranjas doces. A casca dos frutos e as folhas são largamente utilizadas em todo o mundo para diversos fins. As flores e folhas fornecem óleo essencial para a indústria de perfumes. A casca dos frutos é muito utilizada em todo o país para o preparo do doce de laranja-da-terra, em calda e cristalizado. Mas é na medicina tradicional que o uso desta planta é mais amplamente divulgado em todo o país, como aromática, amarga, digestiva, expectorante, diurética e hipotensora[2], embora a eficácia e segurança de seu uso não tenham sido ainda comprovadas cientificamente. Internamente é empregada contra indigestão flatulenta, diarreia, tosses intermitentes e cólicas de bebês[2]. Ao chá das folhas se atribui propriedades: sudorífica, antigripal, carminativa e antiespasmódica, sendo empregado, ainda, contra reumatismo e taquicardia[1,4]. O chá da casca dos frutos é a preparação mais indicada, sendo usada contra má-digestão[4]. O extrato aquoso a frio de seus botões florais, preparado por maceração em água durante três a quatro horas, é indicado como prática caseira de ação calmante suave, nos casos de insônia e nervosismo[3]. Contra gripe, febres e resfriados, sua infusão deve ser preparada adicionando-se água fervente em uma xícara das médias contendo uma colher das de sopa de folhas picadas; toma-se na dose de uma xícara à noite antes de se deitar[3]. O suco dos frutos é bebido como remédio contra a albuminúria de mulheres grávidas[4]. Na composição da casca do fruto destacam-se a presença de pectina, do bioflavonoide hesperidina (protetor dos capilares sanguíneos), das substâncias amargas, narigenina e a chalcona da hesperidina[5]. Foram encontrados também açúcares e o óleo essencial, que é rico em limoneno, linalol, acetato de linalila, geraniol e acetato de geranila, valiosas substâncias aromáticas que estão presentes, também no óleo essencial das folhas, obtido por arraste de vapor[1,3,4,6].

Citrus medica L.
Planta estudada: H. Lorenzi 2.371 (HPL).
É a popular "cidra" muito usada em confeitaria e com aplicações semelhantes a *C. aurantium*.

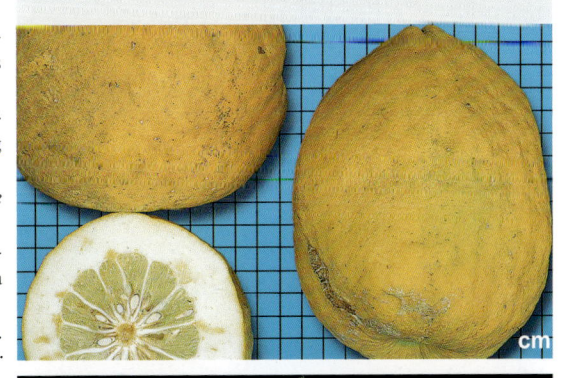

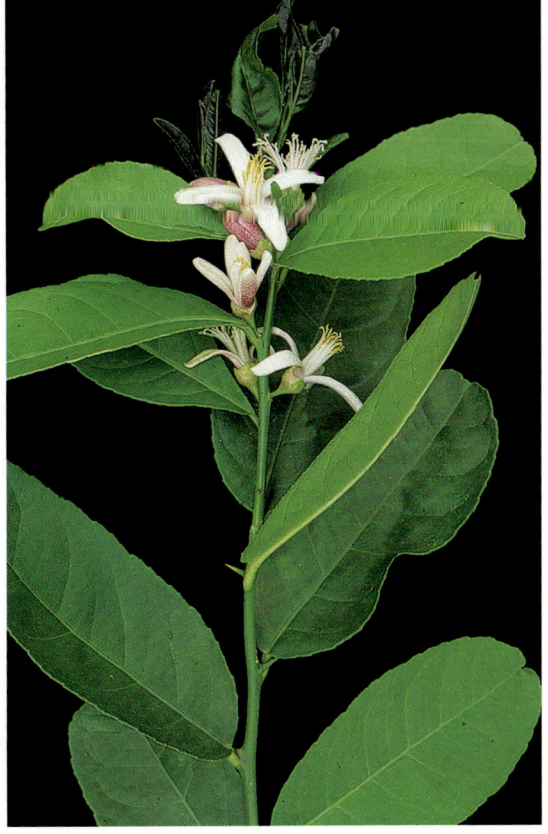

Literatura citada:

1- Boorhem, R.L. et al. 1999. *Reader's Digest - Segredos e Virtudes das Plantas Medicinais*. Reader's Digest Brasil Ltda., Rio de Janeiro, 416 p.

2- Bown, D. 1995. *The Herb Society of America - Encyclopedia of Herbs & Their Uses*. Dorling Kindersley Publishing, Inc., New York.

3- Panizza, S. 1998. *Plantas que Curam (Cheiro de Mato)*. 3. ed. IBRASA, São Paulo, 280 p.

4- Vieira, L.S. 1992. *Fitoterapia da Amazônia - Manual de Plantas Medicinais*. 2. ed. Editora Agronômica Ceres, São Paulo, 350 p.

5- Gruenwald, J.; Brendler, T. & Jaenickke, C. (eds.). 2000. *Physicians Desk References (PDR) for herbal medicines*. Med. Econ. Co., New Jersey, 858 p.

6- Craveiro, A.A.; Fernandes, G.F.; Andrade, C.H.S. et al. 1981. *Óleos essenciais de plantas do Nordeste*. Edições UFC, Fortaleza, 209 p.

7- Lorenzi, H.; Bacher, L.; Lacerda, M. & Sartori, S. 2006. *Frutas Brasileiras e Exóticas Cultivadas: (de consumo in natura)*. Instituto Plantarum, Nova Odessa-SP, 672 p.

8- Braga, R.A. 1976. *Plantas do Nordeste, especialmente do Ceará*. 3. ed. Vol. XLII. Coleção Mossoroense, Mossoró, 540 p.

Citrus limon (L.) Burm. f.

Sin.: *Citrus medica* var. *limon* L.

Angiospermae - Rutaceae. **Planta estudada:** H. Lorenzi 2.367 (HPL).

limoeiro, limão, limão-verdadeiro, limão-siciliano, limão-eureka, limão-gênova, limão-feminello, limão-monochelo, limão-lisboa

Características gerais - arvoreta espinhenta, semidecídua, de copa aberta e irregular, de caule tortuoso com casca acinzentada, de 3 a 6 m de altura. Folhas simples, alternas, aromáticas, com pontuações translúcidas (glândulas), medindo 6 a 10 cm de comprimento, com pecíolo não alado. Flores grandes, brancas, muito perfumadas, reunidas em cimeiras axilares. Frutos do tipo baga, de formato mais ou menos elipsoide, geralmente com pequeno mamilo apical, de superfície um pouco rugosa de cor verde-amarelada, com polpa suculenta, ácida e amarelada, com poucas sementes[2,5]. É originária do sudeste da Ásia e muito cultivada no Brasil. Mais duas espécies de limão são cultivadas no Brasil: *Citrus limonia* Osbeck (limão-cravo) (foto apresentada na próxima página) e *Citrus aurantifolia* (Christm.) Swingle (limão-galego, limão-tahiti), com usos similares.

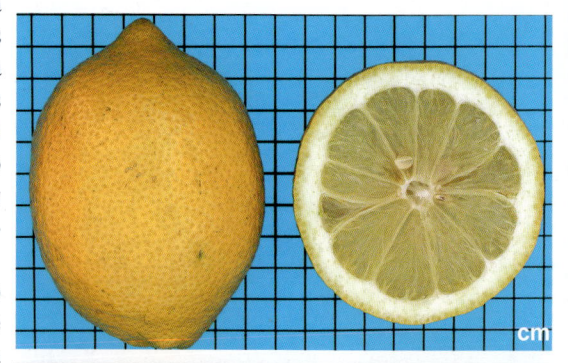

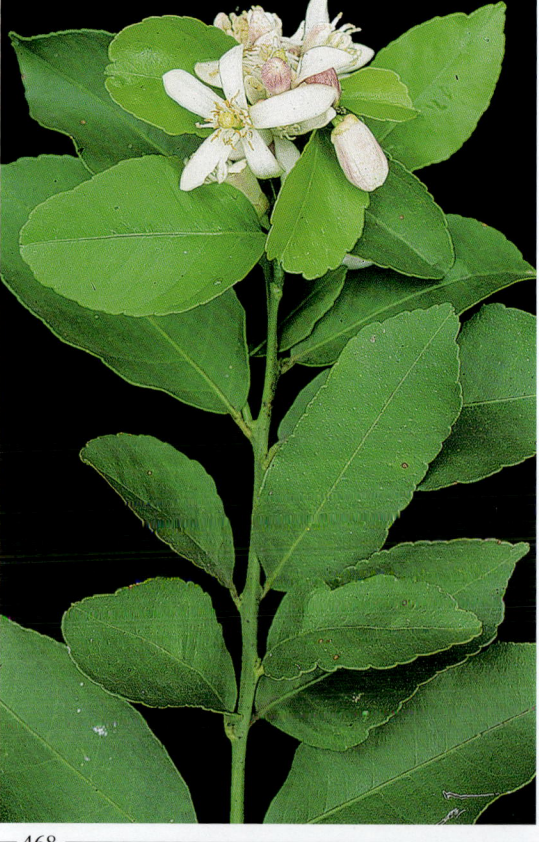

Usos - esta e as outras espécies de limão são amplamente cultivadas para produção de frutos, que são usados *in natura* na cozinha e na farmácia caseira e para diversos fins industriais. Os frutos e, às vezes, as folhas são empregadas na medicina tradicional em todo o país, mas apesar de seu extenso emprego, a eficácia e a segurança de suas preparações ainda não foram comprovadas cientificamente. São atribuídas ao limão, especialmente a seu suco, as propriedades: diurética, antiescorbútica, antirreumática, antidesintérica, adstringente e febrífuga; é usado contra a acidez estomacal, ácido úrico, varizes, hemorroidas, pedra nos rins, congestão dos brônquios, eczema, dor de garganta, picada de insetos e gripe[1,2,3,4,6]. Contra o ácido úrico e gota é indicada a ingestão do seu suco diluído em água durante 10 dias seguidos[2]. Para tosse e afecções febris provenientes de gripes e resfriados é muito popular o seu chá, preparado adicionando-se água fervente a uma metade do fruto numa xícara das médias, que deve ser, em seguida, espremido e tomado de uma só vez ainda bem quente, junto com um comprimido de aspirina[7]; a literatura etnofarmacológica recomenda, também o chá de suas folhas preparado, juntando-se água fervente a uma xícara das médias, contendo um colher das de sobremesa de folhas picadas mais uma de pedacinhos da casca do fruto, para ser bebido na dose de uma xícara à noite[5]. Para melhorar a circulação sanguínea (contra microvarizes), como digestivo e para problemas estomacais é indicado o seu chá, preparado por cozimento durante três minutos de uma colher das de sobremesa da casca do fruto e uma da parte branca da casca (ambas as picadas), em água suficiente para dar uma xícara das de chá, para ser tomada na dose de uma xícara duas a três vezes ao dia[5]. Para uso interno, outra receita popular muito comum no Nordeste do Brasil é chamada "cura pelo limão", usada para os casos de recaídas frequentes de gripes e resfriados; neste tratamento a pessoa deve beber durante nove dias seguidos doses progressivas de suco de limão, começando com um limão, no dia seguinte dois e assim por diante até completar nove limões, quando, então, começa-se a diminuir para oito, depois, sete, até chegar ao suco de um só limão, no último dia[7]; outra receita contra acne, espinhas e furúnculos que sempre voltam, é ingerir uma semente de limão partida, todos os dias, em jejum, durante sete dias[7]. Em uso externo o suco tem sido indicado contra aftas, feridas, eczemas, pele seca e sem brilho, na dose de uma colher das de chá de seu suco em mistura com 2 colheres das de sopa de mel de abelhas, aplicado na forma de lavagem, diretamente sobre a parte afetada, durante 20 minutos todas as noites antes de dormir[5]. Na sua composição química são citados para o suco: os ácidos orgânicos cítrico e málico e, vitamina C; para a casca do fruto: os bioflavonoides hesperidina e sua dehidrochalcona, rutina, nobiletina de ação anti-inflamatória e protetora dos capilares sanguíneos, além de pectina e óleo essencial rico em limoneno, linalol, citral e, furocumarinas[3,5,6,8]. Deve se ter especial cuidado de lavar as mãos com água e sabão e não se expor ao sol, depois de ter entrado em contato com o sumo da casca, especialmente o óleo essencial dos vários tipos de limão, por causa do risco de surgirem inchaços, manchas escuras e até queimaduras provocados pela ação das substâncias fotossensibilizantes furocumarinas.

Citrus limonia Osbeck
Planta estudada: H. Lorenzi 2.368 (HPL).
Espécie afim de *C. limon*, é o "limão-cravo", que possui propriedades e usos semelhantes.

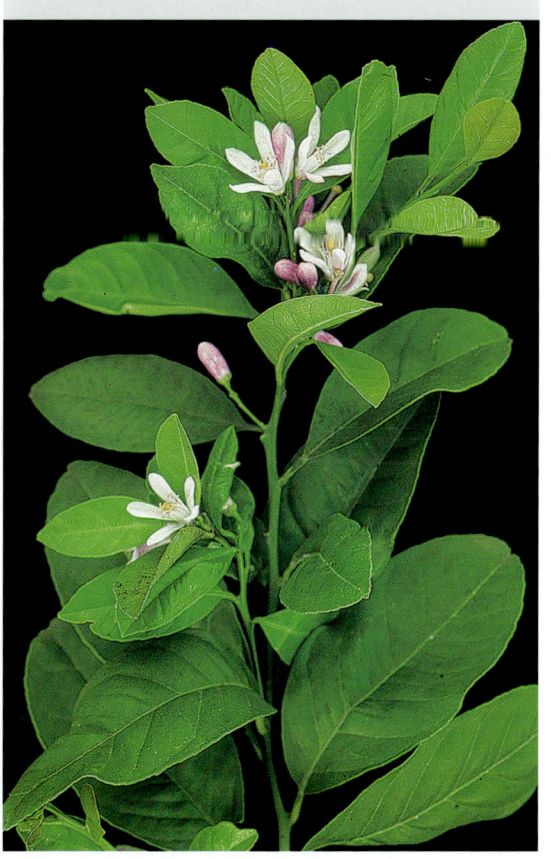

Literatura citada:
1- Albuquerque, J.M. 1989. *Plantas Medicinais de Uso Popular*. ABEAS/MEC, Brasília, 100 p.
2- Alzugaray, D. & Alzugaray, C. 1996. *Plantas que Curam*. Editora Três, São Paulo, 2 vols.
3- Anderson, D.C.; Siqueira-Batista, R. & Quintas, L.E.M. 1998. *Plantas Medicinais - do cultivo à terapêutica*. 2. ed. Editora Vozes, Petrópolis.
4- Bown, D. 1995. *The Herb Society of America - Encyclopedia of Herbs & Their Uses*. Dorling Kindersley Publishing, Inc., New York.
5- Panizza, S. 1998. *Plantas que Curam (Cheiro de Mato)*. 3. ed. IBRASA, São Paulo, 280 p.
6- Vieira, L.S. 1992. *Fitoterapia da Amazônia - Manual de Plantas Medicinais*. 2. ed. Editora Agronômica Ceres, São Paulo, 350 p.
7- Matos, F.J.A. 1991. Dois séculos de fitoterapia no Ceará. *Revista Brasileira de Farmácia* 72(1).
8- Gruenwald, J.; Brendler, T. & Jaenickke, C. (eds.). 2000. *Physicians Desk References (PDR) for herbal medicines*. Med. Econ. Co., New Jersey, 858 p.

Ertela trifolia (L.) Kuntze

Sin.: *Monnieria trifolia* L., *Moniera trifolia* L.

Angiospermae - Rutaceae. **Planta estudada:** H. Lorenzi 1.120 (HPL).

alfavaca-brava, alfavaca-de-cobra, alfazema-brava, jaborandi-do-pará, jaborandi-de-três--folhas, jaborandi-de-pison, maricotinha, pimenta-de-cobra, pimenta-de-lagarta

Características gerais - erva ou subarbusto perene, ereto, ramificado, fracamente aromático, de 25-40 cm de altura, nativo de sub-bosques em matas e capoeiras de terra firme da região Amazônica. Folhas compostas trifolioladas, membranáceas, áspero-pubescentes, de 4-8 cm de comprimento. Flores pequenas, de cor branca, solitárias ou reunidas em racemos curtos[3].

Usos - esta planta é regularmente empregada na medicina caseira na região Norte do Brasil e ocasionalmente em outras regiões, hábito este herdado de grupos indígenas das Guianas e do norte da Amazônia. A planta inteira é considerada tônica, sudorífica, estimulante e amarga[3]. Às suas folhas são atribuídas, na medicina tradicional, propriedades: diurética, emenagoga, resolutiva e peitoral, sendo empregadas também para o tratamento local de hérnias[5]. O suco das folhas e ramos novos é usado para dor nos olhos e cólicas[5]. As raízes são aromáticas e consideradas um remédio febrífugo, diaforético e expectorante[5]. As sementes são utilizadas pelo povo no tratamento de doenças dos olhos e contra mordedura de cobras[5]. Apesar de não haver ainda comprovação da eficácia e segurança terapêuticas quanto ao uso desta planta, várias de suas preparações são usadas nas práticas caseiras da medicina tradicional. Entretanto, já foram realizados estudos fitoquímicos com esta planta que revelaram a presença de vários alcaloides, a maioria do tipo furoquinolina[1,2,6,7] e também de C-glicosilflavonas[4] que podem servir de estímulo a seu estudo farmacológico com vista a sua aplicação medicinal.

Literatura citada:

1- Carvalho, L.H. et al. 1991. Antimalarial activityof crude extracts from Brazilian plant studies "in vivo" in *Plasmodium berghei* - infected mice and "in vitro" against *Plasmodium falciparum* in culture. *Braz. J. Med. Biol. Res. 24*: 1113-1123.

2- Fouraste, I.; Gleye, J. & Stanislas, E. 1973. Alacaloides des feuilles de *Monnieria trifolia. Plantes Méd. Phytotér. 7*: 216-224.

3- Grenand, P.; Moretti, C. & Jacquemin, H. 1987. *Pharmacopées Traditionnelles en Guyane: Créoles, Palikur, Wayãpi.* Editorial l'ORSTOM, Paris, France, Coll. Mem. No. 108.

4- Keite, A.; Gleye, J.; Stanislas, E. & Fouraste, I. 1985. C-Glycosylflavones from *Monnieria trifolia. J. Nat. Prod. 48:* 675-676.

5- Mors, W.B.; Rizzini, C.T. & Pereira, N.A. 2000. *Medicinal Plants of Brazil.* Reference Publications, Inc., Algonac, Michigan, 501 p.

6- Moulis, C., Gleye, J.; Fouraste, I. & Stanislas, E. 1981. Nouvelles furoquinoléines de *Monnieria trifolia. J. Nat. Prod. 47:* 379-381.

7- Bahttacharyyan, J.; Serur, L.M. & Cherian, U.O. 1984. Isolatiomn of alkaloides of *Monnieria trifolta. J. Nat. Prod. 40*: 379-381.

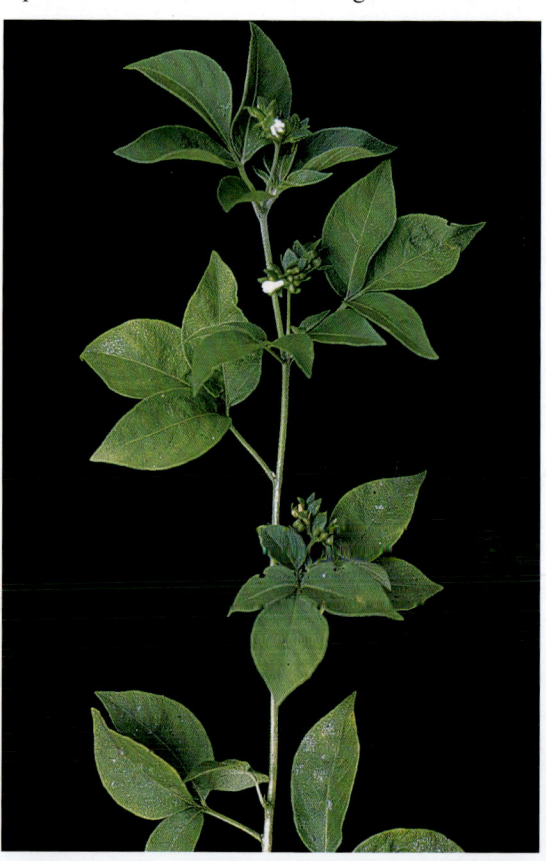

Pilocarpus microphyllus Stapf ex Wardleworth
Angiospermae - Rutaceae. **Planta estudada:** H. Lorenzi 2.029 (IIPL).

jaborandi, jaborandi-do-maranhão, jaborandi-legítimo, jaburandi, jaborandi-da-folha-pequena

Características gerais - é um pequeno arbusto, ereto, ramificado, de cerca de 1,2 m de altura, nativo do Norte e Nordeste do Brasil, onde ocorre principalmente na vegetação do carrasco, em encostas pedregosas, desde o estado do Piauí até a Amazônia. As folhas são compostas imparipinadas, comumente com sete pequenos folíolos, quase sésseis, exceto o apical, com limbo de ápice emarginado e nervuras salientes nos bordos da face dorsal. Flores amarelo-esverdeadas, que dão origem a frutos do tipo cápsula deiscente. A parte usada constitui-se dos folíolos recentemente dessecados. Parte da produção de folhas, para fins industriais é conseguida hoje por grandes campos de cultivo no Pará e no Maranhão.

Usos - esta planta teve grande importância médica e econômica até o final do século XX, quando seu princípio ativo foi substituído na indústria de medicamentos por um sucedâneo sintético. Levantamentos etnobotânicos registram seu uso pouco frequente, nas práticas caseiras da medicina popular, na forma de infusão das folhas, para tratamento de bronquite, pele seca e para baixar a febre; externamente é referido o emprego do seu extrato como tônico capilar contra alopecia. Farmacologicamente, o jaborandi tem propriedades: sudorífica, miótica e febrífuga e apresenta ação estimulante do peristaltismo e da secreção salivar[1,2,3]. Na composição química das folhas são encontrados 0,25 a 0,50% de óleo essencial, cujos constituintes principais são o beta-cariofileno e a 2-tridecanona, acompanhados de beta-pineno e outros terpenos[4,5]. Entre seus componentes fixos se encontram 0,8 a 1,5% de pilocarpina, pilosina e menores quantidades de outros alcaloides parecidos, além de mais um triterpeno do grupo cedrelano[6-9]. As propriedades medicinais desta planta, tanto por uso interno como externo, são decorrentes da pilocarpina, principal constituinte ativo, como também da pilosina, que na forma de sulfato, tartarato e cloridrato, se mostra eficaz no tratamento da acne, queda de cabelos, seborreia e outras afecções do couro cabeludo, com preparações de uso local[10]. Suas folhas têm sido usadas há mais de meio século principalmente para produção industrial da pilocarpina. Em farmacotécnica tem emprego na preparação de extrato, tintura e pó, usados pela indústria farmacêutica de fitoterápicos e pelas farmácias de manipulação. Os sais da pilocarpina entram na composição de colírios, pomadas e injeções hipodérmicas usados no controle da pressão ocular nos casos de glaucoma e, como miótico em oftalmologia, todos de uso restrito ao receituário médico. Seus extratos e a própria pilocarpina são usados também como antídoto do envenenamento por alcaloides tropânicos de Solanáceas como a zabumba (*Datura* spp.), a beladona

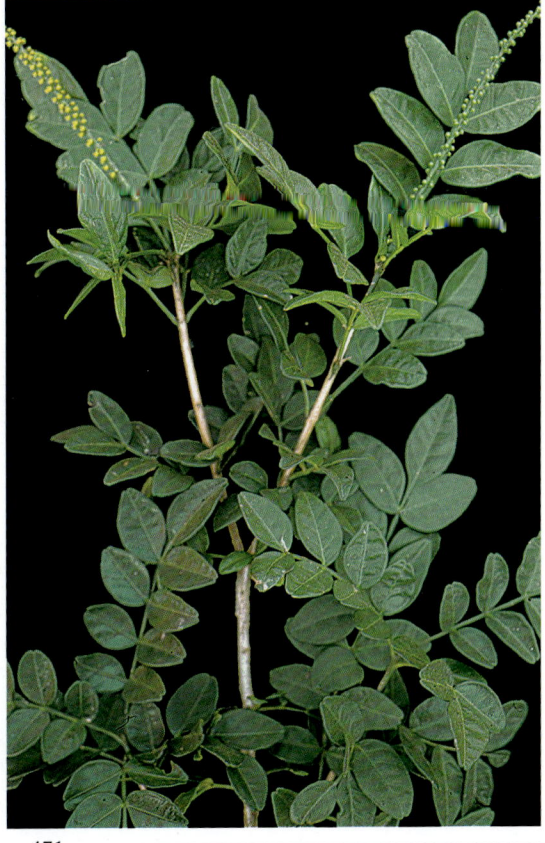

(*Atropa beladona*) e seus produtos. A pilocarpina é um agente parassimpaticomimético; estimula as glândulas sudoríficas, salivares, lacrimais, gástricas, pancreáticas, intestinais e as da mucosa das vias respiratórias. Tem sido usada para diminuir a pressão intraocular. A pilocarpina pode ser usada para diminuir a secreção da boca e da garganta nos distúrbios provocados pela radioterapia de câncer nesses locais[2]. Em veterinária é usada como estimulante das secreções e dos movimentos do aparelho gastrointestinal especialmente do rúmen. Tem ação miótica e baixa a pressão intraocular, sendo por isso usada em medicina no tratamento do glaucoma[15,16]. As folhas contêm 0,80% de alcaloides totais, dos quais, cerca de 0,5% correspondem a pilocarpina[2,15]. A pilocarpina ocorre também nos folíolos de outras espécies do gênero como, *P. jaborandi* Holmes (jaborandi-de-pernambuco) e *P. pennatifolius* Lem. (jaborandi-do-paraguai), todas nativas do Brasil. Estas espécies encontram-se sob risco de extinção pela exploração predatória.

Literatura citada:
1- Tyler, V.E.; Brady, L.R. & Robbers, J.E. 1981. *Pharmacognosy.* 8. ed. 526 p. Chap. 8. Alkaloids: Imidazole alkaloids.
2- Bruneton, J. 1985. Phamacognosy, Phytochemistry, Medicinal Plants. TEC & DOC, Paris, 915 p. Part 4. Imidazole alkaloids.
3- Costa, A.F. 1978. *Farmacognosia*. 2.ed. Vol II. Fundação Calouste Gulbenkian, Lisboa, 1117p./ 3 vols.
4- Craveiro, A.A.; Andrade, C.H.S.; Matos, F.J.A. et al. 1979. Essential oils from Brazilian Rutaceae. I. genus *Pilocarpus*. *J. Nat. Prod.* 42(6): 669-671.
5- Craveiro, A.A.; Alencar, J.W. & Matos, F.J.A. 1978. Novos constituintes de óleos essenciais do gênero *Pilocarpus*. In: Ciência e Cultura, 30ª Reunião Anual da SBPC, Comunicações, São Paulo. *Anais...* São Paulo, 30(7): 334.
6- Loewe, W. & Pook, K.W. 1973. Pilosine and epiisopilosine. *Justus Liebig Ann. Chem.*, v.9, p.1476-9, In: *Chem. Abstr. 80*: 24795.
7- Voigtlaender, H.W.; Balsam, G. & T.M. Engelhardt. 1978. Epiisopiloturine, a new pilocarpine alkaloid. Arch. Pharm., (Weinhein, Ger.) 311(11):927-935.
8- Neto, A.M.; Cunha, U.A. & Silveira, E.R. 1994. Constituição química de *Pilocarpus microphyllus*. In: Simpósio de Plantas Medicinais do Brasil, Fortaleza. *Resumos...* Fortaleza:UFC. Resumo n.281.
9- Tedeschi, E., Kamionsky, J. & Fackler, S. 1973. Isolation of pure pilosine and epiisopilosine from leaves of *Pilocarpus jaborandi*. *Isr. J. Chem.* 11(5):731-733.
10- Pfeffer, P. 1967. Dermatological preparations containing pilosine, isopilosine, and their salts. Plantex Ltd. S. African 6703:807.
11- Ben-Batssat, A. & Lavie, D. 1972. Spectroscopic studies of d-pilocarpine and some quaternary derivatives. *Isr. J. Chem.* 10: 385-393.
12- Pouchert, C.J. (ed.) 1975. The Aldrich Library of Infrared Spectra. 2.ed. Aldrich Chemical Company, Milwauker, Wisconsin. 1576p., p.1065/E. Pilocarpine.
13- Arquivo dos autores.
14- Simeral, L. & Maciel, G.M. 1974. Carbon-13 chemical shifts of cholinergic neural transmission agents. *Org. Magn. Res.* 6(4): 226-232.
15- Budavari, S. (ed.). 1989. *The Merck Index*. 11.ed. Merck Co., Rahway, New Jersey. Monograph number 7395: Pilocarpine.
16- Palmer, T. 1991. Agonistas Colinérgicos. In: Gilman, A.G., Rall, T.W.; Nies, A.S. & Taylor, P. (eds.). *As Bases Farmalógicas da Terapêutica*. 8.ed. Guanabara Koogan, Rio de Janeiro, 1232p., p.79-84.

Pilocarpus microphyllus Stapf ex Wardleworth
Vista geral de um exemplar adulto cultivado.

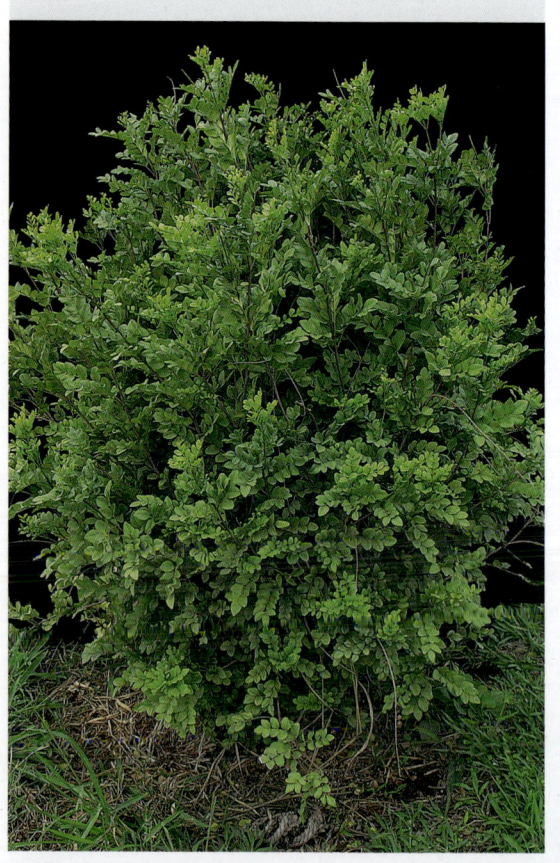

Pilocarpus pennatifolius Lem.

Sln.: *Pilocarpus pinnatus* Mart. ex Engl., *Pilocarpus trijugatus* Lem., *Pilocarpus selloanus* Engl., *Pilocarpus pennatifolius* var. *selloanus* (Engl.) Hassl.

Angiospermae - Rutaceae. **Planta estudada:** H. Lorenzi 3.498 (HPL).

jaborandi, jaborandi-do-norte, pimenta-de-cachorro, cataí-guaçu, ibirataí, jaborando-manso

Características gerais - arbusto de 2-3 m de altura, pouco ramificado, nativo do sul e Sudeste do Brasil, onde hoje é quase extinto pela exploração predatória durante décadas para aproveitamento industrial de suas folhas visando a extração da pilocarpina. Folhas compostas pinadas, com folíolos glabros, aromáticos e coriáceos, de 8-15 cm de comprimento. Flores amareladas, reunidas em longas espigas terminais e axilares. Outra espécie de jaborandi de folhas grandes e também quase extinta é o "jaborandi-de-pernambuco" ou "jaborandi-da-folha-grande" (*Pilocarpus jaborandi* Holmes)[4].

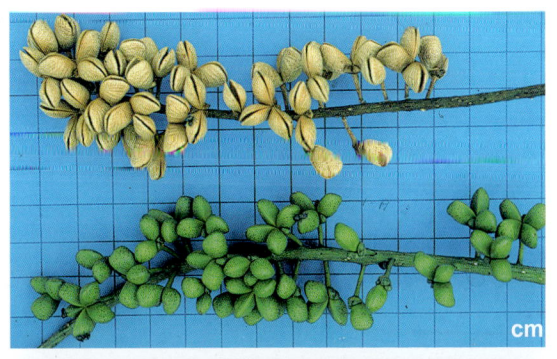

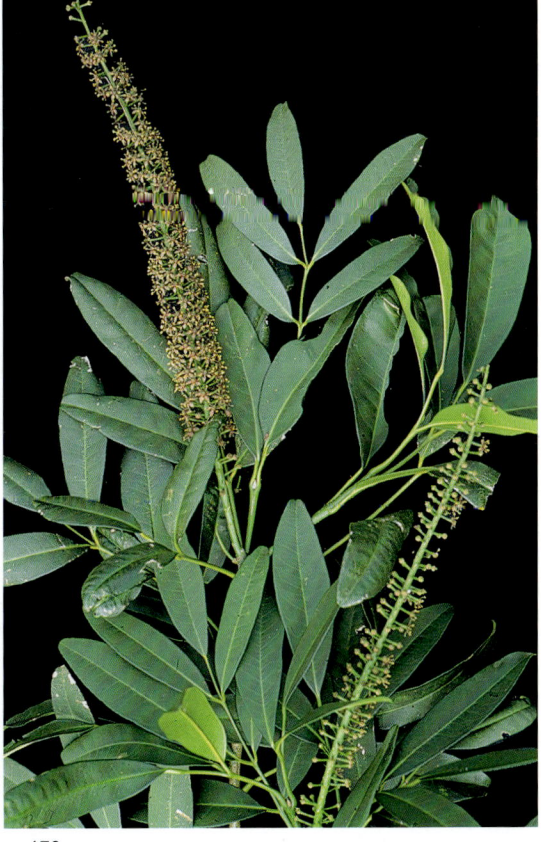

Usos - desde o século XVI os viajantes europeus observaram o uso das folhas desta planta pelos índios Guaranis como remédio para seus males e como antídoto para vários tipos de envenenamentos[3], hábito que foi rapidamente absorvido pelos europeus que viviam no país desde os tempos coloniais. O início de seu estudo ocorreu em 1873 quando um médico baiano, em viagens de estudo, levou a planta para Paris, onde se comprovou sua enorme capacidade de estimular a salivação e transpiração[4]. Já em 1875, foi isolado seu princípio ativo, o alcaloide pilocarpina e descoberto seu poder de baixar a pressão intraocular nos casos de glaucomas e agindo como miótico, isto é, provocando o fechamento da pupila[6]. Em 1876 as folhas desta planta já estavam sendo empregadas para o tratamento de muitas doenças como febre, estomatite, enterocolite, laringite e bronquite, gripe, pneumonia, hidropericardite, hidropisia, intoxicações, neuroses e doenças renais, para mencionar apenas algumas das condições para as quais era validado[5]. Desde essa época a pilocarpina, em mistura com outro produto natural, a fisostigmina, tornou-se o principal medicamento para uso oftalmológico. Parte da produção de folhas, para fins industriais, é conseguida hoje por grandes campos de cultivo no Pará e no Maranhão, principalmente da espécie *Pilocarpus microphyllus* Stapf ex Wardleworth . Levantamentos etnobotânicos atuais registram seu uso em medicina caseira, na forma de infusão das folhas, para tratamento das bronquites e para provocar sudorese e baixar a febre, além de seu uso como tônico capilar friccionando-se o couro cabeludo. As folhas contêm 0,25 a 0,50% de óleo essencial, cujos constituintes principais são o beta-cariofileno e a 2-tridecanona acompanhanhados de beta-pineno e outros terpenos[3,6]. Apresenta cerca de 0,8 a 1,5% de alcaloides totais, constituídos de pilocarpina, isopilocarpina, pilosina, isopilosina, pilocarpidina, epi-isopiloturina e epi-isopilosina, além de um triterpeno do grupo cedrelano[2]. A pilocarpina estimula as glândulas sudoríficas, salivares, lacrimais, gástricas, pancreáticas, intestinais e as da mucosa das vias respiratórias. Seu principal uso tem sido no controle da presão intraocular nos casos de glaucoma. Serve também para diminuir a produção de secreção na boca e na garganta, nos distúrbios provocados pela radioterapia de câncer nesses locais[1] e para neutralizar os efeitos tóxicos provocados por espécies de *Datura* (zabumba, trombeteira, copo-de-leite, etc). Em veterinária, é usado como estimulante das secreções digestivas e dos movimentos do aparelho gastrointestinal, especialmente do rúmen[5,6]. A pilosina tem se mostrado clinicamente eficaz no tratamento da acne, queda de cabelos, seborreia e outras afecções do couro cabeludo[2] mas não se tem dados sobre este uso com o infuso das folhas. Doses altas de jaborandi ou de pilocarpina podem provocar intoxicação traduzida por cólicas, dificuldade respiratória, diminuição do ritmo do coração e, inclusive, colapso; estes sintomas podem ser revertidos pelo uso cuidadoso de atropina ou extrato de espécies de *Datura*. As propriedades medicinais do jaborandi tanto por uso interno como externo são decorrentes da pilocarpina. As preparações de jaborandi não devem ser usadas no período da gravidez. Os estudos com a pilocarpina continuam crescendo, concentrando-se hoje no seu uso tópico para outros fins, como um agente de penetração transdérmica devido a sua propriedade de abrir os poros e promover o aumento da circulação capilar[1,2].

Pilocarpus pennatifolius Lem.
Vista geral de um exemplar adulto cultivado.

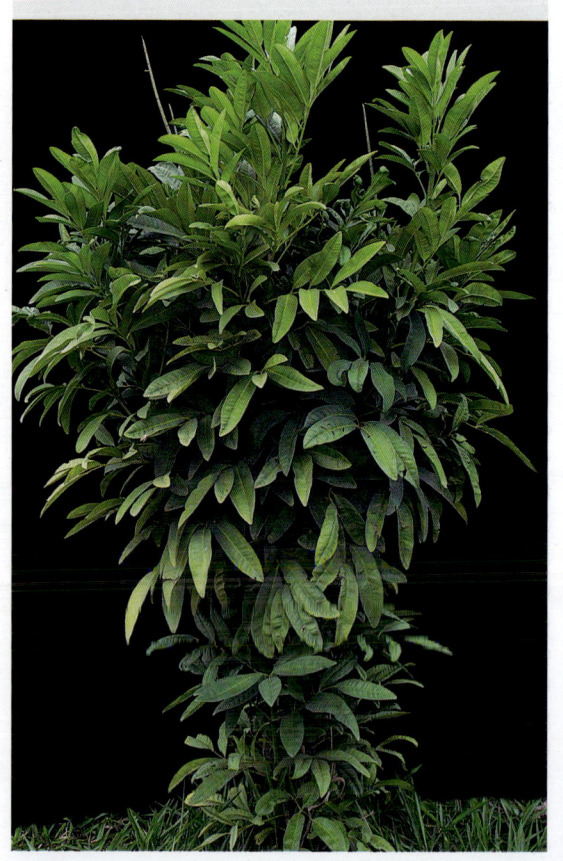

Literatura citada:
1- Coutinho, S. 1874. Note sur un nouveau medicament diaphoretique et silagogue: le jaborandi du Bresil. *J. Therap. 1*: 165-167.
2- Gangarosa, L.P. et al. 1995. Iontophoresis for enhancing penetration of dermatologic and antiviral drugs. *J. Dermatol.*
3- Holmstedt, B. et al. 1979. Jaborandi: An Interdisciplinary Approach. *J. Ethnopharmacology 1*: 3-21.
4- Packer, M. et al. 1995. Ophthalmology's Botanical Heritage. *Herbal Gram* 35.
5- Ringold, S. et al. 1875. On Jaborandi. *The Lancet*, p.157-159.
6- Yosipovitch, G. et al. 1995. Sweat secretion, stratum corneum hydration, small nerve function and pruritus in patients with advanced chronic renal failure. *J. Dermatol.*

Ruta graveolens L.

Sin.: *Ruta hortensis* Mill.

Angiospermae - Rutaceae. **Planta estudada:** H. Lorenzi 939 (HPL).

arruda, arruda-fedorenta, ruta-de-cheiro-forte, arruda-aromática, arruda-dos-jardins, arruda-do-povo, ruda, ruta-dos-jardins, ruta-fedorenta, arruda-doméstica, arruda-macho, arruda-fêmea, erva-arruda

Características gerais - subarbusto perene, rizomatoso, de caule ereto, lenhoso na parte inferior e pouco ramificado. Folhas compostas pinadas, de folíolos fortemente aromáticos, glabros, de cor verde-azulada, de menos de 1 cm de comprimento. Flores pequenas, amarelas, dispostas em corimbos terminais. É originária da Europa meridional e cultivada em vários países como no Brasil e especialmente da Europa oriental, como planta medicinal.

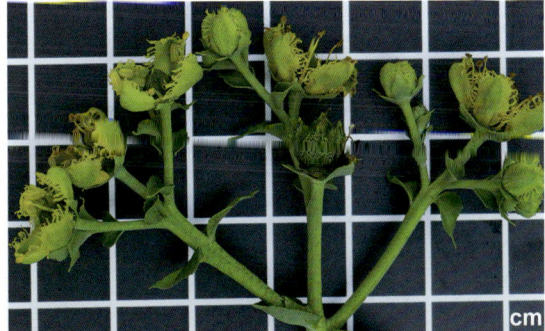

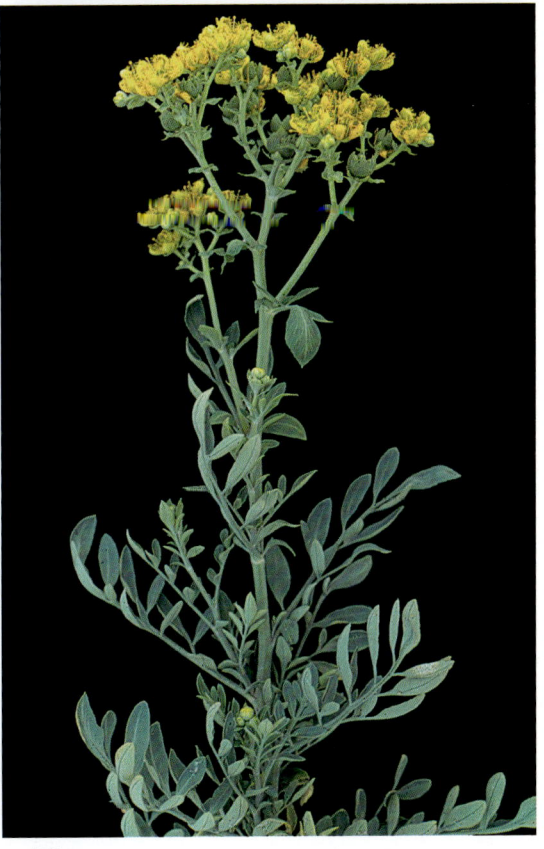

Usos - desde a mais remota antiguidade a arruda foi tida na Europa e na África como planta mágica, usada em rituais de proteção do homem, especialmente crianças, contra o mau-olhado, defesa contra doenças e para realização de sonhos e desejos[1]. Ainda hoje, muitas famílias brasileiras mantêm viva essa antiga crença e levam suas crianças para rezadeiras e benzedeiras a fim de serem tratadas com rezas e respingos com um ramalhete de arruda, para cura do quebranto, "doença" que acreditam ser causada pelo mau-olhado. Toda a planta desprende forte cheiro fétido e ativo, devido ao óleo essencial que encerra, de cor amarelo-esverdeado, de sabor amargo e muito espesso[1]. A literatura etnofarmacológica cita o seu uso em medicina popular na forma de chá como medicação caseira no tratamento de desordens menstruais, inflamações na pele, dor de ouvido, dor de dente, febre, câimbras, doenças do fígado, verminose e como abortivo[4,5]. Seu estudo fitoquímico indicou a presença nas folhas de óleo essencial rico em metilcetonas, acompanhadas de quantidades menores de outros componentes e, nas raízes um óleo essencial de composição diferente da encontrada nas folhas[3]. Entre os constituintes fixos foram identificados vários glicosídeos flavônicos nas flores, enquanto nas folhas predomina a rutina e derivados cumarínicos, entre os quais estão o bergapteno, a xantotoxina e o psoraleno que são substâncias fotossensibilizantes, além de saponina do ácido oleanólico, um heterosídio antociânico, uma lignana e vários alcaloides[2,3]. Segundo os resultados de ensaios farmacológicos, esta planta tem atividades anti-helmíntica, febrífuga, emenagoga e abortiva, que foram comprovadas experimentalmente pela administração do extrato alcoólico das folhas a ratas prenhes. Pelo menos duas de suas preparações caseiras são aceitas pela medicina oficial, o chá e o sumo obtido por expressão das folhas[2]. O chá por infusão para o tratamento caseiro da menstruação atrasada é preparado adicionando-se água fervente a uma xícara das de chá contendo uma colher das de café das folhas picadas e usado na dose de duas xícaras por dia[2]. O sumo é empregado para aliviar a dor de ouvido, colocando-se duas ou três gotas no ouvido doente. O emprego desta planta, tanto por via oral como por via tópica, deve se revestir de bastante cuidado, por causa de suas ações tóxicas sobre o útero, provocando hemorragia e, sobre a pele, que sensibilizada pelas furanocumarias pode sofrer severas queimaduras quando exposta ao sol[2,3].

Literatura citada:
1- Braga, R.A. 1960. *Plantas do Nordeste, especialmente do Ceará*. 2. ed. Imprensa Oficial, Fortaleza, 540 p.
2- Gruenwald, J.; Brendler, T. & Jaenickke, C. (eds.). 2000. *Physicians Desk References (PDR) for herbal medicines*. Med. Econ. Co., New Jersey, 858 p.
3- Sousa, M.P.; Matos, M.E.O.; Matos, F.J.A. et al. 1991. *Constituintes químicos de plantas medicinais brasileiras*. Imprensa Universitária/UFC, Fortaleza, 416 p.
4- Bown, D. 1995. *The Herb Society of America - Encyclopedia of Herbs & Their Uses*. Dorling Kindersley Publishing, Inc., New York.
5- Corrêa, A.D.; Siqueira-Batista, R. & Quintas, L.E.M. 1998. *Plantas Medicinais - do cultivo à terapêutica*. 2. ed. Editora Vozes, Petrópolis.

Ruta graveolens L.
Vista geral de um plantio em horta caseira no interior do estado de São Paulo.

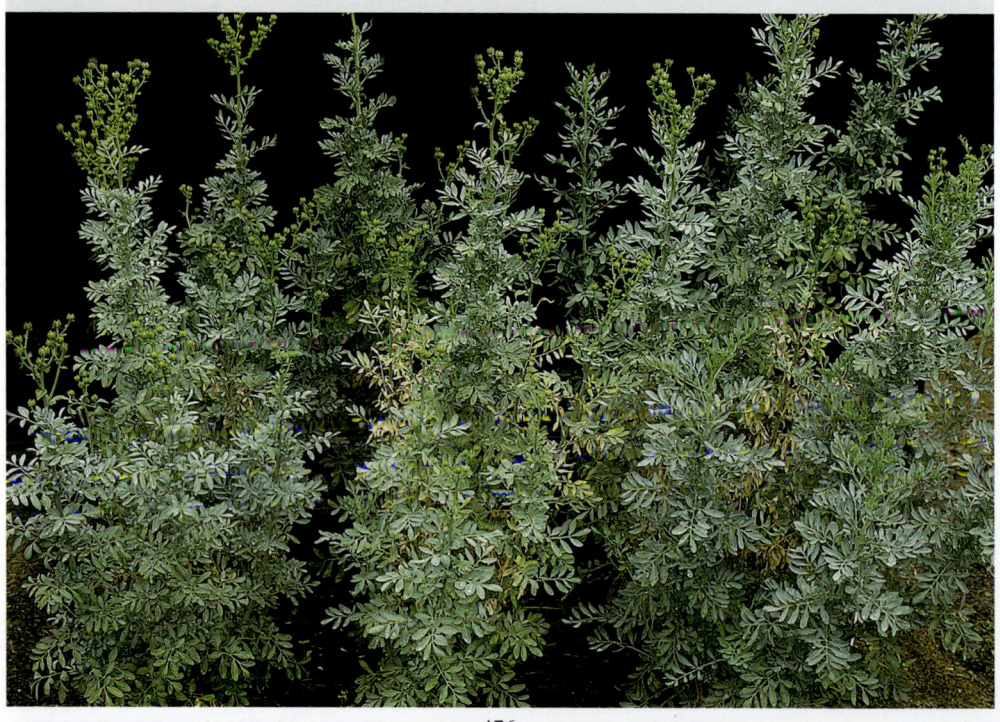

Casearia sylvestris Sw.

Sin.: *Casearia punctata* Spreng., *Casearia samyda* (C.F. Gaertn.) DC., *Casearia ovoidea* Sleumer, *Casearia subsessiliflora* Lundell, *Casearia caudata* Uittien, *Casearia attenuata* Rusby, *Casearia chlorophoroidea* Rusby, *Casearia benthamiana* Miq., *Casearia ekmanii* Sleumer, *Casearia formosa* Urb., *Casearia lindeniana* Urb. *Casearia onacaensis* Rusby, *Casearia serrulata* Sw., *Samyda sylvestris* (Sw.) Poir., *Casearia sylvestris* var. *angustifolia* Uittien, *Casearia sylvestris* var. *benthamiana* Uittien, *Guidonia sylvestris* (Sw.) Maza

Angiospermae - Salicaceae. **Planta usada:** H. Lorenzi 1.483 (HPL).

guaçatonga, apiá-acanoçu, bugre-branco, café-bravo, café-de-frade, cafezeiro-do-mato, cafezinho-do-mato, cambroé, chá-de-bugre, erva-de-bugre, erva-lagarto, erva-pontada, fruta-de-saíra, guaçatunga, guaçatunga-preta, língua-de-teju, língua-de-tiú, paratudo, pau-de-lagarto, petumba, varre-forno, vassitonga

Características gerais - árvore de 4-6 m de altura, dotada de copa densa e arredondada, com tronco de 20-30 cm de diâmetro, nativa de quase todo o Brasil, principalmente no Planalto Meridional. Folhas persistentes, um tanto assimétricas na base, com glândulas, de 6-12 cm de comprimento. Flores pequenas, de cor esbranquiçada, reunidas em glomérulos axilares[1]. Existem no Brasil outras espécies de *Casearia* conhecidas pelos mesmos nomes populares e com características similares.

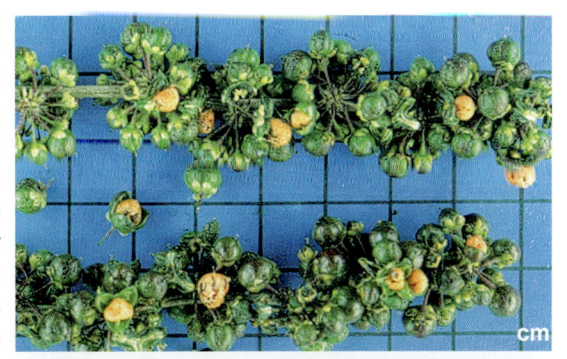

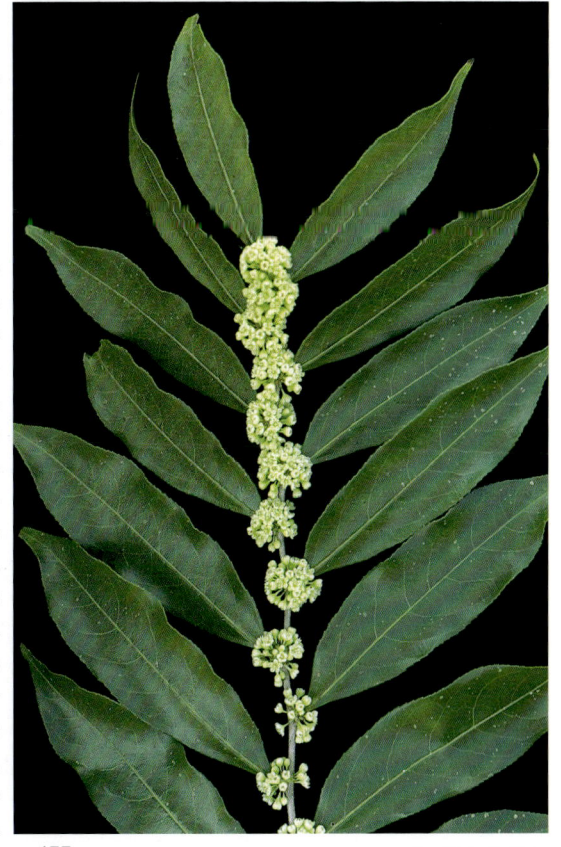

Usos - as folhas desta planta são de longa data amplamente utilizadas na medicina tradicional brasileira, principalmente para o tratamento de queimaduras, ferimentos, herpes e pequenas infúrias cutâneas[7,6]. Suas folhas e casca são consideradas tônicas, depurativas, antirreumáticas e anti-inflamatórias. É usada também contra mordidas de cobra, como analgésico e hemostático em mucosas e lesões cutâneas[2,3]. Em Minas Gerais é utilizada para o tratamento de doenças de pele e como depurativo do sangue. É recomendada contra gastrite, úlceras internas e mau hálito (halitose) na forma de chá, preparado adicionando-se água fervente em 1 xícara (chá) contendo 1 colher (sobremesa) de folhas frescas picadas, administrado na dose de 1 xícara (chá) 10 minutos antes das principais refeições[11]. Recomenda-se também em uso externo contra herpes labial e genital, gengivites, estomatite, aftas e feridas da boca[11]. Em muitos países da América do Sul esta planta entra na composição de produtos dentários e antissépticos[6]. Os resultados de sua análise fitoquímica indicam a presença em suas folhas de terpenos e flavonoides[4,5]. Estudos clínicos já confirmaram algumas das propriedades preconizadas pela medicina popular. Suas propriedades cicatrizantes de ferimentos, bem como sua atividade antiúlceras gástricas foram cientificamente validadas em estudos conduzidos no Brasil, respectivamente em 1979 e 1990[7,8]. Num estudo com diterpenos isolados desta planta demonstrou-se uma ação inibitória sobre tumores[9]. Estudos farmacológicos com ratos utilizando o extrato de sua casca, mostraram atividade anti-inflamatória, protegendo-os contra o veneno da cobra jararaca (*Bothrops jararaca*)[10].

Casearia sylvestris Sw.
Sementes e exemplar adulto de cerca de 5 m, com sua copa arredondada característica, fotografado em seu habitat natural no estado do Espírito Santo.

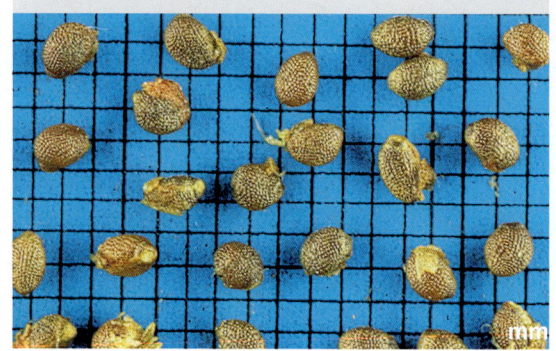

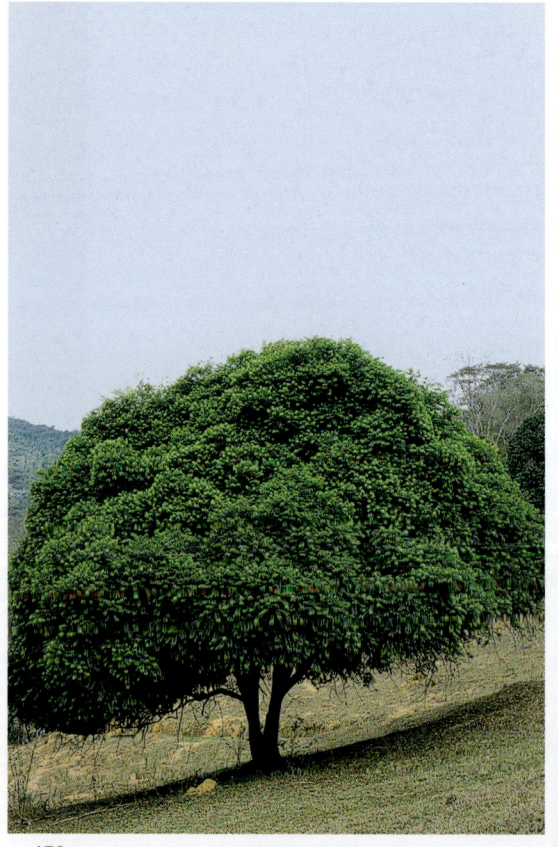

Literatura citada:
1- Lorenzi, H. 2002. *Árvores Brasileiras: manual de identificação e cultivo de plantas arbóreas nativas do Brasil*. 4ª edição. Vol. I. Instituto Plantarum, Nova Odessa-SP, 384 p.
2- Mors, W.B.; Rizzini, C.T. & Pereira, N.A. 2000. *Medicinal Plants of Brazil*. Reference Publications, Inc., Algonac, Michigan, 501 p.
3- Ruppelt, B.M. et al. 1991. Pharmacological screening of plants recommended by folkmedicine as anti-snake venom. I. Analgesic and anti-inflammatory activities. *Mem. Inst. Oswaldo Cruz 86*(suppl. 2): 203-205.
4- Brasil, A.; Silva, G.A. & Bauer, L. 1970. Análise do oleo essencial de *Casearia sylvestris* Sw. *Rev. Bras. Farm. 51*: 327-331.
5- Junges, M.J.; Schenkel, E.P. & Simões, C.M.O. 1985. Flavonóides de *Casearia sylvestris* Swartz, Flacourtiaceae (erva-de-bugre). *Cad. Farm. 1*: 95-101.
6- Taylor, L. 1969. Guaçatonga (*Casearia sylvestris* Technical Report). Raintree Nutrition, Inc. Database on the Internet.
7- Scavone, O. et al. 1979. Guaçatonga (*Casearia sylvestris* Swartz): Aspectos botânicos da planta, ensaios fitoquímicos e propriedades cicatrizantes da folha. *An. Farm. Quím. S. Paulo 19:* 73-82.
8- Basile, A.C. 1990. Pharmacological assay of *Casearia sylvestris*. 1. Preventive anti-ulcer activity and toxicity of the leaf crude extract. *J. Ethnopharmacol. 30*: 185-197.
9- Itokawa, H. et al. 1988. Antitumor principle from *Casearia sylvestris* Sw. (Flacourtiaceae), structure elicidation of new clerodane diterpenes by 2-D NMR spectroscopy. *Chem. Pharm. Bull. 36*: 1585-1588.
10- Barbi, N.S. et al. 1990. Estudo farmacológico e fitoquímico da casca de *Casearia sylvestris*. *11th Symposium on Medicinal Plants of Brazil and 3rd National Symposium on Pharmacology and Chemistry of Natural Products*, João Pessoa - PB. Abstracts of Papers n° 4.02.
11- Panizza, S. 1998. *Plantas que Curam (Cheiro de Mato)*. 3. ed. IBRASA, São Paulo, 280 p.

Jodina rhombifolia (Hook. & Arn.) Reissek

Sin.: *Celastrum rhombifolius* Hook. & Arn., *Ilex cuneifolia* var. *bonariensis* DC., *Jodina bonariensis* (DC.) Kuntze, *Jodina cuneifolia* (L.) Miers, *Jodina ruscifolia* Hook. & Arn.

Angiospermae - Santalaceae. **Planta estudada:** H. Lorenzi 2.443 (HPL).

cancrosa, cancorosa-de-três-pontas, erva-cancorosa, erva-cancerosa, cancorosa, cancerosa, sombra-de-touro

Características gerais - arvoreta espinhenta, de copa densa e muito ramificada, de 2-4 m de altura, nativa do sul do Brasil, principalmente na mata de pinhais de SC e na Depressão Central do RS sendo, contudo, rara. É mais frequente no Paraguai, Argentina e Uruguai. Folhas simples, alternas, curto-pecioladas, grossas e coriáceas, totalmente sem pelos, de forma romboédrica com um espinho em cada um dos 3 ângulos, de 4-5 cm de comprimento. Inflorescências aglomeradas e curtas nas axilas das folhas, com brácteas carnosas na base. Flores pequenas e discretas, de cor rósea. O fruto é uma cápsula drupácea, rugosa, deiscente, dividida em 5 partes, cada uma contendo uma semente[4].

Usos - a árvore é ocasionalmente cultivada como ornamental. Suas folhas e ramos são empregados na medicina caseira do sul do país. Na forma de infusão a 5% (folhas e ramos) é empregada contra resfriado e o cozimento (decocção) da casca a 5% tem efeito adstringente contra disenteria[3,5]. O pó torrado das folhas é aplicado sobre úlceras crônicas, carcinomas e outros ferimentos infectados[1,6] e, internamente é empregado contra problemas estomacais e resfriados[5]. Um estudo fitoquímico com os glicerídeos do óleo de suas sementes indicou a presença de ácidos graxos acetilênicos[2].

Literatura citada:

1- D'Ávila, M.C. *Flora Medicinal do Rio Grande do Sul*. Dissertação - Faculdade de Medicina e Pharmácia de Porto Alegre, Porto Alegre, 155 p.
2- Hopkins, C.Y.; Chisholm, M.J. & Cody, W.J. 1969. Fatty acid components of some Santalaceae seed oils - References. *Phytochemistry 8*: 161-165.
3- Lombardo, A.; Gonzáles, M. & Villarino, A. 1937. *Plantas de la Medicina Vulgar del Uruguay*. Ill. Montevidéu, 141 p.
4- Mattos, J.R. 1967. Santaláceas. In: Reitz, R. (ed.). *Flora Ilustrada Catarinense*. Herbário Barbosa Rodrigues, Itajaí.
5- Mors, W.B.; Rizzini, C.T. & Pereira, N.A. 2000. *Medicinal Plants of Brazil*. Reference Publications, Inc., Algonac, Michigan, 501 p.

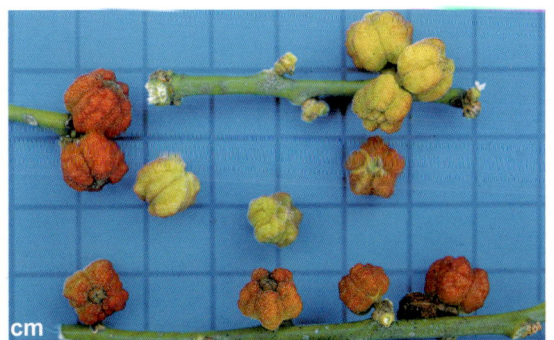

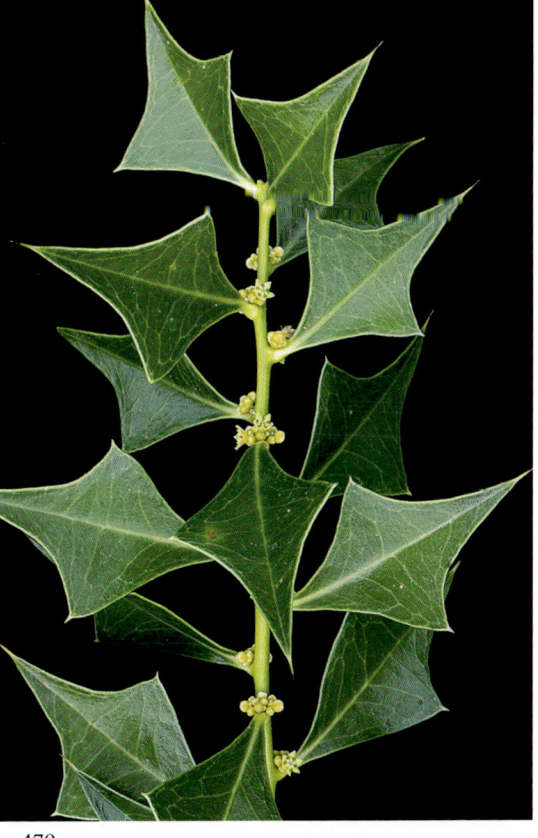

Dodonaea viscosa Jacq.

Sin.: *Dodonaea angustifolia* L. f., *Dodonaea dombeyana* Blume, *Dodonaea spathulata* Sm., *Dodonaea eriocarpa* var. *vaccinioides* Sherff, *Dodonaea burmanniana* DC., *Dodonaea viscosa* var. *galapagensis* (Sherff) Porter, *Dodonaea viscosa* var. *spathulata* (Sm.) Benth.

Angiospermae - Sapindaceae. **Planta estudada:** H. Lorenzi 1.587 (HPL).

vassoura-vermelha, vassourão-vermelho, faxina-vermelha, erva-de-veado, vassoura-do-campo

Características gerais - árvore de copa rala, de 4 a 8 m de altura, com ramos novos avermelhados, nativa dos estados de São Paulo até o Rio Grande do Sul, principalmente na orla litorânea, tanto na planície costeira como na encosta Atlântica até o alto da serra. Folhas simples, cartáceas e viscosas, glabras, de 6-14 cm de comprimento. Inflorescências racemosas axilares curtas, com flores discretas de cor amarela. Os frutos são samarídeos trialados, avermelhadas, indeiscentes[2,6].

Usos - as flores são melíferas. O decocto feito com ramos, folhas e flores é empregado na medicina caseira em algumas regiões do país, principalmente no Sul, onde é usada contra cólicas flatulentas, reumatismo, gota, febre e várias doenças venéreas[6]. O decocto de sua madeira é utilizado para baixar a febre e a casca tem emprego na preparação de banhos adstringentes e fomentações[3,6]. A folha e seu exsudato resinoso têm propriedades: aromática, adstringente, amarga, sudorífica, purgativa e febrífuga, sendo também usado na forma de cataplasma no tratamento de indigestão flatulenta, reumatismo, gota e várias outras doenças. Sua seiva é empregada para desobstruir tumores[3]. Na composição química do exsudato viscoso das folhas foram encontrados flavonoides e outros polifenóis[4,5,8], além de diterpenoides[1,7]. Das sementes foram isolados ésteres de saponinas com propriedades antiexsudativa, moluscicida e estimulante da fagocitose[10].

Literatura citada:

1- Jefferies, P.R. & Payne, T.G. 1967. Diterpenes of the cascarillin group from *Dodonaea spp*. *Tetrahedron Lett.* : 4777-4782.

2- Lorenzi, H. 2002. *Árvores Brasileiras: manual de identificação e cultivo de plantas arbóreas nativas do Brasil*. 2ª edição. Vol. II. Instituto Plantarum, Nova Odessa-SP, 384 p.

3- Mors, W.B.; Rizzini, C.T. & Pereira, N.A. 2000. *Medicinal Plants of Brazil*. Reference Publications, Inc., Algonac, Michigan, 501 p.

4- Paris, R.R. & Nothis, A. 1970. Plantes de Nouvelle Calédonie. II: Plantes contenand des derives polyphénoliques. *Plantes Méd. Phytothér.* 4: 63-74.

5- Rao, K.V. 1962. Chemical examination of the leaves of *Dodonaea viscosa*. *J. Indian Chem. Soc.* 39: 561-562.

6- Reitz, R. 1980. Sapindáceas. In: Reitz, R. (ed.). *Flora Ilustrada Catarinense*. Herbário Barbosa Rodrigues, Itajaí. 156 p.

7- Sachdev, K. & Kulshreshtha, D.K. 1984. Dodonic acid, a new diterpenoid from *Dodonaea viscosa*. *Planta Medica* 50: 448-449.

8- Sachdev, K. & Kulshreshtha, D.K. 1983. Flavonoids from *Dodonaea viscosa*. *Phytochemistry* 22: 1253-1256.

9- Sastry, K.N.S. & Nayudamma, Y. 1966. Leucocyanidin from *Dodonea viscosa* bark. *Leather Sci.* 13: 147.

10- Wagner, H.; Ludwig, C.; Grotjahn, L. & Kahn, M.S.Y. 1987. Biologically active saponins from *Dodonaea viscosa*. *Phytochemistry* 26: 697-701.

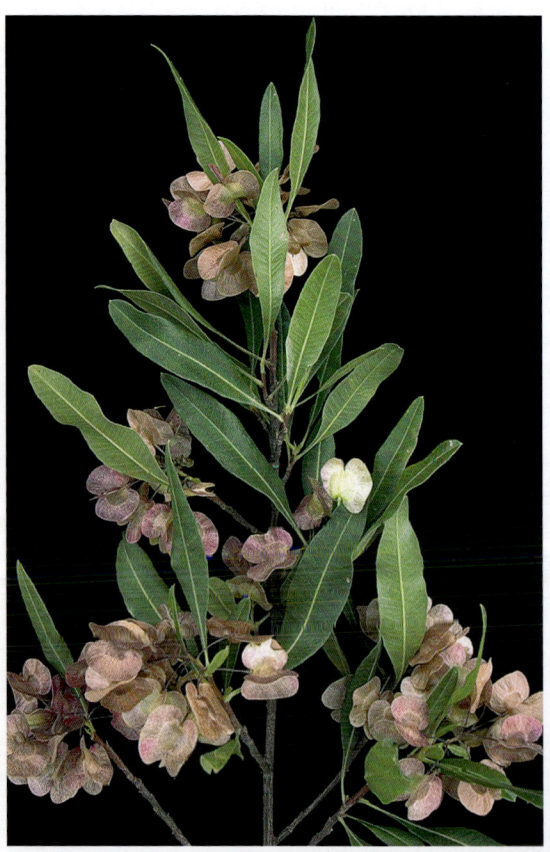

Paullinia cupana Kunth
Angiospermae - Sapindaceae. **Planta estudada:** E.R. Salviani 1.508 (HPL).

guaraná, guaraná-uva, guaranazeiro, uaraná

Características gerais - arbusto perene, de ramos escandentes ou trepadores, de crescimento vigoroso, podendo seus ramos atingir até 10 m de comprimento. As flores são pequenas, de cor creme e pouco vistosas. Os frutos são cápsulas globosas, de cor vermelho-viva, que se abrem quando ainda na planta, expondo as sementes de cor preta brilhante envolvidas parcialmente por arilo esbranquiçado e adocicado. É nativo da região Amazônica, principalmente ao longo do rio de mesmo nome, porém hoje já é cultivado em outras regiões tropicais tanto do país como do exterior[6,7]. Multiplica-se por sementes. O nome guaraná é dado também ao produto elaborado com suas sementes e comercializado em forma de bastões ou mesmo moldado na forma de animais da fauna amazônica, segundo as práticas indígenas da região de Maués. Para isso as sementes são separadas dos frutos maduros, por lavagem com água, tostadas e, em seguida, trituradas com pouca água para obtenção de uma pasta que é moldada e seca ao sol ou estufas, tornando-se muito duras[8]. Originalmente, ralava-se o bastão em língua seca de pirarucu e misturava-se o pó com água e bebia-se. Hoje o guaraná em pó é obtido por trituração da semente.

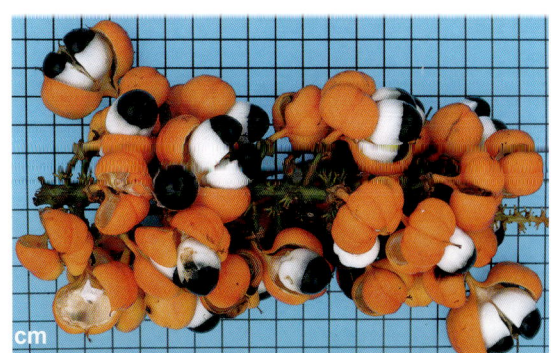

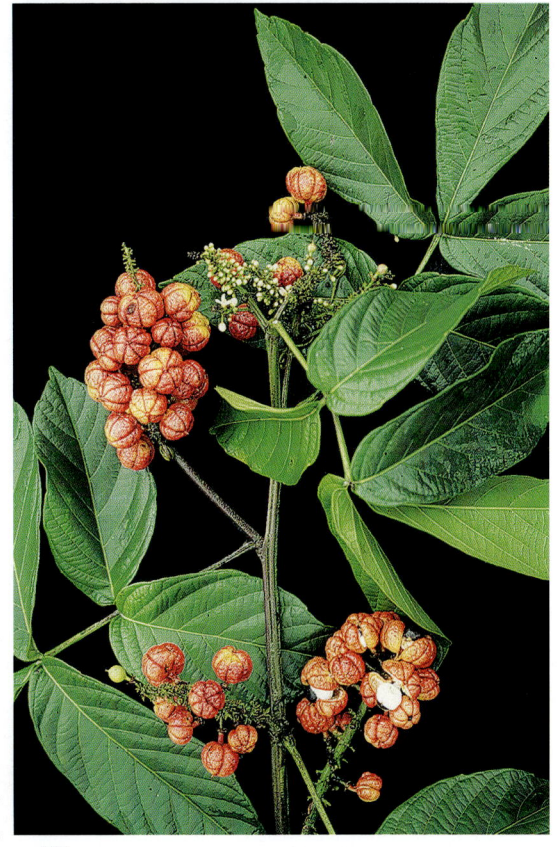

Usos - o uso desta planta pelos índios amazônicos é bem anterior à descoberta do Brasil. Utilizam suas sementes secas e tostadas em mistura com água até formar uma pasta, para preparar alimentos, bebidas e remédios. Como remédio a utilizam principalmente como estimulante, adstringente e para o tratamento de diarreias crônicas[5]. Os estudos científicos com o guaraná foram iniciados por volta de 1940 por pesquisadores franceses e alemães, cujos achados confirmaram as indicações preconizadas pelos indígenas. Suas propriedades benéficas foram passadas aos colonizadores europeus que logo passaram a utilizá-lo, principalmente como estimulante, até o seu uso comercial na composição de um dos principais refrigerantes consumidos no Brasil -o popular "guaraná"[7]. É recomendado contra diarreias crônicas e disenterias, na dose de 1 colher (sopa) rasa do pó de seus frutos em 1 copo de água e suco de limão[6]. Recomenda-se também contra copo de água e suco de limão[6]. Recomenda-se também contra enxaqueca na forma de chá por decocção, preparado com 1 colher (chá) de pó dos frutos em 1 xícara (chá) de água em fervura durante alguns minutos, ingerindo-se 1 xícara (chá) 2 vezes ao dia[6]. Atualmente milhões de brasileiros utilizam o guaraná diariamente como um estimulante contra fadigas, para prevenir envelhecimento precoce e obesidade, para desintoxicação do sangue, flatulência, dispepsia e arteriosclerose[2]. Desde 1989 o extrato de guaraná está patenteado nos Estados Unidos para uso visando prevenir a formação de coágulos no sangue e para eliminar os já formados[2,4,3]. A análise fitoquímica das sementes registrou a presença de pequena quantidade de um óleo formado de constituintes voláteis e fixos, 30% de amido, 15% de proteína, 12% de taninos e até 5,8% de cafeína acompanhada de pequenas quantidades de teofilina, além de resina, ácido málico, saponinas, catequina, epicatequina e alantoína[9,10,11]. Ensaios farmacológicos pré-clínicos mostraram como sua principal propriedade a ação estimulante sobre o sistema nervoso central, acompanhada de atividades relaxante dos brônquios e dos músculos, antiagregante plaquetário (antitrombótico), febrífuga e antidiarreica[7,10,11].

Literatura citada:
1- Belliardo, F. et al. 1985. HPLC determination of caffeine and theophylline in *Paulinia cupana* Kunth (guarana) and *Cola* spp. Samples. *Z. Lebensm Unters Forsch.*
2- Bernardes, A. 1984. *Brazilian Herbs, Folklore, History & Uses*. Shogun Editora e Arte Ltda, Rio de Janeiro.
3- Bidlowski, S.P. et al. 1991. An aqueous extract of guarana (*Paullinia cupana*) decreases platelet thromboxane synthesis. *Braz. J. Med. Biol. Res.*
4- Bidlowski, S.P. et al. 1988. A novel property of an aqueous guarana extract (*Paullinia cupana*): inhibition of platelet aggregation *in vitro* and *in vivo*. *Braz. J. Med. Biol. Res.*
5- Lueng, G. & Foster, S. 1996. *Encyclopedia of Common Natural Ingredients*. Ed. Wiley & Sons, Inc., New York.
6- Panizza, S. 1998. *Plantas que Curam (Cheiro de Mato)*. 3. ed. IBRASA, São Paulo, 280 p.
7- Taylor, L. 1998. *Herbal secrets of the rainforest*. Prima Health Publishing, Rocklin, CA, 315 p.
8- Corrêa, M.P. 1926. *Dicionário das Plantas Úteis do Brasil e das Exóticas Cultivadas*. Vol. I. Ministério da Agricultura, Rio de Janeiro, 774 p.
9- Sousa, M.P.; Matos, M.E.O.; Matos, F.J.A. et al. 1991. *Constituintes químicos de plantas medicinais brasileiras*. Imprensa Universitária/UFC, Fortaleza, 416 p.
10- Simões, C.M.O., Schenkel, E.P.; Gosmasn, G. et al. 2001. *Farmacognosia - da planta ao medicamento*. Editora da Universidade/UFRGS/UFSC, Porto Alegre/Florianópolis, 833 p.
11- Mors, W.B.; Rizzini, C.T. & Pereira, N.A. 2000. *Medicinal Plants of Brazil*. Reference Publications, Inc., Algonac, Michigan, 501 p.
12- Lorenzi, H.; Bacher, L.; Lacerda, M. & Sartori, S. 2006. *Frutas Brasileiras e Exóticas Cultivadas: (de consumo in natura)*. Instituto Plantarum, Nova Odessa-SP, 672 p.

Paullinia cupana Kunth
Vista geral de uma plantação comercial desta planta em plena frutificação no sul da Bahia.

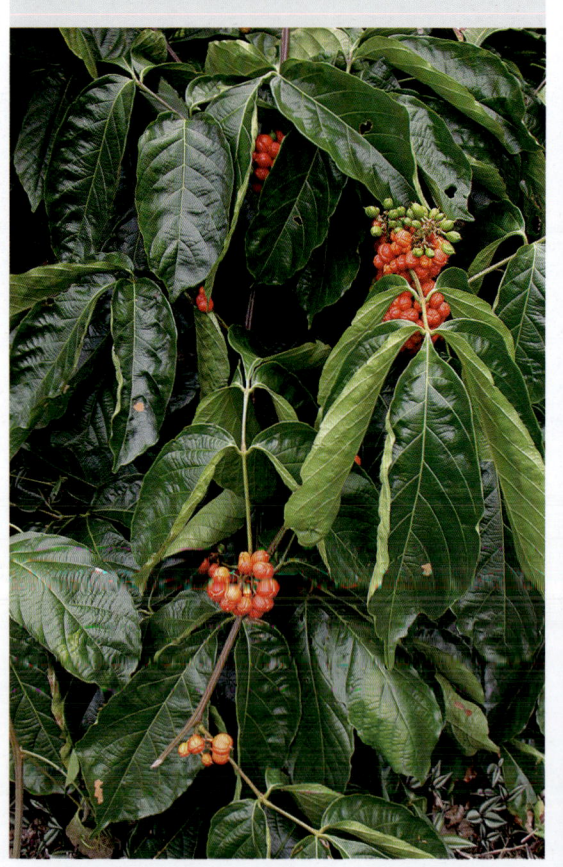

Sideroxylon obtusifolium (Humb. ex Roem. & Schult.) T.D. Penn.

Sin.: *Bumelia sartorum* Mart., *Bumelia obtusifolia* Humb. ex Roem. & Schult., *Bumelia excelsa* A. DC., *Bumelia buxifolia* Roem. & Schult., *Bumelia dunantii* A. DC., *Bumelia cruegerii* Griseb., *Bumelia nicaraguensis* Loes., *Lyciodes buxifolia* (Roem. & Schult.) Kuntze, *Lyciodes dunantii* (A. DC.) Kuntze

Angiospermae - Sapotaceae. **Planta estudada:** H. Lorenzi 1.333 (HPL).

quixaba, quixabeira, rompe-gibão, coronilha, coca, maçaranduba-da-praia, miri, sacutiaba

Características gerais - árvore de copa densa e ovalada, com espinhos rígidos e longos, de ramos tortuosos, tendo as pontas pendentes e espinhosos, de 7-18 m de altura, com tronco curto e um tanto canelado, de 30-60 cm de diâmetro, com casca áspera e acinzentada, nativa da caatinga do Nordeste e do Vale do São Francisco, das restingas litorâneas e do Pantanal Mato-grossense. Folhas simples, opostas, inicialmente fasciculadas, coriáceas, glabras, de 2-3 cm de comprimento. Flores discretas, perfumadas, de cor amarelo-esverdeada, reunidas em fascículos axilares. Os frutos são drupas ovoides, lisas e brilhantes, de cor preta quando maduras, com polpa carnosa e adocicada, contendo no seu interior uma única semente dura. Multiplica-se apenas por sementes[1,4,7].

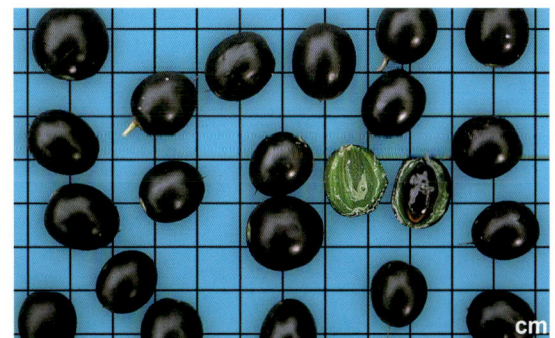

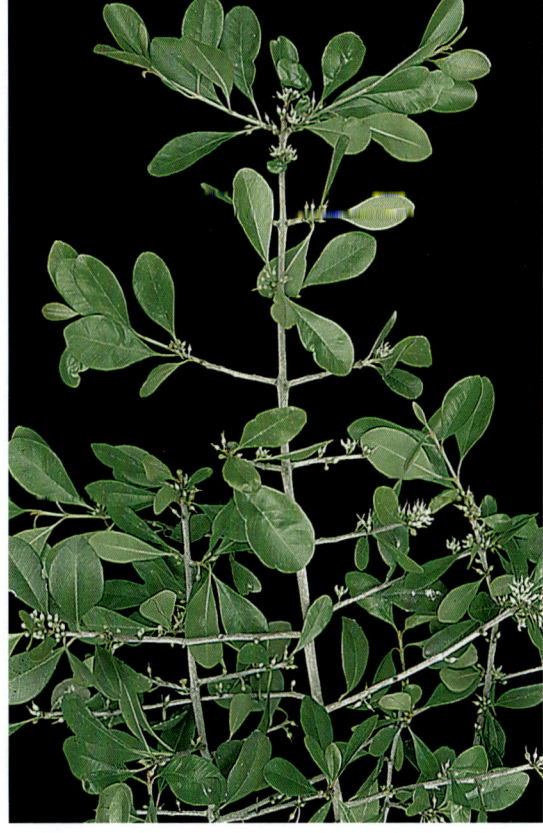

Usos - os frutos (quixabas) são comestíveis e apreciados pelas populações do sertão do Nordeste, além de serem avidamente procurados por pássaros. Sua madeira é empregada em construção civil, marcenaria, torno e principalmente para escultura (confecção de carrancas)[6]. A sua casca é amplamente empregada na medicina caseira no interior do Nordeste e por isso seriamente ameaçada por este extrativismo e comercialização, sem um programa de manejo adequado[1]. A casca do tronco e das raízes são consideradas adstringentes, tônicas, anti-inflamatórias e antidiabéticas[5,6]. É usado o decocto, a infusão e a maceração da casca do caule no tratamento de inflamações ovarianas e diabetes[1]. Estudos farmacológicos desta planta com ratos visando validar as propriedades preconizadas pela medicina tradicional concluíram que possui propriedades. Adicionalmente, o extrato etanólico usado anti-inflamatórias e hipoglicemiantes. Adicionalmente, o extrato etanólico usado alterou a tolerância a glucose, aumentou a absorção da glucose nos músculos esqueléticos e inibiu significativamente a glicogenólise no fígado[3]. Análises fitoquímicas de sua casca isolaram triterpenos (taraxerona, taraxerol e eritridiol), ácido triterpênico (ácido bássico) e esteroides[2,3].

Literatura citada:
1- Agra, M. F. 1996. *Plantas da medicina popular dos Cariris Velhos, Paraíba, Brasil*. Editora União/PNE, João Pessoa, 125 p.
2- Almeida, R.N. 1982. *Avaliação da atividade hipoglicemiante e isolamento de alguns triterpenoides de Bumelia sartorum Mart*. Dissertação (Mestrado) - Universidade Federal da Paraíba, 183 p.
3- Almeida, R.N., Barbosa Filho, J.M. & Naik, S.R. 1985. Chemistry and pharmacology of an ethano extract of *Bumelia sartorum. J. Ethnopharmocol.* 14: 173-185.
4- Lorenzi, H. 2002. *Árvores Brasileiras: manual de identificação e cultivo de plantas arbóreas nativas do Brasil*. 2ª edição. Vol. II. Instituto Plantarum, Nova Odessa-SP, 384 p.
5- Mors, W.B.; Rizzini, C.T. & Pereira, N.A. 2000. *Medicinal Plants of Brazil*. Reference Publications, Inc., Algonac, Michigan, 501 p.
6- Braga, R.A. 1976. *Plantas do Nordeste, especialmente do Ceará*. 3. ed. Coleção Mossoroense, Mossoró, 540 p.
7- Lorenzi, H.; Bacher, L.; Lacerda, M. & Sartori, S. 2006. *Frutas Brasileiras e Exóticas Cultivadas: (de consumo in natura)*. Instituto Plantarum, Nova Odessa-SP, 672 p.

Sideroxylon obtusifolium (Humb. ex Roem. & Schult.) T.D. Penn.
Sementes e exemplar adulto com sua copa densa muito característica, encontrada no Vale do São Francisco.

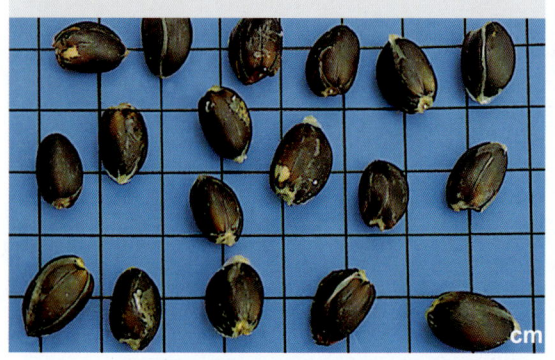

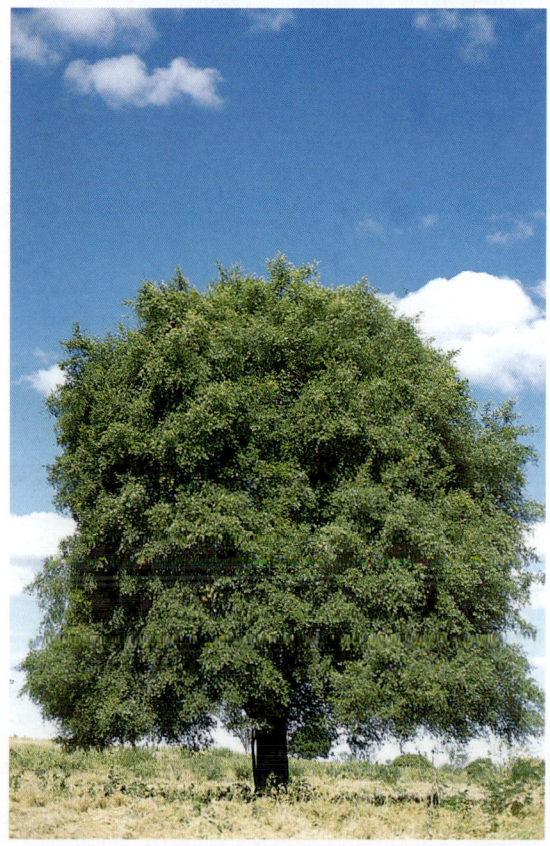

Buddleja stachyoides Cham. & Schltdl.

Sin.: *Buddleja brasiliensis* Jacq. ex Spreng., *Buddleja australis* Vell., *Buddleja albotomentosa* R.E. Fr., *Buddleja otophylla* Hassk.

Angiospermae - Scrophulariaceae. **Planta estudada:** H. Lorenzi 25 (HPL).

barbasco, barbasco-do-brasil, barrasco, barasco, barbaço, calça-de-velha, calção-de-velho, carro-santo, cezarinha, flor-de-verbasco, oassoma, tingui-da-praia, vassoura, vassourinha, verbaco-do-brasil, verbasci, verbasco, verbasso

Características gerais - arbusto ereto, perene, ramificado, de ramos angulados e às vezes alados, de 0,80-1,6 m de altura, nativo de quase todo o Brasil (Espírito Santo, Minas Gerais, Goiás e Mato Grosso do Sul até Santa Catarina) em capoeiras, restingas, áreas abertas de pastagens, beira de estradas e terrenos baldios. Folhas simples, opostas, sésseis, denso-tomentosas, de 10-17 cm de comprimento. Flores amarelas, reunidas em glomérulos axilares na extremidade dos ramos. Inflorescência racemosa de 10-30 cm de comprimento. Sob ferimento segrega um líquido viscoso e pegajoso. Multiplica-se apenas por sementes[3].

Usos - cresce espontaneamente em pastagens e terrenos baldios, onde é considerada planta daninha. A planta é empregada na medicina caseira com base na tradição popular, como anti-hemorroidal, béquica, analgésica, sudorífica, calmante, emoliente e antirreumática, embora a eficácia e a segurança de suas preparações não tenham sido, ainda, comprovadas cientificamente[1,2,4,5]. A literatura etnofarmacológica registra o emprego do chá de sua casca, principalmente para o tratamento de males dos pulmões, enquanto suas raízes, segundo literatura antiga, eram usadas contra o envenenamento por picada de cobras[3]. Refere também que o decocto feito por fervura de pedacinhos da planta toda em 1 litro de água e usado na forma de banhos, é indicada contra contusões, reumatismo, artrites, hemóptises, machucaduras e quadros de dores em geral[2,4,5]. Contra afecções catarrais das vias respiratórias, compreendendo gripe forte, asma, bronquites e tosses, cita o uso da infusão desta planta, na dose de 3 a 4 xícaras das médias por dia, preparada por adição de 1 litro de água fervente a 1 xícara das médias de pedaços de seus ramos com folhas e flores bem picados[2,5]. Como emoliente e anti-hemorroidal é usado o mesmo tipo de banho ou a cataplasma de suas folhas frescas[5]. Esta planta é considerada tóxica para peixes e, talvez também para o ser humano, se usada em doses excessivas[1].

Literatura citada:
1- Alzugaray, D. & Alzugaray, C. 1996. *Plantas que Curam*. Editora Três, São Paulo, 2 v.
2- Caribé, J. & Campos, J.M. 1977. *Plantas que Ajudam o Homem*. 5. ed. Cultrix/Pensamento, São Paulo.
3- Lorenzi, H. 2008. *Plantas Daninhas do Brasil: terrestres, aquáticas, parasitas e tóxicas*. 4ª edição. Instituto Plantarum, Nova Odessa-SP, 672 p.
4- Mors, W.B.; Rizzini, C.T. & Pereira, N.A. 2000. *Medicinal Plants of Brazil*. Reference Publications, Inc., Algonac, Michigan, 501 p.
5- Rodrigues, V.E.G. & Carvalho, D.A. 2001. *Plantas Medicinais no Domínio dos Cerrados*. Editora UFLA, Lavras-MG, 180 p.
6- Smith, L.B. et al. 1976. Loganiáceas. In: Reitz, R. (ed.). *Flora Ilustrada Catarinense*. Itajaí.

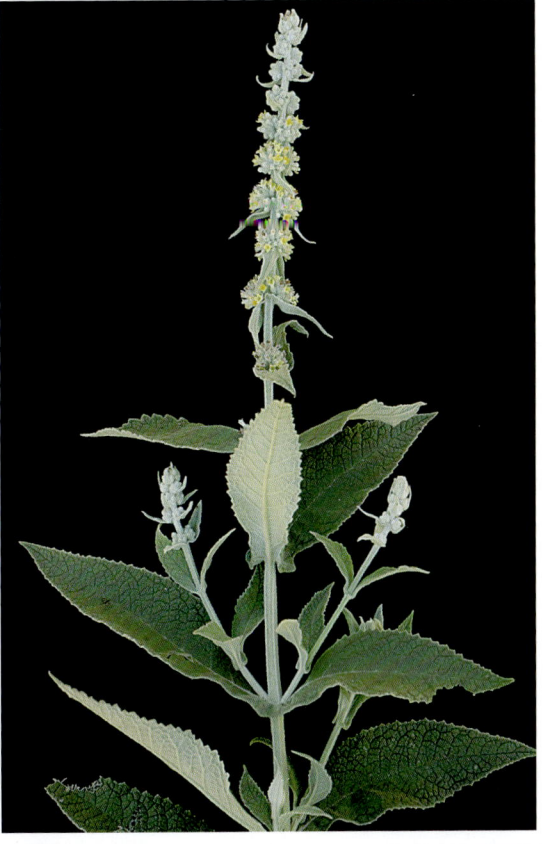

Capraria biflora L.

Sin.: *Capraria biflora* var. *pilosa* Griseb., *Capraria hirsuta* Kunth, *Capraria biflora* subsp. *havanensis* Tzvelev, *Capraria semiserrata* Willd., *Capraria semiserrata* var. *berterii* A. DC. ex Benth.

Angiospermae - Scrophulariaceae. **Planta estudada:** V.C. Souza 28.689 (HPL).

chá-da-terra, chá-de-calçada, chá-de-goteira, chá-de-boi, chá-do-rio, chá-preto, chá-de-marajó, chá-do-maranhão, chá-de-pé-da-calçada

Características gerais - pequeno subarbusto com 30-70 cm de altura, ereto, de ramos pubescentes, com raízes longas, tortuosas e escuras. Folhas alternas, oblongo-lanceoladas, agudas, irregularmente serreadas e pubescentes, de 1,5-3,0 cm de comprimento. Flores axilares, aos pares, pequenas, campanuladas e de cor branca. Fruto do tipo cápsula ovado-oblonga, com numerosas sementes pretas e muito pequenas. É encontrada na América tropical, inclusive no Brasil desde o Piauí até o Espírito Santo, Minas Gerais e Goiás. É frequente em Pernambuco, nas regiões compreendidas entre Olinda e Recife e, no Ceará nas serras úmidas, bem como no leito seco de rios[1,2,3,4,8].

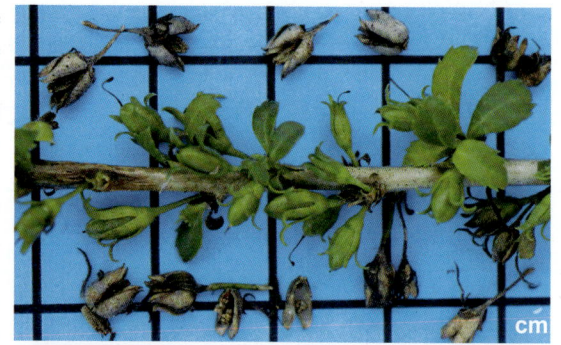

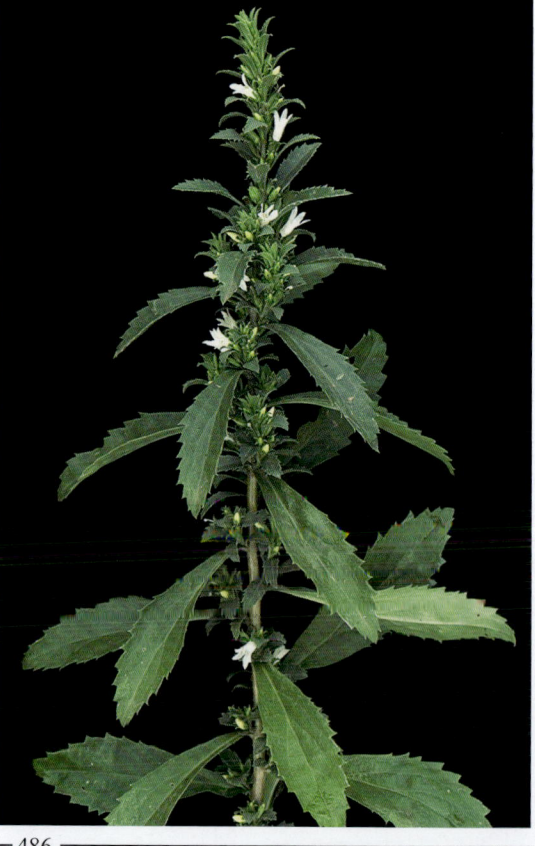

Usos - a literatura etnofarmacológica faz referência ao uso desta planta em forma de infuso feito com suas folhas e extremidades floridas como estomacal, sudorífico e febrífugo, bem como em afecções do aparelho urinário e, nos países do Caribe, no tratamento de conjuntivite pela aplicação do sumo das folhas[2], embora a eficácia e a segurança de suas preparações não tenham sido ainda comprovadas cientificamente. Seu estudo fitoquímico registra a presença da biflorina, um diterpenoide naftoquinônico, de cor violeta, em toda a planta, mas principalmente na casca das raízes[5], além dos iridoides glicosídicos harpagida e 8-o--benzoilarpagida[2,3]. Nos calos produzidos por cultura de células de explantes de raiz e folhas desta planta também foi comprovada a presença de biflorina, não tendo sido verificada, no entanto, a presença da harpagida. Nos ensaios farmacológicos, o extrato aquoso das folhas foi capaz de baixar a glicemia quando administrado a ratos tornados diabéticos por tratamento prévio com aloxana; os extratos etanólico e acetônico das raízes, exibiram forte ação bactericida e bacteriostática sobre germes *Gram*-positivos, semelhante à ação da biflorina e a harpagida e produziu analgesia nos animais da experiência. O decocto das folhas, administrado em altas doses, mostrou-se tóxico para o sistema nervoso central, produzindo depressão e efeito estupefaciente, que confirmam os dados da medicina popular sobre o uso de doses regulares, em que sua ação é tida como análoga a da infusão do chá da China, mas em doses altas, pode provocar debilidade geral, traduzida por vertigem, chegando até à paralisia[1,2]. As propriedades antimicrobianas da biflorina permitem recomendar o uso de preparações para uso tópico feitas com as raízes desta planta para tratamento preventivo e curativo de ferimentos infectados ou na pele[1]. Seu uso na conjuntivite só poderá ser recomendado depois de avaliada experimentalmente em laboratório sua inocuidade através de teste negativo de irritabilidade na conjuntiva, bem como seu uso oral como anti-infeccioso está na dependência dos resultado de ensaio sobre toxicidade e absorção das substâncias ativas[2].

Literatura citada:
1- Matos, F.J.A. 2000. *Plantas Medicinais - guia de seleção e emprego de plantas usadas em fitoterapia no nordeste do Brasil*. 2. ed. Imprensa Universitária/Edições UFC, Fortaleza, 344 p.
2- Robineau, L.G. (ed.). 1995. *Hacia uma farmacopea caribeña / TRAMIL 7*. Enda-Caribe UAG & Universidad de Antioquia, Santo Domingo, 696 p.
3- Mors, W.B.; Rizzini, C.T. & Pereira, N.A. 2000. *Medicinal Plants of Brazil*. Reference Publications, Inc., Algonac, Michigan, 501 p.
4- Sousa, M.P.; Matos, M.E.O.; Matos, F.J.A. et al. 1991. *Constituintes químicos de plantas medicinais brasileiras*. Imprensa Universitária/UFC, Fortaleza, 416 p.
5- Lima, O.G.; D'Albuquerque, I.L.; Lourenço, P. et al. 1953. Biflorina, novo antibiótico, isolado da *Capraria biflora*. *Rev. Quím. Indust.* 22(249): 14.
6- Brito, A.E.R.M.; Melo, V.M.M.; Matos, F.J.A. et al. 1994/95. Detecção cromatográfica de biflorina em tecidos de *Capraria biflora* L. cultivados *in vitro*. *Biologica Brasilica* 6(1/2): 63-8.
7- D'Albuquerque, I.L.; Lima, O.G. & Navarro, M.C.P. 1962. Novo Método de Extração e Purificação de Biflorina com Possibilidade Industrial. *Rev. Ind. Antibióticos* 4(1/2): 79-81.
8- Braga, R.A. 1976. *Plantas do Nordeste, especialmente do Ceará*. 3. ed. Vol. XLII. Coleção Mossoroense, Mossoró, 540 p.

Capraria biflora L.
População natural em floração, fotografada no habitat natural em leito de um rio seco no estado do Ceará.

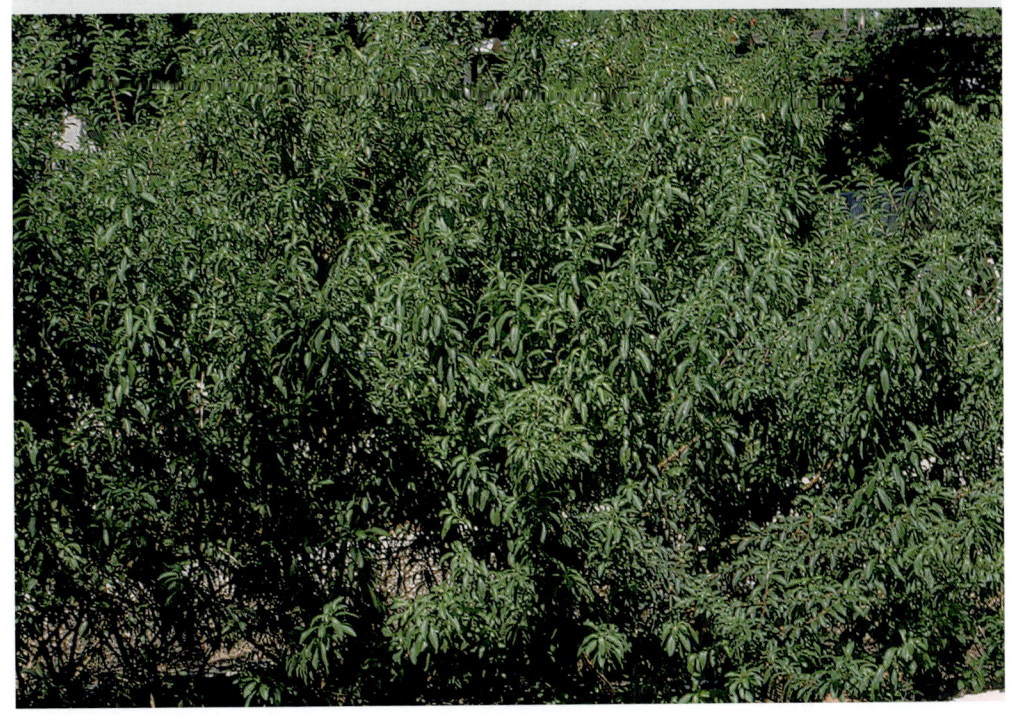

Quassia amara L.

Sin.: *Quassia alatifolia* Stokes, *Quassia officinalis* Rich.

Angiospermae - Simaroubaceae. **Planta estudada:** H. Lorenzi 1128 (HPL).

amargo, pau-quássia, quássia, quássia-amarga, quássia-de-caiena, quina, quinarana

Características gerais - arbusto grande ou arvoreta de 2-5 m de altura, dotada de copa estreita e mais ou menos rala, nativa do Norte do Brasil, principalmente da região do Baixo Amazonas. Possui folhas compostas tri ou penta-folioladas, de raque e pecíolo alados, de 10-15 cm de comprimento; folíolos cartáceos, glabros, de cor mais clara na face inferior, de 4-6 cm de comprimento. Inflorescências em racemos terminais, com muitas flores vermelhas muito vistosas.

Usos - esta planta é largamente usada na região Amazônica desde longa data em substituição à casca do quinino para malária, contendo muitos dos mesmos fitoquímicos encontrados naquela planta. Além deste uso é também empregada como inseticida, tônico e contra febres e hepatite[1]. Algumas tribos amazônicas a usam em banhos contra sarampo[2] e em lavagem bucal após extração de dentes[3]. Entre nós, esta planta é considerada tônica, estomáquica e aperitiva, recomendada para diarreias, prisão de ventre, anemias, problemas hepáticos, estomacais e gastrointestinais[3,4]. Sua casca contém muitos fitoquímicos ativos e princípios amargos considerados 50 vezes mais amargos que o quinino[5]. Além de "quassinoides" típicos do quinino, contém um outro composto amargo denominado de "quassin", cujo amargor desta planta em função de sua presença é avaliado em 40 mil[6]. Contém ainda quassimarin, uma substância com propriedades antileucêmicas e anticarcinogênicas[7]. Vários estudos farmacológicos conduzidos no passado com extratos de sua casca demonstraram ser eficiente no controle de piolho em crianças[8]. Outros estudos conduzidos na Índia demonstraram atividade larvicida contra diversos tipos de insetos, incluindo mosquitos e pernilongos[9]. Estudos recentes conduzidos na Nigéria demonstraram que esta planta tem efeito na fertilidade de ratos, baixando o número de espermatozoides e os níveis de testosterona[10].

Literatura citada:

1- Rutter, R.A. 1990. *Catalogo de Plantas Utiles de la Amazonia Peruana*. Instituto Linguístico de Verano, Yarinacocha, Peru.
2- Branch, L.C. & Silva, I.M.F. da. 1983. Folk Medicine of Alter do Chão, Pará, Brazil. *Acta Amazônica* 13(5/6): 737-797.
3- Cruz, G.L. 1995. *Dicionário das Plantas Úteis do Brasil*. 5. ed. Editora Bertrand, Rio de Janeiro.
4- Coimbra, R. 1994. *Manual de Fitoterapia*. 2. ed. Editora Cejup, Belém.
5- Duke, J.A. 1985. *Handbook of Medicinal Herbs*. Ed. CRC Press, Boca Raton, FL.
6- Samuelsson, G. 1992. Drugs of Natural Origin, Swedish Pharmaceutical Press: Stockholm.
7- Kupchan, S.M. 1976. Quassimarin, a new antileukemic quassinoid from *Quassia amara*. J. Org. Chemical 41(21), 3481-3482.
8- Jensen, O. 1979. Treatment of head lice with *Quassia* tincture. *Ugeskr Laeger* 141(4): 225-226 (1979).
9- Evans, D.A., et al. 1988. Extracts of Indian Plants as Mosquito Larvicides. *Indian Journal of Med. Res.* 88(1): 38-41.
10- Raji, Y. et al. 1997. Antifertility Activity of *Quassia amara* in Male Rats - *in Vivo* Study. *Life Science* 61(11): 1067-1074.

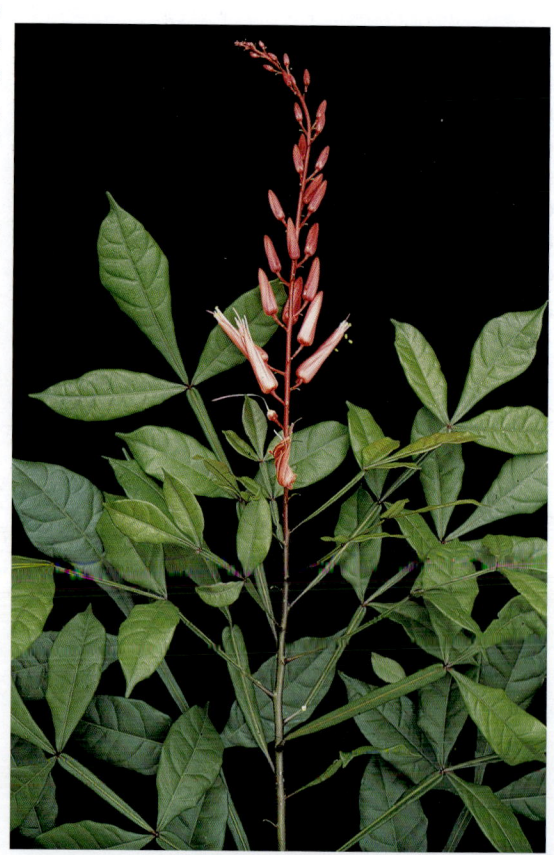

Homalolepis ferruginea (A.St.-Hil.) Devecchi & Pirani
Sin.: *Simaba ferruginea* A.St.-Hil., *Quassia ferruginea* (A.St.-Hil.) Noot.
Angiospermae - Simaroubaceae. **Planta estudada:** E.R. Salviani 602 (HPL).

calunga, calunga-ferrugínea, fel-da-terra

Características gerais - arbusto grande ou arvoreta perenifólia, de 3-5 m de altura, pouco ramificada, nativa do cerrado seco do Brasil Central, desde a Paraíba até a Bahia, Minas Gerais, Goiás e Mato Grosso. Folhas compostas imparipinadas, alternas, com 2-4 pares de folíolos elípticos, os quais tem textura coriácea e são ferrugíneo-pubescentes sobre as nervuras e nevados sobre a lâmina na face inferior, de 7-16 cm de comprimento. Flores discretas, subsésseis, de cor amarelada, dispostas em panículas terminais compostas e mais curtas que a folhagem. Os frutos são drupas oblongas de cor marrom-esverdeada quando maduras. Multiplica-se exclusivamente por sementes[4,5]. Existem no Brasil outras espécies do gênero *Simaba* com propriedades e aplicações mais ou menos semelhantes, destacando-se principalmente *Simaba cedron* Planch. da Mata de Restinga do sul da Bahia, *Simaba cuneata* A. St.-Hil. & Tul. da restinga aberta do litoral norte da Bahia e *Simaba floribunda* A. St. Hil. do oeste da Bahia.

Usos - a planta é empregada na medicina caseira em várias regiões do país, principalmente no Mato Grosso. Sua casca, tanto do tronco como da raiz, é considerada amarga e tônica, empregada via oral contra dispepsia (distúrbio da digestão), febres e hidropisia (edema – retenção de líquido pelo corpo)[1,2,4]. Externamente é empregada para redução do prolapso do intestino reto e para cicatrização de ferimentos[1]. O decocto da casca e raízes tem propriedades: eupéptica, tônica, febrífuga e antidisentérica[4]. É usada na forma de chá das raízes contra dores reumáticas e machucaduras. Até o presente, nenhum estudo químico foi publicado especificamente com esta espécie. A família Simaroubaceae, à qual pertence esta espécie, caracteriza-se pela presença em seus tecidos de terpenoides com atividades parasiticida e antitumoral, cumarinas, triterpenoides e um alcaloide glicosídico denominado de brucea-cantinosídeo[2,3].

Literatura citada:

1- Mors, W.B.; Rizzini, C.T. & Pereira, N.A. 2000. *Medicinal Plants of Brazil*. Reference Publications, Inc., Algonac, Michigan, 501 p.

2- Polonsky, J. 1973. Quassinoid bitter principles. In: Herz, W., Grisebach, H. & Kirby, G.W. (eds.). *Progress in the Chemistry of Organic Natural Products 30*: 101-150.

3- Polonsky, J. 1985. Quassinoid bitter principles. II. In: Herz, W., Grisebach, H.; Kirby, G.W. & Tamm, C. (eds.). *Progress in the Chemistry of Organic Natural Products 47*: 221-264.

4- Marcello, C.M. 2001. *Triagem antiúlcera de plantas medicinais usadas popularmente em Mato Grosso para afecções gastrointestinais e validação pré--clínica de Simaba ferruginea St. Hil. (calunga), como antiúlcera*. Tese (Mestrado em Saúde e Ambiente) - Universidade Federal do Mato Grosso.

5- Braga, R.A. 1976. *Plantas do Nordeste, especialmente do Ceará*. 3. ed. Vol. XLII. Coleção Mossoroense, Mossoró, 540 p.

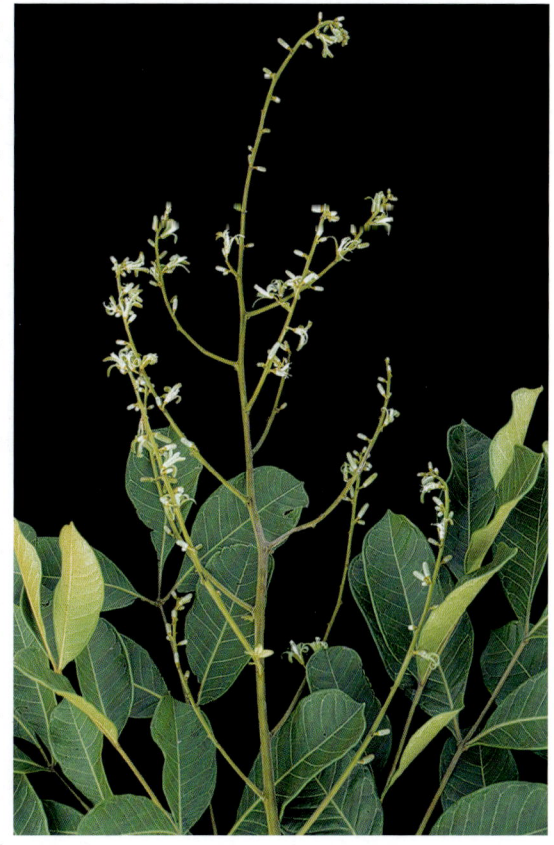

Simarouba amara Aubl.

Sin.: *Quassia simarouba* L. f., *Simarouba glauca* DC., *Zwingera amara* (Aubl.) Willd.

Angiospermae - Simaroubaceae. **Planta estudada:** H. Lorenzi 3.479 (HPL).

arubá, caixeta, marubá, marupá, marupá-verdadeiro, marupaúba, paraíba, simaruba

Características gerais - árvore nativa da região Amazônica e do sul da Bahia, de cerca de 20 m de altura, com tronco de 50-80 cm de diâmetro, revestido por casca fissurada longitudinalmente. Folhas compostas pinadas, com 7-21 folíolos glabros e brilhantes. Flores pequenas de cor amarelada, reunidas em inflorescências paniculadas amplas. Os frutos são drupas ovaladas.

Usos - as folhas e a casca desta planta tem uma longa história de uso na medicina natural nos trópicos. Já em 1713 foi introduzida na França a partir das Guianas como remédio para disenteria, para debelar uma epidemia que grassava nesse país, revelando-se num dos poucos tratamentos eficazes[1]. Os índios das Guianas usam até hoje a casca desta árvore como um tratamento eficaz contra a malária e disenteria[2]. Outras tribos de toda a América do Sul usam também esta planta para malária, febres, disenteria, como hemostático para parar o sangramento e como tônico[3]. Um hospital militar na Inglaterra demonstrou que o chá da casca desta planta possui atividade antiamébica em humanos, concluindo pela sua eficácia no tratamento da disenteria amébica[7]. A medicina tradicional brasileira a recomenda contra febres, diarreia, disenteria (principalmente contra disenteria crônica e aguda), contra parasitos intestinais, dispepsia e anemia[7,8]. O desenvolvimento de resistência entre os agentes causadores da malária e os parasitas e bactérias intestinais contra as drogas até então usadas, estimulou o reinício das pesquisas com esta espécie. Destes estudos recentes concluiu-se pela eficácia desta planta contra agentes resistentes, tanto da malária como contra enterobactérias causadoras de desordens gastrointestinais[7,8]. Os constituintes ativos da casca, raízes e folhas da *Simarouba* foram atribuídos a um grupo de "quassinoides" semelhante aos encontrados na casca do quinino.

Literatura citada:
1- Heilpflanzen - Herbal Remedies, CDRom 1996. Germany.
2- Grenand, P.; Moretti, C. & Jacquemin, H. 1987. *Pharmacopées Traditionnelles en Guyane: Créoles, Palikur, Wayãpi*. Editorial l'ORSTOM, Paris, France, Coll. Mem. No. 108.
3- Rutter, R.A. 1990. *Catalogo de Plantas Utiles de la Amazonia Peruana*. Instituto Linguístico de Verano, Yarinacocha, Peru.
4- Cruz, G.L. 1995. *Dicionário das Plantas Úteis do Brasil*. 5. ed. Editora Bertrand, Rio de Janeiro.
5- Coimbra, R. 1994. *Manual de Fitoterapia*. 2. ed. Editora Cejup, Belém.
6- Shepheard, S. et al. 1918. Persistent carriers of Entameba histolytica. *Lancet*: 501.
7- Caceres, A. 1990. Plants used in Guatemala for the treatment of gastrointestinal disorders. 1. Screening of 84 plants against entero-bacteria. *J. Ethnopharmacol* 30(1): 55-73.
8- Franssen, F.F. 1997. *In vivo* and *in vitro* antiplasmodial activities of some plants traditionally used in Guatemela against malaria. *Antimicrob. Agents Chemother* 41(7): 1500-1503.

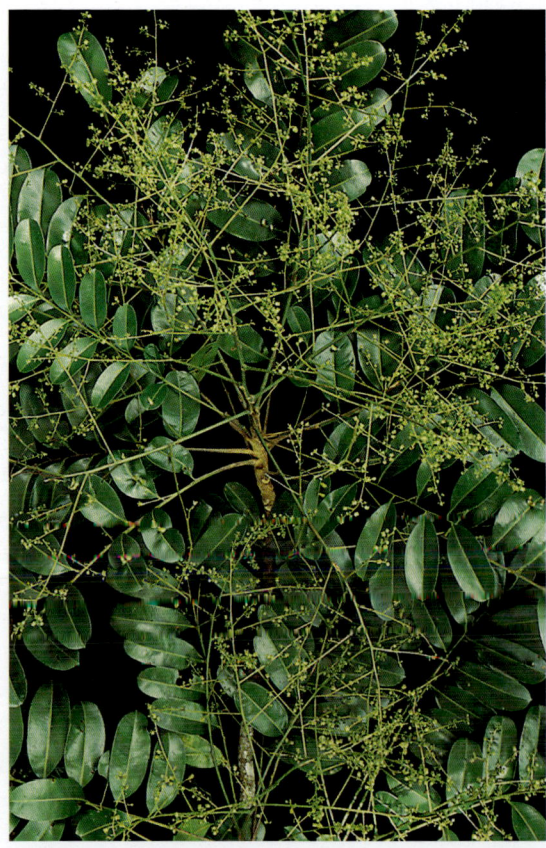

Simarouba versicolor A. St.-Hil.

Angiospermae - Simaroubaceae. **Planta estudada:** H. Lorenzi 645 (HPL).

paraíba, pau-paraíba, marupaís, perdiz, pé-de-perdiz, paparaúba, pau-caixeta, pitombeira--de-marajó, pau-paraíba, caraíba, simaruba-do-brasil, mata-cachorro, mata-menino, mata-barata

Características gerais - árvore semidecídua, de copa globosa, de 5-11 m de altura, com tronco cilíndrico e rugoso de 30-60 cm de diâmetro, nativa nos cerrados e cerradões do Pará, Maranhão e Nordeste até São Paulo e Mato Grosso do Sul. Folhas compostas pinadas, de 8-16 cm de comprimento, com 6-7 folíolos subcoriáceos e de cor verde-prateada na face inferior, de 3-9 cm de comprimento. Flores pequenas, de cor amarelo-esverdeada, reunidas em inflorescências paniculadas terminais. Os frutos são drupas oblongas ou elipsoides, de cor esverdeada, com polpa carnosa, de 2,5-3,5 cm de comprimento[1].

Usos - fornece madeira de média qualidade para uso interno em construção civil e para confecção de brinquedos, urnas funerárias, palitos de fósforo e caixotaria. Da casca são obtidas fibras para confecção de cordas rústicas, constituindo a chamada "casca--paraíba", com propriedades inseticida e anti-helmíntica[1]. A casca é amarga, tônica, vermífuga, antianêmica e antissifilítica. Tanto as folhas quanto a casca são consideradas venenosas em altas doses[2]. Todas as partes desta planta são extremamente amargas devido à presença de um grupo de compostos químicos conhecidos como "quassinoides", os quais determinam o uso medicinal das plantas que os contêm, com empregos em todos os casos semelhantes: tônico e estimulante em bebidas amargas e como medicamento contra febre[3,4]. É também fortemente inseticida e vermífuga e usada como tal[3,4].

Literatura citada:

1- Lorenzi, H. 2002. *Árvores Brasileiras.* 2ª edição. Vol. II. Instituto Plantarum, Nova Odessa-SP, 384 p.

2- Mors, W.B.; Rizzini, C.T. & Pereira, N.A. 2000. *Medicinal Plants of Brazil.* Reference Publications, Inc., Algonac, Michigan, 501 p.

3- Polonsky, J. 1973. Quassinoid bitter principles. In: Herz, W., Grisebach, H. & Kirby, G.W. (eds.). *Progress in the Chemistry of Organic Natural Products 30*: 101-150.

4- Polonsky, J. 1985. Quassinoid bitter principles. II. In: Herz, W.; Grisebach, H.; Kirby, G.W. & Tamm, C. (eds.). *Progress in the Chemistry of Organic Natural Products 47*: 221-264.

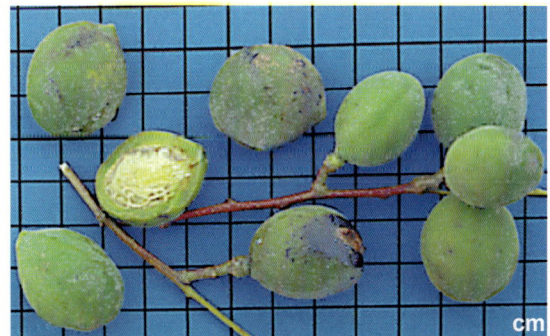

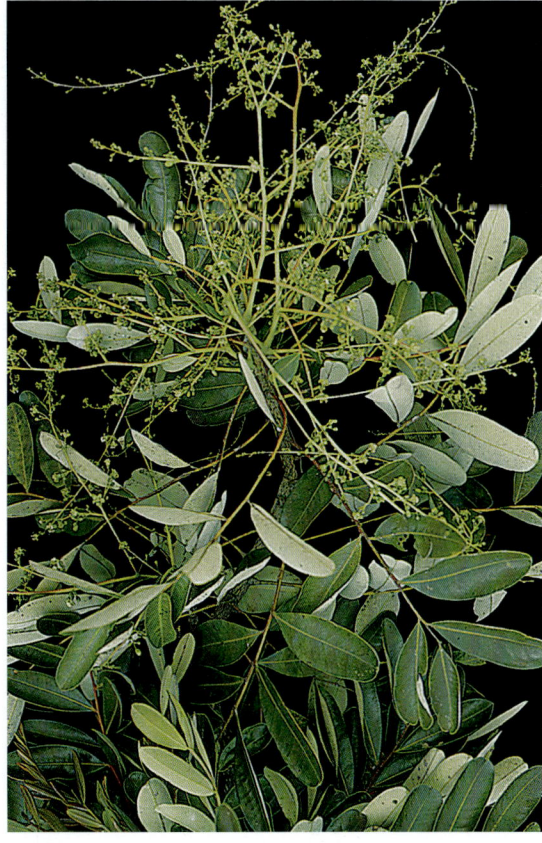

Siparuna guianensis Aubl.

Sin.: *Citrosma discolor* Poepp. & Endl., *Citrosma guianensis* (Aubl.), Tul., *Siparuna discolor* (Poepp. & Endl.) A. DC., *Siparuna foetida* Barb. Rodr., *Siparuna panamensis* A. DC., *Siparuna duckeana* Jangoux

Angiospermae - Siparunaceae. **Planta estudada:** H. Lorenzi 1.287 (HPL).

capitiú, caá-pitiú, erva-santa, fedorenta, negramina, negra-mena

Características gerais - arbusto ereto ou arvoreta de 3-5 m de altura, aromática, com râmulos jovens rufo-pubescentes, nativa de quase todo Brasil em subosque de matas secundárias e capoeiras, porém com maior frequência na região Amazônica. Folhas simples, membranáceas, de margens lisas, de 9-16 cm de comprimento por 4-7 cm de largura. Flores unisexuadas, de cor amarelo-esverdeada, dispostas em pequenas inflorescências hermafroditas axilares. Os frutos são cápsulas elipsoides deiscentes, de cor verde, que ao abrirem-se deixam expor o interior de cor róseo-avermelhada com as sementes afixadas. Multiplica-se apenas por sementes[6].

Usos - suas folhas, flores e frutos são empregadas na medicina caseira, principalmente na região Norte do país. As folhas e flores são consideradas carminativa, aromática, estimulante, febrífuga, antidispéptica e diurética[3,4,6]. São usadas também externamente na forma de banho contra espasmos musculares e dor de cabeça[4]. Nas Guianas esta planta é considerada um dos remédios tradicionais mais apreciados, tanto pelos indígenas como pela população comum. O chá das folhas é considerado pela população comum como abortivo, estimulante e febrífugo, o extrato alcoólico é empregado contra edemas e muito reputado como vulnerário e, o decocto das folhas com sal é considerado hipotensivo. Os indígenas Wayãpi, por outro lado, utilizam o decocto de suas folhas e da casca do caule como refrescante e febrífugo, particularmente nos casos de gripes, administrando-o oralmente em pequenas quantidades, mas principalmente na forma de banhos. Já os índios Palikur usam externamente as folhas moídas com sal para o preparo de cataplasma por sua ação anti-inflamatória, ou o seu decocto para uso na forma de banho durante o parto[3]. Na sua composição destaca-se a presença dos alcaloides oxoaporfínicos: liriodenina e cassamedina[2], além de terpenoides no óleo essencial[1].

Literatura citada:
1- Antonio, T.M., G.R. Waller & C.J. Mussinan. 1984. Composition of essencial oil from the leaves of *Siparuna guianensis* (Monimiaceae). *Chem. & Ind.* : 514-515.
2- Braz Filho, R. et al. 1976. Oxoaporfine alkaloids from *Fusea longifólia* and *Siparuna guianensis*. *Phytochemistry 15*: 1187-1188.
3- Grenand, P., C. Moretti. & H. Jacquemin. 1987. *Pharmacopées Traditionnelles en Guyane: Créoles, Palikur, Wayãpi*. Editorial 1-ORSTROM, Coll. Mem No. 108. Paris.
4- Mors, W.B.; C.T. Rizzini & N.A. Pereira. 2000. *Medicinal Plants of Brazil*. Reference Publications, Inc. Algonac, Michigan.
5- Schultes, R.E. & R. F. Raffauf. 1990. *The Healing Forest. Medicinal and Toxic Plants of the Northwest Amazonia*. Dioscorides Press. Portland, OR.
6- Van den Berg, M.E. 1993. *Plantas Medicinais na Amazônia - Contribuição ao seu conhecimento sistemático*. Museo Paraense Emílio Goeldi, Belém. 206 pp.

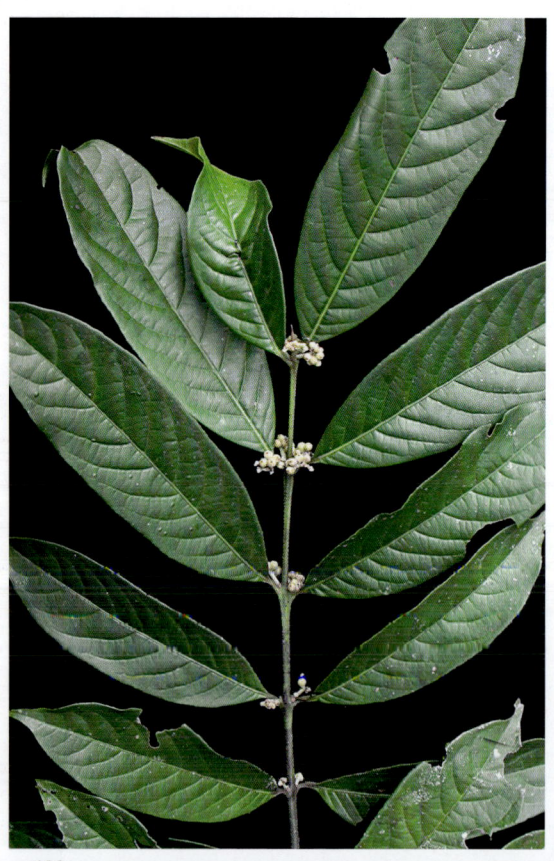

Smilax japicanga Griseb.
Angiospermae - Smilacaceae. **Planta estudada:** H. Lorenzi 3430 (HPL).

japecanga, japecanga-verdadeira, japicanga, jupicanga, inhapecanga, nhupicanga, raiz-da--china, salsa-de-espinho, salsa-do-campo, salsaparrilha

Características gerais - subarbusto de ramos lenhosos trepadores, muito vigoroso, com espinhos tortos e fortes, nativo nas regiões tropicais e subtropicais do Brasil. Folhas glabras, de textura rígida e coriácea, com gavinhas em pares, de 5-7 cm de comprimento. Flores amarelo--esverdeadas um tanto discretas, dispostas em pequenas inflorescências umbeliformes, com frutos globosos. Existem no Brasil pelo menos 10 espécies de "japicanga" deste gênero ou de gêneros afins, com características morfológicas, composição química e nomes populares mais ou menos semelhantes, o que dificulta sua identificação taxonômica[1]. As principais espécies usadas na medicina popular são: *Smilax brasiliensis* Spreng. (cuja foto é apresentadas na próxima página), *Smilax campestris* Griseb. e *Smilax fluminensis* Steud., todas da família Smilacaceae, e *Herreria salsaparilha* Mart. da família Agavaceae, cuja foto também é apresentada na próxima página. A maioria destas espécies ocorrem em áreas de vegetação aberta como os cerrados e campos, as quais, quando derrubadas para a implantação de pastagens permitem o restabelecimento destas espécies, que passam a ser consideradas plantas daninhas.

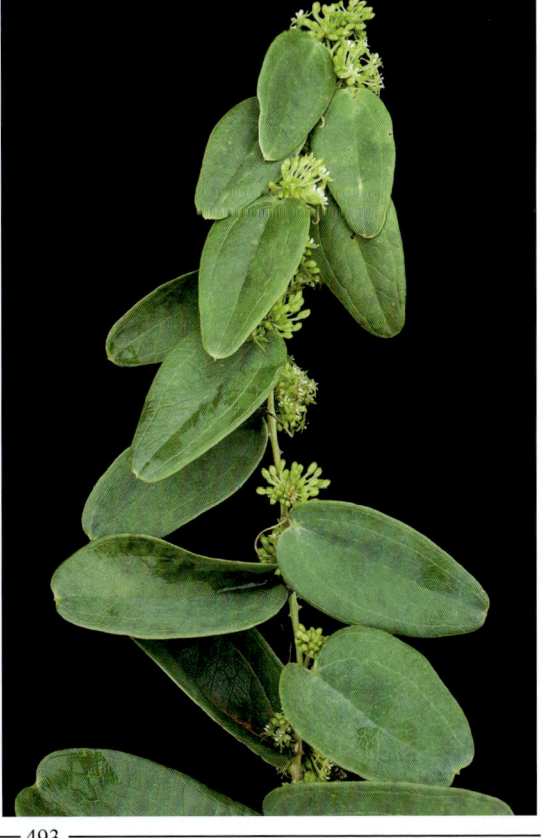

Usos - este grupo de plantas vem sendo usado há séculos pelos povos indígenas das Américas contra impotência sexual, reumatismo, problemas de pele e como fortificante[2]. O uso de suas raízes pelos Ameríndios como tônico e fortificante incentivou os navegadores europeus do século XV a levarem a planta para a Europa, onde os médicos passaram a recomendá-la como fortificante e purificador do sangue, diurético e diaforético. Mais tarde, já no século XVI passou a ser usada na cura do reumatismo, da sífilis e de outras doenças sexualmente transmissíveis[3]. Devido à reputação de bom purificador do sangue, esta planta foi registrada oficialmente na Farmacopeia Americana para o tratamento da sífilis de 1820 até 1910. Desde 1500 até os nossos dias a maioria dos países do mundo, inclusive a China, passaram a usar esse grupo de plantas para os mesmos fins (sífilis, gonorreia, artrite, febres, tosses, escrófula, hipertensão, problemas digestivos, psoríase, doenças de pele, fortificante, etc.)[2]. Observações clínicas realizadas na China demonstraram que o seu uso contra a sífilis foi eficaz em 90% dos casos agudos e 50% nos casos crônicos[4]. Para corroborar esta atividade, nos anos 50 foram documentadas suas propriedades antibióticas[5,6]. Em 1959 foi provado sua eficácia como adjuvante no tratamento da lepra em experimentos realizados com seres humanos[8]. A maioria das propriedades farmacológicas desta planta são atribuídas a um grupo de esteroides e saponinas que existem em seus tecidos[4,7]. Algumas saponinas e esteroides encontrados nesta planta podem ser quimicamente transformados em laboratório em esteroides humanos como estrogênio e testosterona, contudo nunca foi comprovado que esta síntese também ocorra no corpo humano, como se tem suspeitado[4].

Literatura citada:
1- Lorenzi, H. 2008. *Plantas Daninhas do Brasil: terrestres, aquáticas, parasitas e tóxicas*. 4ª edição. Instituto Plantarum, Nova Odessa-SP, 672 p.
2- Taylor, L. 1999. *Sarsaparilla (Smilax officinalis) Technical Report*. Raintree Database on the Internet.
3- Hobbs, C. 1988. "Sarsaparilla, A Literature Review". *Herbal Gram. No. 17*.
4- Lueng, G. & Foster, S. 1996. *Encyclopedia of Common Natural Ingredients*. Ed. Wiley & Sons, Inc., New York.
5- D'Amico, M.L. 1950. Ricerche sulla presenza di sostanze ad azione antibiotica nelle piante superiori. *Fitoterapia, 21*(1): 77-79.
6- Fitzpatrick, F.K. 1954. Plant substances active against *Mycobacterium tuberculosis*. *Antibiotics and Chemotherapy 4*(5): 528-536.
7- Willard, T. 1991. *The Wild Rose Scientific Herbal*. Wild Rose College of Natural Healing, Alberta, Canadá, 307 p.
8- Rollier, R. 1959. Treatment of Lepromatous leprosy by a combination of DDS and sarsaparilla (*Smilax ornate*). *International Journal of Leprosy 27*: 328-340.
5- Braga, R.A. 1976. *Plantas do Nordeste, especialmente do Ceará*. 3. ed. Vol. XLII. Coleção Mossoroense, Mossoró, 540 p.

Smilax brasiliensis Spreng.
Planta estudada: H. Lorenzi 2.175 (HPL).
Espécie comum em áreas de cerrado, é semelhante e igualmente empregada para os mesmos fins medicinais.

Herreria salsaparilha Mart.
Planta estudada: H. Lorenzi 3.391 (HPL).
Espécie de "salsaparrilha", da família Asparagaceae, é empregada para os mesmos fins na medicina popular.

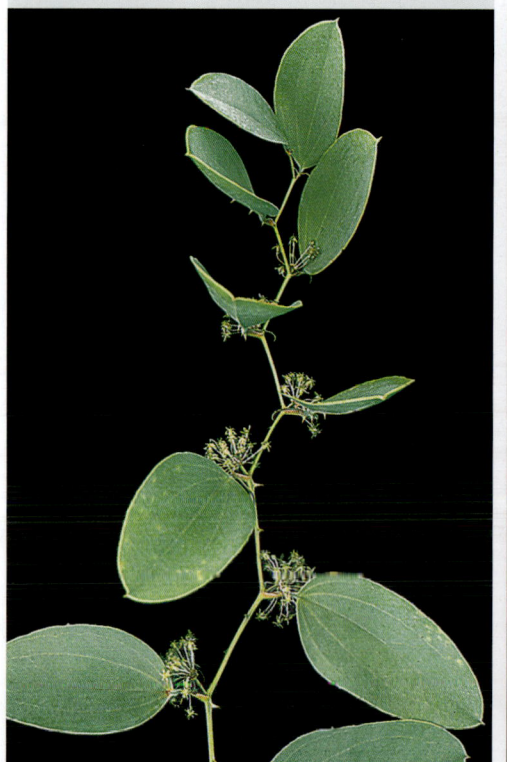

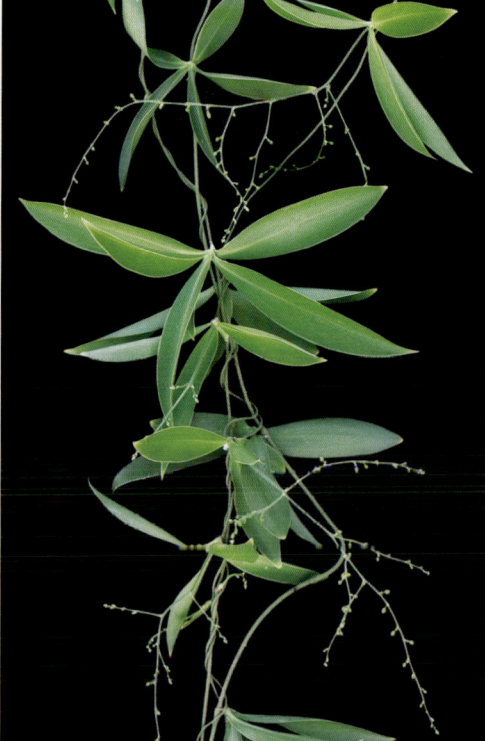

Brunfelsia uniflora (Pohl) D. Don

Sin.: *Franciscea uniflora* Pohl

Angiospermae - Solanaceae. **Planta estudada:** H. Lorenzi 1.627 (HPL).

manacá, caá-gambá, cangambá, geretataca, gerataca, jasmim-do-paraguai, jeretataca, manacá-cheiroso, manacá-de-cheiro, mercuri, mercúrio-vegetal, romeu-e-julieta

Características gerais - arbusto perene, ereto, ramificado, lenhoso, de 2-3 m de altura, nativo do Sul e Sudeste do Brasil e dos países limítrofes Bolívia, Peru, Equador, Colômbia e Venezuela. Folhas simples, cartáceas, quase glabras, de 4-7 cm de comprimento. Flores grandes, tubulosas, solitárias, muito perfumadas, de cor inicialmente branca e, após a fecundação, violeta. Fruto baga oblonga ou globosa[9]. Multiplica-se por sementes e estacas. Ocorrem outras espécies deste gênero no país, com características semelhantes e possivelmente detentoras de propriedades também similares. Destas, a mais usada na medicina popular é *Brunfelsia pauciflora* (Cham. & Schltdl.) Benth., que ocorre na Mata Atlântica do Sudeste, e cuja foto é apresentada na próxima página.

Usos - a planta é frequentemente cultivada como ornamental em jardins a pleno sol ou a meia-sombra e seu perfume extraído para perfumaria. É também amplamente utilizada na medicina natural e para fins místicos em toda a América tropical. Segundo a lenda, seu principal nome popular "manacá" foi dado pelos índios tupis em homenagem à mais linda índia da tribo de nome "Manacan" em função de suas lindas flores[1]. É considerada planta sagrada e utilizada nos rituais indígenas da Ayahuasca por várias tribos amazônicas, principalmente nas cerimônias de iniciação[2]. Na medicina tradicional o decocto de suas folhas é empregado externamente por indígenas do Peru contra artrite e reumatismo[3]. Indígenas da Amazônia ocidental brasileira consideram-na diaforética e diurética, empregando-a contra febres, reumatismo, sífilis, mordedura de cobras e febre-amarela[4]. Na medicina tradicional esta planta é considerada anestésica, diaforética, emenagoga, diurética, abortiva, hipertensiva, hipotérmica, laxativa e narcótica, sendo empregada para artrite, reumatismo, sífilis e escrófula[5,6]. Suas raízes são consideradas abortivas, purgativas, eméticas, antirreumáticas e antiblenorrágicas. Em doses elevadas causa delírio, confusão mental, tremores e insônia[7]. Análises fitoquímicas de seus tecidos indicam a presença dos alcaloides "manaceína" e "manacina" e das substâncias "escopoletina" e "aesculetina"[5]. A escopoletina é um fitoquímico bem conhecido por sua atividade: analgésica, antiasmática, anti-inflamatória, antisséptica, hipoglicêmica, hipotensiva, espasmolítica e anticancerígena. Estudos farmacológicos com os extratos de suas raízes tem demonstrado atividade anti-inflamatória significativa[8,9].

Literatura citada:
1- Taylor, L. 1969. Manacá (*Brunfelsia uniflora*) Raintree Nutrition, Inc. Database on the Internet.

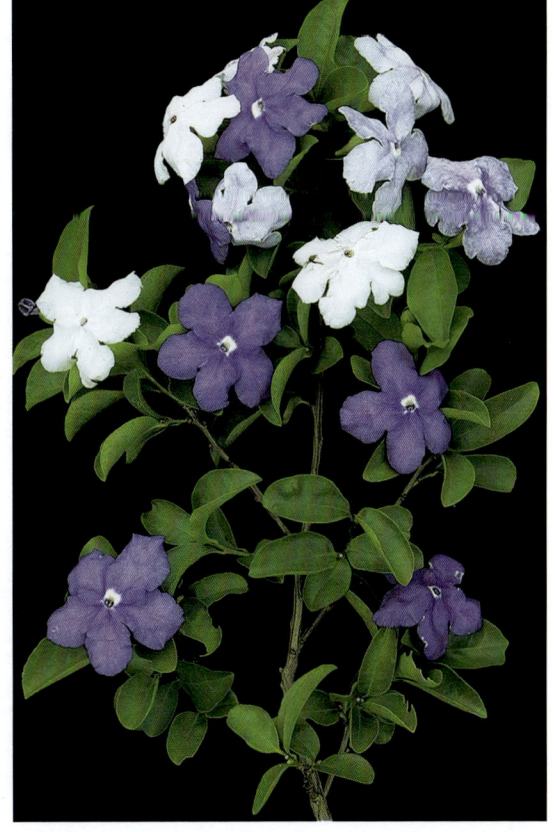

2- Duke, J. & Vasquez, R. 1994. *Amazonian Ethnobotanical Dictionary*. CRC Press, Inc., Boca Raton, FL.
3- Valdizan, H. & Maldonado, A. 1982. *La Medicina Popular Peruana*. Imp. Torres Aquirre, Lima.
4- Schultes, R.E. & Raffauf, R. F. 1990. *The Healing Forest - Medicinal and Toxic Plants of the Northwest Amazonia*. Dioscorides Press, Portland, OR, 484 p.
5- Duke, J.A. 1985. *Handbook of Medicinal Herbs*. Ed. CRC Press, Boca Raton, FL.
6- Duke, J.A. & Wain, K.K. 1981. *Medicinal Plants of the World*. Computer index, 3 v.
7- Mors, W.B.; Rizzini, C.T. & Pereira, N.A. 2000. *Medicinal Plants of Brazil*. Reference Publications, Inc., Algonac, Michigan, 501 p.
8- Ruppelt, B.M. et al. 1991. Pharmacological screening of plants recommended by folkmedicine as anti-snake venom. I. Analgesic and anti-inflammatory activities. *Mem. Inst. Oswaldo Cruz* 86(suppl. 2): 203-205.
9-Lorenzi, H. & Souza, H.M. 2008. *Plantas Ornamentais no Brasil: arbustivas, herbáceas e trepadeiras*. 4ª edição. Instituto Plantarum, Nova Odessa-SP, 1120 p.

Brunfelsia pauciflora (Cham. & Schltdl.) Benth.
Planta estudada: G.F. Árbocz 909 (HPL).
Espécie afim de *B. uniflora,* é ocasionalmente usada para as mesmas aplicações na medicina popular.

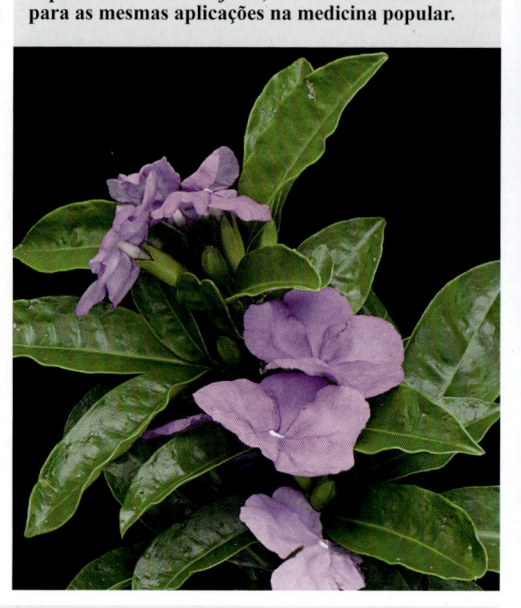

Brunfelsia uniflora (Pohl) D. Don
Exemplar adulto em plena floração, cultivada para fins ornamentais no Rio Grande do Sul.

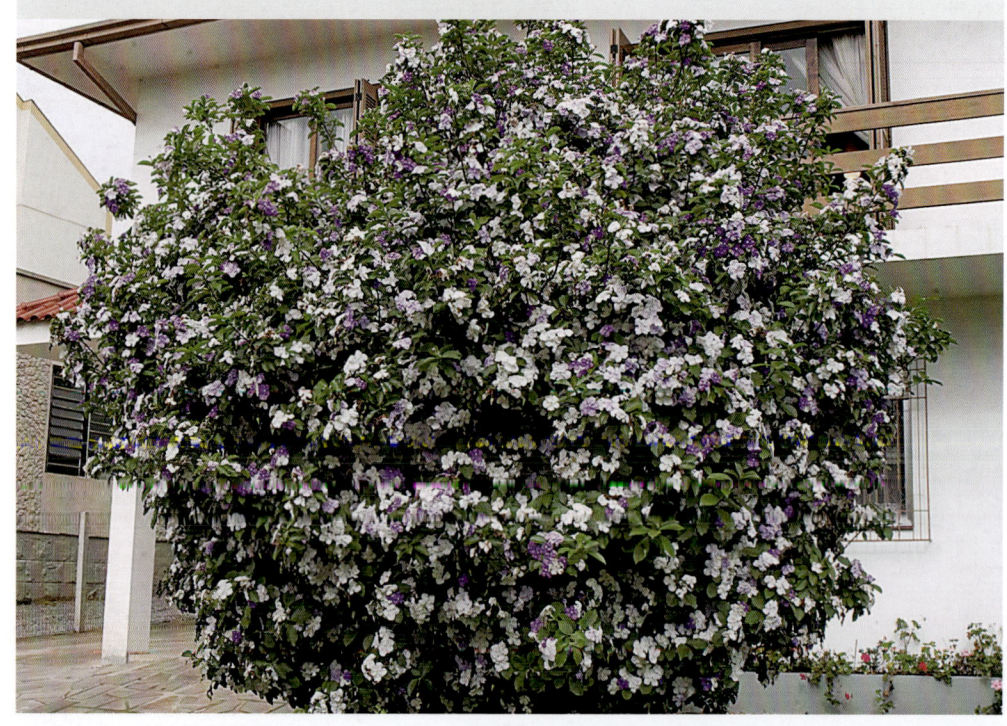

Capsicum frutescens L.

Sin.: *Capsicum longum* A. DC.

Angiospermae - Solanaceae. **Planta estudada:** H. Lorenzi 3.384 (HPL).

pimenta-malagueta, pimenta

Características gerais - os diversos tipos de pimentas e pimentões são classificados como espécies do gênero *Capsicum,* as anuais como *C. annuum* L. são os pimentões e, as perenes, embora de curta vida, como *C. frutescens* L., *C. baccatum* L. e *C. chinense* Jacq. são as pimentas. Dentro de cada espécie existem numerosos tipos (variedades ou cultivares) que variam no tamanho, na cor e na forma das folhas e dos frutos, bem como na intensidade da atividade picante. São geralmente subarbustos esparsamente ramificados, com folhas simples, inteiras, oval-acuminadas e glabras. Flores solitárias e numerosas. Os frutos são a parte que mais varia com cada tipo, todos com numerosas sementes presas a uma placenta central que contém o princípio ativo picante. A pimenta-malagueta (*Capsicum frutescens*), um dos mais fortes condimentos picantes, é pequena, vermelha e mede até 3 cm de comprimento por até 0,5 cm de diâmetro (foto menor ao lado). As pimentas são todas originárias do continente Americano, incluindo o Brasil, sendo hoje cultivadas em todos os países tropicais[1,2,3,4].

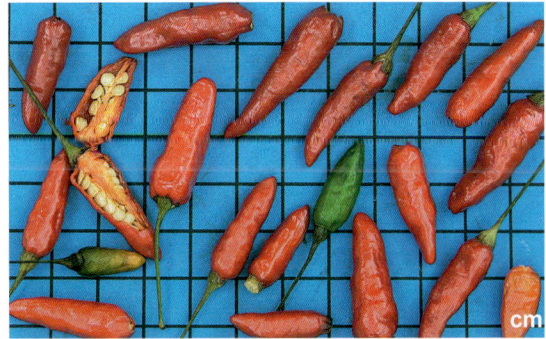

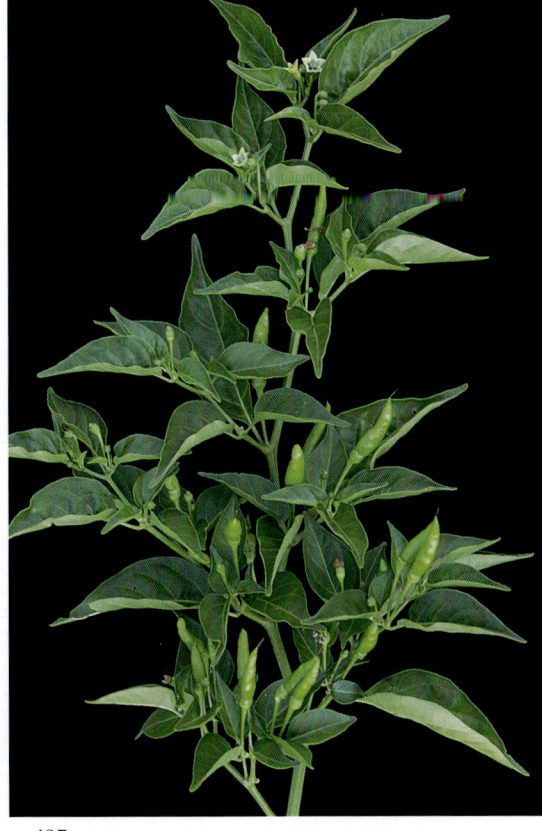

Usos - além de ser usada como condimento na preparação de molho picante, pode ser empregada, também, por via externa, como medicamento rubefaciente muito ativo[5]. Este tipo de ação é uma propriedade comum a várias substâncias e plantas medicinais caracterizadas por provocarem, por contato, um forte estímulo da circulação local, resultando numa sensação de calor, diminuição da dor local e um aumento da sensação de conforto. A intensidade da ação pode variar desde a simples vermelhidão da pele até a formação de bolhas semelhantes às causadas por queimaduras. As compressas, emplastros e fricções feitas com esta planta são empregadas no tratamento de dores reumáticas, torcicolo, luxação, dores musculares, dores nas costas, etc. Seu emprego é feito por meio de compressas com a tintura, preparada com os frutos maduros, frescos ou secos[5]. A análise fitoquímica dos frutos desta planta revelou a presença de dois componentes principais: a capsaicina (32-38%) e a diidrocapsacina acompanhadas de outros capsaicinoides, além de outros menores como os carotenoides capsantina, alfa caroteno, violaxantina, ácidos graxos, os flavonoides apiina e luteolina glicosilada, saponina esteroidal e óleo volátil com capsiamida[3,4]. Por via oral o extrato dos frutos e a capsaicina têm ação protetora gástrica inclusive nos casos de gastrite associada ao *H. pilori* ou a aspirina[3]. Seu principal uso terapêutico é como rubefaciente no tratamento local de dores reumáticas e tensão muscular, por meio de compressas feitas com a tintura dos frutos para cuja preparação é preciso usar um laboratório com aparelho para destilação de álcool. Procede-se da maneira descrita a seguir: toma-se cerca de 100g de pimenta seca, correspondente à quantidade contida em um copo pequeno comum, junta-se 35 a 100 cc de álcool para umedecê-la bem e, tritura-se tudo até que não restem mais pimentas inteiras e coloca-se o material triturado em um funil; adiciona-se mais álcool de pouco em pouco e deixa-se escoar até que o líquido filtrado comece a sair quase sem cor. Finalmente, concentra-se o extrato por destilação, até que restem apenas 50 ml, ou seja, meio copo dos comuns; deste modo, uma parte do extrato equivale a duas partes de pimenta[4]. Na ocasião de usá-lo molha-se o menos possível um pedaço de gaze ou de pano limpo do tamanho da área afetada e faz-se a compressa, que deve ser coberta com um pano maior e mais grosso e deixada em contato durante 5 a 10 minutos ou menos nas pessoas de pele mais sensível[5]. O tratamento deve ser controlado com frequente observação. Logo que se observe sensação incômoda de queimadura ou o início da formação das primeiras bolhas, a aplicação deve ser suspensa e o local lavado com água e sabão. Este tipo de tratamento exige o acompanhamento de pessoa treinada e as compressas só podem ser feitas, no máximo por dois dias e uma nova aplicação só poderá ser repetida após duas semanas [4].

Literatura citada:
1- Corrêa, M.P. 1926. *Dicionário das Plantas Úteis do*

Capsicum chinense Jacq.
Planta estudada: H. Lorenzi 3.400 (HPL).
Espécie anual amplamente cultivada no Sudeste, é conhecida como pimenta-de-cheiro e apesar do epíteto *chinense* de seu nome científico é nativa do Brasil, tem aplicações similares às outras espécies de pimenta.

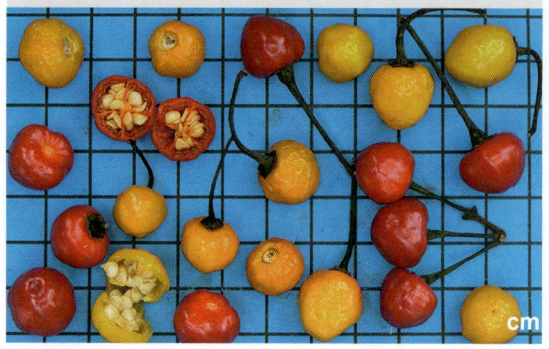

Capsicum baccatum L.
Planta estudada: E.R. Salviani 1.002 (HPL).
É a pimenta cumari, planta ruderal do Sudeste, produz as menores pimentas, de forma ovalada ou elipsoide, além de usada como condimento é amplamente empregada na medicina popular.

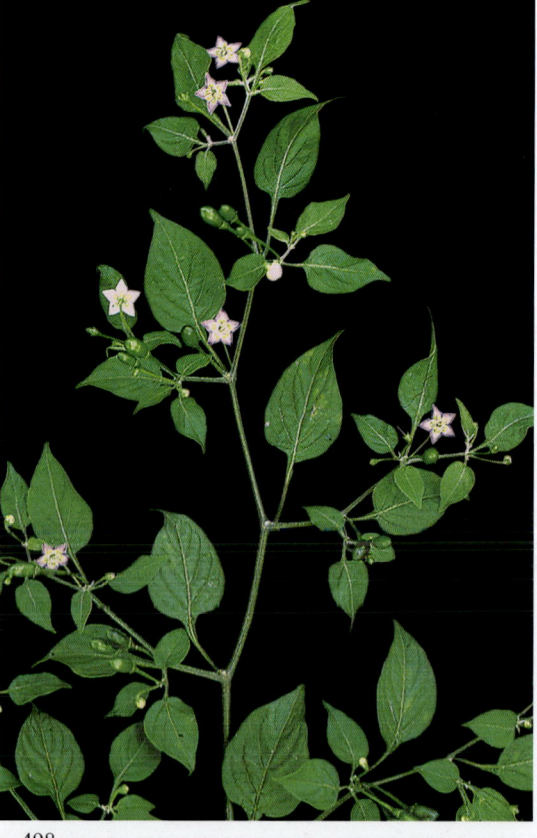

Brasil e das Exóticas Cultivadas. Vol. I. Ministério da Agricultura, Rio de Janeiro, 774 p.
2- Braga, R.A. 1960. *Plantas do Nordeste, especialmente do Ceará*. 2. ed. Imprensa Oficial, Fortaleza, 540 p.
3- Robineau, L.G. (ed.). 1995. *Hacia uma farmacopea caribeña / TRAMIL 7*. Enda-Caribe UAG & Universidad de Antioquia, Santo Domingo, 696 p.
4- Gruenwald, J.; Brendler, T. & Jaenickke, C. (eds.). 2000. *Physicians Desk References (PDR) for herbal medicines*. Med. Econ. Co., New Jersey, 858 p.
5- Matos, F.J.A. 2002. *Plantas Medicinais - guia de seleção e emprego de plantas usadas em fitoterapia no nordeste do Brasil*. Imprensa Universitária/Edições UFC, Fortaleza, 344 p.

Capsicum annuum L.
Planta estudada: H. Lorenzi 3.500 (HPL).
Espécie anual amplamente cultivada, é o "pimentão" comum, muito utilizado na culinária, tem também aplicações na medicina popular similares às outras espécies de pimenta.

Capsicum chinense Jacq.
Planta estudada: H. Lorenzi 3.400 (HPL).
Outra forma desta espécie, porém menos frequentemente cultivada entre nós, é também do grupo conhecido popularmente como "pimenta-de-cheiro", tendo aplicações medicinais similares às

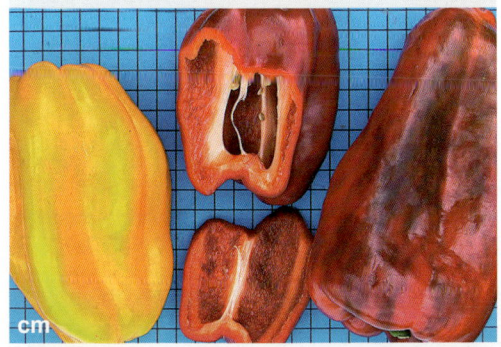

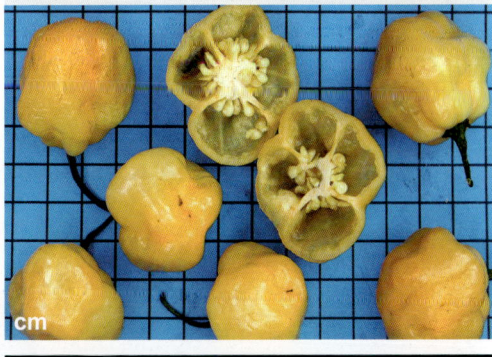

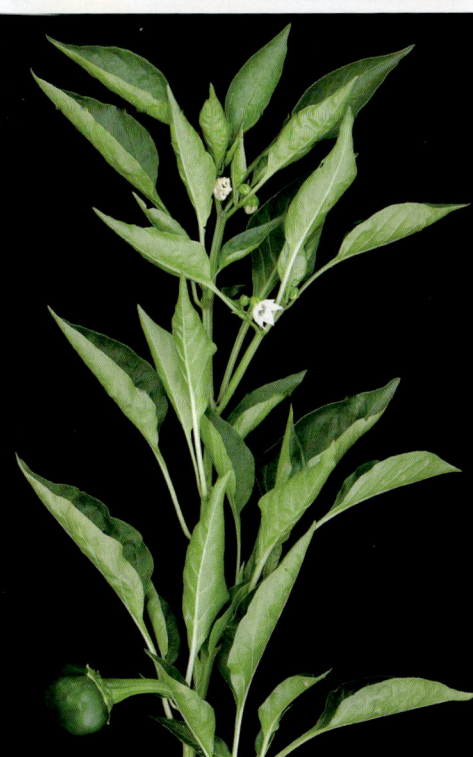

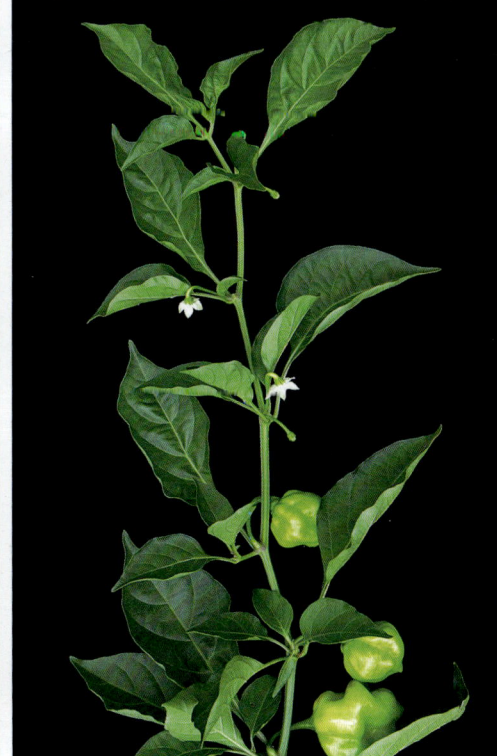

Datura stramonium L.
Angiospermae - Solanaceae. **Planta estudada:** H. Lorenzi 3.499 (HPL).

anágua-de-noiva, aubaritinga-dos-índios, datura, erva-do-diabo, erva-dos-demônios, erva-dos-feiticeiros, erva-dos-mágicos, estramônio, figueira-brava, figueira-do-inferno, zabumba, maçã-do-diabo, maçã-espinhosa, mata-zombando, saia-branca, tapete, trombeta, trombeteira, quinquilho

Características gerais - subarbusto ereto e ramificado, de até 1,5 m de altura, é originária do Himalaia, mas naturalizada na Europa, América do Sul e Ásia e subespontânea no Brasil como planta ruderal e ornamental. Folhas membranáceas, longo-pecioladas, alternas, irregularmente sinuado-denteadas, lisas, de cheiro desagradável e de sabor acre e amargo. *Datura stramonium* var. *tatula* (L.) Torr. é a forma mais comum no Nordeste (foto na página seguinte); distingue-se da forma *típica* (foto abaixo) pelo porte maior, ramos de cor negro-arroxeada, flores de corola tripla de cor arroxeada e frutos com pseudoespinhos muito curtos, parecidos com um maxixe (*Cucumis anguria* L.), o que pode ser muito perigoso para crianças[3]. É a mais usada pelos toxicômanos. É também cultivada no Brasil a espécie afim *Datura metel* L. (foto na página seguinte), originária da Ásia e cultivada ou subespontânea em todo o mundo tropical. Tem hábito subarbustivo com até 1 m de altura. Folhas menos recortadas que a primeira espécie, da qual difere também por sua flor de cor branca e seu fruto globoide eriçado de espinhos. Tem as mesmas propriedades acima descritas e usada, principalmente, para extração da escopolamina[1,2,3]. O nome popular estramônio é tirado da designação científica do epíteto de *Datura stramonium*, conhecida como zabumba ou trombeteira, denominação popular esta aplicada também às outras espécies do gênero acima apresentadas. Todas são venenosas e usadas como alucinógenas. São arbustivas ou subarbustivas, de caule ereto com ramos dicotômicos; folhas inteiras, recortadas e grandes flores tubulosas, em forma de corneta, cuja cor varia com a espécie, do branco até o roxo. Os frutos são cápsulas espinhosas deiscentes. Duas espécies são exploradas comercialmente no Brasil para obtenção de produtos fitoterápicos e para extração de alcaloides: *Datura stramonium* L., mais rica em hiosciamina e *Datura metel* L. que produz principalmente escopolamina. As espécies de *Brugmansia*, pertencentes à mesma família e conhecidas popularmente como trombeteiras e copo-de-leite, têm propriedades semelhantes, porém mais atenuadas[1,2].

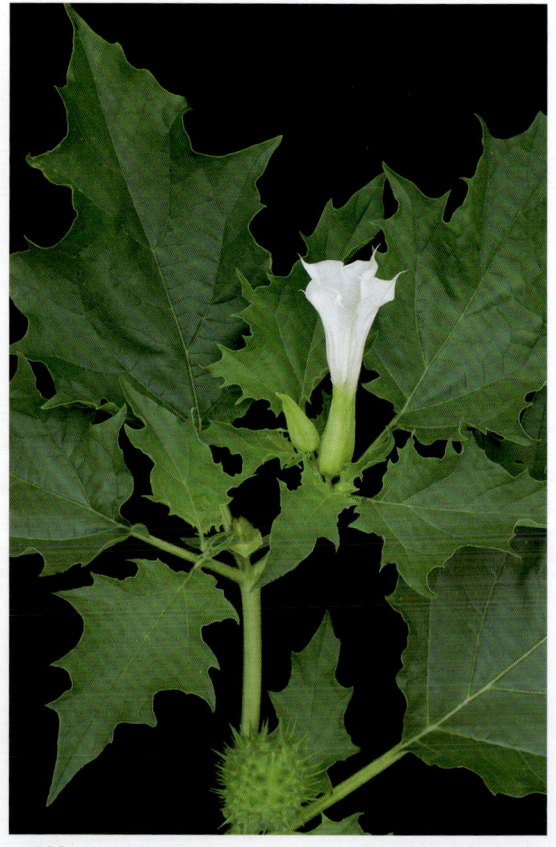

Usos - Na medicina caseira, as flores são usadas sob a forma de cigarros e empregados para o controle da dispneia asmática, o que é contraindicado para pacientes cardíacos[3]. Os principais constituintes ativos descritos para estas espécies são os alcaloides escopolamina e hiosciamina; o óleo das sementes contém, principalmente, dois ácidos graxos insaturados (oleico e linoleico), além de alcaloides e triterpenoides[2]. Essas plantas e seus alcaloides são usados em medicina por suas ações: midriática e espasmolítica. Possuem também propriedades: anticonvulsivante, narcótico-sedativa, neuro-sedativa e alucinógena[1]. A ingestão de qualquer parte dessas plantas pode ocasionar sintomas de envenenamento do tipo atropínico, caracterizado por dilatação da pupila, diminuição da sudorese, da salivação e da micção, além de alucinações de extraordinária violência, febre alta e perda da consciência seguida de morte. O seu uso por pessoas com prostatite, glaucoma, taquicardia e edema pulmonar pode levar a sério agravamento destas doenças, com risco de morte[4]. Para extração da escopolamina para a indústria farmacêutica, esta planta tem sido substituída nos dias atuais por *Duboisia myoporoides* – outra planta da família Solanaceae, bem mais rica nesta substância[2].

Literatura citada.

1 - Simões, C.M.O., Schenkel, E.P.; Gosmasn, G. et al. 2001. *Farmacognosia - da planta ao medicamento*. Editora da Universidade/UFRGS/UFSC, Porto Alegre/Florianópolis, 833 p.
2 - Sousa, M.P.; Matos, M.E.O.; Matos, F.J.A. et al. 1991. *Constituintes químicos de plantas medicinais brasileiras*. Imprensa Universitária/UFC, Fortaleza, 416 p.
3 - Matos, F.J.A. 2000. *Plantas Medicinais - guia de seleção e emprego de plantas usadas em fitoterapia no nordeste do Brasil*. 2. ed. Imprensa Universitária/Edições UFC, Fortaleza, 344 p.
4 - Gruenwald, J., Brendler, T. & Jaenickke, C. (eds.). 2000. *Physicians Desk References (PDR) for herbal medicines*. Med. Econ. Co., New Jersey, 858 p.

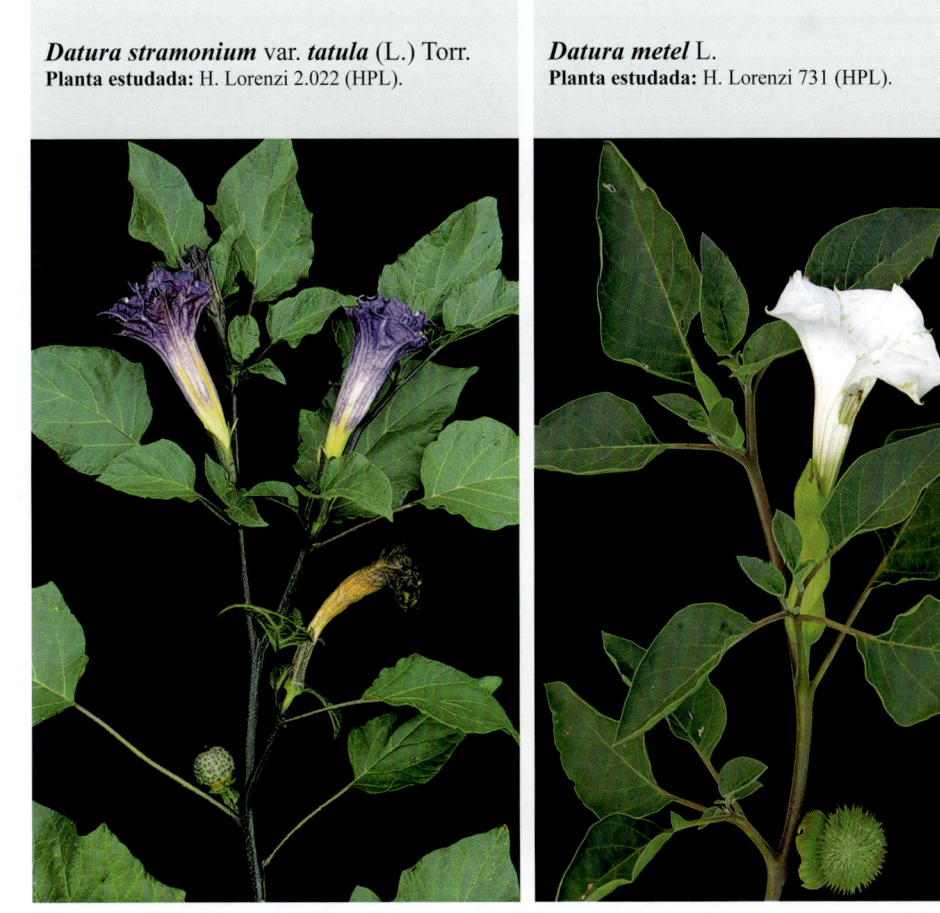

Datura stramonium var. ***tatula*** (L.) Torr.
Planta estudada: H. Lorenzi 2.022 (HPL).

Datura metel L.
Planta estudada: H. Lorenzi 731 (HPL).

Lycopersicon esculentum Mill.

Sin.: *Solanum lycopersicum* L, *Solanum pomiferum* Cav.

Angiospermae - Solanaceae. **Planta estudada:** H. Lorenzi 3.504 (HPL).

tomate, tomateiro

Características gerais - planta anual, ereta, com ramos herbáceos subescandentes e muito ramificada, com folhas pinatissectas de formas variadas. Flores amarelas, dispostas em pequenos cachos. Fruto comestível do tipo baga, de forma variada, geralmente globosa, de casca fina, vermelha, com um pequeno cálice persistente na base, contendo muitas sementes pequenas. É largamente cultivada em todos os países do mundo, a partir de sementes selecionadas, para fins de produção como hortaliça de consumo caseiro ou para atender à indústria de produtos alimentícios enlatados[1,2,5]. Ocorre também no Brasil como subespontânea e até ocasionalmente cultivada para produção de frutos a espécie *Solanum pimpinellifolium* L. [sin.: *Lycopersicon pimpinellifolium* (L.) Mill.], com características e propriedades semelhantes, cujas fotos são apresentadas na próxima página.

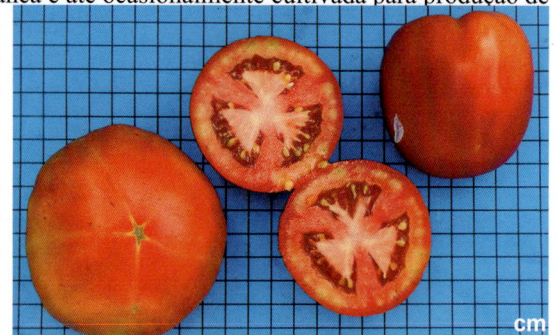

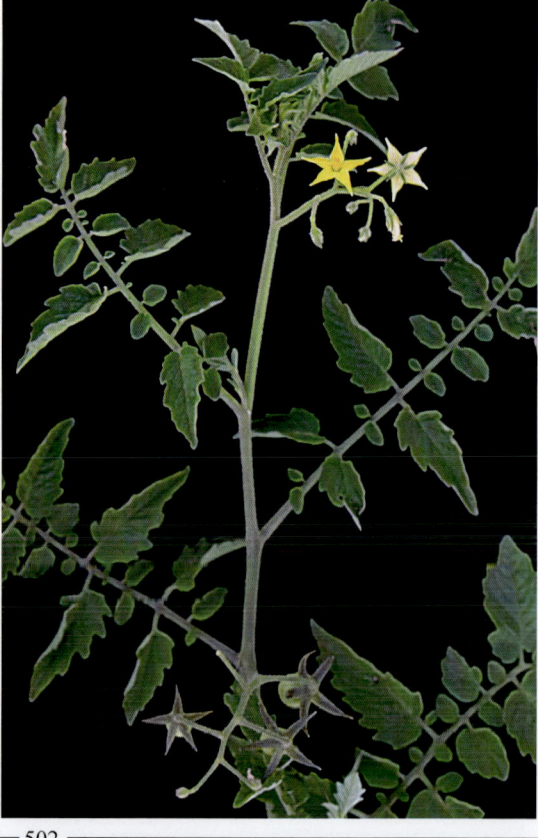

Usos - seus frutos são usados em saladas, *in natura* ou na forma de suco como alimento suplementar. A literatura etnofarmacológica registra o uso dos frutos nas práticas caseiras da medicina popular, para tratamento de casos de hipertensão, afecções da boca e da garganta, dor de dente, resfriado, queimaduras e reumatismo, enquanto as folhas são citadas como antiasmática, sedante cardíaco e anti-inflamatória, com base na tradição popular, embora a eficácia e a segurança deste uso não tenha sido, ainda, comprovadas cientificamente. Sua análise fitoquímica registra a presença de tomatina, um glicoalcaloide esteroidal e suas geninas, a tomatidina e solanidina, esta principalmente nas folhas que contém, também, rutina, acido clorogênico e uma furocumarina de ação fotossensibilizante[1,2,3,4]. Nos frutos foram registradas as presenças de esteroides, dos ácidos p--cumárico, málico e ascórbico (vitamina C), vitaminas do complexo B e licopeno, a substância que dá a cor vermelha ao fruto e responsável por suas propriedades antioxidante e anti-inflamatória nos casos de hiperplasia benigna da próstata[2]. É também, uma boa fonte de magnésio[1]. Os resultados de ensaios farmacológicos pré-clínicos incluem o registro da atividade antifúngica local da polpa do fruto que, em parte é devida a tomatina, que é capaz de inibir totalmente o crescimento de *Candida albicans* (monília). Por via oral, tem ação anti-histamínica, anti-inflamatória e inibidora da absorção do colesterol[2, 4]. Para o tratamento da candidíase (monilíase) bucal, popularmente conhecida pela denominação de "sapinho", usa-se o bochecho ou a embrocação do sumo recentemente preparado por trituração do fruto e passado em peneira fina[3]. Para uso oral contra alergias, inflamações e nível alto de colesterol no sangue, bem como para alívio de problemas urinários devidos a inflamação da próstata, emprega-se o próprio fruto em saladas ou na forma de suco em dose correspondente a uma xícara das de chá por dia, durante vários meses. Enquanto se estiver ingerindo quantidades altas de tomate, deve-se evitar a exposição demorada de qualquer parte do corpo ao sol, por causa do risco de queimaduras severas, consequentes à ação fotossensibilizante das furocumarinas[2,4]. A inocuidade do tomate e suas preparações para uso tópico, externo, permite recomendá-lo nos casos de candidíase bucal, dor de dentes e queimaduras. A ingestão de 100g das folhas ou do tomate verde causa severa intoxicação caracterizada por vômitos, diarreia, cólicas, tontura e baixa frequência cardíaca, podendo chegar a morte por falha respiratória. Por isso, a administração das preparações para uso oral feita com as folhas e com os frutos verdes, são desaconselhadas[1].

Lycopersicon pimpinellifolium (L.) Mill. (Sin.: *Solanum pimpinellifolium* L.)
Planta estudada: R. Tsuji 2.667 (HPL).
Espécie afim do tomateiro comum, possui propriedades e usos semelhantes.

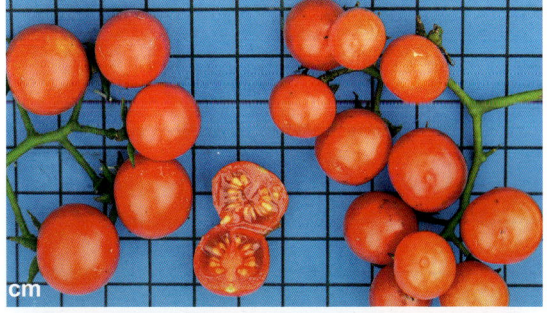

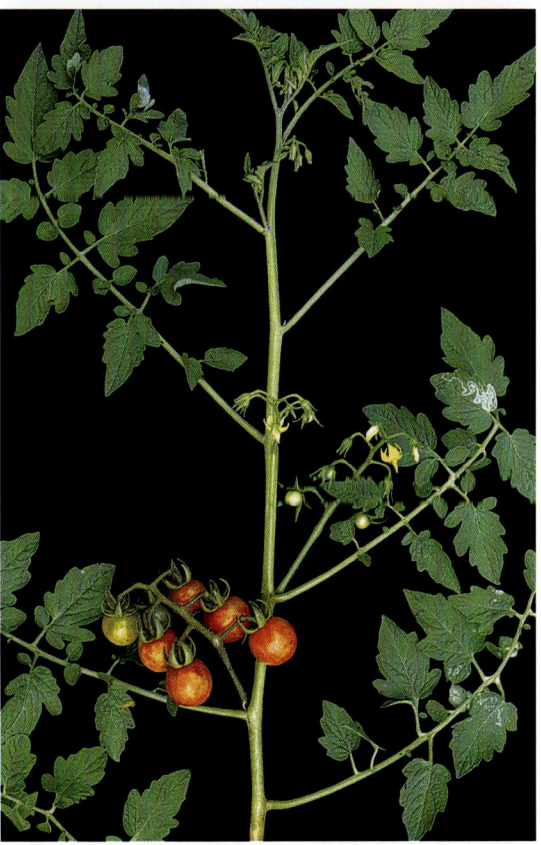

Literatura citada:
1- Gruenwald, J.; Brendler, T. & Jaenickke, C. (eds.). 2000. *Physicians Desk References (PDR) for herbal medicines*. Med. Econ. Co., New Jersey, 858 p.
2- Matos, F.J.A. 2002. *Plantas Medicinais - guia de seleção e emprego de plantas usadas em fitoterapia no nordeste do Brasil*. Imprensa Universitária/Edições UFC, Fortaleza, 344 p.
3- Matos, F.J.A. 1998. *Farmácias Vivas: sistema de utilização de plantas medicinais projetado para pequenas comunidades*. 3. ed. Edições UFC, Fortaleza, 220 p.
4- Robineau, L.G. (ed.). 1995. *Hacia uma farmacopea caribeña / TRAMIL 7*. Enda-Caribe UAG & Universidad de Antioquia, Santo Domingo, 696 p.
5- Braga, R.A. 1976. *Plantas do Nordeste, especialmente do Ceará*. 3. ed. Vol. XLII. Coleção Mossoroense, Mossoró, 540 p.

Nicotiana tabacum L.

Sin.: *Nicotiana chinensis* Fisch. ex Lehm., *Nicotiana mexicana* Schltdl., *Nicotiana mexicana* var. *rubriflora* Dunal, *Nicotiana pilosa* Dunal

Angiospermae - Solanaceae. **Planta estudada:** H. Lorenzi 3.502 (HPL).

tabaco, fumo, pé-de-fumo, nicociana, erva-santa, erva-da-rainha, panaceia, anártica, betin, erva-sagrada, erva-de-santa-cruz

Características gerais - grande erva anual ou bienal, de até 2 m de altura, com folhas simples, muito largas, alternas, sésseis ou amplexicaules, membranáceas, de cheiro nauseoso, de sabor acre e amargo, medindo até 50 cm de comprimento. Flores de corola tubulosa, pequenas em relação as folhas, variando do róseo ao vermelho carmim, reunidas em panículas. É natural da América tropical e muito cultivada em quase todos os países. Outras espécies afins são cultivadas em menor escala. O tabaco é constituído das folhas desta espécie e de suas variedades fermentadas e secas por processo especial[1,2,4]. Ocorre como subespontânea no Brasil, principalmente no Nordeste, a espécie afim *Nicotiana glauca* Graham, cuja foto é apresentada na página seguinte, com algumas propriedades similares, apesar de ser morfologicamente bem diferente.

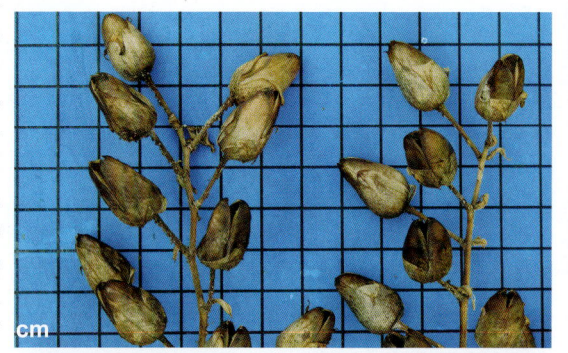

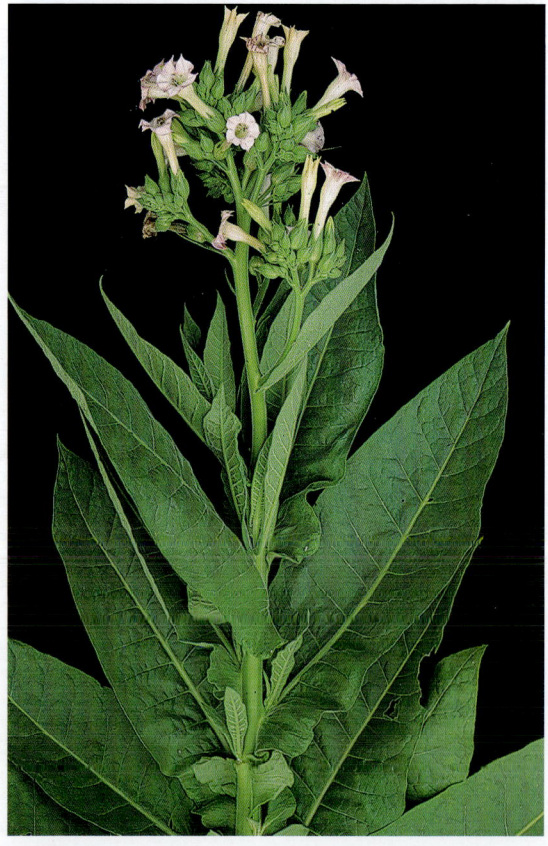

Usos - o fumo é empregado em medicina popular pelas suas propriedades: narcótica, sedativa, diaforética, emética e vermífuga, mesmo antes da chegada de Colombo às Américas. Hoje é uma das plantas mais cultivadas do mundo, como matéria-prima para os produtos da indústria do fumo. Seu uso varia desde o simples rolo (fumo de corda), ao fumo especial fabricado para cigarros e charutos altamente elaborado o que gera, como subproduto, grandes quantidades de nicotina em mistura com outros alcaloides, que diluído a 40%, é utilizada como inseticida agrícola, biodegradável, especialmente em horticultura e floricultura[2,3]. As folhas destinadas a preparação do tabaco para fumantes passam por tratamentos especiais, como secagem lenta, fermentação, maceração e torrefação até adquirirem o aroma particular e mais agradável, típico do fumo bem elaborado. As informações etnofarmacológica sobre o fumo citam o uso de pequenos pedaços para serem mascados para limpar os dentes e supostamente evitar a cárie nos dentes e para colocar sobre o ferimento resultante da picada de cobra. O rapé é o pó obtido por trituração de pedaços semelhantes e guardados em pequenos recipientes feitos de chifre de boi, denominado de corrimboque. Uma pequena porção ou pitada do rapé aspirado pelo nariz provoca fortes espirros supostamente benéficos para as vias respiratórias superiores. O reconhecimento de sua grande toxicidade, no entanto, tornou impróprio seu emprego para fins medicinais[3]. Nenhuma destas indicações tem base científica, mas continuam em voga com base na tradição popular. O estudo fitoquímico registra a presença, em todas as partes da planta, de uma mistura de alcaloides onde predomina a nicotina, que se encontra combinada, principalmente, com os ácidos málico e cítrico. Quando verdes, as folhas são ricas em açúcares, proteínas, ácidos orgânicos e taninos, enquanto as sementes contêm ácidos graxos, açúcares, proteínas, triglicerídios, esteróis, tanto livres como esterificados e glicosilados, dos quais os mais citados são os nicotianosídios[5,6,7]. Os resultados de ensaios farmacológicos pré-clínicos e clínicos registram como principais efeitos, nas pequenas doses, um aumento da pressão arterial e da atividade da mucosa do estômago; em doses altas, baixa a pressão, diminui o tônus dos músculos de todo o aparelho digestivo, estimula a respiração e o sistema nervoso central, deixando a pessoa mais alerta. Entre os efeitos maléficos do fumo, estão sua capacidade de favorecer o desenvolvimento de tumores malignos, estatisticamente comprovada, e de fibrose pulmonar após longo tempo de uso no fumante ativo e no passivo, isto é, aquele que aspira o ar do ambiente saturado de fumaça expelida pelo fumante ativo. São prejudiciais às crianças e às gestantes, cuja toxicidade é transmitida ao feto[1,2,3].

Nicotiana glauca Graham
Planta estudada: E.R. Salviani 730 (HPL).
Espécie botanicamente afim do *N. tabacum*, possui algumas propriedades similares, apesar da grande diferença morfológica. As sementes são tóxicas.

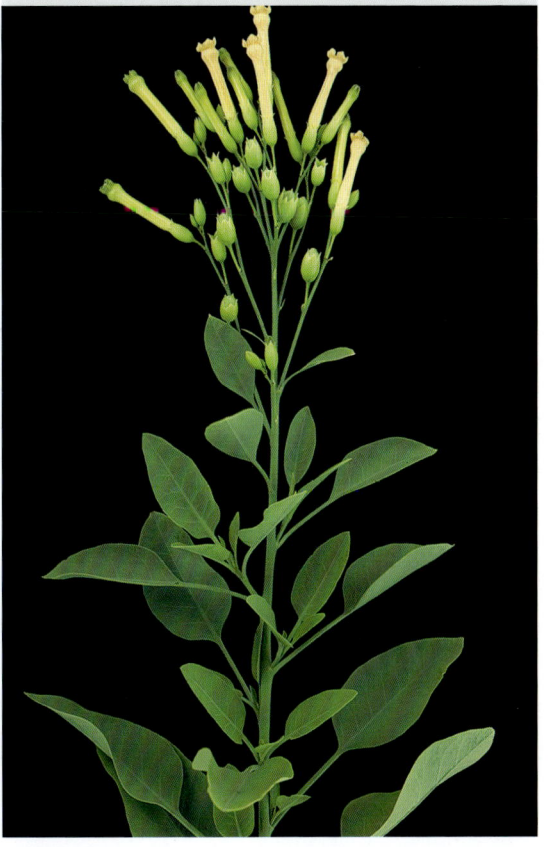

Literatura citada:
1- Gruenwald, J.; Brendler, T. & Jaenickke, C. (eds.). 2000. *Physicians Desk References (PDR) for herbal medicines*. Med. Econ. Co., New Jersey, 858 p.
2- Simões, C.M.O., Schenkel, E.P.; Gosmasn, G. et al. 2001. *Farmacognosia - da planta ao medicamento*. Editora da Universidade/UFRGS/UFSC, Porto Alegre/Florianópolis, 833 p.
3- Sousa, M.P.; Matos, M.E.O.; Matos, F.J.A. et al. 1991. *Constituintes químicos de plantas medicinais brasileiras*. Imprensa Universitária/UFC, Fortaleza, 416 p.
4- Braga, R.A. 1976. *Plantas do Nordeste, especialmente do Ceará*. 3. ed. Vol. XLII. Coleção Mossoroense, Mossoró, 540 p.

Physalis angulata L.

Sin.: *Physalis angulata* var. *capsicifolia* (Dunal) Griseb., *Physalis capsicifolia* Dunal, *Physalis esquirolii* H. Lév. & Vaniot, *Physalis lanceifolia* Nees, *Physalis linkiana* Nees, *Physalis ramosissima* Mill.

Angiospermae - Solanaceae. Planta estudada: A. Amaral Jr. 412 (HPL).

bucho-de-rã, camapu, camapum, joá, joá-de-capote, juá, juá-de-capote, mata-fome, balão

Características gerais - herbácea ereta, anual, ramificada, de 40-70 cm de altura, com folhas simples, membranáceas, de margens denteadas, de 3-5 cm de comprimento. Flores de cor creme, geralmente solitárias, de cerca de 1 cm de diâmetro. Os frutos são bagas globosas, envolvidos pelas sépalas concrescentes, conferindo ao conjunto a forma de um pequeno balão inflado. É nativa de quase todo o Brasil e cresce espontaneamente em solos sob distúrbios e lavouras agrícolas, comportando-se como indesejável nesses locais, onde é considerada planta daninha[1,2]. Ocorrem no Brasil outras espécies deste gênero com propriedades e usos mais ou menos semelhantes, das quais a mais comum é *Physalis pubescens* L. (fotos apresentadas na próxima página), ocasionalmente cultivada para produção de frutos comestíveis[12].

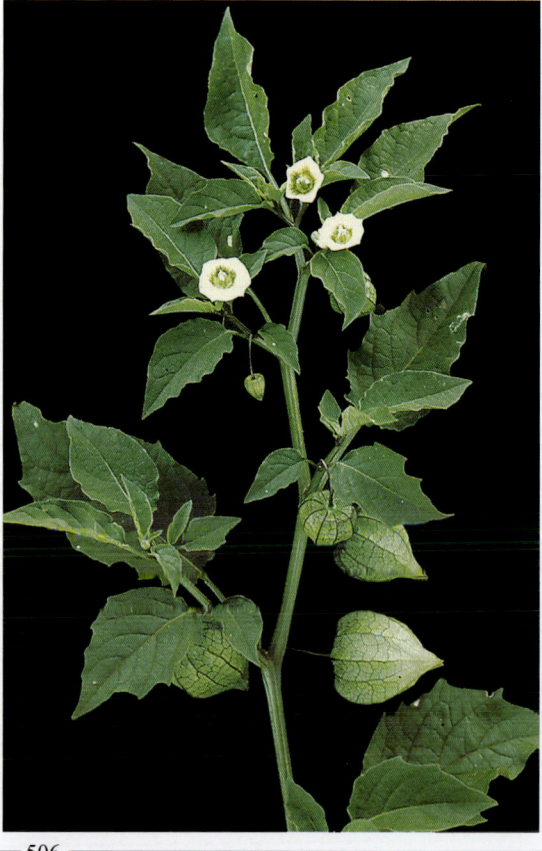

Usos - esta planta tem lugar cativo na medicina tradicional há muito tempo, no Brasil e em outros países tropicais. Seu uso entre índios Amazônicos é bem documentado e, seus frutos comestíveis são muito apreciados tanto pelos habitantes dessa região como por animais em geral. A infusão de suas folhas é empregada pelos índios como diurético[3]. Algumas tribos Colombianas consideram suas folhas e frutos dotados de propriedades narcóticas e, em uso externo, seu decocto é tido como anti-inflamatório e desinfetante para doenças de pele[4]. Na medicina herbária do Peru, as raízes deixadas em maceração no rum são empregadas para o tratamento do diabetes[5]. Na medicina popular do Brasil, onde a planta é denominada "camapu", é empregada no tratamento caseiro do reumatismo crônico, problemas renais, da bexiga e do fígado e também como sedativo, antifebril, antivomitivo e para doenças de pele[1]. Nas práticas da medicina popular no Nordeste, é utilizado o seu cozimento (decocto), feito com as raízes ou mesmo com a planta toda como diurético e estimulante do aparelho genito-urinário[1]. Estudos fitoquímicos revelaram que esta planta contém flavonoides, alcaloides e vários fitoesteróis, alguns até então desconhecidos da ciência[6,10,11]. Estudos farmacológicos recentes ainda em andamento mostraram, em animais de laboratório, forte atividade imuno-estimulante, ação citotóxica para diversos tipos de células cancerosas, atividade antiviral, inclusive contra o HIV e o HSV-1 causador do herpes labial[6,8]. Pesquisas recentes tem se concentrado na sua atividade antiviral e, resultados preliminares estão mostrando atividade *in vitro* contra o vírus I da Pólio, bem como contra o HIV I[7,9]. Estes resultados, entretanto, ainda não são suficientes para justificar seu uso terapêutico a não ser quanto ao tratamento local das crises de herpes labial.

Literatura citada:
1- Almeida, E.R. 1993. *Plantas Medicinais Brasileiras, Conhecimentos Populares e Científicos*. Hemus Editora Ltda, São Paulo, 341 p.
2- Dias-da-Rocha, F. 1945. *Formulário therapeutico de plantas medicinaes cearenses, nativas e cultivadas*. Tipografia Progresso, Fortaleza, 258 p.
3- Duke, J. & Vasquez, R. 1994. *Amazonian Ethnobotanical Dictionary*. CRC Press, Inc., Boca Raton, FL.
4- Garcia-Barriga, H. 1974. *Flora Medicinal de Colombia, Botanica-Medica*. Instituto de Ciencias Naturales, Bogotá.
5- Kember, M. & Reng, E. 1995. *Plantas Medicinales de Uso Popular en la Amazonia Peruana*. AECI and IIAP, Lima.
6- Basey, K. et al. 1992. Phygrine, an alkaloid from *Physalis* Species. *Phytochemistry* 31(12): 4173-4176.
7- Kurokawa, M. et al. 1993. Antiviral Traditional Medicines Against Herpes Simplex Virus (HSV-1), Poliovirus, and Measles Virus *in Vitro* and Their Therapeutic Efficacies for HSV-1 Infection in Mice. *Antiviral Res.* 22(2/3): 241-244.
8- Lin, Y.S. et al. 1992. Immunomodulatory Activity of Various Fractions Derived from *Physalis angulata* L. Extract. *Amer. J. Chinese Med.* 20 (3/4): 233-243.
9- Otake, T. et al. 1995. Screening of Indonesian Plant Extracts for Anti-Human Immunodeficiency Virus -Type 1 (HIV-1) Activity. *Phytother Res.* 9 1:6-10
10- Shingu, K. et al. 1992. Three New Withanolides, Physagulins A, B and D from *Physalis angulata* L. *Chem. Pharm. Bull.* 40(8): 2088-2091.
11- Vasina, O.E. et al. 1987. Withasteroids of *Physalis*. Vii. 14-alpha-hydroxyxocarpanolide and 24,25-epoxywithanolide D. *Chem. Nat. Comp.* 22(5): 560-565.
12- Lorenzi, H.; Bacher, L.; Lacerda, M. & Sartori, S. 2006. *Frutas Brasileiras e Exóticas Cultivadas: (de consumo in natura)*. Instituto Plantarum, Nova Odessa-SP, 672 p.

Physalis pubescens L.
Planta estudada: E.R. Salviani 1.192 (HPL).
Espécie afim de *Physalis angulata*, possui propriedades e usos semelhantes. Vista de seu ramo florífero e de seu hábito fotografado no litoral do estado de São Paulo.

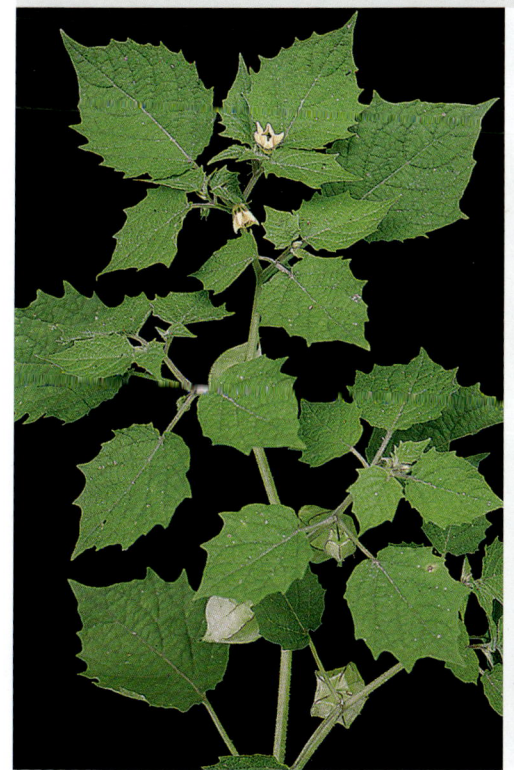

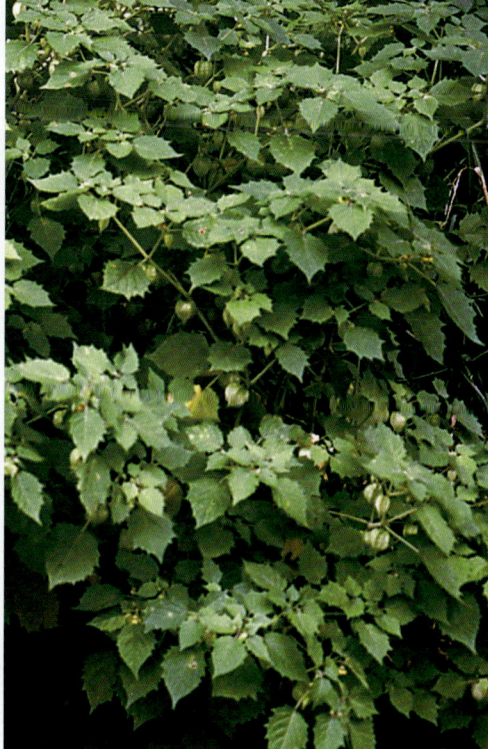

Solanum americanum Mill.

Sin.: *Solanum nigrum* L., *Solanum nodiflorum* Jacq., *Solanum nigrum* var. *americanum* (Mill.) O.E. Schulz, *Solanum nigrum* var. *minor* Hook. f., *Solanum nigrum* var. *nodiflorum* (Jacq.) A. Gray, *Solanum oleraceum* Dunal, *Solanum pterocaulon* Dunal, *Solanum tenellum* Bitter, *Solanum americanum* var. *nodiflorum* (Jacq.) Edmonds, *Solanum depilatum* Bitter, *Solanum imerinense* Bitter, *Solanum inconspicuum* Bitter

Angiospermae - Solanaceae. **Planta estudada:** H. Lorenzi 40 (HPL).

maria-preta, caraxixá, araxixu, erva-de-bicho, erva-mocó, erva-moura, guaraquinha, maria-pretinha, pimenta, pimenta-de-cachorro, pimenta-de-galinha, pimenta-de-rato

Características gerais - planta herbácea ou subarbustiva, anual, ereta, ramificada, glabra, de 40-90 cm de altura, nativa de todo o continente Americano, incluindo o Brasil. Tem folhas simples, membranáceas, de 4 a 8 cm de comprimento e flores de cor branca, dispostas em fascículos extra-axilares. Os frutos são bagas globosas, de cor preta quando maduras, com polpa adocicada. Multiplica-se apenas por sementes[5].

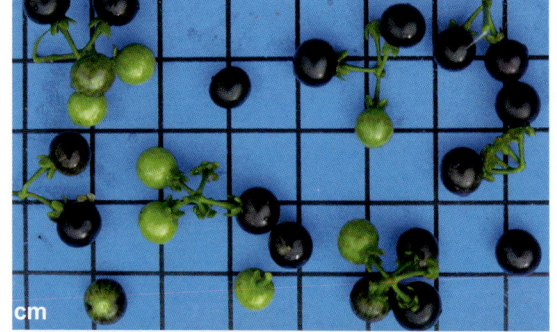

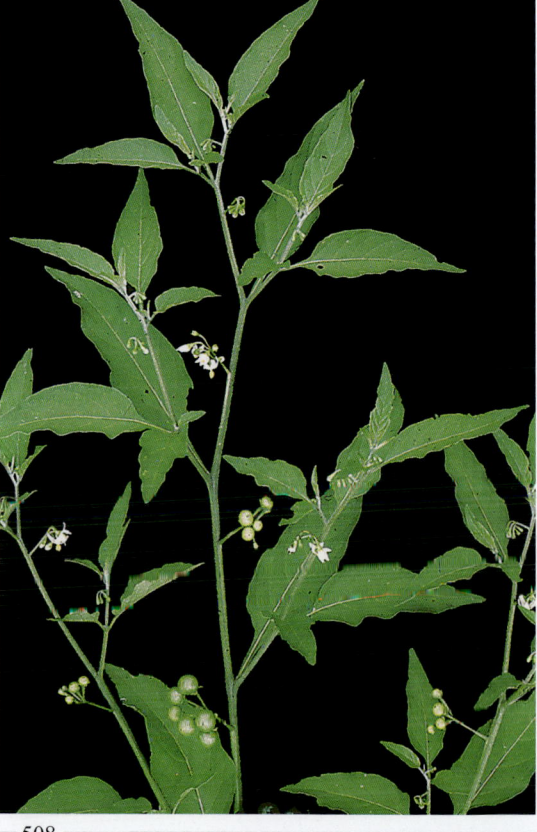

Usos - planta prolífica e de crescimento espontâneo em lavouras agrícolas, hortas e jardins, é considerada planta daninha da agricultura em todo o país. Suas folhas eram outrora usadas como verdura escaldada e seus frutos consumidos como geleia. As folhas cruas e os frutos verdes são, no entanto, venenosos por causa da presença dos glicoalcaloides, que uma vez hidrolisados no intestino produzem alcaminas, as quais absorvidas pelo organismo produzem sintomas de depressão no sistema nervoso central[1,3]. A planta toda é empregada na medicina tradicional em várias regiões do país, tanto interna como externamente. São atribuídas a ela as propriedades: analgésica, sedativa, narcótica leve, expectorante, anafrodisíaca, diurética, emoliente e depurativa, com indicação no tratamento por via oral de gastralgia, espasmos da bexiga e dores nas articulações, além de ser um vermífugo eficaz[2,4,6]. Externamente é empregada como cicatrizante para tratar psoríase, eczema, úlceras e para aliviar o prurido[3,6]. Embora a eficácia e a segurança do uso desta planta não tenham sido ainda comprovadas cientificamente, sua utilização tem sido feita apenas com base na tradição popular desta espécie e de suas variedades[1,2]. Assim, o chá das suas folhas obtido por decocção é empregado internamente nos casos de excitação nervosa, cólicas, nevralgias e afecções das vias urinárias[2]. Externamente suas folhas são empregadas contra feridas e úlceras, queimaduras, abscessos e furúnculos, tanto na forma de lavagem de seu decocto como na forma de cataplasma de suas folhas frescas[2]. O decocto das folhas é usado nas Guianas também como antiespasmódico e emético, e sua maceração no rum é considerado eficiente contra picada de cobra. Entre seus componentes químicos citam-se a acetilcolina, saponinas e os glicoalcaloides esteroidais solasonina e solamargina como principais[7], sendo referida também a presença de solanina, demisina e atropina[3].

Literatura citada:
1- Boorhem, R.L. et al. 1999. *Reader's Digest - Segredos e Virtudes das Plantas Medicinais*, Reader's Digest Brasil Ltda., Rio de Janeiro, 416 p.
2- Caribé, J. & Campos, J.M. 1977. *Plantas que Ajudam o Homem: Guia Prático para a Época Atual*. 5. ed. Cultrix/Pensamento, São Paulo.
3- Corrêa, A.D.; Siqueira-Batista, R. & Quintas, L.E.M. 1998. *Plantas Medicinais - do cultivo à terapêutica*. 2. ed. Editora Vozes, Petrópolis.
4- Grenand, P.; Moretti, C. & Jacquemin, H. 1987. *Pharmacopées Traditionnelles en Guyane: Créoles, Palikur, Wayãpi*. Editorial l'ORSTOM, Paris, France, Coll. Mem. No. 108.
5- Lorenzi, H. 2008. *Plantas Daninhas do Brasil: terrestres, aquáticas, parasitas e tóxicas*. 4ª edição. Instituto Plantarum, Nova Odessa-SP, 672 p.
6- Mors, W.B.; Rizzini, C.T. & Pereira, N.A. 2000. *Medicinal Plants of Brazil*. Reference Publications, Inc., Algonac, Michigan, 501 p.
7- Gruenwald, J.; Brendler, T. & Jaenickke, C. (eds.). 2000. *Physicians Desk References (PDR) for herbal medicines*. Med. Econ. Co., New Jersey, 858 p.

Solanum americanum Mill.
Vista geral de uma densa população desta espécie em área agrícola do estado do Paraná, onde também é considerada planta daninha.

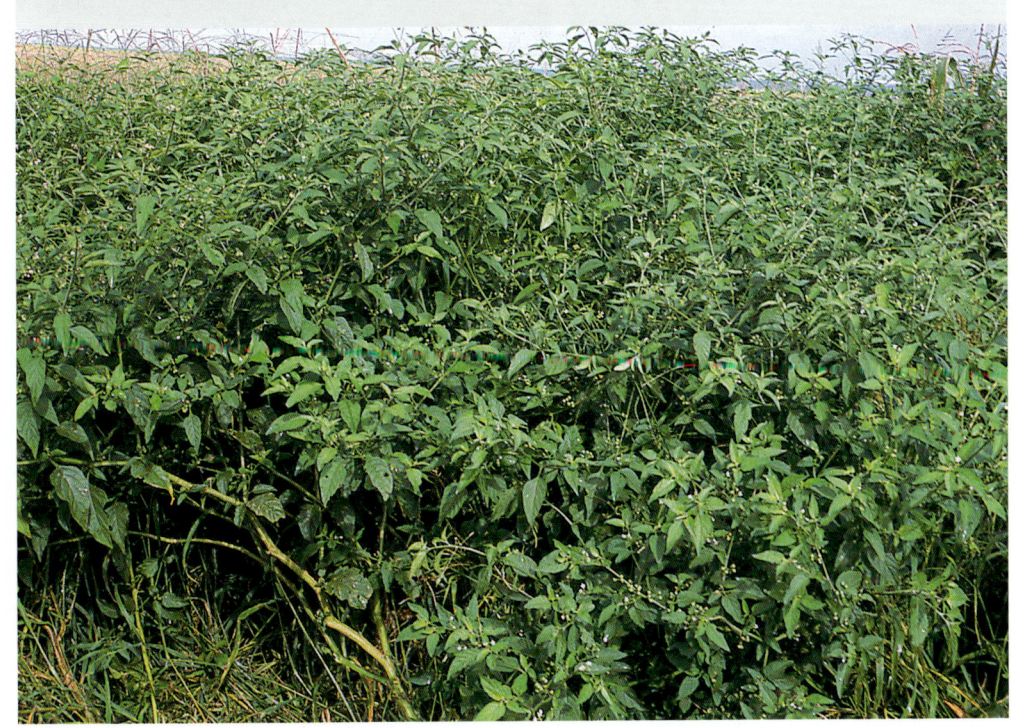

Solanum cernuum Vell.
Angiospermae - Solanaceae. **Planta estudada:** H. Lorenzi 2.031 (HPL).

panaceia, panacea, braço-de-preguiça, bolsa-de-pastor, velame-do-mato, capoeira-branca, barba-de-são-pedro, erva-carneira

Características gerais - arbusto grande ou arvoreta perenifólia, pouco ramificada, com pelos longos e pardacentos nos ramos novos, de 2,0-3,5 m de altura, nativa principalmente no Sudeste e Sul do Brasil em beira de matas e capoeiras, geralmente em regiões de altitude. Folhas simples, inteiras, subcoriáceas, longo-pecioladas, pubescentes na face inferior, de 20-35 cm de comprimento. Flores amareladas ou esbranquiçadas, dispostas em pequenas cimeiras axilares pendentes, envoltas por densa lanugem esbranquiçada. Os frutos são pequenas bagas globosas, de cor amarela quando maduras. Multiplica-se apenas por sementes[1].

Usos - suas folhas e raízes são empregadas na medicina caseira, principalmente nos estados de Minas Gerais e São Paulo, onde são consideradas: diurética, hemostática, sudorífica e depurativa[1,2,3]. As raízes, por sua vez, são consideradas como hemostática (que detém as hemorragias) [3]. As folhas são empregadas na forma de infusão como sudorífica, diurética, depurativa, desobstruente do fígado, para a cura de gonorreia, doenças de pele e úlceras cutâneas[1,3]. Com suas folhas tostadas ou torradas é preparado um chá saboroso, muito consumido no passado, que é considerado calmante para pessoas com problemas cardíacos, principalmente portadores de palpitações[1,3]. Para afecções da pele, como eczemas úmidas e secas, urticária, furúnculo, para doenças venéreas, distúrbios uterinos, reumatismo, afecções uretrais e vesicais e obesidade, é indicada a ingestão do chá por decocção de suas folhas[2].

Literatura citada:
1- Alzugaray, D. & Alzugaray, C. 1996. *Plantas que Curam*. Editora Três, São Paulo, 2 v.
2- Caribé, J. & Campos, J.M. 1977. *Plantas que Ajudam o Homem: Guia Prático para a Época Atual*. 5. ed. Cultrix/Pensamento, São Paulo
3- Mors, W.B.; Rizzini, C.T. & Pereira, N.A. 2000. *Medicinal Plants of Brazil*. Reference Publications, Inc., Algonac, Michigan, 501 p.

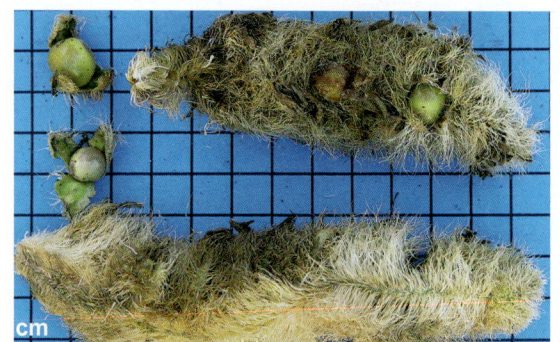

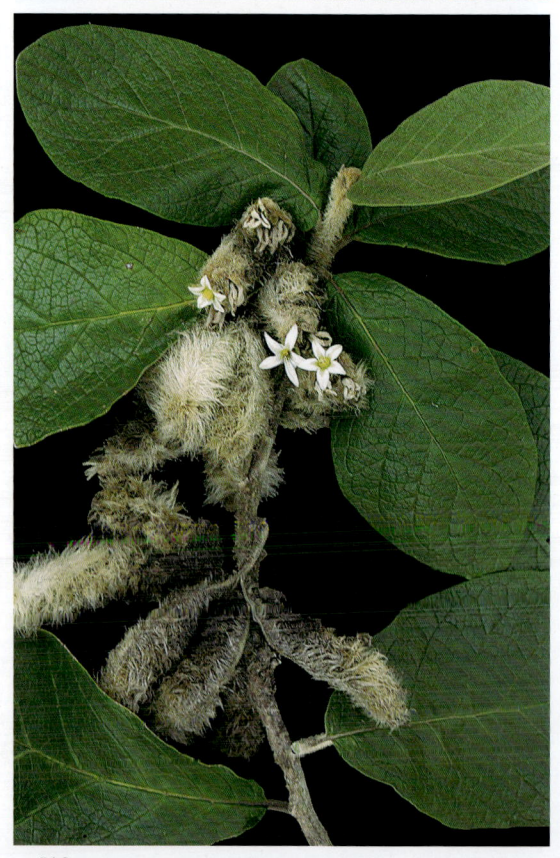

Solanum lycocarpum A. St.-Hil.
Angiospermae - Solanaceae. **Planta estudada:** H. Lorenzi 3.510 (HPL).

fruta-de-lobo, lobeira, capoeira-branca, berinjela-do-mato, jurubebão, baba-de-boi, loba, jurubeba-de-boi

Características gerais - arbusto grande ou pequena árvore semidecídua de 3-5 m de altura, dotada de copa arredondada e aberta, com tronco e ramos esbranquiçados, providos de espinhos grandes nos mais jovens, nativa de quase todo o país em áreas de cerrado. Folhas simples, alternas, coriáceas, tomentosas na face inferior, de margens lobadas, de 16-28 cm de comprimento. Os frutos são bagas globosas, verdes, lisas, de 8-13 cm de diâmetro, contendo polpa carnosa com muitas sementes. Multiplica-se por sementes, mas é capaz de rebrotar a partir das raízes quando cortada, o que a torna uma planta daninha persistente em pastagens implantadas em antigas áreas de cerrado[3,8]. Outra espécie, muito próxima, *Solanum crinitum* Lam., a "jurubeba-de-boi", é abundante no Ceará e Piauí (Serra da Ibiapaba).

Usos - seus frutos representam até 50% da dieta alimentar do lobo-guará do cerrado (*Chrysocyon brachyurus*) e são utilizados pelas populações rurais de suas regiões de origem para o preparo de doces e geleias. São também empregados na medicina caseira do interior do país principalmente como diurética, calmante, antiespasmódica, antiofídica e antiepilética[1]. O chá de suas folhas em decocção é indicado contra afecções das vias urinárias, cólicas abdominais e renais, espasmos e epilepsia[1]. O amido dos frutos é utilizado para o tratamento do diabetes, cuja eficácia tem sido comprovado através de relato de casos com seres humanos[2]. O suco dos frutos é aplicado externamente para a eliminação de verrugas[4]. Os frutos assados e quentes são indicados em aplicação direta sobre órgãos atrofiados para a sua reconstituição[1]. O chá de suas flores por decocção em uso interno é indicado contra hemorroidas[1]. Um estudo famacológico em ratos com o extrato aquoso, preparado com o pó obtido de seus frutos sugere um efeito tóxico sobre o sistema reprodutivo masculino, contudo sem indicação aparente sobre a fertilidade[6]. Acredita-se que seus frutos tenham ação terapêutica contra o verme-gigante-dos-rins, que é muito frequente e geralmente fatal no lobo-guará.

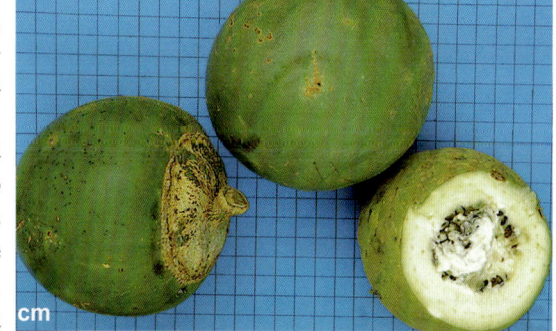

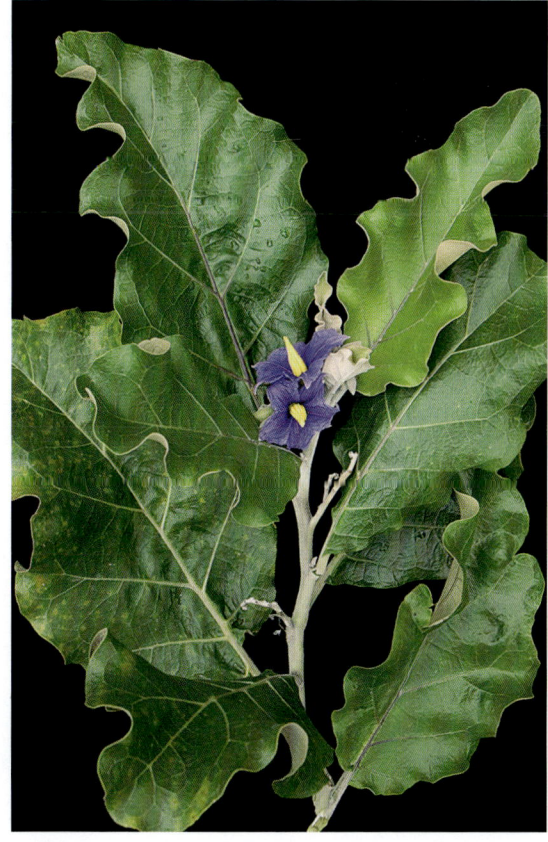

Na sua composição química têm sido identificados os compostos solamargina e solasonina[5]. Num estudo fitoquímico destinado a avaliar a variação de sua composição nutritiva durante a maturação dos frutos, constatou-se tratar-se de um fruto não ácido e de baixo teor de fenóis, cuja concentração de açúcares redutores permaneceu inalterada e o de pectina total e solúvel aumentou durante o processo de maturação[7].

Literatura citada:
1- Caribé, J. & Campos, J.M. 1977. *Plantas que Ajudam o Homem: Guia Prático para a Época Atual*. 5. ed. Cultrix/Pensamento, São Paulo.
2- Grasselli, C.S.M. et al. 2001. Uso do amido dos frutos da lobeira (*Solanum lycocarpum* St. Hil.) por indivíduos diabéticos: relato de casos. *Rev. Bras. Nutr. Clin. 16*: 34-37.
3- Lorenzi, H. 2008. *Plantas Daninhas do Brasil: terrestres, aquáticas, parasitas e tóxicas*. 4ª edição. Instituto Plantarum, Nova Odessa-SP, 672 p.
4- Mors, W.B.; Rizzini, C.T. & Pereira, N.A. 2000. *Medicinal Plants of Brazil*. Reference Publications, Inc., Algonac, Michigan, 501 p.
5- Motidome, M.; Leeking, M.E. & Gottlieb, O.R. 1970. A química das Solanáceas brasileiras. I. A presença de solamargina e de solasodina no juá e na lobeira. *An. Acad. Brasil. Ci. 42*(supl.): 375-376.
6- Sa, R.C.S. et al. 2000. Evaluation of the toxicity of *Solanum lycocarpum* in the reproductive system of male mice and rats. *J. Ethnopharmacol. 73*(1,2): 283-287.
7- Corrêa, A.D., C.M.P. de Abreu, C.D. dos Santos & L.J. Ribeiro. 2000. Constituintes químicos da fruta-de-lobo (*Solanum lycocarpum* St. Hil.) durante a maturação. *Ciênc. Agrot.,* Lavras-MG, *24*(1): 130-135.
8- Lorenzi, H. 2002. *Árvores Brasileiras: manual de identificação e cultivo de plantas arbóreas nativas do Brasil*. 2ª edição. Vol. II. Instituto Plantarum, Nova Odessa-SP, 384 p.

Solanum lycocarpum A. St.-Hil.
Vista geral de uma população densa em plena floração em seu habitat natural no interior do estado de Minas Gerais, onde também é considerada planta daninha de pastagem.

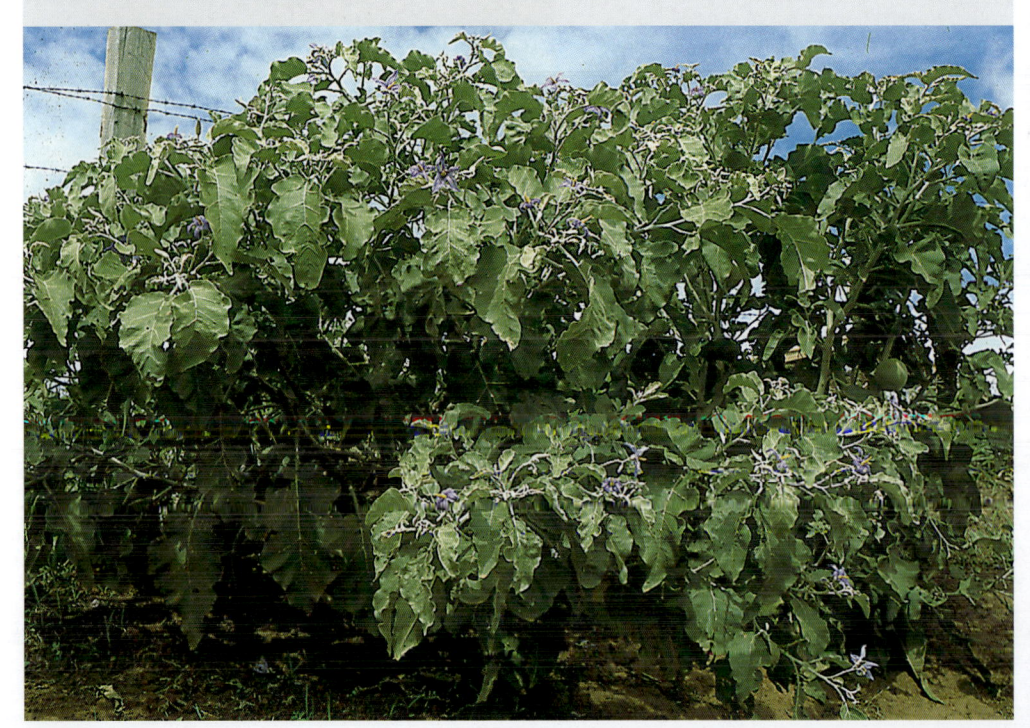

Solanum paniculatum L.

Angiospermae - Solanaceae. **Planta estudada:** H. Lorenzi 2.185 (HPL).

jurubeba, caapeba, joa-tica, jubeba, jupeba, jurepeba, juribeba, juripeba, jurubeba-branca, jurubeba-do-pará, jurubeba-mansa, jurubeba-roxa, jurubeba-verdadeira, jurubebinha, jurubena, jurumbeba, jurupeba, juuna, juvena, juveva

Características gerais - arbusto de 1,5-2,5 m de altura, um pouco espinhento, ramificado, nativo de quase todo o Brasil. Folhas simples, inteiras ou variavelmente lobadas, coriáceas, glabras na face superior e branco-tomentosas na inferior, com acúleos aciculares, de 8-17 cm de comprimento. Flores azul-claras, reunidas em cimos paniculiformes terminais. Os frutos são bagas esféricas ou ovaladas, de cor verde-amarelada quando maduras. Cresce espontaneamente em terrenos sob distúrbios, principalmente de cerrados, como pastagens, terrenos baldios e beira de estradas, sendo, nestes casos, considerada por agricultores como planta indesejável[5,13]. Multiplica-se principalmente por sementes.

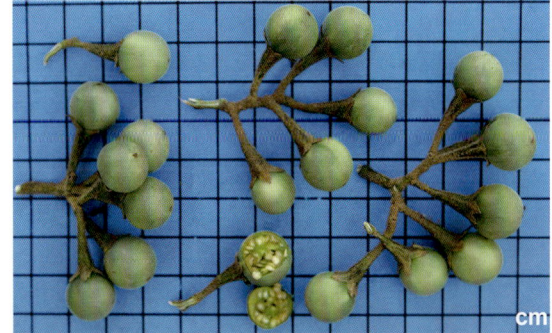

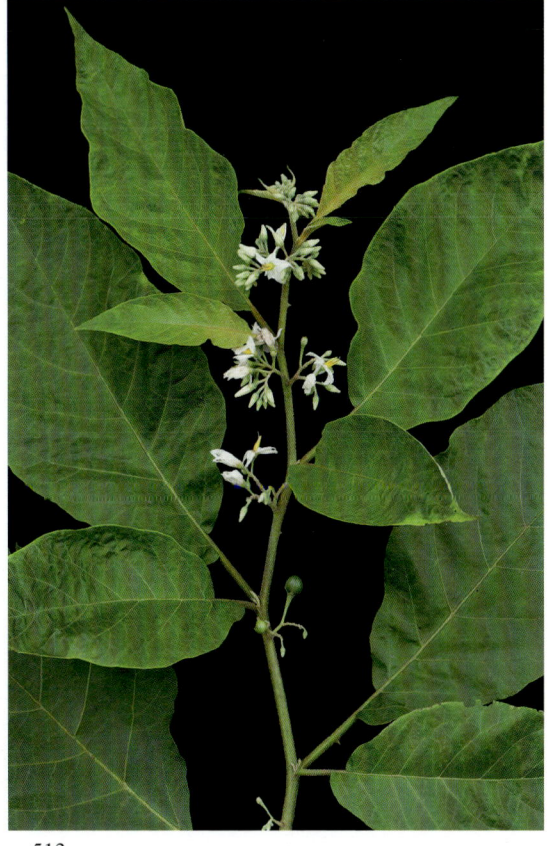

Usos - os seus frutos, mais conhecidos por "jurubeba", são consumidos em muitas regiões do país como condimento na forma de picles e como aditivo de aguardente. O principal uso desta planta, contudo, é na medicina tradicional, cujo emprego é bem documentado na literatura, figurando, inclusive, oficialmente na "Farmacopeia Brasileira" para uso específico contra anemia e problemas hepáticos[1]. Na medicina tradicional, suas raízes, folhas e frutos vêm sendo, de longa data, largamente empregados contra problemas hepáticos e digestivos, por estimular as funções digestivas e reduzir o inchaço do fígado e vesícula. É também considerado útil contra hepatite e gastrite crônicas, anemias, febres intermitentes, hidropisia e tumores uterinos[1,2,3,4,6]. O chá de suas folhas é muito usado no país como remédio cotidiano contra ressacas após o consumo exagerado de álcool e comida[3,4]. Contra afecções do fígado (icterícia, hepatite e insuficiência hepática), atonia gástrica, inflamação do baço e vesícula preguiçosa, é recomendada na forma de chá por decocção, preparado com 1 colher (chá) de raízes finamente picadas em 1 xícara (chá) de água em fervura durante 5 minutos, na dose de 1 xícara (chá) 3 vezes ao dia[13]. Recomenda-se também em uso externo como cicatrizante de feridas, contra úlceras, pruridos e contusões, na forma de chá por decocção, preparado com 1 colher (sopa) de folhas picadas em 1 xícara (chá) de água em fervura durante 10 minutos, aplicando-o sobre a lesão com gaze ou na forma de gargarejo[13]. Os componentes ativos encontrados nesta planta e documentados na década de 60 por pesquisadores alemães, estão representados por esteroides vegetais, saponinas, glicosídeos e alcaloides, sendo que aos alcaloides "solanidine" e "solasodine" são atribuídas as propriedades curativas para os problemas hepáticos[7,9,10,11,12].

Literatura citada:
1- Coimbra, R. 1994. *Manual de Fitoterapia*. 2. ed. Dados Internacionais de Catalogação na Publicação, São Paulo.
2- Cruz, G.L. 1965. *Livro Verde das Plantas Medicinais e Industriais do Brasil*. Vol. II. Belo Horizonte, 554 p.
3- Bernardes, A. 1984. *A Pocketbook of Brazilian Herbs*. Shogun Editora e Arte Ltda, Rio de Janeiro.
4- Schwontkowski, D. 1993. *Herbs of the Amazon - Traditional and Common Uses*. Science Student Brain Trust Publishing, Utah.
5- Lorenzi, H. 2008. *Plantas Daninhas do Brasil: terrestres, aquáticas, parasitas e tóxicas*. 4ª edição. Instituto Plantarum, Nova Odessa-SP, 672 p.
6- Cruz, G.L. 1995. *Dicionário das Plantas Úteis do Brasil*. 5. ed. Editora Bertrand, Rio de Janeiro.
7- Ripperger, H. 1968. Structure of paniculonin A and B, two new spirostane glycosides from *Solanum paniculatum* L. *Chem. Ber. 101*(7); 2450-2458.
8- Ripperger, H. 1967. Jurubin, a nitrogen containing steroid saponin of a new structural type from *Solanum paniculatum* L.; concerning the structure of paniculidin. *Chem. Ber. 100*(5): 1725-1740.
9- Meyer, K. & Bernoulli, F. 1961. *Pharmac. Acta Helvetiae 36*: 80-96.
10- Leekning, M.E. & Rocca, M.A. 1968. *Rev. Fac. Farm. Odont.*, Araraquara, *2*(2): 299-300.
11- Siqueira, N.S. & Macan, A. 1976. *Trib. Farm. Curitiba 44*(1-2): 101-104.
12- Panizza, S. 1998. *Plantas que Curam (Cheiro de Mato)*. 3. ed. IBRASA, São Paulo, 280 p.
13- Braga, R.A. 1976. *Plantas do Nordeste, especialmente do Ceará*. 3. ed. Coleção Mossoroense, Mossoró, 540 p.

Solanum paniculatum L.
Vista geral de uma população desta espécie em área de pastagem do interior do estado de Pernambuco, onde também é considerada uma planta daninha.

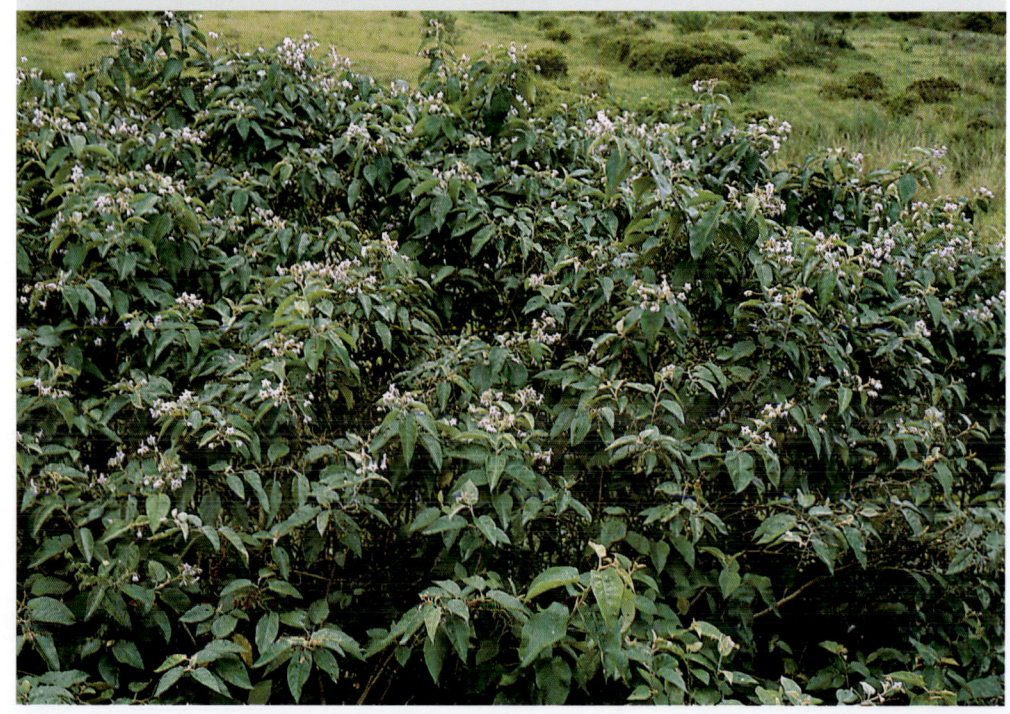

Talinum paniculatum (Jacq.) Gaertn.

Sin.: *Talinum patens* (L.) Willd., *Claytonia paniculata* (Jacq.) Kuntze, *Portulaca paniculata* Jacq., *Portulaca patens* L., *Portulaca reflexa* (Cav.) Haw., *Talinum sarmentosum* Engelm., *Talinum dichotomum* Ruiz & Pav., *Talinum reflexum* Cav., *Talinum sapthulatum* Engelm. ex A. Grey, *Talinum chrysanthum* Rose & Standl.

Angiospermae - Talinaceae. **Planta estudada:** H. Lorenzi 3.489 (HPL).

língua-de-vaca, ora-pro-nóbis-miúdo, bredo, caruru, cariru, maria-gorda, labrobró, bênção-de-deus, major-gomes, maria-gorda, bredo, joão-gomes, maria-gomes, labrobró-de-jardim, piolhinha, bunda-mole, manjogome, erva-gorda, carne-gorda, beldroega-grande

Características gerais - herbácea perene, ereta, com raízes tuberosas, glabra, suculenta, pouco ramificada, de 30-60 cm de altura, nativa do continente americano, incluindo o Brasil. Folhas simples, espatuladas, quase todas basais em forma de roseta, de 4-12 cm de comprimento. Flores pequenas, de cor rósea, reunidas em panículas terminais amplas sobre longo escapo floral que as dispõem bem acima da folhagem. Multiplica-se por sementes e pelas raízes tuberosas[2]. A espécie *Talinum fruticosum* (L.) Juss. (Sin.: *Talinum triangulare* (Jacq.) Willd.), que ocorre também no Brasil, e cujas fotos são apresentadas na página seguinte, possui características e propriedades mais ou menos semelhantes[5].

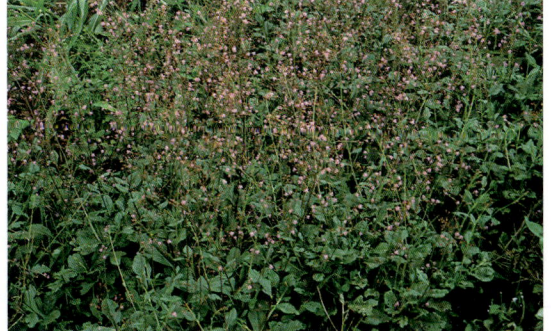

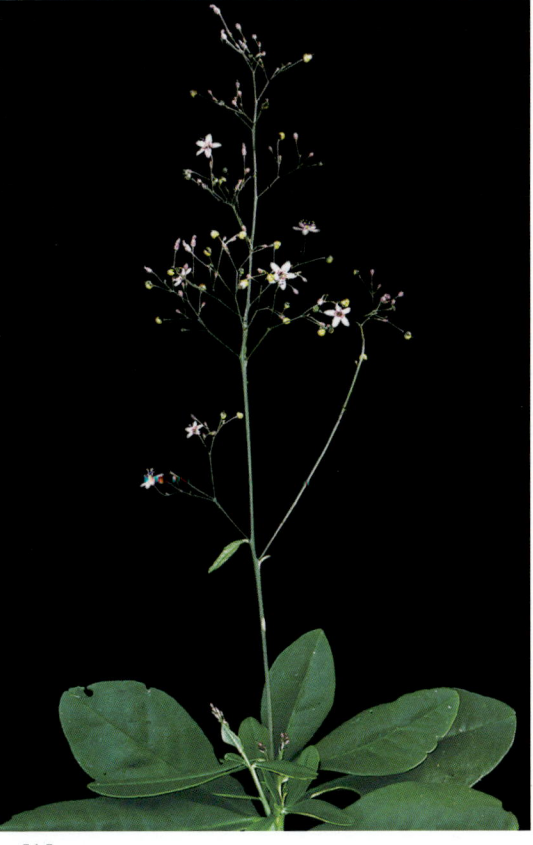

Usos - a planta cresce espontaneamente em lavouras agrícolas perenes, terrenos baldios e beira de estradas, sendo considerada como planta daninha nestas situações. Suas folhas são consumidas em algumas regiões como saladas e refogados. Todas as partes da planta são empregadas na medicina caseira em algumas regiões do país, embora a eficácia e a segurança do uso de suas preparações não tenham sido ainda comprovadas cientificamente, sua utilização vem sendo feita com base na tradição popular. As folhas são mucilaginosas e consideradas como emoliente e vulnerária, sendo empregadas topicamente na forma de cataplasma para amolecer calos, favorecer a regressão e cicatrização de feridas, cortes e inflamações. As sementes são emenagogas[1,3]. A infusão de suas raízes é considerada diurética, sendo indicada contra edemas, como repositor de potássio e para eliminar urina com mau cheiro, a qual é preparada adicionando-se água fervente em 1 copo contendo 1 colher (sopa) de raízes fatiadas e administrada na dose de ½ copo em jejum e o restante à tarde[4]. Contra infecções intestinais, fadigas, cansaço físico e mental e debilidade orgânica tem sido recomendado o seu decocto, preparado com 1 colher (chá) de raízes e outra de folhas, ambas fatiadas, em 1 xícara (chá) de água em fervura durante 5 minutos, administrada na dose de 1 xícara (chá) 1-3 vezes ao dia. Também tem sido recomendada em uso externo contra feridas, inflamações tópicas e afecções de pele (eczemas, pruridos, erisipelas e coceiras), na forma de cataplasma, preparada moendo-se em pilão 2 colheres (sopa) de folhas frescas até formar uma pasta e aplicada 2-3 vezes ao dia sobre a área afetada espalhada em gaze ou pano[4]. Na sua composição destaca-se a presença de mucilagens, taninos, pigmentos, ácido fólico e sais minerais[4].

Literatura citada:
1- Caribé, J. & Campos, J.M. 1977. *Plantas que Ajudam o Homem*. 5. ed. Cultrix/Pensamento, São Paulo.
2- Lorenzi, H. 2008. *Plantas Daninhas do Brasil: terrestres, aquáticas, parasitas e tóxicas*. 4ª edição. Instituto Plantarum, Nova Odessa-SP, 672 p.
3- Mors, W.B.; Rizzini, C.T. & Pereira, N.A. 2000. *Medicinal Plants of Brazil*. Reference Publications, Inc., Algonac, Michigan, 501 p.
4- Panizza, S. 1998. *Plantas que Curam (Cheiro de Mato)*. 3. ed. IBRASA, São Paulo, 280 p.
5- Lorenzi, H. & Souza, H.M. 2008. *Plantas Ornamentais no Brasil: arbustivas, herbáceas e trepadeiras*. 4ª edição. Instituto Plantarum, Nova Odessa-SP, 1120 p.

Talinum fruticosum (L.) Juss. (Sin.: *Talinum triangulare* (Jacq.) Willd.)
Espécie suculenta e perene, também nativa do Brasil, possui algumas características e propriedades similares a *Talinum paniculatum*.

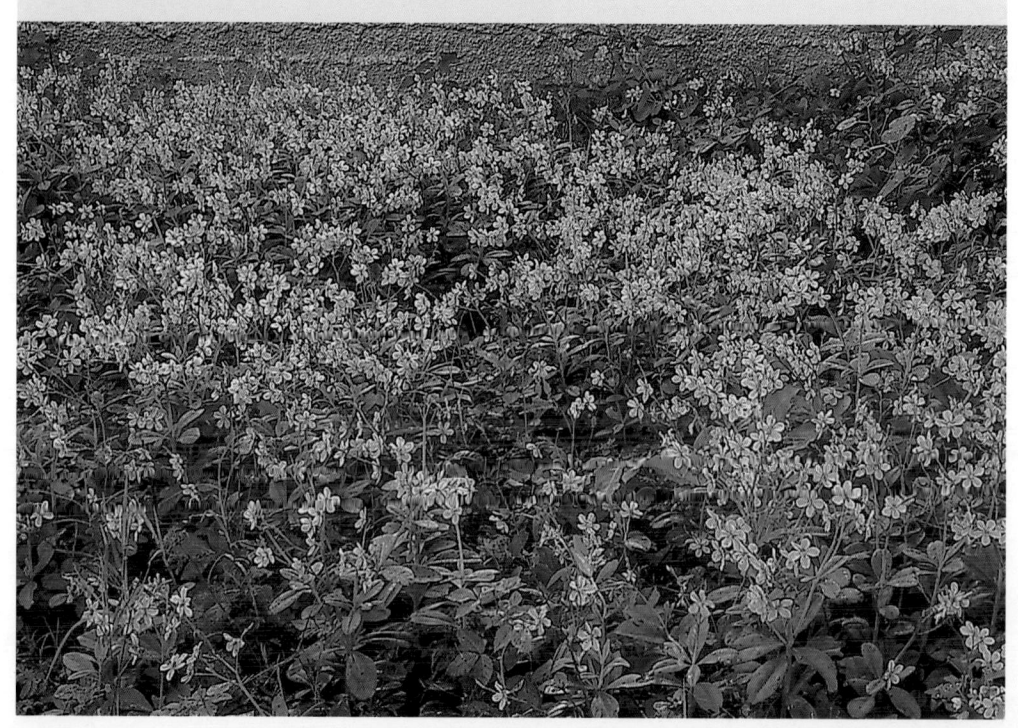

Camellia sinensis (L.) Kuntze
Sin.: *Thea sinensis* L., *Camellia thea* Link

Angiospermae - Theaceae. **Planta estudada:** G.F. Árbocz 1.599 (HPL).

chá, chá-preto, chá-da-índia, black tea (inglês), green tea (inglês)

Características gerais - arbusto perenifólio grande ou arvoreta de 3-4 m de altura, de copa piramidal e densa. Folhas simples, elípticas, coriáceas, quase glabras, de 4-7 cm de comprimento. Flores de cor branca, solitárias ou em grupo de duas ou três nas axilas foliares. Os frutos são cápsulas deiscentes e oblongas, com 1-3 sementes. As folhas são mais tenras quando jovens, devendo ser colhidas neste estágio de seu crescimento, para serem transformadas no material comercial que se conhece pelos nomes de chá-preto e chá-verde. É originária da Ásia na região de Assam, Laos e Sião e cultivada em larga escala especialmente na China, Japão e Ceilão, e em menor escala no Brasil no litoral sul do estado de São Paulo[1].

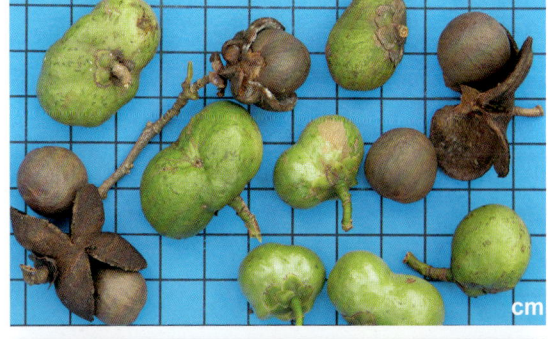

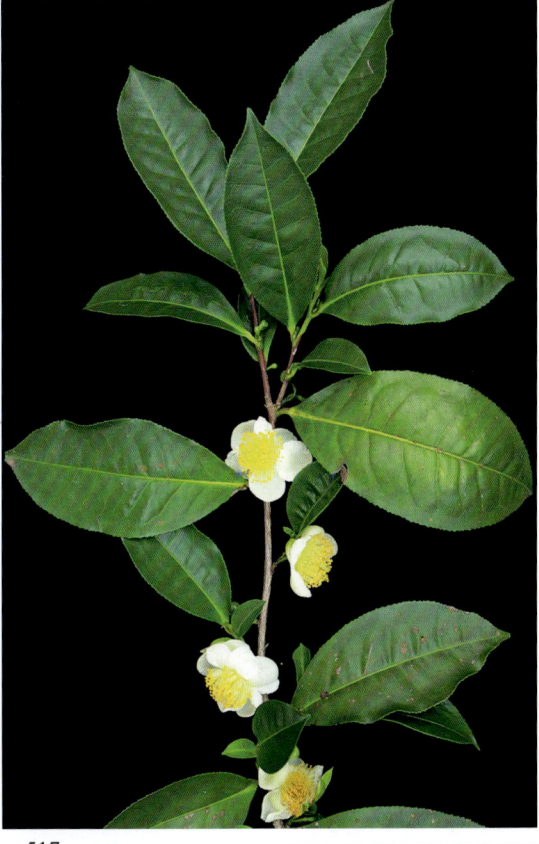

Usos - as folhas jovens e brotos foliares são apresentados comercialmente como "chá-verde", produzido por dessecação das folhas sem fermentação, ou "chá-preto", produzido por dessecação após fermentação e o "chá oolong", que sofre apenas fermentação parcial. É usado, principalmente, como bebida estimulante de modo semelhante ao café, o guaraná e o mate[1]. Compressas de chá-preto têm sido recomendadas para tratamento de problemas da pele, aliviando a inflamação e o prurido[1]. Outras ações farmacológicas registradas, compreendem a inibição do principal agente causador da cárie dentária, *Streptococcus mutans*[10], a atividade antialérgica[2], anticancerígena[1], anti-úlcera[3], além de fazer baixar o colesterol do sangue[9]. Vale ressaltar ainda sua ação preventiva e curativa nas diarreias causadas por rotavírus[11], por cólera e por toxinas alimentares[6]. Segundo a literatura, o uso do chá diminui a incidência de câncer no aparelho gastrointestinal[10]. Sua composição química compreende, além da cafeína, seu princípio ativo estimulante, um pouco de óleo essencial de cor amarela que é responsável pelo seu aroma, 30% de mistura complexa onde sobressai o galato de (-)-epigalocatequina acompanhado de saponinas, galotaninos, flavonoides e pro-antocianidinas[1,7,8,4]. Intoxicação caracterizada por excitação do sistema nervoso, taquicardia, convulsões, delírio e dor de cabeça ocorrem com o uso de doses excessivas[2,12]. Pessoas com problemas cardíacos, especialmente arritmia, devem evitar beber chá por causa de sua ação sobre o coração, a circulação e a respiração[12].

Literatura citada:

1- Simões, C.M.O., Schenkel, E.P.; Gosmasn, G. et al. 2001. *Farmacognosia -da planta ao medicamento*. Editora da Universidade/UFRGS/UFSC, Porto Alegre/Florianópolis, 833 p.
2- Oosu, H.; Takeo, C.; Mukai, I. et al. 1989. Extraction of antiallergic epigallocatechin gallate from tea leaves. *CL. A61K31/35. JP.03157330.* 13. In: *Chem. Abstr. 115*: 142244z.
3- Sagesaka, H.; Itoen, K. 1993-94. Saponins from tea leaves as antiulcer agents. *CL. A61K35/78. JP 06211674.* In: *Chem. Abstr. 121*: 286579j. 1994.
6- Toda, M.; Okubo, S.; Ikigai, H. et al. 1991. The protective activity of tea against infection by *Vibrio cholerae*. *Journal of Applied Bacteriology 70*: 109-112.
7- Vinson, J.A.; Dabbagh, Y.A.; Serry, M.M. et al. 1995. Plant flavonoids especially tea flavonoids, are powerful antioxidants using an *in vitro* oxidation model for heart disease. *J. Agric. Food Chem. 43*(11): 2800-2.
9- Matsumoto, N.; Hara, Y. 1995. Effects of tea catechin on inhibition of a rise in blood cholesterol. *Shokuhin Kogyo 38*(6): 81-4. In: *Chem. Abstr. 122*: 313476c.
10- Yaamane, T., Matsumoto, H.; Kikuoka, N. et al. 1995. Chemoprevention of gastrointestinal carcinogenesis with green tea components. *Kankyo Hen'igen Kenkyu 17*(1): 135-42. In: *Chem. Abstr. 123*: 246173g.
11- Zhang, G.; Li, Y.; He, L. et al. 1994. Experimental study on the antiviral activities of green tea and tea polyphenols against human rotavirus. *Chaye Kexue 14*(2): 155-8. In: *Chem. Abstr. 124*: 219527q.
12- Goodman, A.G. & Gilman, L.S. 1987. *As bases farmacologicas da terapêutica*. Editora Guanabara, 195 p.
13- Lorenzi, H. & Souza, H.M. 2008. *Plantas Ornamentais no Brasil: arbustivas, herbáceas e trepadeiras*. 4ª edição. Instituto Plantarum, Nova Odessa-SP, 1120 p.

Camellia sinensis (L.) Kuntze
Vista geral de uma plantação de chá-preto no litoral sul do estado de São Paulo, com sua parte aérea podada drástica e mecanicamente para o processo de colheita de suas folhas.

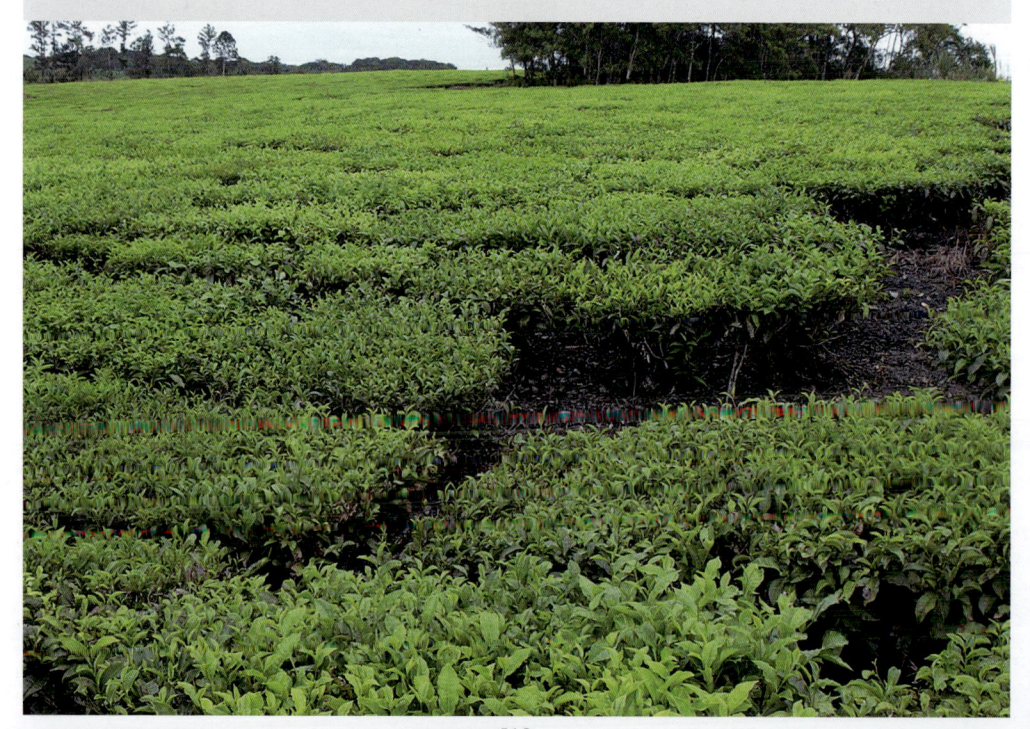

Tropaeolum majus L.

Sin.: *Cardamindum majus* (L.) Moench, *Tropaeolum hybridum* L., *Tropaeolum pinnatum* Andrews, *Tropaeolum quinquelobum* Bergius, *Trophaeum majus* (L.) Kuntze

Angiospermae - Tropaeolaceae. **Planta estudada:** H. Lorenzi 1.566 (HPL).

capuchinho, capuchinha, capuchinha-grande, mastruço-do-peru, flor-de-sangue, agrião--do-méxico, chagas, chaguinha, nastúrcio, flor-de-chagas, capucine, cinco-chagas, agrião--da-índia, mastruço

Características gerais - herbácea um tanto aromática, de ramos rasteiros ou escandentes, carnosos, retorcidos, de 1-2 m de comprimento, nativa das regiões montanhosas do México e Peru. Folhas peltadas, longo-pecioladas, com 5-7 nervuras principais saindo do ponto de inserção do pecíolo, de 5-9 cm de diâmetro. Flores solitárias, grandes, de cor vermelha, alaranjada, branca ou amarela, muito ornamentais. Multiplica-se por sementes[3].

Usos - a planta é amplamente cultivada nas regiões Sul e Sudeste do país com fins ornamentais e, suas folhas, botões florais e flores, empregadas na medicina caseira, bem como para fins alimentares. Possuem aroma agradável e sabor picante como o do agrião e com alto valor nutritivo, sendo particularmente rica em enxofre e consumida como salada[1,2,4]. É considerada antiescorbútica, antisséptica e empregada como fortificante dos cabelos e no tratamento de afecções pulmonares[1]. A infusão de suas folhas com leite tem sido recomendada para afecções pulmonares e como expectorante; esta é preparada pela mistura de 2 colheres (sopa) de folhas frescas e amassadas em pilão com 1 xícara (chá) de leite quente, ingerindo-se 1 xícara (chá) do coado 2 vezes ao dia[4]. Recomenda-se também o seu chá por infusão, preparado adicionando-se água fervente em 1 xícara (chá) contendo 1 colher (sopa) de folhas frescas ou secas picadas, como diurético e como desinfetante das vias urinárias[4]. Em uso externo, o extrato alcoólico de suas folhas frescas em mistura com folhas de bardana, *Arctium minus* (Hill) Bernh., é indicado para fortalecer o couro cabeludo, estimulando o crescimento dos cabelos e prevenindo a sua queda. Este deve ser preparado com 2 colheres (sopa) de suas folhas frescas e igual quantidade de folhas de bardana, amassadas e adicionadas de 1 xícara (chá) de álcool de cereais a 80% e deixadas em maceração durante 5 dias[4].

Literatura citada:

1- Boorhem, R.L. et al. 1999. *Reader's Digest - Segredos e Virtudes das Plantas Medicinais*. Reader's Digest Brasil Ltda., Rio de Janeiro, 416 p.

2- Bown, D. 1995. *The Herb Society of America - Encyclopedia of Herbs & Their Uses*. Dorling Kindersley Publishing, Inc., New York.

3- Lorenzi, H. & Souza, H.M. 2008. *Plantas Ornamentais no Brasil: arbustivas, herbáceas e trepadeiras*. 4ª edição. Instituto Plantarum, Nova Odessa-SP, 1120 p.

4- Panizza, S. 1998. *Plantas que Curam (Cheiro de Mato)*. 3. ed. IBRASA, São Paulo, 280 p.

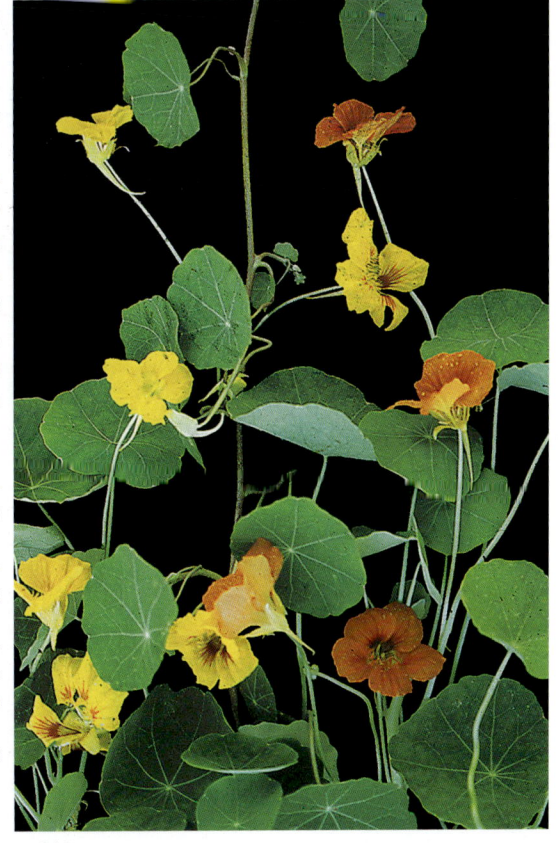

Cecropia pachystachya Trécul

Sin.: *Cecropia adenopus* Mart. ex Miq., *Ambaiba adenopus* (Mart. ex Miq.) Kuntze, *Ambaiba carbonaria* (Miq.) Kuntze, *Ambaiba cinerea* (Miq.) Kuntze, *Ambaiba cyrtostachya* (Miq.) Kuntze, *Ambaiba pachystachya* (Trécul) Kuntze, *Ambaiba lyratiloba* (Miq.) Kuntze, *Cecropia lyratiloba* Miq., *Cecropia carbonaria* Miq., *Cecropia cinerea* Miq., *Cecropia cyrtostachya* Miq., *Coilotapalus peltata* Britton

Angiospermae - Urticaceae. **Planta estudada:** A. Amaral Jr. 442 (HPL).

ambahu, ambaí, ambaíba, ambaigba, ambaitinga, ambati, ambaúba, árvore-da-preguiça, embaíba, embaúba, embaúva, caixeta-do-campo, figueira-de-sururina, ibaíba, ibaítuga, imbaúba, imbaução, pau-de-lixa, pau-de-preguiça, torém, umbaúba, umbaubeira, umbaúba-do-brejo

Características gerais - árvore silvestre de até 15 m de altura, com tronco de cor esbranquiçada. Folhas multilobadas (8-9 lobos), com pecíolos longos, quando secas têm os lobos enrolados de modo a lembrar a forma da mão fechada e caem facilmente das árvores. Ocorrem abundantemente na vegetação secundária das matas úmidas do litoral e das serras[4]. Ocorrem no Sudeste e Sul do país mais duas espécies deste gênero, cujas fotos são apresentadas na página seguinte, com características e usos mais ou menos semelhantes: *Cecropia hololeuca* Miq., (embaúva-prateada), mais encontrada na zona serrana do Sudeste e com folhagem inteiramente prateada e *Cecropia glaziovi* Snethl., mais comum na encosta Atlântica das regiões Sul e Sudeste e facilmente reconhecível pelo aspecto prateado da parte de baixo de suas folhas e pelos brotos avermelhados[1].

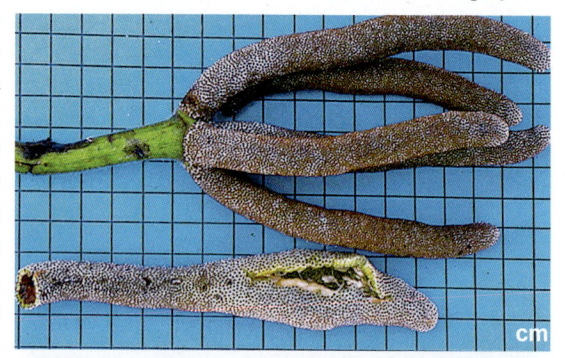

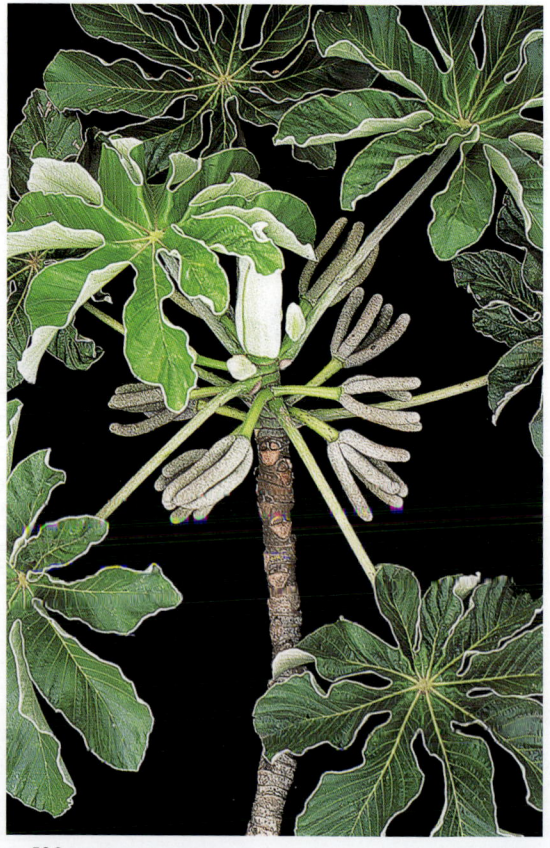

Usos - várias espécies de *Cecropia* prestam-se para extração industrial de celulose. As folhas são usadas tradicionalmente em todo Brasil como chá diurético, preparado geralmente com as folhas seca caídas das árvores pela maior facilidade de sua coleta[2]. Suas ações diurética e anti-hipertensiva, assim como sua atividade anti-inflamatória já estão comprovadas cientificamente através de ensaios pré-clínicos. Dentre os componentes registrados em sua análise fitoquímica estão: o beta-sitosterol e alfa-amirina entre as substâncias triterpenoides e, a isovitexina – flavonoide de ação anti-hipertensiva isolado do extrato alcoólico de *C. glaziovi*[3] que, provavelmente, é o princípio ativo responsável pela atividade dos extratos destas espécies sobre a pressão arterial. Preparações feitas com folhas de *C. pachystachya* vêm sendo usadas com aparente êxito por grupos especializados em fitoterapia científica, especialmente no Nordeste do Brasil. Com base nestas experiências, as folhas desta planta podem ser usadas para controle da hipertensão, mesmo na forma de cozimento (decocto) preparado na proporção de 1 a 2 folhas secas (20 g) em ½ litro de água, fervendo-se a mistura por 10 minutos; depois de pronto, o decocto deve ser mantido na geladeira para ser tomado na dose de uma xícara de chá 1 a 3 vezes ao dia[2]. Outra espécie deste gênero, *C. peltata* que também ocorre no Brasil, é usada nos países do Caribe para diversos fins medicinais entre os quais aparece também, o uso como diurético. Nesta espécie foram detectados em análise fitoquímica, a presença de leucoantocianidinas com atividade vitamínica P (anti-hemorrágica).

Literatura citada:

1- Corrêa, M.P. 1926. *Dicionário das Plantas Úteis do Brasil e das Exóticas Cultivadas*. Vol. I. Ministério da Agricultura, Rio de Janeiro, 774 p.
2- Matos, F.J.A. 2000. *Plantas Medicinais - guia de seleção e emprego de plantas usadas em fitoterapia no nordeste do Brasil*. 2. ed. Imprensa Universitária/Edições UFC, Fortaleza, 344 p.
3- Della-Monache, F.; Giacomozzi, C.A.; Calixto, J.B. & Yune, R.E.A. 1988. Isolamento e identificação da isovitexina obtida de frações farmacologicamente ativas de *Cecropia glaziovii* (sic). In: Simpósio de Plantas Medicinais do Brasil, 10, São Paulo. *Resumos*... p. 5/9-6.
4- Lorenzi, H. 2002. *Árvores Brasileiras: manual de identificação e cultivo de plantas arbóreas nativas do Brasil*. 4ª edição. Vol. I. Instituto Plantarum, Nova Odessa-SP, 384 p.

Cecropia glaziovi Snethl.
Planta estudada: H. Lorenzi 3.418 (HPL).
Espécie típica da Mata Atlântica, se caracteriza pela presença de brotos de cor avermelhada; é igualmente empregada na medicina caseira.

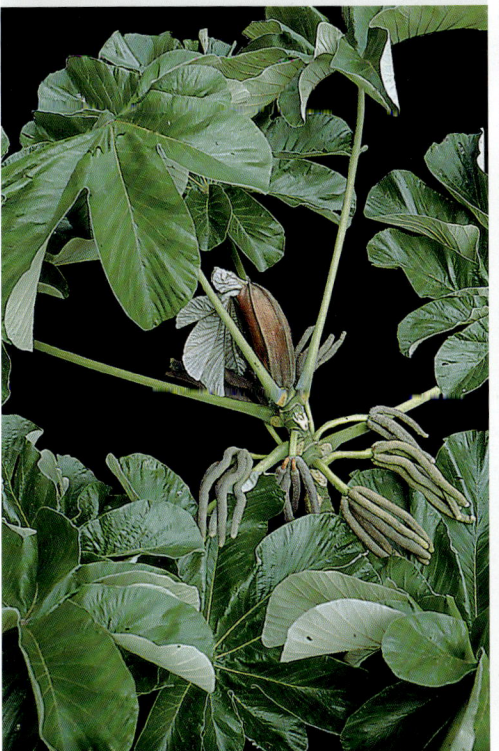

Cecropia hololeuca Miq.
Planta estudada: H. Lorenzi 3.450 (HPL).
Espécie mais frequente em regiões altas do Sudeste, se caracteriza pela presença de brotos e folhas novas de cor prateada, facilmente reconhecidos a distância.

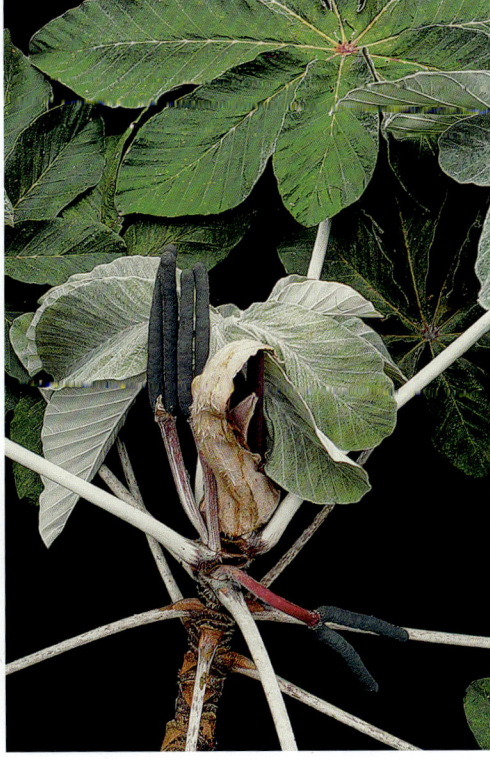

Urtica dioica L.

Sin.: *Urtica galiopsifolia* Wierzb. ex Opiz

Angiospermae - Urticaceae. **Planta estudada:** H. Lorenzi 3.515 (HPL).

urtiga, urtiga-vermelha, urtigão, urtiga-mansa, urtiga-maior

Características gerais - subarbusto ereto, perene, de 40-120 cm de altura, nativo da Europa e subespontânea ou cultivada principalmente nas regiões Sul e Sudeste do Brasil. Folhas inteiras, discolores, de 7-15 cm de comprimento. Flores pequenas de cor branca ou amarelada. O pecíolo das folhas e ramos possuem pelos e cerdas com forte ação urticante, causadas pela presença de ácido fórmico e aminas[7].

Usos - na medicina tradicional esta planta tem sido usada de longa data em quase todo o mundo, com propriedades: antirreumática, antisséptica, bactericida, adstringente, como diurético-depurativo, estimulante circulatório, antianêmico, emenagogo, afrodisíaco, hemostático, hipoglicêmico, hipotensivo, estomáquico, vasodilatador e vermífugo[3]. O chá de suas folhas e ramos é usado para estancar sangramentos[7]. O consumo das folhas é indicado para dieta alimentar destinada a perda de peso[1]. Esta planta tem sido uma alternativa natural e segura ao tratamento da rinite alérgica crônica[4]. Suas raízes são recomendadas como diurético poderoso e, recentemente, foi comprovado sua eficácia nos casos de desenvolvimento da próstata (hiperplasia benigna), problema comum em homens com mais de 50 anos que causa dificuldade para urinar[5]. Este efeito foi também documentado pelo mesmo autor em outro trabalho com ratos, usando-se altas doses do extrato radicular desta planta[6]. Num estudo conduzido com pacientes com hiperplasia prostática benigna e usando-se o extrato de suas raízes em mistura com pó dos frutos da palmeira *Sabal palmetto* mostrou uma inibição dos metabólitos da testosterona e estrogênio, provando ser um tratamento eficaz desse mal[2]. Os principais constituintes ativos encontrados nesta planta são escopoletina, esteróis, ácido oleanoico, isolectinas, e polissacarídeos neutros e ácidos[5].

Literatura citada:

1- Heinerman, J. 1996. *Heinerman's Encyclopedia of Healing Herbs & Spices.* Parker Publishing Co., USA.

2- Koch. E. & Biber, A. 1994. Pharmacological Effects of Saw Palmetto and Urtica Extracts for Benign Prostatic Hyperplasia. *Urologe 34*(2): 90-95.

3- Taylor, L. 1999. Nettles (*Urtica dioica*) Technical Report. Raintree Nutrition, Inc. Database on the Internet.

4- Thornhill, S.M. & Kelly, A.M. 2000. Natural treatment of perennial allergic rhinitis. *Altern. Med. Rev.* 5(5): 448-454.

5- Tyler, V.E. 1994. *Herbs of Choice.* Pharmaceutical Press.

6- Tyler, V.E. 1995. Secondary Products: Physiologically Active Compounds. A Congress Review. *HerbalGram 36*: 60-61.

7- Wichtl, M. 1994. *Herbal Drugs and Phytopharmaceuticals - A Handbook for Practice on a Scientific Basis.* CRC Press.

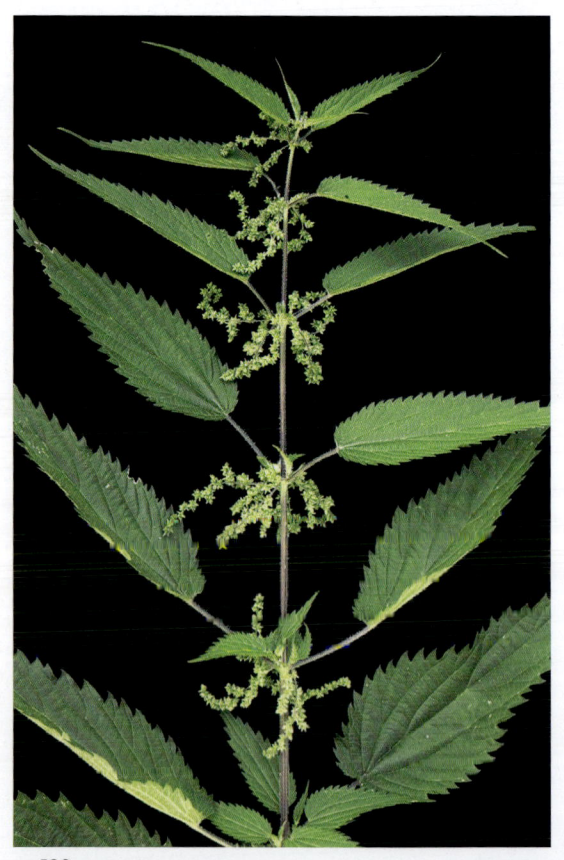

Aloysia citrodora Palau

Sin.: *Aloysia triphylla* (L'Hér.) Britton, *Lippia citriodora* (Lam.) Kunth
Angiospermae - Verbenaceae. **Planta estudada:** G.F. Árbocz 1.232 (HPL).

erva-cidreira, cidró, cidró-pessegueiro, cidrão, erva-luísa, cidrozinho

Características gerais - arbusto grande, muito ramificado, ereto, com aroma de citral, de 2-3 m de altura, nativo da América do Sul, provavelmente do Chile e cultivado no Sul do Brasil. Folhas simples, cartáceas, glabras em ambas as faces, de margens geralmente serreadas na porção apical, verticiladas, em número de três ou quatro por nó, de 8-12 cm de comprimento. Flores brancas ou levemente rosadas, dispostas em inflorescências paniculadas terminais[2]. Ocorre no Sul e Sudeste do Brasil uma outra espécie deste gênero – *Aloysia gratissima* (Gillies & Hook.) Tronc., com características semelhantes e usos medicinais possivelmente similares, utilizada como melífera.

Usos - é cultivada em jardins e hortas domésticas no sul do país, principalmente para fins medicinais, apesar de ser ocasionalmente empregada na culinária como condimento para temperar saladas e recheios. Suas folhas retêm muito bem seu aroma de citral mesmo depois da secagem, tornando-se um componente indispensável nos "poutpourris" muito empregado para aromatizar residências na Europa. O seu óleo essencial já foi muito popular em perfumaria, contudo o seu uso diminuiu nos últimos anos após a evidência de que pode sensibilizar a pele à ação do sol, sendo hoje substituído pelo óleo dos capins-cidreiras do gênero *Cymbopogon*. Trata-se de uma erva adstringente e aromática, rica em óleo volátil, que age como sedativo brando, reduzindo febres e aliviando espasmos, especialmente os do sistema digestivo[1]. Seu óleo essencial é inseticida e bactericida[1,4]. Suas folhas são empregadas internamente contra resfriados febris, como digestiva, estimulante, tônica, antiespasmódica, carminativa, eupéptica e calmante[1,2,6]. Em aromaterapia é empregada para problemas nervosos e digestivos e para acnes[1]. Análises fitoquímicas do óleo essencial das folhas revelaram a presença predominante de citral, além de limoneno, citroneol, geraniol, alfa e beta pineno, cineol, etil-eugenol, linalol, entre outros[3,5]. Para alguns dos componentes de seu óleo essencial foi demonstrado, num estudo farmacológico, uma ação bacteriostática[4].

Literatura citada:
1- Bown, D. 1995. *The Herb Society of America - Encyclopedia of Herbs & Their Uses.* Dorling Kindersley Publishing, Inc., New York.
2- Simões, C.M.O. et al. 1998. *Plantas da Medicina Popular no Rio Grande do Sul.* 4. ed. Editora da Unversidade/UFRGS, Porto Alegre, 174 p.
3- Montes, M.L. et al. 1973. *Planta Medica 23*: 119.
4- Möse, J.R. & Lukas, G. 1957. *Arzneim. Forsch.* 7: 687-692.
5- Silva, G.A.A.B. et al. 1979. *Trib. Farm.* 47(1): 3-5.
6- Boorhem, R.L. et al. 1999. *Reader's Digest - Segredos e Virtudes das Plantas Medicinais.* Reader's Digest Brasil Ltda., Rio de Janeiro, 416 p.

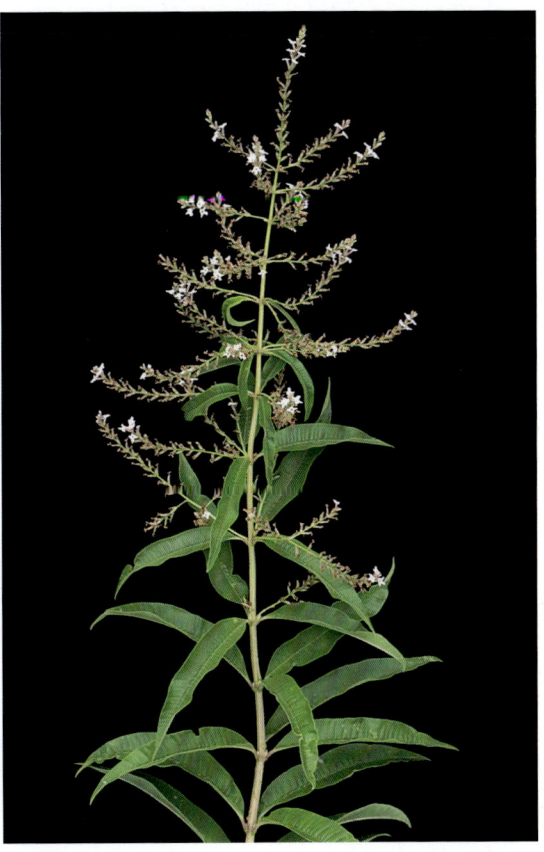

Lantana camara L.

Sin.: *Lantana aculeata* L., *Lantana armata* Schauer, *Lantana armata* var. *guianensis* Moldenke, *Lantana camara* var. *aculeata* (L.) Moldenke, *Lantana camara* var. *mista* (L.) L.H. Bailey, *Lantana camara* var. *moritiziana* (Otto & A. Dietr.) López-Pal., *Lantana mista* L., *Lantana moritziana* Otto & A. Dietr., *Lantana glandulosissima* Hayek, *Lantana horrida* Kunth, *Lantana hirsuta* M. Matens & Galeotti

Angiospermae - Verbenaceae. **Planta estudada:** H. Lorenzi 1.551 (HPL).

camará, cambará, cambará-de-espinho, cambará-de-cheiro, cambará-de-folha-grande, cambará-verdadeiro, cambará-vermelho, camará-de-chumbo, erva-chumbinho, capitão-do-campo, milho-de-grilo, camará-juba, cambará-miúdo, cambarazinho, camarazinho

Características gerais - arbusto perene, ereto, aromático, muito ramificado, de 0,5 -2,0 m de altura, nativa de todo o Brasil. Folhas simples, ásperas, de 5-9 cm de comprimento. Flores de cores variadas, reunidas em espigas curtas com aspecto de capítulo. Os frutos são drupas ovoides[2].

Usos - planta florífera e ornamental, é amplamente cultivada com este objetivo. Muito vigorosa e persistente, é considerada "planta daninha" em áreas de pastagens, além de ser considerada tóxica para o gado vacum e carneiros. Esta toxicidade é atribuída a uma reação de fotossensibilização da pele ao sol, devido a presença de triterpenoides na planta[3]. É também utilizada na medicina caseira em muitas regiões do Brasil. Suas folhas são consideradas como tônica, sudorífica, antipirética, sendo indicadas para problemas bronco-pulmonares e reumatismo, bem como para sarnas, na forma de banho[3]. O xarope de suas folhas e flores frescas, preparado pela adição de água fervente em uma xícara (café) contendo 2 colheres (sopa) de folhas e 1 de flores amassadas em pilão e misturadas a 2 xícaras (café) de açúcar cristal, é indicado para estados febris e afecções das vias respiratórias (tosse, bronquite, resfriado, catarro, rouquidão, asma e coqueluche), administrado na dose de 1 colher (sopa) 2-3 vezes ao dia para adultos[4].

O chá de suas folhas em decocção, preparado com 3 colheres (sopa) de folhas frescas em 1 copo de água em fervura por alguns minutos, é recomendado, na forma de compressa, contra reumatismo, contusões, esfoladuras, dores musculares e dores nas articulações[4]. Para dores reumáticas, recomenda-se a aplicação na forma de compressa de sua pasta, preparada com 2 colheres (sopa) de folhas e flores frescas amassadas em pilão[4]. Na sua composição química foram encontrados óleo essencial, taninos, mucilagens e alcaloides[4], além do glucosídeo do ácido cafeico "verbascosideo", um inibidor específico da kinase C, uma enzima importante na divisão e diferenciação celular[1].

Literatura citada:
1- Herbert, J.M. et al. 1991. Verbascoside isolated from *Lantana camara*, an inhibitor of protein kinase C. *J. Nat. Prod.* 54: 1595-1600.
2- Lorenzi, H. & Souza, H.M. 2008. *Plantas Ornamentais no Brasil* 4ª edição. Instituto Plantarum, Nova Odessa-SP, 1120 p.
3- Mors, W.B.; Rizzini, C.T. & Pereira, N.A. 2000. *Medicinal Plants of Brazil*. Reference Publications, Inc., Algonac, Michigan, 501 p.
4- Panizza, S. 1998. *Plantas que Curam (Cheiro de Mato)*. 3. ed. IBRASA, São Paulo, 280 p.

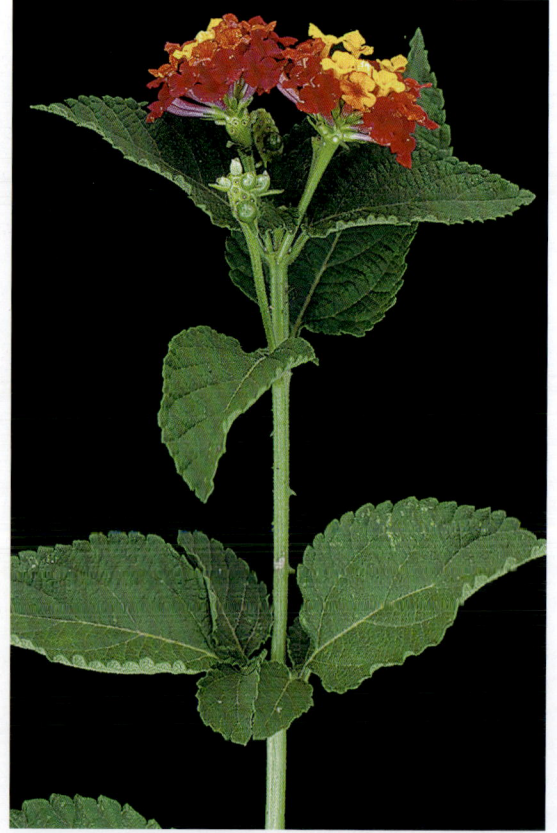

Lippia alba (Mill.) N.E. Br.

Sin.: *Lantana alba* Mill., *Lantana geminata* (Kunth) Spreng., *Lippia geminata* Kunth, *Lippia geminata* var. *microphylla* Griseb., *Lippia globiflora* var. *geminata* (Kunth) Kuntze

Angiospermae - Verbenaceae. Planta estudada: H. Lorenzi 1.713 (HPL).

chá-de-tabuleiro, cidrila, erva-cidreira-de-arbusto, alecrim-selvagem, cidreira-brava, falsa-melissa, erva-cidreira, erva-cidreira-brasileira, falsa-melissa, erva-cidreira-do-campo, cidreira-carmelitana, salva, salva-do-brasil, salva-limão, alecrim-do-campo, salva-brava, sálvia

Características gerais - subarbusto de morfologia variável, alcançando até um metro e meio de altura, raramente dois metros, nativa de quase todo o território brasileiro. Seus ramos são finos, esbranquiçados, arqueados, longos e quebradiços. As folhas são inteiras, opostas, de bordos serreados e ápice agudo, de 3-6 cm de comprimento. Flores azul-arroxeadas, reunidas em inflorescências axilares capituliformes de eixo curto e tamanho variável. Os frutos são drupas globosas de cor róseo-arroxeada[1,3,5,6].

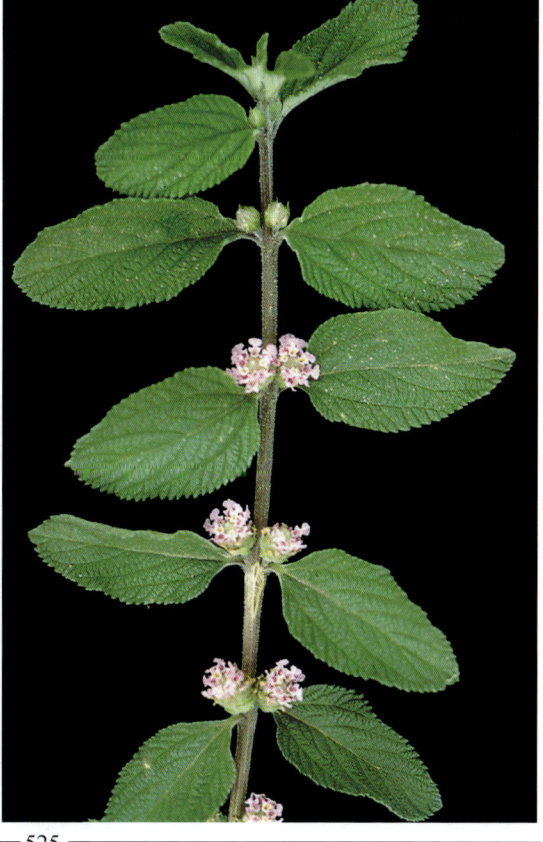

Usos - a literatura etnofarmacológica registra o uso do chá de cidreira em todo o Brasil, tanto por seu sabor agradável como pela ação calmante atribuída pela medicina tradicional brasileira[5,7]. Em função de estudos químicos do óleo essencial e dos caracteres organolépticos e morfológicos das cidreiras (*L. alba*) encontradas no Nordeste do Brasil, especialmente no Ceará, foi possível separá-las em três tipos fundamentais: 1) o primeiro, caracterizado por teores elevados de citral e mirceno no óleo essencial, pelas folhas ásperas e largas, pelas inflorescências capituliformes maiores com até 8 flores liguladas externas em torno de um amplo conjunto central de flores ainda fechadas; 2) o segundo, caracterizado por teores elevados de citral e limoneno, com inflorescências menores, compostas por um pequeno disco central de flores ainda não desenvolvidas rodeado por apenas três a cinco flores liguladas e com folhas e ramos mais delicados; 3) o terceiro é caracterizado por semelhança morfológica ao segundo, mas contêm altos teores de carvona e limoneno[1,2]. Depois desse estudo químico, o uso do chá preparado com suas folhas tem sido orientado, no Nordeste, conforme os quimiotipos acima descritos. O chá das folhas dos dois primeiros tipos tem ação calmante e espasmolítica suaves, atribuídas à presença do citral e atividade analgésica devida ao mirceno; o do segundo tipo, além destas ações, tem forte atividade sedativa e ansiolítica, enquanto o do terceiro tipo tem atividade principalmente, mucolítica, isto é, seu uso contribui para tornar mais fluida a secreção dos brônquios, facilitando a expectoração[4]. Além de ser saboroso e aromático, o chá preparado com as folhas dos dois tipos ricos em citral, é eficaz no alívio de pequenas crises de cólicas uterinas e intestinais, bem como no tratamento do nervosismo e estados de intranquilidade[1]. O amplo emprego desta planta nas práticas caseiras da medicina popular é motivo suficiente para sua escolha como tema de estudos químicos, farmacológicos e clínicos visando sua validação como medicamento eficaz e seguro. Além disso, justifica-se a elucidação e fixação dos quimiotipos em ocorrência no Brasil, através de estudos fitotécnicos apoiados por análises químicas de seu óleo essencial e ensaios farmacológicos direcionados para cada tipo de atividade.

Literatura citada:

1- Matos, F.J.A. 1996. As ervas cidreiras do Nordeste do Brasil - Estudo de três quimiotipos de *Lippia alba* (Mill.) N.E. Brown (Verbenaceae). Parte I - Farmacognosia. *Rev. Bras. Farm.* 77(2): 65-67.
2- Matos, F.J.A. 1996. As ervas cidreiras do Nordeste do Brasil - Estudo de três quimiotipos de *Lippia alba* (Mill.) N.E. Brown (Verbenaceae). Parte II - Farmacoquímica. *Rev. Bras. Farm.* 77(4): 137-141.
3- Castro, D.M.; Ming, L.C. & Marques, M.O.M. 2002. Biomass production and chemical composition of *Lippia alba* (Mill.) N.E. Br. ex Britt & Wilson in leaves of different parts in different seasons. *Acta Hort.* (ISHS), 111-115.
4- Franchomme, P.; Jollois, R. & Penoel, D. 1995. L'Aromatherapie exactment - encyclopedie de lútilisation therapeutic dês huiles essentielles. Ed. Roger Jollois, Limogens, France, 445 p.
5- Boorhem, R.L. et al. 1999. *Reader's Digest - Segredos e Virtudes das Plantas Medicinais*. Reader's Digest Brasil Ltda., Rio de Janeiro, 416 p.
6- Lorenzi, H. 2008. *Plantas Daninhas do Brasil: terrestres, aquáticas, parasitas e tóxicas*. 4ª edição. Instituto Plantarum, Nova Odessa-SP, 672 p.
7- Mors, W.B.; Rizzini, C.T. & Pereira, N.A. 2000. *Medicinal Plants of Brazil*. Reference Publications, Inc., Algonac, Michigan, 501 p.

Lippia alba (Mill.) N.E. Br.
Vista geral de uma população em plena floração em seu habitat natural no interior do estado do Ceará.

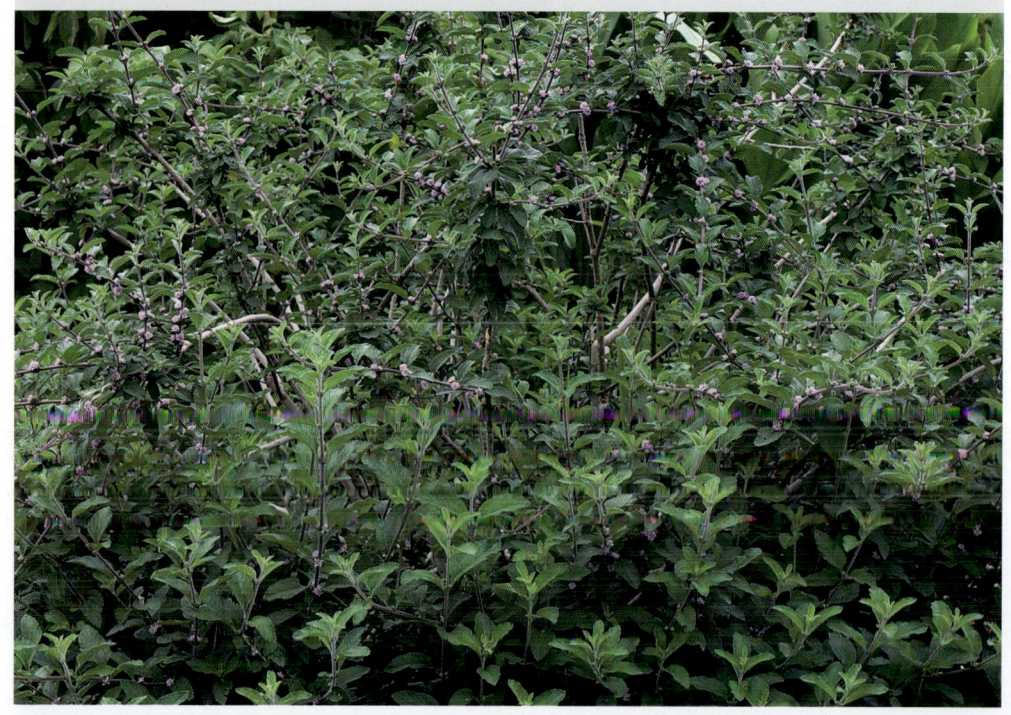

Lippia grata Schauer
Sin.: *Lippia gracilis* Schauer
Angiospermae - Verbenaceae. **Planta estudada:** E.R. Salviani 1.430 (HPL).

alecrim-da-chapada, alecrim-de-tabuleiro

Características gerais - pequeno arbusto caducifólio, ramificado, com caule quebradiço, de até 2 m de altura. Folhas aromáticas e picantes, simples, cartáceas, com nervação impressa bem visível, de pouco mais de 1 cm de comprimento. Flores pequenas, esbranquiçadas, reunidas em espigas de eixo curto. Frutos do tipo aquênio extremamente pequenos, cujas sementes raramente germinam. Pode ser multiplicada por estaquia usando-se, de preferência, os ramos mais finos. As mudas devem ser plantadas depois de bem enraizadas, geralmente 1-2 meses após o estaqueamento, no espaçamento de 3 a 4 m entre plantas. Evitar excesso de água durante a rega. É uma espécie própria da vegetação do semiárido nordestino de terrenos bem drenados, sendo comum sua presença no interior do Piauí, especialmente na região entre Piripiri e Piracuruca, no Parque Nacional de Sete Cidades. Outra espécie ou variedade desta espécie, com características morfológicas e usos muito semelhantes, aqui referida simplesmente como *"Lippia* aff. *gracilis"*, ocorre também no semiárido nordestino, no interior da Bahia, especialmente na região entre Jacobina e Rui Barbosa, cuja foto é apresentada na página seguinte.

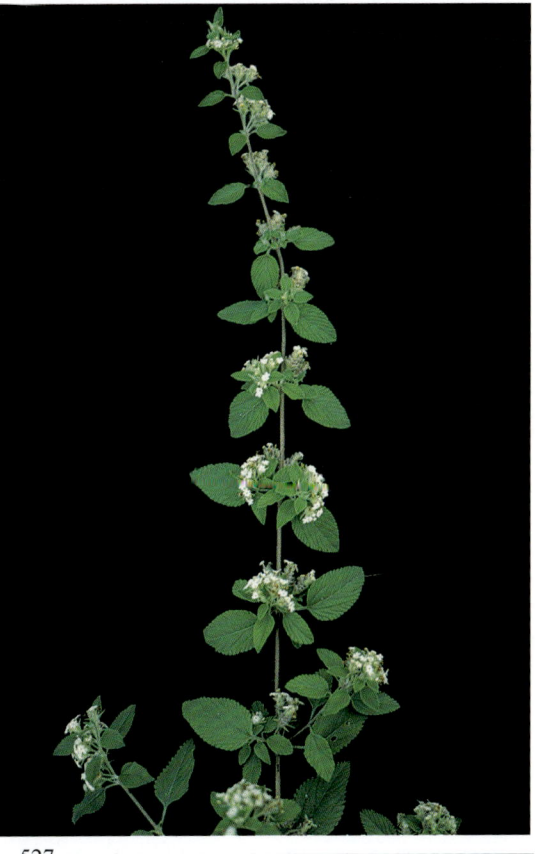

Usos - as folhas juntamente com as flores, são a parte medicinal desta planta, usada na forma de chá por infusão, em lavagens de ferimentos e raladuras. Sua análise fitoquímica registra até 2% de óleo essencial cuja composição é semelhante a do óleo extraído de *Lippia sidoides* Cham., com um teor de fenóis um pouco menor, até 50% de timol ou da mistura de timol e carvacrol, dois terpenos fenólicos dotados de fortíssima atividade antimicrobiana. Pelo seu elevado teor de timol tem ação bactericida contra vários germes patogênicos como *Staphylococcus aureus*, que causa infecções na pele e na garganta, *Streptococcus mutans* responsável pela cárie dentária, *Corynebacterium xerosis* causador do mau cheiro nas axilas e nos pés; tem também ação fungicida contra *Candida albicans* ou *Monilia* encontrada nas aftas e no corrimento vaginal e *Trichophyton rubrum* e *Trichophyton interdigitale,* agentes causadores de micoses da pele. Dentre seus componentes químicos fixos identificados no extrato alcoólico das folhas e do caule, estão flavonoides e quinonas que contribuem para a sua ação antisséptica; sua atividade contra fungos e bactérias é especialmente forte, incluindo os agentes infecciosos da pele e nas mucosas. É esperada, também uma ação moluscicida contra *Biomphalaria glabrata*, o hospedeiro intermediário da esquistossomose e uma ação larvicida contra o estágio aquático de *Aedes aegypti*, transmissor da dengue. Seu uso pode ser feito com a aplicação em forma de gargarejo ou bochecho com o chá, ou a tintura diluída com uma ou duas partes de água fervida, nos casos de infecções da garganta e da boca, ou em lavagens vaginais, como desodorante e antisséptico íntimo. A tintura das folhas, para ser usada de forma tópica, em ferimentos e afecções da pele e do couro cabeludo, é preparada a 20% de acordo com a Farmacopeia. Ambas as preparações são muito eficientes como medicação de uso externo para tratar a acne, sarna infectada, pano-branco, impingens, caspa e o mau-cheiro nos pés, axilas e virilhas. O chá é preparado juntando-se água fervente sobre 15 ou 20 folhas numa xícara das médias; uma tintura caseira de longa duração pode ser feita num frasco de boca larga cheio das folhas, ao qual se junta álcool até a metade completando-se o resto com água, filtra-se depois de 3 ou mais dias para outro frasco, guardando-se após a rotulação. Folhas, flores e frutos secos e triturados são excelente mistura para tempero de carnes e pizzas que pode ser usado no lugar do tomilho (*Thymus vulgaris* quimiotipo *thymolifera*). O tratamento de águas para eliminação dos vetores da esquistossomose e da dengue é outro tipo de aplicação que pode ser feito com esta planta e seu óleo essencial.

ATENÇÃO: as folhas desta planta se parecem muito com as do alecrim-de-tabuleiro, *Lippia microphylla*, mas não devem ser usadas em inalações, pois seu princípio ativo é irritante para a mucosa do aparelho respiratório.

Literatura citada:
1- Matos, F.J.A. 2000. *Plantas Medicinais - guia de seleção e emprego de plantas usadas em fitoterapia no nordeste do Brasil*. 2. ed. Imprensa Universitária/Edições UFC, Fortaleza, 344 p.
2- Matos, F.J.A.; Machado, M.I.L. et al. 1999. Medicinal plants of Northeast Brazil containing thymol and cravacrol -*Lippia sidoides* Cham. and *L. gracillis* H.B.K. (Verbenaceae). *J. Essent. Oil Res. 11*: 666-68.
3- Morais, S.M.; Matos, F.J.A. & Lobo, R.A. 1987. Estudo químico de *Lippia gracillis* (Alecrim do Piripiri). Ciência e Cultura, São Paulo.
4- Lacoste, E.; Chaumont, J.P.; Mandin, D. et al. 1996. Antiseptic properties of essential oil of *Lippia sidoides* Cham. application to the cutaneous microflora. *Ann Pharm Française. 54*: 228-30.
5- Lemos, T.L.J.; Monte, F.J.Q. et al. 1992. Chemical composition and antimicrobial activity of essential oils from brazilian plants. *Fitoterapia 63*: 266-8.

Lippia aff. *grata* Schauer
Planta estudada: E.R. Salviani 1.429 (HPL).
Variedade ou forma botânica de *L. gracilis*, encontrada na caatinga do noroeste da Bahia, possui propriedades e usos mais ou menos semelhantes à forma típica da espécie.

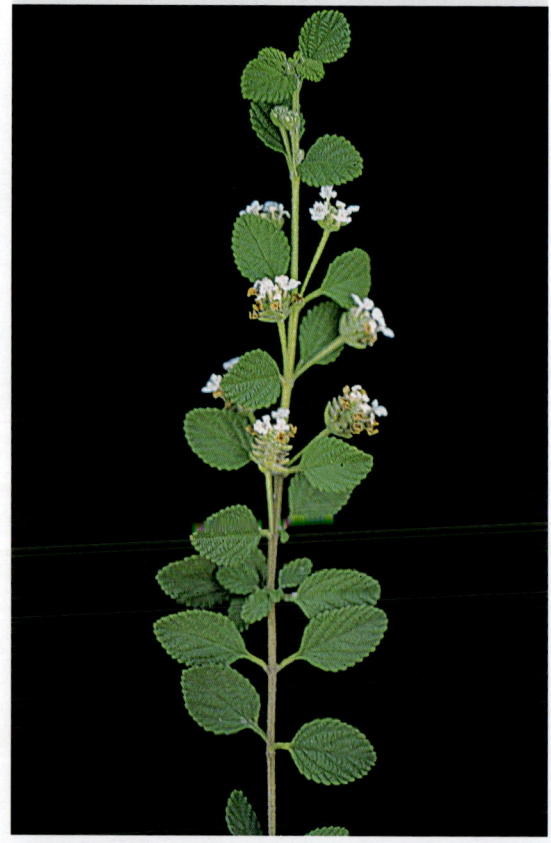

Lippia origanoides Kunth
Sin.: *Lippia microphylla* Cham.
Angiospermae - Verbenaceae. **Planta estudada:** E.R. Salviani 1.439 (HPL).

alecrim-da-chapada, alecrim-de-tabuleiro

Características gerais - arbusto bem ramificado, ereto, caducifólio, de até 2 m de altura. Folhas de pouco mais de 1 cm de comprimento, aromáticas e muito parecidas com as do alecrim-da-chapada (*Lippia grata*) do qual difere, principalmente, pelo cheiro de eucaliptol. Flores brancas, reunidas em curtos racemos. É comum nas áreas de cerrado da região nordestina. Sua multiplicação pode ser conseguida por alporquia simples. As mudas são muito sensíveis à falta d'água, devendo ser protegidas contra o sol e o vento. Plantá-las no local definitivo quando as estacas estiverem bem enraizadas, geralmente 1-2 meses após o seu estaqueamento, com espaçamento de 3 m[1].

Usos - a literatura etnofarmacológica registra o uso das folhas desta planta no tratamento da gripe, bronquite e sinusite, por inalação de vapores desprendidos durante o contato com água fervente. A análise fitoquímica registra apenas seus constituintes voláteis, arrastáveis por vapor d'água, que formam o seu óleo essencial muito rico em cineol e terpineol, seus princípios ativos[2,5]. As propriedades relatadas a seguir referem-se ao cineol e, por extensão, a esta planta e seu óleo essencial. A ação antisséptica e balsâmica dos vapores saturados com os princípios ativos aliviam a congestão das mucosas das vias respiratórias, o que justifica seu uso popular para tratamento da gripe, tosse, congestão nasal e bronquite na forma de inalação[3]. Seus princípios ativos têm a propriedade de fluidificar a secreção dos brônquios, de ajudar a expectoração, diminuir o reflexo da tosse e desodorizar o hálito. Por estas propriedades balsâmicas, a prática caseira da inalação, como medicação auxiliar no tratamento caseiro da gripe, tosse e bronquite é considerada recomendável. Para fazer a inalação coloca-se água fervente sobre 50 a 60 g de folhas (uma mão cheia) e aspira-se ritmicamente os vapores através de um funil de papel resistente, tendo o cuidado de aquecer as duas regiões do rosto onde estão os seios frontais e faciais. O óleo essencial, quando disponível, pode ser usado no lugar das folhas na dose de 0,5 a 1 ml do óleo essencial para ½ litro de água fervente[1]. Por analogia com o uso das folhas de eucalipto, as folhas dessa planta, também podem ser usadas tanto na forma de inalação como de xarope. O xarope é preparado com o chá (água fervente sobre 25 g de folhas) em quantidade suficiente para encher um copo de 250 ml, cobre-se e deixa-se por 5-10 minutos, filtra-se e junta-se parte igual de açúcar. Usa-se tomar 2-3 colheres das de sobremesa ao dia e, se necessário, mais 2 à noite[1].

Literatura citada:
1- Matos, F.J.A. 2000. *Plantas Medicinais - guia de seleção e emprego de plantas usadas em fitoterapia no nordeste do Brasil*. 2. ed. Imprensa Universitária/Edições UFC, Fortaleza, 344 p.
2- Lemos, T.L.J.; Monte, F.J.Q. et al. 1992. Chemical composition and antimicrobial activity of essential oils from Brazilian plants. *Fitoterapia 63*: 266-8.
3- Burrow, A.; Eccles, R. & Hpise, A.P.N. 1992. *Acta Otolaryng*, Stokolm, 96: 157-161.
4- Fox, N. 1977. Effect of camphor, eucalyptol and menthol on nasal resistance to air flow and nasal sensation, *Acta Otolaryng*, Stokolm, 6: 112-122.
5- Sousa, M.P.; Matos, M.E.O.; Matos, F.J.A. et al. 1991. *Constituintes químicos de plantas medicinais brasileiras*. Impr. Universitária/UFC, Fortaleza, 416 p.

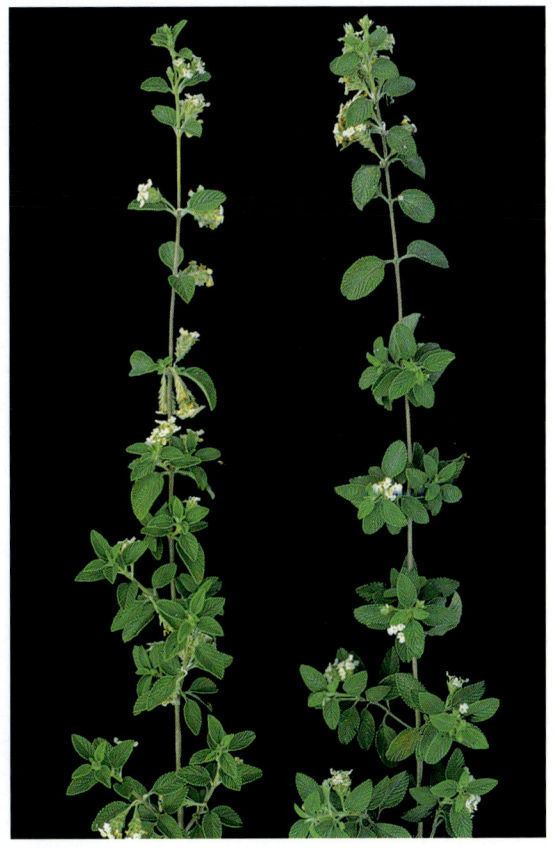

Lippia origanoides Kunth fo. *sidoides*
Sin.: *Lippia sidoides* Cham., *Lippia microphylla* Cham.
Angiospermae - Verbenaceae. **Planta estudada:** E.R. Salviani 408 (HPL).

alecrim-pimenta, alecrim-do-nordeste, estrepa-cavalo, alecrim-bravo

Características gerais - grande arbusto caducifólio, ereto, muito ramificado e quebradiço, medindo aproximadamente 2-3 m de altura, próprio da vegetação do semiárido nordestino. Folhas muito aromáticas e picantes, simples, pecioladas, de 2-3 cm de comprimento. Flores pequenas, esbranquiçadas, reunidas em espigas de eixo curto nas axilas das folhas. Frutos do tipo aquênio extremamente pequenos, cujas sementes raramente germinam. Pode ser multiplicada por estaquia usando-se, de preferência, os ramos mais finos. As mudas devem ser plantadas depois de bem enraizadas (1-2 meses), com espaçamento de 3 a 4 m. Evitar excesso de água durante a rega, pois a planta é originalmente da caatinga. Após sua introdução nos programas de fitoterapia em atenção primária de saúde, passou a ser cultivada em vários estados[1]. O seu cultivo nas regiões Sul e Sudeste em solos de alta fertilidade produz plantas com folhas muito maiores (foto de um ramo florido de um exemplar cultivado no Paraná é apresentada na próxima página).

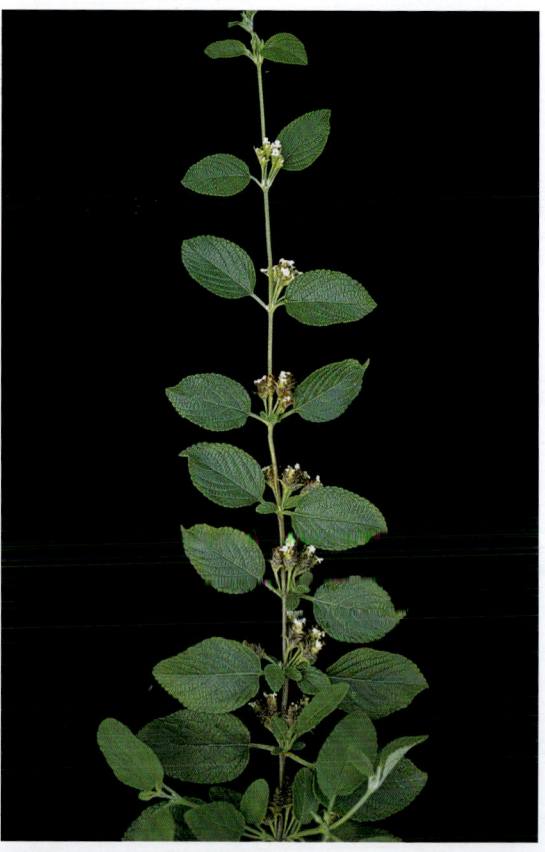

Usos - as folhas juntamente com as flores constituem a parte medicinal desta planta, usada na forma de chá do tipo abafado em lavagens nasais para tratar um tipo de rinite alérgica com muitos espirros, referida pelo povo nordestino como "estalicido"[2]. A análise fitoquímica das folhas registra até 4% de óleo essencial, que contém mais de 60% de timol ou uma mistura de timol e carvacrol, dois terpenos fenólicos dotados de fortíssima atividade antimicrobiana contra *Staphylococcus aureus*, que causa infecções na pele e na garganta, *Streptococcus mutans* responsável pela cárie dentária, *Corynebacterium xerosis* causador do mau cheiro nas axilas e nos pés, *Candida albicans* ou *Monilia* encontrada nas aftas e no corrimento vaginal, além de agentes causadores de micoses na pele, *Trichophyton rubrum* e *Trichophyton interdigitale*[2,3,4]. Dentre seus componentes químicos fixos identificados no extrato alcoólico das folhas e do caule, estão flavonoides e quinonas que contribuem para a sua ação antisséptica[5]. Tem também ação moluscicida contra o caramujo *Biomphalaria glabra*, hospedeiro intermediário da esquistossomose, e larvicida contra o estágio aquático de *Aedes aegypti*, mosquito transmissor da dengue. Seu uso medicinal pode ser feito com a aplicação local do chá, ou a tintura diluída com uma ou duas partes de água fervida, em forma de gargarejo ou bochecho, nas infecções da garganta e da boca, ou em lavagens vaginais, como desodorante e antisséptico íntimo. A tintura das folhas pode ser preparada a 20% de acordo com a Farmacopeia, e pode ser usada de forma tópica, em ferimentos e afecções da pele e do couro cabeludo[2]. Ambas as preparações são muito eficientes como medicação de uso externo para tratar a acne, sarna infectada, panos brancos, impingens, caspa e do mau-cheiro nos pés, axilas e virilhas. O chá, do tipo abafado (infusão), é feito pela adição de água fervente em uma xícara (chá) contendo 15 ou 20 folhas. Uma tintura caseira, de longa duração, pode ser preparada em um frasco de boca larga cheio das folhas ao qual se junta álcool até a metade e água para acabar de encher, filtra-se depois de 3 ou mais dias para outro frasco, rotula-se e guarda-se. O óleo essencial tem forte atividade contra o principal agente causador da cárie dental – a bactéria *Streptococcus mutans*, podendo ser usada como medicação anticárie preventiva na forma de creme dental e enxaguatório bucal preparados com o óleo[7]. O óleo essencial pode ser adicionado a produtos cosméticos como antisséptico contra a microflora cutânea[1,6]. Folhas, flores e frutos secos e triturados constituem excelente mistura para tempero de carnes e pizzas que pode ser usado no lugar do tomilho (*Thymus vulgaris* quimiotipo *thymolifera*). O tratamento de águas para eliminação dos vetores da esquistossomose e da dengue é outro tipo de aplicação que pode ser feito com esta planta e seu óleo essencial[2].

Literatura citada:
1- Matos, F.J.A. & Oliveira, F. 1998. *Lippia sidoides* Cham. - farmacognosia, química e farmacologia. *Rev Bras Farm.* 79: 84-87.
2- Matos, F.J.A. 2000. *Plantas Medicinais - guia de seleção e emprego de plantas usadas em fitoterapia no nordeste do Brasil.* 2. ed. Imprensa Universitária/Edições UFC, Fortaleza, 344 p.
3- Lacoste E.; Chaumont, J.P.; Mandin, D. et al. 1996. Antiseptic properties of essential oil of *Lippia sidoides* Cham. application to the cutaneous microflora. *Ann Pharm Française 54*: 228-30.
4- Lemos, T.L.J.; Monte, F.J.Q. et al. 1992. Chemical composition and antimicrobial activity of essential oils from brazilian plants. *Fitoterapia 63*: 266-8.
5- Macambira, L.M.A.; Andrade, C.H.S; Matos, F.J.A. et al. 1986. Naphtoquinoids from *Lippia sidoides*. *J. Nat. Prod. 49*: 310-12.
6- Mendonça, V.L.M.; Fonteles, M.C.; Aguiar, L.M.B. 1990. Toxicidade e alergenicidade do óleo essencial de *Lippia sidoides* Cham. para utilização em cosméticos. *Aerosois e Cosméticos* 12: 12-17.
7- Nunes, R.S. 1999. *Desenvolvimento galênico de produtos de uso odontológico (creme dental e enxaguatório bucal) a base de Lippia sidoides Cham , Verbenaceae - alecrim-pimenta.* Dissertação (Mestrado) - UFPE, Recife.

Lippia origanoides Kunth fo. *sidoides*
Detalhe dos ramos de um exemplar cultivado no norte do Paraná em solo de alta fertilidade, mostrando o tamanho muito maior de suas folhas quando comparado com os exemplares encontrados em seu habitat natural.

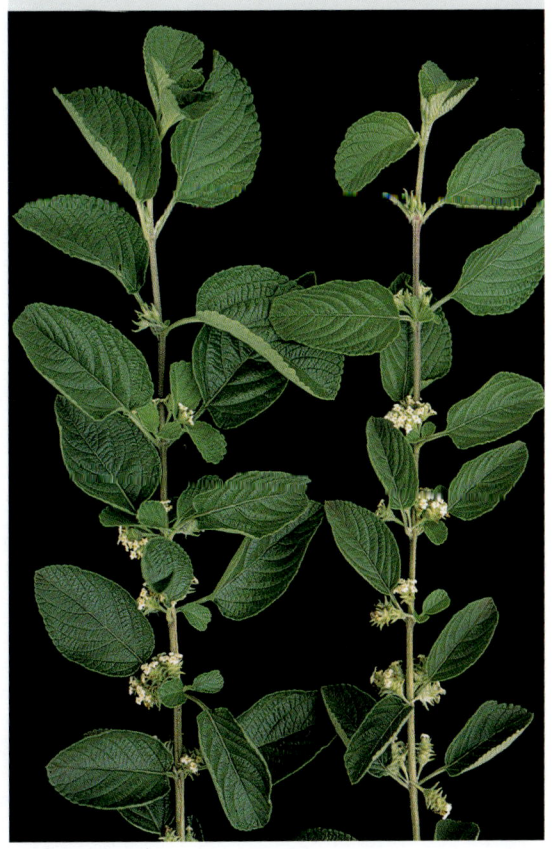

Stachytarpheta cayennensis (Rich.)Vahl

Sin.: *Abena cayennensis* (Rich.) Hitchc., *Lippia cylindrica* Scheele, *Stachytarpheta australis* Moldenke, *Verbena cayennensis* Rich., *Verbena dichotoma* Ruiz & Pav., *Stachytarpheta hirta* Kunth, *Stachytarpheta dichotoma* (Ruiz & Pav.) Vahl., *Stachytarpheta guatemalensis* Moldenke, *Stachytarpheta tabascana* Moldenke, *Stachytarpheta umbrosa* Kunth, *Stachytarpheta veronicifolia* Cham., *Valerianoides cayennense* (Rich.) Kuntze

Angiospermae - Verbenaceae. **Planta estudada:** H. Lorenzi 3.517 (HPL).

gervão-azul, rincão, rinchão, gervão, gervão-roxo, gervão-do-campo, gervão-legítimo, falsa-verbena, erva-gervão, aguarapondá, mocotó, verbena-falsa, chá-do-brasil, ervão, orgibão, uregão, urgevão, verbena, aguarapondá

Características gerais - subarbusto anual ou perene, ereto, muito ramificado, de 70-100 cm de altura, com inflorescências terminais espigadas, com poucas flores de cor azul. É nativa do Brasil onde cresce em beira de matas e em áreas sob distúrbio, sendo considerada como "planta daninha" quando cresce onde não é desejada. Ocorrem no Brasil outras espécies deste gênero com propriedades e usos mais ou menos semelhantes. As mais usadas são *Stachytarpheta jamaicensis* (L.) Vahl e *Stachytarpheta angustifolia* (Mill.) Vahl (sin.: *Stachytarpheta elatior* Schrad. ex Schult.)[4], cuja foto é apresentada na próxima página.

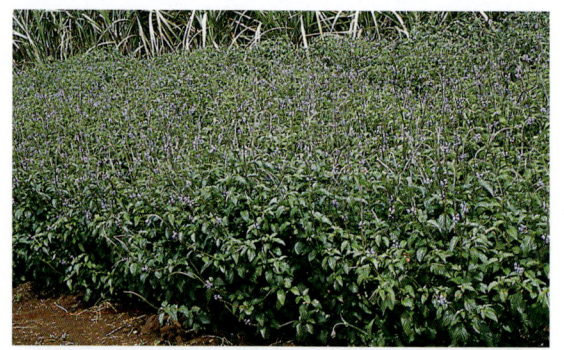

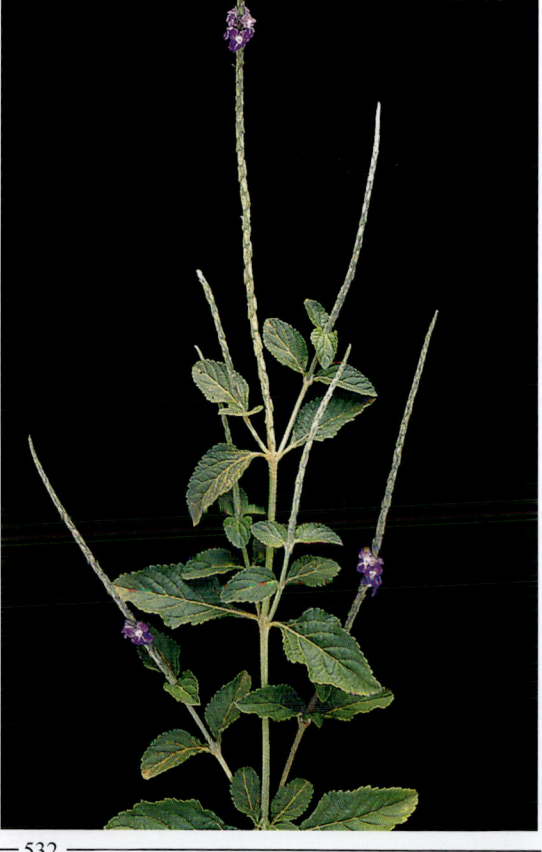

Usos - é uma planta amplamente utilizada da medicina tradicional brasileira na forma de chás quentes de suas folhas e de toda parte aérea como tônico estomacal e estimulante das funções gastrointestinais, contra febres, dispepsia, como diurético e emoliente, para problemas hepáticos crônicos incluindo hepatite e, para promover a transpiração[1,2]. Possui uma longa história de uso como anti-helmíntico, propriedade esta documentada pela primeira vez em 1898[3]. É largamente empregada nos países do Caribe como vermífugo e anti-helmíntico, também entrando na composição de vários preparados comerciais contra vermes e parasitas intestinais vendidos na Jamaica, cujas propriedades já foram demonstradas através de uma pesquisa *in vitro* em 1990[6]. Na Índia, o chá quente das folhas desta planta tem sido usado contra disenteria, febres, inflamações reumáticas e externamente na forma de banho contra úlceras purulentas[7]. Contra prisão de ventre e como estimulante digestivo (estomacal, intestinal e biliar), é indicado o seu chá, preparado pela adição de água fervente em 1 xícara (chá) contendo 1 colher (sobremesa) de folhas fatiadas, na dose de 1 xícara (chá) 2 vezes ao dia antes das refeições[5]. Recomenda-se ainda o seu chá com açúcar (xarope) contra febres, resfriados, gripes e bronquite catarral[5]. Em uso externo é indicada na forma de cataplasma contra feridas, contusões e afecções da pele (eczema e erisipela)[5].

Literatura citada:
1- Coimbra, R. 1994. *Manual de Fitoterapia*. 2. ed. Editora Cejup, Belém.
2- Cruz, G.L. 1995. *Dicionário das Plantas Úteis do Brasil*. 5. ed. Editora Bertrand, Rio de Janeiro.
3- Dragendorff, G. 1898. Die Heilpflanzen Der Verschiedenen Volker Und Zeiten. F. Enke, Stuttgart, 885 p.
4- Lorenzi, H. 2008. *Plantas Daninhas do Brasil: terrestres, aquáticas, parasitas e tóxicas*. 4ª edição. Instituto Plantarum, Nova Odessa-SP, 672 p.
5- Panizza, S. 1998. *Plantas que Curam (Cheiro de Mato)*. 3. ed. IBRASA, São Paulo, 280 p.
6- Robinson, R.D. et al. 1990. Inactivation of *Strongyloides stercoralis filariform* larvae *in vitro* by six Jamaican plant extracts and three commercial anthelmintics. *West Indian Med. Journal* 39(4): 213-217.
7- Subramanian, S.S. et al. 1974. Chemical Examination of the Leaves of *Stachytarpheta indica*. *Indian J. Pharm.* 36: 15-17.

Stachytarpheta angustifolia (Mill.) Vahl (sin.: *Stachytarpheta elatior* Schrad. ex Schult.)
Planta estudada: H. Lorenzi 2.278 (HPL).
Vista geral de uma população em plena floração em seu habitat natural, e ramo florífero de *S. elatior* espécie afim de *S. cayennensis*, possui propriedades e usos semelhantes.

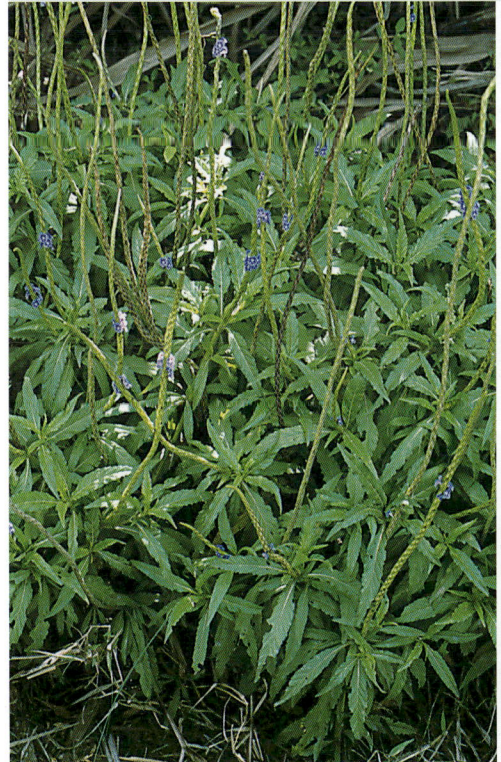

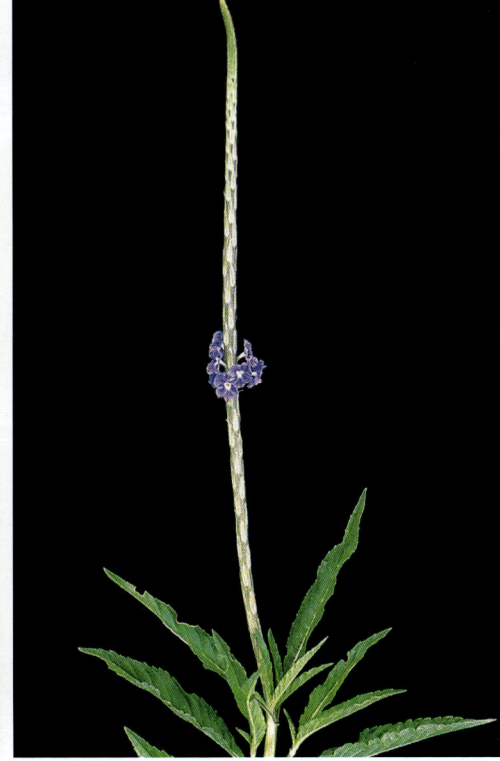

Pombalia calceolaria (L.) Paula-Souza
Sin.: *Hybanthus calceolaria* (L.) Oken, *Ionidium calceolarium* (L.) Vent., *Viola calceolaria* L.

Angiospermae - Violaceae. **Planta estudada:** V.C. Souza 28.728 (HPL).

ipeca-branca, ipecacuanha-branca, ipecacuanha-branca-da-praia, falsa-ipecacuanha, poaia--branca, poaia-da-praia, purga-de-campo

Características gerais - herbácea anual ou perene, ereta, pouco ramificada, inteiramente pubescente, de 10-30 cm de altura, com raízes tortuosas e enrugadas, nativa do Maranhão até São Paulo, principalmente na faixa costeira (restingas) e nos campos e, em menor frequência no Mato Grosso do Sul, Goiás e Mato Grosso. Folhas simples, alternas, membranáceas, pecioladas, denso-pubescentes, de margens denteadas, de 2-4 cm de comprimento. Flores solitárias, brancas, densamente vilosas, com uma pétala grande, vexiliformes. Os frutos são cápsulas oblongas e deiscentes[1,6,7]. Multiplica-se apenas por sementes. Esta espécie é frequentemente utilizada na medicina tradicional em substituição à ipeca-verdadeira (*Carapichea ipecacuanha*), apresentada em outro capítulo deste livro.

Usos - planta facilmente encontrada nas restingas do Nordeste brasileiro, é empregada na medicina caseira em muitas regiões do país. Suas raízes são emeto-catárticas, empregadas medicinalmente da mesma maneira que a verdadeira ipecacuanha (*Psychotria ipecacuanha* (Brot.) Stokes) também apresentada neste livro, porém desprovida da substância "emetina" e quimicamente não relacionada[5]. O chá de suas raízes é considerado antidiarreico e amebicida[6]. Indígenas das Guianas utilizam o decocto da planta inteira como medicamento eficaz contra tosse[4]. Na sua composição química destaca-se a presença nas suas raízes de metil-salicilato, como na maioria das espécies da família das violáceas[3], ácido salicílico e violina[6]. Como componente de reserva é descrito para esta planta a presença de inulina[2].

Literatura citada:
1- Albuquerque, J.M. 1989. Plantas Medicinais de Uso Popular. ABEAS/MEC, Brasília, 100 p.
2- Beauvisage, M. 1889. L'inuline des les *Ionidium*. Étude anatomique du faux ipecacuanha blanc du Brésil, *Ionidium ipecacuanha* Vent. *Bull. Soc. Bot. Lyon* 2(6): 12-23.
3- Desmoulières, A. 1904. Occurrence naturelle de l'acide salycilique en certaines plantes des Violacées. *J. Pharm. Chim.* 19: 121-125.
4- Grenand, P.; Moretti, C. & Jacquemin, H. 1987. *Pharmacopées Traditionnelles en Guyane: Créoles, Palikur, Wayãpi.* Editorial l'ORSTOM, Paris, France, Coll. Mem. No. 108.
5- Mors, W.B.; Rizzini, C.T. & Pereira, N.A. 2000. *Medicinal Plants of Brazil.* Reference Publications, Inc., Algonac, Michigan, 501 p.
6- Vieira, L.S. 1992. *Fitoterapia da Amazônia - Manual de Plantas Medicinais.* 2. ed. Editora Agronômica Ceres, São Paulo, 350 p.
7- Braga, R.A. 1976. *Plantas do Nordeste, especialmente do Ceará.* 3. ed. Vol. XLII. Coleção Mossoroense, Mossoró, 540 p.

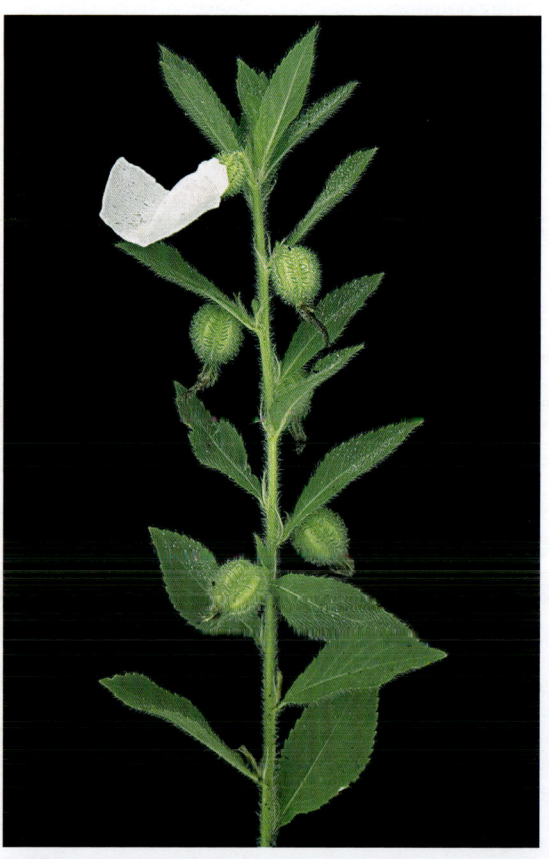

Viola odorata L.
Angiospermae - Violaceae. **Planta estudada:** H. Lorenzi 3.523 (HPL).

violeta, amor-perfeito, viola, viola-roxa, violeta-de-cheiro, violeta-comum, violeta-perfumada, violeta-europeia, violeta

Características gerais - herbácea perene, desprovida de caules aéreos eretos, estolonífera, de pouco mais de 10 cm de altura, nativa de campos de altitude e bosques abertos da Europa, e cultivada no Sul e Sudeste do Brasil. Folhas simples, longo-pecioladas, cartáceas, de 3-6 cm de comprimento. Flores solitárias, perfumadas, de cor violeta ou esbranquiçadas, dispostas no ápice de hastes florais originadas diretamente na base da planta[1,5]. É também cultivada no Sul e Sudeste do Brasil como ornamental a espécie afim *Viola tricolor* L., com aplicações semelhantes.

Usos - é cultivada no Sul e Sudeste do país como ornamental. As flores são melíferas e utilizadas na culinária no preparo de saladas. A planta inteira é empregada na medicina caseira desde a Idade Média, havendo citações de Hipócrates e Dioscórides sobre suas propriedades[2]. A literatura etnofarmacológica cita seu uso como erva mucilaginosa e refrescante, de ação depurativa, expectorante, antisséptica e anticancerígena[1,3], bem como seu emprego como medicação para os casos de bronquite crônica, catarro preso, asma brônquica e outras infecções das vias aéreas superiores[4], além de insônia, histeria e enxaqueca[6]. É tida, também, como poderoso emético, atuando ainda como purgativa, antiespasmódica, anti-inflamatória, diurética e sudorífica[1,2,4]. Infecções na boca e na garganta, inflamação e infecção dos olhos, bem como ferimentos, podem ser tratados com aplicações locais desta planta, aproveitando sua ação emoliente[2,3,4]. Para uso medicinal a planta, com seu rizoma, deve ser colhida quando em plena floração na primavera e deixada secar à sombra[1,3,4]. Os resultados da análise fitoquímica desta planta registram a presença do salicilato de metila, do ácido nitropropiônico e de saponina[6], além do alcaloide odorantina e da irona, violaquercitrina, resinas, mucilagens e antocianina[4]. A parte aérea de *Viola tricolor* contém em sua composição química os flavonoides violaquercitrina, violanxantina e vitexina, ácido salicílico livre e glicosilado, até 10% de mucilagem, taninos, umbeliferona e saponinas que fazem parte de seu complexo fitoterápico com ação sobre eczema e psoríase pelo uso combinado por via oral e tratamento local, bem como nos casos de traqueite catarral, com o uso do infuso de suas folhas[6].

Literatura citada:
1- Alzugaray, D. & Alzugaray, C. 1996. P*lantas que Curam*. Editora Três, São Paulo, 2 v.
2- Boorhem, R.L. et al. 1999. *Reader's Digest - Segredos e Virtudes das Plantas Medicinais*. Reader's Digest Brasil Ltda., Rio de Janeiro, 416 p.
3- Bown, D. 1995. *The Herb Society of America - Encyclopedia of Herbs & Their Uses*. Dorling Kindersley Publishing, Inc., New York.
4- Corrêa, A.D.; Siqueira-Batista, R. & Quintas, L.E.M. 1998. *Plantas Medicinais - do cultivo à terapêutica*. 2. ed. Editora Vozes, Petrópolis.
5- Lorenzi, H. & Souza, H.M. 2008. *Plantas Ornamentais no Brasil: arbustivas, herbáceas e trepadeiras*. 4. ed. Instituto Plantarum, Nova Odessa, 1120 p.
6- Gruenwald, J.; Brendler, T. & Jaenickke, C. (eds.). 2000. *Physicians Desk References (PDR) for herbal medicines*. Med. Econ. Co., New Jersey, 858 p.

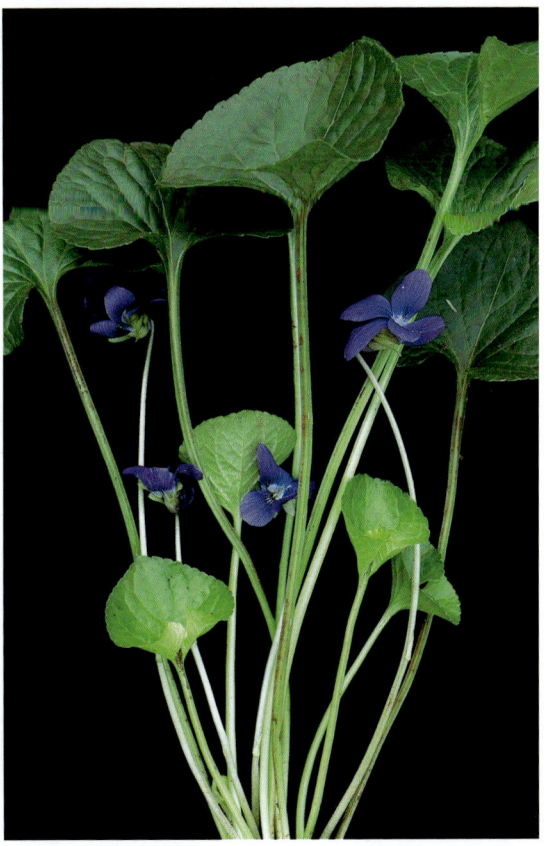

Cissus verticillata (L.) Nicolson & C.E. Jarvis

Sin.: *Cissus sicyoides* L., *Cisssus canescens* Lam., *Cisssus obscura* DC., *Cissus compressicaulis* Ruiz & Pav., *Cissus ovata* Lam., *Cissus smilacina* Kunth, *Cissus tamoides* Cambess., *Cissus umbrosa* Kunth, *Phoradendron verticillatum* (L.) Druce, *Spondylantha aphylla* C. Presl, *Viscum verticillatum* L., *Vitis sicyoides* (L.) Miq.

Angiospermae - Vitaceae. **Planta estudada:** H. Lorenzi 3806 (HPL).

anil-trepador, cipó-pucá, cipó-puci, puçá, insulina, insulina-vegetal, uva-brava, tinta-dos--gentios, cortina-de-pobre

Características gerais - herbácea escandente ou trepadeira, perene, vigorosa, com ramos e folhas um tanto carnosas, com gavinhas opostas às folhas e raízes aéreas pêndulas, nativa da região Norte do Brasil. Folhas simples, membranáceas, glabras, de 4-7 cm de comprimento. Flores pequenas, de cor creme, dispostas em inflorescências corimbiformes. Fruto drupa ovoide-globosa, de cor roxo-escura, com polpa carnosa, contendo uma única semente de cerca de 6 mm de comprimento. Multiplica-se tanto por sementes como pelo enraizamento dos ramos[5].

Usos - é uma planta amplamente cultivada em jardins e hortas domésticas com fins ornamentais e, principalmente, como cerca-viva destinada a esconder alguma área. Quando plantada em caramanchões suas raízes adventícias pendentes da planta até o chão formam uma ampla cortina, daí a razão do nome popular de "cortina-de-pobre". A literatura etnofarmacológica mais antiga cita o uso do chá de suas folhas, na medicina caseira de muitas regiões do país, para o tratamento caseiro de problemas cardíacos principalmente, incluindo taquicardia e pressão alta, bem como para hidropisia, anemia, derrames, tremores[4,5] e como ativador da circulação sanguínea[1,4,5,6]. O suco das folhas e ramos é empregado em algumas regiões da Amazônia contra epilepsia[4]. Nos últimos anos vem sendo muito usada como hipoglicemiante por inúmeras pessoas, o que tem provocado várias pesquisas de laboratório, cujos resultados apresentados em reuniões científicas mostram que o extrato aquoso é ativo, enquanto a presença de álcool resulta num extrato inativo. Noutro ensaio farmacológico com extratos desta planta foi observada ação anticonvulsivante, inibindo as convulsões induzidas por metrazole e choque elétrico nos animais da experiência[2,3].

Literatura citada:
1- Albuquerque, J.M. 1989. *Plantas Medicinais de Uso Popular*. ABEAS/MEC, Brasília, 100 p.
2- Elizabetsky, E. & Santana, H. 1984. Avaliação psicofarmacológica de um anticonvulsivante caseiro. *Ciência e Cultura* (São Paulo) 36(7): 990-991.
3- Elizabetsky, E.; Carrera, M.P.; Teixeira, K.M.C.; Muller, A.H. & Moura, B.A.S. 1988. Estudo pré-clínico da ação anticonvulsivante do *Cissus sicyoides*. In: V Simpósio de Plantas Medicinais do Brasil, São Paulo. *Resumos*.
4- Mors, W.B.; Rizzini, C.T. & Pereira, N.A. 2000. *Medicinal Plants of Brazil*. Reference Publications, Inc., Algonac, Michigan, 501 p.
5- Van den Berg, M.E. 1993. *Plantas Medicinais na Amazônia - Contribuição ao seu conhecimento sistemático*. Museo Paraense Emílio Goeldi, Belém, 206 p.
6- Vieira, L.S. 1992. *Fitoterapia da Amazônia - Manual de Plantas Medicinais*. 2. ed. Editora Agronômica Ceres, São Paulo, 350 p.

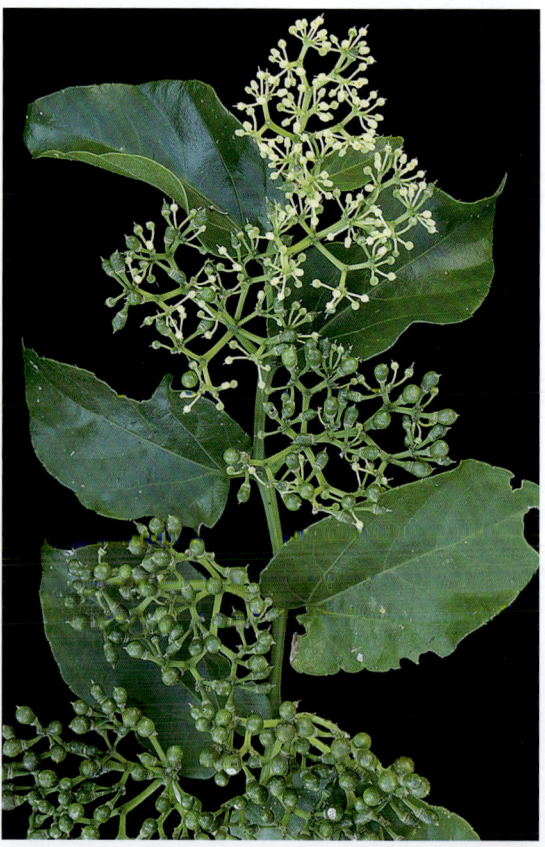

Vitis vinifera L.
Angiospermae - Vitaceae. **Planta estudada:** H. Lorenzi 3.520 (HPL).

uva, videira, parreira

Características gerais - arbusto perene, decíduo, de tronco lenhoso, de mais de 10 m de comprimento, com ramos escandentes e trepadores através de gavinhas, nativo da Ásia Menor e amplamente cultivado no Sul e Sudeste do Brasil, onde foi introduzido por volta de 1532 por nossos colonizadores. Folhas simples, branco-tomentosas na inferior, de 7-15 cm de comprimento. Flores creme-esverdeadas, pequenas, reunidas em inflorescências paniculiformes. Os frutos são bagas globosas, de cor verde-clara ou roxo-escura. Multiplica-se por estacas[3].

Usos - é amplamente cultivada, principalmente no sul do país, para a produção de frutos, que são consumidos *in natura*, na forma de sucos, doces, passas e utilizadas no fabrico de vinho. As folhas, de sabor ácido, também são usadas na alimentação, principalmente como condimento, porém, é na medicina caseira que seu emprego é mais conhecido. O seu vinho em dose moderada é um estimulante energético e veículo de inúmeros preparados medicinais[1]. Tem sido recomendado o seu chá, na dose de 1 xícara (chá) 1-3 vezes ao dia, contra hemorragia uterina, diarreia resultante de disfunção intestinal e para fragilidade capilar, o qual é preparado adicionando-se 2 colheres (sopa) de folhas e gavinhas picadas em 1 xícara (chá) de água em fervura durante 5 minutos[3]. A esta planta tem sido atribuídas propriedades: adstringente, anti-hemorrágica, antianêmica, hipocolestero-lemiante, antisséptica, depurativa, diurética, laxativa, vasoconstritora, tônica e estimulante[1,2,3]. Os frutos secos tem sido recomendados como laxante suave e refrescante intestinal[3]. É indicado também uma pasta de seus frutos frescos como creme nutritivo para a pele, agente recuperador de cicatrizes profundas, protetor de pele seca e para prevenção de estrias[3]. Na sua composição destaca-se a presença, nos frutos, de vitaminas, açúcares, sais minerais, taninos, flavonoides e pigmentos antociânicos e, nas folhas e gavinhas, são principalmente taninos[3].

Literatura citada:
1- Boorhem, R.L. et al. 1999. *Reader's Digest - Segredos e Virtudes das Plantas Medicinais*. Reader's Digest Brasil Ltda., Rio de Janeiro, 416 p.
2- Bown, D. 1995. *The Herb Society of America - Encyclopedia of Herbs & Their Uses*. Dorling Kindersley Publishing, Inc., New York.
3- Panizza, S. 1998. *Plantas que Curam (Cheiro de Mato)*. 3. ed. IBRASA, São Paulo, 280 p.
4- Lorenzi, H.; Bacher, L.; Lacerda, M. & Sartori, S. 2006. *Frutas Brasileiras e Exóticas Cultivadas: (de consumo in natura)*. Instituto Plantarum, Nova Odessa-SP, 672 p.

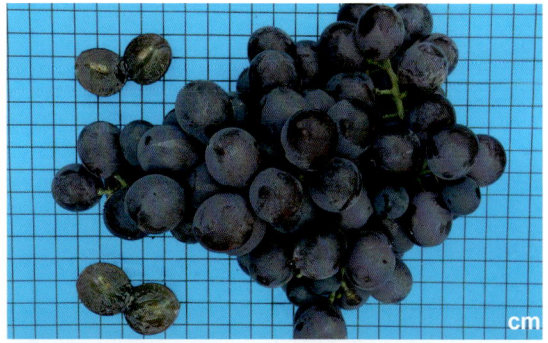

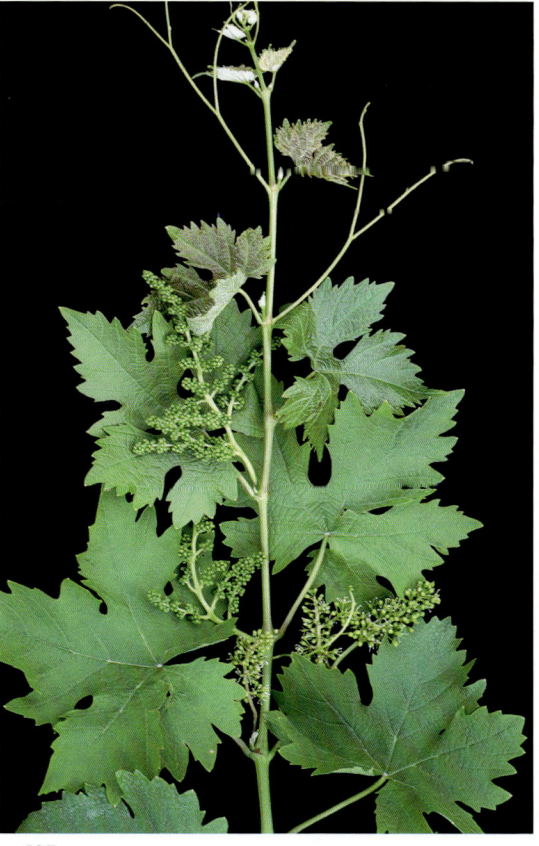

Drimys brasiliensis Miers

Sin.: *Drimys montana* (A. St.-Hil.) Miers, *Drimys retorta* Miers, *Drimys winteri* var. *semiglobosa* Dusén, *Drimys brasiliensis* var. *axillaris* (A. St.-Hil.) Miers

Angiospermae - **Winteraceae**. **Planta estudada:** H. Lorenzi 2.523 (HPL).

cataia, casca-d'anta, caá-pororoca, canela-amarga, capororoca-picante, carne-d'anta, casca-de-anta, melambo, melambó, paratudo, pau-pra-tudo

Características gerais - árvore ou arbusto grande, de copa pequena e aberta, de 3-8 m de altura. Folhas simples, com sabor de pimenta, de 8-12 cm de comprimento; flores brancas, pequenas, reunidas em inflorescências terminais. Fruto pequeno, do tipo cápsula, de cor verde-amarelada contendo várias sementes pretas brilhantes. Seu porte aumenta à medida que se caminha para o sul, sendo apenas um arbusto no Nordeste e uma árvore de mais de 7 m no Planalto Meridional[6]. Ocorre em matas de altitude e ciliares de terrenos brejosos[7]. Esta planta foi erroneamente apresentada na edição anterior com o nome de *Drimys winteri* J.R. Forst. & G. Forst.

Usos - é mundialmente reconhecida as propriedades de sua casca, como carminativa, estomáquica e tônica. Na medicina tradicional do Brasil esta planta é altamente recomendada para todos os tipos de problemas gástricos e estomacais, incluindo dispepsia, disenteria, náuseas, dores intestinais e cólicas, bem como febres e anemia. Provavelmente, por causa de seu sabor amargo, foi usada, por algum tempo, como substituto do quinino no tratamento da malária e febre de outras origens. A literatura etnofarmacológica recomenda o uso do chá do tipo abafado ou o cozimento feito com sua casca[2]. É também considerada sudorífica, antiescorbútica, antiespasmódica (para cólicas intestinais), expectorante na bronquite crônica, sendo particularmente indicada como tônico revigorante durante convalescença[3,4,5]. De sua composição química fazem parte taninos e vários sesquiterpenoides, considerados como seus princípios ativos, amplamente estudados sob o ponto de vista da fitoquímica nos últimos 40 anos[1,8].

Literatura citada:

1- Aasen, A.J.; Nishida, T.; Enzell, C.R. & Appel, H.H. 1977. The structure of (11-12)-11, 12-di (7-drimen-11-oxy)-11,12-epoxy-7-drimene. *Acta Chem. Scand. B 31*: 51-55.

2- Almeida, E.R. 1993. *Plantas Medicinais Brasileiras, Conhecimentos Populares e Científicos*. Hemus Editora Ltda, São Paulo, 341 p.

3- Appel, H.H.; Brooks, C.J.W. & Overton, K.H. 1959. The constitution and stereochemistry of drimenol, a novel bicyclic sesquiterpenoid. *J. Chem. Soc. 11*: 3322-3332.

4- Appel, H.H.; Connolly, J.D.; Overton, K.H. & Bond, R.P.M. 1960. Sesquiterpenoids. Part II. The constitution and stereochemistry of drimenin, isodrimenin and confertifolin. *J. Chem. Soc.*: 4685-4692.

5- Cortéo, M. & Oyarzún, M.T. 1981. Tadeonal and isotadeonal from *Drymis winteri*. *Fitoterapia 52*: 33-35.

6- Lorenzi, H. 2002. *Árvores Brasileiras*. 4ª edição. Vol. I. Instituto Plantarum, Nova Odessa-SP, 384 p.

7- Mors, W.B.; Rizzini, C.T. & Pereira, N.A. 2000. *Medicinal Plants of Brazil*. Reference Publications, Inc., Algonac, Michigan, 501 p.

8- Gruenwald, J.; Brendler, T. & Jaenickke, C. (eds.). 2000. *Physicians Desk References (PDR) for herbal medicines*. Med. Econ. Co., New Jersey.

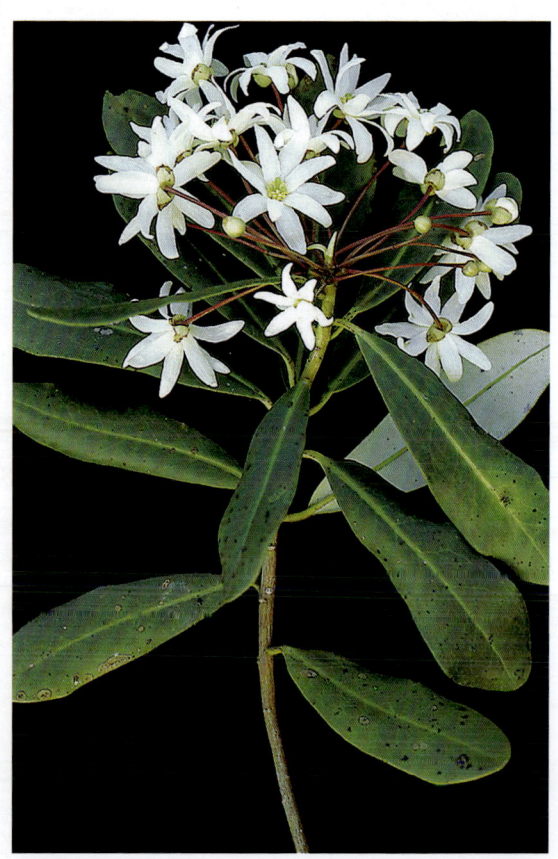

Alpinia zerumbet (Pers.) B.L. Burtt. & R.M. Sm.

Sin.: *Alpinia fluviatilis* Hayata, *Alpinia schumanniana* Valeton, *Costus zerumbet* Pers., *Languas schumanniana* (Valeton) Sasaki, *Languas speciosa* (J.C. Wendl.) Small, *Zerumbet speciosum* J.C. Wendl.

Angiospermae - Zingiberaceae. **Planta estudada:** H. Lorenzi 1.808 (HPL).

falso-cardamomo, pacová, colônia (NE), gengibre-concha, jardineira (RJ), louro-de-baiano, alpínia, falsa-noz-moscada, vindivá (PA), shell ginger (USA)

Características gerais - grande erva aromática, rizomatosa, de folhas longas e largas de pontas finas, com flores campanuladas coloridas de róseo, marrom e branca, dispostas em belas inflorescências semipendentes. É de origem asiática, mas vem sendo cultivada em todos os estados do Brasil como planta medicinal e ornamental. Pode ser facilmente multiplicada por plantio dos rizomas, que são parecidos com gengibre. Estes, ao se tirar a parte aérea, são plantados em canteiros de areia, irrigados diariamente e deixados brotar. Quando atingirem o tamanho de um palmo, as mudinhas podem ser transplantadas para canteiros permanentes. Desbastam-se as touceiras a cada 6 meses[1,2]. O "cardamomo-verdadeiro" (*Elettaria cardamomum* (L.) Maton), cujas fotos são apresentados na página seguinte, é igualmente utilizado na medicina popular.

Usos - o chá preparado com as folhas, flores ou raízes tem sido usado no tratamento caseiro da hipertensão, como calmante e também como diurético. Contém óleo essencial rico em mono e sesquiterpenos, com maior concentração de cineol e terpineol[9]. Entre seus componentes fixos os mais importantes são os flavonoides e as kava-pironas[3,7]. O extrato aquoso das folhas e do óleo essencial submetido a ensaio farmacológico mostrou ação anti-hipertensiva e levemente tranquilizante o que é compatível com sua indicação para tratamento da hipertensão e de estados de ansiedade com o uso do chá preparado com as folhas frescas[5,6].

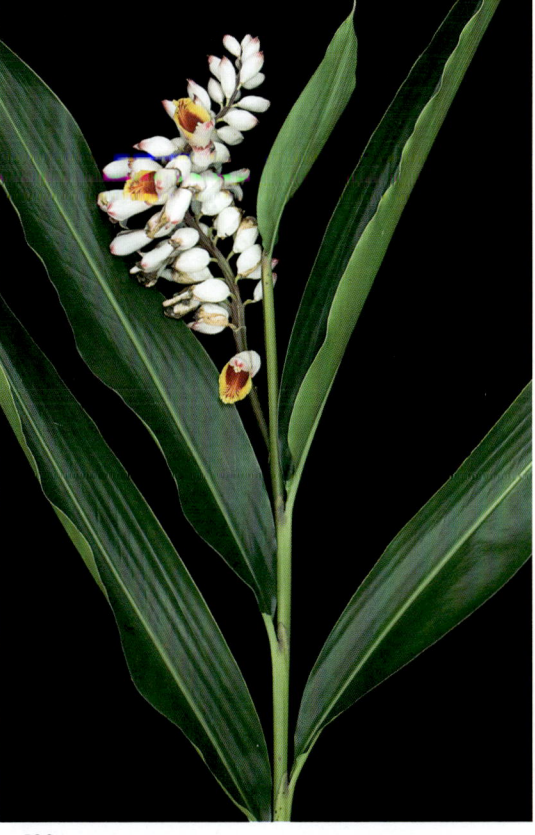

O chá é feito colocando-se um litro de água quase fervente sobre os pedaços cortados de uma folha; cobre-se e deixa-se esfriar; o chá recém-preparado deve ficar com coloração amarelada e não rósea, pois a cor avermelhada indica que houve oxidação de alguns de seus constituintes; depois de preparado, o chá deve ser mantido na geladeira e renovado diariamente, devendo-se tomar 1 litro do chá por dia, como se fosse água. A pressão arterial deve ser verificada com frequência e, no caso de manter-se alta, deve-se preparar novo chá usando duas folhas em um litro. No caso da pressão não baixar com doses de até três folhas deve-se procurar o médico para novo exame e mudança de tratamento. As folhas secas podem ser pulverizadas para preparação de cápsulas e usadas em doses equivalentes, mas têm o inconveniente de conter muitas fibras. Além de seu emprego medicinal esta planta é cultivada em praças e jardins, como ornamental. Suas flores podem ser usadas para preparação de um saboroso chá aromático[8]. Duas outras espécies do mesmo gênero, *Alpinia sanderae* Sander, e *Alpinia purpurata* K. Schum. são muito cultivadas como ornamentais em jardins e sebes[2]. O amplo emprego da "colônia" nas práticas caseiras da medicina popular e nos programas de fitoterapia governamentais e privados, é motivo suficiente para sua escolha para estudos químicos, farmacológicos e clínicos mais aprofundados.

Literatura citada:
1- Matos, F.J.A. 2000. *Plantas Medicinais - guia de seleção e emprego de plantas usadas em fitoterapia no nordeste do Brasil*. 2. ed. Imprensa Universitária/Edições UFC, Fortaleza, 344 p.
2- Lorenzi, H. & Souza, H.M. 2008. *Plantas Ornamentais no Brasil: arbustivas, herbáceas e trepadeiras*. 4ª edição. Instituto Plantarum, Nova Odessa-SP, 1120 p.
3- Costa, A.M.A.C.; Morais, S.M.; Dantas, M.C.B.R. et al. 1998. Flavonoides com atividade hipotensora de *Alpinia zerumbet* (Pers.) Burtt. et Smith (colônia). *Rev. Bras. Farm*. 70(34): 96-98.
4- Mendonça, L.M.; Santos, T.J.T.; Oliveira, J.V. et al. 1988. Avaliação dos efeitos hipotensores e da diurese da *Alpinia nutans* no rato. In: Simpósio de Plantas Medicinais do Brasil, 10, São Paulo. *Resumos...* p.P5/9-15.
5- Fonteles, M.C., V.L.M. Mendonça, F.H. Rola et al. 1988. Efeitos hipotensores prolongados do extrato hidroalcoólico de *Alpinia nutans* no cão. In: Simpósio de Plantas Medicinais do Brasil, 10, São Paulo. *Resumos...* p.COM5/9-5.
6- Maia, S.B.; Rao, V.S. & Matos, F.J.A. 1992. Constituintes e atividade farmacológica no SNC do óleo essencial de *Alpinia nutans* Roscoe. In: Simpósio de Plantas Medicinais do Brasil, 12, Curitiba. *Resumos...* p.39.
7- Mpalantinos, M.A.; Moura, R.S.; Parente, J.P. & Kuster, R.M. 1998. Biologically active flavonoids and kavapyrones from the aqueous extract *of Alpinia zerumbet*. *Phytotherapy Research* 12(6): 442-444.
8- Matos, F.J.A. 1998. *Farmácias Vivas: sistema de utilização de plantas medicinais projetado para pequenas comunidades*. 3. ed. Edições UFC, Fortaleza, 220 p.
9-.Alencar, J.W.; Silva, M.G.V.; Machado, M.I.L. et al. 1994. Análise do óleo essencial de *Alpinia speciosa* com auxílio de espectroscopia de ressonância magnética nuclear de carbono-13. In: Reunião Anual da SBQ, 17, Caxambu-MG. *Resumos...* p.PN-14.

Elettaria cardamomum (L.) Maton
Planta estudada: H. Lorenzi 6.509 (HPL).
É o "cardamomo-verdadeiro", pouco cultivado no país e com as mesmas propriedades medicinais. Detalhe de um ramo florífero e vista geral de uma touceira, fotografados no interior do estado de São Paulo.

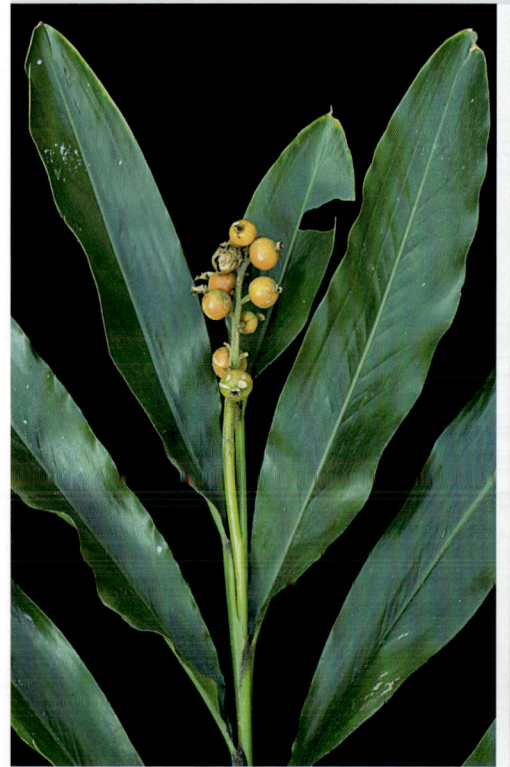

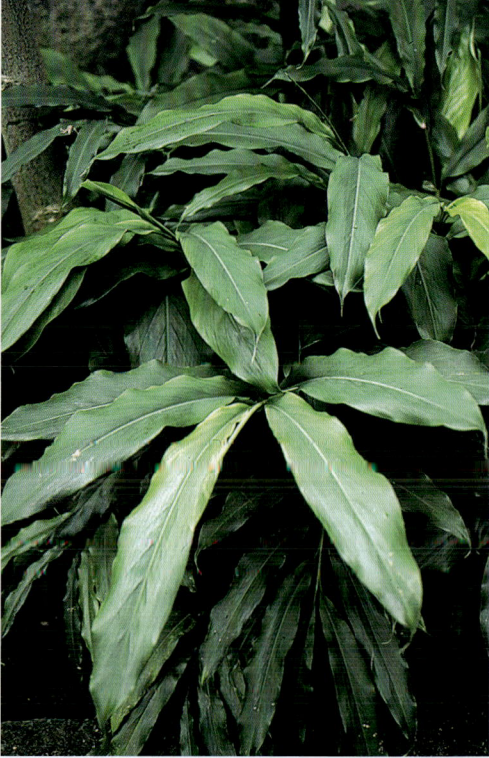

Curcuma longa L.

Sin.: *Amomum curcuma* Jacq., *Curcuma domestica* Valeton, *Stissera curcuma* Raeusch.

Angiospermae - Zingiberaceae. **Planta estudada:** H. Lorenzi 1.808 (HPL).

açafrão, açafrão-da-índia, açafrão-da-terra, açafroa, açafroeira, açafroeiro-da-índia, batata-amarela, gengibre-amarelo, gengibre-dourada, mangarataia, turmeric (inglês)

Características gerais - planta herbácea, perene, caducifólia, aromática, de folhas grandes, longamente pecioladas, invaginantes e oblongo-lanceoladas. Flores amareladas, pequenas, dispostas em espigas compridas. As raízes terminam em um rizoma elíptico, de onde partem vários rizomas menores, todos marcados em anéis de brácteas secas. Cada rizoma mede até 10 cm comprimento e quando cortados mostram uma superfície de cor vermelha alaranjada. Tem cheiro forte agradável e sabor aromático e picante. Originária da Índia é cultivada em todo o mundo tropical[1].

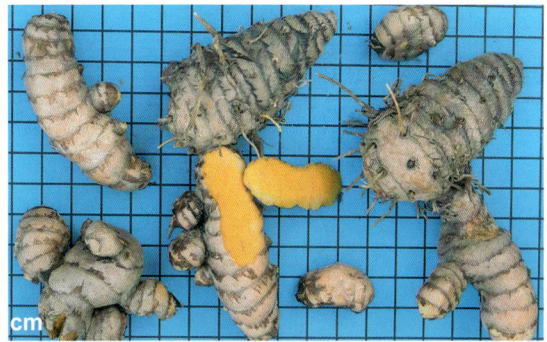

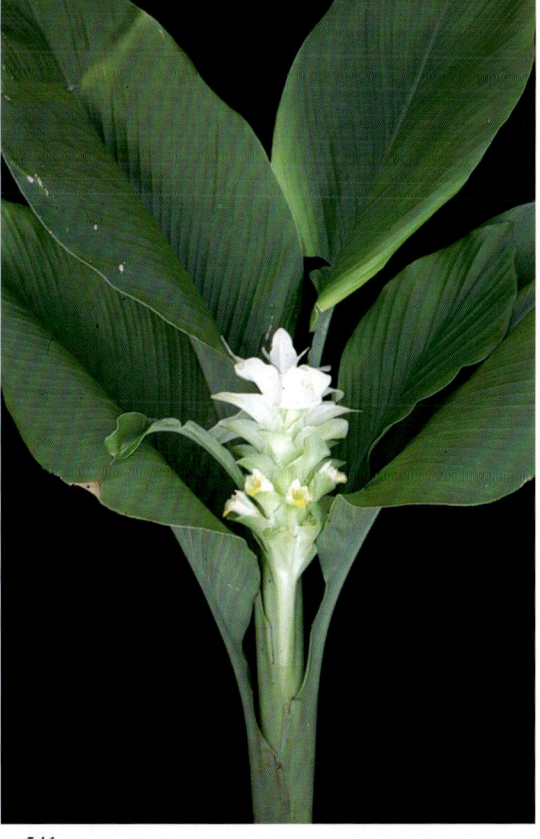

Usos - seu uso é milenar na medicina tradicional da Índia e da China. No Brasil estes rizomas vêm sendo utilizados como tempero de alimentos. Tanto na medicina popular como na fitoterapia científica, é usada por suas propriedades anti-hepatotóxica, anti-hiperlipidêmica e anti-inflamatória, todas reconhecidas internacionalmente[3]. Os rizomas podem ser usados em estado fresco, na dose de 5 a 15 gramas por dia, como parte da salada de verduras, ou sopa de legumes[2]. Em sua composição química está registrada a presença de até 3,5% de óleo essencial rico em sesquiterpenos oxigenados e, entre seus componentes fixos, de uma substância corante avermelhada, a curcumina, que é seu principal constituinte ativo[2]. Ensaios farmacológicos revelaram uma ação colerética, isto é, estimulante da secreção da bílis, o que justifica seu uso como medicamento para os casos de prisão de ventre habitual e para auxiliar a digestão e melhorar o apetite; é usada também no tratamento de cálculo biliar, da icterícia e outras disfunções hepáticas. Os extratos analisados apresentaram, ainda, atividade anti-PAF, ação hipoglicemiante e atividade anti-inflamatória análoga a da fenil-butazona[4]. Os mesmos efeitos podem ser obtidos com o uso da tintura, preparada deixando-se os rizomas triturados em maceração no álcool diluído com três partes de água, durante três ou mais dias; depois de filtrado o líquido extrativo é reutilizado para novas extrações, até que se tenha alcançado a concentração de 1 para 1, isto é, quando 1 ml da tintura for equivalente a 1 g do rizoma seco, que pode ser tomada na dose de 2-5 ml em um pouco de água adoçada, até três vezes ao dia, nos casos de colesterol e triglicerídios em teor elevado no sangue e de inflamações em geral[3]. Embora sem justificativa científica, é comum no Nordeste do Brasil a prática caseira de usar pedaços de açafroa para pintar um círculo ao redor dos olhos, ou na garganta, na crença de prevenir a conjuntivite e dor de garganta que podem ocorrer nas crianças acometidas de sarampo. Os resultados do estudo fitoquímico registram a presença do óleo essencial (1,3 a 5,5%) de cor amarelo-laranja, sabor picante e odor característico, rico em cetonas sesquiterpênicas monocíclicas (59%), entre as quais predominam as turmeronas e o zingibereno[4-7]. Entre seus constituintes fixos, os principais são os curcuminoides, dos quais a curcumina, de coloração amarela, é a principal. Ocorre ainda peptídeo turmerina, forte agente antioxidante, além de polissacarídeos de notável atividade imunoestimulante[5]. O óleo essencial apresentou também, atividade anti-histamínica e, antimicrobiana contra bactérias *Gram*-positivas e *Gram*-negativas e, alguns fungos patogênicos e germes envolvidos em colecistites. O extrato aquoso inibiu a neurotoxina do veneno da *Naja naja siamensis* em ensaios com animais de laboratório diminuindo o efeito hemorrágico do veneno da jararaca (*Bothrops jararaca*), e o efeito letal do veneno de cascavel (*Crotalus durissus terrificus*)[18]. Em outras experiências pôde ser demonstrada a atividade citotóxica para células de linfomas, reduzindo o crescimento de tumores.

Literatura citada:
1- Costa, A.F. 1975. *Farmacognosia*. 3.ed. Vol. I. Fundação Calouste Gulbenkian, Lisboa, 1031p./ 3 vols.
2- Matos, F.J.A. 2000. *Plantas Medicinais - guia de seleção e emprego de plantas usadas em fitoterapia no nordeste do Brasil*. 2. ed. Imprensa Universitária/Edições UFC, Fortaleza, 344 p.
3- Gruenwald, J.; Brendler, T. & Jaenickke, C. (eds.). 2000. *Physicians Desk References (PDR) for herbal medicines*. Med. Econ. Co., New Jersey, 858 p.
4- Bone, K. 1991. Turmeric - The spice of life? *British Journal of Phytotherapy* 2(2): 51-60.
5- Robineau, L.G. (ed.). 1995. *Hacia una farmacopea caribeña / TRAMIL 7*. Enda-Caribe UAG & Universidad de Antioquia, Santo Domingo, 696 p.
6- Sousa, M.P.; Matos, M.E.O.; Matos, F.J.A. et al. 1991. *Constituintes químicos de plantas medicinais brasileiras*. Imprensa Universitária/UFC, Fortaleza, 416 p.

Curcuma longa L.
Vista geral de um plantio comercial desta espécie no interior do estado de São Paulo.

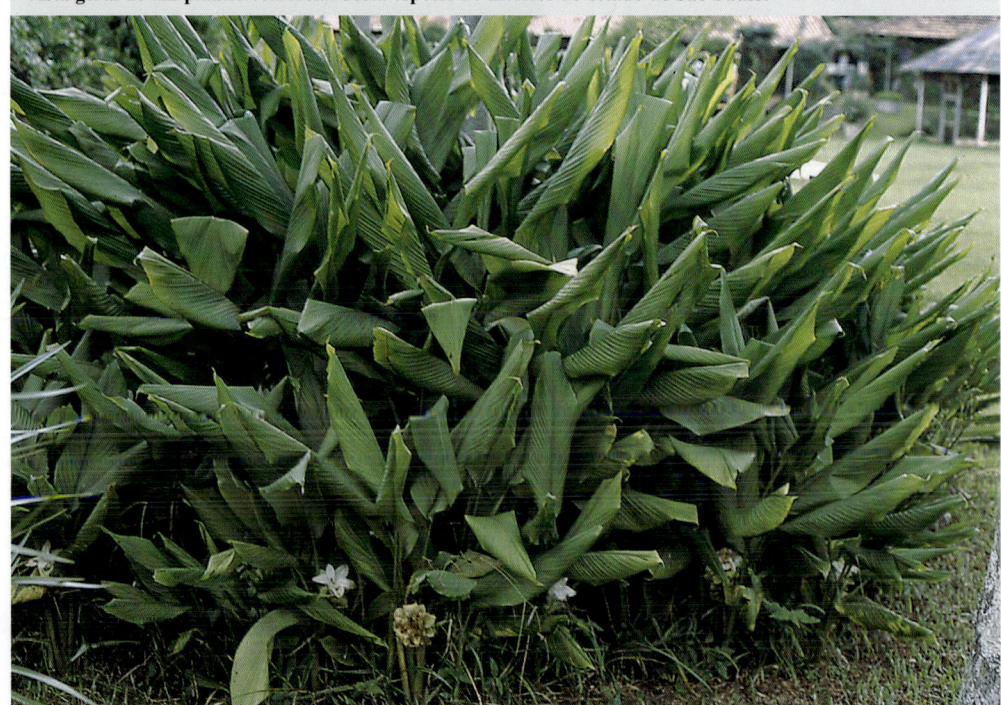

Curcuma zedoaria (Christm.) Roscoe
Sin.: *Amomum zedoaria* Christm., *Cucurma pallida* Lour.

Angiospermae - Zingiberaceae. **Planta estudada:** H. Lorenzi 705 (HPL).

zedoária, falso-açafrão

Características gerais - planta herbácea, perene, caducifólia, rizomatosa, entouceirada, de 30-60 cm de altura. Folhas dispostas verticalmente em tufos, de lâmina membranácea, com nervuras bem visíveis, de 15-30 cm de comprimento. Inflorescências eretas, espigadas, mais curtas que a folhagem, com brácteas de cor vinácea e verde-amarelada, com flores amarelas. Multiplica-se apenas por rizomas, que possuem aroma e sabor suavemente canforáceo[1]. É nativa da Índia e cultivada no Brasil para fins medicinais e ocasionalmente como ornamental.

Usos - é mundialmente utilizada há séculos na medicina tradicional como estomáquica[2]. No Brasil, é mais conhecida pelo uso de seus rizomas, que devem ser colhidos quando a planta perde totalmente suas folhas após a floração. A literatura etnofarmacológica recomenda também esta planta como digestivo e, lhe atribui atividades de protetor pulmonar, ativador da função hepática, estimulante da secreção biliar e da função renal, usada na forma de chás preparados em diferentes concentrações, de extrato ácido e de extrato alcoólico[3]. O chá normal é do tipo abafado (infusão), feito por adição de água fervente numa xícara das médias contendo uma colher das de chá de fatias do rizoma e ingerido em jejum e antes das principais refeições, como estomáquico. O chá forte, indicado para os casos de afecções pulmonares (expectorante, tosse e bronquite catarral), é feito com maior quantidade de fatias e adicionado de mel-de--abelhas, para ser tomado na dose de uma colher das de sopa, 2 a 3 vezes ao dia, reduzindo-se esta dose pela metade quando se trata de crianças; o extrato ácido é recomendado para uso externo, para combater sarna e piolhos, bem como para curativos em escaras e picadas de insetos; é preparado deixando-se em maceração por três dias duas colheres das de sopa de fatias do rizoma, em uma xícara das de chá contendo vinagre branco; o extrato alcoólico é também considerado digestivo, normalizador do colesterol do sangue e recomendado como carminativo e contra halitose (mau hálito)[3]. O seu uso é contraindicado para mulheres nos três primeiros meses de gestação e durante a lactação[3]. Pessoas hipersensíveis a esta planta não podem usar suas preparações. Na sua composição destacam-se óleo essencial, curcumina e seus derivados, um pigmento azul, resina, amido, substâncias terpenoides e sais minerais[2], além de uma substância de forte poder fungicida, conhecida como para--metoxicinamato de etila[2,4].

Literatura citada:
1- Lorenzi, H. & Souza, H.M. 2008. *Plantas Ornamentais no Brasil*. 4ª edição. Instituto Plantarum, Nova Odessa-SP, 1120 p.
2- Frerichs, G.; Arends, G. & Zornig, H. (eds.). 1943. *Tratado de farmacia practica*. Tomo I. Labor, Barcelona, 1183 p.
3- Panizza, S. 1998. *Plantas que Curam (Cheiro de Mato)*. 3. ed. IBRASA, São Paulo, 280 p.
4- Gruenwald, J.; Brendler, T. & Jaenickke, C. (eds.). 2000. *Physicians Desk References (PDR) for herbal medicines*. Med. Econ. Co., New Jersey, 858 p.

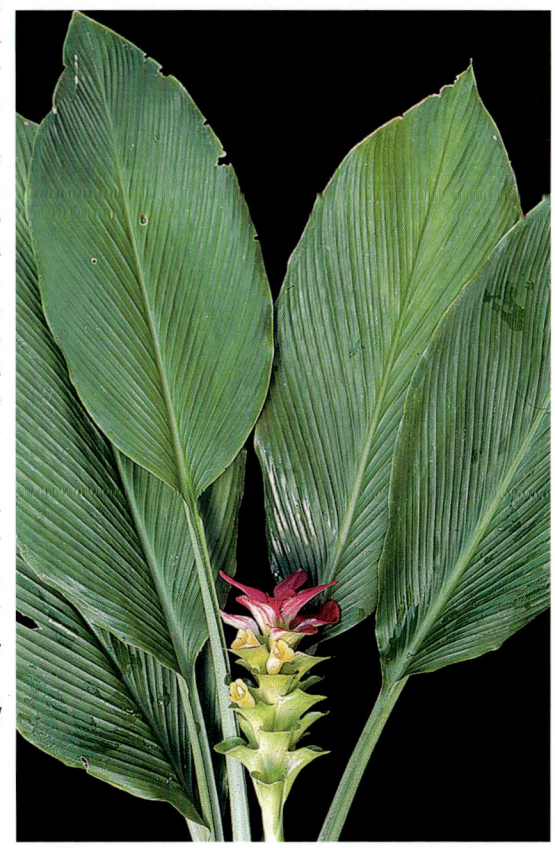

Zingiber officinale Roscoe

Sin.: *Amomum zingiber* L., *Curcuma longifolia* Wall, *Zingiber aromaticum* Noronha, *Zingiber majus* Rumph., *Zingiber missionis* Wall, *Zingiber sichuanense* Z.Y. Zhu et al.

Angiospermae - Zingiberaceae. **Planta estudada:** H. Lorenzi 603 (HPL).

gengibre, mangarataia, gengivre, gingibre, mangarataia, mangaratiá

Características gerais - erva rizomatosa, ereta, com cerca de 50 cm de altura. Folhas simples, invaginantes, de 15-30 cm de comprimento. Flores estéreis de cor branco-amarelada. Rizoma ramificado, de cheiro e sabor picante, agradável. É originária da Ásia e cultivada no Brasil[1,2,3,4].

Usos - seus rizomas têm uso como especiaria para tempero de carnes e de bebidas desde a época da antiga civilização greco-romana[3]. Na literatura etnofarmacológica há referência de seu emprego como remédio contra asma, bronquite e menorragia, porém sem comprovação científica[4]. Sua análise fitoquímica mostrou a presença de 1 a 2,5% de óleo volátil, em cuja composição são encontrados citral, cineol, borneol e os sesquiterpenos zingibereno e bisaboleno, além de um óleo-resina rico em gingeróis – substâncias que são responsáveis pelo sabor forte e picante. O óleo essencial responde pelo aroma e a ação antimicrobiana, que só aparece no rizoma fresco[2,4]. Outros constituintes citados são açúcares, proteínas, vitaminas do complexo B e vitamina C[4]. Os resultados de inúmeros ensaios farmacológicos citam como sua principal propriedade a ação estimulante digestiva, com indicação nos casos de dispepsia e como carminativo nas cólicas flatulentas; relatam também sua ação antimicrobiana local, que encontra emprego no combate a rouquidão e a inflamação da garganta, além das ações: antivomitiva, anti-inflamatória, antirreumática, antiviral, uma intensa atividade antitussígena comparável ao de fosfato de diidrocodeína e, ainda propriedades antitrombose, cardiotônica, antialérgica, colagoga e protetora do estômago[1,2,3,4]. Essas propriedades explicam seu uso popular para o tratamento de problemas do estômago, garganta e fígado.

Literatura citada:
1- Gruenwald, J.; Brendler, T. & Jaenickke, C. (eds.). 2000. *Physicians Desk References (PDR) for herbal medicines*. Med. Econ. Co., New Jersey, 858 p.
2- Matos, F.J.A. 2002. *Farmácias Vivas: sistema de utilização de plantas medicinais projetado para pequenas comunidades*, 4 ed. Ed. UFC, Fortaleza.
3- Evans, W.C. 1992. *Trease and Evans Pharmacognosy*. Bailliere-Tindal, Philadelphia, 832 p.
4- Sousa, M.P.; Matos, M.E.O.; Matos, F.J.A. et al. 1991. *Constituintes químicos de plantas medicinais brasileiras*. Impr. Universitária/UFC, Fortaleza, 416 p.

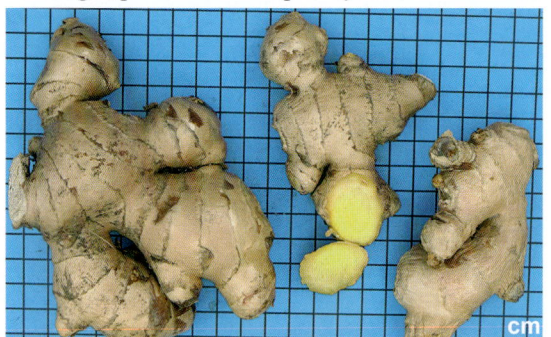

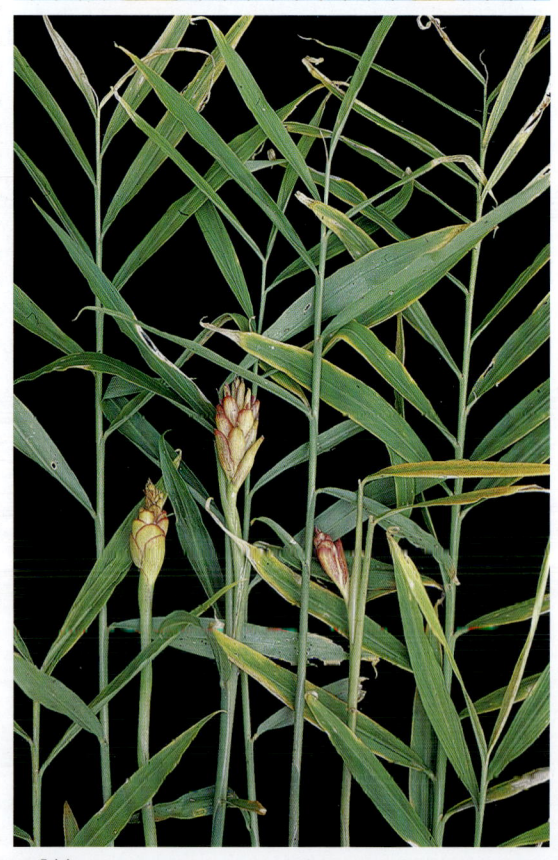

Índice de Nomes Populares

A
abacate 342
abacateiro 342
abacaxi 195
abageru 215
abajeru 215
abaramotemo 268
abati 436
abcessos 290,290
abeloira 425
abeloura 425
abobaia 206
abóbora 227
abóbora-amarela 227
abóbora-comprida 227
abóbora-de-carne-branca 227
abóbora-de-carneiro 227
abóbora-de-guiné 227
abóbora-de-porco 227
abóbora-grande 227
abóbora-menina 227
abóbora-moganga 227
abóbora-moranga 227
abóbora-porqueira 227
abóbora-quaresma 227
aboboreira 227
aboboreira-grande 227
abobrinha-do-mato 225
abobrinha-do-norte 229
abobrinha-italiana 227
abortifaciente 429
abortiva 118,476,495,162
aboti-timbaí 277
abricó 202
abricó-de-são-domingos 202
abricó-do-pará 202
abricó-selvagem 202
abricoteiro 202
abscessos 509
absinto 118
absinto-selvagem 121
abuta 374
abutua 374
açafrão 180,541
açafrão-da-índia 541
açafrão-da-terra 541
açafroa 180,372,541
açafroa da bahia 180
açafroa-do-brasil 180
açafroa-indígena 180
açafroeira 541
açafroeira-da-terra 180
açafroeiro-da-índia 541
acaíba 65
acajá 65
acajaíba 56,65
acaju 56,371
acaju-açu 56
acaju-pakoba 56
acaju-piranga 56
acajuba 56

acajuíba 56
acapora 40
acaricaba 96
acariçoba 96
acariroba 96
acataia 441
acende-candeia 141
acerola 354
aceroleira 354
ácido úrico 303,414
acinto 118
acintro 118
acônito-do-mato 44
açucena 54
açucena-laranja 54
adlaí 432
aduncum 419
agarra-pinto 395
agrião 194
agrião-aquático 194
agrião-bravo 114
agrião-d'água 194
agrião-d'água-corrente 194
agrião-da-europa 194
agrião-da-índia 519
agrião-da-ponte 194
agrião-das-fontes 194
agrião-das-hortas 194
agrião-de-lugares-úmidos 194
agrião-do-brejo 135
agrião-do-méxico 519
agrião-do-pará 113
agrião-dos-rios 194
agrião-oficinal 194
aguapé 42,94
aguaraá 184
aguaraciunha 184
aguaraciunha-açu 184
aguaraíba 63
aguarapondá 532
aguaxima 423
aime 197
aipo 72
aipo-bravo 72
aipo-cultivado 72
aipo-d'água 72
aipo-doce 72
aipo-dos-pântanos 72
aipo-hortense 72
aipo-rebano 72
aipo-silvestre 72
ajenjo 118
ajiru 215
ajuru 215
ajuru-branco 215
alamanda 82
alamanda-amarela 82
alamanda-de-flor-grande 82
albuminúria 174
alcachofra 131,165
alcachofra-comum 131

alcachofra-cultivada 131
alcachofra-de-comer 131
alcachofra hortense 131
alcachofra-hortícola 131
alcachofra-rosa 131
alcaçuz-de-santa-catarina 440
alecrim 330
alecrim-bravo 151
alecrim-bravo 297,530
alecrim-comum 330
alecrim-da-chapada 527,529
alecrim-de-angola 336
alecrim-de-casa 330
alecrim-de-cheiro 330
alecrim-de-horta 330
alecrim-de-jardim 330
alecrim-de-parede 111
alecrim-de-santa-catarina 440
alecrim-de-tabuleiro 527,529
alecrim-do-campo 151,168,525
alecrim-do-nordeste 530
alecrim-do-norte 336
alecrim-pimenta 530
alecrim-rosmarinho 330
alecrim-selvagem 525
alenjo 118
alergias 175,503
alface 146
alface-comum 146
alface-d'água 94
alface-de-cão 163
alfafa 289
alfafa-de-flor-roxa 289
alfafa-verdadeira 289
alfavaca 319,320,321
alfavaca brava 317,470
alfavaca-cheiro-de-anis 321
alfavaca-cheirosa 319
alfavaca-cravo 320
alfavaca-da-américa 319
alfavaca-da-índia 322
alfavaca-de-caboclo 317
alfavaca-de-cheiro 309
alfavaca-de-cobra 418,470
alfavaca-de-vaqueiro 319
alfavaca-do-mato 319
alfavacão 317,319,320
alfazema 302
alfazema-brava 317,470
alfazema-de-caboclo 317
alfinete-do-mato 159
algodão 355,356
algodão-anual 355,356
algodão-de-preá 140
algodão-de-seda 83
algodão-do-campo 376
algodão-herbáceo 355,356
algodão-mocó 355,356
algodãozinho 376
algodoeiro 355,356
alho 52,236

alho-bravo 52
alho-comum 52
alho-do-reino 52
alho-hortense 52
alho-manso 52
alho-ordinário 52
aliviar dores 432
alívio da inflamação 127
almécega 197
almécega-brava 197
almécega-cheirosa 197
almécega-do-brasil 197
almécega-verdadeira 197
almécega-vermelha 197
almecegueira 197
almecegueira-cheirosa 197
almecegueira-de-cheiro 197
almecegueira-vermelha 197
almecegueiro 197
almecegueiro-bravo 197
almeidinha 246
almeirão 129
almesca 197
almíscar 197
aloé 105
aloé-do-cabo 105
aloma 165
alpínia 539
alucinógena 352,501
aluína 118
alum 328
alumã 165
aluman 165
alvina 118
amabapaia 206
amansa-senhor 286,416
amaranto-verde 46
amargo 488
amargosa 163
amargoso 294
amarílis 54
amarra-pinto 395
amazonas 206
ambahu 520
ambaí 520
ambaíba 520
ambaigba 520
ambaitinga 520
ambati 520
ambaúba 520
ambrisina 47
ambrósia-do-méxico 47
amburana 280,285
amburana-de-cheiro 280
amebíase 300
amebicida 453
amécicla 197
ameixa 447
ameixa-da-bahia 399
ameixa-da-caatinga 399
ameixa-da-terra 399

ameixa-de-espinho 399	apazote 47	arruda-fedorenta 475	baje-de-jucá 256
ameixa-europeia 447	apê-do-sertão 376	arruda-fêmea 475	balieira-cambará 187
ameixa-roxa 394	aperta-joão 419	arruda-macho 475	balsâmica 61,236
ameixeira 447	aperta-ruão 419	artemigem 121	balsâmicas 166
amélia 463	apiá-acanoçu 477	artemígio 121	bálsamo 61,63,275,290
amêndoa-da-américa 344	apií 377	artemísia 118,120,121	bálsamo-de-copaíba 275
amêndoa-do-pará 344	apuí-açu 379	artemísia-chinesa 120	bálsamo-de-tolu 290
amendoeira-da-américa 344	aquileia 109	artemísia-comum 121	bálsamo-do-peru 290
amor-agarrado 284	araçá-das-almas 390	artemísia-doce 120	bamburral 189,317
amor-de-negro 107	araçá-goiaba 390	artemísia-verdadeira 121	banana-de-macaco 95
amor-deixado 305	araçá-guaçu 390	artemísia-vulgar 121	banana-de-morcego 95
amor-do-campo 284	araçá-guaiaba 390	arubá 490	banana-do-mato 196
amor-do-mato 448	araçu-guaçu 390	árvore-avenca 36	bananeira-imbé 95
amor-dos-homens 163	araçu-uaçu 390	árvore-da-febre 385	barasco 485
amor-perfeito 535	araguaraíba 61	árvore-da-preguiça 520	barba-de-são-joão 440
amor-seco 124,284	arapabaca 346	árvore-de-copal 277	barba-de-são-pedro 440,510
amora-branca 448	araroba 294	árvore-de-coral 286	barba-de-timam 268
amora-branca-do-campo 448	araticum 67,69	árvore-de-lápis 246	barba-de-timão 268
amora-brasileira 448	araticum-bravo 357	árvore-de-natal 33	barbaço 485
amora-brava 448	araticum-de-comer 67	árvore-de-são-sebastião 246	barbarosa 96
amora-da-mata 448	araticum-do-grande 67	árvore-do-coral-de-são-sebastião	barbasco 374,485
amora-de-espinho 448	araticum-manso 67	246	barbasco-do-brasil 485
amora-do-mato 459	araxixu 508	árvore-do-incenso 197	barbatimão 268
amora-preta 448	arendiúva 59	árvore-do-pinguço 165	barbatimão-verdadeiro 268
amora-silva 448	areticum 67	árvore-do-sebo 383	barbatimão-vermelho 268
amora-verde 448	arindeúva 59	árvore-folha-de-avenca 36	bardana 117
amoreira 448	aristolóquia 102	assa-peixe 166	barrasco 485
amoreira-da-silva 448	ariú 215	assa-peixe-branco 166	barriguinho 395
amoreira-do-brasil 448	armesca 197	ata 69	basilicão 319
amoreira-do-mato 376,448	arnica 155	atanásia-das-boticas 162	basílico-grande 319
amorico 284	arnica-brasileira 155	ateira 69	basílico-sagrado 322
ana-da-costa 305	arnica-do-campo 155	atroveran 109,321	basílicum-grande 319
ana-pinta 225	arnica-silvestre 155	aubaritinga-dos-índios 500	bastarda 102
anacauita 61	aroeira 59,61,63	avati 436	batata-amarela 541
anador 37,121	aroeira-branca 63	avelós 246	batata-da-ilha 218
anágua-de-noiva 500	aroeira-da-praia 61,63	avineira 282	batata-da-praia 219
ananá 195	aroeira-da-serra 59	ayahuasca 352	batata-da-terra 218
ananás 195	aroeira-do-brejo 63	azeda-da-guiné 359	batata-de-porco 395
anártica 504	aroeira-do-campo 59,63	azedinha 359	batata-de-purga 220, 397
andira-uchi 282	aroeira-do-paraná 63	azeitona 394	batata-do-mar 219
andirapoampé 172	aroeira-do-sertão 59	azeitona-do-nordeste 394	batata-doce 218
andirapuampé 172	aroeira-folha-de-salso 61	azia 64,137,158,328,407	batatinha-de-junça 234
andiroba 370	aroeira-mansa 61,63	azougue-do-brasil 225	batônia 317
andiroba 383	aroeira-mole 61	azuca-caá 158	bauhínia 273
andiroba-saruba 370	aroeira-negra 63		beijos-de-frade 397
andu 283	aroeira-periquita 61	**B**	bela-emília 140
angelicó 102	aroeira-pimenteira 63	baba-de-boi 511	bela-noite 397
angelim 282	aroeira-precoce 63	babaçu 97	belas-noites 397
angelim-amarelo 294	aroeira-preta 59	babassu 97	beldroega 443
angelim-amargoso 294	aroeira-salsa 61	babosa 105	beldroega-da-horta 443
angelim-araroba 294	aroeira-salso 61	babosa-grande 105	beldroega-grande 515
angelim-branco 282	aroeira-verdadeira 59	babosa-medicinal 105	beldroega-pequena 443
angelim-da-várzea 282	aroeira-vermelha 61,63	bacaba 101	beldroega-vermelha 443
angelim-liso 282	aronaou 197	bacaba-açu 101	bênção-de-deus 515
angelim-pedra 294	arranca-pedras 414	bacaba-assu 101	berberis 167
angico 252	arranhadeira 258	bacaba-do-azeite 101	berberis-da-terra 167
angico-branco 252	arrebenta-pedra 414	bacaba-verdadeira 101	berinjela-do-mato 511
angico-de-casca 252	arritmia 425,456	bacabaçu 101	berro 194
anil-bravo 162	arrozinho 440	bacabão 101	berro-d'água 194
anil-trepador 536	arruda 475	bacanta 122	betin 504
anis 81	arruda-aromática 475	bacárida 122	betônia-branca 317
anis-verde 81	arruda-do-povo 475	bacórida 122	betônica-brava 309,317
aniz 81	arruda-doméstica 475	baga-de-tucano 353	bicho-de-pé 202,395
anona 69	arruda-dos-jardins 475	baguaçu 97	bico-de-papagaio 286

bicuíba	383	caá-gambá	495	caiapiá	377	camomila	127
bilreiro	372	caá-hé-e	158	caiapiá-açu	377	camomila-comum	127
biurá	432	caá-jhe-hê	158	caiapiá-verdadeiro	377	camomila-dos-alemães	127
biuri	432	caá-membeca	439	caichoba	441	camomila-legítima	127
black tea	517	caá-opiá	299	câimbra	83,161	camomila-nacional	111
boa-morte	397	caá-peba	419	câimbras	475	camomila-pequena	161
boa-noite	85,397	caá-pitiú	492	cainana	454	camomila-romana	127
boa-tarde	85	caá-pororoca	538	cainca	454	camomila-verdadeira	127
bócio	194	caá-yupi	158	cairuçu-asiático	73	camomila-vulgar	127
boia-caá	309	caácica	47	caixeta	490	camu-camu	389
bojueira	250	caamembeca	439	caixeta-do-campo	520	camuru-do-ceará	280
bojueira-rícino	250	caapeba	423,513	cajá-mirim	65	cana-branca	222
boldo	165,328	caapeba-do-norte	423	cajá-pequeno	65	cana-de-jacaré	33
boldo-baiano	165	caapeba-verdadeira	423	cajazeira	65	cana-de-macaco	222
boldo-brasileiro	328	caapi	352	cajazeiro	65	cana-do-brejo	222
boldo-chinês	165	caapiá	377	cajazeiro-miúdo	65	cana-do-mato	222
boldo-de-goiás	165	caapomonga	431	cajiru	174	cana-mansa	222
boldo-do-brasil	328	caaponga	44,443	caju	56	canafista	222
boldo-do-jardim	328	caataia	431	caju-banana	56	canafístula	253,267
boldo-do-reino	328	caatinga	222	caju da praia	56	canarana	222
boldo-goiano	165	cabaceira	203,227	caju-de-casa	56	cancerosa	213,479
boldo-japonês	165	cabaceira-do-pantanal	203	caju-do-cerrado	58	cancorosa	213,479
boldo-nacional	328	cabacinha	229	caju-manso	56	cancorosa-de-sete-espinhos	213
bolsa-de-pastor	510	cabão-de-bugre	437	caju-manteiga	56	cancorosa-de-três-pontas	479
bom-homem	308	cabeça-branca	44	cajueiro	56	cancrosa	213,479
bonina	126,397	cabeça-de-negro	225	cajueiro-anão	58	candeeiro	141
bons-dias	397	cabeceira	203	cajueiro-do-campo	58	candeia	141
borboleta	407	cabelo-de-milho	436	cajuí	58	candelabro	260
borracha	184	caboreíba-vermelha	290	cajuru	215	canela	338
borracha-brava	184	caboriba	290	cajussara	241	canela-amarga	538
borracha-chimarrona	182	cabreúva	290	cajuzinho	58	canela-cheirosa	340
borragem	182,184	cabreúva-vermelha	290	cajuzinho-do-campo	58	canela-da-índia	338
borragem-brava	184	cabuí	63	calça-de-velha	485	canela-de-cheiro	338
botão-amarelo	162	cacáia-amarga	122	calção-de-velho	485	canela-de-cunhã	242
botão-de-ouro	143	cacaju	56	calêndula	126	canela-de-sassafrás	340
botica-inteira	437	cacália	122	calunga	102,489	canela-de-tubo	338
braço-de-preguiça	510	cacália-amarga	122	calunga-ferrugínea	489	canela do ceilão	338
bredo	46,515	cacalia-mentrasto	115	camapu	506	canela-do-mato	242
bredo-de-porco	395,443	cacao	363	camapum	506	canela-funcho	340
bredo-verdadeiro	46	cacao-forasteiro	363	camará	524	canela-parda	340
breu-almécega	197	caçaú	102	camará-de-chumbo	524	canela-rainha	338
breu-branco	197	cacau	363	camará-juba	524	canela-sassafrás	340
breu-branco-do-campo	197	cacau-da-bahia	363	camará-opela	115	canela-verdadeira	338
breu-branco-verdadeiro	197	cacau-do-brasil	363	camaramoneira-do-brejo	187	canelinha	242
breu-janaricica	197	cacau-verdadeiro	363	camarazinho	524	cangambá	416,495
breu-jauaricica	197	cacaueiro	363	camarinha	187	caninana	454
bromil	440	cachofra	131	cambará	524	canivete	286
brotoejas	463	cachorro-pelado	246	cambará-açu	166	canjerana-miúda	372
bucha	229	caena	423	cambará-branco	166	canudeiro	39
bucha-dos-paulistas	229	café	457	cambará-de-cheiro	524	canudo	47
bucheira	229	café-arábica	457	cambará-de-espinho	524	canudo-de-pito	39
buchinha	229	café-bravo	477	cambará-de-folha-grande	524	caopiá	299
buchinha-do-norte	229	café-de-bugre	183	cambará-guaçu	166	caopunga	74
buchinha-paulista	229	café-de-frade	477	cambará-miúdo	524	capa-bode	273
bucho-de-rã	506	café-de-gozo	265	cambará-verdadeiro	524	capa-homem	102,286
bugre-branco	477	café-de-negro	265	cambará-vermelho	524	capeba	423
buiuçu	82	café-do-mato	183	cambarazinho	524	capenoide	406
buiussu	82	café-negro	265	camboatã	372	capetiçoba	441
bunda-mole	515	cafeiro	457	cambroé	477	capeua	423
burandã	277	cafezeiro-do-mato	477	cambrósia	47	capeva	423
bursite	278	cafezinho	183	cambu	61	capiá	432
butua	374	cafezinho-do-mato	477	cambuí	63	capiçoba	441
		cagambá	416	cambuí-angico	252	capim-catinga	433
C		cagosanga	452	camerunga	401	capim-cheiroso	433

capim-cidreira	433	carqueja-do-mato	122	catinga-de-barão	187	chá-de-lagoa	111
capim-cidrilho	433	carrapateira	250	catinga-de-bode	115	chá-de-marajó	486
capim-cidró	433	carrapateiro	250	catinga-de-formiga	151	chá-de-moça	151
capim-citronela	433,435	carrapato	250	catinga-de-mulata	162,303,307	chá-de-pé-da-calçada	486
capim-dandá	236	carrapato-amarelo	464	catinga-preta	187	chá-de-pobre	42
capim-de-cheiro	433	carrapeta-verdadeira	372	catoré	203	chá-de-tabuleiro	310,525
capim-de-contas	432	carrapichão	117	catuaba	168	chá-do-brasil	532
capim-de-nossa-senhora	432	carrapichinho	44,107	catuaba	238	chá-do-brejo	42
capim-doce	158	carrapichinho-de-agulha	111	catuaba-pau	168	chá-do-maranhão	486
capim-limão	433	carrapichinho-do-mato	44	catuaba-verdadeira	168,238	chá-do-méxico	47
capim-marinho	433	carrapicho	124,84	catuabinha	168	chá-do-rio	486
capim-missanga	432	carrapicho-beiço-de-boi	284	catuíba	168	chá-dos-jesuítas	47
capim-rosário	432	carrapicho-de-agulha	124	cauda-de-cavalo	33	chá-mate	90
capim-roxo-da-rússia	185	carrapicho-de-carneiro	107,117	cauda-de-leão	303	chá-mineiro	42
capim-santo	433	carrapicho-de-duas-pontas	124	cauda-de-raposa	33	chá-preto	486,517
capim-siri	433	carrapicho-grande	117	cauda-equina	33	chachambá	37
capitão	96	carrapicho-miúdo	107	cavalinha	33	chaguinha	519
capitão-do-campo	524	carrapicho-picão	124	cavalinha-gigante	33	chaleira-de-judeu	102
capitiú	492	carrapicho-rasteiro	107	caxinguba	379	chamarrita	166
capixingui	244	carro-santo	485	cebola-berrante	54	chambá	37
capoeira-branca	510,511	caruru	46,515	cebolinha	234	chamburi	206
capororoca-picante	538	caruru-azedo	359	cedrão	372	chamburu	206
capuchinha	519	caruru-bravo	46	cedro	371,381	champagne	285
capuchinha-grande	519	caruru-da-guiné	359	cedro-amargo	371	chapéu-de-couro	42
capuchinho	519	caruru-de-mancha	46	cedro-branco	371,372	charãozinho-roxo	268
capucine	519	caruru-de-porco	46	cedro-cheiroso	371	cheiro	79
caracuramira	59	caruru-de-soldado	46	cedro-do-amazonas	371	cheiro-verde	79
caraguatá	105,196	caruru-miúdo	46	cedro-do-brejo	371	cheirosa	317,419
caraguatá-de-jardim	105	caruru-verdadeiro	46	cedro-mimoso	269	chica	174
caraíba	178,491	caruru-verde	46	cedro-mimoso-do-rio-grande-do-sul	269	chicórea	129
caraibeira	178	carvalhinha	164			chicória	129
carajiru	174	casca-antidiabética	56	cedro-pardo	371	chicória-amarga	129
carajuru	174	casca-cheirosa	340	cedro-rosa	371	chicória-brava	157
carambola	401	casca-d'anta	538	cedro-vermelho	371	chicória-louca	163
carambola-doce	401	casca-da-mocidade	268	cedroana	372	chicória-selvagem	129
caramboleira	401	casca-da-virgindade	268	cega-olho	246	chicória-silvestre	163
caramuru	168	casca-de-anta	538	celeri	72	chifrinho	107
carapa	370	casca-do-maranhão	337	celidônia	164,404	chile	259
carapá	370,377	casca-preciosa	337	celidônia-maior	404	chocolate	363
carapiá	377	casca-sacaca	241	celine	317	chuchu	233
carapiá-do-grande	377	casco-de-burro	273	cenoura	75	chupa-chupa	377
carauatá	196	casco-de-vaca	273	cenoura-brava	75	chuva-de-ouro	253
caraúba-do-campo	178	casinga	454	cenoura-selvagem	75	cicantaa-ihua	197
caraxixá	508	cassau	102	centela	73	cicuta-falsa	96
cardamia-jontana	194	cássia-imperial	253	cereja	394	cidrão	523
cardo-amarelo	402	cassiu	102	cereja-das-antilhas	354	cidreira	310
cardo-asnal	154	cassoneira	246	cerejeira	280	cidreira-brava	525
cardo-benedito	130	castanha	344	cerejeira-rajada	280	cidreira-carmelitana	525
cardo-bento	130,402	castanha-do-brasil	344	ceroula-de-homem	273	cidreira-da-mata	165
cardo-branco	154	castanha-do-pará	344	cezarinha	485	cidreira-verdadeira	310
cardo-de-nossa-senhora	154	castanha-mansa	344	chá	517	cidrila	525
cardo-mariano	154	castanha-verdadeira	344	chá-da-frança	310,332	cidrilha	310
cardo-santa-maria	402	castanheira	344	chá-da-grécia	332	cidró	433,523
cardo-santo	130,154,402	castanheira-do-brasil	344	chá-da-índia	517	cidró-pessegueiro	523
cardomo-dos-rios	194	castanheiro	344	chá-da-lagoa	137	cidrozinho	523
cariru	515	castanheiro-do-pará	344	chá-da-terra	486	cina-cina	259
carne-d'anta	538	castor	250	chá-de-boi	486	cinco-chagas	519
carne-gorda	515	cat's claw	464	chá-de-bugre	183,477	cinco-em-rama	178
carobeira	178	cataí-guaçu	473	chá-de-calçada	486	cipó	352
carolina	82	cataia	441,538	chá-de-campanha	42	cipó-alho	177
carque	122	catajé	423	chá-de-estrada	433	cipó-almécega	150
carqueja	122	catauari	203	chá-de-frade	183,305	cipó-almécega-cabeludo	148,150
carqueja-amarga	122	catauré	203	chá-de-frança	317		
carqueja-amargosa	122	catinga-de-barão	115	chá-de-goteira	486	cipó-caatinga	150

cipó-cabeludo 35,147,150	congonha-do-brejo 42	cravo-de-cabecinha 392
cipó-catinga 147,148	congorça 213	cravo-de-defunto 159
cipó-cruz 174,454	consólida 185	cravo-de-doce 392
cipó-cruz-verdadeiro 454	consólida-do-cáucaso 185	cravo-de-urubu 159,184
cipó-d'alho 177	consólida-maior 185	cravo-do-mato 159
cipó-da-praia 219	conta-de-cobra 377	cravo-fétido 392
cipó-de-alcaçuz 279	conta-de-lágrimas 432	cravo-girofle 392
cipó-de-camelos 452	contra obesidade 158	crisântemo 160
cipó-de-cerca 150	contra-erva 102,377	crista-de-galo 184
cipó-de-gato 172	contra-veneno 377	croatá 196
cipó-de-leite 82	convólvulo-da-praia 219	cruzeirinha 454
cipó-emético 452	coorá 159	cuambri 124
cipó-imbé 95	copaíba 275	cuambu 124
cipó-mata-cobra 102	copaíba-da-várzea 275	cuandu 283
cipó-mil-homens 102	copaíba-vermelha 275	cucurbita-major-rotunda 227
cipó-pucá 536	copaibeira-de-minas 275	cucurbita-potiro 227
cipó-puci 536	copaúba 275	cuia 170
cipó-sucuriju 147,148	coqueiro 99	cuieira 170
citronela 435	coqueiro-da-bahia 99	cuieté 170
citronela-de-java 433	coqueiro-da-praia 99	cumaré 280
citronela-menor 310	coração-de-bugre 63	cumaru 280,285
ciúme 83	coração-de-frade 309	cumaru-amarelo 285
ciumeira 83	coração-de-jesus 147,148	cumaru-das-caatingas 280
ciúmo 157	coração-de-rainha 67	cumaru-de-cheiro 280,285
claraíba 183	coral-verde 246	cumaru-de-folha-grande 285
coacica 135	corcel 73	cumaru-do-amazonas 285
coambi 124	corda-de-frade 303	cumaru-verdadeiro 285
coandro 74	cordão-de-frade 303,307,450	cumarurana 282,285
coapiranga 174	cordão-de-frade-pequeno 303	cumaruzeiro 285
coari 159	cordão-de-frade-verdadeiro 303	cupiúba 275
coari-bravo 159	cordão-de-são-francisco	cupiúva 275
coatiá 135	303,305,307	cupuaçu 365
coaxinguba 379	cordão-de-sapo 107	cupuaçu-verdadeiro 365
coca 483	cordãozinho-de-frade 450	curage 441
coco 99	córdia 187	curatombo 454
coco-da-bahia 99	coriandro 74	cúria 115
coendro 74	corindiba 303	
coentro 74	corneíba 61,63	**D**
coentro-bravo 77	corneíta 61	dambê 454
coentro-da-colônia 77	coroa-de-cristo 246	dambrê 454
coentro-das-hortas 74	coromilho-do-campo 213	dartrial 260
coentro-de-caboclo 77	corona-solar 144	datura 500
coerana-branca 429	coronilha 483	dedal-de-dama 82
coirama 223	corossol 67	dedaleira 425
coité 170	corticeira 286	dedo-de-dama 425
cola-de-cavalo 33	cortina-de-pobre 536	dedo-do-diabo 246
colônia 539	courama 223	dente-de-cão 246
colorau 180	couve 190	dente-de-leão 163
colza 190	couve-nabeira 190	dente-de-leão-dos-jardins 163
comandara 82	coxixe 233	diabinho 223
comandaú 82	craíba 178	digital 425
comeiro-azul 385	craibeira 178	digitalina 425
cometa-roxo 133	crajiru 174	dinheiro-em-penca 73
comida-de-jaboti 418	craveiro 392	dona-joana 87
cominho-bravo 151	craveiro-da-índia 392	doril 44
conami 414	cravinho 392	dorme-dorme 258
condamina 122	cravinho-da-índia 392	dorme-maria 258
condessa 69	cravinho-do-mato 47	dormideira 258
conduri 376	cravo 392	dormideira-silvestre 407
conduro 376	cravo-aromático 392	douradinha 366
conduru 376	cravo-brabo 135	douradinha-do-campo 366
confrei 185	cravo-bravo 159	drago 244
confrei-russo 185	cravo-da-índia 392	
congonha 90	cravo-das-molucas 392	

E	
eira-caá	158
eiú	377
elemi	197
elemieira	197
elixir-paregórico	321
elmi	197
elmi-do-brasil	197
embaíba	520
embaúba	520
embaúva	520
embiaiendo	416
embira	71,357
embireira	357
embirembo	416
embiru	357
emboaembo	416
emburembo	416
emenda-nervos	303
enjoá	445
enjuá	445
enraiembo	416
envira	71
envireira	71,357
equinácea	133
erva	90
erva-adocicada	158
erva-andorinha	164,404
erva-arruda	475
erva-babosa	105
erva-baleeira	187
erva-balieira	187
erva-bicha	102
erva-botão	135,450
erva-cancerosa	479
erva-cancorosa	479
erva-cancrosa	213
erva-canudo	33
erva-capitão	96
erva-carneira	510
erva-carnuda	33
erva-chumbinho	524
erva-cidreira	310,317,433,
	523,525
erva-cidreira-brasileira 525	
erva-cidreira-de-arbusto 525	
erva-cidreira-do-campo	525
erva-cobre	147,148
erva-congonha	90
erva-contra vermes	162
erva-cooada	330
erva-da-graça	330
erva-da-rainha	504
erva-das-cobras	47
erva-das-lavadeiras	231,305
erva-das-serpentes	147,148
erva-das-verrugas	404
erva-de-alho	416
erva-de-azebre	105
erva-de-bicho	441,508
erva-de-bugre	477
erva-de-capitão	96
erva-de-carpinteiro	109
erva-de-cobra 147,148,309	

erva-de-colégio	139	erva-lombrigueira	162,346	falsa-serralha	140	flor-de-verbasco	485
erva-de-cortaduras	109	erva-lucera	153	falsa-verbena	532	flor-roxa-cônica	133
erva-de-guiné	416	erva-luísa	310,523	falso-açafrão	180,543	folha-da-costa	223
erva-de-jaboti	418	erva-macaé	305	falso-anis	78	folha-da-fortuna	223
erva-de-lagarto	155,450	erva-mate	90	falso-boldo	328	folha-de-louro	431
erva-de-lavadeira	231	erva-mocó	508	falso-cardamomo	539	folha-de-oxalá	328
erva-de-macaco	35	erva-molarinha	406	falso-jaborandi	419	folha-de-pajé	265
erva-de-morcego	172	erva-moleirinha	406	falso-nabo	190	folha-de-pirarucu	223
erva-de-mulher	164	erva-moura	508	farinha	254	folha-de-sene	261
erva-de-pipi	416	erva-picão	124	farinheira	277	folha-doce	158
erva-de-porco	395	erva-pomba	414	fava-de-santo-inácio	292	folha-grossa	223
erva-de-sangue	348	erva-pomba-rota	47	fava-de-sucupira	292	folha-preciosa	337
erva-de-santa-catarina	397	erva-pombinha	414	fava-do-pó	277	folhas-largas-dos-cozinheiros	
erva-de-santa-cruz	504	erva-pontada	477	fava-doce	277		319
erva-de-santa-lúcia	115	erva-preta	187	fava-tonca-da-amazônia	285	formoso	206
erva-de-santa-luzia	94	erva-purgante	248	faveira	254	forturna	223
erva-de-santa-margarida	118	erva-real	319	faveiro	254,292	fruta-de-babado	39
erva-de-santa-maria	47,192	erva-sabão	212	favela	240	fruta-de-comona	39
erva-de-santo-filho	305	erva-saboeira	212	faveleira	240	fruta-de-cotia	39
erva-de-são-caetano	231	erva-sagrada	332,504	faveleiro	240	fruta-de-lepra	39
erva-de-são-domingos	172	erva-santa	47,118,213,492,504	favo-d'anta	254	fruta-de-lobo	511
erva-de-são-fiacre	184	erva-santa-dos-olhos	94	faxina-vermelha	480	fruta-de-macaco	39,357
erva-de-são-joão	115,121,297	erva-tostão	395	fazendeiro	143	fruta-de-sabiá	231
erva-de-são-josé	115	erva-verdadeira	90	fedegosa	265	fruta-de-saíra	477
erva-de-são-leonardo	425	erva-virgem	308	fedegoso	184,261,263,265,267	fruta-do-conde	67,69
erva-de-são-lourenço	314	erva-viva	258	fedegoso-branco	263,267	fruto-de-cobra	231
erva-de-são-vicente	231	erva-vomiqueira	192	fedegoso-verdadeiro	265	fruto-de-negro	231
erva-de-sapo	147,148	ervanço	44	fedorenta	492	fruto-de-raposa	63
erva-de-tipi	416	ervão	532	feijão-andu	283	fruto-de-sabiá	61,63
erva-de-urubu	102	erveira	90	feijão-de-árvore	283	fumária	406
erva-de-veado	139,480	ervilha-de-angola	283	feijão-guandu	283	fumo	504
erva-dedal	425	ervilha-de-sete-anos	283	fel-da-terra	406,489	fumo-bravo	139
erva-do-brejo	42	ervilha-do-congo	283	figatil	165,404	fumo-da-mata	139
erva-do-cardeal	185	escarola	129	figo	378	fumo-da-terra	406
erva-do-diabo	139,431,500	escorpião	184	figo-do-inferno	402	funcho	78
erva-do-fel	118	esfola-bainha	71	figol	404	funcho-bastardo	78
erva-do-formigueiro	47	espiga-de-ouro	155	figueira	378,379	funcho-comum	78
erva-do-pântano	42	espinheira-divina	213	figueira-branca	379	funcho-doce	78
erva-do-paracari	309	espinheira-santa	213	figueira-brava	500	funcho-italiano	78
erva-doce	78,81,158	espinho-de-cristo	246	figueira-comum	378	funcho-vulgar	78
erva-doce-brasileira	78	espinho-de-deus	213	figueira-da-europa	378	fura-capa	124
erva-doce-de-cabeça	78	espinho-de-jerusalém	259	figueira-de-baeo	378	fura-parede	414
erva-dos-calos	404	espinho-de-judeu	246	figueira-de-sururina	520		
erva-dos-carreteiros	109	espinho-de-são-joão	167	figueira-do-brejo	379	**G**	
erva-dos-demônios	500	espinho-de-vintém	376	figueira-do-inferno	402,500	gaiolinha	246
erva-dos-feiticeiros	500	espinho-italiano	246	figueira-do-mato	379	galandim	200
erva-dos-mágicos	500	espirradeira	89	figueira-mansa	378	gambá	416
erva-dos-tinhosos	117	estévia	158	fiolho	78	gameleira-branca	379
erva-dos-velhos	118	estramônio	500	fiolho-de-florena	78	gameleira-roxa	379
erva-dos-vermes	118,162	estrela	305	fiolho-doce	78	garra-de-gavião	464
erva-dos-zangões	305	estrepa-cavalo	530	flor-d'água	94	gases	137,153,330
erva-dutra	148,150	estrondo	159	flor-da-noite	95	gengibre	544
erva-embrosia	47	eucalipto	385	flor-da-paixão	411	gengibre-amarelo	541
erva-encanadeira-de-osso	185	eucalipto-limão	385	flor-das-quatro-horas	397	gengibre-concha	539
erva-fedorenta	159,265			flor-de-chagas	519	gengibre-dourada	541
erva-feiticeira	197	**F**		flor-de-coral	286	gengivre	544
erva-formigueira	47,192	fáfia	50	flor-de-diana	118	genipapo	461
erva-gervão	532	falsa-erva-de-rato	463	flor-de-olimpo	330	gerataca	416,495
erva-gorda	515	falsa-erva-doce	78	flor-de-piretro	160	gerataca	495
erva-grossa	139	falsa-ipecacuanha	534	flor-de-sangue	519	gergelim	413
erva-jaboti	418	falsa-melissa	525	flor-de-são-joão	121	gergelim-branco	413
erva-jararaca	92	falsa-noz-moscada	539	flor-de-seda	83	gergelim-preto	413
erva-lagarto	477	falsa-poaia	450	flor-de-todo-o-ano	85	gervão	532
erva-lanceta	135,155	falsa-quina	347	flor-de-todos-os-males	126	gervão-azul	532

gervão-do-campo	532	gualambi	200	ibipitanga	387	jacareúba	200
gervão-legítimo	532	guamaca	357	ibirá-obi	256	jacuacanga	184,222
gervão-roxo	532	guambu	124	ibirataí	473	jagube	352
gingibre	544	guanaba	67	ibixuma	265	jalão	394
ginja	387	guanababo	67	ibixuna	357	jalapa	248,397
ginkgo	36	guanandi	200	icaraíba	197	jalapa-do-brasil	220
ginseng-brasileiro	50	guanandi-carvalho	200	icica	197	jalapa-falsa	397
girassol	144	guanandi-cedro	200	icica-assu	197	jamacaru	199
girimum	227	guandeiro	283	icicariba	197	jambol	394
girofle	392	guandi	200	imbaúba	520	jambolão	394
girofleiro	392	guandi-carvalho	200	imbaução	520	jambu	113,394
gitó	372	guandu	283	imbê	95	jambu-pequeno	114
goajuru	215	guanxuma	361	imbiúva	277	jambul	394
gobô	117	guanxuma-vermelha	348	imburana	280	jamelão	394
goiaba	390	guapoy-ici	197	imburana-de-cheiro	280,285	janaguba	87
goiaba-branca	390	guarajuru-piranga	174	imbuzeiro	65	janapabeiro	461
goiaba-comum	390	guaraná	481	incenso	333	janaúba	83,87
goiaba-maçã	390	guaraná-uva	481	incenso-de-cayena	197	janipaba	461
goiaba-pera	390	guaranazeiro	481	infalível	44	janipapeiro	461
goiaba-vermelha	390	guarandi	200	inhapecanga	493	janipapo	461
goiabeira	390	guaraquinha	508	inharé	376	japecanga	493
goiabeira-branca	390	guardião	225	inhoré	376	japecanga-verdadeira	493
golfo	94	guaré	372	ipê-cavatã	175	japicanga	493
goma-de-angico	252	guaririnha	35	ipê-comum	175	jaqueira-mole	67
goma-lacre	299	guava	390	ipê-preto	175	jararaca	92
goma-limão	197	guaxima-macho	357	ipê-rosa	175	jararaca-taiá	92
gomeiro-azul	385	guaxima-torcida	357	ipê-roxo	175	jararaca-tajá	92
gorana-timbó	416	guiné	164,416	ipê-roxo-de-bola	175	jardineira	539
gorarema	416	gulande-carvalho	200	ipeca-branca	534	jarrinha	102
gorazema	416			ipeca-cinzenta	452	jasmim-azul	431
gotas-amargas	118	**H**		ipeca-de-cuiabá	452	jasmim-azul-das-restingas	431
grama-cidreira	433	havaiano	206	ipeca-de-mato-grosso	452	jasmim-do-paraguai	495
granada	350	heparém	165	ipeca-do-rio	452	jasmim-manga	87
grande-absinto	118	heparena	222	ipeca-oficinal	452	jassaí	277
grande-quelidônia	404	hipericão	297	ipeca-preta	452	jataí	277
gravatá	196	hipérico	297	ipecacuanha	452	jataí-açu	277
gravatá-da-praia	196	hortelã	311,313,315	ipecacuanha-anelado	452	jataí-amarelo	277
gravatá-de-raposa	196	hortelã-apimentada	313	ipecacuanha-branca	534	jataí-peba	277
gravatá-do-mato	196	hortelã-da-bahia	326	ipecacuanha-branca-da-praia		jataí-vermelho	277
graveto-de-diabo	246	hortelã-da-folha-grossa	308,326		534	jataíba	277,372
graviola	67	hortelã-das-cozinhas	311,313	ipecacuanha-legítima	452	jataúba	372
graviola-do-norte	67	hortelã-de-folha-graúda		ipecacuanha-preta	452	jataúba-branca	372
green tea	517		326	i p e c a c u a n h a -		jatobá	277
grinalda-de-boneca	184	hortelã-de-panela	315	verdadeira	452	jatobá-da-caatinga	277
groselha	359	hortelã-do-brasil	309,311	ipomeia	219	jatobá-lágrima	277
groselheira	359	hortelã-do-campo	309	iratacaca	416	jatobá-miúdo	277
guacararaíba	339	hortelã-do-maranhão	308			jauaricica	197
guaçatonga	477	hortelã-do-mato	325	**J**		jejerecu	71
guaçatunga	477	hortelã-grande	308,326	jabaí	269	jenipá	461
guaçatunga preta	477	hortelã-graúda	326	jabão	269	jenipapinho	461
guaco	102,147,148,150	hortelã-japonesa	311	jaborandi	471,473	jenipapo	461
guaco-cabeludo	150	hortelã-miúda	314	jaborandi-da-folha-pequena	471	jequeriti	279
guaco-de-cabelos	150	hortelã-pimenta	311,313	jaborandi-de-pison	470	jequiriti	279
guaco-de-cheiro	148	hortelã-rasteira	315	jaborandi-de-três-folhas	470	jeremum	227
guaco-liso	147,148	hortênsia	83	jaborandi-do-maranhão	471	jeretataca	495
guaco-trepador	147,148			jaborandi-do-mato	419	jerimu	227
guageru	215	**I**		jaborandi-do-norte	473	jerimum	227
guagiru	174,215	iagê	352	jaborandi-do-pará	470	jetaí	277
guaguaçu	97	iandiroba	370	jaborandi-falso	419	jiboinha	102
guaiaba	390	iandirova	370	jaborandi-legítimo	471	jinja	387
guaiava	390	ibaíba	520	jaborando-manso	473	jiraraca	92
guaíba	390	ibaítuga	520	jaburandi	471	jitaí	277
guaimbê	95	ibatimó	268	jaca-de-pobre	67	jitó	372
guajuru	215	ibicaraíba	197	jaca-do-pará	67	joá	445,506

joá-de-capote	506	laranjeira-do-vaqueiro	445	luzerna	289
joa-tica	513	lava-pratos	265		
joão-gomes	515	lavadeira	85	**M**	
joão-magro	305	lavagem de feridas	174	maçã-do-diabo	500
joazeiro	445	lavanda	302	maçã-espinhosa	500
juá	445,506	lavanda-inglesa	302	macaé	305
juá-de-capote	506	lavantina	305	maçanilha	127
juá-de-espinho	445	leite-vegetal	185	macaqueiro	372
juá-espinho	445	leite-vegetal-da-rússia	185	maçaranduba-da-praia	483
juá-fruta	445	leiteiro	83	maçaroca	363
juá-mirim	445	lençol-de-santa-bárbara	423	macela	111,137
juazeiro	445	lentilha-d'água	94	macela-amarela	111
jubeba	513	levantina	305	macela-da-serra	161
jucá	256	liga-liga	377	macela-da-terra	111,137
junca	234	liga-osso	377	macela-do-campo	111,124,137
junça	236	limão	468	macela-do-sertão	111,137
junça-aromática	236	limão-bravo	399	macela-miúda	155
junco	234	limão-de-caiena	401	macelão	109
junquinho	234	limão-eureka	468	macelinha	111,184
jupeba	513	limão-feminello	468	machite	233
jupicanga	493	limão-gênova	468	machucho	233
juquiri-rasteiro	258	limão-lisboa	468	machuchu	233
jurepeba	513	limão-monochelo	468	macuqueiro	372
juribeba	513	limão-siciliano	468	macura	416
juripeba	513	limão-verdadeiro	468	macura-caá	416
jurubeba	513	limãozinho-da-praia	399	madrecravo	153
jurubeba-branca	513	limba	336	madressilva	205
jurubeba-de-boi	511	limoeiro	468	madressilva-da-china	205
jurubeba-do-pará	513	limonete	310,333	madressilva-do-japão	205
jurubeba-mansa	513	língua-de-teju	477	madressilva-dos-jardins	205
jurubeba-roxa	513	língua-de-tiú	477	magirioba	265
jurubeba-verdadeira	513	língua-de-vaca	139,185,515	maioba	265
jurubebão	511	lírio-folha-de-palmeira	300	maiteno	213
jurubebinha	513	lixa-vegetal	33	major-gomes	515
jurubena	513	loba	511	malícia	258
jurumbeba	513	lobeira	511	malícia-de-mulher	258
jurumum	227	lodagem	96	malícia-roxa	258
jurupeba	513	lombrigueira	47,346,379	malmequer	126
jutaí	277	losma	118	malmequer-do-jardim	126
jutaici	277	losna	118	malva	360,361
juuna	513	losna-brava	121	malva-alta	360
juvena	513	losna-do-mato	111,137	malva-amarga	328
juveva	513	losna-maior	118	malva-branca	366
júvia	344	losna-verde	120	malva-de-botica	360
		louco	431	malva-de-cheiro	326
L		loureiro	339	malva-do-reino	326
labaça	117	loureiro-de-apolo	339	malva-grande	360
labirinto	246	loureiro-de-presunto	339	malva-maior	360
labrobró	515	loureiro-dos-poetas	339	malva-rosa	360
labrobró-de-jardim	515	loureiro-ordinário	339	malva-santa	328
laça-vaqueiro	437	louro	339	malva-selvagem	360
lacre	299	louro-abacate	342	malva-silvestre	360
lacre-branco	299	louro-cheiroso	340	malva-verde	360
lágrima-de-jó	432	louro-comum	339	malvaísco	326,423
lágrima-de-nossa-senhora	432	louro-de-apolônio	339	malvão	308
lágrima-de-santa-maria	432	louro-de-baiano	539	malvariço	326
lanceta	135,155	louro-molc	183	malvarisco	326,423
landim	200	louro-rosa	89	mama-cadela	376
lapacho	175	louro-salgueiro	183	mama-de-cadela	376
laranja-amarga	466	lucera	153	mamangá	265
laranja-azeda	466	lucero	153	mamangaba	265
laranja-bigarade	466	lucurana	244	mamão	206
laranja-da-terra	466	luman	165	mamão-de-corda	206
laranja-de-sevilha	466	luvas-de-nossa-senhora	425	mamão-macho	206

mamica-de-cachorra	376
mamica-de-porco	376
maminha-cadela	376
maminha-de-cachorra	376
mamoeiro	206
mamoeiro-das-antilhas	206
mamona	250
mamoneira	250
mamoninha	248
manacá	495
manacá-cheiroso	495
manacá-de-cheiro	495
manacá-de-flor-branca	454
manacá-do-campo	376
mandacaru	199
mandacaru-de-boi	199
mané-magro	305
mané-turé	305
mangarataia	541,544
mangaratiá	544
mangue	200
maniche	233
manjericão	319
manjericão-da-flor-branca	319
manjericão-da-folha-larga	319
manjericão-de-molho	319
manjericão-doce	319
manjericão-grande	319
manjericão-santo	322
manjerioba	265
manjerioba-comum	265
manjerioba-do-pará	260
manjerioba-grande	260
manjerona	324
manjerona-baiana	324
manjerona-selvagem	324
manjogome	515
mão-de-calango	172
mão-de-onça	352
mão-de-vaca	271
mara-puama	398
maracujá	409,411
maracujá-ácido	409
maracujá-azedo	409
maracujá-de-suco	409
maracujá-guaçu	411
maracujá-liso	409
maracujá-peroba	409
maracujá-silvestre	411
maracujazeiro	409
marapama	398
marapuama	168,398
marassacaca	241
maravilha	126,205,397
maravilha-de-forquilha	397
maravilha-dos-jardins	126
marcela	137
marcela-do-campo	111
marcela-miúda	155
marfim-de-rama	437
margarida-do-peru	144
margarida-dourada	126
margaridinha	161
margaridinha-branca	161

margosa	368	menta-selvagem	314	mururé	94	pacote	47
maria-gomes	515	menta-vilosa	315	mururé-pagé	94	pacová	222,539
maria-gorda	515	mentraste	115	mururerana	376	pacovi	71
maria-milagrosa	187	mentrasto	115	mutamba	357	pagé	94
maria-mole	418	mentrasto-do-grande	317	mutamba-verdadeira	357	paina	111
maria-preta	115	mentrasto-graçu	317	mutambo	357	paininha-de-seda	83
maria-preta	187,189,260,508	mentrei	47			pajamarioba	265
maria-pretinha	508	mentruço	47	**N**		palma	162
maria-rezadeira	187	mentrusto	47	nabeira	190	palma-cristi	250
maricotinha	470	mentruz	47,192	nabo-branco	190	palma-de-cristo	250
marinheiro	372	mentruz-rasteiro	192	nandiroba	370	palmeirinha	300
mariri	352	mercuri	495	não-me-toque	258	panacea	510
marmelada-de-cavalo	284	mercúrio-vegetal	495	nariz-sangrento	109	panaceia	49,504,510
marmeleiro	243	mescla	197	nastúrcio	194,519	papaconha	452
marmeleiro-preto	243	mil-em-rama	109	nateira	44	papacuem	452
maroto	107	mil-folhada	109	negra-mena	492	papaia	206
marroio	305,308	mil-folhas	109	negramina	492	papaieira	206
marroio-branco	308	mil-homem	102	negro-duro	189	paparaúba	491
marroio-comum	308	milagrada	350	nhá-nhá	344	papaya	206
marubá	490	milagreira	350	nhandi	419	papo-de-anjo	39
marupá	490	milefólio	109	nhupicanga	493	papo-de-galo	102
marupá-piranga	300	milefólio-em-ramas	109	nicociana	504	papo-de-peru	102
marupá-verdadeiro	490	milfacadas	297	nim	368	papoula	407
marupaís	491	milfurada	297	novalgina	109	papoula-comum	407
marupari	300	milho	436	noz-moscada	383	papoula-das-andorinhas	404
marupaúba	490	milho-de-cobra	33,92			papoula-das-searas	407
marupazinho	300	milho-de-grilo	524	**O**		papoula-de-espinho	402
mastruço	47,192,519	miligrã	350	oajuru	174,215	papoula-do-méxico	402
mastruço-do-peru	519	miligrana	350	oassoma	485	papoula-dos-cereais	407
mastruço-dos-índios	192	mimosa	258	ocoembro	416	papoula-espinhosa	402
mastruço-dos-rios	194	miri	483	oiticica	216	papoula-ordinária	407
mastruz	47	miriró	273	olandi	200	papoula-rubra	407
mata-barata	491	miroró	271,273	olandim	200	papoula-solitária	407
mata-cachorro	491	mirra	197,333	oleandro	89	papoula-vermelha	407
mata-cobra	47	mirra-africana	333	oleiro	275	papoula-vermelha-dos-campos	
mata-fome	506	mocotó	532	óleo	250		407
mata-me-embora-da-praia	219	mofumbo	217	óleo-bálsamo	290	pára-sol	96
mata-menino	491	moganga	227	óleo-cabreúva	290	para-tudo	178
mata-pasto	107,260,265,267,361	mogno-branco	385	óleo-de-castor	250	paraacaca	416
mata-pasto-liso	267	moina	294	óleo-de-copaíba	275	paracari	309,325
mata-pau	379	molarinha	406	óleo-sapucainha	39	paracaru	309
mata-piolho	39	moleirinha	406	óleo-vermelho	275,290	paracoca	416
mata-porco	102	moleque-duro	189	olguinha	161	paraíba	490,491
mata-verrugas	246	morcego	282	olho-de-cabra	279	paramarioba	265
mata-zombando	500	morcegueira	282	olho-de-pombo	279	paratudinho	49
matapasto	263	morcegueiro	282	onze-horas	443	paratudo	178
matapasto-liso	263	moringa	381	ora-pro-nóbis	443	paratudo	49,50,477,538
mate	90	mororó	273	ora-pro-nóbis-miúdo	515	paricarana	268
matico-falso	419	mororó-do-sertão	271	orégano	324	pariparoba	423
matricária	127	morre-joão	258	orégão	324	pariri	174
matruz-miúdo	192	mostarda	190	orelha-de-asno	185	pariri-piranga	174
melambo	538	mucuracaá	416	orelha-de-burro	185	parreira	537
melambó	538	muimapagé	285	orelha-de-gato	297	passiflora	411
melão-de-são-caetano	231	muirá-sacaca	241	orelha-de-gigante	117	pasta	94
melão-de-são-vicente	231	muirapuama	398	orelha-de-vaca	185	pasto-de-abelha	305
melãozinho	231	muirassacaca	241	orélia	82	pata-de-boi	273
melga-dos-prados	289	mulungu	286	orgibão	532	pata-de-burro	73
melissa	310	muréua	296	orucu	180	pata-de-cabra	271
melissa-de-pison	317	murici	353	ouregão	324	pata-de-cavalo	73
melissa-romana	310	murici-do-campo	353			pata-de-mula	73
meliteia	310	muricizeiro	353	**P**		pata-de-vaca	271,273
menta	311,313	murta	394	pacari	437	pata-de-veado	271,273
menta-inglesa	311,313	murta-do-mato	459	pachinhos	71	pataquera	317
menta-miúda	314	muruci	353	paco-caatinga	222	patchuli	433

patinho	102	perpétua-do-brasil	44	pitombeira-de-marajó	491	quina-amarela	455
pau-bala	372	perpétua-do-mato	44,49,450	planta-doce	158	quina-branca	347,459
pau-caixão	437	perpétua-do-mato	450	planta-sabão	212	quina-brava	459
pau-caixeta	491	persicária	441	plantagem	427	quina-cruzeiro	167,347
pau-d'alho	203	petumba	477	pluma-de-névoa	333	quina-da-chapada	347
pau-d'arco	178	pião-roxo	248	pó-da-bahia	294	quina-de-condamine	122
pau-d'arco-rosa	175	picacuanha	452	pó-de-arroz	397	quina-de-don-diogo	459
pau-d'arco-roxo	175	picão	124	pó-de-goa	294	quina-de-mato-grosso	347
pau-d'óleo	275	picão-amarelo	124	poaia	450,452,454	quina-de-periquito	347
pau-de-angola	336	picão-branco	115,143	poaia-branca	534	quina-de-pernambuco	459
pau-de-anjo	39	picão-da-praia	107	poaia-cinzenta	452	quina-de-raiz-preta	454
pau-de-bálsamo	290	picão-da-prata	107	poaia-comprida	450	quina-do-campo	347
pau-de-bicho	357	picão-das-horas	124	poaia-da-praia	534	quina-do-cerrado	347
pau-de-breu	197	picão-do-campo	124	poaia-das-boticas	452	quina-do-pará	459
pau-de-cachimbo	39	picão-preto	124	poaia-de-mato-grosso	452	quina-do-piauí	459
pau-de-cotia	39	picão-roxo	115	poaia-do-brasil	452	quina-grossa	347
pau-de-febre	299	pico-pico	124	poaia-do-mato	452	quina-quina	290,455,459
pau-de-guiné	416	pimenta	421,497,508	poaia-legítima	452	quina-verdadeira	455
pau-de-incenso	290	pimenta-d'água	441	poaia-preta	450	quinarana	488
pau-de-lagarto	477	pimenta-da-costa	71	poaia-rosário	450	quineira	347,455,459
pau-de-lepra	39	pimenta-de-árvore	71	poaia-verdadeira	452	quinino-dos-pobres	305
pau-de-lixa	520	pimenta-de-bugre	71	pobre-velha	222	quinquilho	500
pau-de-mangue	200	pimenta-de-cachorro	473,508	podoi	275	quioiô	319
pau-de-morcego	282	pimenta-de-cobra	470	poejinho	314	quitoco	153
pau-de-óleo	275	pimenta-de-folha-grande	71	poejo	314	quixaba	483
pau-de-pomba	357	pimenta-de-galinha	508	poejo-das-hortas	314	quixabeira	483
pau-de-praga	303,307	pimenta-de-gentio	71	poejo-do-rei	314		
pau-de-preguiça	520	pimenta-de-lagarta	470	poejo-real	314	R	
pau-de-resposta	168	pimenta-de-macaco	71	pojó	357	rabaça-dos-rios	194
pau-de-sabão	372	pimenta-de-negro	71	polpa-de-tamarindo	269	rabo-de-cavalo	33
pau-de-sangue	299	pimenta-de-rato	508	poncaga	96	rabo-de-caxinguelê	35
pau-gemada	437	pimenta-do-brejo	441	porangaba	183	rabo-de-cobra	33
pau-palmeira	282	pimenta-do-campo	71	porcelana	443	rabo-de-foguete	159
pau-paraíba	491	pimenta-do-fruto-ganchoso	419	preciosa	337	rabo-de-raposa	33
pau-pra-tudo	305,538	pimenta-do-reino	421	pronto-alívio	109	rabo-de-rato	33
pau-quássia	488	pimenta-do-sertão	71	puá	290	rabo-de-rojão	155,159
pau-rendoso	437	pimenta-malagueta	497	puçá	536	rabugem-de-cachorro	309,325
pau-rosa	337	pimenta-preta	421	purga-de-campo	534	raivosa	87
pau-sobre-pau	246	pimenteiro	61	purga-de-joão-pais	229	raiz-amargosa	454
pau-vermelho	290	pimpinela-branca	81	purga-de-paulista	229	raiz-da-china	493
pé-de-boi	273	pincel	140	purga-de-quatro-pataca	82	raiz-de-bugre	225
pé-de-cabra	219	pincel-de-estudante	140	purga-dos-frades-da-companhia		raiz-de-cobra	164,437,454
pé-de-elefante	139	pinha	67,69		229	raiz-de-congonha	416
pé-de-fumo	504	pinhão-roxo	248	purga-preta	454	raiz-de-frade	454
pé-de-perdiz	491	pinheira	69	pyrethrum flowers	160	raiz-de-gambá	416
pé-de-pinto	348	pinheirinho	33			raiz-de-guiné	416
peão-roxo	248	pinochio	78	Q		raiz-de-pipi	416
pega-pega	117,284	piolhinha	515	quássia	488	raiz-de-quina	454
pega-pinto	395	piolho-de-padre	124	quássia-amarga	488	raiz-de-são-joão	167
pegamassa	117	pipi	416	quássia-de-caiena	488	raiz-de-são-joão-da-costa	437
pegamasso	117	piqui	208,210	quatro-pataca-amarela	82	raiz-de-serpentária	454
peireiaba	265	pirarucu	223	quatro-patacas	82	raiz-de-tiu	248
peloteira	372	piratancará	168	quebra-panela	44,414	raiz-do-brasil	452
penipapeiro	461	piratançara	168	quebra-pedra	135,414	raiz-do-congo	416
pente-de-macaco	217	piretro	160	quebra-pedra-branco	414	raiz-do-padre	49
pepinela	233	piriquiti	279	queimadeira	83	raiz-do-padre-sabino	49
pequi	208,210	pitanga	387	quelidônia	404	raiz-do-padre-salerma	49
pequizeiro	208,210	pitanga-branca	387	quenopódio	47	raiz-emética	452
pera-abacate	342	pitanga-do-mato	387	quiabo-azedo	359	raiz-fedorenta	454
perdiz	491	pitanga-rósea	387	quiabo-de-angola	359	raiz-preta	452,454
pergamasso	117	pitanga-roxa	387	quiabo-de-quina	381	raspa-de-juá	445
periná	222	pitangatuba	387	quiabo-róseo	359	relógio	361
periquieira	357	pitangueira	387	quiabo-roxo	359	remédio-de-vaqueiro	319
perpétua	49	pitangueira-vermelha	387	quina	347,459,488	repolho-d'água	94

reputada	200	salva	332,525	shell ginger	539	taraxaco	163
resina-icica	197	salva-brava	525	silva-branca	448	taropé	377
ribim	303	salva-comum	332	simaruba	490	tasneira	162
rícino	250	salva-das-boticas	332	simaruba-do-brasil	491	tatuaba	168
rincão	532	salva-de-remédio	332	sintro	118	taúva	372
rinchão	532	salva-do-brasil	310,525	solidônia	395	tei	197
roda-da-fortuna	223	salva-dos-jardins	332	solitária	227	teju-açu	377
rododendro	89	salva-limão	317,525	solodônia	164	tento-miúdo	279
rojo	202	salva-ordinária	332	sombra-de-touro	213,479	terebinto	61
romã	350	salva-vidas	213	sossoia	139	terramicina	44
romãzeira	350	sálvia	332,525	stévia	158	tiborna	87
romãzeiro	350	sálvia-comum	332	suaçucaá	139	timo	335
romeira	350	samambaia	35	suçuaia	139	tingui-da-praia	485
romeira-de-granada	350	samambaia-de-mato-grosso	35	sucupira	292	tinta-dos-gentios	536
romeu-e-julieta	495	samambaia-do-amazonas	35	sucupira-branca	292	tipi	416
rompe-gibão	483	sândalo	313	sucupira-da-várzea	282	tipi-verdadeiro	416
rosa-chinesa	360	sangra-d'agua	244	sucupira-lisa	292	tiricero	286
rosa-da-turquia	259	sangue-da-água	244	sucurima	135	tiririca	234,236
rosa-de-lobo	159	sangue-de-cristo	406	sucuuba	87	tiririca-amarela	234
rosa-marinha	330,360	sangue-de-drago	244	suinã	286	tiririca-comum	236
rosela	359	sangue-de-gato	290	suiná-suinã	286	tiririca-de-babado	122
rosélia	359	sanguinária	109	suma	50	tiriricão	234
rosmarinho	330	santa-luzia	94	surucuína	135	tiwaco-mariri	352
rosmarino	330	santa-maria	82	sweet wormwood	120	tocari	344
rubim	303,305	são-joão	167,267			tolonga	303
rubim-de-bola	303	são-pedro-caá	317	**T**		tomate	502
ruchuchu	39	sapé-macho	155	tabacarana	153	tomateiro	502
ruda	475	saponária	212	tabaco	504	tomba	225
ruibarbo	190	saponária-das-boticas	212	tacaamaca	197	tomilho	335
ruta-de-cheiro-forte	475	sapucainha	39	taiuiá	225	torém	520
ruta-dos-jardins	475	sarça	448	tajá-de-cobra	92	tortago	250
ruta-fedorenta	475	sarça-amoreira	448	tajujá	225	toucá	344
		sassafrás	340	tâmara-da-índia	269	tranchagem	427
S		sassafrás-amarelo	340	tamarinda	269	transagem	427
sabão	72	sassafrás-preto	340	tamarindeiro	269	trapiá	203
sabão-de-jardim	212	sassafrás-rajado	340	tamarindo	269	trapixaba	429
sabão-doce	72	sassafrazinho	340	tamarindo-das-índias orientais	269	trevo-cumaru	37
sabeúna	87	saudade-da-mulher	414			trevo-do-pará	37
sabiá	332	saúde-da-mulher	414	tamarindo-do-egito	269	trombeta	500
saboeira	212	saúde-do-corpo	194	tamarineira	269	trombeteira	500
sabugo-negro	40	saxífraga	414	tamarineiro	269	tucá	344
sabugueirinho	40	seda	83	tamarinheiro	269	tucari	344
sabugueiro	40	seiva-de-nossa-senhora	425	tamarinho	269	tulási	322
sabugueiro-do-brasil	40	selidônia	164	tamarino	269	tupeiçaba	429
sabugueiro-do-rio-grande	40	sempre-viva	44	tanaceto	162	tupeicava	429
sacaca	241	sena-do-campo	261	tanaceto-comum	162	tupeiçava	429
sacaquinha	241	sena-do-mato	261	tanásia	162	tupixaba	429
sacutiaba	483	sene	265	tançagem	427	turco	259
saia-branca	500	sensitiva	258	tanchagem	427	tureroque	184
sal-das-boticas	332	sensitivo	259	tanchagem-maior	427	turiri	184
salada-de-negro	443	seriguela	65	tanchagem-média	427	turmeric	541
salada-de-toupeira	163	serralha	140,157	tanchás	427	turuni	344
salicinia	187	serralha-branca	157	tangaracá	135,395		
salsa	79	serralha-brava	140	tansagem	427	**U**	
salsa-cultivada	79	serralha-de-folhas-pintadas	154	taperebá	65	uabatimô	268
salsa-da-praia	219			taperibá	65	uaco	147,148
salsa-das-hortas	79	serralha-lisa	157	tapete	500	uaraná	481
salsa-de-cheiro	79	serralha-verdadeira	157	tapexingui	244	uauassu	97
salsa-de-espinho	493	serralheira	157	tapiá	203	ubacaiá	222
salsa-do-campo	493	serralhinha	140	tapirapecu	139	ubipitanga	387
salsão	72	sete-dores	328	tapixaba	429	ubiraciqua	197
salsaparrilha	493	sete-nervos	427	tapixingui	244	ubirasiqua	197
salsaparrilha-dos-pobres	56	sete-pataca	82	taracucu	265	uchi	282
salsinha	79	sete-sangrias	348	tararaçu	265	uchirana	282

ucuúba	383	verbasci	485
ucuúba-amarela	383	verbasco	485
ucuúba-branca	383	verbasso	485
ucuúba-cheirosa	383	verbena	532
ucuúba-verdadeira	383	verbena-falsa	532
umaré	282	verdolaga	443
umbaúba	520	verga-teso	168
umbaúba-do-brejo	520	vergonha	258
umbaubeira	520	vergonteza	168
umburana	280	verrucária	126
umiri	296	videira	537
umiri-de-cheiro	296	vinagreira	359
umiri-do-pará	296	vinca	85
umirizeiro	296	vinca-de-gato	85
uncuúba-branca	383	vinca-de-madagascar	85
uncuúba-da-várzea	383	vinca-rósea	85
unha-de-anta	273	vindivá	539
unha-de-boi	273	viola	535
unha-de-boi-de-espinho	273	viola-roxa	535
unha-de-cigana	464	violeta	535
unha-de-gato	172,464	violeta-comum	535
unha-de-morcego	172	violeta-de-cheiro	535
unha-de-vaca	273	violeta-europeia	535
unha-de-veado	273	violeta-perfumada	535
uregão	532	vique	311,314
urgevão	532	voadeira	159
urindeúva	59		
urtiga	522	**W**	
urtiga-maior	522	wá-ro	300
urtiga-mansa	522		
urtiga-vermelha	522	**X**	
urtigão	522	xendro	74
uru-uva	180	ximbuí	418
urubu-caá	102		
urucu	180	**Y**	
urucuana	244	yagê	352
urucum	180		
urucurana	244	**Z**	
urucuuba	180	zabumba	500
urucuzeiro	180	zapalito-de-tronco	227
urundeúva	59	zapalo	227
uva	537	zedoária	543
uva-brava	536		
uva-de-espinho	167		
uva-espim-do-brasil	167		

V

valva-veludo	366
vara-de-rojão	159
varre-forno	477
vassitonga	477
vassoura	122
vassoura	309, 485
vassoura-do-campo	361,480
vassoura-relógio	361
vassoura-vermelha	480
vassourão-vermelho	480
vassourinha	122,361,429, 440,450,485
vassourinha-de-botão	429
vassourinha-doce	429
vassourinha-mofina	429
velame-do-mato	510
verbaco-do-brasil	485

Índice de Nomes Científicos

Abena cayennensis	532	**Ageratum conyzoides**	115
Abrus cyaneus	279	*Ageratum conyzoides* var. *inaequipaleaceum*	115
Abrus maculatus	279	*Ageratum hirsutum*	115
Abrus minor	279	*Ageratum hirtum*	115
Abrus pauciflorus	279	*Ageratum latifolium*	115
Abrus precatorius	279	*Ageratum latifolium* var. *galapageium*	115
Abrus precatorius var. *novo-guineensis*	279	*Ageratum microcarpum*	115
Abrus squamulosus	279	*Albertinia arborea*	141
Abrus tunguensis	279	*Alicastrum gaudichaudii*	376
Abrus wittei	279	*Alisma floribundum*	42
Acacia adstringens	268	*Alisma grandiflorum*	42
Acacia colubrina	252	**Allamanda cathartica**	82
Acajuba occidentalis	56	*Allamanda cathartica* var *hendersonii*	82
Acanthospermum australe	107	*Allamanda hendersonii*	82
Acanthospermum brasilum	107	*Allium pekinense*	52
Acanthospermum xanthioides	107	**Allium sativum**	52
Achillea alpicola	109	*Aloe barbadensis*	105
Achillea arenicola	109	*Aloe barbadensis* var. *chinensis*	105
Achillea borealis subsp. *arenicola*	109	*Aloe chinensis*	105
Achillea borealis subsp. *californica*	109	*Aloe perfoliata* var. *vera*	105
Achillea californica	109	**Aloe vera**	105
Achillea lanulosa	109	*Aloe vera* var. *chinensis*	105
Achillea lanulosa subsp. *alpicola*	109	*Alomia microcarpa*	115
Achillea laxiflora	109	**Aloysia citrodora**	523
Achillea millefolium	109	*Aloysia triphylla*	523
Achillea millefolium var. *alpicola*	109	*Alpinia fluviatilis*	539
Achillea millefolium var. *arenicola*	109	*Alpinia schumanniana*	539
Achillea millefolium var. *californica*	109	**Alpinia zerumbet**	539
Achillea millefolium var. *gigantea*	109	**Alternanthera brasiliana**	44
Achillea millefolium var. *lanulosa*	109	*Amaranthus gracilis*	46
Achillea millefolium var. *litoralis*	109	**Amaranthus viridis**	46
Achillea millefolium var. *pacifica*	109	*Amaryllis equestris*	54
Achillea millefolium var. *puberula*	109	*Amaryllis punicea*	54
Achyranthes bettzickiana	44	*Ambaiba adenopus*	520
Achyranthes brasiliana	44	*Ambaiba carbonaria*	520
Achyranthes capituliflora	44	*Ambaiba cinerea*	520
Achyranthes geniculata	44	*Ambaiba cyrtostachya*	520
Achyrocline candicans	111	*Ambaiba lyratiloba*	520
Achyrocline satureioides	111	*Ambaiba pachystachya*	520
Acmella oleracea	113	*Ambrina ambrosioides*	47
Acmella uliginosa	114	*Ambrina parvula*	47
Acosmium inornatum	292	*Ambrina spathulata*	47
Adenocalymma pachypus	177	*Amburana acreana*	280
Adenocalymna portoricensis	174	**Amburana cearensis**	280
Adipera corymbosa	261	*Amburana claudii*	280
Adventina parviflora	143	*Ammocallis rosea*	85
Agallostachys antiacantha	196	*Amomum curcuma*	541
Agallostachys commeliniana	196	*Amomum zedoaria*	543

Amomum zingiber	544	*Arrabidaea larensis*	174
Anacardium humile	58	*Arrabidaea rosea*	174
Anacardium occidentale	56	*Artanthe adunca*	419
Anadenanthera colubrina	252	*Artanthe celtidifolia*	419
Ananas comosus	195	*Artanthe elongata*	419
Ananas paraguazensis	195	*Artanthe galleoti*	419
Ananas sativa	195	**Artemisia absinthium**	118
Andira araroba	294	**Artemisia annua**	120
Andira inermis	282	*Artemisia chamomilla*	120
Andira jamaicensis	282	*Artemisia opulenta*	121
Andropogon cerifer	433	**Artemisia vulgaris**	121
Andropogon citratus	433	*Artemisia vulgaris* var. *glabra*	121
Andropogon nardus subsp. *ceriferus*	433	*Artemisia vulgaris* var. *kamschatica*	121
Andropogon roxburghii	433	*Arthrothamus tirucalli*	246
Anemopaegma arvense	168	*Arum pinnatifidum*	95
Anemopaegma pachypus	177	*Asclepias procera*	83
Anethum foeniculum	78	*Astronium gardneri*	59
Anethum pannorium	78	**Astronium urundeuva**	59
Aniba canelilla	337	*Attalea lydiae*	97
Aniba elliptica	337	**Attalea speciosa**	97
Aniseia martinicensis var. *nitens*	218	**Averrhoa carambola**	401
Anisum vulgare	81	**Azadirachta indica**	368
Annona asiatica	69	**Baccharis crispa**	122
Annona bonplandiana	67	*Baccharis genistelloides* var. *trimera*	122
Annona cearensis	67	*Baccharis trimera*	122
Annona cinerea	69	*Bactyrilobium fistula*	253
Annona macrocarpa	67	*Ballota suaveolens*	317
Annona muricata	67	*Balsamona pinto*	348
Annona muricata var. *borinquensis*	67	*Banisteria caapi*	352
Annona squamosa	69	*Banisteria quitensis*	352
Apiospermum obcordatum	94	**Banisteriopsis caapi**	352
Apium anisum	81	*Banisteriopsis inebrians*	352
Apium crispum	79	*Banisteriopsis quitensis*	352
Apium graveolens	72	*Batatas edulis*	218
Apium integrilobum	72	*Bauhinia candicans*	273
Apium petroselinum	79	**Bauhinia cheilantha**	271
Apium vulgare	72	**Bauhinia forficata**	273
Arctium minus	117	*Berberis laurina*	167
Arctium pubens	117	**Bertholletia excelsa**	344
Argemone leiocarpa	402	*Bertholletia nobilis*	344
Argemone mexicana	402	*Bidens alausensis*	124
Argemone mexicana var. *lutea*	402	*Bidens chilensis*	124
Argemone mexicana var. *ochroleuca*	402	*Bidens fervida*	113
Argemone mucronata	402	*Bidens fusca*	113
Argemone ochroleuca	402	*Bidens leucantha*	124
Argemone sexvalis	402	*Bidens leucantha* var. *pilosa*	124
Argemone spinosa	402	*Bidens leucanthema*	124
Argemone versicolor	402	*Bidens odorata*	124
Argemone vulgaris	402	**Bidens pilosa**	124
Aristolochia cymbifera	102	*Bidens pilosa* var. *alausensis*	124
Arrabidaea chica	174	*Bidens pilosa* var. *minor*	124

Bidens pilosa var. *radiata*	124	*Brassica campestris* var. *rapa*	190
Bidens reflexa	124	**Brassica rapa**	190
Bidens scandicina	124	*Brassica rapa* subsp. *campestris*	190
Bidens sundaica var. *minor*	124	**Bredemeyera brevifolia**	437
Bignonia acutistipula	172	**Bredemeyera floribunda**	437
Bignonia alliacea	177	*Bromelia ananas*	195
Bignonia aurea	178	**Bromelia antiacantha**	196
Bignonia californica	172	*Bromelia commeliniana*	196
Bignonia chica	174	*Bromelia comosa*	195
Bignonia cuprea	174	*Bromelia sceptrum*	196
Bignonia dasyonix	172	**Brosimum gaudichaudii**	376
Bignonia exoleta	172	*Brosimum gaudichaudii* fo. *macrophyllum*	376
Bignonia gracilis	172	*Brosimum glaucifolium*	376
Bignonia inflata	172	*Brosimum pusillum*	376
Bignonia lanuginosa	172	**Brunfelsia uniflora**	495
Bignonia pseudounguis	172	*Bryonia tayuya*	225
Bignonia rodigasiana	172	*Bryophyllum calycinum*	223
Bignonia tweediana	172	*Bryophyllum pinnatum*	223
Bignonia unguis-cati	172	*Bubroma grandiflorum*	365
Bignonia unguis-cati var. *exoleta*	172	*Bubroma guazuma*	357
Bignonia unguis-cati var. *guatemalensis*	172	*Buddleja albotomentosa*	485
Bignonia unguis-cati var. *serrata*	172	*Buddleja australis*	485
Bixa acuminata	180	*Buddleja brasiliensis*	485
Bixa americana	180	*Buddleja otophylla* Hassk	485
Bixa odorata	180	**Buddleja stachyoides**	485
Bixa orellana	180	*Bumelia buxifolia*	483
Bixa orellana var. *leiocarpa*	180	*Bumelia cruegerii*	483
Bixa platycarpa	180	*Bumelia dunantii*	483
Bixa tinctoria	180	*Bumelia excelsa*	483
Bixa upatensis	180	*Bumelia nicaraguensis*	483
Bixa urucurana	180	*Bumelia obtusifolia*	483
Blitum ambrosioides	47	*Bumelia sartorum*	483
Boerhavia adscendens	395	**Byrsonima intermedia**	353
Boerhavia caribaea	395	*Bystropogon suaveolens*	317
Boerhavia coccinea	395	**Caamembeca spectabilis**	439
Boerhavia diffusa	395	*Cacalia cordifolia*	147
Boerhavia diffusa var. *leiocarpa*	395	*Cacao guianensis*	363
Boerhavia diffusa var. *mutabilis*	395	*Cacao minus*	363
Boerhavia erecta	395	*Cacao sativa*	363
Boerhavia repens var. *diffusa*	395	*Caelestina microcarpa*	115
Boerhavia viscosa	395	*Caesalpinia ferrea* var. *ferrea*	256
Borago officinalis	182	*Cajan inodorum*	283
Borreria graminifolia	450	*Cajanus bicolor*	283
Borreria laevigata	450	**Cajanus cajan**	283
Borreria molleri	450	*Cajanus cajan* var. *bicolor*	283
Borreria oaxacana	450	*Cajanus cajan* var. *flavus*	283
Borreria podocephala	450	*Cajanus flavus*	283
Borreria stricta	450	*Cajanus luteus*	283
Borreria verticillata	450	*Cajanus obcordifolia*	283
Borreria verticillata var. *thymiformis*	450	*Cajanus pseudocajan*	283
Brassica campestris	190	*Cajanus striatus*	283

Calendula officinalis	126	*Carthamus maculatum*	154
Callicocca ipecacuanha	452	*Carum anisum*	81
Calophyllum antillanum	200	*Carum graveolens*	72
Calophyllum brasiliense	200	*Carum petroselinum*	79
Calophyllum ellipticum	200	***Caryocar brasiliense***	208
Calophyllum lucidum	200	***Caryocar coriaceum***	210
Calophyllum piaroanum	200	*Caryophyllus aromaticus*	392
Calophyllum rekoi	200	*Casearia attenuata*	477
Calotropis busseana	83	*Casearia benthamiana*	477
Calotropis hamiltonii	83	*Casearia caudata*	477
Calotropis inflexa	83	*Casearia chlorophoroidea*	477
Calotropis persica	83	*Casearia ekmanii*	477
Calotropis procera	83	*Casearia formosa*	477
Calotropis procera subsp. *hamiltoni*	83	*Casearia lindeniana*	477
Calotropis syriaca	83	*Casearia onacaensis*	477
Calotropis wallichii	83	*Casearia ovoidea*	477
Calyptranthes oneillii	394	*Casearia punctata*	477
Camellia sinensis	517	*Casearia samyda*	477
Camellia thea	517	*Casearia serrulata*	477
Capparis radiatiflora	203	*Casearia subsessiliflora*	477
Capraria biflora	486	***Casearia sylvestris***	477
Capraria biflora subsp. *havanensis*	486	*Casearia sylvestris* var. *angustifolia*	477
Capraria biflora var. *pilosa*	486	*Casearia sylvestris* var. *benthamiana*	477
Capraria dulcis	429	*Cassia alata*	260
Capraria hirsuta	486	*Cassia alata* var. *perennis*	260
Capraria semiserrata	486	*Cassia alata* var. *rumphiana*	260
Capraria semiserrata var. *berterii*	486	*Cassia bonplandiana*	253
Capsicum frutescens	497	*Cassia bracteata*	260
Capsicum longum	497	*Cassia caroliniana*	265
Carapa guianensis	370	*Cassia ciliata*	265
Carapa macrocarpa	370	*Cassia corymbosa*	261
Carapa nicaraguensis	370	*Cassia crassifolia*	261
Carapa slateri	370	*Cassia excelsa*	267
Carapichea ipecacuanha	452	*Cassia falcata*	265
Cardamindum majus	519	*Cassia fastigiata*	267
Cardamine fontana	194	***Cassia fistula***	253
Cardamine nasturtium	194	*Cassia fistuloides*	253
Carduus mariae	154	*Cassia foetida*	265
Carduus marianus	154	*Cassia humilis*	263
Carelia conyzoides	115	*Cassia macradenia*	265
Carica hermaphrodita	206	*Cassia obliquifolia*	265
Carica jimenezii	206	*Cassia obtusifolia*	263
Carica papaya	206	*Cassia occidentalis*	265
Carica papaya var. *jimenezii*	206	*Cassia occidentalis* var. *aristata*	265
Carica peltata	206	*Cassia planisiliqua*	265
Carica pinnatifida	206	*Cassia rhombifolia*	253
Carica posopora	206	*Cassia tora* var. *humilis*	263
Carica rochefortii	206	*Cassia tora* var. *obtusifolia*	263
Carica sativa	206	*Cassia toroides*	263
Carota sativa	75	***Catharanthus roseus***	85
Carpotroche brasiliensis	39	*Catharanthus roseus* var. *albus*	85

Catharanthus roseus var. *angustus*	85	*Chayota edulis*	233
Catharanthus roseus var. *nanus*	85	*Chelidonium grandiflorum*	404
Cathartocarpus excelsus	253	**Chelidonium majus**	404
Cathartocarpus fistula	253	*Chenopodium ambrosioides*	47
Cathartocarpus fistuloides	253	*Chenopodium ambrosioides* var. *angustifolium*	47
Cathartocarpus rhombifolius	253	*Chenopodium ambrosioides* var. *anthelminticum*	47
Caucalis carota	75	*Chenopodium ambrosioides* var. *dentata*	47
Caucalis daucus	75	*Chenopodium anthelminticum*	47
Cayaponia piauhiensis	225	*Chenopodium fruticosum*	47
Cayaponia tayuya	225	*Chenopodium integrifolium*	47
Cecropia adenopus	520	*Chenopodium spathulatum*	47
Cecropia carbonaria	520	**Chiococca alba**	454
Cecropia cinerea	520	*Chiococca anguifuga*	454
Cecropia cyrtostachya	520	*Chiococca brachiata*	454
Cecropia lyratiloba	520	*Chiococca filipes*	454
Cecropia pachystachya	520	*Chiococca macrocarpa*	454
Cedrela adenophylla	371	*Chiococca petenensis*	454
Cedrela brachystachya	371	*Chiococca trisperma*	454
Cedrela ciliolata	371	*Chirocalyx velutinus*	288
Cedrela cubensis	371	*Chlorocyperus aureus*	234
Cedrela glaziovii	371	*Chlorocyperus phymatodes*	234
Cedrela guianensis	371	*Chlorocyperus rotundus*	236
Cedrela hassleri	371	*Chrysanthemum cinerariifolium*	160
Cedrela longipetiolulata	371	*Chrysanthemum parthenium*	161
Cedrela mexicana	371	*Chrysanthemum tanacetum*	162
Cedrela odorata	371	*Chrysanthemum vulgare* var. *boreale*	162
Cedrela odorata var *xerogeiton*	371	*Chrysobalanus ellipticus*	215
Cedrela palustris	371	**Chrysobalanus icaco**	215
Cedrela paraguariensis	371	*Chrysobalanus icaco* var. *ellipticus*	215
Cedrela rotunda	371	*Chrysobalanus icaco* var. *pellocarpus*	215
Cedrela sintenisii	37	*Chrysobalanus interior*	215
Cedrela velloziana	371	*Chrysobalanus luteus*	215
Cedrela yucatana	371	*Chrysobalanus orbicularis*	215
Celastrum rhombifolius	479	*Chrysobalanus pellocarpus*	215
Celeri graveolens	72	*Chrysobalanus purpureus*	215
Centaurea benedicta	130	*Chrysobalanus savannarum*	215
Centella asiatica	73	*Chrysocoma phosphorica*	166
Centella biflora	73	*Chrysopteris decumana*	35
Centella coriacea	73	*Chrysopteris dictyocallis*	35
Centella dusenii	73	*Cichorium intybus*	129
Centella ereta	73	*Cinchona boliviana*	455
Centella floridana	73	*Cinchona calisaya*	455
Centella hirtella	73	*Cinchona calisaya* var. *bolviana*	455
Centella repanda	73	*Cinchona calisaya* var. *josephiana*	455
Centella triflora	73	**Cinchona officinalis**	455
Centrospermum xanthioides	107	**Cinnamomum verum**	338
Cephaelis ipecacuanha	452	*Cinnamomum zeylanicum*	338
Cereus jamacaru	199	*Cirsium maculatum*	154
Chamaefistula corymbosa	261	*Cissampelos bojeriana*	374
Chamomilla courrantiana	127	*Cissampelos caapeba*	374
Chamomilla recutita	126	*Cissampelos cocculus*	374

Cissampelos haenkeana	374	*Convolvulus macrocarpus*	220
Cissampelos mauritiana	374	*Convolvulus pes-caprae*	219
Cissampelos nephrophylla	374	*Convolvulus tuberosus*	218
Cissampelos pareira	374	*Convolvulvus* var.*ius*	218
Cissampelos pareira var *haenkeana*	374	*Conyza sagittalis*	53
Cissampelos violifolia	374	*Copaiba langsdorffii*	275
Cisssus obscura	536	**Copaifera langsdorffii**	275
Cissus canescens	536	*Copaifera nitida*	275
Cissus compressicaulis	536	*Copaifera sellowii*	275
Cissus ovata	536	*Corallodendron velutinum*	288
Cissus sicyoides	536	*Cordia curassavica*	187
Cissus smilacina	536	**Cordia ecalyculata**	183
Cissus tamoides	536	*Cordia leucocephala*	189
Cissus umbrosa	536	*Cordia salicifolia*	183
Cissus verticillata	536	*Cordia verbenacea*	187
Citrosma discolor	492	**Coriandrum sativum**	74
Citrosma guianensis	492	**Coronopus didymus**	192
Citrus aurantium	466	*Coronopus didymus* var. *macrocarpus*	192
Citrus aurantium var. *amara*	466	**Costus spiralis**	222
Citrus limon	468	*Costus zerumbet*	539
Citrus medica var. *limon*	468	*Cotula pyretharia*	113
Citrus vulgaris	466	*Cotula viscosa*	137
Claytonia paniculata	515	*Cotyledon pinnata*	223
Clinopodium chamaedrys	309	*Coumarouna micrantha*	285
Clinopodium martinicense	307	*Coumarouna odorata*	285
Cnicus benedictus	130	*Coutarea campanilla*	459
Cnidoscolus phyllacanthus	240	*Coutarea flavescens*	459
Cnidoscolus quercifolius	240	**Coutarea hexandra**	459
Cocos nucifera	99	*Coutarea lindeniana*	459
Coffea arabica	457	*Coutarea pubescens*	459
Coilotapalus peltata	520	*Coutarea speciosa*	459
Coix agrestis	432	*Crassula pinnata*	223
Coix arundinacea	432	*Crataeva benthamii*	203
Coix exaltata	432	**Crataeva tapia**	203
Coix lacryma	432	**Crataeva tapia**	204
Coix lacryma-jobi	432	*Crescentia acuminata*	170
Coix ovata	432	*Crescentia arborea*	170
Coleus amboinicus	326	**Crescentia cujete**	170
Coleus aromaticus	326	*Crescentia cujete* var. *puberula*	170
Coleus barbatus	328	*Crescentia cuneifolia*	170
Coleus forskohlii	328	*Crescentia fasciculata*	170
Combretum hasslerianum	217	*Crescentia plectantha*	170
Combretum leprosum	217	*Crescentia spathulata*	170
Combretum leptostachyum	217	**Croton cajucara**	241
Convolvulus batatas	218	**Croton grewioides**	242
Convolvulus bilobatus	219	**Croton jacobinensis**	243
Convolvulus brasiliensis	219	*Croton sonderianus*	243
Convolvulus candicans	218	**Croton urucurana**	244
Convolvulus denticulatus	218	*Croton zehntneri*	242
Convolvulus edulis	218	*Cryptocarya canelilla*	337
Convolvulus esculentus	218	*Cucumis argyi*	231

Cucumis sepium	229	**Dimorphandra gardneriana**	254
Cucurbita aurantia	227	**Dipteryx odorata**	285
Cucurbita courgero	227	*Dissopetalum mauritianum*	374
Cucurbita elongata	227	*Ditremexa occidentalis*	265
Cucurbita esculenta	227	*Dodonaea angustifolia*	480
Cucurbita melopepo	227	*Dodonaea burmanniana*	480
Cucurbita ovifera	227	*Dodonaea dombeyana*	480
Cucurbita pepo	227	*Dodonaea eriocarpa* var. *vaccinioides*	480
Cucurbita subverrucosa	227	*Dodonaea spathulata*	480
Cucurbita verrucosa	227	**Dodonaea viscosa**	480
Cucurma pallida	543	*Dodonaea viscosa* var. *galapagensis*	480
Cuphea balsamona	348	*Dodonaea viscosa* var. *spathulata*	480
Cuphea carthagenensis	348	**Dolichandra unguis-cati**	172
*Cuphea div*ar.*icata*	348	*Dorstenia asaroides*	377
Cuphea elliptica	348	**Dorstenia cayapia**	377
Cuphea peplidioides	348	*Dorstenia pseudo-opifera*	377
Cuphea pinto	348	*Dorstenia vitifolia*	377
Curcuma domestica	541	*Doxantha acutistipula*	172
Curcuma longa	541	*Doxantha aduncai*	172
Curcuma longifolia	544	*Doxantha dasyonyx*	172
Curcuma zedoaria	543	*Doxantha exoleta*	172
Cymbopogon citratus	433	*Doxantha ungis-cati*	172
Cymbopogon winterianus	435	*Doxantha unguis-cati* var. *dasyonix*	172
Cynara cardunculus	131	*Doxantha unguis-cati* var. *exoleta*	172
Cynara scolymus	131	**Dracontium longipes**	92
Cyperus aureus	234	**Drimys brasiliensis**	538
Cyperus bicolor	236	*Drimys brasiliensis* var. *axillaris*	538
Cyperus esculentus	234	*Drimys montana*	538
Cyperus esculentus var. *leptostachyus*	234	*Drimys retorta*	538
Cyperus esculentus var. *phymatodes*	234	*Drimys winteri* var. *semiglobosa*	538
Cyperus esculentus var. *sativus*	234	*Duhamelia odorata*	463
Cyperus esculentus var. *sprucei*	234	*Duhamelia patens*	463
Cyperus fulvescens	234	*Duhamelia sphaerocarpa*	463
Cyperus lutescens var. *fulvescens*	234	**Dysphania ambrosioides**	47
Cyperus phymatodes	234	**Echinacea purpurea**	133
Cyperus rotundus	236	*Echinodium prostatum*	107
Cyperus rotundus	237	*Echinodorus argentinensis*	42
Cytisus cajan	283	*Echinodorus floribundus*	42
Cytisus guineensis	283	**Echinodorus grandiflorus**	42
Cytisus pseudocajan	283	*Echinodorus grandiflorus* var. *aureus*	42
Datura stramonium	500	*Echinodorus muricatus*	42
Daucus carota	75	*Echinodorus sellowianus*	42
Desmodium adscendens	284	*Echtrus trivialis*	402
Desmodium adscendens var. *caeruleum*	284	*Eclipta alba*	135
Desmodium coeruleum	284	**Eclipta prostrata**	135
Desmodium glaucescens	284	**Egletes viscosa**	137
Diallobus falcatus	263	*Egletes viscosa* fo. *bipinnatifica*	137
Diallobus uniflorus	263	*Egletes viscosa* var. *dissecta*	137
Diasperus niruri	414	*Elaterium quinquefidum*	229
Digitalis purpurea	425	*Elephantopus carolinianus* var. *mollis*	139
Dimorphandra biretusa	254	*Elephantopus cernuus*	139

Elephantopus hypomalacus	139	***Euphorbia tirucalli***	246
Elephantopus martii	139	*Euphorbia tirucalli* var. *rhipsaloides*	246
Elephantopus mollis	139	*Evea ipecacuanha*	452
Elephantopus pilosus	139	*Ficus anthelmintica*	379
Elephantopus scaber	139	***Ficus carica***	378
Elephantopus scaber var. *tomentosus*	139	*Ficus crassiuscula*	379
Elephantopus sericeus	139	*Ficus glabrata*	379
Elephantopus serratus	139	***Ficus insipida***	379
Eleutherine bulbosa	300	*Ficus mexicana*	379
Eliopia riparia	184	*Ficus radulina*	379
Eliopia serrata	184	*Ficus segoviae*	379
Emilia fosbergii	140	*Foeniculum officinale*	78
Emilia sonchifolia var *rosea*	140	*Foeniculum pannorium*	78
Equisetum giganteum	33	***Foeniculum vulgare***	78
Equisetum martii	33	*Franciscea uniflora*	495
Equisetum ramosissimum	33	***Fridericia chica***	174
Equisetum xylochaetum	33	***Fumaria officinalis***	406
Eremanthus arboreus	141	*Galatea bulbosa*	300
Ertela trifolia	470	***Galinsoga parviflora***	143
Eryngium antihystericum	77	*Galinsoga quinqueradiata*	143
Eryngium foetidum	77	*Gardenia genipa*	461
Eryngium molleri	77	*Gelseminum caraiba*	178
Erythrina aculeatissima	288	*Geniosporum tenuiflorum*	322
Erythrina dominguezii	286	*Geniostoma febrifugum*	347
Erythrina mulungu	286	***Genipa americana***	461
Erythrina splendida	288	*Genipa americana* var *caruto*	461
Erythrina velutina	288	*Genipa barbata*	461
Erythroxylum microphyllum var *amplifolium*	238	*Genipa caruto*	461
Erythroxylum vacciniifolium	238	*Genipa codonocalyx*	461
Eucalyptus globulus	385	*Genipa excelsa*	461
Eugenia brasiliana	387	*Genipa oblongifolia*	461
Eugenia costata	387	*Genipa pubescens*	461
Eugenia cumini	394	*Genipa spruceana*	461
*Eugenia div*ar.*icata*	389	*Genipa venosa*	461
Eugenia grandiglandulosa	389	*Geoffroea inermis*	282
Eugenia indica	387	*Geoffroea jamaicensis*	282
Eugenia jambolana	394	***Ginkgo biloba***	36
Eugenia lacustris	387	*Glyceria repanda*	73
Eugenia michelii	387	*Glycine abrus*	279
Eugenia microphylla	387	*Gnaphalium candicans*	111
Eugenia parkeriana	387	*Gnaphalium satureioides*	111
Eugenia uniflora	387	*Gnaphalium suaveolens*	53
Eupatorium marquezianum	147	***Gomphrena arborescens***	49
Eupatorium polyanthes	166	*Gomphrena brasiliana*	44
Eupatorium rebaudianum	158	*Gomphrena eriantha*	50
Euphorbia geayi	246	*Gomphrena paniculata*	50
Euphorbia laro	246	***Gossypium herbaceum***	355
Euphorbia media	246	***Gossypium herbaceum***	356
Euphorbia rhipsaloides	246	*Gossypium hirsutum*	355
Euphorbia scoparia	246	*Gossypium hirsutum*	356
Euphorbia suareziana	246	*Granatum guianense*	370

Granatum nicaraguensis	370	*Helianthus annuus* subsp. *jaegeri*	144
Gratiola micrantha	429	*Helianthus annuus* subsp. *texanus*	144
Guajava pyrifera	390	*Helianthus annuus* var. *macrocarpus*	144
Guanabanus muricatus	67	*Helianthus aridus*	144
Guanabanus squamosus	69	*Helianthus jaegeri*	144
Guarea campestris	372	*Helianthus lenticularis*	144
Guarea eggersii	372	*Helianthus macrocarpus*	144
Guarea francavillana	372	*Heliophytum indicum*	184
Guarea guara	372	*Heliotropium cordifolium*	184
Guarea guidonia	372	*Heliotropium foetidum*	184
Guarea leticiana	372	*Heliotropium horminifolium*	184
Guarea mucronulata	370	**Heliotropium indicum**	184
Guarea multijuga	372	*Herpetica alata*	260
Guarea puberula	372	*Hibiscus cruentus*	359
Guarea rubescens	372	*Hibiscus fraternus*	359
Guarea rusbyi	372	*Hibiscus palmatilobus*	359
Guarea trichilioides	372	**Hibiscus sabdariffa**	359
Guazuma bubroma	357	**Himatanthus drasticus**	87
Guazuma coriacea	357	*Hippeastrum equestre*	54
Guazuma invira	357	**Hippeastrum puniceum**	54
Guazuma polybotra	357	**Homalolepis ferruginea**	489
Guazuma tomentosa	357	*Hottonia littoralis*	85
Guazuma ulmifolia	357	*Humiria arenaria*	296
Guazuma ulmifolia var. *tomentella*	357	**Humiria balsamifera**	296
Guazuma ulmifolia var. *tomentosa*	357	*Humiria cassiquiari*	296
Guazuma utilis	357	*Humiria pilosa*	296
Guidonia sylvestris	477	*Humiria savannarum*	296
Guilandina moringa	381	*Hybanthus calceolaria*	534
Hamelia brachystemon	463	*Hydrocotyle asiatica*	73
Hamelia coccinea	463	*Hydrocotyle biflora*	73
Hamelia ereta	463	**Hydrocotyle bonariensis**	96
Hamelia intermedia	463	*Hydrocotyle bonariensis* var *multiflora*	96
Hamelia lanuginosa	463	*Hydrocotyle bonariensis* var *texana*	96
Hamelia nodosa	463	*Hydrocotyle brasiliensis*	73
Hamelia patens	463	*Hydrocotyle brevipedata*	73
Hamelia sphaerocarpa	463	*Hydrocotyle ereta*	73
Hamelia suaveolens	463	*Hydrocotyle ficarifolia*	73
Hamelia tubiflora	463	*Hydrocotyle ficarioides*	73
Hamelia viridiflora	463	*Hydrocotyle inaequipes*	73
Handroanthus caraiba	178	*Hydrocotyle petiolaris*	96
Handroanthus impetiginosus	175	*Hydrocotyle polystachya* var *quinqueradiata*	96
Handroanthus leucophloeus	178	*Hydrocotyle reniformis*	73
Hebanthe erianthos	50	*Hydrocotyle repanda*	73
Hebanthe paniculata	50	*Hydrocotyle umbellata* var *bonariensis*	96
Heckeria subpeltata	423	*Hydrocotyle yucatanensis*	96
Heckeria umbellata	423	*Hymenaea animifera*	277
Hedysarum adscendens	284	*Hymenaea candolleana*	277
Hedysarum caespitosum	284	**Hymenaea courbaril**	277
Helianthus annnuus subsp *lenticularis*	144	*Hymenaea courbaril* var. *obtusifolia*	277
Helianthus annuus	144	*Hymenaea courbaril* var. *stilbocarpa*	277
Helianthus annuus	145	*Hymenaea multiflora*	277

Hymenaea resinifera	277	*Lantana armata*	524
Hymenaea retusa	277	*Lantana armata* var *guianensis*	524
Hymenaea stilbocarpa	277	**Lantana camara**	524
Hypericum nachitschevanicum	297	*Lantana camara* var *aculeata*	524
Hypericum perforatum	297	*Lantana camara* var *mista*	524
Hypericum perforatum var *confertiflora*	297	*Lantana camara* var *moritiziana*	524
Hypericum perforatum var *microphyllum*	297	*Lantana geminata*	525
Hyptis chamaedrys	309	*Lantana glandulosissima*	524
Hyptis congesta	317	*Lantana hirsuta*	524
Hyptis radicans	325	*Lantana horrida*	524
Hyptis suaveolens	317	*Lantana mista*	524
Ibosa bainesii	333	*Lantana moritziana*	524
Iboza galpinii	333	*Lappa minor*	117
Iboza riparia	333	**Laurus nobilis**	339
Icica heptaphylla	197	*Laurus odorifera*	340
Ilex cuneifolia var *bonariensi*	479	*Laurus persea*	342
Ilex paraguariensis	90	**Lavandula angustifolia**	302
Inga megacarpa	277	*Lavandula vera*	302
Ionidium calceolarium	534	*Leonorus kwebensis*	303
Ipomea pes-caprae subsp *brasiliensis*	219	**Leonotis nepetifolia**	303
Ipomoea batatas	218	*Leontodon taraxacum*	163
Ipomoea batatas var *edulis*	218	*Leonurus manshuricus*	305
Ipomoea batatas var *lobata*	218	**Leonurus sibiricus**	305
Ipomoea biloba	219	*Leonurus sibiricus* var *grandiflora*	305
Ipomoea bilobata var *emarginat*	219	*Lepianthes umbellata*	423
Ipomoea brasiliensis	219	*Lepidium didymum*	192
Ipomoea confertiflora	218	**Leucas martinicensis**	307
Ipomoea edulis	218	**Libidibia ferrea** var **férrea**	256
Ipomoea fastigiata	218	*Licania rigida*	216
Ipomoea maritima	219	*Ligusticum foeniculum*	78
Ipomoea pes-caprae	219	*Limnonesis commutata*	94
Ipomoea pes-caprae var *emarginata*	219	*Limnonesis friedrichsthaliana*	94
Ipomoea setigera	218	**Lippia alba**	525
Iresine erianthos	50	*Lippia citriodora*	523
Iresine tenuis	50	*Lippia cylindrica*	532
Isocarpa pyrethraria	113	*Lippia geminata*	525
Jambosa caryophyllus	392	*Lippia geminata* var *microphylla*	525
Jatropha gossypiifolia	248	*Lippia globiflora* var. *geminata*	525
Jodina bonariensis	479	*Lippia gracilis*	527
Jodina cuneifolia	479	**Lippia grata**	527
Jodina rhombifolia	479	*Lippia microphylla*	529
Jodina ruscifolia	479	**Lippia origanoides**	529
Justicia pectoralis var **stenophylla**	37	**Lippia origanoides** fo. **sidoides**	530
Kalanchoe pinnata	223	**Lippia origanoides** fo **sidoides**	531
Lachnea rosea	85	*Lippia sidoides*	530
Lactuca sativa	146	*Lithagrostis lacryma-jobi*	432
Lactuca scariola var *sativa*	146	*Lithocardium leucocephalum*	189
Languas schumanniana	539	*Lochnera rosea*	85
Languas speciosa	539	*Lochnera rosea* var. *alba*	85
Lantana aculeata	524	*Lochnera rosea* var. *flava*	85
Lantana alba	525	*Lonicera alba*	454

Lonicera japonica	205	*Medicago sativa* var. *grandiflora*	289
Luffa astorii	229	*Medicago sogdiana*	289
Luffa operculata	229	*Medicago tibetana*	289
Luffa operculata var. *intermedia*	229	*Meibomia adscendens*	284
Luffa purgans	229	*Melampodium australe*	107
Luffa quinquefida	229	*Melia azadirachta*	368
Lundia chica	174	*Melia indica*	368
Lychnis officinalis	212	*Melissa bicornis*	310
Lyciodes buxifolia	483	**Melissa officinalis**	310
Lyciodes dunantii	483	*Mentha aquatica* var. *glabrata*	313
Lycopersicon esculentum	502	**Mentha arvensis**	311
Lythrum carthagenense	348	*Mentha arvensis* var. *villosa*	311
Macfadyena unguis-cati	172	*Mentha austriaca*	311
Madorius procerus	83	*Mentha citrata*	313
Malpighia emarginata	354	*Mentha daghestanica*	314
Malpighia lucida var. *vulgaris*	354	*Mentha lapponica*	311
Malpighia punicifolia var. *obovata*	354	**Mentha pulegium**	314
Malpighia retusa	354	*Mentha* x *piperita* var *citrata*	313
Malva grossheimii	360	*Mentha* x *villosa*	315
Malva rhombifolia	361	**Mesosphaerum suaveolens**	317
Malva sylvestris	360	*Meum foeniculum*	78
Mammea americana	202	*Microbignonia auristellae*	172
Mansoa alliacea	177	**Microdesmia rígida**	216
Mariana lactea	154	*Micromeria formosana*	324
Marrubium hamatum	308	*Micropiper pellucidum*	418
Marrubium vulgare	308	*Mikania cissampelina*	147
Marrubium vulgare var. *lanatum*	308	*Mikania convolvulacea*	147
Marsypianthes arenosa	309	**Mikania cordifolia**	147
Marsypianthes chamaedrys	309	**Mikania glomerata**	148
Marsypianthes hyptoides	309	*Mikania gonoclada*	147
Matricaria chamomilla	126	**Mikania hirsutissima**	150
Matricaria chamomilla var. *recutita*	126	*Mikania hostmannii*	147
Matricaria courrantiana	126	*Mikania huitzensis*	147
Matricaria parthenium	161	*Mikania loxensis*	147
Matricaria recutita	126	*Mikania mollis*	147
Mays americana	436	*Mikania poeppigii*	147
Mays zea	436	*Mikania scandens* var. *rhodotricha*	147
Maytenus ilicifolia	213	*Mikania suaveolens*	147
Mayzea cerealis	436	*Mikania surinamensis*	147
Medicago afghanica	289	*Mikania vellostana*	147
Medicago agropyretorum	289	*Mikania yapasensis*	147
Medicago asiatica subsp.. *sinensis*	289	*Mimosa barbadetimam*	252
Medicago beipinensis	289	*Mimosa colubrina*	252
Medicago grandiflora	289	*Mimosa hispidula*	258
Medicago kopetdaghi	289	**Mimosa pudica**	258
Medicago ladak	289	*Mimosa pudica* var. *tetrandra*	258
Medicago mesopotamica	289	*Mimosa pudica* var. *unijuga*	258
Medicago orientalis	289	*Mimosa tetrandra*	258
Medicago polia	289	*Mimosa unijuga*	258
Medicago praesativa	289	*Mirabilis dichotoma*	397
Medicago sativa	289	**Mirabilis jalapa**	397

Mirabilis odorata	397	**Ocimum basilicum**	319
Molina trimera	122	**Ocimum carnosum**	321
Momordica charantia	231	**Ocimum gratissimum**	320
Momordica chinensis	231	*Ocimum guineense*	320
Momordica elegans	231	*Ocimum sanctum*	322
Momordica indica	231	*Ocimum selloi*	321
Momordica operculata	229	**Ocimum tenuiflorum**	322
Momordica purgans	229	*Ocimum thyrsiflorum*	317
Momordica quinquefida	229	*Ocimum viride*	320
Momordica sinensis	231	**Ocotea odorifera**	340
Moniera trifolia	470	*Ocotea pretiosa*	340
Monnieria trifolia	470	**Oenocarpus bacaba**	101
Monteverdia ilicifolia	213	*Oenocarpus bacaba* var. *grandis*	101
Moringa oleifera	381	*Oenocarpus bacaba* var. *xanthocarpa*	101
Moringa ovalifolia	381	*Oenocarpus baccata*	101
Moringa pterygosperma	381	*Oenocarpus grandis*	101
Moringa zeylanica	381	*Oenocarpus hoppi*	101
Moschosma riparium	333	**Operculina macrocarpa**	220
Myracrodruon urundeuva	59	*Orbignya barbosiana*	97
Myrciaria caurensis	389	*Orbignya lydiae*	97
*Myrciaria di*var.*icata*	389	*Orbignya martiana*	97
Myrciaria dubia	389	*Orbignya phalerata*	97
Myrciaria lanceolata	389	*Orbignya speciosa*	97
Myrciaria paraensis	389	*Orellana americana*	180
Myrciaria phillyraeoides	389	*Origanum creticum*	324
Myrciaria riedeliana	389	*Origanum dilatatum*	324
Myrciaria spruceana	389	*Origanum normale*	324
Myristica surinamensis	383	*Origanum puberulum*	324
Myrodendron amplexicaule	296	**Origanum vulgare**	324
Myrodendron balsamiferum	296	*Ourouparia guianensis*	464
Myrospermum pedicellatum	289	*Palala surinamensis*	383
Myroxylon peruiferum	290	*Palma cocos*	99
Myrtus brasiliana	387	**Papaver rhoeas**	407
Myrtus caryophyllus	392	*Papaya carica*	206
Myrtus cumini	394	*Papaya communis*	206
Myrtus guajava	390	*Papaya cubensis*	206
Napaea rhombifolia	361	*Papaya edulis*	206
Nasturtium fontanum	194	*Papaya edulis* var. *macrocarpa*	206
Nasturtium officinale	194	*Papaya edulis* var. *pyriformis*	206
Nauclea aculeata	464	*Papaya peltata*	206
Nerium indicum	89	*Papaya vulgaris*	206
Nerium odoratum	89	**Parkinsonia aculeata**	259
Nerium odorum	89	*Parkinsonia thornberi*	259
Nerium oleander	89	*Parsonsia balsamona*	348
Nerium verecundum	89	*Parsonsia pinto*	348
Nicotiana chinensis	504	**Passiflora edulis**	409
Nicotiana mexicana	504	**Passiflora incarnata**	411
Nicotiana mexicana var. *rubriflora*	504	*Pauletia cheilantha*	271
Nicotiana pilosa	504	**Paullinia cupana**	481
Nicotiana tabacum	504	*Pectis brevipedunculata*	151
Nyctago jalapa	397	*Peltodon radicans*	325

Peperomia concinna	418	**Pimpinella anisum**	81
Peperomia pellucida	418	*Piper aduncifolium*	419
Peperomia pellucida var. *minor*	418	**Piper aduncum**	419
Peperomia pellucida var. *pygmaea*	418	*Piper anguillaespicum*	419
Peperomia translucens	418	*Piper angustifolium*	419
Peperomia umbellata	423	*Piper celtidifolium*	419
Perdicium divaricatum	164	*Piper concinnum*	418
Perdicium flexuosum	164	*Piper disparispicum*	419
Persea americana	342	*Piper elongatifolium*	419
Persea drymifolia	342	*Piper elongatum*	419
Persea floccosa	342	*Piper fatoanum*	419
Persea gigantea	342	*Piper flavescens*	419
Persea gratissima	342	*Piper herzogii*	419
Persea nubigena	342	*Piper intersitum*	419
Persicaria hydropiperoides	441	*Piper kuntzei*	419
Persicaria hydropiperoides var. *setaceum*	441	*Piper multinervium*	419
Persicaria setacea	441	**Piper nigrum**	421
Pervinca rosea	85	*Piper pellucidum*	418
Petiveria alliacea	416	*Piper submolle*	419
Petiveria foetida	416	*Piper subpeltatum*	423
Petroselinum crispum	79	**Piper umbellatum**	423
Petroselinum hortense var *crispum*	79	*Piptadenia colubrina*	252
Petroselinum vulgare	79	*Pistia aegyptiaca*	94
Pfaffia eriantha	50	*Pistia aethiopica*	94
Pfaffia paniculata	50	*Pistia africana*	94
Pharmacosycea angustifolia	379	*Pistia amazônica*	94
Philodendron bipinnatifidum	95	*Pistia brasiliensis*	94
Philodendron selloum	95	*Pistia commutata*	94
Phlebodium decumanum	35	*Pistia crispata*	94
Phlebodium multiseriale	35	*Pistia cumingii*	94
Phlomis nepetifolia	303	*Pistia gardneri*	94
Phoradendron verticillatum	536	*Pistia horkeliana*	94
Phyllanthus asperulatus	414	*Pistia leprieuri*	94
Phyllanthus filiformis	414	*Pistia linguiformis*	94
Phyllanthus lathyroides	414	*Pistia minor*	94
Phyllanthus niruri	414	*Pistia natalensis*	94
Phyllanthus niruri var. *genuinus*	414	*Pistia obcordata*	94
Physalis angulata	506	*Pistia occidentalis*	94
Physalis angulata var. *capsicifolia*	506	*Pistia schleideniana*	94
Physalis capsicifolia	506	*Pistia spathulata*	94
Physalis esquirolii	506	**Pistia stratiotes**	94
Physalis lanceifolia	506	*Pistia stratiotes* var. *cuneata*	94
Physalis linkiana	506	*Pistia stratiotes* var. *linguiformis*	94
Physalis ramosissima	506	*Pistia stratiotes* var. *obcordata*	94
Pilocarpus microphyllus	471	*Pistia stratiotes* var. *spathulata*	94
Pilocarpus pennatifolius	473	*Pistia texensis*	94
Pilocarpus pennatifolius var. *selloanus*	473	*Pistia turpini*	94
Pilocarpus pinnatus	473	*Pistia weigeltiana*	94
Pilocarpus selloanus	473	*Plantago borysthenica*	427
Pilocarpus trijugatus	473	*Plantago dregeana*	427
Pimecaria odorata	399	*Plantago latifolia*	427

Plantago major	427	*Ptychopetalum uncinatum*	398
Plantago officinarum	427	*Pulegium daghestanicum*	314
Plectranthus amboinicus	326	*Pulegium vulgare*	314
Plectranthus barbatus	328	**Punica granatum**	350
Plinia pedunculata	387	*Pyrethrum spilanthus*	113
Plinia rubra	387	*Pyrethrum vulgare*	162
Pluchea quitoc	53	*Quassia alatifolia*	488
Pluchea sagittalis	53	**Quassia amara**	488
Pluchea suaveolens	53	*Quassia ferruginea*	489
Plumbago scandens	431	*Quassia officinalis*	488
Plumeria drastica	87	*Quassia simarouba*	490
Polygala paniculata	440	*Quinquina calisaya*	455
Polygala paniculata var. *leocoptera*	440	*Radicula nasturtium-aquaticum*	194
Polygala spectabilis	439	**Ricinus communis**	250
Polygonum hydropiperoides	441	*Rorippa nasturtium*	194
Polygonum persicarioides	441	*Rorippa nasturtium-aquaticum*	194
Polygonum virgatum	441	**Rosmarinus officinalis**	330
Polypodium decumanum	35	**Rubus sellowii**	448
Pombalia calceolaria	534	*Rudbeckia purpurea*	133
Portlandia hexandra	459	**Ruta graveolens**	475
Portlandia speciosa	459	*Ruta hortensis*	475
Portulaca consanguinea	443	*Sabdariffa rubra*	359
Portulaca marginata	443	*Sacortheca bahiensis*	63
Portulaca neglecta	443	*Salisburia adiantifolia*	36
Portulaca oleracea	443	*Salisburia biloba*	36
Portulaca oleracea subsp. *sylvestris*	443	**Salvia officinalis**	332
Portulaca oleracea var. *opposita*	443	**Sambucus australis**	40
Portulaca paniculata	515	*Samyda guidonia*	372
Portulaca patens	515	*Samyda sylvestris*	477
Portulaca reflexa	515	**Saponaria officinalis**	212
Portulaca retusa	443	**Sarcomphalus joazeiro**	445
Pothomorphe subpeltata	423	**Sarcomphalus joazeiro**	446
Pothomorphe umbellata	423	*Schaueria suaveolens*	317
Protium heptaphyllum	197	*Schinus angustifolia*	61
Prunus communis	447	*Schinus areira*	61
Prunus domestica	447	*Schinus bituminosus*	61
Prunus domestica subsp. *oeconomica*	447	*Schinus huigan*	61
Prunus domestica var. *damascena*	447	*Schinus mellisii*	63
Prunus icaco	215	**Schinus molle**	61
Prunus sativa subsp. *domestica*	447	*Schinus molle* var. *areira*	61
Pseudocalymma alliaceum	177	*Schinus molle* var. *argentifolius*	61
Pseudocalymma pachypus	177	*Schinus mucronulata*	63
Psidium dubium	389	*Schinus occidentalis*	*61*
Psidium guajava	390	**Schinus terebinthifolia**	63
Psidium guajava var. *cujavillum*	390	*Schinus terebinthifolia* var. *damaziana*	63
Psidium igatemyensis	390	*Schinus terebinthifolia* var. *raddiana*	63
Psidium pumilum	390	**Scoparia dulcis**	429
Psychotria ipecacuanha	452	*Scoparia grandiflora*	429
Pterodon emarginatus	292	*Scoparia ternata*	429
Pterodon polygaliflorus	292	*Sechium americanum*	233
Pterodon pubescens	292	**Sechium edule**	233

Selinum coriandrum	74	***Solanum cernuum***	510
Selinum graveolens	72	*Solanum depilatum*	508
Selinum petroselinum	79	*Solanum imerinense*	508
Senebiera didyma	192	*Solanum inconspicuum*	508
Senebiera incisa	192	***Solanum lycocarpum***	511
Senebiera pectinata	192	*Solanum lycopersicum*	502
Senebiera pinnatifida	192	*Solanum nigrum*	508
Senna alata	260	*Solanum nigrum* var. *americanum*	508
Senna corymbosa	261	*Solanum nigrum* var. *minor*	508
Senna obtusifolia	263	*Solanum nigrum* var. *nodiflorum*	508
Senna occidentalis	265	*Solanum nodiflorum*	508
Senna spectabilis var *excelsa*	267	*Solanum oleraceum*	508
Senna toroides	263	***Solanum paniculatum***	513
Sesamum indicum	413	*Solanum pomiferum*	502
Sesamum orientale	413	*Solanum pterocaulon*	508
Seseli graveolens	72	*Solanum tenellum*	508
Sicyos edulis	233	***Solidago chilensis***	155
Sicyos fauriei	231	*Solidago linearifolia*	155
Sida alba	361	*Solidago linearifolia* var. *brachypoda*	155
Sida angustifolia	361	*Solidago microglossa* var. *linearifolia*	155
Sida compressa	361	*Sonchus ciliatus*	157
Sida hondensis	361	*Sonchus mairei*	157
Sida insularis	361	***Sonchus oleraceus***	157
Sida pringlei	361	*Sorbus aucuparia*	215
Sida retusa	361	*Spermacoce globosa*	450
Sida rhombifolia	361	*Spermacoce molleri*	450
Sida rhombifolia var. *rhomboidea*	361	*Spermacoce reclinata*	450
Sida rhomboidea	361	*Spermacoce verticillata*	450
Sideroxylon obtusifolium	483	*Sphaerium lacryma*	432
Silene saponaria	212	***Spigelia anthelmia***	346
Silybum maculatum	154	*Spigelia anthelmia* var. *nervosa*	346
Silybum mariae	154	*Spigelia domingensis*	346
Silybum marianum	154	*Spigelia multispica*	346
Simaba ferruginea	489	*Spigelia nervosa*	346
Simarouba amara	490	*Spigelia quadrifolia*	346
Simarouba glauca	490	*Spilanthes acmella* var. *oleracea*	113
Simarouba versicolor	491	*Spilanthes acmella* var. *uliginosa*	114
Siparuna discolor	492	*Spilanthes fusca*	113
Siparuna duckeana	492	*Spilanthes oleracea* var. *fusca*	113
Siparuna foetida	492	*Spilanthes salzmanni*	114
Siparuna guianensis	492	*Spilanthes uliginosa*	114
Siparuna panamensis	492	*Spondias aurantiaca*	65
Sison anisum	81	*Spondias axillaris*	65
Sisymbrium nasturtium	194	*Spondias dubia*	65
Sisymbrium nasturtium-aquaticum	194	*Spondias graveolens*	65
Sisyrinchium bulbosum	300	*Spondias lutea* var. *glabra*	65
Sium apium	72	***Spondias mombin***	65
Sium graveolens	72	*Spondias nigrescens*	65
Smilax japicanga	493	*Spondias radlkoferi*	65
Solanum americanum	508	*Spondylantha aphylla*	536
Solanum americanum var. *nodiflorum*	508	*Stachytarpheta australis*	532

Stachytarpheta cayennensis	532	*Tamarindus umbrosa*	269
Stachytarpheta dichotoma	532	*Tanacetum boreale*	162
Stachytarpheta guatemalensis	532	***Tanacetum cinerariifolium***	160
Stachytarpheta hirta	532	*Tanacetum crispum*	162
Stachytarpheta tabascana	532	***Tanacetum parthenium***	161
Stachytarpheta umbrosa	532	***Tanacetum vulgare***	162
Stachytarpheta veronicifolia	532	***Taraxacum officinale***	163
Steffensia adunca	419	*Taraxacum retroflexum*	163
Stemmatella sodiroi	143	*Tecoma argentea*	178
Stenocalyx affinis	387	*Tecoma aurea*	178
Stenocalyx brunneus	387	*Tecoma caraiba*	178
Stenocalyx dasyblastus	387	*Tecoma caraiba* var. *grandiflora*	178
Stenocalyx glaber	387	*Tecoma caraiba* var. *squamellulosa*	178
Stenocalyx impuctatus	387	*Tecoma impetiginosa*	175
Stenocalyx lucidus	387	*Tecoma leucophloeus*	178
Stenocalyx michelii	387	*Tecoma squamellulosa*	178
Stenocalyx strigosus	387	*Tecoma trichocalycina*	44
Stenocalyx uniflorus	387	*Telanthera brasiliana*	44
Stevia rebaudiana	158	***Tetradenia riparia***	333
Stissera curcuma	541	***Thaumatophyllum bipinnatifidum***	95
Strychnos pseudoquina	347	*Thea sinensis*	517
Stryphnodendron adstringen...	268	***Theobroma cacao***	363
Stryphnodendron barbatimam	268	***Theobroma grandiflorum***	365
Surenus brownii	371	*Theobroma guazuma*	357
Surenus glaziovii	371	*Theobroma leiocarpum*	363
Surenus mexicana	371	*Theobroma macrantha*	365
Surenus velloziana	371	*Theobroma pentagonum*	363
Sweetia inornata	292	*Theobroma sativa*	363
Sycocarpus rusbyi	372	*Theobroma sphaerocarpum*	363
Symphytum officinale	185	***Thymus vulgaris***	335
Syzygium aromaticum	392	*Tiaridium indicum*	184
Syzygium cumini	394	*Torresea acreana*	280
Syzygium jambolanum	394	*Torresea cearensis*	280
Tabebuia argentea	178	*Trianosperma piauhiensis*	225
Tabebuia caraiba	178	***Trixis antimenorrhoea***	164
Tabebuia impetiginosa	175	*Trixis div*ar.*icata*	164
Tabebuia suberosa	178	*Tropaeolum hybridum*	519
Tagetes bonariensis	159	***Tropaeolum majus***	519
Tagetes glandulifera	159	*Tropaeolum pinnatum*	519
Tagetes glandulosa	159	*Tropaeolum quinquelobum*	519
Tagetes minuta	159	*Trophaeum majus*	519
Tagetes porophyllum	159	*Uncaria aculeata*	464
Talinum chrysanthum	515	***Uncaria guianensis***	464
Talinum dichotomum	515	*Uncaria spinosa*	464
Talinum paniculatum	515	*Uragoga ipecacuanha*	452
Talinum patens	515	***Urtica dioica***	522
Talinum reflexum	515	*Urtica galiopsifolia*	522
Talinum sapthulatum	515	*Uvar.ia aromatica*	71
Talinum sarmentosum	515	*Valerianoides cayennense*	532
Tamarindus indica	269	*Vanillosmopsis arborea*	141
Tamarindus officinalis	269	***Varronia curassavica***	187

Varronia leucocephala	189	*Zea erythrolepis*	436
Var.*ronia verbenacea*	187	*Zea hirta*	436
Vasconcellea peltata	206	***Zea mays***	436
Vataireopsis araroba	294	*Zea mays* var. *hirta*	436
Verbena cayennensis	532	*Zea mays* var. *pennsylvanica*	436
Verbena dichotoma	532	*Zea mays* var. *precox*	436
Verbesina alba	135	*Zea mays* var. *saccharata*	436
Verbesina prostrata	135	*Zea mays* var. *virginica*	436
Vernonanthura condensata		*Zea saccharata*	436
Vernonanthura phosphorica		*Zea segetalis*	436
Vernonia bahiensis	165	*Zea vulgaris*	436
Vernonia condensata	165	*Zerumbet speciosum*	539
Vernonia corcovadensis	166	*Zingiber aromaticum*	544
Vernonia polyanthes	166	*Zingiber majus*	544
Vernonia psittacorum	166	*Zingiber missionis*	544
Vernonia sylvestris	165	***Zingiber officinale***	544
Vinca guilelmi-waldemarii	85	*Zingiber sichuanense*	544
Vinca rosea	85	*Ziziphus cotinifolia*	445
Vinca rosea var *alba*	85	*Ziziphus guaranitica*	445
Viola calceolaria	534	*Ziziphus joazeiro*	445
Viola odorata	535	*Zwingera amara*	490
Virola glaziovii	383		
Virola sebifera var. *longifolia*	383		
Virola surinamensis	383		
Viscum verticillatum	536		
Vismia guianensis	299		
Vitex agnus-castus	336		
Vitis sicyoides	536		
Vitis vinifera	537		
Vouacapoua araroba	294		
Vouacapoua inermis	282		
Waltheria communis	366		
Waltheria douradinha	366		
Wiborgia acmella	143		
Wiborgia parviflora	143		
Willoughbya cordifolia	147		
Willoughbya halei	147		
Xeraea paniculata	50		
Ximenia aculeata	399		
Ximenia americana	399		
Ximenia americana var. *ovata*	399		
Ximenia fluminensis	399		
Ximenia montana	399		
Ximenia multiflora	399		
Ximenia verrucosa	399		
Xylopia aromatica	71		
Xylopia glabra	69		
Xylopia grandiflora	71		
Zala asiatica	94		
Zea americana	436		
Zea canina	436		

Glossário de Termos Médico-Botânicos

abortivo - agente que induz o aborto.

acaule - diz-se da planta com caules de entrenós muito curtos, que não podem ser evidenciados facilmente.

afrodisíaco - substância que provoca o aumento do desejo sexual.

alcaloide - composto orgânico que possui uma base nitrogenada, geralmente com sabor amargo e muito ativo; alguns são venenosos, outros são usados na medicina (codeína, atropina, quinina).

aluá - bebida parcialmente fermentada feita com raízes amiláceas.

alucinógeno - que provoca alucinações.

amenorreia - suspensão do fluxo menstrual na mulher não grávida durante o idade fértil.

antiemético - medicação que serve para parar o vômito.

antiepiléptico - medicamento usado para controlar a epilepsia.

antiespasmódico - que acalma os espasmos ou contrações da musculatura lisa.

antifebril - ver febrífugo.

anti-hipertensivo - o mesmo que hipotensor.

anti-inflamatório - que combate a inflamação.

antinevrálgico - que combate a nevralgia, uma doença que se caracteriza por dor ao longo dos nervos e de suas ramificações.

antiofídico - diz-se da substância que imuniza ou combate o veneno de cobras.

antivomitivo - o mesmo que antiemético.

aquênio - fruto seco, indeiscente, contendo habitualmente uma só semente, que é difícil de ser separada do próprio fruto; usualmente possui no ápice uma estrutura originada do cálice que é adaptada a diversos fins, chamada *pappus*, papus ou papilho; é o tipo de fruto do girassol e do picão-preto.

aromático - diz-se da planta que possui odor, geralmente agradável e forte, que é dado pela presença de óleos essenciais.

artritismo - ver artrites.

asma - doença que se caracteriza pela dificuldade de respirar, devido a espasmos ou constrição da passagem bronquial.

bactericida - que causa a morte das bactérias.

bacteriostático - que impede o desenvolvimento das bactérias

baga - fruto com pericarpo carnoso, normalmente indeiscente, com poucas a usualmente muitas sementes.

balsâmico - diz-se da medicação que tem efeito benéfico e expectorante sobre o aparelho respiratório.

bálsamo - exsudato aromático e pegajoso, que sai de várias espécies arbóreas, principalmente das Burseraceae.

béquico - que combate a tosse.

bráctea - folha modificada que guarnece uma flor ou, ocasionalmente, uma inflorescência.

broncodilatador - que dilata os brônquios e facilita a passagem do ar e a eliminação das secreções.

bronquite - inflamação dos brônquios com aumento da quantidade de muco e formação de catarro.

capítulo - inflorescência com flores usualmente diminutas, densamente condensadas, sésseis e inseridas em um eixo discoide ou globoso; a "flor" das margaridas é na verdade uma inflorescência em capítulo.

cápsula - fruto seco, simples, com vários lóculos, geralmente abrindo-se espontaneamente.

cardiotônico - tônico do coração.

carminativo - provoca a eliminação de gases da aparelho digestivo.

cataplasma - papa medicamentosa usualmente aplicada entre duas peças de pano e colocadas sobre a pele.

catártico - purgativo mais intenso que o laxante, porém mais moderado que o drástico.

cefaleia - dor de cabeça.

cercária - forma larval do *Schistosoma*, eliminado pelo caramujo infectado para a água e que penetra na pele do homem.

colagogo - diz-se do medicamento que atua aumentando o volume da secreção biliar.

colerético - diz-se do medicamento que atua aumentando a concentração da secreção biliar.

conato - diz-se de estruturas da planta cujas partes são soldadas (pétalas, estames, etc).

corimbo - inflorescência onde as flores surgem de pontos diferentes ao longo de seu eixo, mas todas elas terminam em um mesmo plano, já que as flores mais basais possuem pedicelos maiores.

cozimento - o mesmo que decocto

dartro - termo geral para afecção da pele.

decocção - ato de preparar o decocto; o mesmo que cozinhar.

decocto - extrato aquoso obtido pela fervura da matéria vegetal em água. O mesmo que cozimento.

deiscente - estrutura que se abre espontaneamente com a maturação (habitualmente frutos e anteras).

dentifrício - preparado que se usa para limpar os dentes.

depurativo - que purifica o organismo, facilitando a eliminação de produtos do metabolismo.

dermatose - designação genérica das doenças da pele.

diaforético - o mesmo que sudorífico.

disenteria - doença infecciosa que se caracteriza por diarreias sanguinolentas e com cólicas.

dispepsia - dificuldade de digestão.

diterpenos - substâncias que possuem quatro unidades de 5-carbono.

diurético - agente que aumenta a quantidade de urina eliminada

doença venérea - doença sexualmente transmissível, com infecção dos órgãos genitais.

drástico - diz-se do purgativo forte.

drupa - fruto contendo uma só semente revestida pela camada mais interna da parede do fruto (endocarpo), que se torna coriácea ou lenhosa, formando o chamado "caroço"; a manga, a azeitona e o pêssego são exemplos de drupas.

emenagogo - que provoca menstruação; nas doses fortes é abortivo.

emética - o que provoca vômitos.

emoliente - que tem a propriedade de amolecer tecidos irritados ou inflamados, formando uma camada protetora.

espasmolítico - que elimina os espasmos. O mesmo que anti-espasmódico

espículas - pequenos espinhos ou acúleos na superfície de alguma estrutura.

espiga - inflorescência alongada, com flores pequenas e sésseis, usualmente guarnecidas de brácteas. O milho e o trigo são exemplos de espigas.

esteroide - substância de estrutura química formada basicamente por um sistema cíclico de quatro anéis de átomos de carbono, hidrogênio e oxigênio.

estimulante - o que tem a propriedade de ativar a circulação geral ou local ou a disposição física.

estolão - caule alongado, usualmente delgado, que surge do eixo caulinar principal e usualmente cresce em direção contrária à planta-mãe, enraizando-se e desenvolvendo uma nova planta em sua extremidade; é uma forma importante de reprodução vegetativa ou assexuada.

estrobiliforme - em formato ou semelhante a um estróbilo.

estróbilo - estrutura reprodutora das gimnospermas, onde as estruturas masculinas e/ou femininas dispõem-se ao longo de um eixo, guarnecidas por brácteas lenhosas; a pinha da araucária é um estróbilo.

estrogênico - substância estimulante da função ovariana

expectorante - o que provoca a eliminação de muco ou de outras secreções que estejam nos pulmões, brônquios e traqueia.

febrífugo - droga que reduz a febre. O mesmo que antifebril ou antitérmico.

flavonoides - grupo de compostos orgânicos, fenólicos, resultantes do metabolismo secundário da planta, que ocorre de forma livre, ou ligados a açúcares, que dão colorido às flores e aos frutos.

fungicida - que mata os fungos, o mesmo que antifúngico ou antimicótico.

glabra - superfície desprovida de qualquer tipo de indumento.

glicosídeo - em geral, o termo se aplica à substância constituída de um resíduo de açúcar ligado a outra parte diferente de açúcar, como um flavonoide, cumarina, alcaloides, etc.

hematoma - edema que contém sangue, com aspecto arroxeado, que aparece geralmente depois de pancadas.

hemostático - agente capaz de estancar hemorragias; o mesmo que anti-hemorrágico.

hepático - relativo ao fígado.

hidropisia - infiltração ou acúmulo de água no tecido celular ou em cavidades naturais do corpo (do latim "*hydropisia*").

hidropsia - o mesmo que "hidropisia"; ainda que apenas ocasionalmente usado nesta forma, o termo é mais fiel às origens gregas da palavra (hydro=*água*; *opsis*=que aparenta).

hipoglicemiante - que reduz o nível de glicose no sangue.

hipolipemiante - que faz baixar o teor de lipídios (colesterol e triglicerídeos) do sangue.

hipotensor - que faz diminuir ou baixar a pressão sanguínea.

imparipinada - folha pinada terminando em um único folíolo.

indeiscente - estrutura que não se abre espontaneamente com a maturação, devendo ser quebrada, digerida ou decompor-se para liberar seu conteúdo.

indumento - nome geral dado a todo e qualquer revestimento de uma estrutura vegetal, usualmente aplicado a cobertura por pelos (tricomas).

inflamações - situações mórbidas que se caracterizam pela tumefação, rubor, calor e dor, causadas pela presença de um agente patológico.

inflorescência - conjunto de flores produzidas ao longo de um mesmo eixo.

infusão - extrato aquoso obtido da matéria vegetal colocada em água quente; o mesmo que chá ou chá abafado.

labiada - tipo de flor onde as cinco pétalas são inteiramente soldadas na base, mas no ápice agrupam-se em um grupo de duas opondo-se a um grupo de três; o resultado final é uma corola com aspecto de dois lábios guarnecendo a entrada da flor.

lambedor - termo popular para "xarope".

laxante - que atua como purgativo fraco; que facilita a evacuação intestinal.

moluscicida - substância capaz de matar caramujos, especialmente o caramujo transmissor da esquistossomose.

monoterpenoides - substâncias derivadas dos monoterpenos, geralmente ligadas a hidroxilas ou outros grupos oxigenados, presentes em óleos essenciais.

mucilaginoso - o que possui mucilagem, polímeros de açúcares, líquido com consistência viscosa.

odontálgico - preparados para acalmar ou tirar a dor de dentes.

oftalmias - infecção dos olhos.

oftálmico - referente às oftalmias ou aos olhos.

panícula - inflorescência composta de um eixo principal racemiforme onde todos os ramos laterais são também racemos. Pode ser definida como um racemo de racemos.

paripinada - folha pinada terminando em um par de folíolos.

parturiente - mulher em trabalho de parto.

peltada - em formato de escudo. Diz-se das folhas onde o pecíolo insere-se no centro da lâmina foliar e não na base desta.

pinadas - em formato de pena. Diz-se usualmente da folha com folíolos dispostos ao longo da nervura central ou raque.

pubescente - superfície coberta de pelos muito curtos, finos, frágeis e algo densos.

purgativo - substância capaz de provocar evacuação intestinal.

racemo - inflorescência onde as flores, conspicuamente pedunculadas, surgem ao longo de um eixo alongado. Tecnicamente similar ao termo cacho.

raque - eixo central de uma inflorescência, também aplicado à nervura central de uma folha pinada.

raquitismo - doença infantil causada pela carência de vitamina D, provocando deformidades na estrutura esquelética.

roseta - diz-se da disposição das folhas nas plantas *acaules*, que surgem em uma espiral congesta lembrando as pétalas de uma rosa.

sedativo - calmante; medicamento que acalma.

sesquiterpeno - substância com três unidades de 5-carbonos, geralmente presentes em óleos essenciais

tanino - substância polimérica, de sabor adstringente, de alto peso molecular e com a propriedade de precipitar proteínas e reagir com ferro e os alcaloides.

terpeno - denominação geral dos monoterpenos, sesquiterpenos, diterpeno e triterpenos, formados de carbono e hidrogênio.

tintura - preparação obtida da maceração ou lixiviação de material vegetal (ou outros) em álcool, de forma a carregar seus princípios ativos correspondentes em solução líquida.

tomentoso - superfície coberta de pelos curtos, rígidos e densos, perceptíveis ao toque.

triterpenoides - substâncias derivadas dos triterpenos por ligação de um mais átomos de carbono ao oxigênio

triterpenos - substâncias com seis unidades de 5-carbonos geralmente associados às gorduras existentes nos tecidos das plantas.

úlcera - abertura ou ferida em um tecido do corpo ou da membrana da mucosa, expondo a parte mais interna dos tecidos.

umbela - inflorescência onde as flores surgem em um mesmo nível no eixo floral, terminando também em um mesmo plano.

urticante - que causa uma irritação em contato com a pele, como a de queimadura, característico de certas plantas com pelos urentes.

velutino - com textura de veludo, isso é, coberto por pelos rígidos, curtos e muito densos.

vermífugo - produto que tem propriedade de eliminar os vermes intestinais. O mesmo que anti-helmíntico.

verruga - hipertrofia da papila dérmica, que produz excrescência cutânea, única ou múltipla, de vários aspectos e tamanhos.

verticiladas - diz-se das folhas que surgem em número de três ou mais, saindo de um mesmo nó (nível).

vexiliforme - em formato de vexilo.

vexilo - pétala superior, usualmente a mais chamativa nas flores das leguminosas papilionáceas, também chamada de pétala estandarte.

xarope - diz-se de uma preparação farmacológica espessada com açúcar; o mesmo que lambedor em linguagem popular.